Dermatología

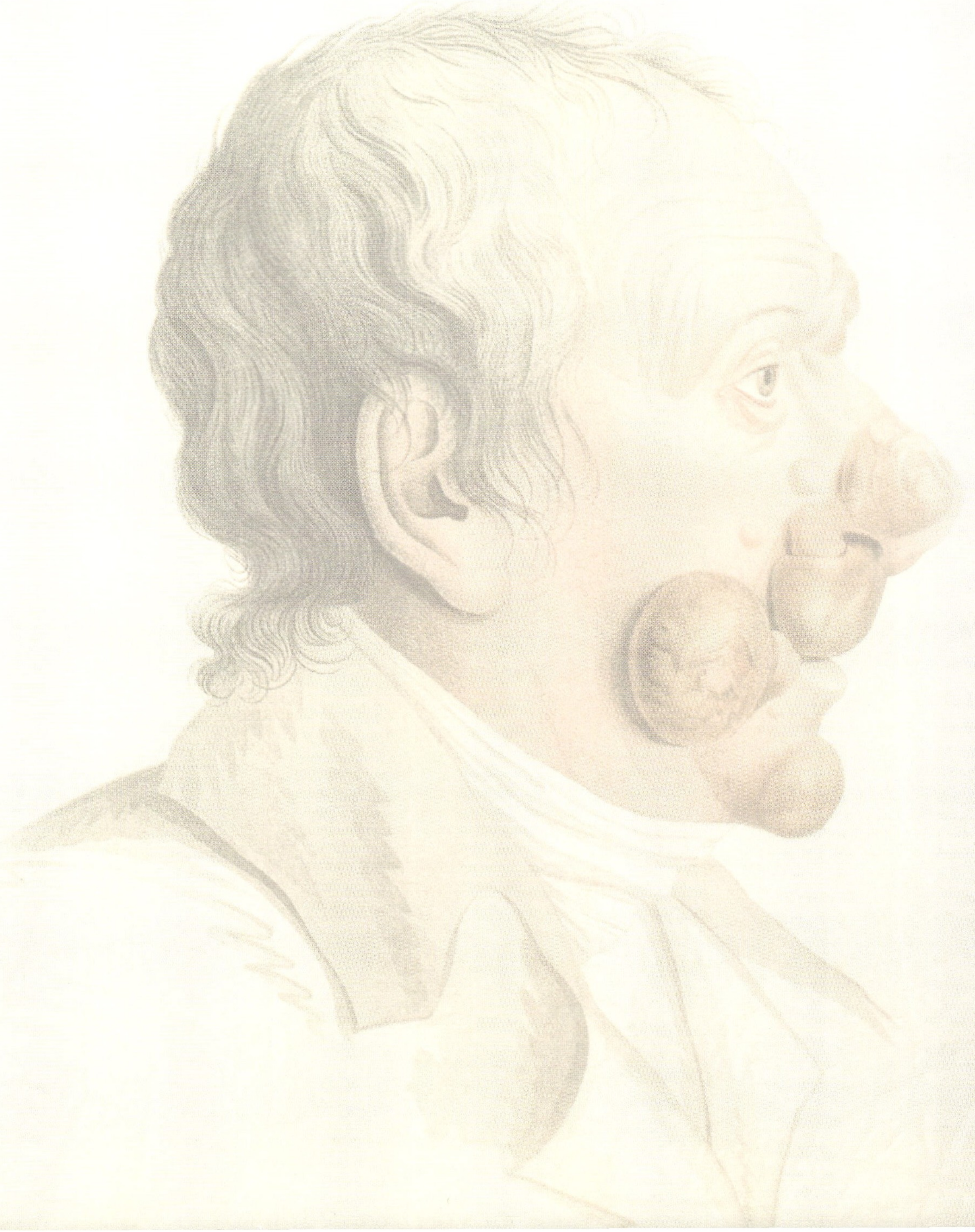

Dermatología

2ª Edición

Mario Magaña García
Profesor Titular de Dermatología
Facultad de Medicina de la Universidad Nacional Autónoma de México
Patólogo y Dermatólogo
Hospital General de México, S.S.
Investigador Nacional
Sistema Nacional de Investigadores e Institutos Nacionales de Salud, S.S.
Miembro del Colegio Nacional de Dermatología

Mario Magaña Lozano
Consultor Técnico Honorífico
Hospital General de México, SS.
Miembro Honorífico del Colegio Nacional de Dermatología

Colaboración:

Jorge Cazarín Barrientos
Profesor Titular de Dermatología
Facultad de Medicina de la Universidad Nacional Autónoma de México
Dermatólogo y Reumatólogo
Hospital General de México, S.S.
Miembro del Colegio Nacional de Dermatología

Prólogo:

Ruy Pérez Tamayo
Profesor Emérito
Facultad de Medicina de la Universidad Nacional Autónoma de México
Miembro de El Colegio Nacional y de la Academia Mexicana de la Lengua

EDITORIAL MEDICA panamericana

www.medicapanamericana.com

BUENOS AIRES · BOGOTÁ · CARACAS · MADRID · MÉXICO · PORTO ALEGRE

Título: Dermatología
© Mario Magaña García / Mario Magaña Lozano

Fecha de edición: 08 de abril de 2011

UNIVERSIDAD NACIONAL AUTONÓMA DE MÉXICO,
Ciudad Universitaria, Delegación Coyoacán, CP. 04510, México, D.F.
ISBN: 978-607-02-1264-2

EDITORIAL MÉDICA PANAMERICANA, S.A. de C.V.
Hegel 141, 2do. piso, Col. Chapultepec Morales, Delegación Miguel Hidalgo
C.P. 11570, México, D.F.
ISBN: 978-607-7743-24-8

Esta obra fue aprobada por el Comité Editorial de la Facultad de Medicina, UNAM, su contenido, responsabilidad de su autor, es un auxiliar en la enseñanza.

Imagen de portada: Descripción original de la micosis fungoide o Pian Fongöide, tomada de: Alibert JL. Description des Maladies de la Peau, Paris, 1806.

EDITORIAL MEDICA panamericana

Argentina
Editorial Médica Panamericana S.A.
Marcelo T. de Alvear 2145 (1122), Buenos Aires, Argentina.
Tels.: (54-11) 4821-2066 / 5520/ Fax: (54-11) 4821-1214
info@medicapanamericana.com

España
Editorial Médica Panamericana S.A.
Edificio Arcis c/ Quintanapalla no 8, 4º B, (28050)
Madrid, España
Tel.: (34) 91 1317821 / Fax: (34) 91 4570919
info@medicapanamericana.es

Colombia
Editorial Médica Internacional, LTDA
Carrera 7a A No. 69-19, Bogotá, Colombia.
Tel.: (57-1) 345-4508 / 314-5014
Fax: (57-1) 314-5015/ 345-0019
infomp@medicapanamericana.com.co

México
Editorial Médica Panamericana S.A. de C.V.
Hegel No. 141, 2°. piso, Col. Chapultepec Morales,
Delegación Miguel Hidalgo, C.P. 11570, México, D.F.
Tels.: (52-55) 5250-0664 / 5203-0176 /
Fax: (52-55) 2624-2827
infomp@medicapanamericana.com.mx

Venezuela
Editorial Médica Panamericana C.A.
Edificio Polar, Torre Oeste, Piso 6, Of. 6-C Plaza Venezuela.
Urbanización Los Caobos Parroquia El Recreo,
Municipio Liberador Caracas DC., Venezuela.
Tels.: (58-212) 793-2857 / 6906 / 5985 / 1666
Fax: (58-212) 793-5885
info@medicapanamericana.com.ve

Visite nuestra página Web:
www.medicapanamericana.com

Magaña García, Mario
Dermatología / Mario Magaña García, Mario Magaña Lozano ; colab. Jorge Cazarín Barrientos ; pról. Ruy Pérez Tamayo. -- 2a ed. -- México : UNAM, Facultad de Medicina : Médica Panamericana, 2011.
xvi, 390 p. : il. col. ; 27 cm.

Incluye índice
ISBN 978-607-02-1264-2 (UNAM)
ISBN 978-607-7743-24-8 (Médica Panamericana)
1. Dermatología. I. Universidad Nacional Autónoma de México. Facultad de Medicina. II. Magaña Lozano, Mario. III. Cazarín Barrientos, Jorge. IV. Pérez Tamayo, Ruy, 1924- , prol.

616.5-scdd20 Biblioteca Nacional de México

Dermatología, 2a Ed., se terminó de imprimir en **diciembre de 2011**.

Esta obra se imprimió en prensa plana en los talleres de Quad/Graphics Querétaro, S.A. de C.V. Fracc. Agro Industrial La Cruz, El Marqués Querétaro, C.P. 76240 México.

El tiraje consta de 2,000 ejemplares de 21 x 27 cm, 408 páginas cada uno, a cuatro tintas, encuadernación tapa dura cosido. En su composición se utilizó la familia Palatino de 9 puntos. Se empleó papel couché mate de 90 g. para páginas interiores y papel couché brillante de 135 g. para los forros con cartón de 90 pt.

Responsable editorial y diseño e impresión de portada: Departamento de Coordinación Editorial de Editorial Médica Panamericana.

A la familia, especialmente a Graciela y a Victoria

Prólogo

Ruy Pérez Tamayo
Profesor Emérito de la Facultad de Medicina de la UNAM
Miembro de El Colegio Nacional y de la Academia Mexicana de la Lengua

Dentro de las distintas especialidades médicas, la Dermatología posee un sitio peculiar. Se ocupa de la piel, el órgano más extenso del cuerpo humano, el que ejerce mayor influencia en su aspecto exterior y, por lo tanto, el que tiene mayor impacto en la imagen que el individuo presenta a la sociedad y al mundo que lo rodea. La piel es también la mayor superficie humana en contacto abierto y directo con el medio externo, en vista de que los aparatos respiratorio, digestivo y urogenital, que también se relacionan con el medio que nos rodea, poseen diferentes filtros y mecanismos que restringen y modifican esa interacción. Por estas razones, la piel está sometida a una variedad mucho mayor de agentes potenciales de enfermedad que otros órganos internos, que comparten con ella trastornos endocrinos, nerviosos o inmunológicos; pero que en cambio, están protegidos de los efectos de afeites, cremas, cosméticos y otras sustancias tóxicas usadas por razones culturales o por simple coquetería (femenina y masculina); de los cambios atmosféricos, como extremos de frío, calor y humedad; de las agresiones tóxicas o traumáticas no penetrantes y de muchas infecciones virales, bacterianas y micóticas que no logran penetrar la barrera cutánea o lo hacen con poca frecuencia. Pero además, las enfermedades de la piel poseen un estigma especial, profundamente sepultado en tradiciones religiosas, que las considera como "signos de impureza", como señales de "castigo divino", por la ruptura de algún mandato o violación de algún tabú. Este fue el caso de la lepra en la antigüedad y hasta la Edad Media, y de la sífilis durante las primeras décadas de su introducción en Europa, a partir de 1500.

La gran riqueza de la patología de la piel exige que el dermatólogo sea experto en muchos más campos de la medicina que otros especialistas, lo que lo acerca al médico general, aquel personaje legendario que hace un par de siglos llegaba con su maletín negro a la casa familiar y atendía al abuelo de su tos de fumador, a la abuela de sus reumas, al padre de su indigestión crónica, a la madre de sus trastornos menopáusicos, a la hija recién casada de su embarazo, al hijo joven del esguince del tobillo sufrido durante el último partido de futbol, al benjamín de la familia de su amigdalitis, y después se sentaba en la sala a fumarse un puro, a escuchar los problemas causados en el patio de las gallinas por las lluvias de la temporada y a ofrecer soluciones para remediarlos. Este médico general sabía un poco de muchas cosas, no por negligencia sino porque los conocimientos mismos eran limitados; en cambio, el dermatólogo bien preparado de hoy debe saber mucho de muchas cosas, porque en estos tiempos la información médica ha crecido exponencialmente y su especialidad abarca tantos o más campos que los que atendía el médico general en sus visitas familiares. En efecto, el buen dermatólogo debe ser un virólogo sagaz, un bacteriólogo experto, un micólogo sabio, un inmunólogo conocedor, un toxicólogo informado, un clínico cuidadoso, un oncólogo bien preparado, un psicólogo perspicaz y un terapeuta actualizado. Pero con todo esto todavía no se arma un buen especialista en enfermedades de la piel; también debe ser un buen patólogo, o sea, un especialista en el diagnóstico de las enfermedades a partir de sus características morfológicas.

De todos los especialistas médicos, el que más se acerca al patólogo es el dermatólogo. La razón es bien sencilla: el diagnóstico clínico en dermatología se basa, en gran parte, en la anatomía patológica macroscópica. El examen directo de las características anatómicas de las lesiones producidas por la mayoría de las enfermedades cutáneas representa el primer paso, y con mucha frecuencia, el paso más importante o definitivo, en el diagnóstico del padecimiento. A esto se agrega, cuando es pertinente, el estudio histológico de las lesiones, que confirma o rectifica la impresión diagnóstica macroscópica. En casos especiales, otros estudios complementarios pueden contribuir a establecer la etiología, y ocasionalmente, la naturaleza del padecimiento, pero en la gran mayoría de las consultas por problemas cutáneos, el diagnóstico clínico de la enfermedad lo hace el dermatólogo con sólo ver las lesiones anatómicas, igual que lo hace el patólogo. Por lo tanto, no sorprende que algunos dermatólogos famosos hayan iniciado su carrera médica como patólogos, y que entre los clínicos que practican la histopatología los dermatólogos ocupen el primerísimo lugar.

Pero en mi experiencia, los médicos dermatólogos que yo he conocido se han caracterizado por otra propiedad peculiar: su prominente (yo diría genético, y más en este caso) pragmatismo. Todos han estado guiados por el interés primario en curar, o cuando no se puede, aliviar, y siempre consolar y apoyar a sus enfermos; las teorías médicas de moda y las controversias relacionadas con ellas ni los divierten ni los afectan. Tal espíritu está presente en este libro, ***Dermatología***, de los Drs. Magaña García y Magaña Lozano, y se manifiesta con claridad en su contenido, que se divide en tres partes generales: conceptos básicos, enfermedades de causa conocida y enfermedades de causa desconocida. Esta división puede parecer simple y hasta ingenua, pero es simplemente real; con toda honestidad, los autores organizan su material siguiendo un solo criterio, el del conocimiento contemporáneo sobre la etiología de los distintos padecimientos. El resultado es tan válido como cualquier otro de los muchos que se encuentran en la literatura médica relevante actual, casi todos más complicados que el presente.

Quiero terminar este Prólogo con un *caveat emptor*. Conozco desde hace mucho tiempo a los Doctores Magaña *pater ut filus*, siempre he reconocido su gran calidad médica y su excelencia académica, y aprecio especialmente su generosa amistad. Pero esta relación entrañable no tiene nada que ver con mis opiniones sobre el libro ***Dermatología***, que ahora presentan mis queridos y admirados amigos. Reitero que se trata de una obra seria, cuidadosa, útil y de gran valor para el desarrollo de la medicina de nuestro país, a la que, por sus propios méritos, le deseo el mejor éxito editorial.

Prefacio

"El espíritu crítico es la gran conquista de la edad moderna. Nuestra civilización se ha fundado precisamente sobre la noción de crítica: nada hay sagrado o intocable para el pensamiento excepto la libertad de pensar. Un pensamiento que renuncia a la crítica, especialmente a la crítica de sí mismo, no es pensamiento. Sin crítica, es decir, sin rigor y sin experimentación, no hay ciencia; sin ella tampoco hay arte ni literatura..."

Octavio Paz, 1967

El presente volumen, denominado ***Dermatología***, lleva como propósito fundamental servir como libro de texto para el estudiante de medicina en nuestro medio, no sólo de la Facultad de Medicina de la Universidad Nacional Autónoma de México, sino también de otras escuelas y universidades.

En consecuencia, abarca los temas de los programas de estudio y otros que, por su frecuencia, son de importancia para el propio estudiante y para el médico general en su práctica profesional. Por estas razones, los tópicos seleccionados no se tratan con la amplitud y con la profundidad necesarias si la obra fuera dirigida al especialista; aunque éste, como los estudiantes de posgrado en áreas estrechamente vinculadas con la dermatología (anatomía patológica y medicina interna) podrán encontrar información útil en sus páginas.

El texto está dividido en tres partes; en la primera se incluyen los conceptos básicos, en que se revisa lo más reciente sobre la estructura y la fisiología de la piel normal. En la sección sobre propedéutica, exponemos el método para el estudio y diagnóstico del enfermo dermatológico; esta sección es analizada de una forma muy diferente a lo tradicional, pues hemos dejado atrás la descripción de las lesiones como *primarias* y *secundarias*, para estudiarlas con una perspectiva más natural y fácil de aprender, de acuerdo con la tendencia actual.

Asimismo, la definición de las lesiones elementales está hecha en términos clínicos, es decir, por su morfología macroscópica, sin hacer referencia a su duración o a su sustrato histopatológico, pues estos últimos aspectos confunden al estudiante; además, sin experiencia, es imposible saberlos al momento de explorar al enfermo.

De igual forma, resaltamos la importancia de la biopsia de piel, cuya práctica, tan útil y necesaria, requiere fomentarse aún más. En complemento, presentamos un glosario de los términos más comúnmente usados en la histopatología cutánea.

En la segunda parte del texto se estudian las enfermedades cuyas causas están bien establecidas y, por lo mismo, se clasifican en apartados por etiología: virales, bacterianas, por hongos, por parásitos.

En la tercera parte hemos agrupado aquellas entidades cuyas causas son imprecisas o no conocemos, y por lo tanto, estudiamos desde el punto de vista estrictamente morfológico, ya sea semiológico o anatómico: enfermedades ampollosas, eritematoescamosas, del complejo pilosebáceo, del tejido conjuntivo y otras. Aunque, desde luego, hay sobreposición en múltiples ocasiones; por ejemplo: la varicela y el herpes son enfermedades causadas por virus que generan vesículas o ampollas, por lo que, al saber que su causa es viral se estudian en ese capítulo y no en el de enfermedades ampollosas; a diferencia del sarcoma de Kaposi, que se estudia en el capítulo de proliferaciones o tumores con diferenciación vascular, no obstante que está condicionado por el herpesvirus 8.

Así, son numerosos los ejemplos y, por lo tanto, no es posible presentar un libro en el que se clasifiquen u organicen las enfermedades de manera óptima, simplemente porque tales intentos de clasificación obviamente son artificiales, para tratar de comprender fenómenos naturales, como son las enfermedades.

En 1998 apareció *Guía de Dermatología Pediátrica* por uno de nosotros, texto organizado por síndromes, que lleva al lector al diagnóstico y tratamiento por medio de la semiología, el cual ha sido de gran utilidad y muy bien aceptado por pediatras y dermatólogos. Sin embargo, el presente manual está organizado de manera diferente porque su propósito primordial es otro: facilitar su aprendizaje por el estudiante de pregrado, quien tiene que recibir esa información y cumplir con un programa establecido.

En el presente libro todos los temas son expuestos en el mismo formato: **definición** (que frecuentemente es una definición descriptiva); **etiopatogenia** (de manera breve y sucinta); **caracteres clínicos; histopatología** (apartados en los que se ha puesto especial cuidado tanto por su relevancia como por su utilidad); **tratamiento** y un apartado denominado **generalidades**, en el que se hace un comentario más o menos breve sobre otros aspectos del tema y/o el desarrollo histórico del conocimiento de la enfermedad en cuestión; por último las lecturas recomendadas, que no necesariamente son numerosas, porque el propósito es precisamente ofrecer al lector aquellas que le serán más útiles y accesibles.

En no pocas ocasiones diferimos de lo que tradicionalmente se ha difundido en algunos círculos de nuestro medio, porque consideramos que no es sano continuar abrazando conceptos que a la luz de los conocimientos actuales son arcaicos y/o limitados. Sólo algunos ejemplos: la propedéutica, los carcinomas, el melanoma, los linfomas cutáneos y los recursos terapéuticos.

Esta obra guarda un profundo significado, pues es producto de un trabajo en conjunto de muchos años de ejercicio profesional que hemos tenido la fortuna de compartir, en la labor hospitalaria, la docencia y la práctica privada. En 1984 apareció nuestro primer libro, *Introducción a la Dermatología*, con tres reimpresiones, la última en 1998; en él, la mayor parte del trabajo fue responsabilidad de uno de nosotros; en el presente texto tal responsabilidad se ha invertido y, aunque lleva el mismo espíritu, no se trata de una edición más de aquél; éste es otro libro completamente nuevo y diferente, porque tanto nuestra perspectiva de la dermatología como ella misma han cambiado radicalmente.

El Dr. Jorge Cazarín Barrientos, compañero y amigo entrañable, amablemente colabora, no sólo en la preparación del capítulo sobre las así denominadas *enfermedades autoinmunes del tejido conjuntivo*, sino que ha revisado con nosotros de manera crítica y cuidadosa el manuscrito.

El Profesor Don Ruy Pérez Tamayo, maestro y amigo muy querido, con su habitual gentileza y elegante estilo escribe el Prólogo, haciendo así más educativo y valioso este libro. Para ellos nuestra gratitud por su amistad y su generosidad.

Buena parte de este trabajo se realizó gracias a un "semestre sabático" que el Hospital General de México, durante la dirección del Dr. José Luis Ramírez Arias, auspició para uno de nosotros (MMG) en el Institute for Dermatopathology, de Thomas Jefferson University, en Filadelfia, EUA. Así mismo, agradecemos a nuestros también muy queridos amigos y colegas, los Dres. Charles Meurehg Haik y Benjamín Moncada González, su participación, siempre amable y profesional, en esta ocasión como revisores del manuscrito para el Comité Asesor de Publicaciones de la Facultad de Medicina de la UNAM y a su titular, Dr. Jorge Avendaño Inestrillas. A la Editorial Médica Panamericana, en particular al Sr. Agustín Bernal y al Sr. Joaquín Roca, por su gentil tolerancia con nuestras exigencias de autores impacientes; su interés y esmero permitieron que este libro saliera a la luz lo mejor posible.

Es nuestra esperanza que este volumen cumpla y supere los propósitos para los que ha sido escrito; que el estudiante encuentre en él un instrumento útil y práctico que contribuya a su formación y no sólo a su información; que tenga gusto por leerlo y la satisfacción de contar con un libro ameno, que sea como un profesor de infinita paciencia y amigo leal que le acompañe a donde quiera. En estos tiempos, en que la cibernética y los medios de información electrónica son tan variados y cada día más populares, viene a nuestra memoria y se justifica una vez más aquél pensamiento de Borges, que dice: "el libro es el invento más maravilloso creado por el hombre".

Mario Magaña García y Mario Magaña Lozano
Ciudad de México, verano de 2003

Prefacio de la segunda edición

Mario Magaña García y Mario Magaña Lozano
Ciudad de México, 5 de febrero de 2011.

En el ámbito editorial se afirma que una nueva edición de algún libro debe contener al menos un treinta por ciento de cambios, actualizaciones y novedades; la presente edición de ***Dermatología*** cumple ventajosamente con tal juicio.

Otros aseguran que debe ser un libro totalmente nuevo y diferente. Este último criterio puede no ser preciso, porque siempre habrá ideas imperfectibles, conceptos vigentes, párrafos o páginas completas y tablas o cuadros difíciles de mejorar, figuras imposibles de igualar, referencias bibliográficas clásicas y portadas insuperables. El autor, por lo tanto, llega a ser su propio juez y sabrá decidir.

Un libro, como un viaje, se inicia con entusiasmo y se termina con melancolía, según Vasconcelos. Pensamiento elocuente y muy cierto, desde luego para el lector; pero cuando se es el autor, diríamos que se inicia con entusiasmo y se finaliza aún con más entusiasmo y orgullo, con una gran satisfacción y con la seguridad que el lector lo encontrará atractivo, bello, bien ilustrado, didáctico y, sobre todo, útil.

Esta segunda edición de ***Dermatología*** ha sido totalmente revisada y actualizada, se han agregado ayudas didácticas de gran utilidad para el estudiante, como los cuadros de consulta rápida y las frases con conceptos relevantes que se han insertado a lo largo del texto, así mismo, se han añadido referencias relevantes.

También se han añadido figuras y se han perfeccionado otras, pero mayor cuidado se ha dado al texto porque si bien es cierto que una imagen dice más que mil palabras, los conceptos y el conocimiento sólo se transmiten con el adecuado uso del lenguaje: *las palabras son la moneda de cobre de la vida diaria, pero pueden ser el conducto que salva a las propias palabras de su condición consuetudinaria y las convierte en oro de la poesía y el pensamiento*, diría Carlos Fuentes.

Los señores Laurent Revillon y Alfonso Mostalac, de Editorial Médica Panamericana, no sólo han sido extremadamente amables y receptivos con nuestras peticiones y sugerencias, sino además han puesto todo su esfuerzo y su amplia experiencia editorial para lograr que este libro mejore. Para ellos nuestro más profundo y sincero agradecimiento.

Índice

Parte I Conceptos básicos

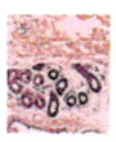

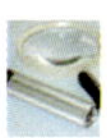

Parte II Enfermedades de causa conocida

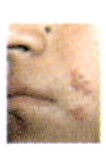

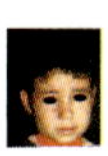

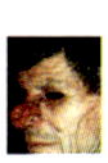

Parte III Enfermedades de causa no precisada

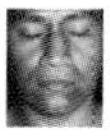

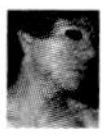

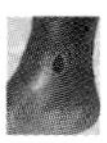

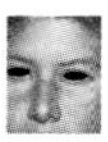

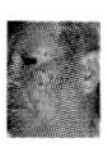

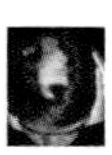

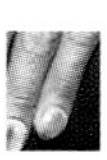

Sección I Conceptos básicos

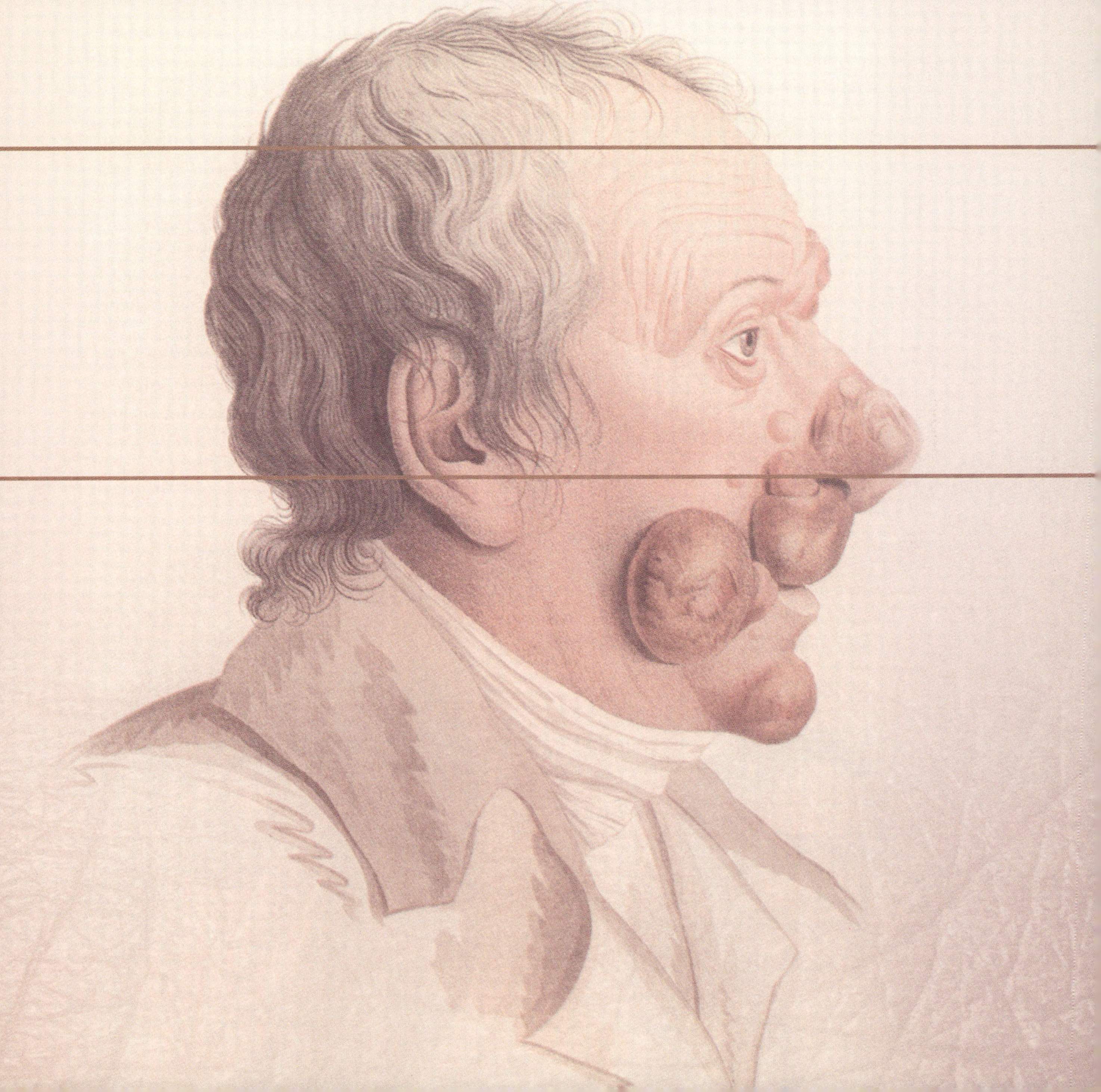

Capítulo

1

Anatomía, embriología, histología y fisiología de la piel

Sección I

Contenido

La piel es el órgano más extenso de la economía; cumple con importantes funciones, entre ellas mostrar el estado de salud o señalar con precisión la enfermedad, que puede ser general o puramente cutánea, tal como se menciona en el presente capítulo y se describe a lo largo del texto. Pero la piel también exhibe nuestros caracteres étnicos o el efecto del paso del tiempo: todo esto podrá comprenderse mejor si el estudiante tiene entusiasmo y lee con interés sus propiedades, revisadas sucintamente en este primer apartado.

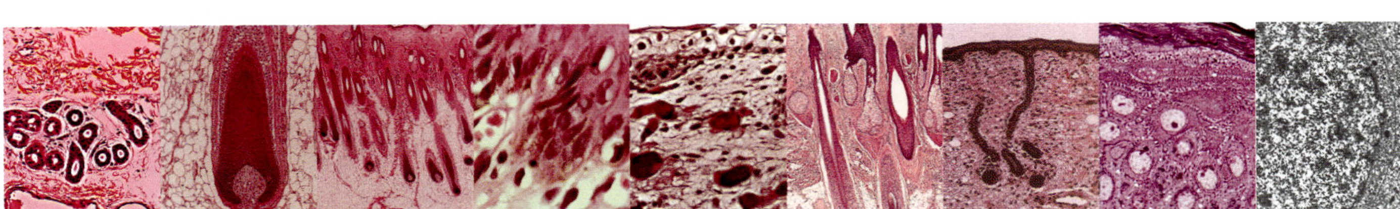

1.1 Anatomía

Conceptos clave

- La piel es el órgano más extenso del cuerpo humano, la epidermis tiene origen epidérmico y la dermis mesodérmico.
- Hacia el cuarto mes de vida intrauterina la epidermis comprende ya varias capas de células; las más superficiales ya exhiben gránulos de queratohialina.
- Cuatro células constituyen la población epidérmica: los queratinocitos o queratocitos, los melanocitos, las células de Langerhans y las células de Merkel.
- Los anexos: complejos pilo-sebáceo-apocrinos y las glándulas ecrinas se originan de yemas epidérmicas que durante el tercer mes de la gestación penetran en la dermis.
- La membrana basal une y a la vez separa a la dermis de la epidermis; exhibe una lámina lúcida y una lámina densa al microscopio electrónico.
- Entre las numerosas moléculas de la membrana basal destacan las siguientes: la laminina, la colágena IV y los antígenos 1 y 2 del penfigoide ampolloso.
- La dermis está constituida primordialmente por colágena tipos I y III; en el feto y en el recién nacido predomina la tipo III, para invertirse dicha proporción en el niño y en el adulto.

La piel es un órgano vital de la economía; en el adulto tiene una extensión de 1.4 a 1.8 m^2; en el recién nacido la extensión es el triple en relación con el peso corporal; refleja la edad y estado de salud, muestra las afecciones generales a través de signos como la ictericia, la cianosis, la fiebre. Frecuentemente refleja padecimientos o infecciones generales, como la diabetes, la lepra, el SIDA y otras muchas.

Sus características varían de un área del cuerpo a otra; es muy pilosa en la cabeza, delgada en los genitales externos, gruesa en el tronco, dura en las palmas y plantas. Desarrolla cambios con la edad; en el niño es muy tersa y suave; en el adolescente y en el adulto joven es oleosa, principalmente en la cabeza y parte alta del tórax; en el viejo es atrófica, seca, hay menos sustancia fundamental y un metabolismo más bajo; el pelo se pierde y sufre cambios de coloración.

El color de la piel está determinado genéticamente y es influido por el ambiente; depende principalmente de la cantidad de melanina y, en segundo término, de otros factores como la vascularidad; hay variaciones en un mismo individuo según la topografía: en las zonas expuestas a la luz es más obscura, así como en los genitales externos, areola y pezón.

También hay variaciones en el grado de respuesta a la luz, de acuerdo con las características étnicas de cada sujeto, i.e., fototipos de piel (**Cuadro 1.1**).

Cuadro 1.1. Fototipos de piel (según Pathak, Nghiem y Fitzpatrick, 1999)

I: Blanca marfil, se quema al sol fácil y gravemente, nunca se broncea, sensibilidad 4+, MED 15-30.

II: Blanca, se quema fácilmente y se broncea con dificultad, sensibilidad 3+ a 4+, MED 25-40.

III: Blanca, se quema moderadamente y se broncea moderada y uniformemente, sensibilidad 3+, MED 30-50.

IV: Café clara, se quema mínimamente y se broncea fácil y moderadamente, sensibilidad 2+, MED 40-60.

V: Café moderada, raramente se quema y se broncea profusamente, sensibilidad 1+, MED 60-90.

VI: Café oscura o negra, nunca se quema y se broncea profusamente, sensibilidad 0 a 1+, MED 90-150.

MED = **D**osis **M**ínima para producir **E**ritema, medida en mJ/cm^2 de UVB (luz ultravioleta de longitud de onda media o 290-320 nm).

La piel tiene un peso aproximado de 4 kg, de los cuales 500 g corresponden a la epidermis; el grosor promedio de la piel es de 4 mm, siendo precisamente la epidermis la parte más delgada (excepto en palmas y plantas), ya que es como una hoja de papel. La dermis es más gruesa, entre 2 y 8 mm, dependiendo del sitio anatómico; en los párpados es muy delgada y en la espalda es muy gruesa.

La distribución del pelo en el humano es peculiar; existe principalmente en la cabeza, zona denominada *piel cabelluda*, pero también existe para la protección de los ojos: cejas y pestañas. A partir de la pubertad surge pelo en los pliegues axilares y en los genitales externos; en el varón surge pelo también en la zona de la barba, labio superior y porción alta del tronco y del cuello. También aparece pelo más fino y delgado (vello) en casi todo el tegumento (excepto palmas y plantas), donde hay variaciones de persona a persona.

La piel se insinúa en todos los segmentos del cuerpo formando los pliegues losángicos característicos, que con la edad van siendo más pronunciados y más numerosos.

Aunque todos los elementos de la piel varían según la topografía, se dice que, en promedio, un centímetro cuadrado de piel tiene: cinco folículos pilosos, quince glándulas sebáceas, cien glándulas sudoríparas, cuatro metros de nervios, un metro de vasos y cinco mil órganos sensitivos (incluyendo las terminaciones nerviosas libres que transmiten el dolor y el prurito).

La piel está constituida por tres capas: la epidermis, la dermis y la hipodermis. Sus anexos son los folículos pilosebáceos con la glándula apocrina, las glándulas ecrinas y las uñas.

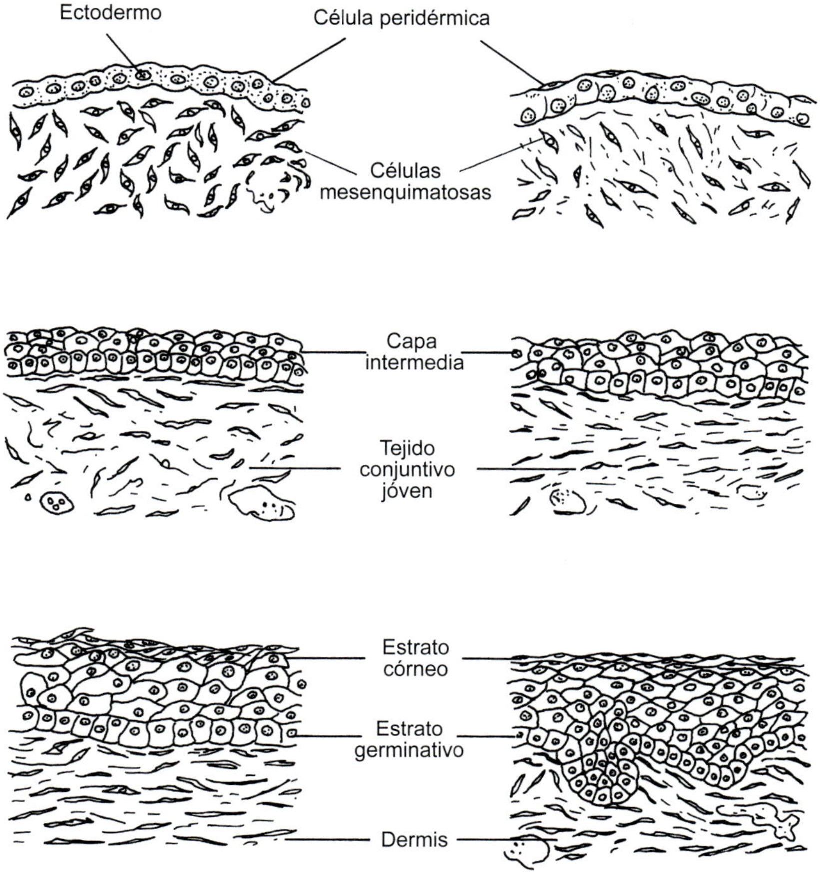

Fig. 1.2.1 Esquema del desarrollo embrionario de la piel y formación de las capas epidérmicas; en la parte superior: el primer mes; parte media: el segundo mes; parte inferior izquierda: finales del tercer mes; inferior derecha: hacia el quinto mes. (Modificado de Patten, 1973.)

1.2 Embriología

La epidermis totalmente desarrollada es un epitelio de tipo plano estratificado queratinizado de origen ectodérmico. En el feto se reconoce como una capa simple de epitelio cúbico en el primer mes de vida intrauterina; al inicio del segundo mes, las células ya han formado la capa basal o germinativa de células cúbicas y otra externa cuyas células, con microvellosidades, se alinean en la superficie formando la capa llamada peridermo o capa epitriquial, que funciona como una barrera protectora y permeable (**figura 1.2.1**).

Al final del segundo mes e inicio del tercero el epitelio tiende a engrosar, con la formación de una capa intermedia de células epiteliales ricas en glucógeno que se sitúan entre la basal y la epitriquial (**figura 1.2.2**).

En el tercer mes, la capa de células más profunda se diferencia del resto del epitelio; la forma de sus células es más cilíndrica y va a constituir el estrato basal o germinativo, que mantiene constante a la población epidérmica mediante un recambio continuo.

Hacia el cuarto mes de la gestación, la epidermis comprende ya varias capas de células intermedias; las de líneas más superficiales exhiben gránulos de queratohialina en su citoplasma; esta proteína y la célula misma, transformada, constituyen la queratina que forma el estrato más superficial de la piel y le da la protección y la dureza características que existen en palmas y plantas, sitios en que es particularmente gruesa (**figura 1.2.3, 1.2.4 y 1.2.5**).

La superficie de las yemas de los dedos de las manos y de los pies posee surcos y bordes bien definidos que adoptan configuraciones en forma de arcos, curvas y remolinos. Esas configuraciones se denominan *dermatoglifos* o *huellas digitales*, que se desarrollan desde la etapa fetal y permanecen iguales toda la vida. Los dermatoglifos son únicos e irrepetibles, por lo que constituyen un signo de identidad personal.

La dermis se origina de células mesenquimatosas libres que emigran de las zonas mesodérmicas vecinas y que van a ordenarse por debajo del ectodermo hacia el final del primer mes. Alrededor de la sexta semana, las células se aproximan

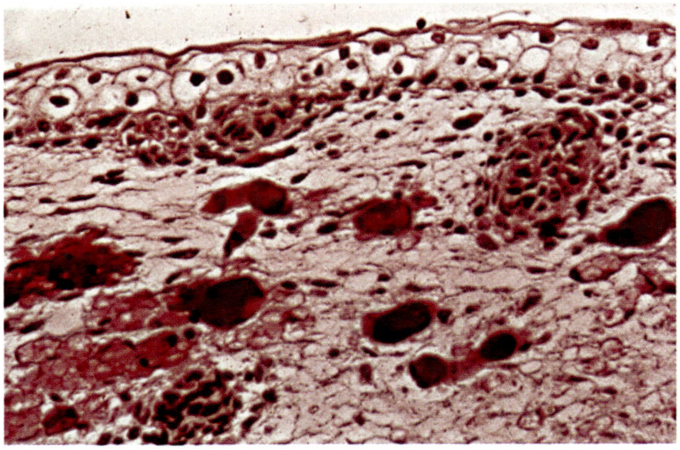

Fig. 1.2.2 Histología de la piel de un feto en el inicio del tercer mes; es evidente el aspecto claro del citoplasma de los futuros queratinocitos por la presencia de glucógeno; ya es posible identificar yemas epiteliales en vías de invaginación para dar origen a los anexos.

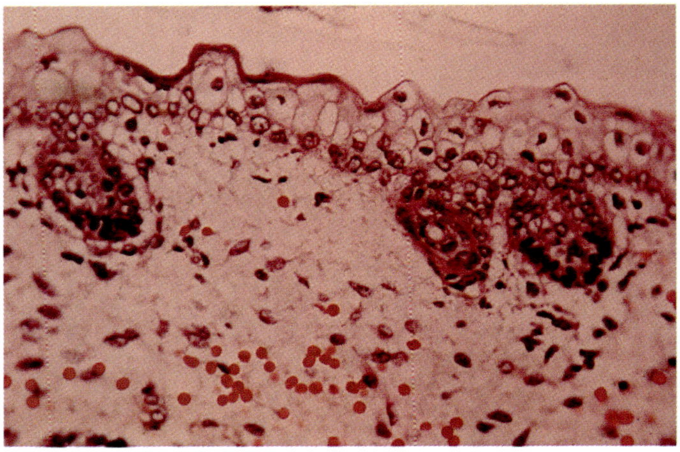

Fig. 1.2.3 Piel de un feto hacia el final del tercer mes; la formación de los anexos ya es obvia; la yema en segundo término exhibe indicios claros de diferenciación ductal.

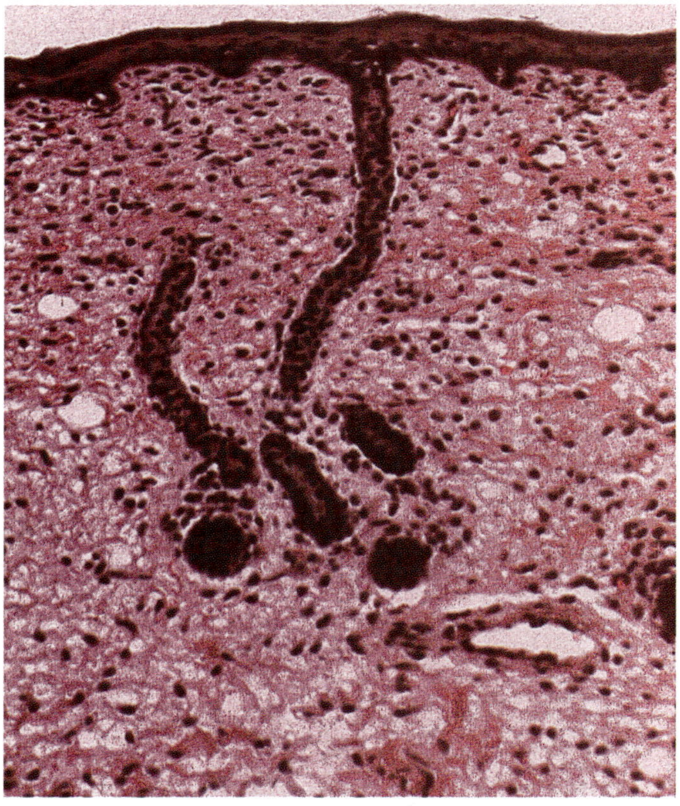

Fig. 1.2.4 Piel a las 24 semanas de gestación, que muestra claramente la formación de las glándulas ecrinas como cordones de células epiteliales (porción conductora) originados en la epidermis y creciendo hacia la dermis profunda, en donde ya se disponen en ovillos (acini o porción secretora).

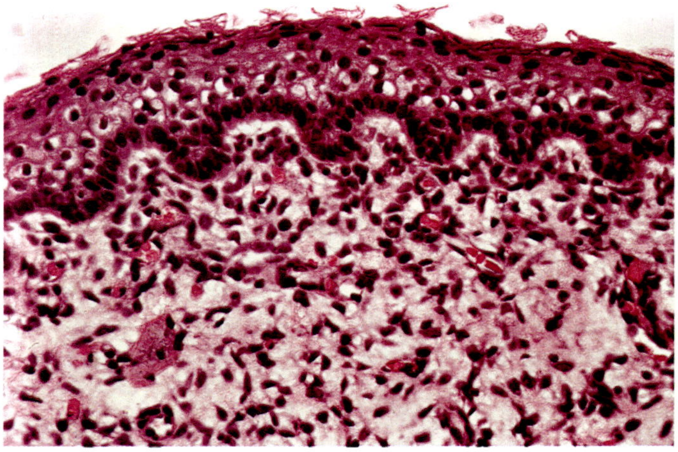

Fig. 1.2.5 Microfotografía de la piel fetal de la zona palmar (glabra); ya se identifican la epidermis estratificada y sus procesos interpapilares; el estroma es laxo y ricamente vascularizado, con abundantes células mesenquimatosas. Nótese que ya hay cornificación. (Cortesía del Dr. Luis Requena, Madrid.)

entre sí a través de sus prolongaciones citoplásmicas a manera de red y comienzan a producir fibrillas delgadas que en el segundo mes son ya abundantes. Aproximadamente en el quinto mes de gestación, las fibras ya han modificado su estructura molecular y constituyen la colágena. Las células mesenquimatosas ya han adquirido la estructura y la función de los fibroblastos.

Las uñas están constituidas por queratina y su formación deriva del epitelio epidérmico por puntos situados en las extremidades de los dedos de manos y pies. En el tercer mes de gestación ya existen placas de epitelio engrosado que crecen en profundidad y hacia los lados, donde se limitan por los pliegues ungueales; posteriormente crecen hacia adelante durante toda la vida fetal, como lo hacen después del nacimiento.

Los pelos se forman a partir de yemas epidérmicas que durante el tercer mes penetran en el tejido mesenquimatoso subyacente; el extremo forma el bulbo del pelo en el que penetra una papila de tejido conjuntivo ricamente vascularizado. En el pelo en desarrollo se observan lateralmente dos botones epiteliales que van a dar origen: el superior a la glándula sebácea y el inferior al lecho epitelial, que es una zona con proliferación celular acelerada. Hacia el séptimo mes, los pelos ya están formados y son visibles en la superficie cutánea (lanugo); este fino pelo se pierde al nacer y es reemplazado por pelos de nuevos folículos que tienen una topografía más selectiva: piel cabelluda, cejas y pestañas (**figura 1.2.4**).

Las glándulas sebáceas se forman de la yema superior durante el desarrollo del folículo pilosebáceo. Hay una rápida proliferación celular que forma una protrusión lobulada que queda unida al folículo piloso, por debajo de la protrusión que da origen a la glándula apocrina y por arriba de la que da paso al sitio de inserción del músculo erector; aquella unión permanece como un cordón estrecho de células denominado manto; con el estímulo androgénico, estas células se diferencian, producen sebo y se forma el ducto a través del cual descargan su contenido al infundíbulo. Se le considera glándula de tipo holocrino debido a que la célula misma se elimina formando parte del sebo. La glándula sebácea también tiene ciclos como el pelo, pero a diferencia de éste sólo se llevan a cabo dos en la vida del individuo.

Las glándulas apocrinas también se forman por la proliferación de masas de células que, como una protrusión desde el folícuo piloso penetran hasta la hipodermis en su vecindad con la dermis; aquí, el extremo distal forma múltiples pliegues para constituir la porción secretora. Alrededor de la semana 25, la piel del feto humano está llena de glándulas apocrinas en desarrollo; la gran mayoría involucionan y sólo persisten en determinados sitios: conducto auditivo externo (modificadas en glándulas ceruminosas), axilas, areola, pubis, periné y región genital, permaneciendo pequeñas hasta la pubertad, cuando crecen y secretan su producto, cuya función en el humano es secundaria, pero en otros mamíferos desempeñan un importante papel en la atracción sexual (**figura 1.2.4**).

Las glándulas sudoríparas o ecrinas se forman independientemente del folículo pilosebáceo, también por invaginación hacia el tejido conjuntivo de grupos de células epiteliales de la capa germinativa de la epidermis; esto sucede en las palmas y en las plantas durante la semana 18, poco antes que en otras zonas cutáneas. Las células de dichos grupos proliferan y penetran la dermis hasta la hipodermis, donde la parte distal se enrolla y constituye la porción secretora de la glándula; ésta queda comunicada con la superficie cutánea por un conducto ondulado que, aproximadamente en la semana 32, forma su luz para establecer su actividad en la vida extrauterina (**figura 1.2.4**).

Histológicamente este conducto y el apocrino son idénticos, excepto por el sitio en que desembocan; el conducto apocrino lo hace en el infundíbulo y el ecrino lo hace de manera independiente a través de la epidermis en la superficie epidérmica: acrosiríngeo (**figura 1.2.4**).

El tejido adiposo empieza su formación desde el cuarto mes mediante la acumulación de grasa en forma de triglicéridos en el citoplasma de los adipocitos, que forman lóbulos delimitados por tabiques de tejido conjuntivo para constituir la hipodermis; pero la gran reserva de grasa subcutánea generalmente se constituye hasta los dos últimos meses de la vida intrauterina.

1.3 Histología

La epidermis es un epitelio de tipo plano estratificado queratinizado; plano porque las células más superficiales son planas; estratificado significa que lo forman varios estratos o capas de células, y queratinizado porque el estrato más superficial está formado por proteínas que constituyen una familia de moléculas llamadas queratinas (**figura 1.3.1**).

La población celular de la epidermis está constituida por cuatro tipos de células: el queratinocito o queratocito, que es la célula más abundante, la que va a sintetizar la queratina y lleva el proceso de cornificación; el melanocito, la célula de Langerhans y la célula de Merkel. Algunos autores incluyen al linfocito y a una célula llamada indeterminada.

> La población de queratinocitos, o queratocitos, se mantiene gracias a la actividad mitósica que se lleva a cabo en el estrato basal de la epidermis, principalmente durante la noche. Por este motivo no es lo usual percibir las figuras de mitosis en cortes histológicos rutinarios, ya que las biopsias de piel generalmente se efectúan en el día.

El queratocito o queratinocito se encuentra formando parte de la epidermis en todos sus estratos; el estrato germinativo o basal, que es el sitio en donde se lleva a cabo la proliferación celular, está constituido por una sola capa de células cilíndricas situada sobre una membrana basal, al igual que todos los epitelios; las células se encuentran unidas entre sí por complejos de unión con desmosomas y unidas a la membrana basal por hemidesmosomas; tienen un solo núcleo y su cromatina dispersa, lo que permite identificar al nucléolo; el citoplasma contiene abundantes mitocondrias y pigmento melánico (**figura 1.3.2 a 1.3.4**).

El siguiente estrato hacia la superficie es el espinoso; está formado por varias capas de células (su número es variable porque de él depende la hiperplasia epidérmica); se le ha llamado así por el aspecto que las prolongaciones citoplásmicas y las uniones intercelulares le confieren al ser observado con el microscopio de luz; con el microscopio electrónico se observa que las uniones intercelulares se establecen por medio de desmosomas y en el citoplasma se identifican los tonofilamentos (**figura 1.3.2**).

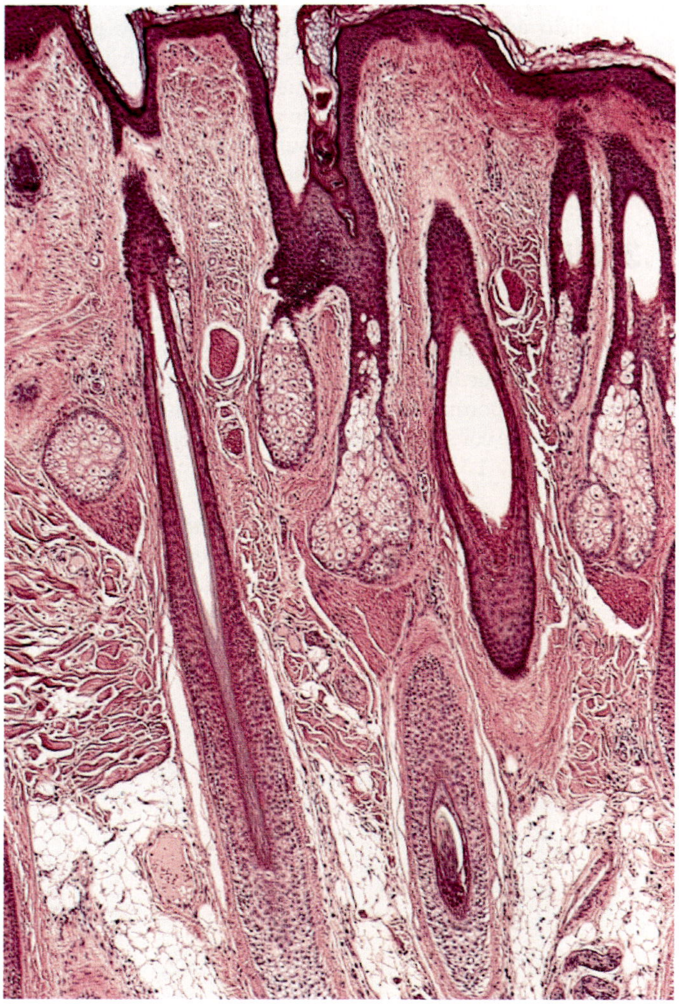

Fig. 1.3.1 Piel normal en vista panorámica: epidermis, dermis e hipodermis; son evidentes los folículos pilosos terminales o maduros, sus infundíbulos y sus glándulas sebáceas.

Ultraestructuralmente los queratocitos del estrato basal exhiben desmosomas que los unen con otras células (basales lateralmente y espinosas por encima) y hemidesmosomas que los unen con la membrana basal. Existen pocas mitocondrias, un Golgi pequeño y abundantes ribosomas libres, aunque poco retículo endoplásmico rugoso; destacan los filamentos intermedios, o tonofilamentos, que representan moléculas de citoqueratina.

La forma poliédrica de las células del estrato espinoso cambia a la forma romboidal al ir siendo incorporadas al estrato granuloso; éste está constituido por dos a cinco capas de células que en su citoplasma exhiben gránulos basófilos de queratohialina (figura 1.3.3 y 1.3.4).

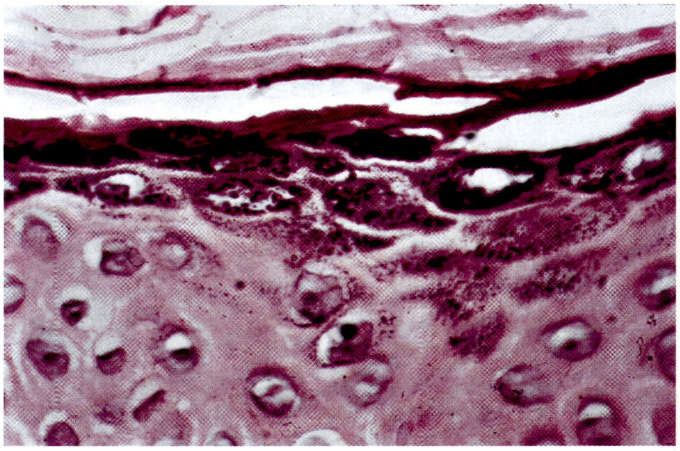

Fig. 1.3.2 Epidermis, porción superior que muestra los estratos córneo, granuloso y parte del espinoso.

Las células del estrato espinoso constituyen la parte más gruesa de la epidermis porque forman varias capas celulares; poseen organelos de manera similar a lo descrito para las células basales y también exhiben mitosis porque contribuyen al recambio epidérmico y a la consecuente cornificación.

El estrato lúcido se observa sólo ocasionalmente en cortes de piel gruesa; está formado por eleidina, que con la célula epitelial transformada da origen a la queratina (figura 1.3.5).

Las células del estrato espinoso son más ricas en tonofilamentos, mismos que irradian hacia la periferia desde la zona perinuclear y unen células adyacentes mediante los desmosomas. Dichas proyecciones dan a estas células el aspecto "espinoso" que los primeros histólogos identificaron como puentes intercelulares.

La queratina es una familia de proteínas fibrilares muy resistente gracias a su gran contenido de cisteína, un aminoácido sulfurado que constituye el estrato córneo, que es el más superficial y presenta variaciones cuantitativas según la región del cuerpo, pero también constituye el pelo y las uñas. Por ejemplo, es muy abundante en las palmas y en las plantas.

El melanocito es una célula que deriva de la cresta neural, de donde emigra hacia la piel y hacia otros órganos blanco durante la cuarta semana de gestación (melanoblasto). Aproximadamente hacia la décima semana llega a la epidermis, se sitúa en la capa basal y comienza a producir melanina; en este momento ya se le llama melanocito; existe en relación promedio de uno a diez con los queratocitos basales, pero hay variaciones según el

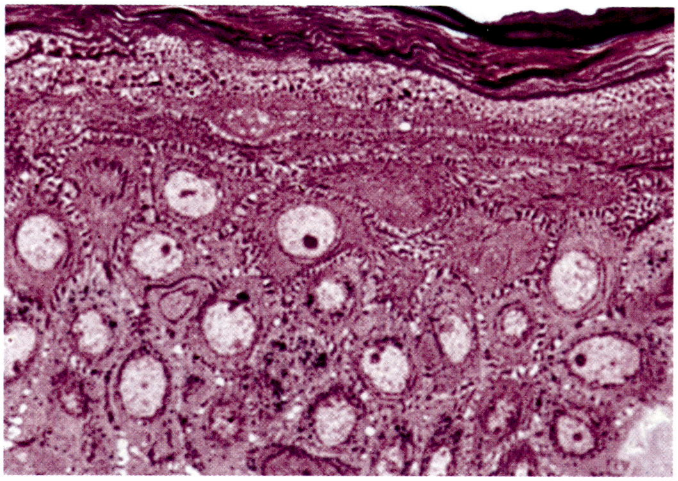

Fig. 1.3.3 Corte semifino de la epidermis que permite identificar todos los elementos epiteliales, entre ellos los complejos de unión (que confieren el aspecto "espinoso"), los núcleos y nucléolos de los queratocitos o queratinocitos.

sitio; por ejemplo, en la piel de los genitales es más abundante que en la cara y en ésta es más abundante que en el tronco. Así, en un milímetro cuadrado de piel hay entre 500 y 3000 melanocitos, según el sitio anatómico (**figura 1.3.6 a y b**).

Se le identifica como una célula clara y mayor entre las células eosinófilas basales; con la reacción de DOPA (dihidroxifenil-alanina) se puede observar como una estructura con múltiples prolongaciones citoplásmicas que se sitúan entre los queratocitos, a los que dichas prolongaciones les transfieren melanosomas. Los melanosomas son estructuras intracelulares, limitadas por membrana, y en su interior contienen la melanina, que es el pigmento que da color a la piel y al pelo; varía cuantitativamente en las diferentes razas y aun en un mismo individuo según la región del cuerpo; es más abundante en las zonas expuestas. Es uno de los elementos de defensa de la piel contra las radiaciones ultravioletas que provienen del sol. Otro elemento de defensa ante la luz es la capa córnea y uno más es la capa de ozono que existe en la estratosfera.

Al continuar su camino hacia la capa córnea en el proceso de cronificación, los queratocitos continúan formando tonofilamentos, que se agrupan en haces denominados tonofibrillas, mismos que contribuyen a la eosinofilia de su citoplasma.

La célula de Paul Langerhans (1808) lleva el nombre de su descubridor, quien pensó que se trataba de un receptor neuronal. Ahora sabemos que es el representante en la piel del sistema macrofágico mononuclear, es decir, que histogenética y funcionalmente es un macrófago. Su papel en la respuesta inmune está bien demostrado y consiste en presentar el antígeno al linfocito-T (**figura 1.3.7**).

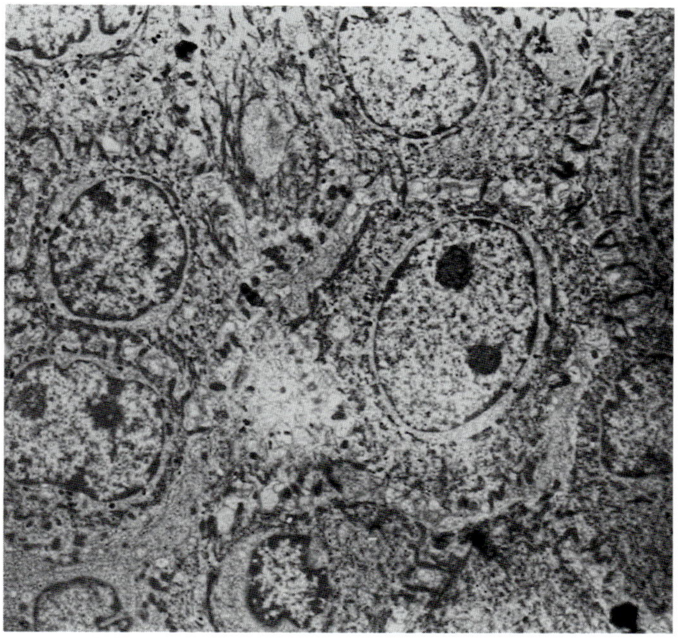

Fig. 1.3.4 Microfotografía electrónica de la zona del estrato espinoso que muestra los complejos de unión intercelular y algunos organelos.

Las células del estrato granuloso forman de tres a cinco capas y se denominan así por la presencia de gránulos de queratohialina fácilmente visibles en su citoplasma. También tienen gránulos de recubrimiento de membrana, cuyo contenido, una vez liberado al espacio extracelular, forma láminas lipídicas que contribuyen a la función de barrera.

Proviene de la médula ósea a través de la línea monocito-macrófago. Se le identifica como una célula clara en la epidermis (igual que el melanocito), pero siempre por arriba del estrato basal; constituye entre 3 y 8% de la población celular epidérmica; ultraestructuralmente se caracteriza por su núcleo lobulado, los procesos dendríticos y sus peculiares "cuerpos raquetoides", también conocidos como cuerpos de Langerhans o de Birbeck. En su superficie celular tiene receptores para la IgG, para la fracción 3 del complemento y posee antígenos del sistema Ia.

Las células de Langerhans, dispersas en toda la epidermis, pero más en el estrato espinoso, constituyen 4% de la población celular en este epitelio; también denominadas células dendríticas, existen en epitelios similares como el de la cavidad bucal, del esófago y de la vagina, así como en la dermis.

La célula de Merkel (Friedrich Merkel, 1875) es otra de las "células claras" de la epidermis (Pierre Masson); es una célula

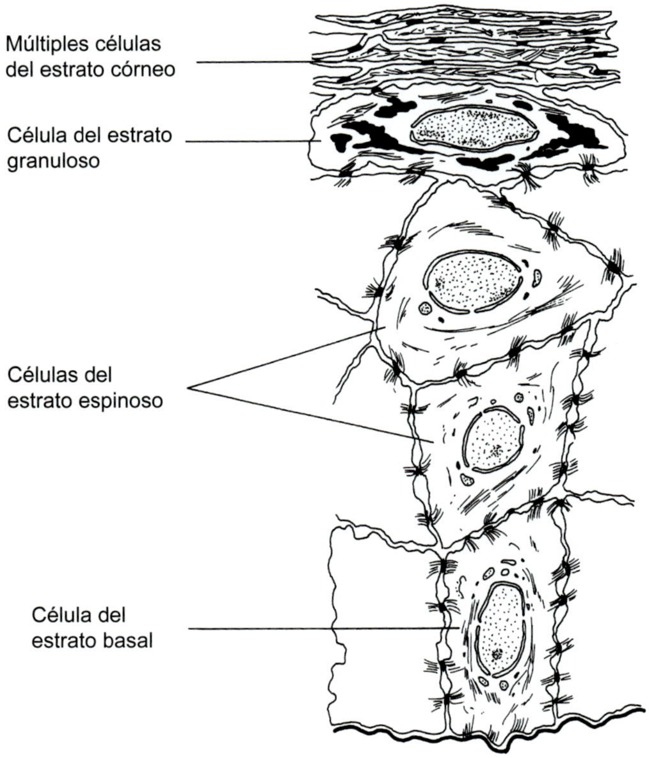

Fig. 1.3.5 Esquema que ilustra el proceso de maduración y cornificación de las células epidérmicas. (Modificado, con permiso,de Maize, 1998.)

epitelial. En cortes de rutina no se identifica; está situada sobre la membrana basal, entre los queratinocitos del estrato germinativo; tiene el mismo tamaño que éstos y se une a ellos por medio de desmosomas. Ultraestructuralmente es una célula no queratinocítica, no dendrítica, de forma redonda u oval y de citoplasma claro en el que hay, entre otros organelos, gránulos electrodensos que tienen membrana. Posee estrecha relación estructural y funcional con terminaciones nerviosas sensitivas; de hecho, aparentemente establece sinapsis con axones vecinos y funciona como mecanorreceptor. Aparece en la piel fetal alrededor de la semana 16. Forma parte del sistema celular endocrino difuso y se ha demostrado que desarrolla neoplasias de curso crónico y agresivo (**figura 1.3.8**).

Las células de Merkel están esparcidas entre los queratocitos del estrato basal; debido a que funcionan como mecanorreceptores (establecen sinapsis con terminaciones nerviosas libres) son particularmente abundantes en las yemas de los dedos y en las zonas bucal y central de la cara, así como en los folículos pilosos.

El linfocito es otra célula residente normal de la epidermis; es un linfocito-T. Es un hecho ampliamente aceptado que existe paso continuo de linfocitos por la epidermis en ambos sentidos y que constituye, con la célula de Langerhans, el queratocito y otros elementos, el tejido linfoide asociado a la piel (*skin associated lymphoid tissue,* SALT). Se ha demostrado su participación en ciertos padecimientos, como la dermatitis por contacto alérgica y el liquen plano, así como en procesos neoplásicos, como la micosis fungoide, que es un linfoma de células-T cooperadoras primario de la piel.

La célula indeterminada es una célula dendrítica, sólo observable con el microscopio electrónico; se localiza en los estratos más bajos de la epidermis; también es una célula indiferenciada que aparentemente puede dar origen a células de Langerhans, pero no se han identificado cuerpos de Birbeck en ella.

La epidermis está separada y a la vez conectada a la dermis por medio de una membrana basal que posee una amplia variedad de moléculas que intervienen en el desarrollo de diversas enfermedades ampollosas (**figura 1.3.9 y 1.3.10**). En el esquema (**figura 1.3.11**) se muestra la estructura, morfología y algunas funciones de las principales moléculas que constituyen la membrana basal de la epidermis. Entre otras, están la colágena de tipo IV, la laminina, un proteoglicano y una serie de proteínas y glucoproteínas identificadas como autoantígenos de diversas enfermedades, tales como el penfigoide.

Con el microscopio electrónico, la membrana basal exhibe una zona más clara que otra, situadas ambas paralelamente, por lo que se denominan lámina lúcida y lámina densa.

La laminina es una glucoproteína que existe en todas las membranas basales; en la epidermis existe predominantemente en la lámina lúcida. Su función, además de la estructural, es la de unir las células epiteliales con la membrana basal.

Los filamentos del citoesqueleto en la célula de Merkel se caracterizan por tres tipos de citoqueratinas dentro del citoplasma, pero su característica distintiva es la presencia de gránulos densos paranucleares cuya función se desconoce pero poseen un valor diagnóstico.

El proteoglicano (sulfato de heparán) es, como las glucoproteínas, una molécula combinada de proteínas con poli u oligosacáridos; la diferencia con las glucoproteínas está basada en la naturaleza química del polisacárido adherido. Está situado en la parte inferior de ambas láminas y se ha demostrado que su degradación hace la membrana basal más permeable al paso de macromoléculas aniónicas, lo que sugiere que su función es de barrera contra el paso de estos elementos.

La colágena identificada como componente de las membranas basales es del tipo IV. Este tipo de colágena contiene en su molécula una porción compacta denominada “colágena 7S” (por su coeficiente de sedimentación), en la que se sobreponen cuatro moléculas iguales en diferente sentido, adoptando así una disposición reticular o en “panal de abeja”, lo cual confiere a la estructura gran fuerza de tensión y elasticidad. Se ha demostrado que la colágena de tipo IV está presente en la membrana basal de todos los tejidos epiteliales y en la membrana basal de la epidermis; se localiza en la lámina densa.

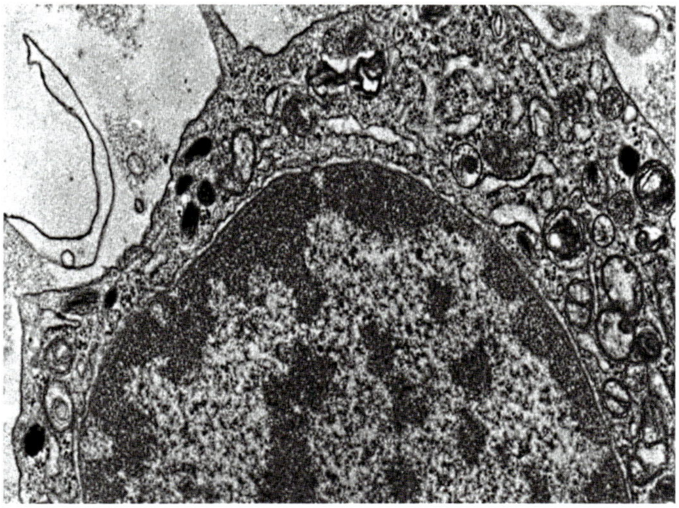

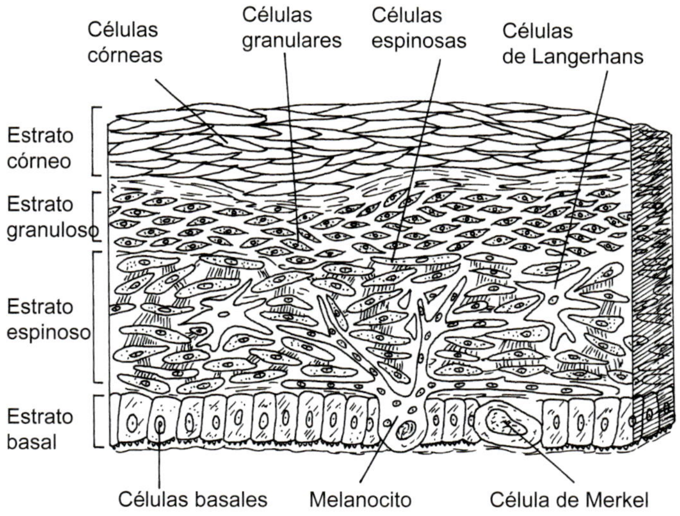

Fig. 1.3.6 a Microfotografía electrónica que muestra el núcleo y parte del citoplasma de un melanocito; en éste, entre otros organelos destacan, por su densidad y forma oval, los melanosomas. (Cortesía del Dr. Jorge Fernández Díez.) **Fig. 1.3.6 b** Esquema que ilustra la unidad melanocito-epidérmica: la relación del melanocito, con sus prolongaciones dendríticas y situado entre los queratinocitos basales, con otras células de la epidermis. (Modificado, con permiso, de Maize, 1998).

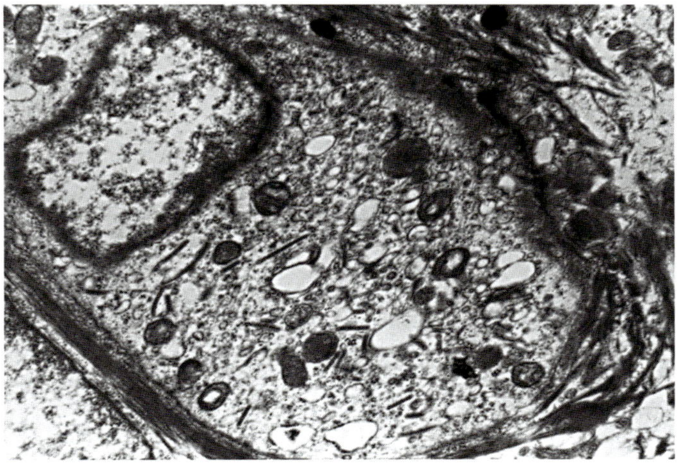

Fig. 1.3.7 Microfotografía electrónica de una célula de Langerhans en cuyo citoplasma se identifica un gran número de cuerpos raquetoides o de Birbeck. (Cortesía del Dr. Jorge Fernández Díez.)

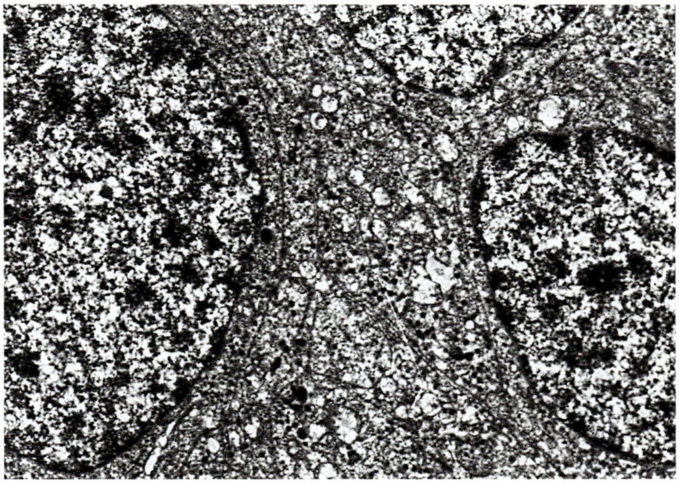

Fig. 1.3.8 Microfotografía electrónica que muestra parte de tres células de Merkel; en sus citoplasmas se identifican los gránulos de secreción como cuerpos electrodensos redondos. (Cortesía del Dr. Jorge Fernández Díez.)

La dermis es mucho más gruesa que la epidermis, aproximadamente de diez a treinta veces, dependiendo del sitio que se estudie. Está formada por una densa red de tejido conjuntivo constituido principalmente por colágena. La colágena es una proteína con funciones primariamente estructurales; su composición química está bien estudiada y se reconocen cuando menos quince tipos moleculares diferentes; el tipo I es el más abundante en la piel humana y el tipo III es el más abundante en la piel fetal. Otros constituyentes son las fibras reticulares y las fibras elásticas, que también son de naturaleza proteica, pero sólo se identifican en cortes teñidos con técnicas específicas. El fibroblasto es la principal célula de la dermis; se origina de la célula mesenquimatosa y es el productor de colágena, de substancia fundamental y de colagenasa, entre otras substancias. Tiene forma estelar o de huso y cuando ha cesado su fase de actividad adopta un tamaño menor, de forma alargada, que se denomina fibrocito.

En la dermis están situados los vasos (arteriales, venosos y linfáticos), los nervios, los músculos erectores del pelo y los folículos pilosebáceo-apocrinos, así como las glándulas ecrinas (**figura 1.3.12 a 1.3.15**).

Se reconocen dos porciones de la dermis: la dermis papilar, que es la parte superior, llamada así porque forma papilas con las que se interdigitan las clavas interpapilares epidérmicas; la colágena es más fibrilar en esta zona y contiene las asas capilares

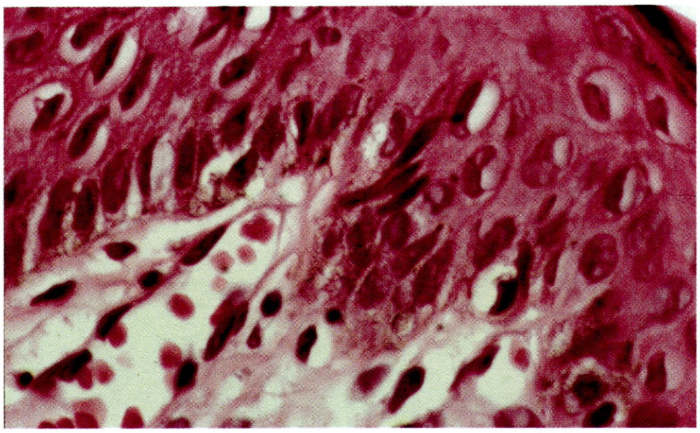

Fig. 1.3.9 Acercamiento de la zona de unión dermoepidérrmica; ésta se podría dibujar como una línea continua por arriba de la cual se identifican algunas células claras que corresponden a melanocitos, hay melanina en forma de finos gránulos y la papila exhibe un vaso en corte oblicuo.

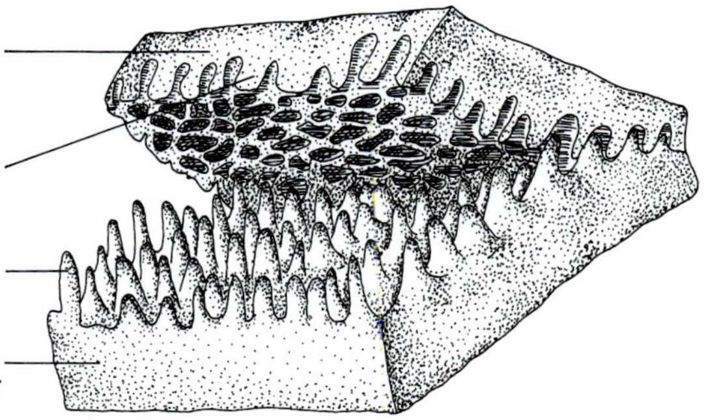

Fig. 1.3.10 Esquema tridimensional que ilustra un separamiento en la unión dermoepidérmica. (Modificado, con permiso, de Pinkus y Mehregan, 1981.)

vasculares que requieren las células epiteliales para sobrevivir. La parte inferior y de mayor proporción es la dermis reticular; sus haces de colágena son más gruesos y adoptan una disposición en red, lo que confiere a la piel su elasticidad, laxitud y desplazamiento; de esta porción inferior de la dermis se forman prolongaciones hacia la hipodermis en forma de tabiques; éstos llevan los vasos hacia las zonas más profundas y dividen al tejido adiposo en lóbulos, hecho importante, ya que las paniculitis y algunos tipos de vasculitis tienen su asiento en estas estructuras.

La hipodermis está formada por tejido adiposo y también tiene origen mesenquimatoso; sus células, los adipocitos, son generalmente de forma redonda, con el núcleo rechazado a la periferia y su citoplasma lleno de lípidos (triglicéridos); la hipodermis está constituida por lobulillos delimitados por los ya mencionados tabiques o bandas de tejido conjuntivo que se continúan con la dermis reticular y en ellos están situados los vasos y los nervios. El grosor de esta capa varía según la región de la piel; es gruesa en el tronco y muy delgada en los párpados. Sus funciones son aislar el calor, contribuir al desplazamiento de la piel y formar una reserva energética.

En el hombre, el pelo es un vestigio de lo que en otros animales sirve para cubrir y proteger la piel. La primera generación de pelo se denomina lanugo, tiene una distribución similar en toda la superficie del cuerpo y por lo general completa su crecimiento antes del nacimiento. En la vida extrauterina el pelo se distribuye principalmente en la cabeza: piel cabelluda, cejas, pestañas (donde es más corto y delgado); a partir de la pubertad aparece en las axilas, el área genital y, en el varón, en la cara y en el tronco; el pelo de las extremidades también se hace más grueso y abundante desde esta edad, sobre todo en el sexo masculino por el estímulo androgénico, que también tiene influencia en la pérdida del pelo de la cabeza. En cambio, el pelo de las cejas y las pestañas no tiene influencia hormonal (**figura 1.3.16 a 1.3.18**).

Al pelo fino que se encuentra normalmente sobre casi toda la superficie cutánea se le denomina también vello. Es obvio señalar que en las palmas y en las plantas no hay pelo. El complejo pilosebáceo consta del folículo piloso propiamente dicho, del músculo erector del pelo (músculo liso involuntario), de la glándula sebácea adyacente y de la glándula apocrina, que desembocan sus conductos también en la parte alta del folículo, es decir, en el infundíbulo.

Anatómicamente hay tres tipos principales de pelo: lacio o recto, ondulado y espiral; la variación en cantidad y tipo de pelo depende de factores raciales; la morfología del pelo depende del contenido de hidroxiprolina que contenga la molécula de queratina. El folículo piloso de la piel cabelluda, de la barba y de las regiones genitales se extiende hasta la hipodermis, mientras que en otras zonas en donde es más fino su extensión tiene diferentes niveles dentro de la dermis.

En la figura **1.3.19** se representa diagramáticamente el complejo pilosebáceo. El folículo tiene cuatro porciones, de abajo a arriba: bulbo, tallo, istmo e infundíbulo; por debajo de la inserción del músculo erector está el tallo, que se continúa con el bulbo. El bulbo tiene la forma de una copa invertida que envuelve parcialmente a la papila del pelo, que es de forma oval y contiene elementos dérmicos: estroma y células mesenquimatosas; a través de un estrechamiento de la parte más baja del bulbo, la papila emerge y se continúa con la dermis y el tejido conjuntivo que envuelve al folículo, el cual se conoce como dermis perianexial.

El bulbo, es decir "la copa invertida", posee elementos epiteliales: las células de la matriz del pelo, y no epiteliales: las células melanocíticas. Las células de la matriz son redondas, uniformes y con gran actividad mitósica, principalmente en la mitad inferior del bulbo y, en menor proporción, en la vaina radicular externa. En la zona basal del bulbo, justo sobre la membrana basal que lo separa de la papila folicular, se identifican los melanocitos, alternando con las células de la matriz.

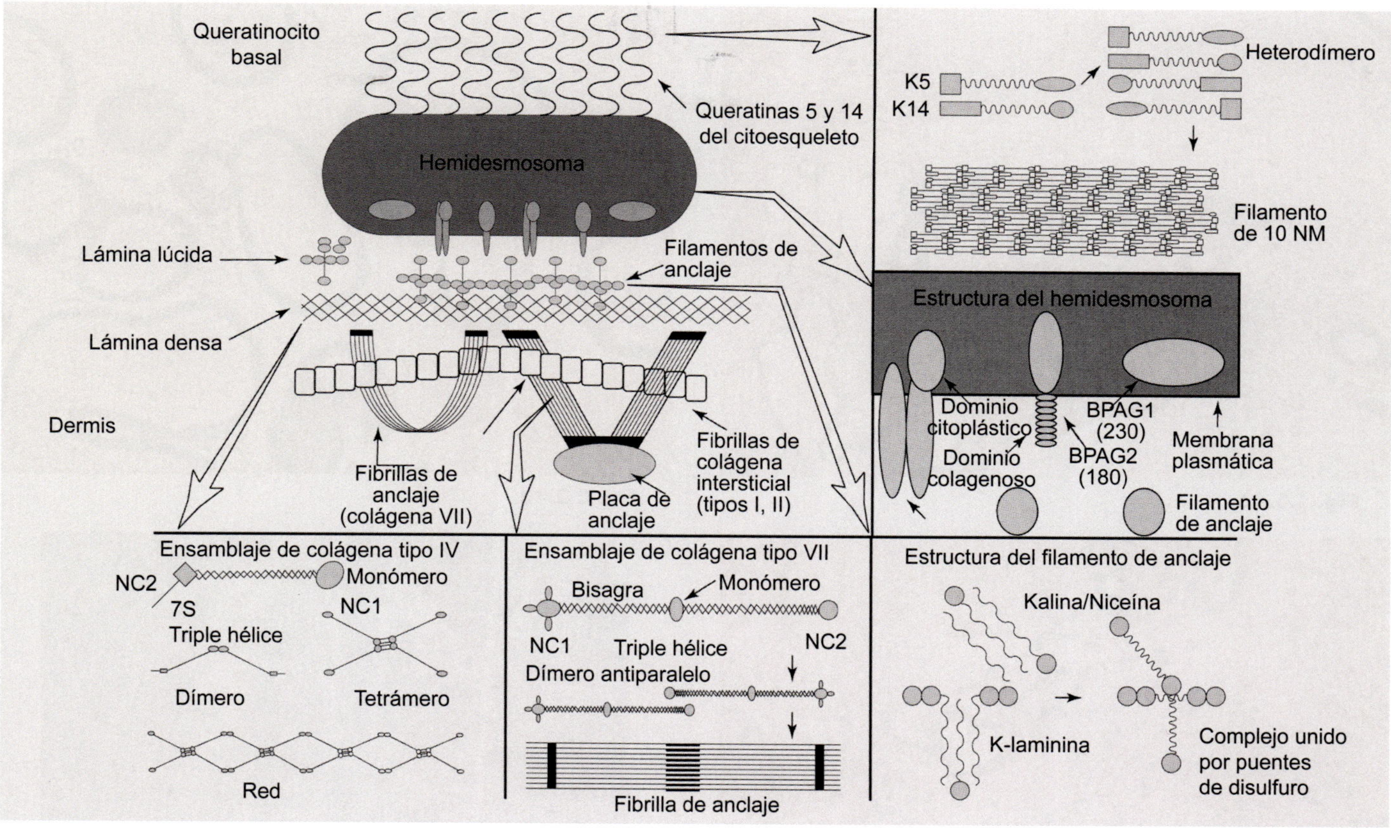

Fig. 1.3.11 Esquema que ilustra detalladamente la membrana basal y las moléculas que intervienen en la función dermo-epidérmica. (Modificado, con permiso, de Maize, 1998.)

El número de melanocitos oscila entre 800 y 2300/mm^2 en las diferentes regiones de la piel. El patólogo deberá considerar este dato en el diagnóstico de lesiones pigmentadas.

Las células de la matriz del pelo dan origen a seis líneas celulares: tres de ellas forman las capas concéntricas de la vaina interna y tres más forman las tres capas concéntricas del pelo propiamente. Como componentes de la vaina radicular interna, de afuera hacia adentro se identifican: 1) la capa de Henle, con una línea de células; 2) la capa de Huxley, ya con dos estratos de células y gránulos de tricohialina, eosinófilos y brillantes; 3) la cutícula de la vaina radicular interna; 4) la cutícula del pelo; 5) la corteza del pelo; y 6) la médula del pelo (que no existe en el vello) (**figura 1.3.20**).

Se ignora el mecanismo por medio del cual las células de la matriz, aparentemente iguales, dan paso a seis líneas celulares diferentes (en contraste con las células basales epidérmicas que dan paso sólo a una línea, que es el queratinocito del estrato espinoso), pero quizá corresponde a un estímulo de la papila. La actividad metabólica y el índice mitótico de la matriz son muy altos; un ciclo completo de reduplicación toma sólo de 12 a 24 horas, superada sólo por la médula ósea normalmente (de ahí que la quimioterapia antineoplásica deje calvos a los enfermos por algún tiempo).

Envolviendo a todo este complejo como una funda, está la vaina radicular externa, constituida por al menos tres estratos de células columnares, bastante grandes y muy claras debido a su alto contenido de glucógeno. Esta vaina radicular externa (o vaina externa) es relativamente estacionaria en comparación con los productos de la matriz: la vaina radicular interna (o vaina interna) y el pelo, que se desplazan hacia la parte superior y superficie de la piel, interdigitándose la cutícula del pelo con la cutícula de la vaina interna para moverse al mismo paso.

La porción del folículo entre el bulbo y el bulto, que es la zona de inserción del músculo erector del pelo, se denomina tallo. Esta porción o segmento se considera temporal, ya que involuciona y se vuelve a formar durante las fases del ciclo del pelo.

La siguiente porción del folículo hacia la superficie se denomina istmo y es la porción comprendida entre el bulto o sitio de inserción del músculo erector y la desembocadura de la glándula sebácea; en esta porción la raíz de la vaina externa pierde su contacto con la interna e inicia la cornificación, las células de la raíz de la vaina interna se desintegran y la vaina externa empieza a cornificarse.

La parte más superficial del folículo piloso se llama infundíbulo; su límite inferior lo marca la desembocadura de la glándula sebácea; el epitelio que reviste al infundíbulo es idéntico al de la epidermis y se continúa en ella para abrir sobre la superficie cutánea.

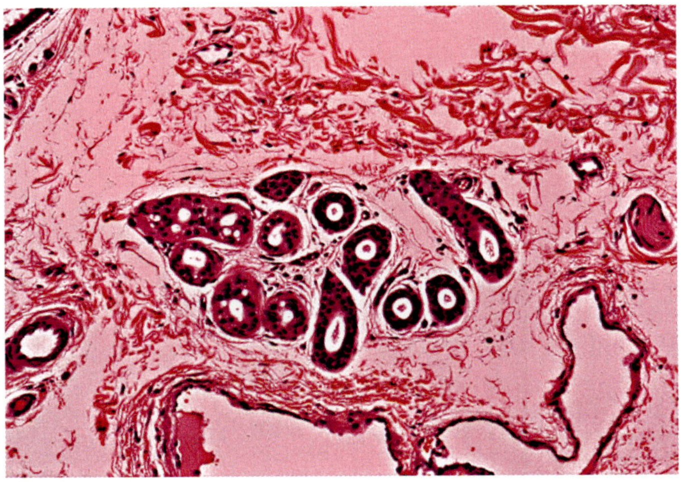

Fig. 1.3.12

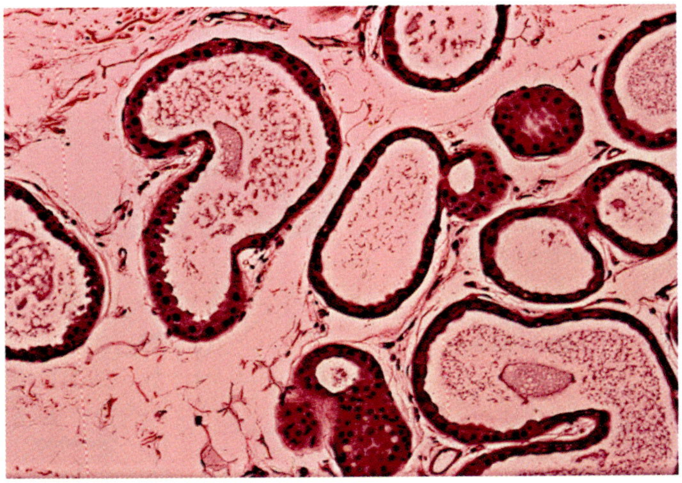

Fig. 1.3.13

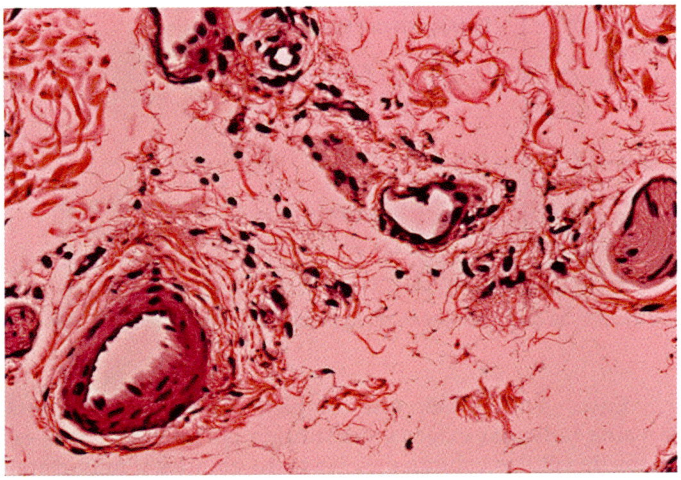

Fig. 1.3.14

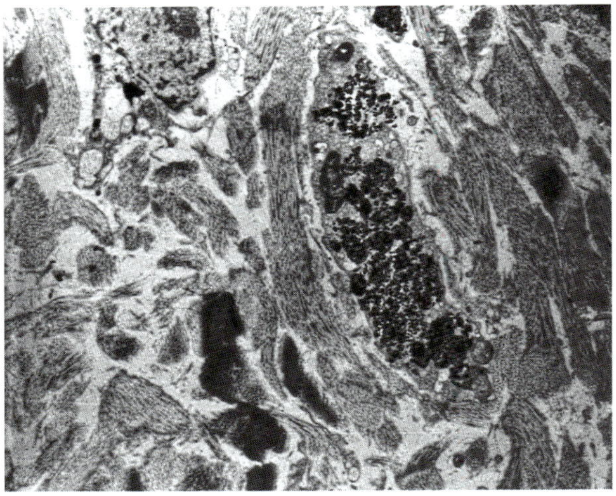

Fig. 1.3.15

Fig. 1.3.12. Parte profunda de la dermis reticular, que exhibe las porciones secretoras o acini de las glándulas ecrinas con sus dos tipos de células (claras y oscuras); los espacios vasculares de la base corresponden a vasos linfáticos. **Fig. 1.3.13**. Piel axilar, zona inferior de la dermis que se continúa en la hipodermis y en la que las porciones secretoras de las glándulas apocrinas son claramente visibles por su característica secreción por decapitación luminal. **Fig. 1.3.14**. Otro corte de piel en cuya dermis profunda identificamos vasos sanguíneos y un pequeño nervio (extremo derecho), que en la lepra se observaría infiltrado. **Fig. 1.3.15** Microfotografía electrónica de la dermis papilar; las fibras de colágena se observan cortadas en diversos planos, en la porción central un macrófago con melanina en su interior (melanófago).

En el infundíbulo residen normalmente, desde el nacimiento, una variedad de microorganismos, entre ellos bacterias como *S. epidermidis, Propionibacterium acnes;* hongos como *Pityrosporum ovale* y *P. orbiculare y* un ácaro denominado *Demodex folliculorum.*

El pelo que protruye por el infundíbulo hacia la superficie de la piel está constituido por la médula (es discontinua y en ocasiones está ausente, como en el lanugo y en el vello adulto), la corteza que está formada por células alargadas situadas en forma paralela al eje longitudinal del pelo y la capa cuticular, que es la más externa y está constituida por células ya transformadas en escama, que se disponen unas sobre otras envolviendo al pelo.

El color del pelo depende de la cantidad y tipo de melanina que se produce en la matriz de éste.

En el pelo rubio hay menor producción de melanina y de melanosomas, o éstos están incompletamente melanizados. Está ausente en el pelo blanco del viejo y en menor cantidad en el pelo gris. En el individuo pelirrojo los melanosomas son esféricos, más que ovales y la melanina es químicamente distinta (feomelanina). En el albino los melanocitos están presentes, pero no producen melanina.

El pelo cumple funciones de protección, principalmente contra radiaciones, y otras de tipo estético. Se calcula que existen aproximadamente 250 000 pelos en la cabeza del adulto, alrededor de 600 por centímetro cuadrado.

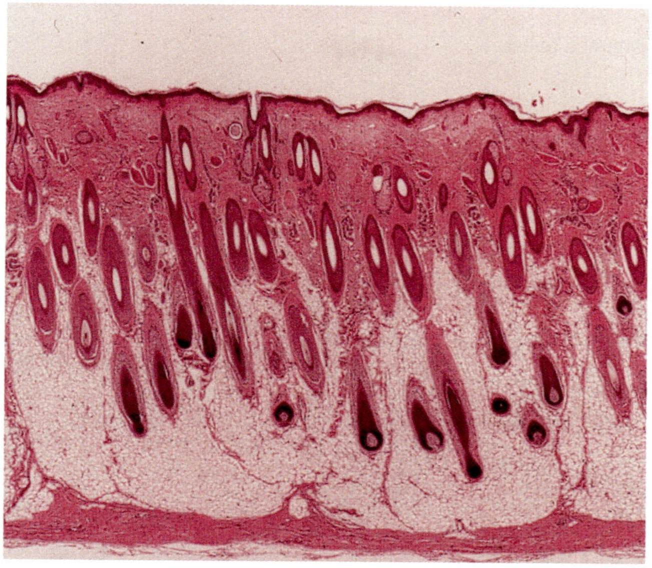

Fig. 1.3.16

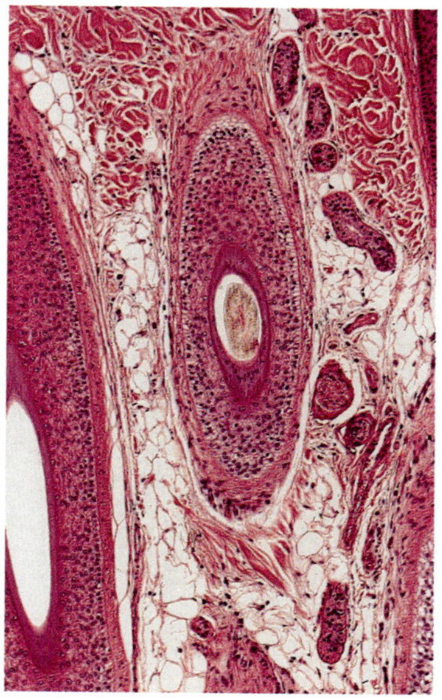

Fig. 1.3.17

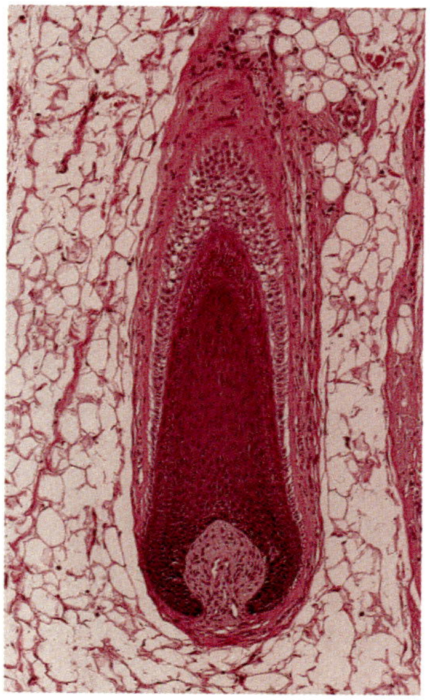

Fig. 1.3.18

Fig. 1.3.16. Corte panorámico de piel cabelluda; obsérvense los folículos pilosos en fase anágena y cómo emergen desde la hipodermis, en la cual destacan los bulbos y los tallos de cada folículo. **Fig. 1.3.17** Corte oblicuo, casi transversal, de dos folículos pilosos al nivel de su istmo, en el cual la vaina radicular interna ya ha queratinizado; el pelo ya formado se identifica en el folículo situado al centro de la foto, el otro se perdió durante el proceso histológico (extremo izquierdo). **Fig. 1.3.18** Bulbo del folículo piloso, que se puede interpretar como una copa invertida en cuyo interior penetra la papila folicular, constituida por tejido conjuntivo ricamente vascularizado, que se continúa hacia afuera con la colágena que lo envuelve. En el extremo superior y hacia abajo se observan: la vaina radicular externa hecha de varias capas de células claras, la interna, con sus tres estratos y las células matriciales, entre las que se identifican melanocitos situados sobre la membrana basal.

El pelo de la piel cabelluda crece cerca de 0.3 mm diariamente, es decir, como un centímetro al mes. El clima cálido estimula el crecimiento piloso. Existen algunas condiciones o factores que pueden influir en el crecimiento del pelo, como son los endocrinos, la nutrición y la edad del individuo; en la senectud el pelo crece muy poco; en el niño y en el joven el crecimiento es más rápido. El pelo de la cabeza crece más rápidamente en la mujer que en el hombre; en lo que se refiere al vello axilar ocurre a la inversa.

El pelo desarrolla varias fases: la fase de crecimiento activo o generativa (anágena), que dura de dos a cinco años aproximadamente; entonces el folículo entra a su período de degeneración parcial (catágena) que puede durar de una a dos semanas y es seguida por la fase de inactividad (telógena) que toma de tres a cuatro meses. Aproximadamente 80% del pelo de la cabeza está en fase anágena; existe una pérdida constante de pelo; diariamente se pierden entre 50 y 100 pelos y simultáneamente son reemplazados por pelos nuevos.

En la piel también existen múltiples órganos sensitivos: los corpúsculos de Meissner (mecanorreceptores) se sitúan superficialmente en la papila, los corpúsculos de Pacini (sensibles a la presión), los de Krause (al frío) y las terminaciones nerviosas libres (que transmiten el dolor y el prurito) se sitúan más profundamente hacia la zona reticular.

Glándulas de la piel. La glándula sebácea existe en todo el cuerpo, excepto en las palmas y plantas; es particularmente abundante en la cabeza y el tórax. Su tamaño es muy variable; está en relación directa con el diámetro del folículo piloso al que está unida. Cada glándula está constituida por varios lóbulos que comparten un conducto formado por el epitelio plano estratificado, a través del cual vierten su sebo al infundíbulo. Los lóbulos están constituidos por células grandes, más o menos redondas, con un núcleo que se observa en el centro, rodeado y comprimido por el material lípido intracitoplásmico. Las células situadas en la periferia constituyen la capa germinativa; no contienen lípidos sino glucógeno; se originan en el manto, que es una estructura epitelial que da paso a la glándula dos veces en la vida del sujeto. Todo está rodeado por una fina capa de tejido conjuntivo y vasos sanguíneos. Su funcionamiento está influido por factores hormonales, principalmente andrógenos.

Las glándulas sudoríparas ecrinas existen en toda la superficie corporal, excepto en las zonas de unión mucocutánea, y son muy numerosas en las palmas, las plantas, la frente y las axilas. Se dice que el hombre nace con determinado número (tres millones) de glándulas sudoríparas sin que haya nueva formación durante su vida adulta. Su producto, el sudor, es una solución hipotónica, con cloruro de sodio, cuya función es bañar la piel vecina a cada poro y producir frío al evaporarse, creando así una zona de circulación sanguínea más fría, por donde se pierde calor.

La glándula sudorípara tiene una porción conductora que desemboca directamente en la superficie de la piel; su pared está formada por una doble capa de células cúbicas; tiene la forma de espiral al atravesar la epidermis, se le denomina acrosiríngeo; en su trayecto por la dermis es de forma más o menos recta, para formar nuevamente una espiral que continúa en la

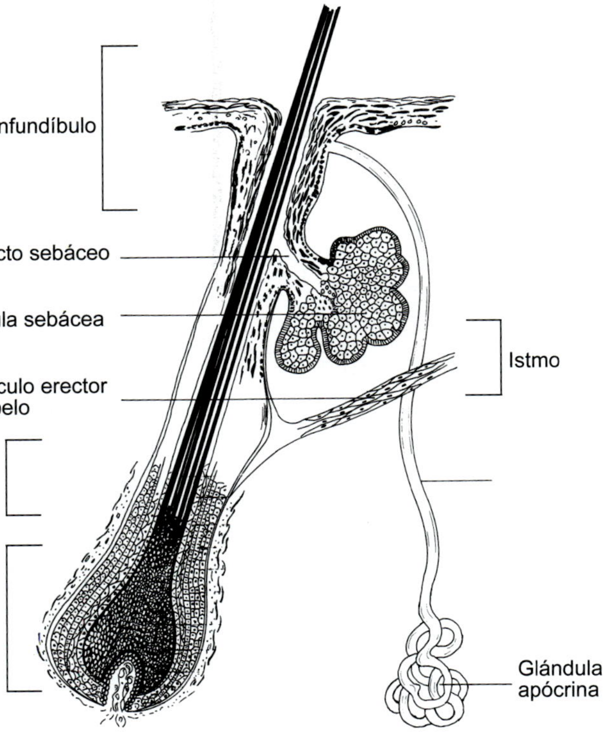

Fig. 1.3.19 Esquema del complejo pilosebáceo-apocrino. (Modificado, con permiso, de Ackerman, 1997.)

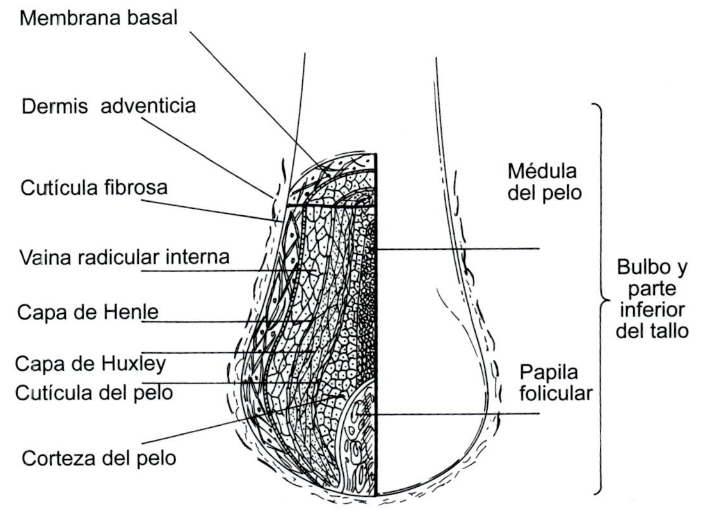

Fig. 1.3.20 Esquema que ilustra las estructuras del bulbo piloso. (Modificado, con permiso, de Maize, 1998.)

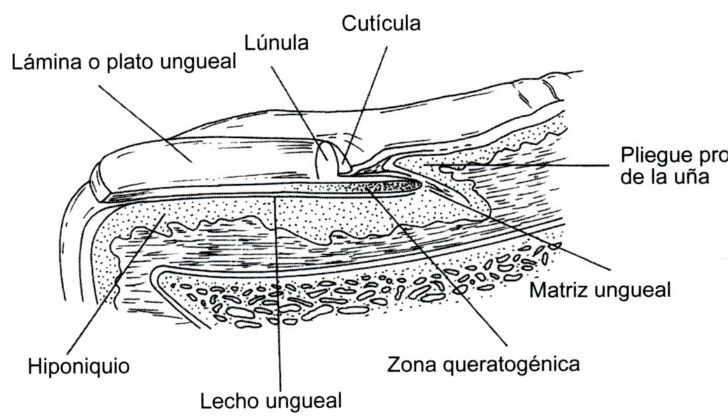

Fig. 1.3.21 Esquema de la uña y sus relaciones anatómicas.

porción productora situada en la interfase de la dermis reticular con la hipodermis. Aquí la glándula está constituida por una capa de células columnares y se reconocen dos tipos: las más abundantes, que se tiñen más claro y contienen glucógeno, son las principales conductoras del sudor; las segundas son de tamaño menor y se tiñen más densamente. Por fuera de ellas también hay una capa de células mioepiteliales y la membrana basal. Estas glándulas están ricamente inervadas y obedecen a estímulos parasimpáticos.

La glándula apocrina está distribuida en el cuerpo humano en las zonas ya mencionadas arriba; su estructura también consta de dos partes: la secretora, situada en el mismo nivel que la ecrina (zona dermo-hipodérmica), y la conductora, que es un cordón recto idéntico al ecrino, que vacía su secreción en el folículo piloso, por arriba del conducto sebáceo; como ya se ha dicho, esta porción del folículo piloso se conoce como infundíbulo. La porción productora está formada por dos capas celulares, la luminal que es de forma columnar, su borde luminal es convexo y exhibe desprendimiento de pequeñas porciones de su citoplasma junto con su producto (secreción por decapitación), posee un solo núcleo situado en su base y su citoplasma es eosinófilo pálido; como otras estructuras glandulares exocrinas está rodeada por células mioepiteliales y posee membrana basal. No se le ha demostrado inervación simpática; produce un líquido lechoso constituido por agua, lípidos, proteínas, azúcares, hierro y amonio. Su función está relacionada con la sexualidad y atracción de la pareja durante el celo o estro en los animales.

Las uñas son láminas de queratina dura, más o menos elástica, que descansan sobre el lecho ungueal, situado sobre una dermis muy vascularizada que le da un color rosado y permite explorar clínicamente el llenado capilar; la raíz de la uña está cubierta por el pliegue ungueal; el crecimiento de la uña es a partir de su raíz en la matriz ungueal, que es un engrosamiento que se extiende distalmente hasta el borde proximal. Ocasionalmente se observan puntos blancos en la lámina ungueal; son núcleos del queratinocito retenidos. Las uñas de las manos crecen aproximadamente 3.5 mm por mes y las de los pies lo hacen más lentamente. La creencia popular de que ciertas alteraciones ungueales son debidas a deficiencias vitamínicas no tiene fundamento (**figura 1.3.21**).

La piel se continúa en las mucosas por transición de los epitelios de una y de otras; en la boca, la piel, que en la cara externa de los labios contiene pelos y glándulas sebáceas y sudoríparas, cambia en el borde libre del labio, ya que no posee anexos ni queratina, siendo la eleidina la substancia que constituye el estrato más superficial; éste es lo suficientemente transparente para ver la rica red vascular subyacente y se continúa en el epitelio plano estratificado no queratinizado de la cavidad oral; no hay dermis por debajo del epitelio, sino tejido conjuntivo que se denomina lámina propia, el cual contiene gran cantidad de glándulas salivales menores y en el borde libre de los labios numerosas terminaciones nerviosas que le confieren gran sensibilidad. En las mucosas anal y genital el epitelio también es de tipo plano estratificado sin queratina; en éstas la piel continúa en forma súbita.

La vascularidad de la piel consiste en una red tridimensional formada por dos plexos situados paralelamente a la superficie de la piel; el plexo profundo está situado en la parte inferior de la dermis reticular (las arterias situadas en el tejido adiposo de la hipodermis dan origen a este plexo) y el plexo superficial (que son vasos de menor calibre); este último se sitúa justo por debajo de la dermis papilar, es decir, en la parte alta de la dermis reticular; ambos plexos están comunicados entre sí por vasos dispuestos perpendicularmente; del plexo superficial se forman asas capilares que ascienden por las papilas dérmicas hasta casi tocar la membrana basal epidérmica; hay unas 60 asas capilares por milímetro cuadrado de piel. Naturalmente, la red vascular descrita incluye a los componentes arterial, venoso y linfático.

Histológicamente los capilares están compuestos por una capa de células endoteliales y su correspondiente membrana basal; las arteriolas tienen estos mismos componentes en su capa íntima; la capa media está constituida por fibras musculares lisas y la adventicia por haces de colágena y elastina. En las arteriolas de mayor calibre hay fibras elásticas en la capa íntima, poseen endotelio y membrana basal; la capa media está constituida por fibras musculares lisas que rodean totalmente la pared del vaso (como en las arteriolas) y la adventicia está constituida por fibras de colágena.

Es por medio de los capilares y vénulas como se lleva a cabo el intercambio de agua, gases, electrólitos y otras moléculas necesarias para el metabolismo celular. El paso es a través de los poros presentes en los capilares (capilares fenestrados) o por las hendiduras intercelulares en los capilares no fenestrados. El sistema nervioso simpático controla la circulación por medio de su inervación en las arteriolas y en los esfínteres precapilares. Las arteriolas responden con vasoconstricción a la epinefrina y angiotensina; y con vasodilatación a la histamina, acetilcolina y prostaglandina-E.

La piel también posee una red de vasos linfáticos que se sitúa paralela a los vasos sanguíneos, aunque independientemente.

1.4 Fisiología

Aunque ya se ha hecho referencia a múltiples funciones de la piel relacionadas con las estructuras descritas, es conveniente puntualizar que el órgano piel tiene complejas funciones, no sólo relativas a su anatomía, su ultraestructura y su bioquímica, sino también en el área emocional y como elemento estético.

Función de protección. La piel actúa como una barrera mecánica debido a su constitución, a sus propiedades de elasticidad y de resistencia e impide la entrada de microorganismos; la piel, como el tracto gastrointestinal y las vías respiratorias, es colonizada por microorganismos desde el nacimiento; sin embargo, no resulta habitable para muchos de ellos y, en cambio, otros constituyen la floral normal de la piel; ya se mencionaron algunos de éstos al describir el infundíbulo; otros son: estafilococos y estreptococos no hemolíticos (*S. viridans, S. faecalis*) y bacilos coliformes gramnegativos que habitan en su superficie, en los folículos pilosos y en los conductos de las glándulas sebáceas, particularmente en las áreas húmedas, como axilas y región púbica; se manifiestan únicamente por el olor característico de estas áreas, al que contribuyen la secreción apocrina y la sudoral.

Importante papel desempeña la emulsión superficial homogénea constituida por las substancias hidrosolubles que contiene el sudor y por los ácidos grasos presentes en la secreción sebácea y apocrina; dicho manto protege de la humedad excesiva y de la desecación; protege también de la flora microbiana, especialmente de la micótica y la bacteriana. El manto ácido permite a la piel tolerar el contacto con substancias de pH entre 5 y 10; por fuera de estos límites puede haber daño; así, un ácido fuerte puede actuar como irritante primario y producir un cuadro conocido como dermatitis por contacto; las substancias muy alcalinas irritan igualmente.

En su función protectora del organismo, la piel impide la entrada de agentes tóxicos; esto es gracias a la barrera que constituye el estrato córneo, que es probablemente el elemento de mayor resistencia contra la entrada de microorganismos, gracias a que es seco, continuo; una vía polar para compuestos no-polares; así, la piel ofrece una mejor protección en contra de compuestos de alto peso molecular y electrólitos, pero ofrece poca protección contra substancias liposolubles. La piel también protege de la pérdida de líquidos corporales que son esenciales, de daño por fuerzas mecánicas y de cantidades dañinas de radiación ultravioleta.

Función de termorregulación. El plexo vascular es un reservorio de sangre y la piel un órgano en donde se pueden observar reacciones de los tejidos vascularizados, tales como inflamación, hiperemia reactiva y otras respuestas vasculares generalizadas, como las que se originan por el frío, el calor, el dolor y en el estado de choque. La piel es considerada por los fisiólogos como uno de los territorios especiales del organismo en cuanto a circulación sanguínea se refiere.

En la piel, la función de la circulación es específicamente la termorregulación y para esto son factores importantes la disposición de los vasos arteriales principales que llegan a ella y dan origen al plexo vascular cutáneo y la disposición de los canales venosos de drenaje.

Ya se ha descrito que las ramas arteriales que llegan al tegumento se acompañan paralelamente de venas; la sangre ha pasado ya por los músculos y otros tejidos por lo que, al llegar a la piel, puede entonces ser calentada o enfriada a temperaturas superiores o inferiores a la de los tejidos profundos; este hecho se advierte en el ejercicio físico, en donde el calor es conducido hacia la superficie. El retorno de la sangre que ha fluido por la piel puede realizarse por dos vías: ya sea por las venas superficiales y así es enfriada en su tránsito, o por las venas comunicantes con los vasos profundos; en este último caso en su proximidad con la sangre arterial, resulta enfriada.

Si el organismo se expone a temperaturas bajas, el enfriamiento de la sangre arterial representa un intercambio interno de calor con una pérdida externa relativamente pequeña; así, la exposición al enfriamiento de regiones distantes, como las manos, disminuye la pérdida de calor que corresponde a su extensa superficie.

Durante la exposición al calor y en el ejercicio muscular, el flujo sanguíneo cutáneo es más rápido y la mayor parte de la sangre retorna por las venas superficiales dilatadas; en estas condiciones, las venas profundas desempeñan un papel menos importante como vía de retorno; la sangre arterial se enfría muy poco durante su trayecto, y cuando llega a regiones como la mano o pie, su temperatura llega a ser de 35 a 37 °C; la sangre de retorno sigue enfriándose a su paso por las venas superficiales, de suerte tal que las temperaturas registradas en las venas de la mano llegan a ser más altas que las de los sitios más próximos, como el codo. En condiciones constantes de equilibrio térmico existen variaciones de flujo sanguíneo en distintas partes de la piel.

En un sujeto adulto normal en reposo, con una superficie corporal de 1.8 m^2 y una presión arterial media de 90 mmHg, el flujo sanguíneo por la piel es de 462 mL por minuto, que representa 8.5% del gasto cardiaco total y 4.8% de la utilización total de oxígeno.

Función metabólica. La piel actúa como un filtro para la eliminación de agua; permite que ésta se elimine por medio de la sudoración y de la transpiración continua, inclusive en mayor cantidad de la que normalmente es eliminada por los pulmones. El sistema de unión intercelular (complejo de unión) permite el paso de algunas substancias con cierto peso molecular cuando éstas son aplicadas sobre la superficie; a esta absorción contribuye en forma importante el folículo pilosebáceo.

El agua representa aproximadamente 70% de los componentes de la piel, aunque esto está sujeto a variaciones según el estado general del individuo. Los compuestos minerales se encuentran, como en otros tejidos, en forma de sales: sodio, potasio, calcio, magnesio, cloruro de sodio. Los carbohidratos están en forma de glucosa y en la etapa fetal como glucógeno dentro del citoplasma de los queratinocitos y como mucopolisacáridos en la dermis. Los lípidos se encuentran intra y extracelularmente; el más abundante es el colesterol, cuya proporción es mayor en otros órganos. Las proteínas son constituyentes básicos de la piel; las más importantes son la colágena y la queratina; esta última constituye las uñas, los pelos y la capa córnea.

Lecturas recomendadas

1. Ackerman AB. Histologic diagnosis of inflammatory skin diseases. 2nd ed. Philadelphia: Williams & Wilkins; 1997.
2. Farmer ER, Hood AE (eds.). Pathology of the skin. Norwalk: Appleton & Lange; 1990.
3. Gartner LP, Hiatt JL. Texto atlas de histología. México: McGraw-Hill Interamericana; 2002. p. 311-328.
4. Maize J, Burgdorf WC, Hurt MA, LeBoit PE, Metcalf JS, Smith T, Solomon AR. Cutaneous pathology. Philadelphia: Churchill Livingstone; 1998.
5. Pathak MA, Nghiem P, Fitzpatrick TB. Acute and chronic effects of the sun. En: Freedberg IM, Eisen AZ, Wolff K, et al. (eds.). Fitzpatick's Dermatology in general medicine, 5th ed., New York: McGraw-Hill; 1999. p. 1598-1607.
6. Pinkus H, Mehregan AH. A guide to dermatohistopathology, 3rd ed. New York: Appleton-Century-Crofts; 1981.

Capítulo

2

Propedéutica y métodos de ayuda para el diagnóstico dermatológico

Sección I

Contenido

Éste es el paso inicial, el más importante y trascendente para llegar al diagnóstico o impresión diagnóstica de las enfermedades de la piel.

Ninguna enfermedad se puede diagnosticar con un solo dato; el diagnóstico siempre se debe basar en una constelación de criterios lo más firmes posible y será meditado con cautela. Se debe evitar un diagnóstico apresurado o de primera vista, pues no refleja experiencia ni sagacidad.

Es común exigir al dermatólogo, como al patólogo, que emita su diagnóstico de inmediato; desde luego esto es factible en muchos casos, pero caer en esta práctica lleva a errores, en ocasiones muy graves. Es imprescindible una buena historia clínica.

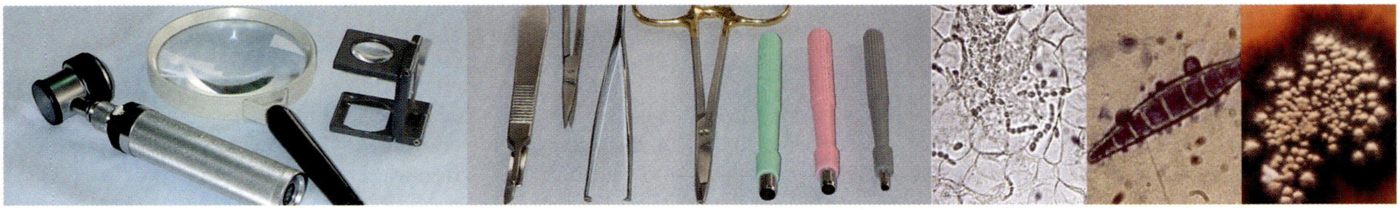

2.1 Propedéutica dermatológica

Conceptos clave

- La exploración se hace antes o simultáneamente con el interrogatorio.
- Se analiza la topografía o localización de las lesiones, la morfología o forma y tipo de lesiones, su disposición y configuración.
- Las lesiones elementales pueden ser: *planas* o al mismo nivel que la piel sana, *elevadas* sobre el nivel de la piel sana, *deprimidas* o por debajo de la piel sana, y *aperturas.*
- La biopsia de piel es el examen complementario más útil y por lo mismo más frecuentemente requerido.
- La biopsia puede ser *incisional* (si se toma parte de la lesión) o *escisional* (si se toma toda la lesión).
- En las lesiones pigmentada sugestivas de ser melanoma se debe hacer biopsia escicional; si por su tamaño ésta no es posible, deberá hacerse transmedial o bien, radial.
- La citología es muy útil pero poco requerida; otros exámenes de ayuda para el diagnóstico dermatológico son: el examen directo y el cultivo micológico, las pruebas epicutáneas y las intradermorreacciones.

Relación médico-paciente

Debemos empezar la consulta con una buena relación médico-paciente, que debe ser óptima en términos de amabilidad, calidez y atención hacia el enfermo, lo mismo con el hospitalizado que con el que llega al consultorio. Recordemos que el paciente es un ser humano con alguna afección (que por lo general está acompañada de temor, angustia u otro sentimiento), que pide ayuda a otro ser humano; por lo tanto, ese sentimiento requiere también de ser aliviado en la medida de lo posible. Ya que se ha logrado establecer esta relación, por lo general con una breve conversación, se pide al enfermo que nos exponga el motivo o motivos de su consulta y que nos muestre sus lesiones.

Historia clínica

Ésta debe cumplir con todos los aspectos de una historia clínica general, incluyendo el interrogatorio y la exploración física; pero lógicamente habrá algunas peculiaridades que nos permiten invertir el orden de algunos pasos y nos obligan a insistir en otros.

El estudio del enfermo de la piel (niño o adulto), en otras palabras, la clínica dermatológica, difiere un tanto de otras propedéuticas, ya que las lesiones están al alcance y por lo mismo se invierte el procedimiento, pasando a la exploración de forma inicial o simultáneamente con el interrogatorio ya orientado.

Interrogatorio

Con éste se debe obtener la información relativa a los antecedentes y a la enfermedad en cuestión. Las siguientes son preguntas obligadas: tiempo de evolución; si el padecimiento ha sido persistente o ha presentado remisiones y exacerbaciones; si se ha incrementado o ha mejorado y bajo qué circunstancias; qué otros miembros de la familia están afectados; cómo son las relaciones sexuales del paciente y la terapéutica empleada. Este último punto debe incluir todos los "remedios" empíricos usados, práctica muy frecuente en cuanto a las enfermedades de la piel.

> En el interrogatorio se debe obtener la información relativa a los antecedentes y a la enfermedad en cuestión, principalmente: tiempo de evolución, curso, terapéutica previa, estilo de vida y antecedentes familiares.

La denominada *tribuna libre,* que es el tiempo otorgado al paciente para relatar o exponer sus síntomas, en la dermatología debe ser más corto que en otras especialidades, ya que las lesiones están a la vista. En los niños el interrogatorio generalmente es indirecto y por ello conviene hacerlo de manera simultánea con la exploración.

Exploración física

La exploración debe hacerse con el paciente desnudo, lo cual es muy fácil en el niño, pero con el paciente adulto no siempre es posible, ni necesario si la enfermedad está exclusivamente en la cara (p.ej.,: un carcinoma basocelular), por lo cual se debe respetar el pudor de la persona. Se requiere de un espacio adecuadamente iluminado, cómodo y con temperatura agradable.

> La exploración debe ser de todo el tegumento y podrá ayudarse del cuentahilos, de la lupa y del dermatoscopio o microscopio de superficie.

La exploración se inicia por las manos (sin omitir las uñas), los antebrazos y brazos, para pasar a la extremidad cefálica: pelo, piel cabelluda y la cara con todas sus estructuras; enseguida el cuello, el tronco en todos sus segmentos y por todas sus caras, para finalizar en las extremidades inferiores, hasta los pies.

Mediante una buena exploración física, fundamentalmente inspección y palpación, podremos llegar al conocimiento de:

1) La topografía o ubicación de las lesiones.

2) La morfología o estudio de su forma, i.e., la identificación de cada lesión elemental.

La configuración y disposición que adoptan estas lesiones.

Con el procedimiento descrito habremos ya conocido si la ***topografía*** o ubicación de las lesiones es localizada o circunscrita, cuando está afectando un solo segmento corporal, por ejemplo, la cabeza o la extremidad inferior derecha.

Será diseminada si hay afección de dos o más segmentos corporales, por ejemplo, el tronco y una o más extremidades.

Es generalizada cuando están involucrados los tres segmentos corporales: cabeza, tronco y extremidades. Hablamos de un padecimiento universal cuando está afectado todo el tegumento o al menos 90% de éste.

Es importante, asimismo, destacar si el padecimiento es unilateral o bilateral; si tiende o no a la simetría; si predomina en algún sitio o respeta ciertas áreas.

La ***morfología*** es el estudio de las lesiones elementales. Constituye el lenguaje de la dermatología, comparable a las letras del abecedario o las notas musicales, semejante a otras especialidades, que tienen su propio idioma.

Así pues, una buena exploración asociada con un interrogatorio adecuado y orientado, nos permitirán llegar a un diagnóstico sindromático o de grupo, o bien ya propiamente a un diagnóstico nosológico (*vide infra*).

Tradicionalmente se ha considerado que hay dos grandes grupos de lesiones: las *primarias*, son aquellas que surgen en una piel sana, y las lesiones *secundarias*, que obviamente surgen sobre las primarias.

En los últimos años existe la tendencia a hacer más lógica y sencilla la nomenclatura de las lesiones elementales, pues el estudiante que se inicia en la dermatología no puede saber cuáles son unas y otras, de manera tal que actualmente se clasifican en la siguiente forma:

Lesiones planas (que están en el mismo nivel de la piel sana)

Mácula o mancha. Es un cambio circunscrito en el color de la piel. Su tamaño es muy variable, de milímetros como en la púrpura, a decímetros como en la mancha mongólica. Puede deberse a la disminución o al incremento de alguno de los pigmentos normales de la piel: melanina, feomelanina, hemoglobina, carotenos; o bien a la presencia de pigmentos externos (tatuajes).

Infarto. Es un área de necrosis por isquemia. En un principio está en el nivel de la piel sana y con el tiempo se hunde levemente hasta que se desprende la zona de tejido necrótico (y da paso a la úlcera).

Telangiectasia. Dilatación permanente de los capilares, que se ven como líneas finas, brillantes y no pulsátiles.

Nudosidad. Es un nódulo situado profundamente, de manera que se palpa como tal y se ve como una mancha eritematosa.

Esclerosis. Zona circunscrita, más o menos amplia, de endurecimiento. Se debe al incremento del tejido conjuntivo; por ejemplo, en la esclerodermia.

Lesiones elevadas (sobre el nivel de la piel sana)

Pápula. Elevación sólida y circunscrita, por convención internacional no mayor de 1 cm de diámetro. El examen cuidadoso permite determinar si involucra predominantemente a la epidermis o la dermis. Por ejemplo, la ocasionada por piquete de insectos.

Nódulo. Masa palpable y circunscrita que mide de 1 a 2 cm; involucra epidermis y dermis, sólo la dermis, o bien dermis e hipodermis. Por ejemplo, los nódulos de la lepra.

Tumoración. Es una elevación o masa palpable mayor de 2 cm. Su contenido puede ser sólido, quístico o líquido. Por ejemplo, un quiste folicular o un lipoma.

Placa. Es una leve elevación sobre la piel sana, mayor de 1 cm de diámetro, como una meseta o disco. Usualmente está formada por la extensión o coalescencia de otras lesiones: pápulas, nódulos, escamas. Por ejemplo, la placa eritematoescamosa de la psoriasis.

Roncha. Área eritematosa de edema dérmico o dermohipodérmico, de formas y tamaños muy variables y que, de manera característica, dura menos de 24 a 48 horas.

Vesícula. Levantamiento de contenido líquido, intra o subepidérmico, menor de 1 cm. Por ejemplo, las producidas por el herpesvirus de la varicela y zóster.

Ampolla o flictena. Levantamiento de contenido líquido y transparente, mayor de 1 cm de diámetro. Por ejemplo, las del penfigoide o por quemaduras.

Pústula. Levantamiento de contenido purulento y/o detritus celulares. Por ejemplo, las del acné.

Escama. Levantamiento y desprendimiento en bloque (lo que la hace visible) de la capa córnea. Puede ser muy fina como en la pitiriasis rosada, o muy gruesa como en la psoriasis.

Queratosis. Un levantamiento córneo, es decir, constituido por queratina compacta, que puede ser de cualquier tamaño. Por ejemplo, las queratosis solares.

Costra. Es el depósito o acumulación deshidratada y endurecida de plasma con células de la sangre, ya sean eritrocitos (costra sanguínea o hemática), o leucocitos (mielicérica [porque se parece a la miel y a la cera] o pustulosa).

Liquenización o liquenificación. Es el engrosamiento de un área de la piel, en la que se observa claramente su dibujo romboidal y se debe a hiperplasia epidérmica.

Cicatriz. Lesión circunscrita, de muy diversas formas y tamaños; elevada o deprimida, con ausencia de pelos y cuya epidermis no exhibe sus líneas normales. Es el resultado del depósito de tejido conjuntivo, como consecuencia del proceso de reparación tisular.

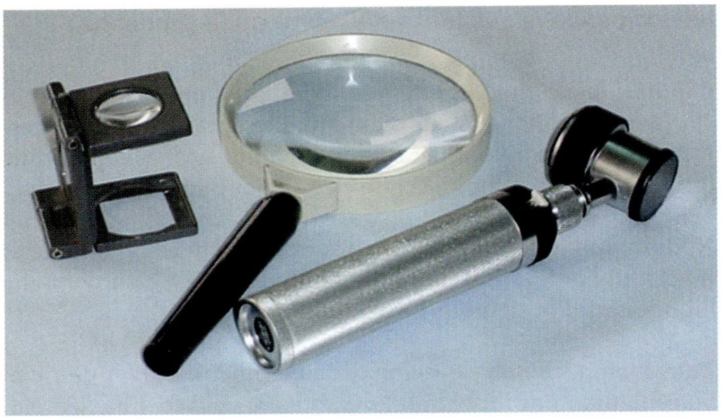

Fig. 2.1.1 Instrumental básico en la clínica dermatológica: cuentahilos, lupa y microscopio de superficie.

Lesiones deprimidas (o por debajo del nivel de la piel normal)

Úlcera. Pérdida de tejido, más o menos circunscrita, de profundidad variable, ya que incluye la epidermis y la dermis en proporción diversa. Por ejemplo, las del complejo cutaneovascular de la pierna.

Excoriación. Es una úlcera superficial, ya que se refiere a la pérdida sólo de la epidermis. Por ejemplo, la producida por un rasguño.

Depresiones. Hundimientos circunscritos de la piel, de cualquier tamaño y forma. Por ejemplo, en las cicatrices atróficas provocadas por el acné, aquellas de las estrías, o las del lupus profundo.

Atrofia. Disminución del tamaño y número celular; clínicamente se caracteriza por la pérdida del dibujo normal de la piel y el fino plegamiento de una epidermis traslúcida.

Aperturas o lesiones abiertas

Comedón. Es un infundíbulo dilatado y ocupado por queratina, lo cual provoca un relieve sobre la piel sana. Por ejemplo, en el acné vulgar y en los viejos (Favre).

Fisuras. Son aperturas lineales, que involucran la epidermis y dermis.

Surcos. Son líneas que en diversos puntos de sus trayectos abren a la superficie de la piel. Ejemplo característico es la escabiasis.

Seno y fístula. Ambos son canales revestidos por epitelio. Pueden o no estar conectados a otro órgano subyacente, como en la hidrosadenitis.

Configuración

Es la forma como se arreglan o se disponen las lesiones: lineal, en estrías, anular, policíclica, arciforme, en grupos o "racimos" (como en el herpes), dermatomérica, zosteriforme, etcétera.

Exploración armada

El instrumental del dermatólogo es sencillo y consta de un juego de lupas potentes; debemos tener al alcance lupas manuales y además son convenientes aquellas con luz blanca integrada (que por lo mismo no son manuales, ya que están conectadas a la corriente eléctrica por medio de un cable); asimismo es muy útil el cuentahilos y el microscopio de superficie o epiluminiscencia para las lesiones pigmentadas (**figura 2.1.1**).

2.2 Métodos de ayuda para el diagnóstico dermatológico

▶ La biopsia de piel

En el estudio del enfermo dermatológico, la biopsia de piel es el examen complementario más frecuentemente requerido, tanto por su accesibilidad como por su relativa facilidad para llevarse a cabo; es para el dermatólogo tan útil y necesaria como para el cardiólogo lo es el electrocardiograma, para el hematólogo el frotis de sangre, o para el neumólogo la telerradiografía del tórax.

Definición. La palabra biopsia proviene del griego *bios*, que significa "vida", y de *opsis* que significa "visión, apariencia".

La frase hacer o tomar una biopsia se aplica al procedimiento por medio del cual se obtiene un fragmento de tejido de un ser vivo (actualmente todos los tejidos del organismo son susceptibles de ser biopsiados) para examinarlo al microscopio; asimismo, la palabra biopsia se refiere al fragmento de tejido que va a procesarse para ser estudiado; también se les llama así a las secciones de ese tejido ya colocadas y teñidas en el portaobjetos.

La biopsia tiene como propósito obtener información complementaria para sugerir, definir o negar el diagnóstico de alguna enfermedad.

Tipos de biopsia. La biopsia puede ser incisional, cuando se toma un fragmento de la lesión, y escisional, cuando se extirpa la lesión totalmente.

> Existen varias indicaciones para efectuar la biopsia de piel: a) como ayuda en el diagnóstico; b) para estudiar los límites quirúrgicos de una extirpación; c) detectar si existe enfermedad en los tejidos aparentemente no afectados; d) observar las modificaciones que ha sufrido alguna lesión sometida a tratamiento; c) como parte o complemento del estudio integral de un enfermo.

Indicaciones. Existen varias: a) el diagnóstico de una lesión o enfermedad, en donde la biopsia corroborará la impresión clínica, o bien puede establecer o sugerir un diagnóstico diferente; b) detectar la posible presencia de lesión en una pieza quirúrgica tumoral extirpada; c) detectar si existe enfermedad en los tejidos aparentemente no afectados; d) observar las modificaciones morfológicas que ha sufrido alguna lesión previamente sometida a tratamiento, p.ej.: un carcinoma radiado; e) como parte del estudio integral de un enfermo, p.ej.: un paciente con micetoma, en el que el examen directo y el cultivo micológico harán el diagnóstico definitivo y; la biopsia sólo es complementaria.

Técnica de la toma de biopsia. Si la enfermedad está constituida por una lesión única, la decisión entre extirparla totalmente o tomar un fragmento representativo dependerá de varios factores: el tamaño de la lesión; su naturaleza (neoplásica o inflamatoria); la edad del paciente; la necesidad o no de obtener una respuesta diagnóstica prontamente y su localización.

Si la enfermedad tiene múltiples lesiones se deberá elegir una representativa, en fase álgida, no excoriada, de un sitio en el que la cicatriz no sea trascendente.

También hay que tener en cuenta el tipo de lesión; si son vesículas o ampollas, se deberá tomar una biopsia de tamaño accesible en su totalidad (escisional). Si esto no es posible, se podrá tomar un fragmento de la parte central de la lesión, de su ecuador (biopsia transmedial), o bien sólo una muestra como "rebanada de pastel" (biopsia radial).

Elección del método quirúrgico. La toma de una biopsia de piel es un procedimiento relativamente fácil y muy accesible, pero también es un procedimiento de cirugía menor.

Se debe contar con un equipo estéril: campos, guantes, instrumental, anestésico para infiltración local, p.ej., lidocaína al 2% con epinefrina a 1/200 000, excepto en zonas de circulación terminal, como el pene y los dedos, ya que la vasoconstricción obtenida permite menor hemorragia y mayor duración del anestésico.

Nosotros no llevamos a cabo ni recomendamos la anestesia general para tomar una biopsia en niños, ya que generalmente se logra efectuar sin que la molestia para el paciente sea mayor; en los lactantes administramos jarabe de hidrato de cloral para inducir el sueño y luego hacemos la infiltración del anestésico.

Previa asepsia y antisepsia de la región, se infiltra la lesión (la aguja de insulina es ideal) y se procede a la toma de la biopsia. Esto puede hacerse con bisturí, p.ej.: con hoja del número 15, o bien con sacabocados, que es un instrumento de forma cilíndrica con un borde cortante y diámetros que van de 2 a 10 mm. Con ambos instrumentos se pueden hacer los tipos de biopsia ya descritos: incisional o escisional, si la lesión es abarcada por el sacabocados (**figura 2.2.1**).

Sin embargo, sólo con el bisturí se podrán efectuar ciertas técnicas; por ejemplo, la biopsia radial, la transmedial o la biopsia por rasurado quirúrgico; en ésta el bisturí incide horizontalmente al plano de la piel, en vez de hacerlo de modo vertical.

La elección de cualquiera de estos métodos obviamente requiere de conocimientos y algo de experiencia por parte del clínico, y entre dichos conocimientos es imprescindible el de la anatomía de la piel para tomar una buena biopsia: en tamaño (no necesariamente grande); en profundidad; en orientación; todo esto de acuerdo con la impresión diagnóstica del médico.

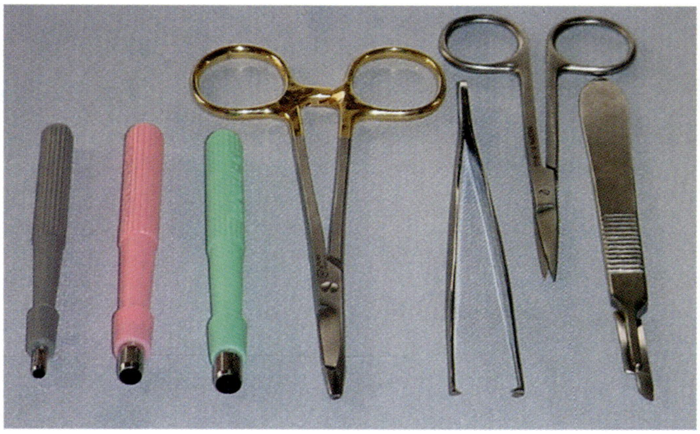

Fig. 2.2.1 Instrumental necesario para la toma de biopsia: sacabocados de 3, 5 y 6 mm; portaagujas con zonas de corte que funcionan como tijera en el mismo instrumento; pinza de Adson con dientes para evitar el daño al tejido; tijera; bisturí del #3 con hoja del #15, son idóneos.

Es muy cierto que en la forma de tomar sus biopsias se reconoce la sagacidad del clínico, como incierto es que un buen clínico requiere poco de la biopsia; por el contrario, un clínico avezado y con experiencia siempre tendrá en mente más de una posibilidad en su diagnóstico diferencial y tomará la biopsia para actuar con paso más seguro en la atención de su paciente.

Se recomienda suturar de acuerdo con las líneas de tensión de la piel, con hilo de nailon, y retirar los puntos entre 5 y 10 días después, dependiendo de la zona: 5 días para la cara y 6 días para el cuello; de 7 a 10 días para la piel cabelluda y 10 días para el tronco y las extremidades inferiores. Si el efecto que dejó la toma de biopsia es circular y menor de 3 mm, puede no suturarse.

La muestra de piel obtenida se debe colocar inmediatamente en formol al 10% (preferentemente amortiguado con fosfatos) en un volumen de 10 veces el del tejido aproximadamente y mantenerse así para su fijación, a temperatura ambiente, durante 24 horas, en frasco de plástico de boca ancha y con tapa de cuerda. No recomendamos el anticuado método de poner la muestra en un cartón antes de depositarla en el formol, porque el cartón absorbe líquidos, deshidrata la biopsia, ésta se pega, se deforma y se pierden moléculas de las superficies celulares. La muestra de tejido debe simplemente sumergirse en el fijador inmediatamente después de que se ha obtenido.

La etiqueta en el frasco de la biopsia deberá incluir el nombre completo del paciente y se acompañará por una solicitud de estudio histopatológico que contenga los datos del paciente: nombre, edad y sexo, con una breve descripción de la enfermedad y la impresión diagnóstica. Todo esto es de la mayor importancia para su seguridad.

En caso de requerirse estudios especiales, la biopsia obtenida se maneja de forma diferente. Por ejemplo, si se desea efectuar estudios de inmunofluorescencia, la muestra de piel se incluye en fijador para tejido fresco (*tissue teck*) dentro de un molde de papel aluminio y se guarda congelada en nitrógeno líquido.

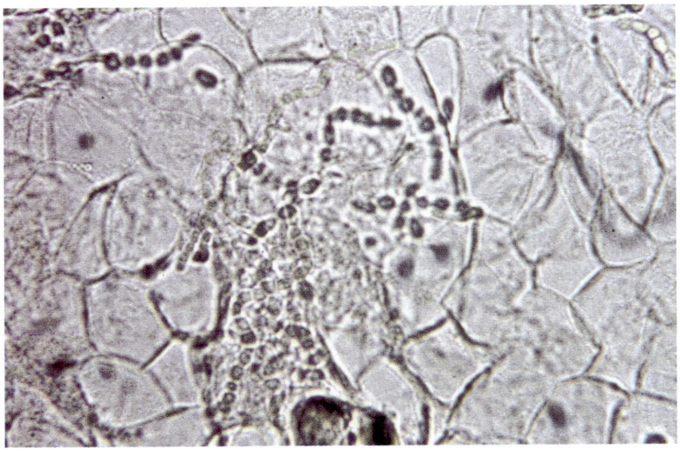

Fig. 2.2.2 Examen directo de escamas de una lesión de tiña (o de pitiriasis versicolor o de candidosis) en que se visualizan las estructuras del hongo.

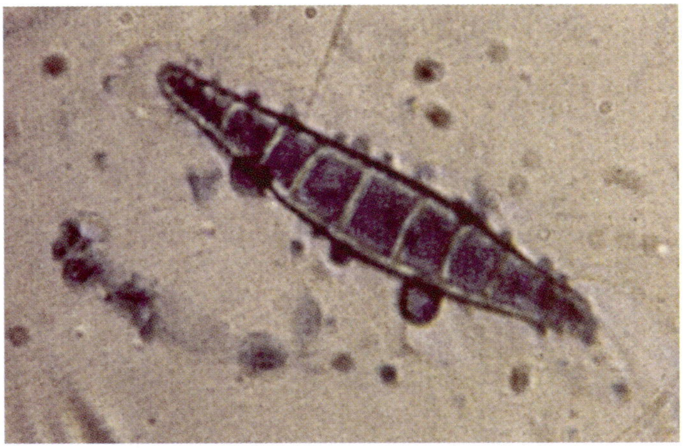

Fig. 2.2.3 Identificación al microscopio de una macroconidia de *M. canis* (Cortesía de M.C. Alexandro Bonifaz).

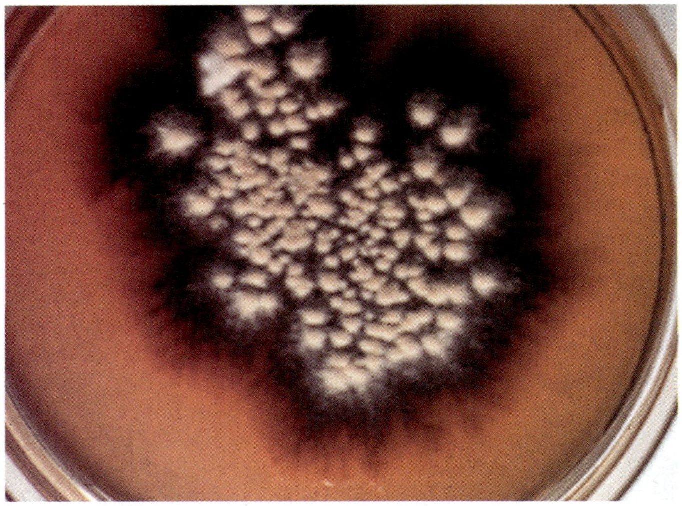

Fig. 2.2.4 Cultivo de *T. tonsurans* en medio de Sabouraud, exhibe colonias blancas pulverulentas, con producción de pigmento rojo-café en su periferia (cortesía M.C. Alexandro Bonifaz).

Si se desea estudiar el tejido por microscopia electrónica, se fija en glutaraldehído durante 24 horas. Si se requiere de la inmunohistoquímica y el uso de anticuerpos monoclonales, existe una variedad de éstos que trabajan en tejido fijado en formol (por no más de 48 h) y otra proporción de ellos requiere de tejido fresco para efectuar cortes por congelación.

Otro método como la biopsia por aspiración con aguja fina (BAAF), tan útil en oncología y para órganos internos, como la glándula mamaria, es improcedente en dermatología.

La biopsia transoperatoria se hace por cortes congelados, como en oncología general, y es útil también en dermatología para explorar con microscopio los bordes de algunas lesiones neoplásicas difíciles de delimitar clínicamente. Este método lo practican los cirujanos oncólogos desde tiempos inmemoriables; en la dermatología su introducción es mucho más reciente y por razones injustificadas se le denomina "técnica de Mohs".

El estudio transoperatorio con fines diagnósticos es poco útil en dermatología; por ejemplo, en una lesión pigmentada para conocer si se trata de un melanoma. Esto no se debe realizar porque el diagnóstico puede ser fácilmente equivocado debido al alto grado de dificultad en este grupo de lesiones. Por otro lado, en nuestros días un buen servicio de patología puede recibir la muestra y emitir su diagnóstico de 8 a 10 horas y de tres a cuatro días como máximo. Por lo tanto, en dermatología no está justificado el riesgo del transoperatorio con fines diagnósticos.

El estudio transoperatorio es poco útil en dermatología, ya que no se justifica por el alto grado de dificultad diagnóstica de algunas enfermedades y porque hoy en día es posible efectuar cortes definitivos en pocas horas.

Términos de uso común en la histopatología cutánea

Hiperqueratosis, es el aumento en el grosor y densidad óptica de la capa córnea.

Paraqueratosis, es la presencia de núcleos en la capa córnea.

Ortoqueratosis, es la capa córnea sin núcleos, ya sea normal o hiperqueratósica.

Acantosis, es un término que se refiere específicamente al engrosamiento del estrato espinoso; es preferible el uso de hiperplasia epidérmica.

Hiperplasia epidérmica, es el engrosamiento de la epidermis por efecto del aumento en el número de sus células. Se reconocen cuatro perfiles: psoriasiforme, en que la hiperplasia es más o menos regular en cuanto al tamaño de sus procesos interpapilares y la preservación de la unión dermo-epidérmica; hiperplasia irregular, en que no hay esa regularidad de la anterior y existe pérdida de la unión con la dermis; papilada, en que los crecimientos epidérmicos sobresalen del nivel de la superficie de la piel; seudocarcinomatosa, en que la hiperplasia es tan irregular y pronunciada que recuerda al carcinoma epidermoide.

Hipergranulosis, es el aumento en el número de células del estrato granuloso; hipogranulosis es lo contrario.

Espongiosis, es un patrón de respuesta epidérmica que consiste en la presencia de edema intercelular.

Degeneración globosa (de los queratinocitos), es cuando las células aumentan de tamaño y se rompen, propio de las infecciones por herpesvirus.

Apoptosis, es una forma de muerte celular programada en la que los queratinocitos se muestran como estructuras eosinófilas con núcleo ausente o picnótico. Algunos expertos no aceptan este concepto y lo consideran simplemente como otro nombre para denominar a la necrosis celular.

Disqueratosis, es la queratinización prematura del queratocito o queratinocito; en consecuencia, también es una célula necrótica.

Acantólisis, es el desprendimiento entre las células de la epidermis para formar ampollas intraepidérmicas.

Exocitosis, es la presencia de células inflamatorias en la epidermis.

Pautrier, colecciones de, señalan la presencia de grupos de linfocitos en la epidermis; se ven en la micosis fungoide y también se les conoce con el inadecuado (porque no son neutrófilos) nombre de "abscesos de Pautrier".

Kogoj, pústula de, es la presencia de neutrófilos dentro de la epidermis, usualmente por debajo de la capa córnea, y se observa en la psoriasis.

Atrofia epidérmica, es el adelgazamiento de la epidermis a expensas del estrato espinoso y, por lo general, con pérdida de los procesos o clavas interpapilares.

Fibrosis, es la presencia de colágena dispuesta en mayor cantidad en algún sitio de la dermis y con aumento en el número de fibroblastos.

Esclerosis, es la presencia de colágena en haces gruesos y, usualmente sustituyendo estructuras anexiales normales de la dermis, con disminución o ausencia de fibroblastos.

Papilomatosis, es la proyección de las papilas dérmicas por arriba de la superficie de la piel.

Picnosis, se denomina así al aspecto del núcleo celular pequeño y densamente teñido; es un signo de muerte celular.

Cariorrexis y cariólisis, son términos que denotan la fragmentación nuclear en la necrosis celular.

▶ Estudio citológico

Es otro recurso diagnóstico y tiene la ventaja de ser mínimamente molesto. Fue iniciado en dermatología por Tzank para el estudio de las enfermedades ampollosas, pero su utilidad se ha extendido a otras áreas. Por esta razón se le denomina, también injustificada y ostentosamente, "citodiagnóstico de Tzank".

Indicaciones. Nosotros lo hacemos con cierta frecuencia, pues por su casi nula molestia para el paciente resulta muy útil no sólo en los niños, sino también en el adulto. El estudio citológico no sustituye a la biopsia, es simplemente un recurso más y tiene sus indicaciones en: algunas enfermedades ampollosas o vesiculosas; para diferenciar un prurigo (p.ej., del molusco); para diferenciar la miliaria del eritema tóxico, etcétera. De ninguna manera se recomienda para el diagnóstico de neoplasias, y en otras enfermedades inflamatorias es improcedente.

Técnica. Se rompe con una aguja o la punta de la hoja del bisturí la porción superficial de la lesión: ampolla, pápula, pústula, y se le aplican una o dos laminillas o portaobjetos para que las células se adhieran al cristal; se aplica un fijador y se tiñe, preferentemente con hematoxilina y eosina y se ve al microscopio. Toma sólo unos minutos.

▶ Estudios micológicos

Éstos son fundamentalmente el examen directo y el cultivo.

Examen directo. Tras la toma de productos (escamas, exudado, trasudado, granos), se extienden sobre un portaobjetos o laminilla, se les aplica hidróxido de potasio en 10 a 20% (KOH) y se observan al microscopio (**figura 2.2.2**).

Cultivo. Se toma el producto con un hisopo u otro instrumento estéril y se introduce en un recipiente con medio de cultivo, como el de Sabouraud y/o de Sabouraud con antibióticos (Mycosel), o algún otro que recomiende el laboratorio; hay medios ya preparados en el mercado (**figura 2.2.3 y 2.2.4**).

Se envía el producto al laboratorio de micología, debidamente etiquetado con los datos del paciente y acompañado de una solicitud de estudio micológico, con la impresión diagnóstica y los principales datos clínicos.

Si es posible enviar al paciente al laboratorio de micología, este procedimiento será más práctico y más dinámico.

▶ Pruebas epicutáneas

También conocidas como "pruebas al parche", son muy útiles para identificar el producto químico que está generando una enfermedad, ya sea ésta una dermatitis por contacto (su uso más común), o también reacciones adversas por productos que han ingresado por otras vías: digestiva, respiratoria, endovenosa, intramuscular, (**figuras 8.1.8 y 8.1.9**).

Técnica. Los productos químicos sospechados, o bien los que sabemos como más probablemente involucrados, se aplican en pequeñas cantidades directamente sobre la piel por medio de pequeñas cámaras, ya identificadas con números, y se adhieren a la piel de la espalda del paciente. Se lee la reacción a las 48 y a las 72 h. Una vez detectado el producto, p.ej.: cromo, se le informa al paciente y se le entrega una lista de artículos (como los guantes de piel, o el cemento) que lo contienen para que los evite, ya que ante otra exposición habrá reacción nuevamente.

Intradermorreacciones

Son muy útiles en dermatología. Una de las más empleadas es la de Mitsuda, para la valoración del enfermo de lepra o de sus contactos; se lee a los 21 días. Otra es la de González-Ochoa, para el diagnóstico de la esporotricosis, que es específica y muy sensible para identificar la enfermedad, no sólo el contacto con el hongo. Existen otras, como la de la tuberculina o PPD para valorar la reactividad ante *M. tuberculosis*; la de Montenegro en la leishmaniasis; la de candidina para la candidosis; la coccidioidina en la coccidioidomicosis, y otras más que podrán ser consultadas en el texto; se leen a las 48 y 72 horas.

Lecturas recomendadas

1. Ackerman AB, Kerl H, Sánchez JL. A clinical atlas of 101 common skin diseases. New York: Ardor Scribendi; 2000.
2. Garg A, Levin NA, Bernhard JD: Structure of skin lesions and fundamentals of clinical diagnosis. En: Wolff K, Goldsmith LA, Katz SI, et al (eds). Fitzpatrick´s Dermatology in general medicine 7th. ed. New York: McGraw-Hill; 2008. p. 23-40.
3. Jinich H: El médico y su paciente. México: Editorial Alfil; 2006.
4. Magaña GM. La biopsia de piel. Medicine (Méx). 1984;37:2266-71.
5. Magaña GM. La biopsia de piel por rasurado quirúrgico, recurso poco aprovechado. Dermatol Rev Mex. 1989;33:175-7.
6. Magaña GM. Guía de dermatología pediátrica. México: Editorial Médica Panamericana; 2011.
7. Martínez-Cortés F: Consulta médica y entrevista clínica. México: Impresiones Modernas; 1979.
8. Pérez-Tamayo R. La biopsia. En: Temas de Patología. México: Salvat; 1979. p. 75-90.

Sección II

Enfermedades de causa conocida

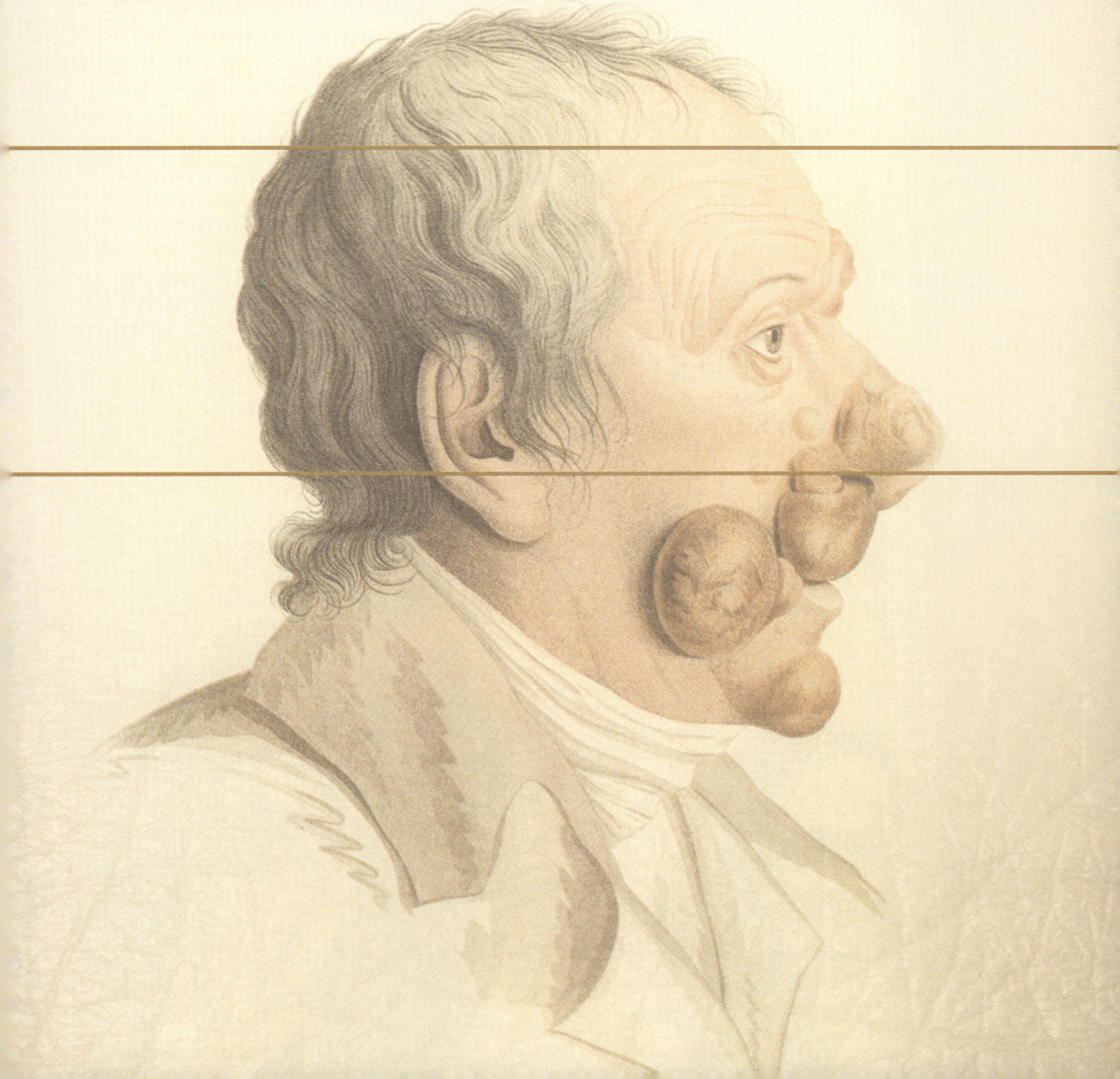

Capítulo

3

Enfermedades por virus

Sección II

Contenido

En este capítulo revisaremos las enfermedades producidas por virus más frecuentemente observadas en la práctica; en conjunto, abarcan una buena proporción de las afecciones que atendemos de manera cotidiana. Naturalmente existen otras entidades causadas, o al menos muy probablemente condicionadas, por infecciones virales, como el sarcoma de Kaposi por el herpesvirus 8, o el linfoma cutáneo angio-céntrico de células-T de la niñez por el virus de Epstein-Barr, que se revisan en el capítulo sobre proliferaciones.

Otras enfermedades que se han atribuido hipotéticamente a infecciones por virus, como el liquen plano o la pitiriasis rosada, se estudian en el capítulo sobre enfermedades pápulo-eritematosas y eritemato-escamosas, porque éstos son sus principales caracteres clínicos. Los exantemas virales pueden ser revisados en textos de dermatología pediátrica o de infectología.

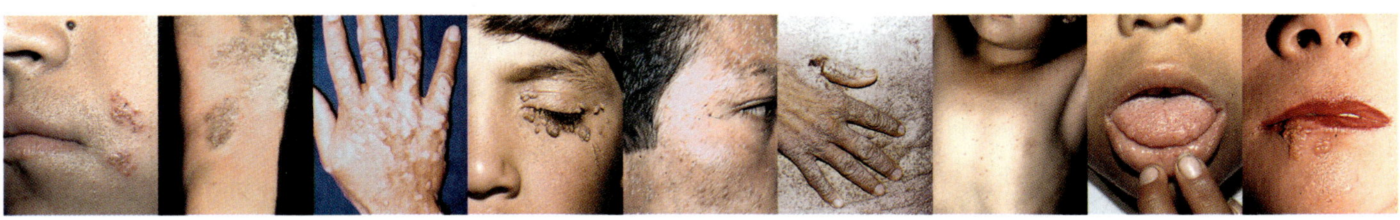

3.1 Enfermedades causadas por el virus del papiloma humano

▶ Conceptos clave

- Las verrugas son hiperplasias epiteliales condicionadas por el VPH.
- Son el segundo motivo más frecuente de consulta en dermatología pediátrica y dentro de los diez primeros en dermatología en general.
- La antigua familia *Papovaviridae* se ha dividido en dos familias: *Papillomaviridae y Poliomaviridae.*
- Los virus del papiloma humano (VPH) se pueden dividir en cutáneos y mucosos, dependiendo del tejido susceptible.
- Las diversas formas de presentación de las verrugas dependen del sitio anatómico en el que surgen: planas en la cara, endofíticas en las plantas, papiladas en las mucosas oral y/o genital, y queratósicas (comunes o vulgares) cuando se presentan en cualquier otro sitio.
- Los coilocitos son queratinoctios hipertrofiados, con halos que rodean núcleos con cambios atípicos y son un valioso criterio diagnóstico al microscopio.

Los virus del papiloma humano (VPH) comprenden una amplia familia de al menos 100 tipos diferentes de virus de ADN de cadena doble que se han clasificado en 16 grupos, y sin duda hay muchos otros aún por caracterizar. Las modernas técnicas de biología molecular han permitido conocer más sobre su potencial patógeno y carcinogénico. Para fines prácticos podemos considerar que hay dos grandes grupos, los que tienen afinidad por los epitelios de las mucosas y los que tienen afinidad por el epitelio cutáneo, i.e.: la epidermis. En cada uno de estos grupos los virus son de riesgo carcinogénico bajo, intermedio y alto; en este último figuran los VPH 16, 18, 31, 45 y 56.

> Los virus del papiloma humano (VPH) se pueden dividir en cutáneos y mucosos, dependiendo del tejido susceptible; los primeros producen enfermedades cutáneas desde verrugas hasta carcinomas y los segundos también, pero en particular en el carcinoma cérvico-uterino.

Los VPH infectan a los queratinocitos basales a través de una ruptura del epitelio; el genoma viral es un episoma circular de ADN que consiste en tres regiones; los genes tempranos o E (del inglés *early*) codifican para las proteínas involucradas en la replicación (E1 y E2), en la maduración y la liberación de las partículas virales (E4) y en su inmortalización (E6 y E7). Los genes L1 y L2 codifican para las proteínas de la cápside. Existe una región reguladora que une los factores transcripcionales involucrados en la replicación viral y en la expresión génica.

> Son virus no encapsulados con cápside icosaédrica y un genoma de ADN circular bicatenario y codifican proteínas que estimulan la proliferación celular.

La replicación del episoma viral es mantenida por los genes E1 y E2 en las células epiteliales basales, con la consecuente producción de copias del genoma viral que llevan las células a estratos más superficiales.

▶ Verrugas

Definición. Las verrugas son hiperplasias epidérmicas condicionadas por la infección de uno o más tipos de virus del papiloma humano. Otros epitelios, particularmente el conjuntival, el bucal, el laríngeo y el de los genitales, también pueden estar relacionados con el mismo grupo de virus del papiloma humano (VPH).

> El virus persiste en las células del estrato basal y posteriormente se replica en los queratinocitos de estratos superiores.

Caracteres clínicos. En nuestra institución ocupan el segundo lugar en frecuencia como motivo de consulta en dermatología pediátrica (10.2%); los niños de 5 a 14 años de edad son los afectados con mayor frecuencia (85%). Se calcula que las verrugas se encuentran hasta en 7 a 10% de la población. En el adulto son menos comunes.

> El genoma del VPH es circular y consta de unos 8000 pares de bases; el ADN del VPH codifica a siete u ocho genes de expresión temprana (E1 a E8), dependiendo del virus, y a dos genes de expresión tardía o estructurales (L1 y L2).

Las formas clínicas más frecuentes de las verrugas son: verrugas vulgares, verrugas planas, verrugas plantares y condilomas acuminados o virales (para diferenciarlos de los condilomas planos o sifilíticos). No obstante, existen formas de infección por el VPH, como la hiperplasia epitelial de Heck o los papilomas orales, que se observan frecuentemente en los niños y la epidermodisplasia verruciforme de Lewandowsky, enfermedad familiar en la que primero se demostró el potencial oncogénico del VPH.

La eritroplasia de Queyrat, la enfermedad de Bowen genital y extragenital y la papulosis bowenoide de los genitales son ya formas de carcinoma epidermoide intraepitelial inducidas también por VPH y, por lo mismo, son estudiadas en el capítulo 19.

Dedicaremos la presente revisión a las primeras formas de infección por virus del papiloma humano.

Verrugas vulgares o comunes

Están producidas por los tipos 1, 2, 3, 4, 7, 10, 26 al 29 y 41 del VPH. Se denominan así por ser las más frecuentes. Popu-

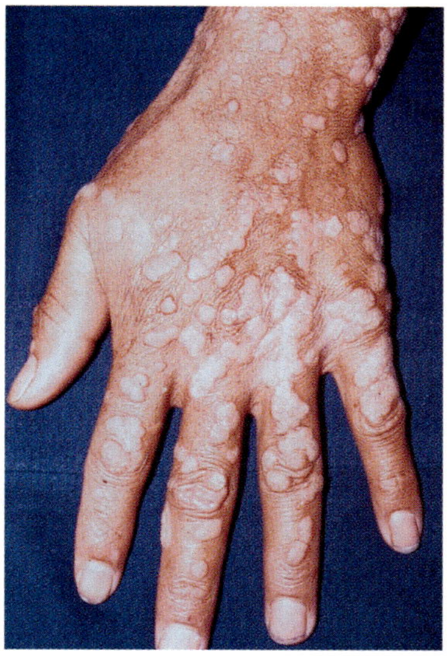

Fig. 3.1.1 Verrugas vulgares numerosas en las manos, su topografía más común.

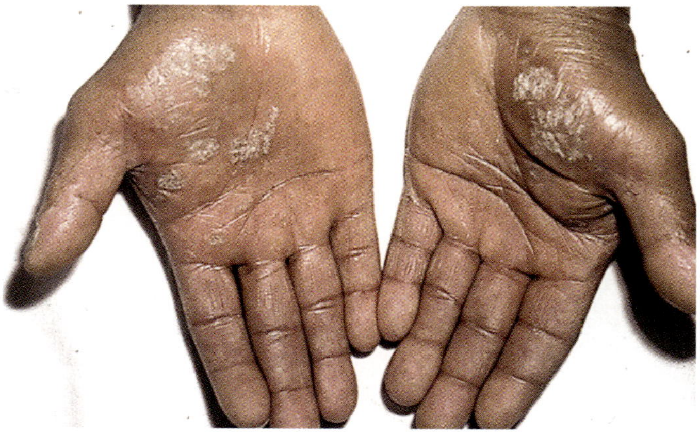

Fig. 3.1.2 a Verrugas vulgares o comunes en ambas palmas, que simulan un trastorno de queratinización, como la psoriasis.

larmente se conocen como "mezquinos". La lesión elemental es una pápula, exofítica, semiesférica, de tamaño variable, que puede ir de 0.1 a 1.0 cm o más; la superficie es papilada, rugosa, usualmente tiene un puntilleo rojo o café, que manifiesta hemorragia en las papilas. El color va de rosado en las lesiones tempranas, al amarillo y café en las lesiones antiguas.

La infección causada por VPH es la enfermedad por transmisión más frecuente, al menos en los Estados Unidos, donde se estima que existen 20 millones de personas infectadas a las que cada año se suman 6.2 millones más. Entre esas enfermedades destaca por su trascendencia el carcinoma epidermoide de las regiones genitales.

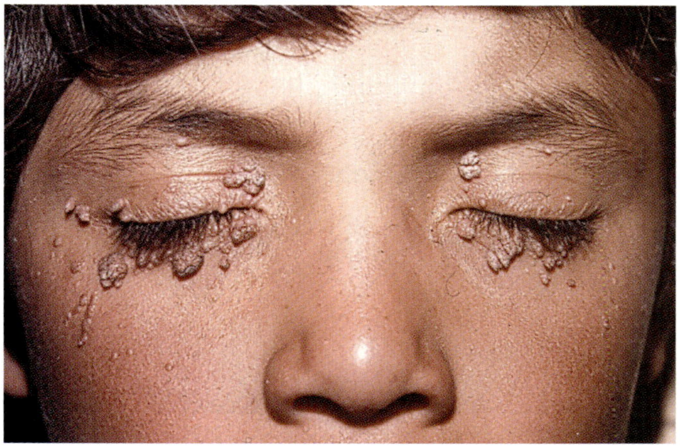

Fig. 3.1.2 b Múltiples verrugas filiformes en las zonas orbitarias

El número es muy diverso; puede ir de una lesión única a múltiples o incontables y pueden adoptar configuraciones distintas, incluso de disposición lineal, debido al rascado y la consecuente autoinoculación (**figura 3.1.1**).

La topografía es muy variable, pero usualmente afecta a las manos, los antebrazos, los muslos y las piernas. En las manos frecuentemente se limita a los dedos y de éstos involucra los bordes ungueales, las zonas subungueales y paraungueales (**figura 3.1.2 a y 3.1.2 b**).

Las verrugas filiformes o digitiformes pueden encontrarse también en cualquier topografía, pero se les observa más comúnmente en la cara: párpados, mejillas, alas nasales. Son una variante de las vulgares (**figura 3.1.2 b**).

Verrugas planas

Están producidas por los tipos 3 y/o 10 del virus del papiloma humano. También se conocen como verrugas planas juveniles, precisamente porque son más frecuentes en la edad pediátrica y

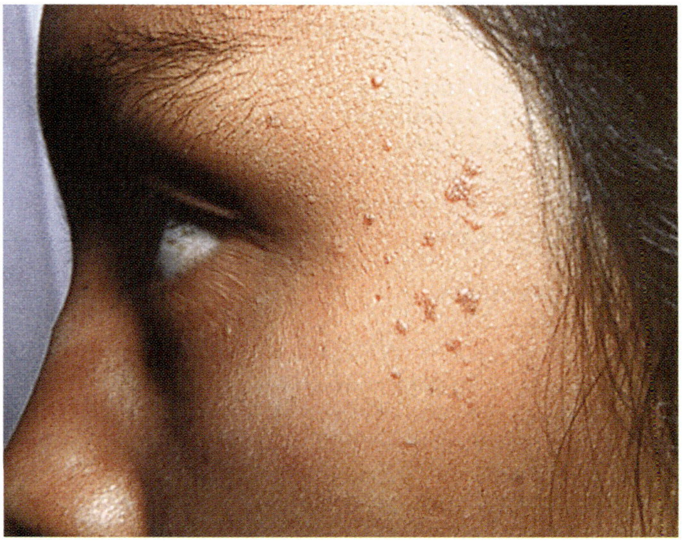

Fig. 3.1.3 Verrugas planas en la cara, su localización habitual, que se manifiestan como pápulas planas e hiperpigmentadas en esta niña.

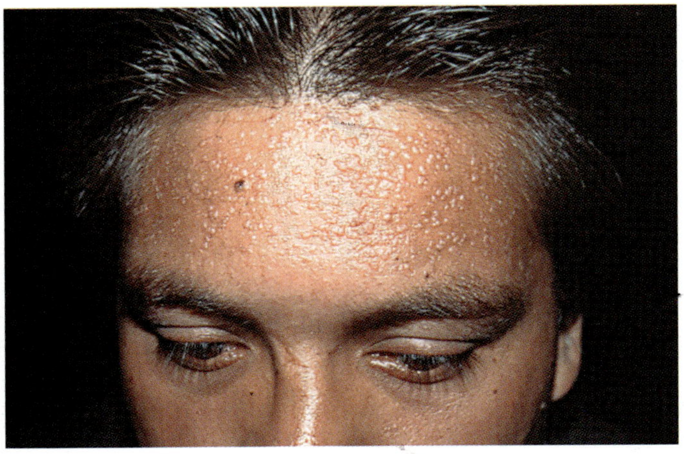

Fig. 3.1.4 Incontables verrugas planas en la región frontal.

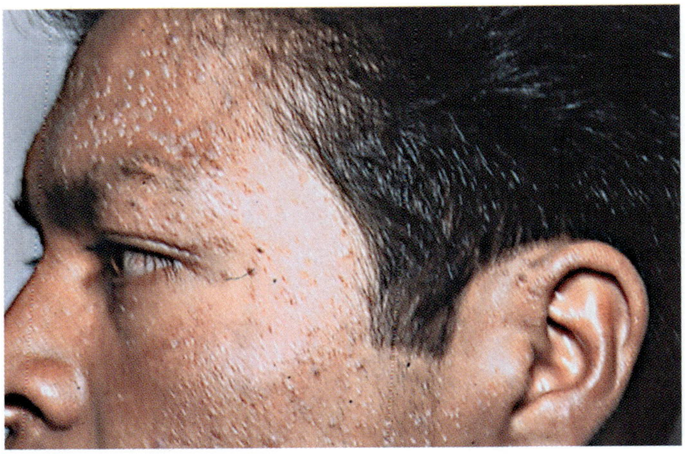

Fig. 3.1.5 Las verrugas planas afectan también a los adultos.

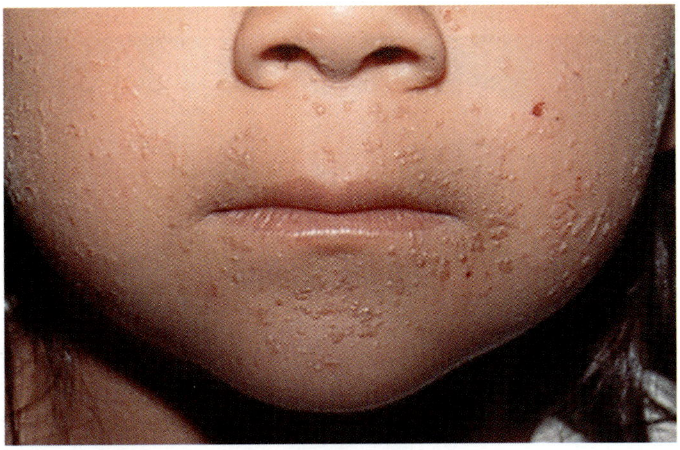

Fig. 3.1.6 Niña preescolar con numerosas verrugas planas alrededor de la boca y las mejillas.

en adultos jóvenes (alrededor de los 20 años de edad); se observan usualmente en la cara, aunque también son sitios de preferencia el cuello, los brazos y las piernas (**figura 3.1.3 a 3.1.6**).

Las verrugas planas tienen forma hemisférica plana y son de superficie lisa. Generalmente miden de 0.2 a 0.5 cm de diámetro. Pueden ser una, varias, o bien incontables. En esta variedad de verrugas, la autoinoculación y consecuente multiplicación de las lesiones es particularmente común; en el varón que se afeita se complica el problema.

Verrugas plantares

Están producidas por los VPH-1 y 2; reciben esta denominación por su topografía: las plantas de los pies, en donde varían también en número y tamaño; crecen endoexofíticamente debido a la presión que ejerce el peso del cuerpo. Popularmente se conocen como "ojos de pescado". Son generalmente lesiones muy queratósicas, dolorosas, o al menos incómodas. Son confundidas por el principiante con las zonas de queratosis o tilosis que se desarrollan en los sitios de presión, pero pueden diferenciarse con base en la identificación de los pliegues normales, que están preservados en la tilosis y perdidos en las verrugas (**figura 3.1.7**).

Cuando llegan a confluir varias verrugas plantares, constituyen una o más placas queratósicas engrosadas en mosaico (VPH-2) (**figura 3.1.8**).

Condiloma acuminado

Es el término que se emplea para hacer referencia a las verrugas que se presentan en las zonas cutaneomucosas de los genitales externos, del ano y sus regiones vecinas, como el periné. Son neoformaciones blandas, del color de la piel vecina normal, exofíticas, polipoides, en ocasiones muy numerosas y abundantes al grado de adoptar un aspecto "en coliflor" (**figura 3.1.9 y 3.1.10**). Generalmente son causadas por los VPH-6 y11 y, en algunos casos, por los tipos 16 y 18, que son los que poseen tendencia a la transformación maligna. Los tipos 30, 45 y 51 son de alto potencial oncogénico (ver carcinoma verrugoso en el capítulo 19). El periodo de incubación varía de 1 a 6 meses, pero puede ser hasta de 2 años.

> El condiloma acuminado se observa también en la edad pediátrica y debe ser motivo de alerta pues existe la posibilidad de que se haya originado por transmisión sexual, voluntaria o no; o bien, simplemente debido a la infección a partir de las manos contaminadas de la persona que atiende al niño o a la niña.

Una entidad relacionada etiológicamente con el VPH es el condiloma gigante de Buschke y Loewenstein, de localización ano-genital, en ambos sexos; son actualmente considerados con la papilomatosis oral florida y el *cuniculatum*, como carcinomas epidermoides bien diferenciados (carcinoma verrugoso) y deben ser tratados como tales.

El condiloma acuminado (viral) debe diferenciarse del condiloma plano, cuya etiología es treponémica (sifilítica).

Las verrugas genitales se observan en la edad pediátrica y deben ser motivo de preocupación por parte del médico, pues por lo general representa una infección por transmisión sexual, ya sea de manera voluntaria o por abuso sexual; o bien simplemente deberse a la infección por las manos conta-

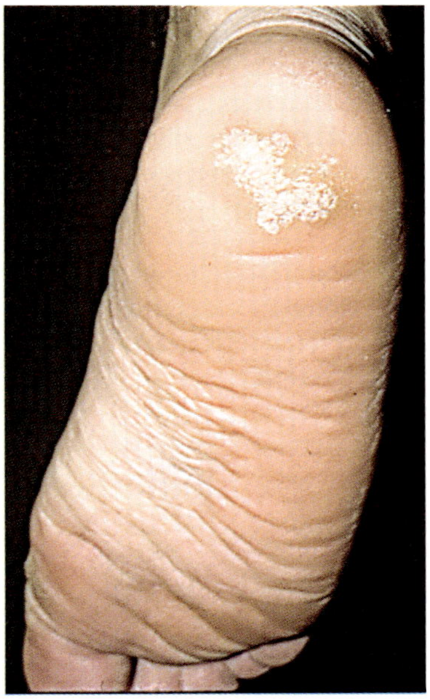

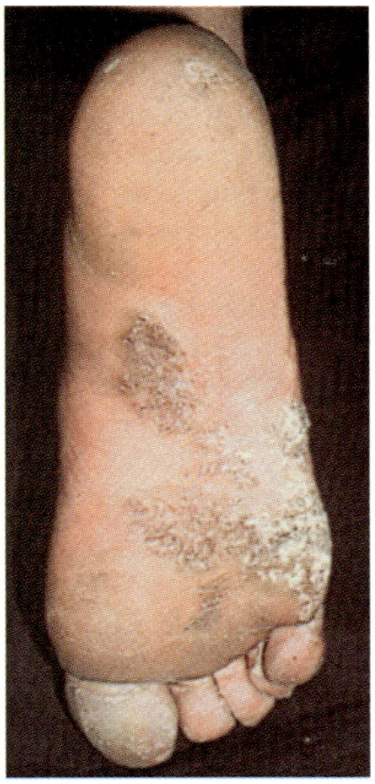

Fig. 3.1.7

Fig. 3.1.8

Fig. 3.1.7 Verrugas plantares, aspecto usual.
Fig. 3.1.8 Verrugas plantares que llegan a confluír para formar placas de diversos tamaños.

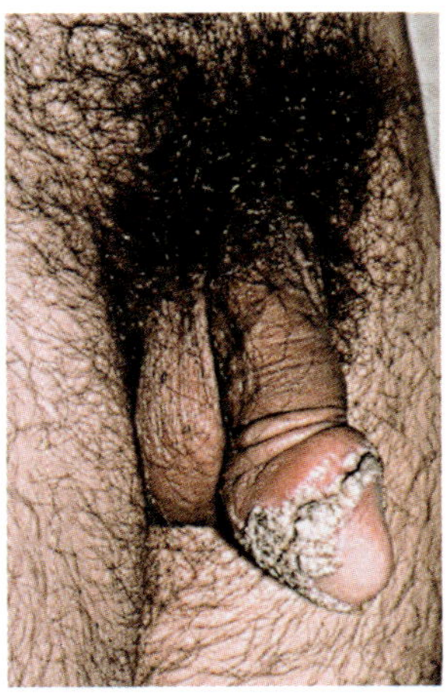

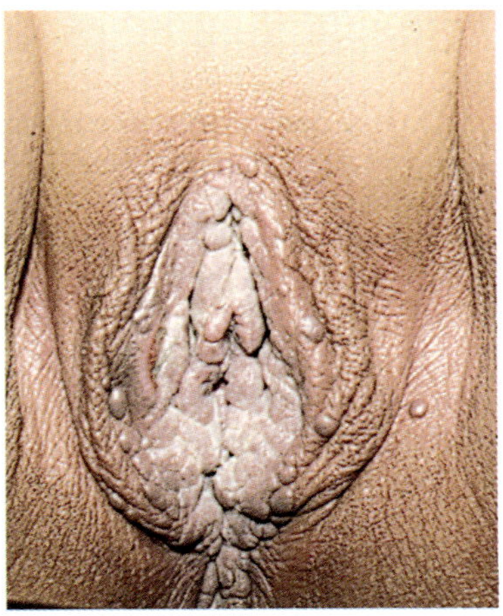

Fig. 3.1.9

Fig. 3.1.10

Fig. 3.1.9 Condilomas virales (o acuminados) en el pene; el hombre puede no manifestarlos clínicamente y en consecuencia funciona como transmisor.
Fig. 3.1.10 Condilomas acuminados vulvares, de aspecto muy florido y representativo, poco común. Esta enfermedad es mucho más frecuente en la mujer, en la que el virus puede condicionar un carcinoma cérvicouterino.

minadas de la madre o de otra persona que tenga a su cargo el aseo del paciente. También existe el mecanismo de infección ascendente, desde la vulva hacia el cuello y útero y en consecuencia la contaminación del producto durante la cesárea (**figura 3.1.11**).

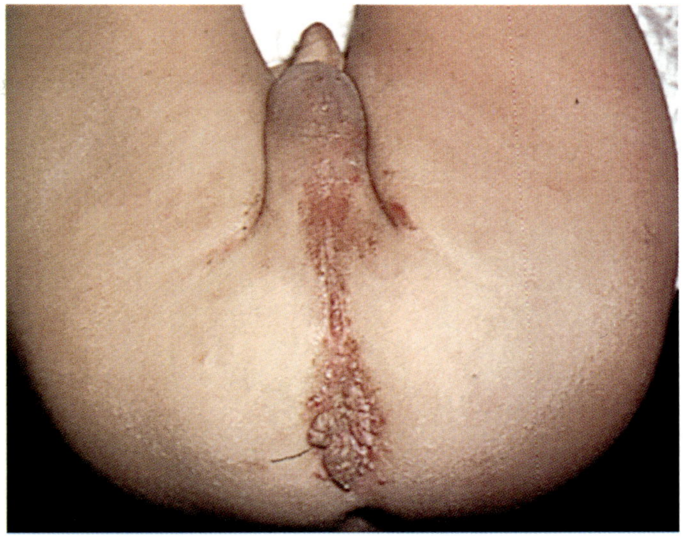

Fig. 3.1.11 Condilomas virales en el ano y periné de un niño.

Ciertos datos orientan hacia el origen no venéreo del condiloma acuminado: niños menores de 3 años de edad; lesiones distantes al ano o introito vaginal; cuando se identifica otro tipo de verrugas virales en la madre o en la niñera y cuando no hay evidencia de laceraciones u otros signos de abuso sexual. Actualmente existe la posibilidad de identificar mediante técnicas de hibridación *in situ* el tipo de VPH involucrado y correlacionarlo así con los tipos que sabemos son propios de transmisión venérea.

Hiperplasia epitelial de Heck

También conocida como papilomas o verrugas de la mucosa bucal, es causada por los tipos 13 y 32; son también muy comunes en los niños. No es raro encontrarlas entre los hermanos. Las lesiones también pueden ser de una a múltiples y situarse en cualquier región de la boca: mucosas labial, lingual, yugal, del paladar, etcétera. Son del color de la mucosa normal y no generan síntomas. Su tratamiento también se dificulta, pero afortunadamente autoinvolucionan con mayor frecuencia que otro tipo de verrugas (**figura 3.1.12**).

Histopatología. Aunque hay variaciones en la estructura de las verrugas, en general se observa hiperplasia epitelial exofítica o endofítica bien delimitada, hipergranulosis con paraqueratosis y, frecuentemente, hemorragia en la capa córnea; la dermis muestra un infiltrado linfocitario con vasos dilatados. La presencia de coilocitos, es decir, células con vacuolas paranucleares y con cambios en la morfología nuclear, no siempre se observa, por lo que no debe considerarse como un criterio diagnóstico definitivo.

Es factible identificar el VPH por medio de inmunohistoquímica de las lesiones en bloques de parafina; también es posible recurrir al microscopio electrónico para la identificación de partículas virales cuando sea necesario.

Otras técnicas más especializadas, como la reacción en cadena de polimerasa y la hibridación *in situ*, ya se llevan a cabo en algunos laboratorios de nuestro medio.

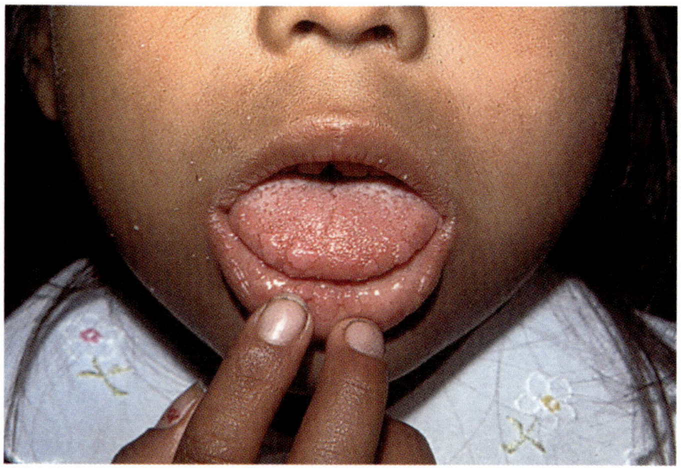

Fig. 3.1.12 Ejemplo característico de hiperplasia epitelial focal; son verrugas en la mucosa oral: labios y lengua; común en los niños.

Diagnóstico y diagnóstico diferencial. Seguramente por su frecuencia, el diagnóstico de las verrugas es relativamente fácil; no obstante, también es cierto que son motivo de confusión y, en consecuencia, de mal manejo.

No representan mayor problema diagnóstico; la presencia de una pápula verrugosa, queratósica, usualmente asintomática, excepto cuando se sitúa en los bordes ungueales o debajo de las uñas, debe hacernos pensar en verrugas.

Ya se dijo que pueden ser numerosas y con cierta frecuencia se identifican dispuestas en forma lineal por consecuencia del rascado (autoinoculación), que no es privativa de esta forma clínica de verrugas.

Las verrugas planas, por su topografía comúnmente en la cara, también se llegan a confundir con otras enfermedades, como acné, y con otras lesiones, como angiofibromas o pápulas fibrosas de la nariz. Son de superficie un tanto menos rugosa y blandas al tacto; son también menos queratósicas y, como su nombre lo indica, aplanadas.

Las verrugas plantares tienen una superficie queratósica, con un puntilleo rojo-café, interrupción de los pliegues normales de la piel y con frecuencia son dolorosas, principalmente si se localizan en puntos de apoyo. Se deben diferenciar de la queratosis o tilosis (vulgarmente llamados "callos") y de las ulceraciones que se producen en las caras laterales de los dedos de los pies por la presión de las epífisis de las falanges entre sí ("ojos de perdiz").

Tratamiento. Debido a que no existe un medicamento antiviral que sea específico y eficaz contra el virus del papiloma humano, es necesario eliminar las verrugas por algún método destructivo, por ejemplo, el nitrógeno líquido (procedimiento conocido como crioterapia o criocirugía y que trabaja a 196 °C bajo cero), ya sea con un aplicador del tipo de hisopo, o bien con accesorios más especializados, conectados a un termo que ejerce el mecanismo de sifón y expulsa el nitrógeno en forma de chorro a través de dispersadores de diversos calibres que transmite el frío al tejido.

Otro procedimiento útil es la electrocirugía, pero conlleva el riesgo de producir cicatrices, principalmente en sitios muy delicados, como la cara, por lo que se deberá manejar con extremo cuidado; ambos procedimientos son riesgosos.

Se han usado otros productos de aplicación tópica y que tienen también un efecto destructivo, con base en un queratolítico potente, como el ácido salicílico combinado con ácido láctico, ambos a 16.7%, en un vehículo de colodión.

Porque no contamos con antivirales eficientes para el VPH, el tratamiento consiste en quitar quirúrgicamente la masa tumoral (condilomas) y/o en destruir las lesiones por medio de congelación o criocirugía, o bien, por electrocirugía; asimismo, mediante quimioterapia tópica con productos tales como el ácido salicílico, el ácido retinoico, la podofilina y la podofilotoxina y por medio de los modificadores locales de la respuesta inmunitaria, como el imiquimod.

Hoy en día contamos con una vacuna aparentemente eficaz, tetravalente (VPH 6, 11, 16, 18) o bivalente (VPH 16 y 18), para los sujetos seronegativos, en contra de estos virus oncogénicos.

Más recientemente, este mismo queratolítico se ha señalado en forma de parches circulares de 4 a 20 mm, que se aplican sobre la verruga y liberan el ácido salicílico. También se cuenta con el imiquimod en crema a 5%, que brinda resultados favorables, y con la podofilotoxina.

Se usa también el método de la sugestión, con la administración de un producto como la magnesia calcinada, que se manda preparar en forma de cápsulas de 100 mg, para administración oral; en unas cuantas semanas debe observarse la eliminación de las verrugas; el mecanismo no lo conocemos, pero sin duda hay alguna inmunorregulación y funciona en una buena proporción de los pacientes.

Generalidades. Las diversas formas clínicas de las verrugas son causadas por la infección del virus del papiloma humano en los queratinocitos o células epiteliales de las mucosas: boca, conjuntiva, laringe, genitales externos, cuello uterino, etcétera.

El virus del papiloma humano contiene ADN de doble cadena y forma parte del grupo de los virus *papova*, palabra formada por las dos letras iniciales de los primeros virus oncogénicos conocidos: papiloma o verruga humana; polioma, que es un tumor del ratón y el virus vacuolizante del simio. En el cuadro 3.1.1 se presentan en forma resumida los subtipos más comunes de VPH y su potencial patógeno.

Cualquiera de las formas clínicas descritas llega a encontrarse en números incontables en personas inmunocomprometidas.

Cuadro 3.1.1. Correlación de los tipos de VPH con algunas lesiones epiteliales

En la piel	
1 (❖), 2 (❖), 4, 26, 27, 29, 41	Verrugas vulgares
1 (❖), 2 (❖), 4, 63	Verrugas plantares
1, 2, (❖), 3, 4, 7 (❖)	Verrugas vulgares de los carniceros
3 (❖), 10 (❖), 27, 38, 41	Verrugas planas
2 (❖), 3 (❖), 5 (❖♦), 8 (❖♦), 20(❖♦), 36(❖♦)	Epidermodisplasia verruciforme
9 (❖), 10 (❖), 12 (❖), 14 (❖), 17 (❖♦)	
6 (❖), 11 (❖♦), 30 (♦), 45 (♦), 51 (♦)	Condiloma acuminado
16 (❖♦), 31 (♦)	Enfermedad de Bowen
16 (❖♦), 34, 39, 42, 45	Papulosis bowenoide
En mucosas	
13 (❖), 22 (❖) 6(❖), 11(❖)	Hiperplasia epitelial focal de Heck
6 (❖), 11 (❖)	Papilomas laríngeos
6 (❖), 1 (❖), 16 (❖♦)	Papilomas conjuntivales
16 (❖♦), 18 (❖♦), 31 (♦), 33 (♦), 35 (♦)	Carcinoma cérvicouterino

(❖) Asociación más frecuente
(♦) Potencial oncogénico

3.2 Enfermedades por poxvirus: molusco contagioso

▶ Conceptos clave

- El molusco contagioso (MC) es la hiperplasia del epitelio infundibular condicionada por la infección causada por el VMC.
- El VMC tiene tres serotipos diferentes: el I es el agente etiológico más frecuente y el II es el más raro.
- Se presenta más frecuentemente entre los 3 y los 16 años de edad en el sujeto inmunocompetente.
- En el sujeto inmunocomprometido pueden presentarse cientos de lesiones.
- En el diagnóstico clínico se debe identificar la pápula umbilicada.
- Histopatológicamente se observan los queratinocitos con cuerpos de inclusión.
- No hay antivirales y su tratamiento es por la eliminación de las lesiones, ya sea por curetaje o por criocirugía, o bien, con preparados tópicos con ácido salicílico y/o podofilina , cantaridirina, ácido tricloracético o imiquimod.

Definición. Es una hiperplasia epidérmica constituida por pápulas umbilicadas, y raramente por nódulos, causada por un *poxvirus*. El nombre proviene del aspecto que muestra su contenido al exprimir la lesión con una pinza y de su fácil transmisibilidad.

Los *poxvirus* incluyen a los virus humanos de la viruela (género *Orthopoxvirus*, aparentemente erradicada del planeta en 1980) y del molusco contagioso (género *Molluscipoxvirus*), así como algunos virus que infectan de manera natural a los animales pero pueden producir enfermedad en el ser humano: Orf o nódulo de los ordeñadores, viruela bovina y viruela del mono.

Etiopatogenia. El molusco contagioso (MC) puede estar causado por tres serotipos diferentes de virus: el VMC-I, el VMC-II y el VMC-III; el primero es mucho más frecuente y el II es excepcional; la morfología de las lesiones y la presentación clínica es igual, por lo que en la práctica no es necesario hacer su distinción. Es un virus ADN de tamaño grande, que mide de 200 a 300 nm; se transmite de persona a persona y posiblemente por medio de fomites, ya que la desecación no inactiva a los poxvirus.

El periodo de incubación oscila entre dos y ocho semanas. El virus del MC, como otros poxvirus, provoca hiperplasia de las células que infecta, aparentemente al activar o bien liberar el factor de crecimiento epidérmico (*epidermal growth factor*); así, los queratinocitos de los estratos granuloso y espinoso desarrollan un rápido crecimiento y movilización a través de la epidermis. La mayor parte (90%) de los sujetos con la enfermedad desarrollan anticuerpos de tipo IgG pero no son protectores.

Caracteres clínicos. En la consulta dermatológica de pediatría del Hospital General de México ocupa el lugar 19 (0.86%) en frecuencia; 60% es entre niños de 5 a 14 años de edad y con este mismo porcentaje en el sexo femenino. El MC involucra por igual a ambos sexos y se puede presentar a cualquier edad, pero es más común entre los 3 y 16 años de edad (**figura 3.2.1**).

En el adulto usualmente es por contacto sexual. En el sujeto infectado con VIH, o ya con SIDA, es común encontrarlo y con numerosas lesiones

La lesión elemental es una neoformación papular más o menos esférica, umbilicada, del color de la piel; su tamaño varía con la edad de cada lesión, desde puntiforme hasta unos 4 ó 5 mm, que es lo usual. Sin embargo, las lesiones del MC pueden alcanzar tamaños mayores, y hasta varios centímetros.

Su número también varía, desde la lesión única hasta varias docenas o aun cientos de ellas, como se ha observado en el adulto inmunodeprimido o infectado por el virus de inmunodeficiencia humana (VIH).

Los poxvirus contienen ADN y son los virus de mayor tamaño y más complejos, miden entre 200 y 300 nm y son visibles al microscopio de luz. Su replicación es única entre los virus ADN porque todo el ciclo correspondiente se efectúa dentro del citoplasma de la célula hospedera. El VMC se transmite por contacto directo y por lo general no se disemina ampliamente.

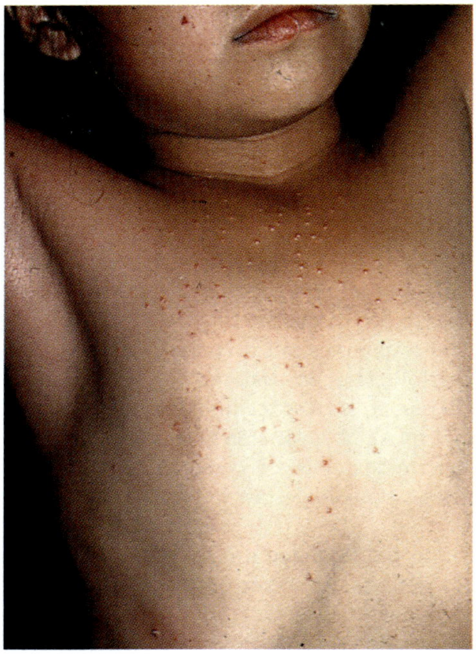

Fig. 3.2.1 Molusco contagioso, con múltiples pápulas umbilicadas en el tronco de una niña. Ésta es una infección viral específicamente del epitelio del folículo piloso.

Es importante señalar que con cierta frecuencia en los niños coexiste con placas de dermatitis, las cuales llegan a ocultar las lesiones primarias del molusco contagioso.

La topografía es muy variada, ya que cualquier segmento corporal puede estar involucrado. Lo usual es que las lesiones se confinen a una región, por ejemplo, las zonas genital y púbica en el adolescente que se infectó durante el coito. Pero es frecuente que se disemine extensamente, sobre todo por el rascado y la consecuente autoinoculación. Sin embargo, es interesante notar que no se involucran palmas ni plantas; la explicación es bien sencilla, el virus tiene gran afinidad por el folículo pilosebáceo.

Las lesiones pueden durar desde algunas semanas hasta uno o dos años, y sabemos que tras varios meses llegan a autoinvolucionar sin dejar cicatriz.

La lesión elemental es la pápula umbilicada del color de la piel sana y en número variable. En los niños con frecuencia se presentan placas de dermatitis que dificultan el diagnóstico.

Histopatología. Es muy característica; se observa un cráter dentro de la epidermis, el cual contiene múltiples queratinocitos con cuerpos de inclusión, que en la tinción de hematoxilina y eosina se muestran como cuerpos rojos, redondos u ovales (**figura 3.2.2**).

Diagnóstico. Ante un paciente, en particular niño, con múltiples lesiones papulares, del color de la piel y asintomáticas, su umbilicación debe identificarse con la lupa. Se puede exprimir la lesión y obtener su contenido, de aspecto cremoso. Si hubiera duda, se podrá tomar una lesión por medio del curetaje y procesarse para estudio histológico; o bien el contenido de una lesión para fijarse, teñirse y observarse como estudio citológico en un tiempo más breve.

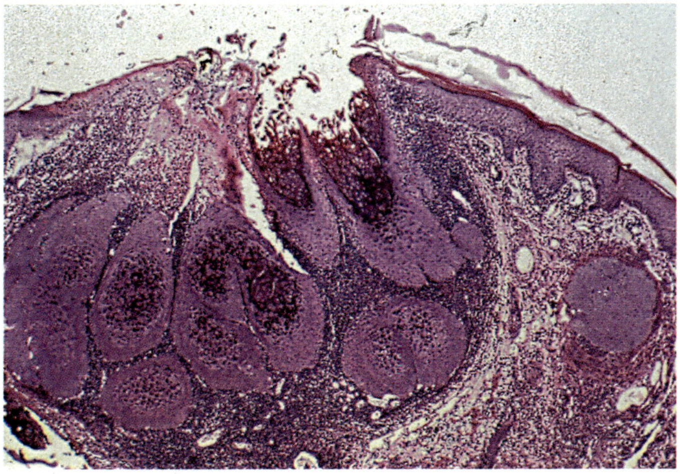

Fig. 3.2.2 Histopatología del molusco que demuestra la afección del folículo piloso; varios lóbulos de células epiteliales con grandes cuerpos de inclusión toman coloración roja hacia la porción del infundíbulo, lo que corresponde clínicamente a la umbilicación orbitaria.

Eventualmente debe hacerse el diagnóstico diferencial con el prurigo por insectos y las verrugas.

Tratamiento. La eliminación quirúrgica de las lesiones a través del sencillo método de la extracción con pinza, o bien del curetaje, son procedimientos relativamente fáciles de llevar a cabo y poco molestos para el paciente. Si hubiera la presencia de dermatitis, el tratamiento de ésta puede ser previo o simultáneo.

Otros recursos son la aplicación de nitrógeno líquido (crioterapia), o bien de cáusticos como el ácido salicílico a 15%, que puede combinarse con podofilina a 25%, en un vehículo de colodión elástico. Más recientemente se ha empleado el imiquimod a 5% en crema, para aplicar cada dos días; tiene buen efecto, pero también genera irritación de la zona.

Cuando las lesiones son incontables e involucran varios segmentos, el tratamiento se podrá hacer en varias sesiones. Sabemos de la extracción de las lesiones bajo anestesia general, pero nosotros no la llevamos a cabo ni la recomendamos. Existe, como ya se mencionó, la autoinvolución de las lesiones dejadas a su historia natural, en tiempo variable (meses).

Generalidades. Es una enfermedad de distribución mundial, puede haber epidemias en las escuelas, orfanatos, hospitales. Existen tres subtipos de este virus sin diferencias en el cuadro clínico, por lo cual este dato sólo tiene interés académico.

El contagio ocurre a través de otro ser humano y por contacto más o menos cercano, e incluso por el contacto sexual, como sucede en los casos de MC del área genital. Con cierta frecuencia no se obtiene el dato de otra persona en la familia o cercana al paciente, por lo que se ha detectado ADN de este poxvirus en diversos fomites: toallas, ropa y otros sin que se haya comprobado su papel como vector. Recientemente se ha reconocido una mayor frecuencia entre los niños que nadan en la misma alberca, en donde probablemente la trasmisión sea por el contacto con otros; posiblemente el virus permanezca en el agua y se adquiera directamente.

Es una enfermedad de distribución mundial que llega a ocasionar epidemias en escuelas, orfanatos, hospitales y clubes deportivos.

3.3 Enfermedades causadas por herpesvirus

En esta familia de virus con ADN están no sólo los tipos 1 y 2 del herpes simple, o el 3 de la varicela-herpes zóster; también están el 4 o citomegalovirus (CMV); el 5 o de Epstein-Barr (VEB); el herpesvirus humano (HHV) 6 (subtipo B) que causa la roséola infantil o exantema súbito; el HHV-7 (que es casi idéntico al HHV-6), posible responsable del síndrome de la fatiga crónica, del exantema súbito tenue e hipotéticamente de la pitiriasis rosada; por último, el virus tipo 8 que condiciona el sarcoma de Kaposi. En esta sección sólo revisaremos las formas simple y zóster del herpes y la varicela.

Herpes simple

Conceptos clave

- El herpes simple es una enfermedad infectocontagiosa de la piel y las mucosas, producida por HVH 1 y 2 caracterizada por vesículas; el padecimiento es crónico y su evolución recidivante.
- No obstante, las más de las veces observamos al paciente con las vesículas rotas y con zonas denudadas o ulcerosas, datos éstos que son importantes para no dejar pasar el diagnóstico.
- Se presenta más frecuentemente por arriba de la cintura pélvica, particularmente alrededor de la boca (HVH 1) y por debajo de dicha cintura, usualmente en la región genital (HVH 2), con la participación de ambos tipos virales en cualquier región anatómica.
- Otras localizaciones, como la región lumbo-sacra y las extremidades, son menos comunes.
- Condiciones de desgaste, como enfermedades intercurrentes, exposición prolongada al sol, exceso de trabajo, descanso o alimentación insuficientes predisponen a las recidivas.
- El tratamiento con aciclovir representa un recurso terapéutico muy valioso para mejorar la calidad de vida de estos pacientes.

Definición. El herpes simple es una enfermedad infecto-contagiosa de la piel y mucosas, caracterizada por vesículas, con diversas formas clínicas de expresión, producida por los herpesvirus de tipos 1 y 2.

En esta familia de virus con ADN no sólo están los tipos 1 y 2 del herpes simple, o el tipo 3 de la varicela-herpes zóster; también están el 4 o citomegalovirus (CMV); el 5 o de Epstein-Barr (VEB); el herpes virus humano (HHV) 6 (subtipo B), que causa la roséola infantil o exantema súbito; el HHV 7, que se ha asociado hipotéticamente con la pitiriasis rosada; y el HHV 8, que condiciona el sarcoma de Kaposi.

Etiopatogenia. Los herpesvirus de tipos 1 y 2 contienen ADN de doble cadena y coinciden hasta en 50% en cuanto a la secuencia de nucleótidos en sus genomas. Producen la llamada primoinfección por un contacto directo a través de las zonas anatómicas mucocutáneas, los virus ascienden por vía neural para alojarse en el ganglio respectivo (p.ej., el trigémino en el herpes orofacial), en donde permanecen latentes como episomas, para regresar o reaparecer en forma de erupciones mucocutáneas sucesivas ("brotes") denominadas infección o enfermedad recurrente. que en realidad son reinfecciones endógenas (**Esquema 3.3.1**).

Por virtud de ciertos factores, tales como la exposición prolongada al sol, situaciones desgastantes como el trabajo o el ejercicio extenuantes, el mal dormir, la mala alimentación, etcétera, se da paso a una disminución de la resistencia, que puede ser mínima, pero suficiente para permitir la reactivación del virus latente, el cual expresa su genoma y pro-

Esquema 3.3.1 Virus Herpes Simple

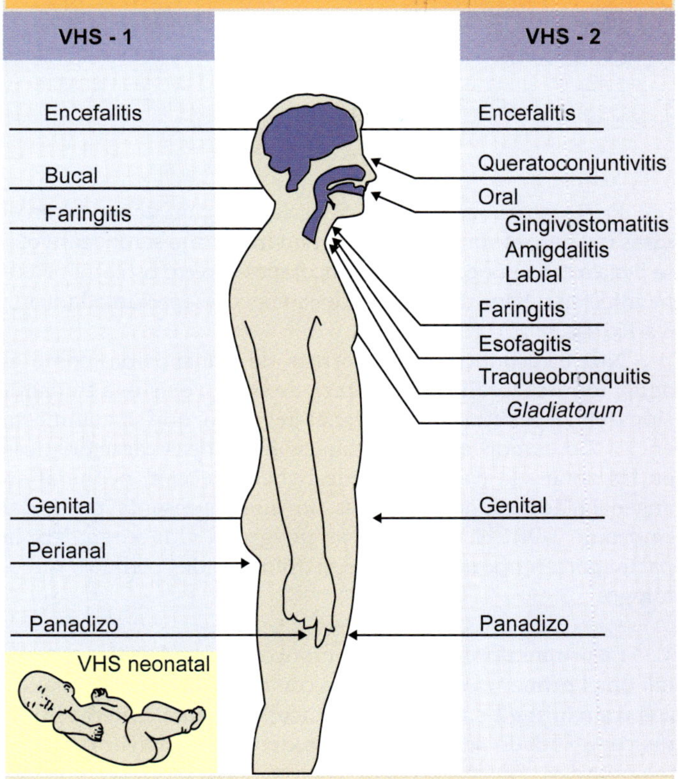

Modificado de Murray PR, Rosenthal KS, Pfaller MA: Microbiología Médica. 5ª Ed. Madrid: Elsevier, 2006.

Los herpes virus son encapsulados, de gran tamaño y contienen una molécula bicatenaria de ADN; el virión tiene un diámetro aproximado de 150 nm. El núcleo está rodeado por una cápside icosadeltaédrica con 162 capsómeros que está rodeada por una envoltura de glucoproteínas. Codifican diversas glucoproteínas que intervienen en la adhesión y la fusión víricas y en la evasión del control inmunitario.

duce partículas virales que descienden por los axones hacia los epitelios cutáneos y/o mucosos, en donde se replican y aparecen clínicamente los "brotes" o episodios de reinfección endógena.

Estas recurrencias generan respuestas inmunológicas humoral y celular que condicionan la remisión de la reinfección, para que el virus nuevamente ascienda al ganglio neural y quede latente en espera de "otra oportunidad" para llevar a cabo una nueva replicación. Todo esto tiene una frecuencia variable que depende de cada individuo; así, hay pacientes que experimentan un brote cada dos semanas y les dura otra, algunas personas lo sufren dos o tres veces anualmente, en otras la remisión dura años.

Caracteres clínicos. Se reconocen por lo tanto dos formas fundamentales de presentación: la primoinfección, usualmente mucocutánea y más grave; y las infecciones recurrentes, menos graves, cutáneas o mucocutáneas. La lesión elemental es la vesícula (**figura 3.3.1 a 3.3.3**).

Patogenia: los HVS-1 y 2 infectan las células mucoepiteliales y se replican en ellas, producen enfermedad en esos sitios y posteriormente establecen una infección latente en las neuronas que las inervan a esos grupos celulares.

Primoinfección se define como la infección de novo con el virus del herpes simple 1 y/o 2 en un individuo seronegativo, y se lleva a cabo por contacto mucocutáneo directo con otra persona infectada; tiene un período de latencia de aproximadamente 3 a 15 días.

No se reconocen otras formas de transmisión, como el agua, fomites (toallas, tina o taza de baño); existe la transmisión del herpes simple en el canal del parto, que se manifiesta en 3 a 7 días por lesiones cutáneas herpéticas características en las zonas de trauma. Puede haber infección neonatal en ausencia de lesiones cutáneas, lo que representa parte del síndrome TORCH, que pone en peligro la vida y requiere la participación oportuna del neonatólogo o del pediatra infectólogo.

La primoinfección puede, entonces, ser orofacial y/o genital. En el primer caso se presenta como una gingivoestomatitis con o sin faringitis aguda, con vesículas, edema, eritema, úlceras con exudado seroso y dolor, todo esto en mayor o menor magnitud y gravedad; puede acompañarse de fiebre y síntomas generales, adenopatía regional y dificultad para ingerir alimentos.

Se calcula que la mayoría de las personas que padecen herpes simple recidivante o son seropositivas, cursaron ya con este evento, principalmente en la niñez y, por lo general, no se diagnosticó como tal.

Cuando la primoinfección es por vía genital, se presenta en la mujer con una vulvitis igualmente grave, con vesículas, edema, ulceraciones y exudado seropurulento, dolor, adenopatía regional y síndrome febril. En el hombre la primoinfección también se presenta, de hecho las lesiones vesiculosas son numerosas e involucran los genitales externos de manera bilateral; en unos 3 a 4 días se rompen, dejando zonas ulceradas de mayor o menor tamaño; también puede haber sintomatología general con fiebre y aun sintomatología neurológica (la cual no siempre se diagnostica) que corresponde a una meningitis aséptica hasta en un tercio de los sujetos.

Conviene señalar que las más de las veces el paciente se presenta ya con las vesículas rotas y, por lo mismo, usualmente observamos zonas denudadas o ulcerosas, dato importante para no dejar ir el diagnóstico (**figura 3.3.3**).

Una característica propia de todos los herpesvirus es que, tras la primoinfección, el virus tiene la capacidad de establecerse en el huésped de manera inactiva o latente y de reactivarse para producir así enfermedad recurrente.

Enfermedad recurrente o reinfección endógena. Es lo que más se observa en la práctica y característicamente estas reinfecciones endógenas son de menor duración y de mucha menor gravedad que las primoinfecciones. Las formas clínicas más frecuentes de interés para nosotros son: la orofacial, la genital y el panadizo herpético.

El herpes simple recurrente orofacial es relativamente común; se calcula que hasta 15% de los adultos lo padecen; el número de "brotes" o recidivas es muy variable, pero puede decirse que, en promedio, es de cuatro al año. El paciente sabe que lo va a presentar porque la erupción es precedida por una sensación de "cosquilleo" o ardor, surge una zona de eritema y enseguida finas vesículas que crecen hasta 2-3 mm y se rompen; todo esto sucede en unos 3 días; después se forman costras que se desprenden y en 8 a 10 días ya ha cedido todo el proceso.

El herpes simple recurrente genital surge después de 6 o más meses de la primoinfección y, en promedio, son también unas cuatro recidivas al año, pero igualmente pueden ser muchas más. También hay una sensación de cosquilleo o ardor similar a lo descrito para la forma orofacial; surge una zona de eritema, las vesículas se rompen en 3 o 4 días y se resuelve la erupción en 8 a 10 días. Los síntomas generales son leves o imperceptibles y el paciente consulta porque ya tiene la erupción.

El herpes simple recurrente de la zona lumbosacra es una forma observada en el adulto con cierta frecuencia; surge en una de las nalgas o justo sobre el inicio del pliegue interglúteo, con prurito y dolor pélvico, que en ocasiones se extiende hacia la cara posterior de una extremidad inferior.

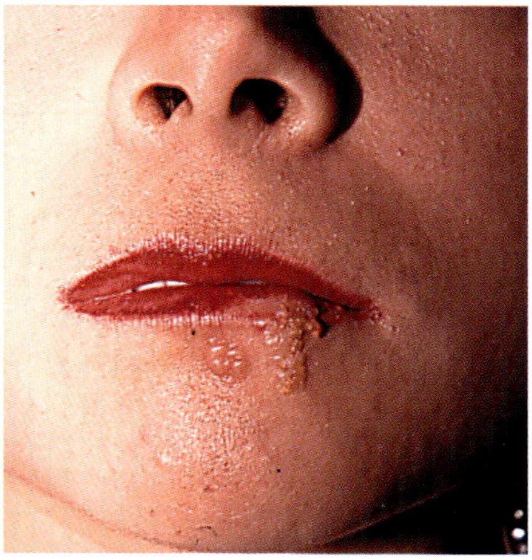

Fig. 3.3.1

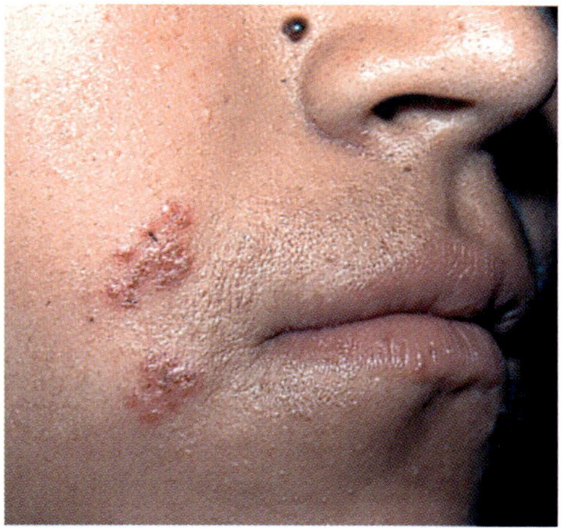

Fig. 3.3.2

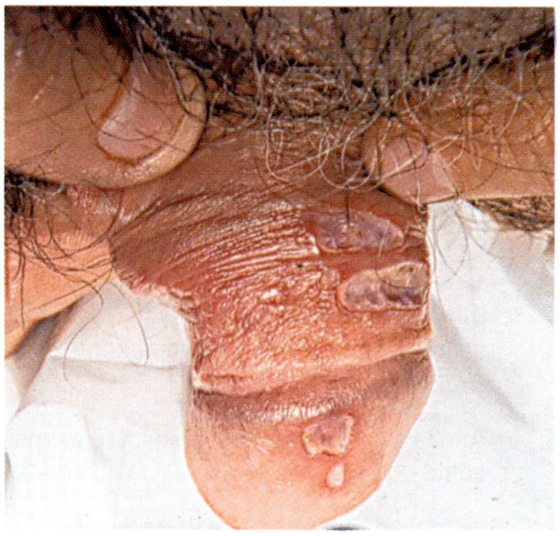

Fig. 3.3.3

Fig. 3.3.1 Herpes simple labial, forma muy frecuente de presentación de la infección por herpesvirus 1 y 2. **Fig. 3.3.2** Herpes simple cercano a la boca; los episodios repetitivos en la misma región no siempre involucran el mismo sitio, pueden variar en centímetros. **Fig. 3.3.3** Herpes simple en el pene; al no haber vesículas el diagnóstico se hace por historia clínica en presencia de estas úlceras.

La erupción variceliforme de Kaposi, o *eccema herpeticum*, es una forma grave y muy extensa del herpes simple recurrente, que se presenta en individuos atópicos, con enfermedad de Wiskott-Aldrich, con enfermedad de Darier y otras afecciones debilitantes; involucra la cabeza y el tronco, los miembros superiores y puede dañar órganos internos.

La erupción variceliforme de Kaposi o *eccema herpeticum* es una forma grave y muy extensa del herpes simple recurrente que se presenta en sujetos atópicos, quienes debido a esta condición son más susceptibles a ciertas infecciones.

El herpes de los luchadores (*herpes gladiatorum*) está descrito en sujetos que practican la lucha libre y otras formas de deporte de contacto interpersonal, en las que la infección herpética es transmitida a través de la piel, con frecuencia por medio de una erosión y en ausencia de herpes genital u orofacial.

El panadizo herpético, como su nombre lo dice, es una zona de inflamación aguda que se presenta en los pulpejos de los dedos índice o pulgar (o cualquier otro), caracterizada por edema, eritema y vesículas, es muy dolorosa, con adenopatía regional. Es propia de los dentistas, médicos, paramédicos y otros trabajadores de la salud. Su presentación puede ser también manifestación de primoinfección o de reinfección endógena.

El diagnóstico debe ser clínico, sobre la base de los datos ya descritos; en su apoyo contamos con la citología y con la histopatología; la primera en pocos minutos, la segunda puede ser diagnosticada hasta en 8 horas por un buen servicio de patología.

El cultivo es de gran ayuda en algunos casos, pero se requiere de un buen laboratorio de virología; es posible identificar en estos cultivos el tipo de virus con anticuerpos monoclonales.

El diagnóstico debe ser clínico sobre la base de los datos ya descritos; en caso de ser necesaria y efectuada la biopsia observaremos: necrosis reticulada de los queratinocitos con ampollamiento intraepitelial causado por degeneración globosa con acantólisis con marginación de la cromatina y células gigantes multinucleadas "en bolsa de canicas".

Histopatología. Los mismos cambios se observan en todas las infecciones por herpesvirus 1, 2 y varicela-zóster. Lo idóneo es tomar una vesícula en su totalidad; se observa necrosis reticulada de la epidermis y del epitelio anexial, ampollamiento intraepitelial por degeneración globosa de los queratinocitos, los cuales exhiben acantólisis y marginación de su cromatina con reforzamiento de la membrana nuclear; es común identificar células gigantes multinucleadas; el ampollamiento puede extenderse a ser subepidérmico. En la dermis se observa un denso infiltrado inflamatorio mixto, linfocitario con neutrófilos y plasmocitos. Puede haber vasculitis leucitoclástica.

Tratamiento. El herpes simple de primoinfección, así como las formas recidivantes y las variedades descritas, ya sea por virus 1 ó 2, responden bien al aciclovir; la dosis es de 200 mg cinco veces al día por cinco días; de preferencia iniciar durante los dos primeros días de la erupción. La crema de aciclovir a 5% para aplicación tópica es de utilidad cuando se inicia en las primeras 8 horas de la erupción.

La combinación de aciclovir tópico y por vía oral es de utilidad en el herpes genital recurrente. El esquema de 400 mg por día, en lo sucesivo, ha demostrado ser de utilidad para prevenir las recidivas en las diversas formas de herpes. Otros antivirales, como el penciclovir, el famciclovir y el valaciclovir, así como la ribavirina, también son útiles.

Herpes zóster

Conceptos clave

- El herpes zóster, también conocido como herpes zona, es la reinfección endógena causada por el HVH-3 o varicela-zóster (VVZ) y se presenta precisamente en una zona anatómica.
- Una serie de condiciones (enfermedades debilitantes, cirugías, quimioterapia) actúan como agentes coadyuvantes de la reactivación del VVZ.
- Afecta por igual a ambos sexos y es más común en la tercera edad.
- El intenso dolor que usualmente precede a la erupción con frecuencia distrae al médico y el diagnóstico se confunde con: infarto al miocardio, ureterolitiasis, o apendicitis, entre otros.
- Es necesario establecer el tratamiento con valaciclovir durante las primeras 48 horas de presentación de las vesículas.

Definición. También conocido como zona, es la reinfección endógena por el herpesvirus 3 o varicela-zóster (VVZ) que se presenta precisamente en una zona anatómica que corresponde a un nervio periférico y a su dermatoma, en forma de vesículas sobre una piel eritematosa.

El VVZ reactivado se multiplica y produce necrosis neuronal e intensa reacción inflamatoria; desciende por la rama sensitiva del nervio hacia la piel y otras estructuras (como el ojo), donde produce el característico cuadro clínico.

Etiopatogenia. La causa de esta enfermedad es, como ya se anotó, el herpesvirus 3 o VVZ; la patogenia no está bien dilucidada, pero se sabe bien que, durante la fase activa de la varicela, el VVZ logra llegar a las terminaciones nerviosas y asciende por los troncos nerviosos periféricos hasta los ganglios neurales, en donde queda latente, aunque también existe la posibilidad de que llegue a dichos ganglios por vía sanguínea; allí permanece sin multiplicarse y sin ser infeccioso, pero con la capacidad de reactivarse y generar nuevamente enfermedad en la zona de la piel y el nervio cuyo ganglio lo alojó por años (en los cuerpos neuronales y/o la glía); de hecho, se ha observado que aquellas zonas anatómicas mayormente involucradas en la varicela son las que posteriormente van a manifestar el herpes zóster.

Una serie de condiciones han sido identificadas como precipitantes de la reactivación del VVZ: enfermedades neoplásicas; infección por el VIH; quimioterapia con inmunosupresores y esteroides; trauma, cirugía y radiación de la región; pero principalmente, la disminución en la capacidad inmunológica con el incremento de la edad.

Las vesículas se secan y forman costras; entre siete y 10 días el edema y el eritema remiten y quedan zonas de hiper o hipopigmentación, así como cicatrices puntiformes que con el tiempo mejoran o desaparecen.

El virus reactivado se multiplica y produce necrosis neuronal e intensa reacción inflamatoria; el virus desciende por la rama sensitiva del nervio hacia la piel (y otras estructuras, como el ojo), en donde produce el característico cuadro clínico de dolor intenso seguido de eritema y vesículas.

Además, existe diseminación a lo largo de la raíz nerviosa posterior hacia las meninges y médula espinal, resultando en leptomeningitis local y mielinitis segmentaria.

Caracteres clínicos. Afecta por igual a ambos sexos; es más común en la tercera edad y poco frecuente en la niñez. Usualmente el dolor y las parestesias (prurito, ardor, sensación de quemadura) en el dermatoma involucrado son los primeros síntomas; preceden a la aparición del eritema y de las vesículas por varios días; en estos momentos el diagnóstico puede ser equívoco: de infarto si es la región precordial; de un cálculo pielocalicial si es la zona lumbar; de glaucoma si es la zona oftálmica (**figura 3.3.4 a 3.3.7**).

Inclusive puede haber toda esta sintomatología dolorosa sin erupción, lo que se denomina *zoster sine herpete*, y habrá que fundamentar el diagnóstico con la serología positiva para VVZ. Esto podría ser el origen y explicación de algunos casos de "neuralgia del trigémino", por ejemplo.

La erupción vesiculosa se concentra sobre una placa de edema y eritema bien delimitada anatómicamente en el dermatoma, es decir, tan precisamente en la zona del nervio involucrado, que permite definir cuál es éste; por ejemplo, la rama oftálmica del trigémino con afección ocular, o bien el nervio intercostal T-6, y característicamente es unilateral. Se detiene exactamente en la línea media anterior y posterior. La zona torácica desde T-3 a L-2 es la más frecuentemente afectada, se calcula que hasta en 50% de los casos.

Las vesículas se secan y forman costras en 7 a 10 días, en esta etapa de costra ya no son infectantes; el edema y el eritema remiten y quedan zonas de hiper o hipopigmentación y cicatrices puntiformes superficiales que con el tiempo mejoran o desaparecen.

En algunas ocasiones la erupción vesiculosa sale de la región anatómica del dermatoma y se extiende ampliamente, lo que se traduce en mayor gravedad y ataque al estado general. Se denomina entonces herpes zóster diseminado.

Hay ocasiones en que la erupción sale del dermatoma y semeja una varicela; en otros casos el herpes zóster recidiva, lo cual sucede en sujetos que cursan con enfermedad neoplásica. Otras complicaciónes son la vasculitis leucocitoclásica (identificable sólo al microscopio), las vesículas necróticas, la afección al ojo y en particular a la córnea, y las infecciones bacterianas

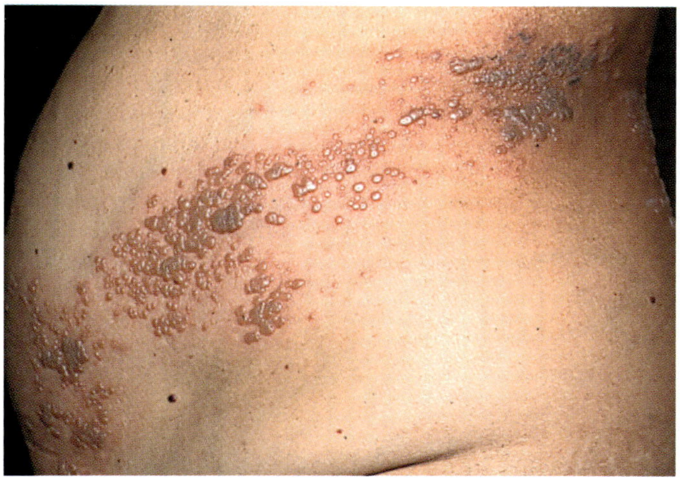

Fig. 3.3.4 Herpes zóster o zona característico, involucrando la mitad del abdomen "en hemicinturón".

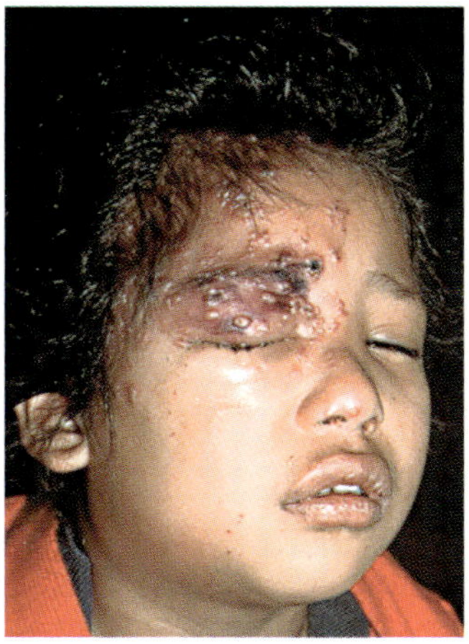

Fig. 3.3.5

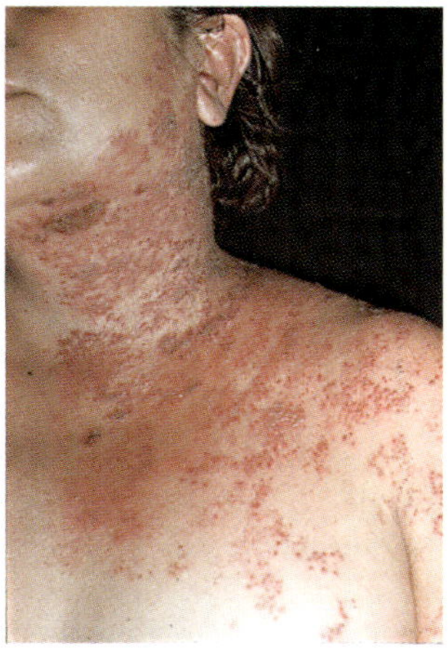

Fig. 3.3.6

Fig. 3.3.5. Herpes zona en la región del nervio ocular en una niña, presentación rara en pediatría, más común en el adulto de la tercera edad. **Figura 3.3.6**. Aspecto dramático del herpes zóster.

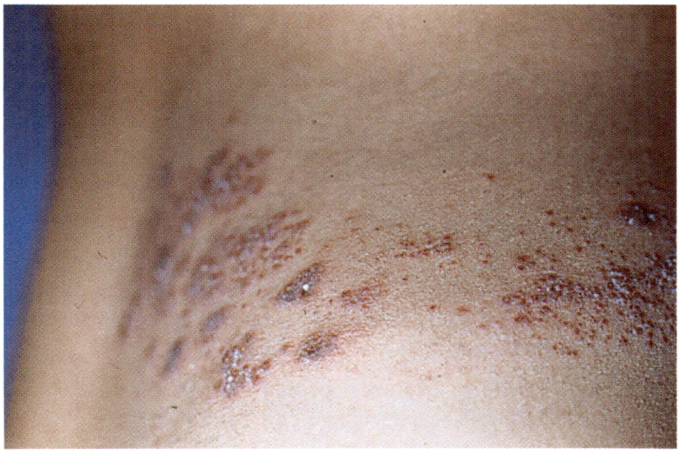

Fig. 3.3.7 Acercamiento que permite visualizar los grupos de vesículas sobre las placas eritematosas y edematosas del herpes zona.

agregadas. De mayor importancia son, por su frecuencia, la neuritis y la neuralgia posherpéticas, en personas mayores de 50 años y en aquellos pacientes con formas más agresivas del herpes zóster.

Asimismo, el VVZ es responsable del síndrome de Ramsay-Hunt (parálisis del facial con vesiculación de la piel del conducto auditivo, oído y lengua cuando se involucra en el ganglio geniculado), pero no de la parálisis de Bell, que en realidad se atribuye al herpesvirus-1.

Histopatología. Los cambios en el herpes zóster son los mismos descritos para el herpes simple.

Tratamiento. El aciclovir, en dosis de 800 mg cinco veces al día por una semana, o bien el valaciclovir, 1 g tres veces al día por una semana, ambos por vía oral; si se administran dentro de las primeras 48 horas del inicio de la erupción son capaces de detener la progresión de la enfermedad. En el paciente con dolor podremos usar antiinflamatorios no esteroides y analgésicos; a veces el empleo de los glucocorticoides, como la prednisona, serán de utilidad en dosis bajas por dos semanas. Actualmente se cuenta con la vacuna, capaz de disminuir o de anular su presentación y/o sus complicaciones.

Varicela

Conceptos clave

- La varicela es causada por el virus varicela zóster ADN.
- Se presenta más comúnmente en menores de 10 años, y principalmente durante la primavera y el invierno.
- El periodo de incubación es de 14 a 21 días y el prodrómico es de 24 a 72 horas, o bien, no tiene lugar.
- La transmisión es por vía aérea (saliva) y transplacentaria. El periodo de contagio ocurre desde los cuatro días previos al exantema y se prolonga hasta cinco días después del mismo.
- La fase clínica de costra ya no es contagiosa; otros autores recomiendan aislar al paciente hasta que se desprendan todas las lesiones. La inmunidad es permanente.

Definición. Es una enfermedad exantemática vesiculosa aguda y contagiosa, que resulta de la primoinfección por el herpesvirus 3 o varicela-zóster (VVZ).

La varicela congénita se desarrolla cuando el virus infecta a la madre durante el primer trimestre del embarazo, en cuyo caso existe un riesgo del 2.3% de malformaciones congénitas asociadas.

Etiopatogenia. Se cree que el virus ingresa al organismo por la mucosa del tracto respiratorio superior y la orofaringe, en donde hay una multiplicación inicial del virus y su diseminación en pequeñas cantidades por vía linfática y hematógena, lo que se denomina viremia primaria; el virus es contenido por el sistema macrofágico mononuclear y gracias a una respuesta inmune humoral y celular. Pero en una mayor proporción de sujetos, la multiplicación viral sobrepasa estos mecanismos de defensa aún no bien desarrollados y dos semanas después del contagio viene otra viremia, mucho mayor, que se denomina secundaria. Ésta es la responsable de la fiebre y la sintomatología general, así como de la diseminación del virus hacia la piel y las mucosas, en donde las células endoteliales son también infectadas. Las vesículas surgen en etapas que reflejan lo cíclico de la viremia; en la sangre el virus circula dentro de los linfocitos y su paso por diversos órganos se evidencia, por ejemplo, con la elevación de las enzimas hepatocelulares. La respuesta inmune humoral y principalmente la celular (NK o *natural killer*) del huésped detienen la viremia y finaliza la progresión de la enfermedad.

Caracteres clínicos. Los pródromos con fiebre, mialgias, artralgias, cefalea, dolor de espalda y de faringe, por 2 a 3 días, se presentan en los adultos y pocas veces en los niños, ya que en éstos usualmente el exantema surge acompañado de dichos síntomas, a los que se añade un prurito desesperante.

Caracteres clínicos: la lesión elemental es la vesícula, aunque en un inicio se aprecia un exantema máculo-papular y vesicular; característicamente las lesiones exhiben diferentes estadios de evolución.

La erupción es característica, las vesículas surgen en etapas, es decir, que las encontramos bien desarrolladas, otras iniciándose como finas pápulas o simple mácula eritematosa, otras ya rotas, otras en etapa de costra y con una distribución generalizada.

Su distribución es centrífuga: se inicia en el tronco y posteriormente se disemina a los brazos y los muslos. Afecta a la piel cabelluda y a los genitales de manera característica. Durante los 10 a 12 días de duración de la enfermedad se observan varios brotes.

La vesícula de la varicela es característica, luce muy "limpia", es decir, parece gota de agua, de 2 a 4 mm, ocasionalmente umbilicada, otras veces es oval, y usualmente sobre una zona de eritema. Dejada a su historia natural, la varicela remite en 2 a 3 semanas.

Histopatología. Los cambios producidos por el VVZ son idénticos a los descritos para el herpes simple.

Se presenta prurito, y además se acompaña de fiebre, hiporexia, cefalea y adenomegalias. Deja cicatrices residuales generalmente deprimidas.

Tratamiento. Con el advenimiento del aciclovir, luego del valaciclovir y posteriormente el penciclovir, el famciclovir y el foscarnet, ya no hay justificación para dejar a su evolución natural a un paciente con varicela, como se hacía hace apenas unos años (y por desgracia aún se hace). Las dosis del aciclovir y del valaciclovir (que tenemos en México) son las mismas que para el herpes zóster. En niños pequeños y en enfermos graves podremos usar la vía endovenosa con aciclovir en dosis de 25 mg por kg de peso por día dividido en tres dosis durante siete días. Ahora contamos ya con el uso de la vacuna con buenos resultados.

El diagnóstico es clínico, no obstante ante la duda se podrá hacer la citología, que en pocos minutos puede leerse al microscopio para observar los cambios citopáticos. También podría recurrirse a la serología.

Si el diagnóstico se establece al inicio de la enfermedad, la administración de antivirales como el aciclovir o mejor aún el valaciclovir está indicada dentro de las primeras 48 horas para su mejor efecto.

Los pacientes con múltiples lesiones o con inmunocompromiso también deben recibir tratamiento. Los casos que no ameriten antivirales se tratan con fomentos o con baños secantes a los que deberán seguir la lubricación de las lesiones y reposo relativo.

Es posible que se desarrollen complicaciones tales como: piodermias, neumonía, encefalitis, púrpura fulminante y varicela hemorrágica. Las complicaciones graves se asocian con inmunodepresión. Conviene evitar la exposición al sol cuando existan lesiones activas, ya que ello puede exacerbar el padecimiento.

3.4 Manifestaciones dermatológicas en el síndrome de inmunodeficiencia adquirida

Conceptos clave

- En México, la epidemia causada por el VIH se inició en 1983 y se estima que más de 160 000 personas viven con el VIH.
- Sea por relación sexual o por otra vía, una vez que el VIH ingresa al organismo se une a los receptores CD4 y a los correceptores de quimocina y penetra a las células por fusión.
- El genoma conlleva un proceso de transcripción inversa y forma ADN en el citoplasma para integrarse al ADN del núcleo.
- La evolución de la enfermedad va de manera paralela a la reducción del número de linfocitos-T CD4 y al aumento del virus.

- Debido a su inmunosupresión estos pacientes desarrollan, de manera más grave que la población general, peculiares enfermedades infecciosas, proliferativas e inflamatorias, así como reacciones adversas a los fármacos.
- El herpes simple 1 y 2, el molusco contagioso y las infecciones causadas por el virus del papiloma humano figuran entre las afecciones más frecuentemente observadas en el paciente con VIH/SIDA.
- Entre las infecciones micóticas destaca la dermatitis seborreica extensa y florida, que al igual que las señaladas en el párrafo previo pueden ser un dato clínico relevante para la detección del enfermo con VIH/SIDA.
- La escabiosis costrosa, caracterizada por un número muy grande de ácaros y poco prurito, es más frecuente en el sujeto con VIH/SIDA que en la población general.
- El sarcoma de Kaposi y la angiomatosis bacilar son las proliferaciones vasculares propias y representativas del enfermo con VIH/SIDA.

A principios de la década de 1980-1990, se publicaron los primeros informes acerca de una nueva enfermedad, que en los años siguientes se convertiría en una pandemia devastadora con una elevada morbimortalidad, denominada con el término de síndrome de inmunodeficiencia adquirida, al estar caracterizada por una grave inmunosupresión en estos enfermos, SIDA (AIDS, por sus siglas en inglés).

Los retrovirus poseen una morfología y una replicación que los hacen peculiares: son ARN y codifican una polimerasa de ADN dependiente de ARN (la transcriptasa inversa o TI). Se replican mediante un intermediario del ADN, la copia de ADN del genoma vírico se integra en el cromosoma de la célula hospedera para transformarse en un gen celular.

En los siguientes años se identificó la causa subyacente de esta inmunosupresión: la infección por un retrovirus previamente desconocido, al cual se le denominó virus de la inmunodeficiencia humana (VIH) 1 y 2, que pertenece a la subfamilia *Lentiviridae*, con tropismo hacia los linfocitos-T.

El primer retrovirus que logró aislarse fue el del sarcoma de Rous, del que Peyton Rous demostró que provocaba estos tumores en pollos. Las tres familias de retrovirus humanos son *Oncovirinae* u oncovirus (VLTH-1, 2 y 5), *Lentivirinae* (VIH-1 y 2) y *Sumavirinae*.

Actualmente es ya el principal problema de salud pública en el mundo y se acepta que existen tres formas primarias de transmisión: la principal es por contacto sexual; por exposición a la sangre y sus productos, así como inyecciones endovenosas; y por transmisión perinatal.

De acuerdo con el informe publicado por el Programa de las Naciones Unidas para el SIDA (ONUSIDA) y derivado de la XVII Conferencia Internacional sobre el SIDA, celebrada en 2008 en la Ciudad de México, han transcurrido 28 años desde que se declaró el primer caso de esta enfermedad (en 1981), y ha provocado la muerte de 25 millones de personas e infectado a otros 40 millones.

El mismo Informe señala que el porcentaje de personas que viven con el VIH se ha estabilizado desde el año 2000; sin embargo el número total de personas que viven con el VIH ha aumentado como consecuencia del número continuado de nuevas infecciones contraídas cada año y de los efectos benéficos por la mayor disponibilidad de la terapia antirretroviral.

El SIDA se identificó a principios de la década de 1980 a 1990 a partir de la detección del "***club de las cuatro H***": **H**ombres jóvenes ***H***omosexuales, ***H***aitianos, **H**eroinómanos y ***H***emofílicos que fallecían a causa de infecciones usualmente oportunistas y benignas.

África subsahariana sigue siendo la región más afectada por el VIH, ya que abarca el 67% de las personas que viven con este virus y el 72% de los fallecimientos producidos por SIDA en 2007 en todo el mundo.

La epidemia se está estabilizando, pero a un nivel inaceptablemente alto aún. Se estima que en 2007 había 33 (de 30 - 36) millones de personas en el mundo con VIH. El número anual de nuevas infecciones disminuyó de 3 (2.6 - 3.5) millones en 2001 a 2.7 (2.2 - 3.2) millones en 2007.

En el plano mundial el porcentaje de mujeres con el VIH ha permanecido estable en torno al 50%. Se estima que 370,000 (330,000 - 410,000) niños menores de 15 años contrajeron el VIH en 2007. El número anual de nuevas infecciones entre los niños ha disminuido desde 2002 en todo el mundo (fuente: www.unaids.org "Informe sobre la epidemia mundial del VIH/SIDA 2008").

En México la epidemia surgió en 1983 y hasta finales de 2004 se contabilizaron en forma acumulada más de 90mil enfermos, de los cuales 84% son del sexo masculino y 16% del sexo femenino.

Se estima que alrededor de 160,000 personas viven con VIH. En el **cuadro 3.4.1** se exponen las cifras del CONASIDA informadas hasta marzo de 2009, que es la cifra más reciente disponible al momento de escribir este capítulo (noviembre de 2010).

En nuestro medio se han identificado dos polos de distribución de la enfermedad: el urbano y el rural. En el primero la afección es de predominio en el sujeto masculino homosexual y bisexual; en el polo rural afecta a hombres y a mujeres heterosexuales.

Definición. Las manifestaciones dermatológicas en el SIDA son todas aquellas enfermedades o alteraciones de la piel que en estos pacientes se presentan de manera más constante, con mayor gravedad y mayor expresividad clínica que como aparecen en la población no infectada por el VIH.

Caracteres clínicos. Ya desde los primeros informes publicados, las manifestaciones mucocutáneas surgieron como lesiones constantes en estos individuos; de hecho las lesiones del sarcoma de Kaposi (SK) fueron de las manifestaciones más llamativas. En la actualidad las afecciones de la piel y las mucosas son hallazgos frecuentes, e inclusive pueden ser las formas de presentación de la enfermedad; algunas de estas patologías han sido señaladas como marcadores de inmunosupresión.

Debido a su grave inmunosupresión, estos pacientes pueden desarrollar manifestaciones tanto ordinarias como extraordinarias de diversos padecimientos, principalmente infecciosos, aunque también proliferativos.

En el cuadro 3.4.2 se presenta la *Clasificación de la infección por VIH y la definición de casos de SIDA en adolescentes y adultos*, de acuerdo con el Centro para el Control de las Enfermedades de los E.U.A., que es ampliamente aceptada y nos permite identificar breve y claramente las nueve categorías clínicas.

La lista de manifestaciones mucocutáneas es amplia y con el tiempo se ha incrementado aún más; sin embargo, algunas son más frecuentes y hasta cierto punto sugestivas de la infección por el VIH, e incluso relacionadas con el grado de supresión inmune.

Gallo et al, y Montaigner et al, descubrieron el virus de la inmunodeficiencia humana (VIH-1) en sujetos con SIDA y más tarde se aisló una variante denominada VIH-2.

Las estudiaremos en los siguientes apartados: infecciones virales, micóticas, parasitarias; enfermedades bacterianas, proliferativas, inflamatorias diversas; reacciones adversas a medicamentos.

Cuadro 3.4.1 Casos de SIDA registrados por año de notificación y por año de diagnóstico, 2do. trimestre del 2009 (Semana epidemiológica 13)

Año	Notificados	Diagnosticados en el año
1983	6	60
1984	6	198
1985	29	349
1986	246	673
1987	518	1485
1988	905	2069
1989	1605	2661
1990	2587	3517
1991	3155	3625
1992	3210	3988
1993	5058	3950
1994	4111	4129
1995	4310	4268
1996	4216	4437
1997	3670	4323
1998	4758	4303
1999	4372	5005
2000	4855	3257
2001	4297	1786
2002	—	356

FUENTE: DGE. Notificación inmediata de casos de SIDA.

▶ Infecciones virales

Infección aguda por VIH. Por lo general es subclínica, pero cuando se manifiesta lo hace con fiebre y sintomatología general semejante a la mononucleosis infecciosa, con lesiones cutáneas de poca intensidad; una de éstas es un exantema tipo roséola (que recuerda al secundarismo sifilítico) con maculopápulas de alrededor de 5 mm, de bordes bien definidos, en el tronco, con menor frecuencia en la cara y extremidades, raramente en palmas y plantas; ocasionalmente hay enantema.

El tropismo del VIH por los linfocitos-T y los macrófagos que expresan CD4 es determinante en la patogenia y generación de la enfermedad; la inmunosupresión así inducida es el resultado de la reducción de los linfocitos-T CD4 con el consecuente deterioro de la respuesta inmune.

Las infecciones virales por miembros del grupo herpesvirus son frecuentes, recurrentes, atípicas en su presentación y evolución; y muchas veces refractarias a las terapias convencionales. Desde las primeras descripciones de la infección por VIH, se reconoció la presencia de las úlceras herpéticas perianales crónicas.

Las infecciones por los virus del herpes simple son la regla en estos pacientes, especialmente las formas de presentación orofacial, genital y perianal; de hecho son consideradas como factor de riesgo para la adquisición o la transmisión del VIH. La reactivación de las infecciones herpéticas es una de las infecciones oportunistas más comunes y puede incrementar la carga viral plasmática del VIH (figuras 3.3.1 a 3.3.3).

Al inicio de la infección por el VIH, las lesiones cutáneas herpéticas se presentan en su forma usual y son autolimitadas en una a dos semanas; pero conforme avanza la inmunosupre-

Cuadro 3.4.2 Clasificación de la infección por VIH y definición de casos de SIDA en adolescentes y adultos, de acuerdo con el *Center for Diseases Control* (CDC) de Estados Unidos

	Categorías clínicas		
Categorías según número o porcentaje de células T CD4	**A** Infección aguda asintomática o LPG	**B** Infección sintomática, sin los trastornos de A o C	**C** Trastornos indicadores de SIDA
1. ≥ 500/μL o ≥ 29%	A1	B1	C1
2. 200 a 499/μL o 14 a 28%	A2	B2	C2
3. < 200/μL o < 14%	A3	B3	C3

NOTA: Las partes en blanco corresponden a las categorías que definen el SIDA según esta clasificación.
LPG = linfadenopatía persistente generalizada.

Categoría clínica A	Categoría clínica B	Categoría clínica C
• Síndrome retroviral agudo • Infección asintomática • Linfadenopatía persistente generalizada	• Candidiasis bucofaríngea • Enfermedad inflamatoria pélvica • Herpes zóster recurrente • Leucoplaquia pilosa • Listeriosis extrapulmonar • Nocardiosis • Neuropatía periférica • Criptococosis extrapulmonar • Púrpura trombocitopénica ideopática • Síndrome constitucional	• Candidiasis en tráquea, bronquios o pulmones • Candidiasis esofágica • Carcinoma cervical invasor • Coccidoidomicosis, diseminada o extrapulmonar • Criptosporidiosis intestinal (más de un mes de duración) • Encefalopatía relacionada con VIH • Enfermedad por citomegalovirus (fuera de hígado, bazo o ganglios) • Herpes simple bucal (más de un mes de duración) o en bronquios, pulmones o esófago • Histoplasmosis, diseminada o extrapulmonar • Isosporidiasis intestinal (más de un mes de duración) • Leucoencefalopatía multifocal progresiva • Linfoma de Burkitt • Linfoma inmunoblástico • Linfoma primario encefálico • Micobacteriosis, diseminada o extrapulmonar, por *M. avium* o *M. Kansasii* • Neumonía intersticial linfoide o hiperplasia pulmonar linfoide Neumonía por P. carinni • Neumonía recurrente • Retinitis por citomegalovirus • Sarcoma de Kaposi • Septicemia recurrente por *Salmonella* • Toxoplasmosis cerebral • Tuberculosis • Síndrome de desgaste por VIH

NOTA: Las partes en blanco corresponden a las categorías que definen el SIDA según esta clasificación. LPG = linfadenopatía persistente generalizada.

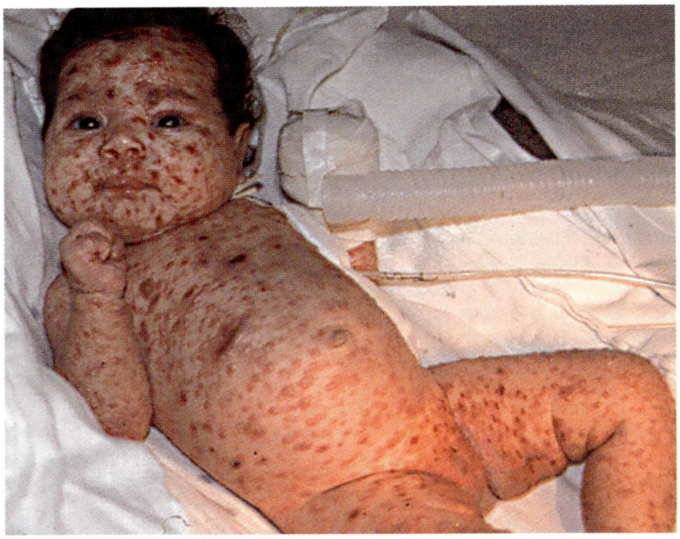

Fig. 3.4.1 Varicela grave en una niña positiva para el VIH por paso transplacentario.

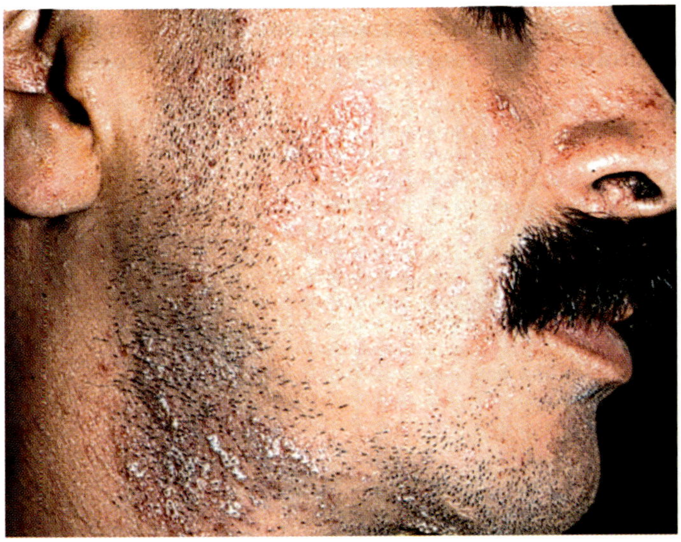

Fig. 3.4.2 Dermatitis seborreica muy florida en un paciente positivo para el VIH.

sión las recurrencias son más frecuentes, persistentes y progresivas, con úlceras dolorosas, profundas e infección bacteriana secundaria. El diagnóstico diferencial incluirá, como en casi todas las manifestaciones en estos pacientes, múltiples diferenciales, en especial de otros procesos infecciosos.

Herpes zóster. Éste puede ser la presentación inicial de la infección por VIH. La incidencia promedio es de 30% y la tasa de recurrencia es hasta de 50%. El herpes zóster en general se presenta en las etapas iniciales de la infección por VIH y las características clínicas son semejantes a lo que ocurre en la población general; sin embargo, no es raro que tenga un comportamiento más agresivo, con un mayor número de lesiones, incluyendo ampollas hemorrágicas, necrosis, ulceración y extensión a otros dermatomos (**figuras 3.3.4 a 3.3.6**).

Durante la relación sexual el VIH-1 infecta los epitelios y se adhiere a las células de Langerhans y otros macrófagos, que viajan a los ganglios linfáticos, llegan a los linfocitos-T CD4 y los infectan, con la consecuente replicación del VIH y de estos linfocitos que se liberan a la circulación.

La afección de la rama oftálmica del nervio trigémino tiene un mayor potencial de complicaciones graves: úlceras corneales, necrosis retiniana, extensión al cerebro. La duración es no menor de tres a cuatro semanas y la neuralgia posherpética surge con mayor frecuencia. Se han informado otras variantes en estos pacientes inmunodeprimidos: nódulos ulcerados y placas de aspecto vegetante localizadas o diseminadas, con evolución de semanas o meses. El diagnóstico diferencial incluye al herpes simple zosteriforme y otras infecciones, incluyendo las oportunistas.

El tratamiento es con aciclovir oral, 800 mg cada cuatro horas y en casos graves por vía intravenosa, 10 mg por kg cada ocho horas, ambos por siete a diez días. En casos refractarios se puede utilizar foscarnet.

Histopatología. Una vesícula, una úlcera o uno de los márgenes de éstas, muestra zonas de necrosis con aspecto reticulado de la epidermis y epitelio anexial; la presencia de ampollamiento intraepidérmico (que puede pasar a subepidérmico) por degeneración globosa de las células epiteliales, con marginación de su cromatina y la presencia de células acantolíticas, algunas gigantes multinucleadas ("en bolsa de canicas"), son características. La dermis exhibe cambios variables, pero en general un denso infiltrado inflamatorio mixto con linfocitos, neutrófilos y plasmocitos. Eventualmente puede identificarse vasculitis leucocitoclástica. Estos cambios son los mismos en las infecciones por herpesvirus tipos 1 o 2 y varicela-zóster (**figura 3.4.1**).

Si fuera necesario establecer la diferenciación entre ellos se puede recurrir a la reacción en cadena de la polimerasa. El tratamiento de estas lesiones con aciclovir, famciclovir o valaciclovir en general es útil y desaparece las lesiones, pero las recurrencias son extremadamente frecuentes. El aciclovir intravenoso es utilizado para las infecciones graves; el foscarnet y el cidofovir para las infecciones por cepas resistentes.

Molusco contagioso. Es otra infección viral muy frecuente (en 30%), particularmente en su forma diseminada; representa un signo de la grave inmunosupresión y en especial relacionada con cuentas de linfocitos CD4 por abajo de 200 por microlitro. Las lesiones están distribuidas en la cara y el tronco, generalmente son numerosas, deformando las regiones involucradas. Las lesiones se autoinoculan, en especial en la zona de la barba y el bigote por el traumatismo del rasurado. El diagnóstico no es difícil, pero es necesario tener en cuenta otras infecciones, principalmente la criptococosis (**figuras 3.2.1 y 3.2.2**).

Para su tratamiento, las lesiones pueden ser destruidas con nitrógeno líquido, curetaje y electrofulguración, rayo láser, etcétera. Recientemente han sido de utilidad el cidofovir tópico o sistémico, así como el imiquimod tópico. Los esquemas antirretrovirales han logrado reducir el número de las lesiones, a la par con una mejoría general.

La leucoplaquia oral "vellosa" es prácticamente un marcador de la infección por VIH, con una frecuencia hasta de 50% en algunas de las poblaciones afectadas. Clínicamente presenta una o algunas placas blanquecinas o grisáceas, hiperplásicas, en la cara lateral de la lengua, uni o bilaterales; puede extenderse a la superficie ventral o dorsal de la lengua, y rara vez a la mucosa oral o el paladar. El virus de Epstein-Barr (miembro de la familia herpesvirus) es el agente etiológico, aunque se han mencionado otros factores adyuvantes.

La candidosis seudomembranosa es el principal diagnóstico diferencial, pero la leucoplaquia vellosa no se desprende con el abatelenguas. Las lesiones tienden a involucionar después de iniciada la terapia antiviral para la infección por VIH.

La destrucción de los linfocitos-T CD4 es consecuencia no sólo de la citólisis inducida por el virus, sino también por la respuesta inmunitaria por parte de las células citotóxicas. La expansión y la diseminación del VIH aumenta y el número de linfocitos-T CD4 disminuye, lo que guarda relación directa con el progreso y la gravedad de la enfermedad.

Virus del papiloma humano (VPH). Las verrugas, en sus diversas presentaciones clínicas, inclusive los condilomas acuminados, en el paciente infectado con VIH son más numerosas, de mayor tamaño y más resistentes a los tratamientos que en la población normal. Los VPH tipos 16, 18, 31, 33, 35 son oncogénicos, tanto en el cérvix uterino como en el varón homosexual, como causantes de neoplasia intraepitelial anogenital (NIAG) o ya carcinoma invasor (**figura 3.1.1 a 3.1.11**).

▶ Infecciones micóticas

Son extremadamente frecuentes; la candidosis orofaríngea en ausencia de factores locales o causas generalizadas, como p. ej., la diabetes mellitus, puede ser considerada un marcador para esta enfermedad. La prevalencia está en relación con el grado de inmunosupresión: 15% en el tercer año de la seroconversión, hasta 100% en las etapas avanzadas. La infección orofaríngea puede extenderse a la mucosa esofágica, o la esofagitis candidósica ser la única manifestación de la infección por el VIH. Candida albicans es el patógeno habitual, pero también se han identificado otras especies y en algunos enfermos pueden aislarse varias a la vez. Las lesiones pueden adoptar algunos patrones clínicos: más común es la candidosis seudomembranosa con placas blanquecinas sobre una base eritematosa; la candidosis eritematosa o "atrófica" con lesiones eritematosas en el paladar duro y blando; otra variante es la candidosis hiperplásica, con placas blanquecinas de aspecto vegetante distribuidas en especial en el dorso de la lengua, y la queilitis angular con eritema, erosión y seudomembranas blanquecinas. El ardor y dolor bucal son los síntomas más comunes así como la disfagia en aquellos con afección esofágica.

Otras localizaciones de candidosis de repetición en estos pacientes son las zonas de los pliegues: intertrigo candidósico; en las mujeres la candidosis vaginal y alrededor de las uñas de las manos: paroniquia, en especial en la población infantil.

El diagnóstico en general no es difícil; sin embargo, en algunos casos habrá que considerar otros diferenciales: leucoplaquia oral "pilosa" (infección por virus de Epstein- Barr); lesiones neoplásicas iniciales (Kaposi, linfomas); infecciones por herpesvirus. El tratamiento incluirá antimicóticos tópicos y generales. Las recaídas son la regla, por lo que es necesario establecer medidas profilácticas.

Malassezia sp está considerado como el agente causal de la dermatitis seborreica en estos individuos, que está caracterizada por una mayor incidencia, extensión e intensidad de las manifestaciones que la encontrada en la población general: eritema y descamación a nivel de las cejas, pestañas, pliegues nasogenianos, barba, bigote, tórax y en ocasiones región púbica, rápidamente progresiva, refractaria y recurrente (**figura 3.4.2**).

Histopatológicamente difiere de la forma clásica, por presentar necrosis focal de queratinocitos, infiltrado perivascular con neutrófilos, células plasmáticas y cariorrexis. Algunos investigadores han considerado que la dermatitis seborreica antes mencionada debe ser incluida como un marcador cutáneo de la infección viral. Los antimicóticos tópicos de amplio espectro como los azoles y las alilaminas mejoran el proceso; las recaidas son frecuentes.

La infecciones por dermatofitos usualmente no son más comunes que en la población general; sin embargo, la afección ungueal es más frecuente y en especial la onicomicosis subungueal proximal, que es considerada común en estos enfermos, e incluso un marcador de inmunosupresión. Ésta se caracteriza por una lesión blanca al nivel de la porción proximal de la uña de los pies o las manos, la cual posteriormente cubrirá toda la uña. El agente etiológico usual es *Tricophyton rubrum*. La foliculitis por dermatofitos en la piel cabelluda (tiña de la piel cabelluda) también se ha observado asociada con esta pandemia. El tratamiento con terbinafina, fluoconazol o itraconazol, en general logrará la curación clínica y micológica de estos padecimientos.

Algunas micosis generalizadas con relativa frecuencia se manifiestan por lesiones cutáneas de diversa índole y no rara vez son diagnosticadas equívocamente, p. ej. las lesiones de criptococosis diseminada han sido mal interpretadas como molusco contagioso, verrugas virales, furunculosis, por lo que es necesario mantener un margen amplio de diagnósticos diferenciales en estos casos.

▶ Infecciones parasitarias

La infestación por *el Sarcoptes scabiei* variedad *hominis* se observa con relativa frecuencia, pero sobre todo con un aspecto morfológico especial (compartido por otros estados de depresión inmunológica), la denominada escabiasis noruega o costrosa, términos inadecuados, y probablemente mejor designada como escabiasis queratósica o psoriasiforme, la cual se caracteriza por la infestación masiva de ácaros (**figuras 3.4.3 a, b, c, d**) y clínicamente por eritema difuso acompañado de marcada queratosis, en especial

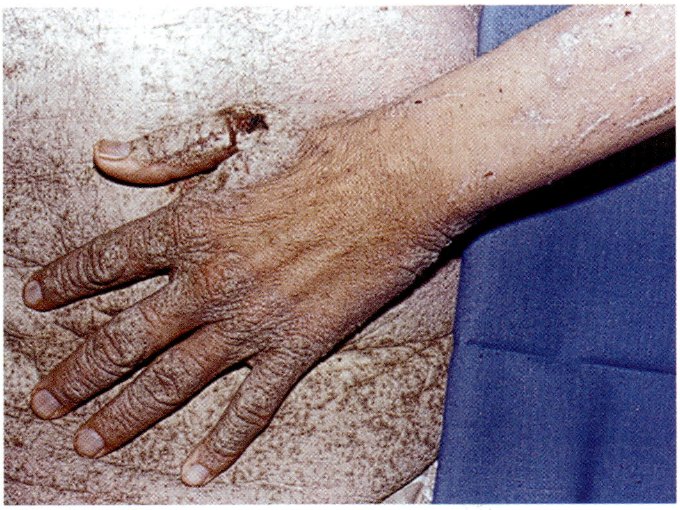

Fig. 3.4.3 a

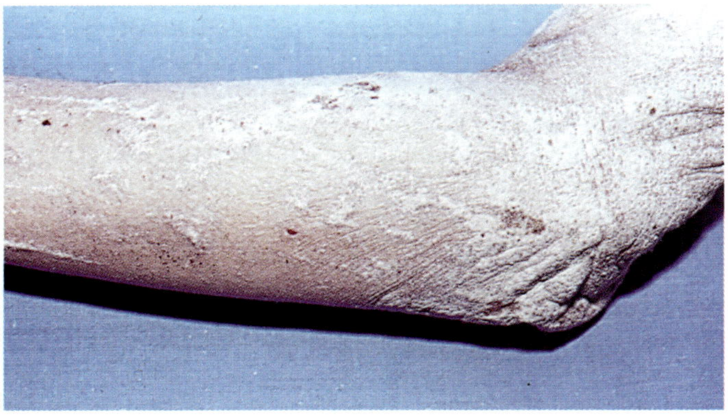

Fig. 3.4.3 b

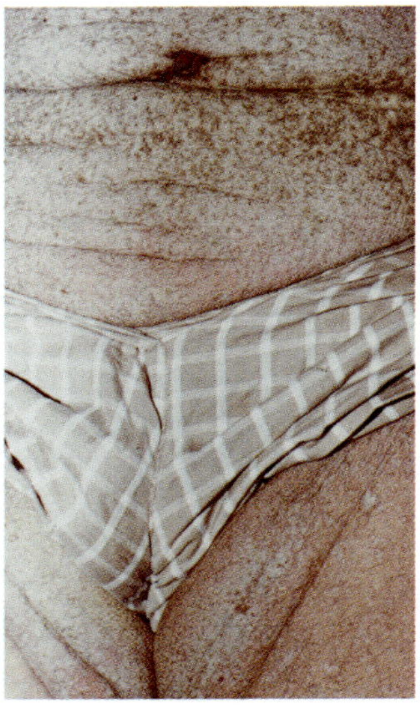

Fig. 3.4.3 c

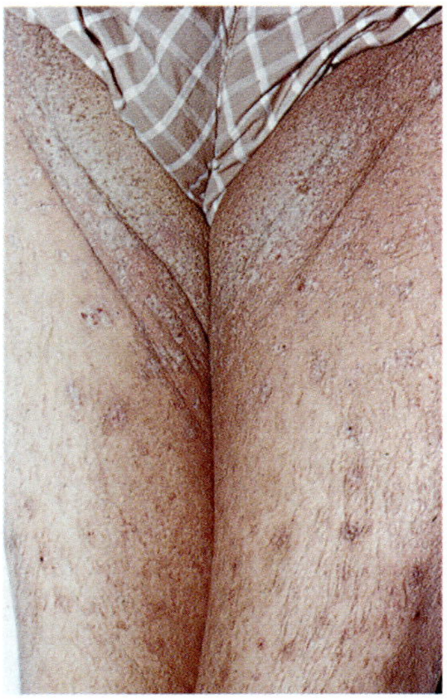

Fig. 3.4.3 d

Fig. 3.4.3 Escabiasis queratósica o "Noruega" en un paciente con SIDA; es poco el prurito y la cantidad de ácaros es inmensa: **a y b)** extremidad superior, el abdomen y los muslos; **c y d)** exhiben dicho aspecto queratósico más que costroso, en lugar de las pápulas pruriginosas de la escabiasis usual.

a nivel de palmas y plantas, fisuras, mínimo prurito y frecuentemente con infección bacteriana agregada (ver también capítulo 5).

Clínicamente el aspecto es semejante a otras enfermedades, como la psoriasis eritrodérmica, la enfermedad de Darier, las infecciones oportunistas diseminadas, y los cuadros de bromoderma o yododerma. El tratamiento incluye la aplicación de las medidas generales habituales (aislamiento, por el peligro potencial de producir epidemia de escabiasis); el uso de lindano o permetrina tópicos y agentes queratolíticos; recientemente el empleo por la vía oral de ivermectina en dosis de 250 a 400 mcg por kg de peso, en general dos dosis con intervalo de una semana, ha resultado exitoso.

La amibiasis por *Acanthamoeba* está bien documentada en este grupo de pacientes, aunque por fortuna es excepcional; más rara aún es la participación de *E. histolytica*.

▸ Infecciones bacterianas

Las causadas por cocos piógenos, como el impétigo, la celulitis y la erisipela son comunes, y nuevamente, en general son más graves y más expresivas que en el resto de la población.

La sífilis también adopta un curso más violento, con los periodos de silencio clínico más cortos y la progresión a las formas terciarias o tardías más rápida; la serología con frecuencia da falsos negativos; hay más recidivas, a pesar de los tratamientos.

Las infecciones por micobacterias atípicas son también mayormente expresivas y exhiben caracteres clínicos que distraen al clínico.

Es importante señalar que desde hace dos décadas despertó la atención una enfermedad previamente desconocida, la angiomatosis bacilar, padecimiento angioproliferativo secundario a la infección por bacilos gramnegativos del género *Bartonella*: *B. henselae* y *B. quintana*, agentes etiológicos también de la enfermedad por arañazo de gato (*vide infra*).

▸ Enfermedades proliferativas

Se han descrito enfermedades proliferativas primarias de la piel, usualmente malignas, epiteliales (carcinomas) y no epiteliales (melanocíticas y linfocíticas) en asociación con el SIDA. No obstante, son dos las que mayor significado adquieren dentro de este contexto y han estimulado un gran interés en su etiopatogenia, así como en el tema mismo de la patología de las proliferaciones vasculares de la piel. Estas dos enfermedades son de diferenciación vascular, una de origen bacteriano y la otra viral.

La angiomatosis bacilar (AB), o epitelioide para algunos por su morfología celular, fue descrita por Stoler et al. en 1983, en un hombre de 32 años de edad con SIDA, quien presentaba múltiples nódulos subcutáneos, no dolorosos, de 2 a 6 cm de diámetro, en la cabeza y las extremidades; histopatológicamente estos nódulos mostraban proliferación de células endotelia-

Cuadro 3.4.3 Criterios clínicos e histopatológicos de la Angiomatosis bacilar y del Sarcoma de Kaposi

Criterios	Angiomatosis bacilar	Sarcoma de Kaposi
Clínicos		
Topografía	Preferentemente en tronco	Preferentemente en extremidades
Morfología	Pápulas y nódulos	Fases: mancha-placa-nódulo
Número	Variable, de uno a incontables	Usualmente son incontables
Consistencia	Friable	Firme
Base	Con collarete epitelial	Sin collarete
Sensibilidad	Dolorosos	Excepcionalmente dolorosos
Blanqueamiento a la presión	Constante	Nulo
Tendencia a la hemorragia	Fácil y profusa	Mínima
Coexistencia con osteólisis	Frecuente	Excepcional
Respuesta a antibióticos	Favorable	Nula
Respuesta al interferón–α	Nula	Favorable
Histopatológicos		
Silueta	Exofítica tumoral	Plana o exofítica
Collarete	Constante	Excepcional
Luces vasculares	Redondas u ovales	Hendiduras, fusiformes
Célula endotelial	Epitelioide	Plana
Glóbulos eosinófilos	Ausentes	Abundantes
Eritrocitos extravasados	Escasos	Abundantes
Material grumoso en los vasos	Constante	Ausente
Microorganismos	Evidentes con Warthin-Starry	Herpesvirus 8 (no evidentes)
Células inflamatorias	Neutrófilos	Plasmocitos
Células endoteliales atípicas	Comunes	Excepcionales

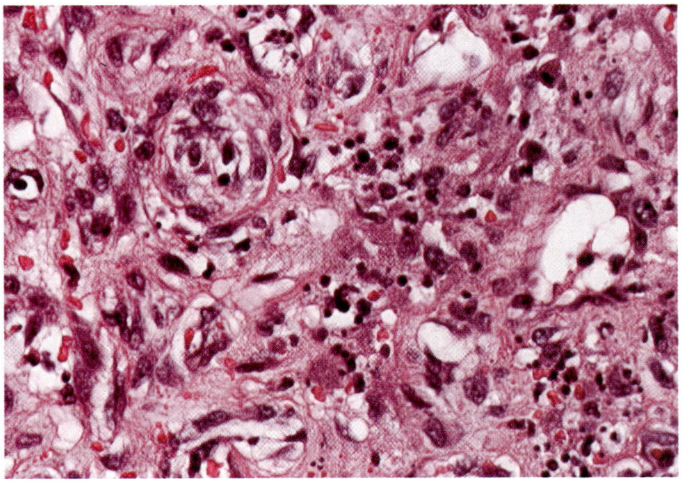

Fig. 3.4.4 Angiomatosis bacilar; las luces vasculares son redondas y ovales, las células endoteliales son de aspecto epitelioide y hay material grumoso basófilo (extremo derecho, parte media).

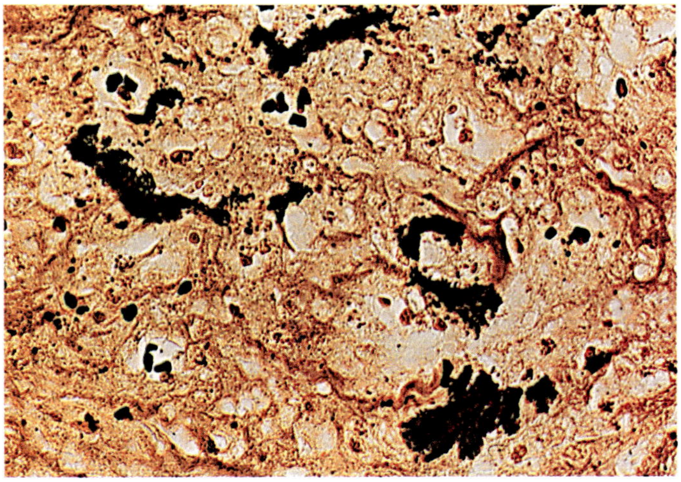

Fig. 3.4.5 Con la tinción de Warthin-Starry el material grumoso demuestra la presencia de *Bartonella sp.*

les epitelioides dentro de una trama de canales vasculares; por medio de la tinción de Warthin-Starry se identificaron formas bacilares que confirmaron con el microscopio electrónico, ya que visualizaron estructuras trilaminares en la pared de estas bacterias. Pocos meses después Wear et al. en los Institutos de Patología de las Fuerzas Armadas, demostraron esa misma bacteria como la causa de la enfermedad por arañazo de gato (**figura 3.4.4 y 3.4.5**).

Las lesiones nodulares de la AB pueden surgir en cualquier sitio y en cualquier órgano, responden muy bien y pronto a los antibióticos, como la eritromicina en dosis de 500 mg cada 6 h, o doxicilina en 100 mg cada 12 h por vía oral, de tres a cuatro semanas, pero sin tratamiento pueden acabar con la vida del enfermo también en poco tiempo.

La AB fue confundida o interpretada por algunos como formas del sarcoma de Kaposi (**figura 3.4.6 y 3.4.7**), pero un cuidadoso análisis de sus características anatómicas clínicas y microscópicas permite distinguirlas razonablemente (**tabla 3.4.3**).

Para revisar el tema sobre el sarcoma de Kaposi más extensamente se sugiere pasar al capítulo 19.

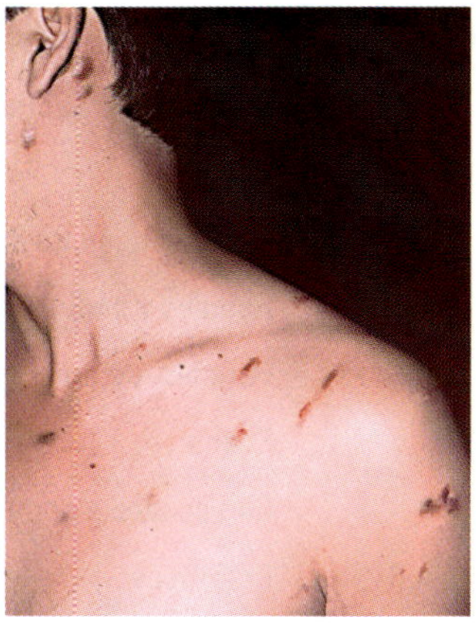

Fig. 3.4.6

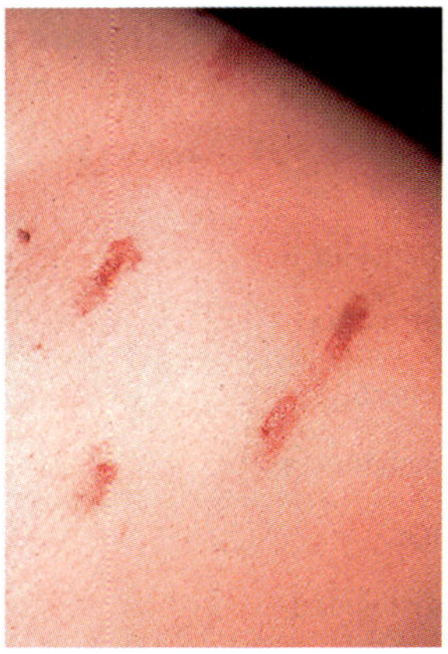

Fig. 3.4.7

Fig. 3.4.6 Lesiones incipientes, lineales, de sarcoma de Kaposi, en un paciente con SIDA. **Fig. 3.4.7** Acercamiento del mismo paciente de la figura anterior, que permite observar con mayor detalle las lesiones en fase de mácula y placa del sarcoma de Kaposi.

▶ Enfermedades inflamatorias diversas

Algunas patologías cutáneas inflamatorias son más comunes que lo observado en la población general; tal es el caso de las úlceras aftosas recurrentes menores y mayores, al nivel de la cavidad oral, causa frecuente de dolor y disfagia, que condicionan pérdida del apetito y la consecuente desnutrición, tan común en estos enfermos. El diagnóstico es difícil, ya que deberán excluirse otras afecciones: úlceras herpéticas o por otros agentes infecciosos, úlceras neoplásicas; siendo necesario realizar una biopsia en un alto porcentaje de los pacientes. Una vez descartadas otras causas, los esteroides tópicos, en ocasiones por vía general, o la talidomida en 100 a 200 mg al día, son de beneficio en casi todos los enfermos.

Dermatitis de la interfase es el término empleado y popularizado por Ackerman en su tratado ya clásico (1978), para hacer referencia a una serie de enfermedades inflamatorias de la piel que borran la unión dermo-epidérmica; pueden ser de tipo vacuolar o de tipo liquenoide, el arquetipo de este último es el eritema polimorfo. Por observar estos cambios microscópicos del tipo vacuolar en la interfase de la piel de 25 enfermos con SIDA, Rico et al., en 1987, llamaron la atención hacia un grupo de erupciones, poco específicas clínicamente, que simulan reacciones adversas a medicamentos y que ellos denominaron dermatitis de interfase en el enfermo con VIH/SIDA.

También la psoriasis parece tener una mayor incidencia y gravedad en su presentación clínica, inclusive los estados eritrodérmicos, en el sujeto infectado por VIH. Por lo que para aquellas personas en riesgo alto de infectarse con VIH (médicos, paramédicos, laboratoristas, individuos promiscuos, drogadictos), la aparición súbita o el deterioro rápido de la psoriasis podrían ser una señal clínica muy importante de infección. También existe un incremento en la prevalencia de la artritis psoriásica y al parecer del síndrome de Reiter (uretritis, conjuntivitis, artritis y lesiones mucocutáneas).

La foliculitis eosinofílica es considerada por algunos como un marcador de la infección por VIH hasta no demostrar lo contrario, y difiere de la forma idiopática por una mayor extensión del proceso (cara y tronco), con lesiones del tipo pápulas foliculocéntricas, eritematosas y en ocasiones pustulosas, acompañadas de prurito intenso, excoriaciones, e hiper e hipopigmentación residuales. La histopatología de estas lesiones exhibe un infiltrado inflamatorio predominantemente de eosinófilos, involucrando el folículo pilosebáceo.

Otros diagnósticos que han de considerarse incluyen al prurigo por insectos, la escabiasis, la pediculosis del cuerpo y las reacciones adversas a los fármacos. Se ha observado una respuesta favorable con la fototerapia: luz ultravioleta B de banda angosta, PUVA, así como a la prednisona por vía oral por dos o tres semanas, el itraconazol, la isotetrinoína y el metronidazol.

El prurito generalizado y la ictiosis adquirida son poco frecuentes, y probablemente sean secundarios a una diatesis atópica preexistente, desnutrición, síndrome de desgaste y reacciones adversas a los medicamentos.

▶ Reacciones adversas a medicamentos

La incidencia de reacciones adversas a fármacos está incrementada en esta población de pacientes, en especial conforme avanza la inmunosupresión. El porcentaje aproximado es de 30 a 40% y la mayor parte de los cuadros son de tipo exantemático y, en menor grado, el eritema multiforme, el síndrome de Stevens-Johnson y el síndrome de Lyell.

Los medicamentos más comúnmente involucrados son las sulfonamidas (especialmente cotrimaxol) y las penicilinas, ocurriendo en general en las primeras dos semanas de iniciada la administración. En la etiopatogénesis se ha mencionado la infección o reactivación de los virus de Epstein-Barr y citomegalovirus, así como la hiperactividad de los linfocitos-B, entre otros factores. La suspensión del medicamento es suficiente en la mayoría de los casos. Se ha logrado la desensibilización en aquellos pacientes en quienes el fármaco es indispensable.

Con lo expuesto en estas líneas pretendemos que el estudiante de medicina, el médico general y aun el especialista en diversas ramas de la medicina puedan advertir la importancia que representan las lesiones cutáneas como marcador potencial para sospechar o sugerir la presencia de la infección por el VIH, e incluso del grado de inmunosupresión en estos pacientes; asimismo cómo enfermedades descritas hace más de un siglo, p. ej. el sarcoma de Kaposi, han despertado un nuevo y mayor interés.

Con el advenimiento de la terapia antirretroviral altamente activa (HAART, por sus siglas en inglés), se ha documentado el síndrome inflamatorio de reconstitución inmune (IRIS, por sus iniciales en inglés), que se presenta en un 10-25% de los sujetos sometidos a dicho régimen.

En un estudio retrospectivo sobre el tema se encontró que alrededor de 50-75% de éstos pacientes desarrollan afecciones cutáneas. Las más significativas fueron las siguientes (no exhibidas previamente por el paciente): dermatitis seborreica, herpes ano-genital, acné, tiñas, foliculitis, sarcoma de Kaposi, herpes zóster, condilomas, eccemas, molusco contagioso, verrugas plantares y pitiriasis versicolor. Interesantemente estos cambios fueron más frecuentes en las mujeres que en los hombres.

Diagnóstico. Ante la sospecha clínica es necesario confirmar el diagnóstico mediante pruebas de laboratorio, con el fin de detectar anticuerpos contra el VIH en el suero por alguno de estos métodos: ensayo inmunoenzimático o ELISA, que posee alta sensibilidad y especificidad, arriba de 95%, lo que conviene comprobar por otros medios, como el denominado *Western blot.* Otros más específicos y sofisticados son la determinación del antígeno viral, el cultivo del virus y la reacción en cadena de la polimerasa (PCR, por sus siglas en inglés).

Tratamiento. El tratamiento del SIDA debe estar a cargo de un equipo médico bien preparado y con experiencia, en el que el infectólogo debe ser el principal actor, en asociación con internistas (ya sea pediatras o del adulto), con la participación del dermatólogo, del neumólogo, del gastroenterólogo, del farmacólogo y otros.

Por lo mismo, se han constituido clínicas y servicios especializados en esta enfermedad, situados en las diversas unidades hospitalarias; éstos a su vez, al incorporar al paciente a su casuística, lo registran y dan aviso a las autoridades para fines epidemiológicos.

El propósito es prolongar la vida del enfermo y, en la medida de lo posible, con calidad; se han desarrollado por ello, medicamentos para el SIDA que en los últimos años han aumentado, haciendo su uso más complejo. Se cuenta con inhibidores de la transcriptasa inversa: zidovudina o AZT, zalcitabina o ddC, didanosina o ddI, lamivudina o 3TC, stavudina o d4T, abacavir; inhibidores no-nucléosidos de la transcriptasa inversa: nevirapina, delavirdina, efavirenz; inhibidores de proteasa: indinavir, ritonavir, saquinavir, nelfinavir.

Lecturas recomendadas

1. Bos T, Somers KD: Microbiología y enfermedades infecciosas. México: McGraw-Hill Interamericana; 2008.
2. Brown TJ, Yen-Moore A, Tyring SK. An overview of sexually transmitted diseases. Part 1. J Am Acad Dermatol 1999;41:511-529.
3. Cockerell CJ, Whitlow MA, Webster GF, et al. Epithelioid angiomatosis, a distinct vascular disorder in patients with AIDS of ARC. Lancet 1987;2:654-656.
4. Crumpacker CS. Herpes simplex. En: Freedberg IM, Eisen AZ, Wolff K, et al. (eds.). Fitzpatrick's Dermatology in general medicine, 5th ed. New York: McGraw-Hill; 1999. p. 2414-2426.
5. Ebede TL, Zippin JH: Varicella virus and the herpes zoster vaccine. J Drug Dermatol 2008;7:1173-1176.
7. Fazel N, Wilczynski S, Lowe L, Su LD. Clinical, histopathologic and molecular aspects of cutaneous human papillomavirus infections. Dermatol Clin 1999; 17:521-538.
8. Freedberg IM, Eisen AZ, Wolff K, et al. (eds.). Fitzpatrick's Dermatology in general medicine: Viral and rickettsial diseases, 5a. ed. New York: McGraw-Hill. 1999.
9. Hutchinson DJ, Klein KC. Human papillomavirus disease and vaccines. Am J Health Syst Pharm 2008;65:2105-12.
10. Kakourou T, Theodoridou M, Mustrou G, et al. Herpes zoster in children. J Am Acad Dermatol 1998;39:207-210.
11. LeBoit P, Berger T, Egbert B, et al. Epithelioid angiomatosis-like vascular proliferation in AIDS: manifestation of cat scratch disease bacillus infection? Lancet 1988;1:960-963.
12. Magaña GM. Angiomatosis (epitelioide) bacilar. Una peculiar manifestación vascular en el síndrome de inmunodeficiencia adquirida. Dermatol Rev Mex 1990;34:111-117.
13. Magaña GM, Vázquez R, González CN. Dermatología pediátrica en el Hospital General. Frecuencia de las enfermedades de la piel del niño en 10,000 consultas, 1990-1994. Rev Med Hosp Gral Mex 1995;58:124-130.
14. McCray M, Severson J, Tyring S. Varicella zoster virus. J Am Acad Dermatol 1999;41:1-16.
15. Milburn IB, Brandsma JL, Goldsman CI. Disseminated warts and evolving squamous cell carcinoma in a patient with acquired immunodeficiency syndrome. J Am Acad Dermatol 1988;19:401-405.
16. Muñoz MA. Manifestaciones cutaneomucosas en pacientes VIH positivos: incidencia, correlación clínica, inmunológica y dermatopatológica en 1161 pacientes. Actas Dermatosifilogr 1999;90:11-20.
17. Murray PR, Rosenthal KS, Pfaller MA: Microbiología médica. 5ª. ed. Madrid: Elsevier; 2006. p. 491-697.
18. ONUSIDA. Informe sobre la epidemia mundial del VIH/SIDA 2002. Disponible en: URL: http://www.unaids.org
19. Osei-Sekyere B, Karsaedt AS: Immune reconstitution inflammatory syndrome involving the skin. Clin Exp Dermatol 2010;35:447-81.
20. Ponce de León S, Rangel FS (eds.). SIDA. Aspectos clínicos y terapéuticos. México: McGraw-Hill Interamericana; 2000.

21. Porter CD, Blake NW, Archald LC, et al. Molluscum contagiosum virus types in genital and nongenital lesions. Br J Dermatol 1989;120:37-40.
22. Rico MJ, Kory WP, Gould EW, Penneys NS. Interface dermatitis in patients with the acquired immunodeficiency syndrome. J Am Acad Dermatol 1987;16:1209-1218.
23. Stoler MH, Bonfiglio TA, Steigbigel RT, Pereira M. An atypical subcutaneous infection associated with acquired immune deficiency syndrome. Am J Clin Pathol 1983:714-718.

Capítulo
4

Enfermedades bacterianas

Sección II

Contenido

Las enfermedades de etiología bacteriana que involucran a la piel constituyen un capítulo muy amplio, por lo que en este texto revisaremos aquellas que, por su frecuencia, son de mayor relevancia.

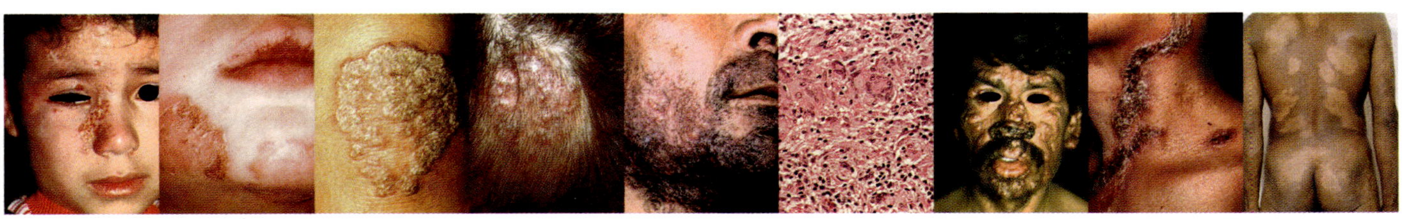

4.1 Impétigos

Conceptos clave

- Los impétigos, también denominados *piodermias*, son infecciones bacterianas de la piel causadas primariamente por bacterias Grampositivas, usualmente *Staphyloccocus aureus y Streptoccocus sp.*, frecuentemente S. *pyogenes*.
- Una proporción de sujetos (20%) es continuamente colonizada por *S. aureus* (en las fosas nasales, la faringe, las axilas, el perineo, y las manos), y por ello puede funcionar como portadora de esta bacteria.
- Existen condiciones propicias para que el *S. aureus* ejerza su efecto patógeno, a saber: los tratamientos con inmunosupresores, la dermatitis atópica, los estados eritrodérmicos, la diabetes mellitus descompensada, las soluciones de continuidad, y las enfermedades precedentes de las vías aéreas altas, de los oídos y de los ojos.
- Las enfermedades causadas por estas bacterias pueden ser locales y supurativas (como el impétigo, la foliculitis y la celulitis), o bien, generales y no-supurativas sino causadas por toxinas (tal es el caso de la escarlatina, el síndrome del pseudochoque tóxico y el síndrome estafilocóccico de la piel escaldada).
- El *S. aureus* también es el causante de la osteomielitis y la endocarditis por vía hematógena.
- Para el tratamiento deben indicarse antibióticos de administración local y/o general.

Las bacterias más frecuentemente involucradas en las infecciones de la piel son: *Staphylococcus aureus, Staphylococcus epidermidis, Streptococcus betaemolítico, Pseudomonas aureoginosa, Escherichia coli, Klebsiella sp, Entorobacter sp, Proteus sp, Providencia sp* y *Serratia sp*.

En el momento del nacimiento la piel humana es rápidamente colonizada por una amplia variedad de bacterias que permanecen como comensales en la epidermis y los anexos. Una de las bacterias más representativas es el *Staphylococcus epidermidis* (coagulasa negativo).

El *Staphylococcus aureus* (coagulasa positivo) produce enfermedades supurativas, como impétigo costroso, foliculitis, abscesos, etcétera; pero también enfermedades no supurativas que están condicionadas por sus toxinas: enfermedad de Ritter, síndrome del choque tóxico, impétigo ampolloso.

En 1903, los estreptococos se reconocieron como capaces o no de hidrolizar a los eritrocitos; los primeros se clasificaron como alfa, beta y gamma hemolíticos. En la década de 1930 a 1940, Lancefield diferenció inmunológicamente a los beta y los denominó con las letras A a la O. La mayoría de los estreptococos patógenos para el hombre figuran dentro del grupo A.

El *Staphyloccocus aureus* (coagulasa positivo) también es causa de enfermedades generales y graves, tales como: ectima, escarlatina, síndrome del pseudochoque tóxico, síndrome estafilocóccico de la piel escaldada, osteomielitis y endocarditis por vía hematógena.

El *Streptococcus pyogenes* pertenece al grupo A y es capaz de producir enfermedades supurativas como abscesos e impétigos, pero también enfermedades no supurativas, que a su vez pueden ser por toxinas (escarlatina, síndrome del pseudochoque tóxico) o por mimetismo molecular (fiebre reumática y glomerulonefritis), particularmente la cepa M-1.

Dentro del extenso capítulo de las enfermedades bacterianas, ya sean primarias o secundarias (aquellas que complican a otra enfermedad), las más frecuentes, por mucho, son las causadas por cocos grampositivos, específicamente por *Staphylococcus aureus,* y en menor proporción por *Streptococcus pyogenes*. De ellas revisaremos en este texto las que son más repetidamente observadas en la práctica.

Impétigos

Definición. Los impétigos son infecciones superficiales de la piel, causadas por bacterias grampositivas y caracterizadas clínicamente por la presencia de ampollas y/o costras serosas. El término impétigo proviene del latín y significa *ataque*.

Microscópicamente los impétigos exhiben ampollamiento intraepitelial, subcorneal, con infiltrado linfocitario perivascular superficial en la dermis, con neutrófilos y algunos eosinófilos y por lo mismo deberán diferenciarse de los pénfigos foliáceo y seborreico, también conocido como eritematoso o de *Senear-Usher*.

Caracteres clínicos. En la consulta dermatológica pediátrica del Hospital General de México ocupan el lugar 18 en frecuencia (1.01%). Hace 50 años, en la consulta dermatológica general, los impétigos ocupaban el tercer lugar (7.9%) de frecuencia en la misma institución. En el adulto es más común el impétigo complicando a otra enfermedad de la piel (impétigo secundario).

Tradicionalmente se reconocen dos tipos de impétigo: el denominado ampolloso, condicionado principalmente por *Staphylococcus aureus,* y el mal denominado "contagioso", determinado predominantemente por *S. aureus* y menos frecuentemente por *Streptococcus pyogenes* (beta-hemolítico).

Conviene señalar, primeramente, que ambos tipos de impétigo se inician con vesículas subcorneales, pero en el denominado contagioso o de *Tilbury-Fox*, éstas se rompen pronto y muy fácilmente, por lo cual pocas veces se identifican de forma clínica, aunque al microscopio dichas vesículas intraepidérmicas son evidentes. Por lo tanto, las denominaciones "ampolloso" y "contagioso" son poco precisas y no contrastan, pues ambos tipos de impétigo son enfermedades contagiosas y también vesiculosas.

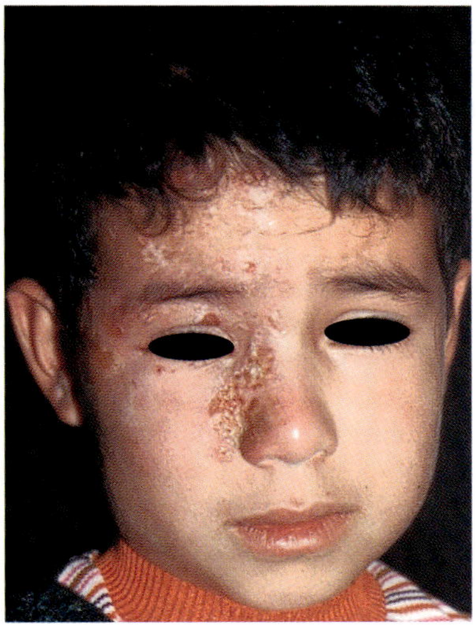

Fig. 4.1.1

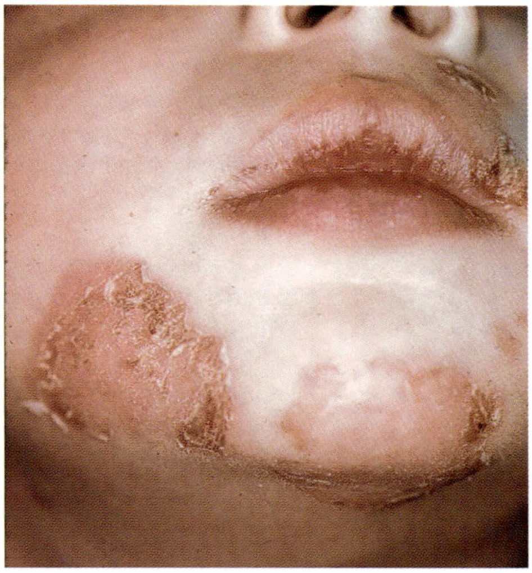

Fig. 4.1.2

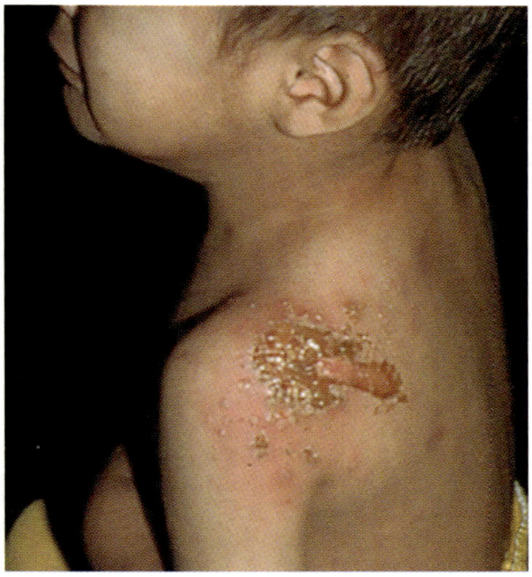

Fig. 4.1.3

Fig 4.1.1 Impétigo costroso, aspecto clínico habitual: en la niñez, en la cara, alrededor de orificios naturales, zonas denudadas y costras mielicéricas, "como la miel y la cera". **Fig. 4.1.2** Impétigo costroso, similar aspecto clínico al de la figura previa, pero predomina la descamación como reducto del ampollamiento. **Fig. 4.1.3** Impétigo costroso, aspecto florido en la zona escapular de este preescolar.

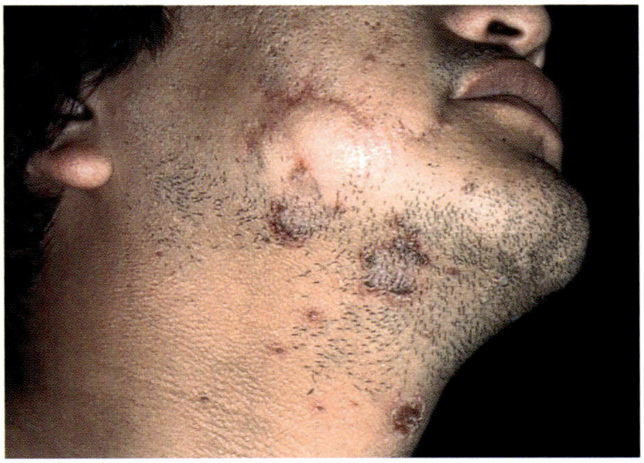

Fig. 4.1.4 Impétigo con disposición circinada de las lesiones; se trata de un adulto, evento raro.

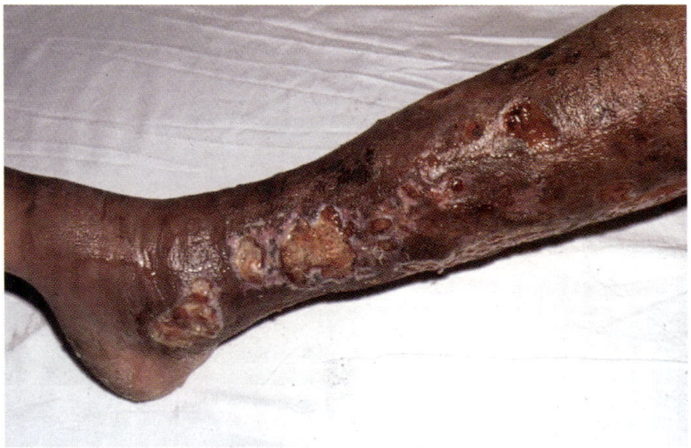

Fig. 4.1.5 Ectima, presentación característica: en las piernas, úlceras bien definidas, en un sujeto con diabetes mellitus descompensada.

En nuestra opinión, es más lógico denominar a estas dos afecciones de acuerdo con el tipo de lesión que predomine: impétigo **ampolloso** e impétigo **costroso**. De cualquier manera, lo importante es saber reconocerlos y tratarlos.

La localización puede ser cualquiera, pero es más común en la cara, principalmente alrededor de los orificios naturales, como la nariz, la boca, los ojos y los oídos, y menos frecuente en los genitales externos o el ano. Ambos tipos de impétigo se diseminan con facilidad a otras zonas del cuerpo por autoinoculación debida al rascado, pues es usual el prurito. Continuamente hay aparición de nuevas lesiones si no se establece el tratamiento. Son muy aparatosas clínicamente e impresionan como de gravedad, pero el estado general del niño no se ve afectado.

El **impétigo costroso (contagioso)** o **de Tilbury-Fox** es el más común (70%); se observa a manera de áreas denudadas por el fácil rompimiento de las vesiculas y costras serosas, que recuerdan al barniz y son de color miel, por lo que tradicionalmente se les ha denominado "costras mielicéricas", ya que semejan a la miel y a la cera (**figura 4.1.1 a 4.1.4**). Ciertas condiciones que trastornan la integridad de la epidermis proveen una puerta de entrada a la bacteria: tiñas, piquetes de insecto, excoriaciones, laceraciones.

Dejado a su evolución natural, el impétigo costroso remite y excepcionalmente continúa su crecimiento y puede llegar a producir ulceración más profunda, constituyendo otra piodermia denominada ectima, que se caracteriza por úlceras de bordes netos, como en "sacabocados", en las piernas, propias del individuo diabético y mal cuidado; en algunos casos el impétigo cede ante los mecanismos de defensa del huésped (**figura 4.1.5**).

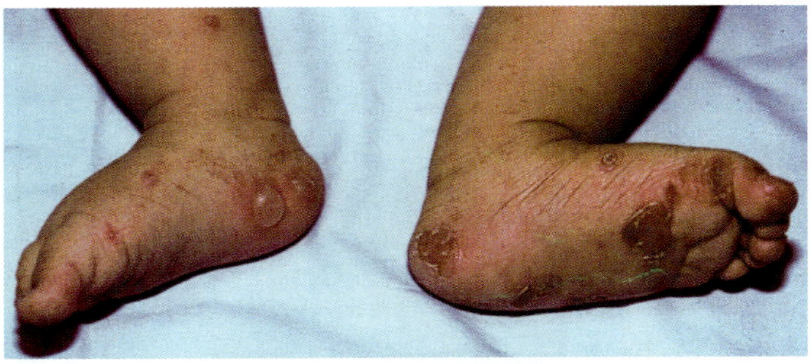

Fig. 4.1.6 Impétigo ampolloso en un lactante menor; deberá diferenciarse de la epidermólisis ampollosa y en el recién nacido de la sífilis congénita.

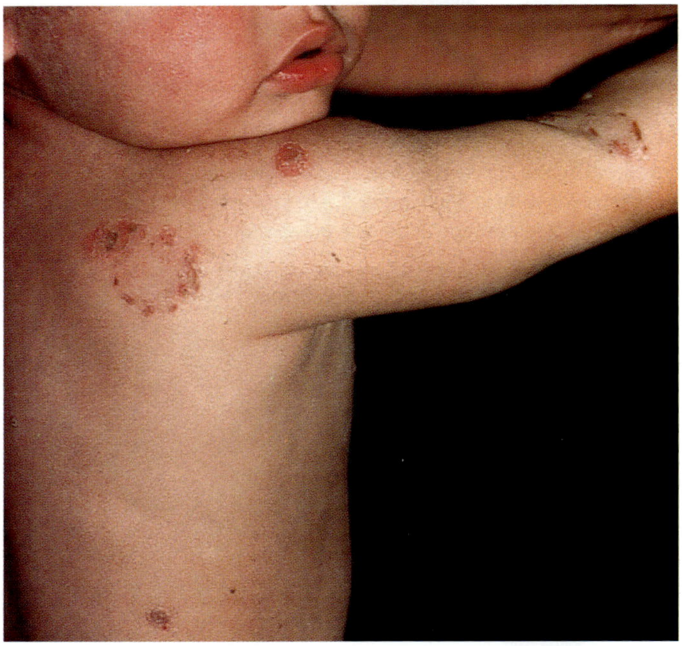

Fig. 4.1.7 Impétigo costroso y ampolloso.

El **impétigo ampolloso** se denomina así porque exhibe predominantemente ampollas, de forma circular u oval, desde milímetros a 1 o 2 cm, sobre una piel que característicamente no es eritematosa, dato que ayuda mucho al diagnóstico; estas vesículas y ampollas también se rompen de manera fácil, pues son igualmente intraepidérmicas, subcorneales, pero dejan zonas denudadas y excepcionalmente observamos costras serosas (**figura 4.1.6 y 4.1.7**).

Condicionado por *S. aureus* (fago del grupo II serotipos 55-71), éste es capaz de producir toxinas exfoliativas, "las exfoliatinas A y B", que generan, además de los impétigos, otras dos enfermedades: el síndrome estafilocócico de la piel escaldada o enfermedad de Ritter y la escarlatina estafilocócica.

Es importante señalar que también existe el impétigo secundario, es decir, aquel que complica a otras enfermedades de la piel y que es del tipo costroso; por lo tanto, lo identificamos por las costras serosas, más o menos amplias y gruesas; por ejemplo, sobre las pápulas subyacentes en los prurigos o la escabiasis, entre otras enfermedades.

Los impétigos pueden complicarse con foliculitis, con erisipela, con celulitis y aun con escarlatina; puede haber linfangitis y bacteremia con repercusiones tan graves como osteomielitis, artritis séptica, neumonía y septicemia. Cuando *S. pyogenes* es el agente causal, también existe riesgo de generar glomerulonefritis.

Recordemos que existen enfermedades o secuelas atribuibles a la hipersensibilidad con antígenos del estreptococo: el eritema nodoso y las vasculitis como la de Henoch-Schönlein.

Diagnóstico. Ante un paciente, por lo general un niño en buen estado general, con ampollas y/o costras mielicéricas, se debe pensar en impétigo. Ante la duda se podrán hacer frotis con tinción de Gram o cultivos que, en manos expertas, ambos métodos pueden dar resultados en 24 a 48 horas. Si no se cuenta con esto, podrá recurrirse a la prueba terapéutica y observar la respuesta.

En el impétigo costroso, contagioso, o de Tilbury-Fox, la presencia de las multicitadas costras con aspecto de miel es prácticamente específica, aunque no debemos perder de vista que pueden ser impétigo-secundarias; en ese caso el siguiente paso es identificar la enfermedad subyacente para así proceder a su manejo o tratamiento.

El impétigo ampolloso es el que con más facilidad nos recuerda las epidermólisis ampollosas (o enfermedades mecanoampollosas de naturaleza genética, en las que existen defectos específicos en diferentes moléculas del sistema de unión dermoepidérmico), que generalmente se presentan al nacimiento o a los pocos días, y su topografía es hacia las porciones acrales, como manos y pies, así como en las zonas de apoyo o de fricción, como caderas y hombros.

La enfermedad de Bloch-Sulzberger o incontinentia pigmenti, que también es de naturaleza genética, letal en el hombre por estar ligada al cromosoma X, se presenta en su fase inicial con ampollas o vesículas.

Deben tenerse en cuenta la miliaria cristalina o la sudamina por presentarse con vesículas en el cuello, las axilas y el tronco, así como la sífilis congénita por manifestarse con ampollas en pies y manos.

Finalmente, el ya citado síndrome estafilocócico de la piel escaldada o enfermedad de Ritter, donde las amplias ampollas dejan zonas denudadas también muy extensas; es una enfermedad del período neonatal y puede ser grave si no se reconoce y se trata a tiempo.

Histopatología. Como ya se mencionó, los impétigos son enfermedades ampollosas subcorneales, aunque clínicamente en uno de ellos tales ampollas sean reemplazadas en breve tiempo por las costras. Observamos ampollas intraepidérmicas y de tipo acantolítico superficial, es decir, los queratinocitos de los estratos granuloso y espinoso están separados entre sí. Usualmente la luz de las ampollas está ocupada por células acantolíticas; en el impétigo costroso hay además neutrófilos y detritus celulares. Si hacemos tinciones para bacterias, como la de Gram, frecuentemente serán positivas. La dermis exhibe edema y un infiltrado inflamatorio mixto, linfocitario, con neutrófilos y algunos eosinófilos. Se debe hacer diagnóstico diferencial con los pénfigos superficiales.

Patogenia: algunas cepas producen moléculas como las enterotoxinas y las toxinas exfoliativas (como la del choque tóxico: *TSS* por sus siglas en inglés, y las exfoliatinas A y B), también conocidas como *superantígenos tóxicos pirogénicos*, que se unen a las moléculas HLA-DR de las células presentadoras de antígenos, con la consecuente activación de células-T y la liberación masiva de citocinas, la estimulación de neutrófilos, de macrófagos y de células-B con producción de anticuerpos.

Generalidades. El impétigo ampolloso es una enfermedad característicamente estafilocócica. Las ampollas resultan del efecto epidermolítico de una toxina (epidermolisina) producida por *S. aureus* del fago del grupo II (tipos 55-71).

En el impétigo costroso o de Tilbury-Fox, la respuesta tisular a *S. pyogenes* es diferente a la que se produce en infecciones faríngeas, ya que la antiestreptolisina O sólo se eleva en forma moderada e irregular en 50% de los casos, lo cual se ha atribuido a su inactivación por los lípidos cutáneos. En cambio, sí se detecta anti-ADN-asa B y antihialuronidasa.

4.2 Foliculitis superficial y profunda o furunculosis

▶ Conceptos clave

- La foliculitis es una piodermia que inicia en el folículo pilo-sebáceo-apocrino y que se clasifica de acuerdo con el nivel donde ocurre el daño en *superficial* (infundíbulo) y *profunda* (istmo, tallo y bulbo), o bien, por el tipo de microorganismo que la causa.
- Las foliculitis pueden ser causadas no sólo por bacterias (Grampositivas y Gramnegativas) sino también por hongos y por virus.
- La *periporitis staphylogenes* es una miliaria (inflamación del acrosiríngeo) complicada por *S. aureus.* Se presenta clínicamente como una pustulosis.
- La *sicosis barbae* (y del labio superior) es una foliculitis con perifoliculitis superficial que dejada a su historia natural se torna crónica y más profunda.
- La *sicosis lupoide* es una forma de *sicosis barbae* profunda y crónica asociada con cicatrización; usualmente se presenta en disposición circinada que recuerda a la tuberculosis luposa.

Definición. La foliculitis es la inflamación del complejo pilosebáceo-apocrino; puede ser superficial (descrito por Bockhart) cuando se involucra sólo el infundíbulo, o profunda cuando también participan el istmo, el tallo y el bulbo.

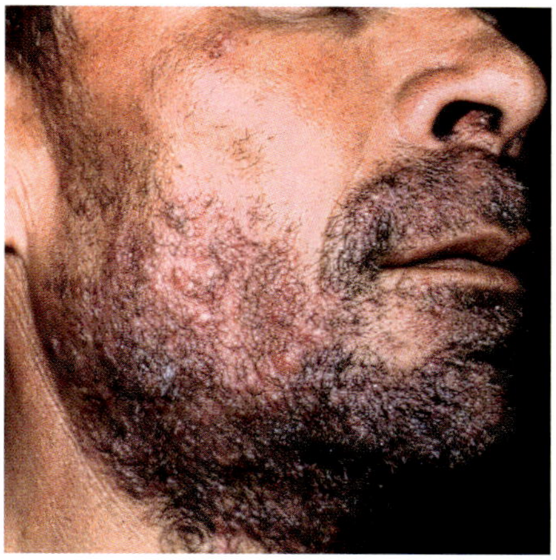

Fig. 4.2.1

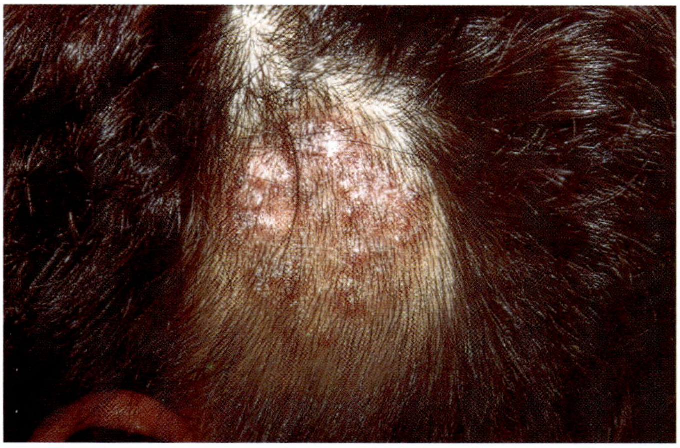

Fig. 4.2.2

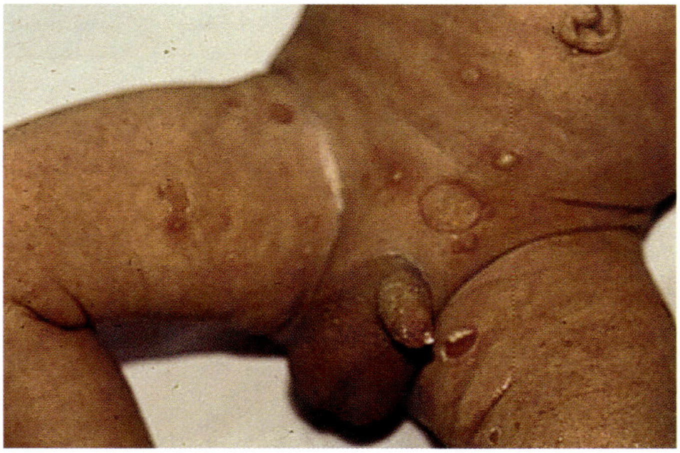

Fig. 4.2.3

Fig. 4.2.1 Foliculitis superficial que involucra, la barba; debe diferenciarse de la seudofoliculitis de la barba, que asienta hacia el cuello y no es consecuencia de *S. aureus*, sino del trauma que provoca el pelo. **Fig. 4.2.2** Foliculitis superficial y profunda que involucra la piel cabelluda. El proceso de daño al pelo es idéntico al de la foliculitis decalvante (Cap. 20). **Fig. 4.2.3** Periporitis manifestada por pústulas; en este paciente coincide con impétigo ampolloso.

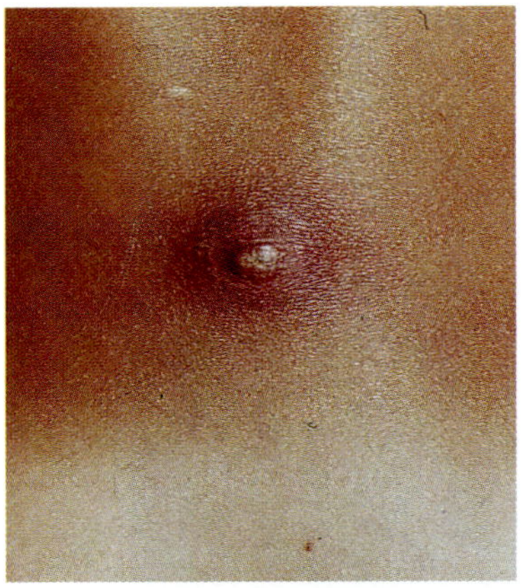

Fig 4.2.4 Furúnculo en la zona lumbar en un niño de 15 años; nótese la zona de edema y eritema centradas por la pústula, acompañadas de intenso dolor.

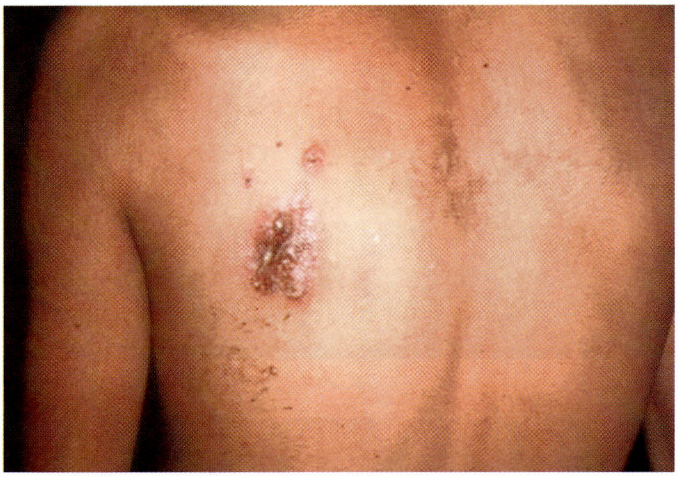

Fig 4.2.5 Foliculitis profunda o furunculosis, hay una zona de confluencia o ántrax y otras lesiones aisladas.

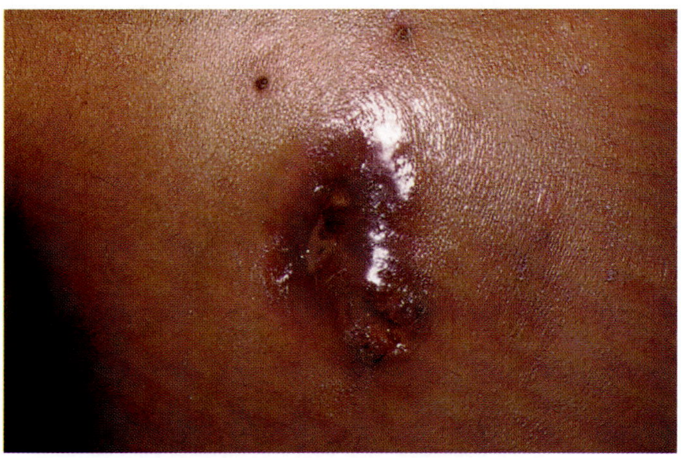

Fig 4.2.6 Acercamiento de la figura previa, en que la confluencia de furúnculos condiciona el ántrax o carbunclo: placa edematosa, eritematosa y ulcerada.

Etiopatogenia. Existen diversas formas de foliculitis; en aquellas de tipo infeccioso, lo más común es por cocos grampositivos, otros gramnegativos y otros, como los hongos, también pueden condicionar foliculitis. Otros procesos inflamatorios del folículo tal como en el acné, o de otro origen, como viral (por herpesvirus) o autoinmune (en la alopecia areata), son revisados en sus respectivos capítulos.

Aquí estudiaremos las foliculitis condicionadas por *Staphylococcus aureus*, que es lo más frecuente. La bacteria llega al infundíbulo y prolifera, causando una respuesta inflamatoria principalmente a expensas de los neutrófilos, lo que clínicamente se observa como una pústula. En determinadas circunstancias, dicho proceso inflamatorio puede extenderse hacia el resto del epitelio folicular, provocando su daño y eventualmente su destrucción; esto se manifiesta clínicamente como un nódulo eritematoso centrado por una pústula que es muy doloroso, denominado furúnculo (**figura 4.2.1 a 4.2.4**).

Caracteres clínicos. Las foliculitis superficiales se presentan en zonas pilosas, como la piel cabelluda de los niños y la barba (también denominada sicosis de la barba), las axilas y las nalgas de los adultos; esta última localización quizá sea la forma más común en ambos sexos, aunque en el hombre, por poseer más vello en nalgas y muslos, es motivo de consulta más frecuente (**figura 4.2.1 y 4.2.2**).

En el recién nacido y lactante es común observar otra forma de foliculitis causada también por *S. aureus*, la periporitis, que es la complicación de una miliaria por esta bacteria (**figura 4.2.3**).

Las furunculosis o foliculitis profundas son afecciones de todo el folículo y usualmente son precedidas por foliculitis superficiales; surgen en zonas pilosas y sujetas a fricción, sudoración y oclusión, tales como nalgas, muslos, axilas, ingles, cuello. Se presentan como pústulas o abscesos centrados por un pelo, muy inflamados y muy dolorosos (**figura 4.2.4 y 16.1.8**).

El furúnculo es una forma de foliculitis profunda que se presenta en las zonas pilosas sujetas a fricción, sudor y calor, oclusión, y que usualmente termina en su ruptura y salida de pus con detritus folicular.

Los furúnculos no son otra cosa que foliculitis profundas, en las que el proceso inflamatorio trasciende más allá del infundíbulo para involucrar el epitelio del folículo pilosebáceo y la dermis vecina; el sitio anatómico y la forma de daño son iguales y con frecuencia el furúnculo es precedido por foliculitis superficial. La furunculosis es ya un padecimiento caracterizado por la aparición constante y repetitiva de furúnculos en un sujeto normal, pero también es particularmente común en individuos con ciertas condiciones, como la diabetes, la obesidad, en terapia con inmunosupresores y citotóxicos.

El diagnóstico es clínico y eventualmente será de ayuda la bacteriología y mejor aún, la histopatología, en la que también es posible identificar al agente etiológico.

Varios furúnculos vecinos pueden confluir e interconectarse para formar una lesión mayor y aún más inflamatoria que se conoce como *carbunclo* o *ántrax* (ántrax estafilocócico, para diferenciarlo del ántrax o pústula maligna condicionado por el *Bacillus anthracis*), común en el adulto diabético, en cuya parte posterior del cuello o espalda usualmente se asienta (**figura 4.2.5 y 4.2.6**).

El furúnculo representa la formación de un nódulo doloroso que lleva a la formación de un absceso alrededor de un folículo piloso. El carbunclo, o ántrax estafilocócico (para distinguirlo del ántrax causado por *Bacillus anthracis*), es la confluencia de varios furúnculos y se presenta en sujetos inmunocomprometidos.

Histopatología. En la foliculitis superficial se observa un denso infiltrado de neutrófilos alrededor y dentro del infundíbulo folicular. En la foliculitis profunda existe además daño de todo el epitelio folicular y de la dermis vecina por un denso infiltrado inflamatorio en el que predominan los neutrófilos. Frecuentemente hay ruptura del epitelio folicular con "escape" de escamas y otros elementos epiteliales al estroma, lo que condiciona entonces una dermatitis no sólo supurativa, sino también granulomatosa.

El tratamiento de las foliculitis, en general, requiere de la asociación de antibióticos locales (mupirocín, ácido fusídico, clindamicina) con antibióticoa generales (betalactámicos, macrólidos, quinolonas).

4.3 Erisipela y celulitis

Conceptos clave

- La erisipela y otras infecciones de los tejidos blandos son un motivo muy frecuente de consulta, en algunos países (E.U.A.) representan hasta 10% de las causas de hospitalización.
- Por lo general se inicia en las piernas o en la cara con dolor, eritema y edema (*peau d'orange*), los cuales están bien delimitados respecto de la piel sana vecina.
- Las placas que se forman crecen en tamaño y en número y desarrollan ampollamientos.
- Puede no haber una solución de continuidad obvia en la piel vecina o subyacente.
- Es conveniente practicar cultivos (local, de esputo, hemocultivo, urocultivo) desde el inicio.
- La orofaringe puede ser la puerta de entrada y por lo mismo es conveniente efectuar el cultivo de exudado faríngeo.

Definición. Es una forma de dermohipodermitis causada por diversas bacterias, pero usualmente por *Streptococcus pyogenes*, que se manifiesta por placas eritematosas y edematosas bien delimitadas.

Es una forma característica de dermohipodermitis que afecta también a los vasos linfáticos. Usualmente es causada por el *S. pyogenes* y ocasionalmente por cocos de los grupos B (como sucede en el recién nacido), C y G o bien por el *Staphylococcus aureus*.

Caracteres clínicos. Afecta tanto a niños como a adultos; en éstos por lo general afecta a la cara (35% de los casos) o a las piernas (50%); en el niño también es común en la piel del abdomen. Se desarrollan placas de edema y eritema muy bien delimitadas, ocasionalmente con vesículas, se palpa hipertérmica y en el niño se acompaña de fiebre, cefalea, vómito y ataque al estado general más acentuados que en el adulto (**figura 4.3.1**).

La delimitación precisa entre la zona de erisipela y la piel vecina sana es un signo clínico de la mayor relevancia y de gran ayuda en el diagnóstico.

Se considera que hay un período de incubación de dos a cinco días tras una solución de continuidad en la piel de esa zona, pero en una gran proporción de casos no existe este antecedente. Sin tratamiento puede autoinvolucionar en una a tres semanas si el huésped es inmunocompetente; si no lo es, el curso de la enfermedad va en sentido contrario y aun puede ser grave, por la posibilidad de que sean otras bacterias. La elefantiasis verrugosa nostra es una complicación de la erisipela de repetición en las extremidades inferiores.

La biopsia de piel (con un fragmento para cultivo bacteriológico) es necesaria para el diagnóstico diferencial con otras dermohipodermitis tales como gnathostomosis, eritema nodoso, eritema indurado y linfoma del panículo.

Histopatología. Hay vasodilatación y edema marcado, más evidente en la dermis papilar; ocasionalmente hay ampollamiento en la unión dermoepidérmica (que corresponde clínicamente a las vesículas), infiltrado difuso de neutrófilos, perivascular e intersticial, entre los haces de colágena que se extiende profundamente hacia la hipodermis y se acompaña de extravasación de eritrocitos y otros tipos celulares, como linfocitos y mastocitos.

En la histopatología encontramos vasodilatación y edema intensos, los cuales son más evidentes en la dermis papilar. Ocasionalmente hay ampollamiento en la unión dermoepidérmica; infiltrado difuso de neutrófilos, tanto perivascular como intersticial entre los haces de colágena, el cual se extiende profundamente hacia la hipodermis y se acompaña de extravasación de eritrocitos y de otros tipos celulares.

Es factible encontrar microabscesos y pequeños focos de necrosis. Con las tinciones de Brown-Hopps o de Brown-Brenn es posible identificar las bacterias grampositivas, que se tiñen de azul.

Los cocos no se identifican en la luz de los vasos sanguíneos, pero pueden afectar a los vasos linfáticos con un intenso infiltrado inflamatorio en su entorno. Algunos expertos aconsejan la biopsia transoperatoria para realizar o para descartar el desbridamiento, pero nosotros preferimos el estudio en cortes definitivos debido a que en la actualidad es posible procesar un corte de piel en pocas horas.

▶ Celulitis

▶ Conceptos clave

- La celulitis es una dermohipodermitis que se extiende dentro de la hipodermis y más profundamente hacia el tejido adiposo subcutáneo.
- Esta afección esta condicionada usualmente por el *S. pyogenes* y el *S. aureus*, pero también por neumococos, bacterias Gramnegativas e incluso por hongos.
- Es particularmente común y grave en los sujetos inmunocomprometidos, pacientes hospitalizados prolongadamente, personas de edades tempranas o muy avanzadas y en enfermos quirúrgicos, entre estos últimos en aquellos que se han sometido a procedimientos estéticos como la liposucción.
- La celulitis (y la erisipela) de repetición usualmente obedecen a daño en los vasos linfáticos.

Definición. En sentido estricto significa inflamación del tejido adiposo subcutáneo, pero la celulitis es una dermohipodermitis causada por el *S. pyogenes* (aunque puede haber otras bacterias), que se manifiesta por placas de edema y eritema mal delimitadas por ser más profundas dentro de la piel (**figura 4.3.2 y 4.3.3**).

La celulitis es en rigor una inflamación aguda, subaguda o crónica de los tejidos blandos (dermis, hipodermis y tejido adiposo subcutáneo) de diversa naturaleza, no obstante el término *celulitis* se ha adoptado ampliamente en la literatura para hacer referencia a su origen bacteriano.

No existe una clara distinción entre la celulitis y la erisipela; la diferencia más importante es la precisión, en esta última, de sus límites con respecto de la piel sana vecina, lo que se debe a que es más superficial que aquella.

Existe la tendencia actual a considerar la *celulitis*, junto con la erisipela, como variaciones del mismo tema, ya que la celulitis puede extenderse superficialmente y la erisipela profundamente, así como su bacteriología que es similar.

Caracteres clínicos. Son placas edematosas, eritematosas, dolorosas, que se desarrollan alrededor de una herida, una úlcera u otra solución de continuidad; por lo tanto, la topografía puede ser cualquiera. Usualmente se acompaña de fiebre y ataque al estado general; es más común en el adulto.

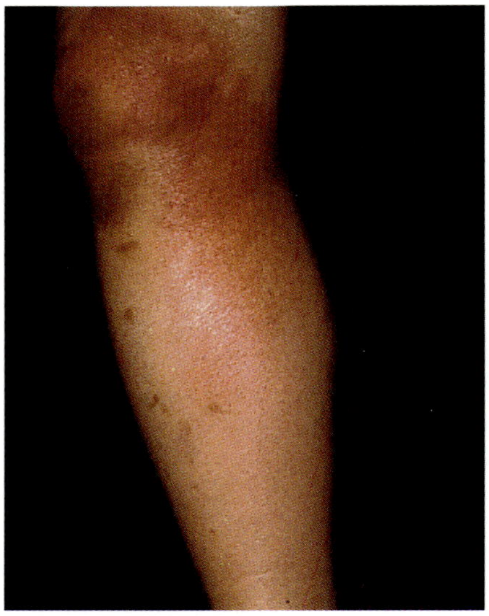

Fig 4.3.1 Erisipela en una de sus presentaciones usuales: la pierna de una mujer, placas eritematosas y edematosas de límites precisos

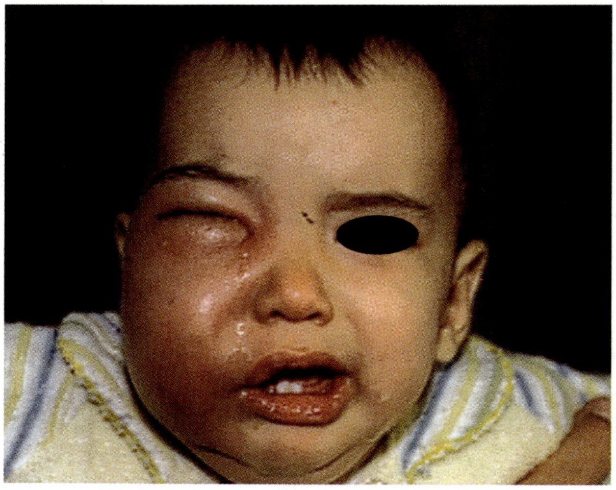

Fig 4.3.2 Celulitis de la hemicara izquierda con otitis media ipsilateral por *Haemophilus influenzae*; es evidente el edema y el eritema poco delimitado. (Cortesía del Dr. F. Javier Gil Beristáin.)

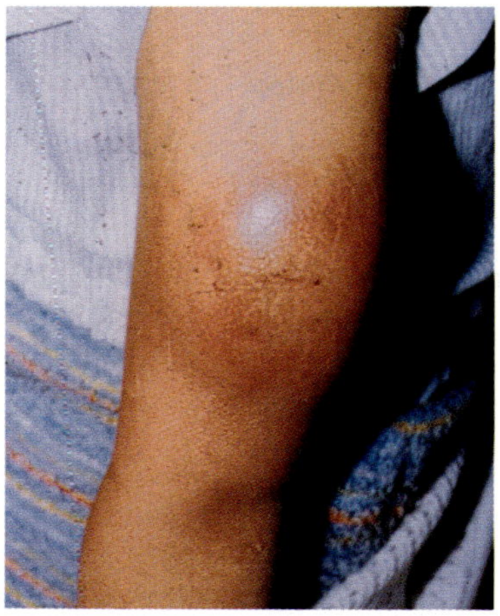

Fig 4.3.3 Otro aspecto de la celulitis, en la cara posterior del brazo de un adulto. (Cortesía del Dr. Antonio Arista.)

En el sujeto inmunocomprometido la celulitis puede adoptar caracteres clínicos inusuales como la ausencia de eritema, de hipertermia, ulcerarse y adoptar un curso tórpido.

Histopatología. Los cambios son indistinguibles con los descritos para la erisipela, excepto por su mayor profundidad.

En la celulitis como en la erisipela deben efectuarse cultivos bacterianos y serología, sin olvidar la utilidad de la biopsia de piel.

4.4 Ectima

Conceptos clave

- El ectima es una piodermia ulcerada con frecuencia precedido por un impétigo no atendido o mal tratado.
- La lesión elemental y característica del ectima es la úlcera de bordes levantados e indurados.
- Su topografía habitual es en las extremidades inferiores, en particular las piernas.
- Su tratamiento consiste en aseo y en la administración de antibióticos tópicos y por vía general.

Definición. Es una infección de la piel por gérmenes piógenos caracterizada por la formación de costras adherentes debajo de las cuales hay ulceración.

Se acepta que su bacteriología es la misma que la del impétigo y que es precedido por éste mal tratado o simplemente no atendido; especialmente en las extremidades inferiores con el uso prolongado de botas u otro calzado que propicie la humedad y el calor, como en los soldados, se presenta más comúnmente en sujetos sin posibilidades de aseo ni cambio de ropa. En breve, el ectima surge en personas con pocas posibilidades de aseo y de atención de infecciones superficiales que progresan a la ulceración.

La bacteriología es de *S. pyogenes* y/o de *S. aureus*, por lo que se cree puede haber un fenómeno de sinergia.

Caracteres clínicos. Se puede observar la ulceración sin la costra; la úlcera es circular u oval, mide de pocos milímetros a 2 o 3 cm pero puede crecer si las condiciones le son propicias. Dichas úlceras son precedidas por vesículas o ampollas sobre una piel eritematosa que pronto son substituidas por la costra, misma que crece en extensión y es difícil de levantar; al lograrlo se encuentra la úlcera con exudado purulento.

No sólo las piernas, sino también muslos y nalgas son sitios involucrados.

Las úlceras varían en número y exhiben un borde levantado, indurado y en ocasiones violáceo muy característico (**Figura 4.1.5**).

La topografía usual es en las extremidades inferiores de niños y de viejos mal atendidos, así como en diabéticos; es factible su diseminación por autoinoculación y el desarrollo posterior de glomerulonefritis postestreptocóccica, muy similar al impétigo.

Las lesiones del ectima evolucionan lentamente hacia la mejoría con cicatrización una vez que se ha hecho el diagnóstico y establecido el tratamiento.

Tratamiento. El tratamiento de las piodermias es de dos maneras: local y general. En la gran mayoría de los casos de impétigo el primero es suficiente; se deberán limpiar las costras, pus o detritus con agua tibia y jabón, y en seguida la aplicación de algún antibiótico tópico como el ácido fusídico, la mupirocina, o la clindamicina, o la eritromicina. Estos recursos son exitosos generalmente desde los primeros días. Existen también en combinación con algún glucocorticoide.

En su tratamiento debe atenderse y resolverse la patología subyacente.

Si la piodermia es muy extensa, o existen otros factores en el huésped, como la diabetes por ejemplo, conviene efectuar también la limpieza local y administrar un antibiótico: un beta-lactámico, como la amoxicilina con o sin ácido clavulánico o como la dicloxacilina, vía oral o intravenosa durante 5 a 10 días, según se requiera, o bien una cefalosporina; si hubiera hipersensibilidad a estos medicamentos, se podrá recurrir a un macrólido. El pronóstico en general es bueno.

4.5 Infecciones bacterianas causadas por transmisión sexual

En esta sección revisamos un grupo de enfermedades infectocontagiosas, algunas de ellas ya muy poco frecuentes en nuestros días (en comparación con la era previa al uso de antibióticos), las cuales, por sus manifestaciones cutáneas y su obligado diagnóstico diferencial con la sífilis y entre ellas mismas, así como por su adquisición a través del contacto sexual, han sido temas obligados de conocer en la dermatología. Actualmente algunas son realmente excepcionales en la práctica.

Gonorrea

Conceptos clave

- Infección causada por *Neisseria gonorrhoeae*, que es una bacteria aeróbica Gramnegativa
- Su periodo de latencia es de 1 a 14 días y la bacteria penetra a través de las mucosas.
- Su diagnóstico se establece por la identificación del gonococo.
- Su tratamiento es con cefalosporinas de tercera generación, aunque las tetraciclinas son también útiles.

Definición. Enfermedad infectocontagiosa, causada por *Neisseria gonorrhoeae*, usualmente a través del coito, por lo que son las membranas mucosas del aparato urogenital las más comúnmente involucradas y sólo excepcionalmente lo son otros sitios, como las conjuntivas, la boca y el recto.

Hipócrates la identificó 400 años A.C., y en el año 130 de nuestra era Galeno le dio este nombre (*gono*=semilla; *rhoea*=flujo). En 1879 Albert Neisser, por medio de frotis teñidos, identificó la bacteria de pacientes con uretritis, cervicitis y conjuntivitis.

Etiopatogenia. La *N. gonorrhoeae* es una bacteria aeróbica, gramnegativa, que causa la enfermedad de 1 a 14 días después del contacto infectante. En el varón se contagia por la uretra, debido a su presencia en la vagina, cérvix y/o uretra femenina; el varón infectado, por medio de la penetración contagia más fácilmente. La bacteria penetra a través del epitelio, llega a la lámina propia y aun a la submucosa; la infección tiende a progresar hacia estructuras más distales; así, en el hombre la epididimitis es el equivalente a la salpingitis de la mujer. Se genera una respuesta inflamatoria que se traduce en la sintomatología clínica que a continuación se describe.

Caracteres clínicos. *N. gonorrhoeae* es capaz de infectar diversos epitelios de las mucosas, por lo que es más didáctico estudiar sus manifestaciones clínicas separándolas en dos: localizadas y diseminadas.

Infección localizada. Involucra la uretra de ambos sexos; en ellas, las glándulas de Bartholin, el canal cervical, útero y trompas; en ellos, las glándulas de Tyson y el epidídimo.

Las infecciones de la faringe y del recto dan pocas manifestaciones o son inespecíficas.

En la mujer encontramos exudado vaginal que va de mucoso a purulento, ya sea uretral o endocervical (que traduce participación de endometrio y/o trompas) y en consecuencia vaginal, dispareunia, metrorragia, dolor en la zona pélvica. Muchas mujeres ignoran o subestiman estas manifestaciones cuando son leves o moderadas y por lo mismo no consultan ni son tratadas, llegando a remitir sólo gracias a una adecuada respuesta inmune.

En el varón el contagio tiene lugar por la uretra, y se debe a la presencia del gonococo en la mucosa vaginal, la mucosa del cérvix o de la uretra.

En el hombre, en menos de dos días después de la inoculación los gonococos penetran la mucosa uretral y en dos a cinco días habrá exudado, aunque este período de latencia puede ser mucho mayor, hasta de tres meses. En dos semanas los signos y síntomas alcanzan su máxima expresividad, y es cuando las complicaciones, como la orquiepididimitis, surgen. Después de este tiempo se inicia la resolución, el exudado aminora, se hace de purulento a blanco o turbio, a claro o mucoide, mejoría a la que contribuye la micción, pero se sabe que más de 95% de los sujetos infectados cursan con exudado en mayor o menor magnitud.

Las lesiones cutáneas son en forma de pústulas y úlceras que se originan por la descarga del exudado hacia la piel vecina.

Las lesiones cutáneas en forma de pústulas y úlceras, que se originan por la descarga del exudado hacia la piel vecina, son muy raras.

La infección puede desarrollarse de manera tanto localizada como diseminada. Las formas localizadas afectan a la uretra de ambos sexos, en ellas: las glándulas de Bartholin, el canal cervical, el útero y las trompas; las glándulas de Tyson y el epidídimo en ellos.

Infección diseminada. Aunque es excepcional (menos del 1%), se desarrolla a partir del aparato urogenital, pues el gonococo (cepas menos sensibles a los antibióticos y los mecanismos de defensa del huésped, así como la susceptibilidad del propio huésped) puede diseminarse por la vía hematógena y causar, en asociación con síntomas generales: artritis, sinovitis, periostitis, meningitis, endocarditis y lesiones en la piel, aunque por fortuna muy raramente. Histopatológicamente estas lesiones metastásicas exhiben hemorragia, vasculitis y trombosis.

La infección diseminada es excepcional (menos del 1%) y se desarrolla a partir del aparato urogenital por vía hematógena para causar: sintomatología general, artritis, sinovitis, periostitis, meningitis, endocarditis y lesiones en la piel.

El diagnóstico se establece con la identificación del gonococo, ya sea por medio de frotis teñidos, del cultivo, o de métodos más modernos, como los inmunológicos o de biología molecular (sondas genéticas).

Tratamiento. Las cefalosporinas de tercera generación, o bien las quinolonas, o un macrólido, como la azitromicina.

▶ Linfogranuloma venéreo

▶ Conceptos clave

- Esta afección también se denomina linfogranuloma inguinal, linfopatía venérea o bubón. Es una enfermedad de transmisión sexual causada por la *Chlamydia trachomatis*.
- Su periodo de incubación es de 3 a 20 días y es más frecuente en el varón y en las edades entre los 20 y los 40 años.
- Se caracteriza por adenitis inguinal supurativa, asociada con adenopatía, bubón inguinal que se ulcera secundariamente y síntomas generales.

Definición. También denominado linfogranuloma inguinal, linfopatía venérea o bubón, es una enfermedad de transmisión sexual, causada por la *Chlamydia trachomatis* y caracterizada por adenitis inguinal supurativa, asociada con adenopatía, bubón inguinal que se ulcera secundariamente y síntomas generales.

Etiopatogenia. Es causado por el grupo de la *C. trachomatis*, en la que destacan tres serotipos, denominados L1, L2 y L3, conocidos como la clamidia del LGV.

Caracteres clínicos. Se presenta en el individuo sexualmente activo, con mayor frecuencia entre los 20 y los 40 años de edad, más en el hombre que en la mujer. Después de un amplio período de incubación de 3 a 20 días, surge la lesión primaria, que puede ser una uretritis; pero usualmente se presenta como una vesícula (que recuerda al herpes) o una erosión, generalmente en el glande, el surco o el prepucio. En la mujer puede surgir en la vulva, pero también en la vagina o cérvix y entonces pasar desapercibida, ya que no da síntomas, evolucionando para formar una zona de inflamación y úlcera.

> En el grupo de la *C. trachomatis* destacan tres serotipos denominados L1, L2 y L3, a los que se les conoce como la *clamidia del linfogranuloma venéreo.*

Unas dos semanas después de la lesión primaria se presenta el crecimiento de los ganglios linfáticos inguinales, que en un tercio de los casos es bilateral, característico; las adenopatías confluyen para exhibir una gran masa, que de manera también característica, aunque no exclusiva, llega a formar un pliegue, justo en el ligamento de Poupart, por arriba y debajo del cual resaltan los fenómenos inflamatorios; la piel se torna roja-violácea, dolorosa ("bubón"), y se llega a fistulizar en uno o más puntos. Las lesiones de LGV fuera de las regiones anatómicas mencionadas son muy raras.

> La lesión primaria puede ser una uretritis o bien una lesión cutánea: vesículo, pápula, pústula o una erosión, en el glande, el surco o el prepucio.

En la mujer esta enfermedad es mucho más rara; también es inusual la presencia de bubones en las ingles, pues surgen en localización pararrectal (recto y recto sigmoides). Por lo mismo el diagnóstico se retrasa, hasta que se instala la sintomatología rectal: proctitis, constricción del canal rectal, descarga y/o evacuaciones sanguíneo-muco-purulentas. La adenopatía del LGV en la mujer es entonces de situación rectal y perirrectal, debido a que los linfáticos vulvares drenan en esta dirección. El LGV en el homosexual masculino se presenta de manera similar a lo descrito para la mujer, pero obviamente el mecanismo es diferente.

> Unas dos semanas después del contagio surgen las adenomegalias, que con frecuencia son muy características en la región inguinal, ya que se forma un surco que representa el ligamento de Poupart.

En asociación con el ataque al estado general (fiebre, astenia, adinamia, anorexia, pérdida ponderal, debilidad), encontramos artritis y artralgias (interfalángicas, muñecas, codos, hombros y rodillas), anemia y síntomas depresivos. Asimismo, pueden asociarse otras manifestaciones dermatológicas, como el eritema nodoso, el eritema multiforme, erupciones escarlatiniformes, así como de otros órganos: conjuntivitis, glositis, neumonía, meningitis.

El diagnóstico se piensa o se sospecha por la clínica; pero se debe diferenciar de otras, como la sífilis, en la que las adenopatías son pequeñas y no dolorosas, siendo necesaria la búsqueda del treponema en campo oscuro. Con el chancroide se distingue pues las úlceras son mucho mayores y persistentes, y se puede demostrar la presencia de *H. ducrey*.

> En la mujer la sintomatología es rectal y perirrectal debido a que los vasos linfáticos vulvares drenan en esa dirección.

La fijación de complemento es actualmente el estudio serológico más útil, se torna positiva de una a cuatro semanas después del inicio de la enfermedad. Es imperativa la búsqueda del VIH y de otras infecciones por contacto sexual.

> Para el tratamiento de esta afección las tetraciclinas dan muy buenos resultados, en particular la doxiciclina en dosis de 100 mg cada doce horas durante tres semanas.

Tratamiento. Las tetraciclinas dan muy buenos resultados, en particular la doxiciclina, que se absorbe muy bien por vía oral, aun en presencia de alimento, a la dosis de 100 mg cada 12 horas por tres semanas, siendo la primera opción; enseguida está la eritromicina, a la dosis de 500 mg cada 6 horas también por tres semanas.

Granuloma inguinal

Conceptos clave

- El granuloma inguinal, también conocido como *granuloma venéreo* o *donovaniosis*, es una enfermedad contagiosa, crónica y localmente destructiva, causada por *Calymmatobacterium granulomatis*.
- El mecanismo preciso de su transmisión no se conoce y se cuestiona la vía sexual.
- La mayoría de las veces involucra los genitales externos y excepcionalmente surgen lesiones en los pliegues inguinales o en sitios distantes a éstos.

Definición. También conocido como *granuloma venéreo* o *donovaniosis;* es una enfermedad contagiosa, crónica, causada por *Calymmatobacterium granulomatis*, localmente destructiva, que involucra la zona genital, anal, perineal e inguinal, aunque no siempre es por contacto sexual.

Etiopatogenia. Está condicionada por la bacteria gramnegativa *C. granulomatis*, pero no se conoce el mecanismo preciso de su transmisión; se cuestiona la vía sexual, aunque el hecho de presentarse la lesión inicial en la zona genital, su relación temporal con el antecedente de contacto sexual riesgoso y la coincidencia de la enfermedad en la pareja hasta en 50%, son factores a favor de considerar al granuloma inguinal (GI) como de transmisión por contacto sexual. El período de incubación no se conoce; aunque se considera que es de 2 a 3 semanas, se habla de intervalos tan amplios como de 3 días a 3 meses.

Caracteres clínicos. Se inicia como una o más pápulas que crecen para formar nódulos subcutáneos, los cuales erosionan la piel para producir úlceras bien definidas, de aspecto limpio, formas serpiginosas y característicamente no dolorosas. Usualmente las lesiones exhiben tejido de granulación con aspecto hipertrófico, vegetante, blando, que sangra fácilmente. Las adenopatías son rara vez detectadas.

No se conoce su periodo de incubación, aunque se considera que es de dos a tres semanas, e incluso se habla de lapsos tan amplios como de tres días a tres meses.

La mayor proporción de los casos involucra los genitales: pene o vulva, y muy pocas veces las lesiones surgen en los pliegues inguinales o sitios distantes. Se sabe que existe diseminación a distancia por las vías hematógena y linfática.

Tratamiento. La primera opción es la combinación de trimetoprim-sulfametoxasol cada 12 horas por tres semanas. Las tetraciclinas son también de utilidad; se recomienda la doxiciclina a la dosis de 100 mg cada 12 horas, también por al menos tres semanas. La eritromicina, 500 mg cada 6 horas y la ciprofloxacina, 750 mg dos veces al día; cualquiera de éstos que se decida emplear, deberá sostenerse por un mínimo de tres semanas y hasta que todas las lesiones hayan curado.

Para su tratamiento la primera opción es el trimetoprim-sulfametoxasol, pero también son útiles las tetraciclinas, la eritromicina y el ciprofloxacino.

Chancroide

Conceptos clave

- El chancroide, también conocido como *chancro blando*, está causado por el bacilo gramnegativo *Haemophilus ducrey*, que se transmite por contacto sexual.
- Es más frecuente en el hombre que en la mujer y se presenta como una pápula o pústula.
- La lesión inicial surge entre uno y cinco días después del contacto infectante, aunque ese periodo puede prolongarse hasta los 15 días y usualmente se presenta en la región genital.

Definición. También llamado "chancro blando", porque su diagnóstico diferencial más cercano es con el chancro duro de la sífilis, es una enfermedad infecciosa, contagiosa, ulcerativa, causada por el *Haemophilus ducrey*, que involucra la región genital, anal, perineal e inguinal.

Etiopatogenia. Es causada por el bacilo gramnegativo *H. ducrey* (bacilo de Ducrey), que se transmite durante el coito.

Caracteres clínicos. Se presenta en el individuo sexualmente activo, mucho más frecuentemente en el hombre que en la mujer. Se inicia por una pápula o pústula que surge de uno a cinco días, aunque pueden ser hasta 15, después del contacto infectante, usualmente en la región genital, perineal y anal; no obstante es común encontrar lesiones en otras zonas anatómicas, como las manos, la cara, el tronco.

La pápula o pústula se rompe tempranamente y da paso a una úlcera cuya base no tiene la induración característica del chancro sifilítico, de ahí la denominación de *chancroide* o *chancro blando*; dicha úlcera es dolorosa y fácilmente sangrante; su fondo usualmente contiene exudado purulento.

La lesión inicial es una pápula o pústula que se rompe tempranamente y da paso a una úlcera cuya base no tiene la induración característica del chancro sifilítico (de ahí su nombre de *chancroide*).

La lesión descrita puede ser única o más comúnmente múltiple, se acompaña de adenitis regional muy dolorosa hasta en la mitad de los casos, generalmente es unilateral, muy inflamatoria, dolorosa, forma "bubón", que se puede romper o fistulizar, aun con antibioticoterapia tempranamente instalada; tal evento puede llevar a la formación de una o más úlceras que crecen, destruyendo la piel y tejido blando de la región. Se han descrito variedades clínicas del chancroide: serpiginosa, papulosa, pustulosa, úlcera gigante.

El diagnóstico se establece con el cultivo, con técnicas de biología molecular, como la reacción en reversa de la polimerasa (PCR) y, desde luego, con el treponema en campo oscuro, ya que es obligado diferenciarlo de la sífilis y además detectar el VIH.

Esta lesión inicial puede ser única pero más comúnmente es múltiple, se acompaña de adenitis regional muy dolorosa hasta en la mitad de los casos, generalmente unilateral, muy inflamatoria, dolorosa, forma un "bubón", que puede romperse y fistulizarse.

Tratamiento. El medicamento de elección en el chancroide es la azitromicina; este relativamente nuevo macrólido se administra por vía oral en dosis de 500 mg cada 12 horas por siete a 10 días, aunque también se recomienda la monodosis de 1 gr. En su defecto se podrá usar la eritromicina en dosis de 500 mg cada seis horas por siete días. La ciprofloxacina, 500 mg cada 12 horas por tres días, también es de utilidad.

El tratamiento de elección es con la azitromicina en dosis de 500 mg cada 12 h durante 7 a 10 días, o bien la eritromicina o el ciprofloxacino.

Generalidades. Ante un enfermo con la más mínima manifestación de alguna enfermedad de transmisión sexual, en nuestros días es obligada la búsqueda de otras enfermedades y, en particular, la infección por VIH, además del estudio epidemiológico, es decir, la fuente y el foco.

La histopatología de estas tres últimas enfermedades, como la del chancro sifilítico, comparte una serie de caracteres: úlcera, un denso infiltrado mixto de linfocitos, plasmocitos, histiocitos y macrófagos, superficial y profundo, con zonas de supuración en la vecindad de la úlcera. Eventualmente será posible identificar los microorganismos con las respectivas tinciones especiales, por ejemplo, los cuerpos de Donovan en el granuloma inguinal podrán identificarse con Giemsa o azul de toluidina.

4.6 Enfermedades causadas por micobacterias

▶ Tuberculosis cutánea

▶ Conceptos clave

- *Mycobacterium tuberculosis, M. bovis* o el BCG generan daño tisular como consecuencia de la respuesta inmunológica e inflamatoria del huésped.
- Existen formas "habitadas" por el microorganismo y otras "no habitadas" debido a mecanismos de hipersensibilidad de tipo III.
- El chancro tuberculoso representa a la primoinfección exógena o inoculación primaria.
- La tuberculosis verrugosa es la infección exógena en un hospedero inmunizado.
- La tuberculosis luposa y la colicuativa son formas de diseminación endógena con PPD positivo y probablemente variantes del mismo proceso.
- La tuberculosis miliar aguda, los abscesos tuberculosos metastáticos y la tuberculosis orificial son formas de diseminación endógena, usualmente con PPD negativo.
- La tubercúlide definitiva más común en nuestro medio es la nódulo necrótica o pápulo necrótica, una forma de hipersensibilidad tipo III, con vasculitis y PPD hiperérgico.
- La tubercúlide facultativa más común en nuestro medio es el eritema indurado de Bazin, que es una forma de hipersensibilidad tipo III con vasculitis y PPD hiperérgico; se manifiesta como paniculitis.
- Las "tubercúlides faciales" no son tales, sino formas de rosácea granulomatosa.
- En México el PPD menor de 5 mm es negativo, el de 5 a 10 mm es dudoso, mayor de 10 mm es positivo y mayor de 15 mm es hiperérgico.

Definición. La tuberculosis cutánea es un grupo de manifestaciones clínicas e histopatológicas determinado por la presencia de *Mycobacterium tuberculosis, M. bovis* y/o el bacilo de Calmett-Guérin (BCG), o sus productos, en el organismo.

La tuberculosis cutánea constituye un grupo de manifestaciones clínicas e histopatológicas determinado por la presencia de *Mycobacterium tuberculosis, M. bovis* y/o el bacilo de Calmette-Guérin, o sus productos, en el organismo.

Etiopatogenia. *Mycobacterium tuberculosis, M. bovis* o el BCG generan daño tisular a consecuencia de la respuesta inflamatoria del huésped. Usualmente la primoinfección es por vía respiratoria y excepcionalmente hay primoinfección cutánea. La mayor proporción de tuberculosis cutánea es por reinfección, que puede ser endógena o exógena.

En la primera, la vía de llegada a la piel puede ser la hematógena (como las formas luposa, miliar o abscesos tuberculosos metastásicos); linfática (como las formas colicuativa y también luposa); o bien por invasión directa (como la ulcerosa y la colicuativa también).

En la reinfección exógena, el ejemplo es la tuberculosis cutánea verrugosa.

La tuberculosis verrugosa se presenta en la forma de placas de aspecto precisamente verrugoso. Es una forma de reinfección exógena, común en nuestro medio, y debe diferenciarse de la esporotricosis en placa fija, de la cromomicosis, de la leishmaniasis y del carcinoma epidermoide.

Caracteres clínicos. Para su mejor comprensión es conveniente presentar la clasificación aceptada internacionalmente sobre las formas clínicas de la tuberculosis cutánea (**cuadro 4.6.1**):

Infección exógena

Inoculación primaria (chancro tuberculoso). Representa el primer contacto de un individuo con *M. tuberculosis* o *M. bovis*; en nuestro medio es raro debido a que existe la oportunidad de establecer contacto desde edad temprana por otras vías, como la respiratoria. Se requiere una solución de continuidad que puede ser en la piel o en las mucosas (ingestión de leche contaminada o contacto sexual con una persona portadora de tuberculosis genitourinaria).

Se inicia en cualquier topografía como una pápula o nódulo que progresa a la ulceración y que de 2 a 4 semanas más tarde se acompaña de adenopatía regional y síntomas generales, semejante al complejo primario de Gohn del pulmón. La úlcera tarda meses en cerrar y la infección puede evolucionar a otros órganos, inclusive en la misma piel, en forma de tuberculosis luposa. La intradermorreacción con PPD es positiva a partir de la segunda o tercera semanas después de la inoculación.

Se deberá diferenciar de infecciones por micobacterias atípicas, de la esporotricosis, de la tularemia y de la enfermedad por arañazo de gato, principalmente (**figura 4.6.1**).

Tuberculosis verrugosa. Es una de las formas más comunes en nuestro medio, similar a lo que ocurre en países asiáticos. Se presenta en sujetos ya sensibilizados que son reinfectados de manera externa a través de un traumatismo; por lo tanto, es usual observarla en las extremidades, en particular en las manos de personas cuyo trabajo les predispone, por ejemplo laboratoristas, patólogos o prosectores, mozos de anfiteatro, carniceros (**figura 4.6.2 a 4.6.4**).

Como su nombre lo dice, se inicia por una pápula que da paso a uno o más nódulos que confluyen para formar una placa verrugosa cuyos bordes exhiben mayor actividad que la porción central. Dejada a su evolución natural, es progresiva y puede acompañarse de adenopatía regional, especialmente por infección bacteriana agregada; excepcionalmente remite, dejando una zona cicatrizal. El PPD es positivo.

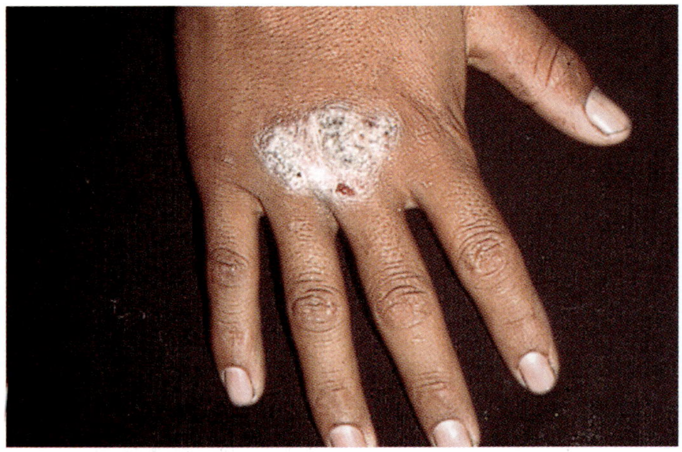

Fig. 4.6.1 Tuberculosis verrugosa en el dorso de la mano, el chancro tuberculoso podría tener un aspecto similar; deberá diferenciarse de una micobacteriosis atípica, de la esporotricosis en placa, de la cromomicosis, de la leishmaniasis y de un carcinoma.

El diagnóstico diferencial es con la esporotricosis, cromomicosis, leishmaniasis, neoplasias e infección por micobacterias atípicas.

Diseminación endógena

Tuberculosis luposa. Conocida también como *lupus vulgaris*, es una forma extremadamente crónica, progresiva y destructiva de la enfermedad, que se presenta en sujetos ya sensibilizados pero no bien inmunizados. Dejado a su evolución natural, el *lupus vulgaris* progresa hacia la remisión en algunas zonas, pero en otras surgen lesiones activas, aun en las áreas ya cicatrizadas (**figura 4.6.5**).

Se origina a partir de focos activos en otros sitios como el pulmón, el riñón, raramente de los huesos o de los ganglios vecinos, por diseminación hematógena, linfática y, excepcionalmente, por contigüidad (**figura 4.6.6**).

El *lupus vulgaris* es la forma de diseminación endógena clásica; el término *lupus* debe usarse con precisión, ya que también se emplea para referirse al lupus eritematoso que es una enfermedad autoinmune y al lupus pernio, que es una forma de sarcoidosis.

Se caracteriza por una o más placas eritematosas, infiltradas, usualmente con escama, pero puede haber zonas cicatrizales con otras zonas hipertróficas o atróficas y aun con zonas ulceradas, en combinación o de manera aislada. Usualmente aparecen en la cabeza (cara) y cuello, característicamente involucra el lóbulo auricular y aun el pabellón en su totalidad (**figura 4.6.7**). Puede involucrar las membranas mucosas, como la nasal, con destrucción de la columella, provocando la deformidad "en pico de loro"; o bien involucrar la mucosa bucal al ir

Cuadro 4.6.1: Tuberculosis cutánea
Infección exógena:
Inoculación primaria (hospedero no inmunizado) *Tuberculosis verrugosa (hospedero inmunizado)*
Diseminación endógena:
Lupus vulgaris *Esclofulodermia (colicuativa)* *Abscesos metastáticos* *Tuberculosis miliar aguda* *Tuberculosis orificial*
Tubercúlides definitivas
Liquen de los escrofulosos *Tuberculides pápulo o nódulo necrótica*
Tubercúlides facultativas
Eritema indurado de Bazin *Eritema nodoso*
Falsas tubercúlides
Lupus miliaris disseminatus faciei, acnitis de Barthélemy, tubercúlide rosaceiforme de Lewandowsky
Tuberculosis por vacunación con el bacilo de Calmette-Guérin o "BCG-ítis"

avanzando, provocando destrucción del tabique o del paladar. En nuestros días esto se ve ya raramente, como extraño es también el observar carcinomas epidermoides sobre lesiones de *lupus vulgaris*, lo que ocurría hace cien años en uno de cada diez casos. El PPD es usualmente positivo y rara vez negativo (**figura 4.6.8**).

Debe diferenciarse de la leishmaniasis, de algunas micosis profundas, carcinomas y linfomas del macizo centrofacial.

Escrofulodermia. También conocida como tuberculosis colicuativa, precisamente por el tipo de necrosis que desarrolla, o denominada necrosis gomosa, ya que las lesiones elementales son gomas o nódulos reblandecidos, como en la sífilis tardía, consecuencia de la combinación de necrosis caseosa y necrosis coagulativa reconocibles bajo el microscopio.

La escrofulodermia es otra forma de diseminación endógena y en nuestra opinión llega a ser indistinguible del *lupus vulgaris*.

Dichos gomas fistulizan la piel suprayacente para drenar su material necrótico, dejando úlceras y más tarde cicatrices retráctiles, tan características que permiten hacer el diagnóstico retrospectivo en algunas personas (**figura 4.6.9 y 4.6.10**).

La escrofulodermia o tuberculosis colicuativa representa la extensión cutánea de un foco tuberculoso subyacente, ganglionar principalmente, y con menor frecuencia articular, óseo o testicular, por lo tanto es por contigüidad (**figura 4.6.11**).

Es otra de las formas comunes en la práctica clínica; involucra las zonas parotídea, mandibular, cervical y clavicular de personas jóvenes, usualmente menores de 20 años de edad, debido a la afección de los ganglios linfáticos en estas regiones. El PPD es positivo.

Debemos diferenciarla de la hidrosadenitis supurativa, de las micobacteriosis atípicas, y de neoplasias como carcinomas o linfomas; pero existen pacientes en los que es imposible diferenciarlas de la tuberculosis luposa y es muy problable que estas dos sean una misma forma de tuberculosis cutánea (**figura 4.6.12 y 4.6.13**).

Tuberculosis miliar aguda. Ésta es una forma muy rara de tuberculosis cutánea en la que observamos incontables pápulas

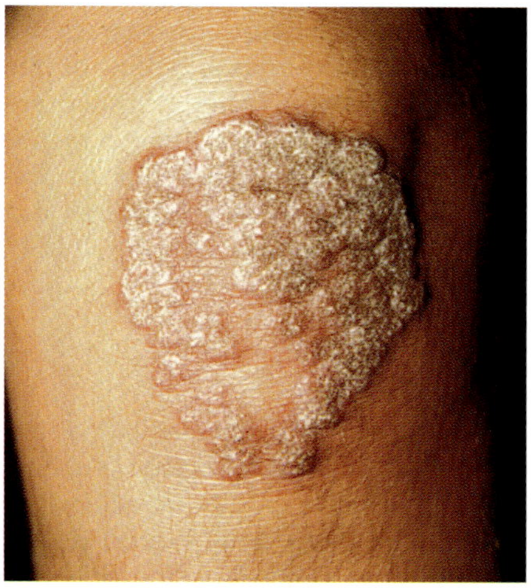

Fig. 4.6.2

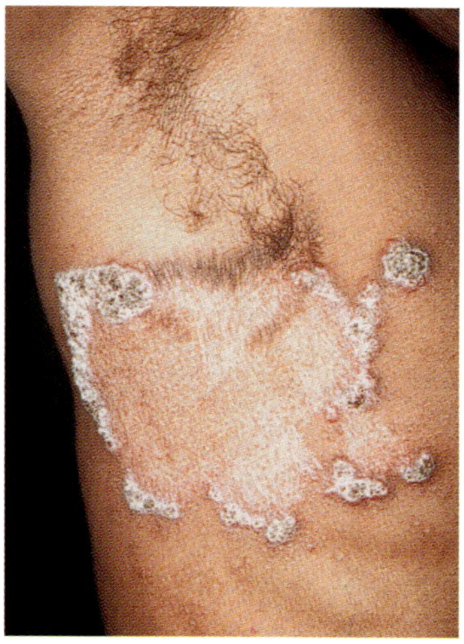

Fig. 4.6.3

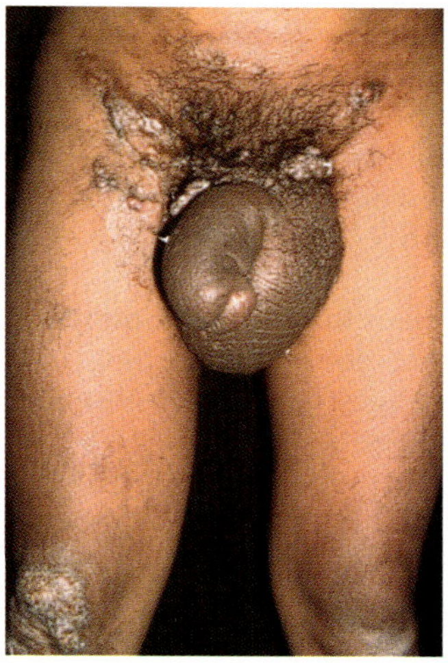

Fig. 4.6.4

Fig. 4.6.2 Tuberculosis verrugosa de la rodilla. **Fig. 4.6.3** Placas de tuberculosis verrugosa en crecimiento centrífugo que dejan atrofia central. **Fig. 4.6.4** Tuberculosis verrugosa que ha involucrado el drenaje linfático y condicionado linfostasis.

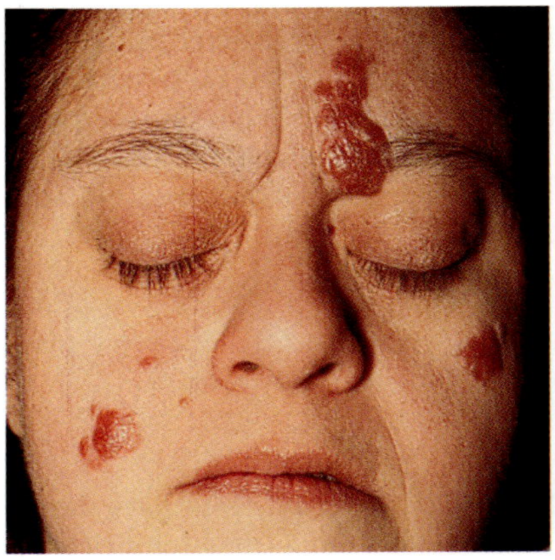

Fig. 4.6.5

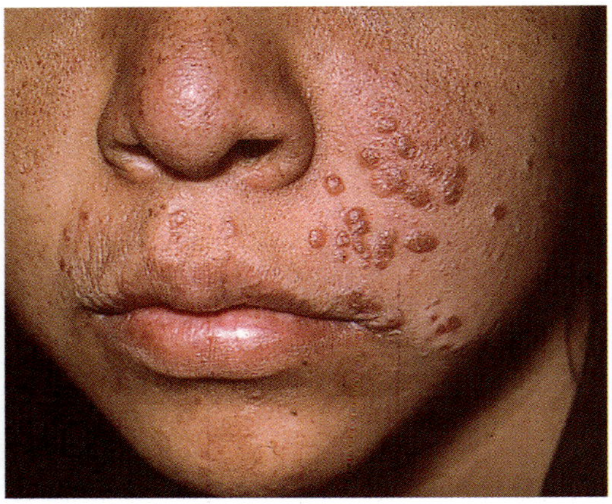

Fig. 4.6.6

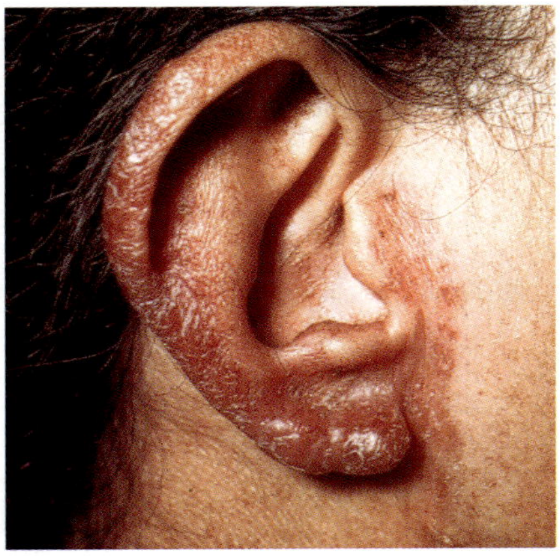

Fig. 4.6.7

Fig. 4.6.5 Mujer con trisomía y lesiones de tuberculosis luposa en la cara, nótese el aspecto infiltrado de las pápulas y nódulos que en la región frontal confluyen. **Fig. 4.6.6** Tuberculosis luposa en forma de pápulas, algunas confluyen, en la mejilla de esta mujer. Son "lupomas" que al hacer vitropresión aparecen translúcidos y amarillentos. **Fig. 4.6.7** Tuberculosis luposa característica, pero a la vez obliga al diagnóstico diferencial con leishmaniasis, lepra, lupus eritematoso.

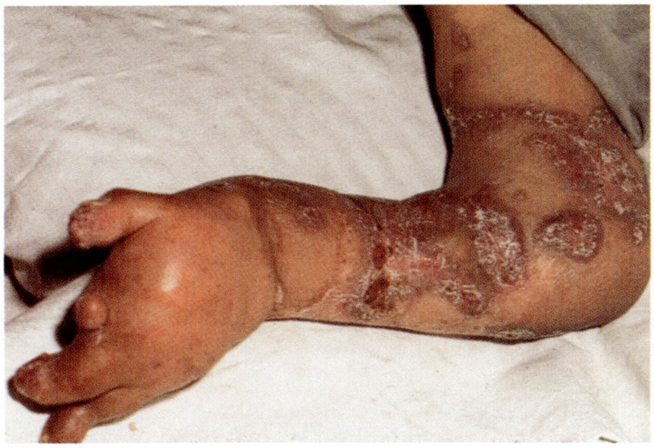

Fig. 4.6.8 Tuberculosis luposa de larga duración que ha dañado huesos y articulaciones.

y/o máculas purpúricas, en ocasiones con centro necrótico, diseminadas en todo el tegumento, pero usualmente en el tronco. Se debe a la diseminación hematógena de un foco pulmonar, renal, meníngeo, etcétera, aparentemente como consecuencia de vasculitis en un paciente inmunocomprometido. El PPD es negativo.

Abscesos tuberculosos metastásicos. Pueden ser uno o múltiples abscesos subcutáneos en cualquier parte del cuerpo; la piel suprayacente se fistuliza y se ulcera. Se debe a la diseminación hematógena de micobacterias a partir de un foco activo, por ejemplo pulmonar, por lo general en niños desnutridos o inmunocomprometidos. El PPD es negativo. Estas dos últimas formas deben distinguirse de la meningococemia, la criptococosis, la esporotricosis hematógena y la infección por citomegalovirus.

Tuberculosis orificial. Conocida también como tuberculosis ulcerosa, se observa también en personas desnutridas o inmunocomprometidas, que cursan con enfermedad activa en otro órgano, como pulmón o aparato genitourinario y, en consecuencia, los bacilos son depositados en gran número tras un traumatismo en las mucosas de la nariz, boca, vulva,de manera tal que puede haber más de una úlcera, extremadamente dolorosa. En el caso de involucrar la zona genital o perigenital se deberá hacer el diagnóstico diferencial con la amibiasis cutánea. El PPD es negativo, pero puede positivizarse (**figura 4.6.14 y 4.6.15**).

La tuberculosis orificial es otra forma de diseminación endógena que también puede ser indistinguible del *lupus vulgaris*.

Debe diferenciarse de neoplasias, de micosis profundas, de la leishmaniasis, del síndrome de Behçet, de la amibiasis. También puede ser indistinguible de la tuberculosis luposa.

Histopatología. En todas estas formas se observan dermatitis y/o dermohipodermitis granulomatosas y variaciones en el tema, es decir, granulomas con células gigantes de tipo Langhans; cambios en la epidermis como la hiperplasia pseudocarcinomatosa en la forma verrugosa; zonas más o menos amplias de necrosis como en la colicuativa, así como la presencia de bacilos ácido alcohol resistentes identificables con las tinciones de Ziehl-Neelsen o de Fite-Faraco (**figura 4.6.16**).

Tubercúlides definitivas

Son formas de tuberculosis cutánea por hipersensibilidad, tradicionalmente conocidas como "no habitadas" debido a que no se lograba detectar la presencia del bacilo por los métodos de la época; también denominadas tubercúlides, término acuñado por Jean Darier (Hungría, 1856 - Francia, 1938), han sido objeto de gran interés puesto que en la época de sus descripciones otras enfermedades se incluyeron dentro de este grupo con base en la presencia de granulomas en el estudio histopatológico.

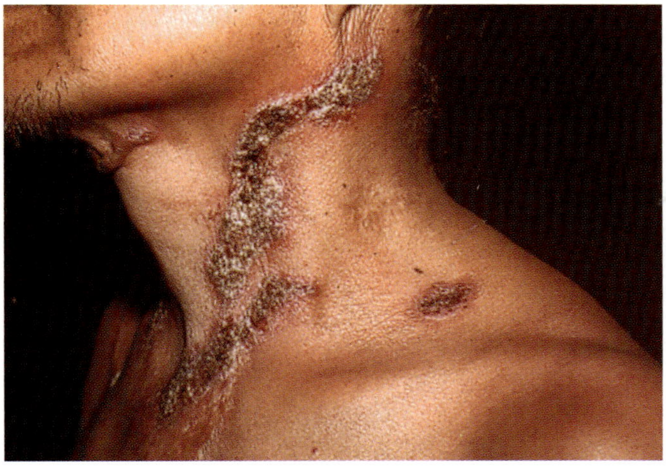

Fig. 4.6.9 Asociación de tuberculosis colicuativa y luposa en el cuello y zonas clavicular y esternal.

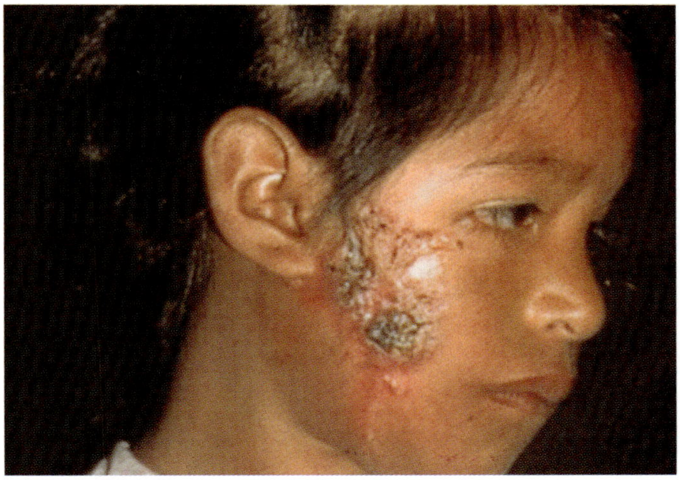

Fig. 4.6.10 Tuberculosis colicuativa en la cara de una niña, placa ulcerada y retráctil, que recuerda a la esporotricosis facial infantil.

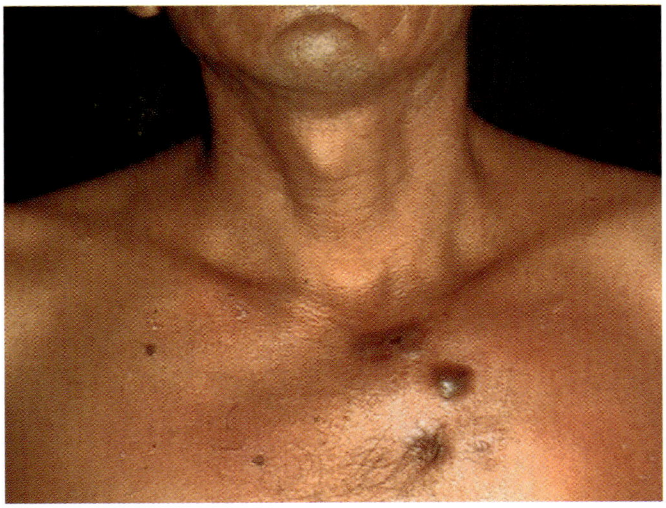

Fig. 4.6.11 Tuberculosis colicuativa, las lesiones en la región esternal son gomas y corresponden a nódulos blandos por necrosis (colicuativa precisamente), algunos están fistulizados.

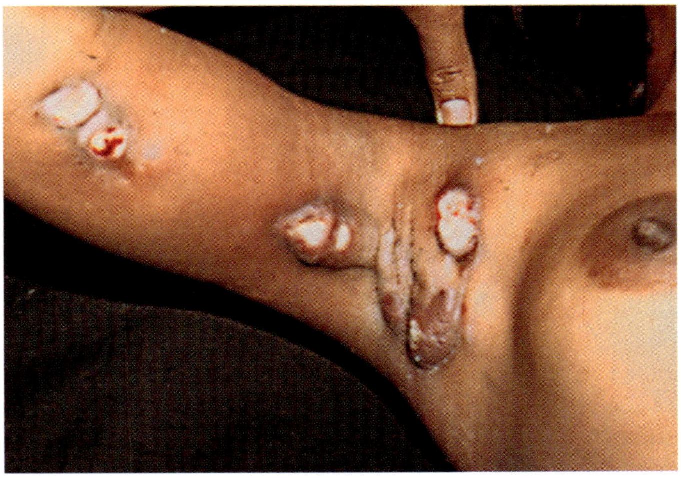

Fig. 4.6.12 Gomas ulcerados en la tuberculosis colicuativa que involucran la región axilar.

En la actualidad y gracias a las técnicas más sensibles de biología molecular, específicamente la reacción en cadena de la polimerasa (RCP), ha sido posible detectar fragmentos o copias de ADN de *M. tuberculosis* en algunas de estas formas de tubercúlides. Es posible que con tecnología aún más sofisticada, en poco tiempo se pueda demostrar la presencia de *M. tuberculosis* íntegro, aunque metabólicamente modificado, de manera análoga a la de *Clamydia trachomatis*, que recientemente se ha encontrado en las artritis "reactivas". Estos hallazgos deberán ser interpretados con mucha cautela pues no necesariamente representan causalidad.

En el presente se aceptan como tubercúlides al eritema indurado de Bazin, a las tubercúlides pápulo-necróticas y al liquen de los escrofulosos, aunque aún de manera relativa. El eritema indurado de Bazin también puede estar condicionado por otros antígenos (**figura 4.6.17**).

Tubercúlides pápulo o nódulo-necróticas. Se presentan en niños y jóvenes, de manera bilateral y casi simétrica, en las superficies extensoras de codos y rodillas, en las nalgas y parte baja del tronco. Son pápulas que crecen para formar nódulos, exhiben una depresión central a menudo con costra hemática, evolucionan por brotes y remiten dejando cicatrices puntiformes. No se acompañan de síntomas generales y el PPD es hiperérgico. Hay que hacer el diagnóstico diferencial con otras vasculitis, con la papulosis linfomatoide y con la pitiriasis liquenoide de Mucha-Haberman (**figura 4.6.18 y 4.6.19**).

Histopatológicamente estas lesiones exhiben cambios característicos, vemos vasculitis leucocitoclásica en un ambiente tisular de cambios granulomatosos.

Liquen de los escrofulosos. También denominado *lichen scrofulosorum*, se caracteriza por numerosas y múltiples pequeñas pápulas foliculares y parafoliculares, liquenoides, es decir apla-

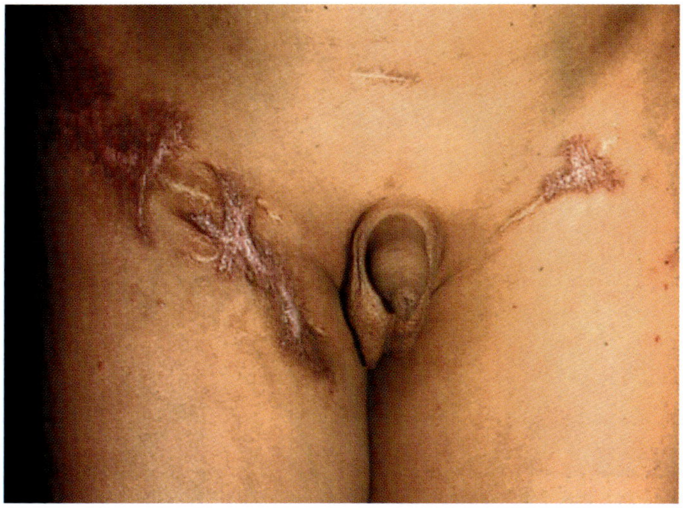

Fig. 4.6.13 Tuberculosis colicuativa y luposa con cicatrices queloideas en un niño de cinco años.

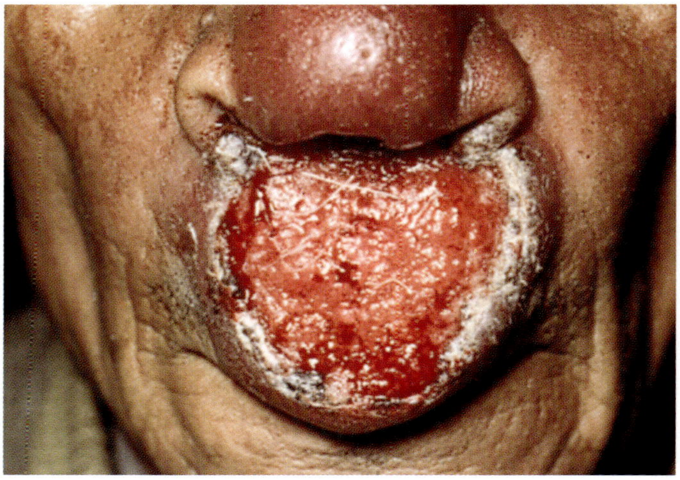

Fig. 4.6.14 Tuberculosis ulcerosa que involucra el labio superior y la nariz en un paciente con enfermedad pulmonar activa; deberá diferenciarse de la blastomicosis sudamericana o paracoccidioidomicosis, de la leishmaniasis, del rinoescleroma, de un carcinoma y de un linfoma.

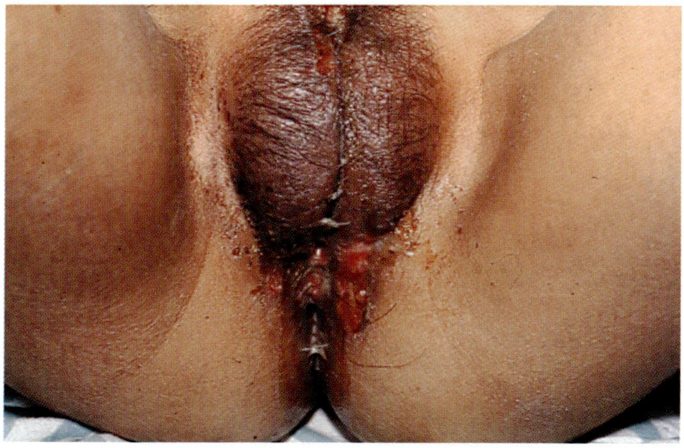

Fig. 4.6.15 Mujer caquéctica con tuberculosis renal activa que desarrolló la forma ulcerosa periorificial en la región genital y perineal; deberá diferenciarse de la amibiasis y del Behçet.

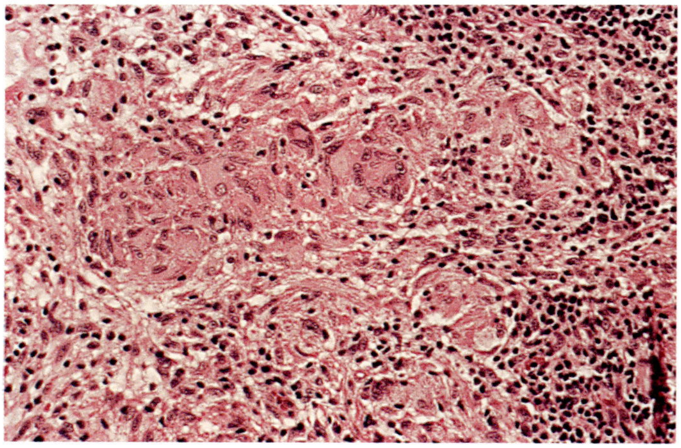

Fig. 4.6.16 Histopatología de la tuberculosis cutánea; se observa un denso infiltrado por linfocitos e histiocitos con formación de células gigantes multinucleadas tipo Langhans.

nadas, de amarillas a rosadas, con fina escama en su superficie, asintomáticas, confinadas al tronco, usualmente en su cara posterior. Es muy raro en nuestros días.

Se debe a la diseminación hematógena de la micobacteria en sujetos sensibilizados que cursan con tuberculosis ganglionar u ósea. La erupción remite espontáneamente o con el tratamiento. El PPD es hiperérgico.

En la histopatología se observan granulomas tuberculoides frecuentemente en situación parafolicular.

Tubercúlides facultativas

Eritema indurado de Bazin. Eponímicamente denominado así por Ernest Bazin, dermatólogo francés (1807-1878), se conoce en la literatura anglosajona como vasculitis nodular (Hamilton Montgomery, en la Clínica Mayo, E.U.A.). Se presenta en las caras posteriores y laterales de las piernas, predominantemente de mujeres jóvenes o de edad media, como nódulos o nudosidades que pueden ulcerarse (tipo Hutchinson); se reconoce clínicamente con relativa facilidad. Se debe diferenciar de otras paniculitis, como el eritema nodoso y del linfoma subcutáneo. El PPD es usualmente hiperérgico (**figura 4.6.17**).

> El eritema indurado de Bazin es una dermohipodermitis que también se estudia en el capítulo correspondiente a las paniculitis. Es de predominio lobular y exhibe evidente arteritis; en nuestro medio usualmente está asociado con un foco activo interno de tuberculosis.

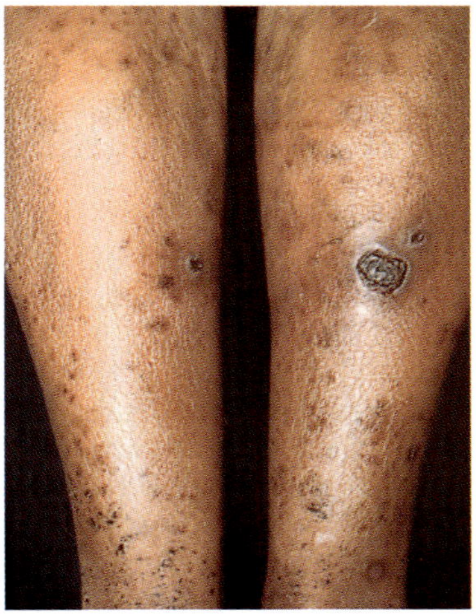

Fig. 4.6.17 Eritema indurado de Bazin; también es una vasculitis necrosante pero más profundamente situada que la nódulo-necrótica y en el contexto de una paniculitis lobulillar.

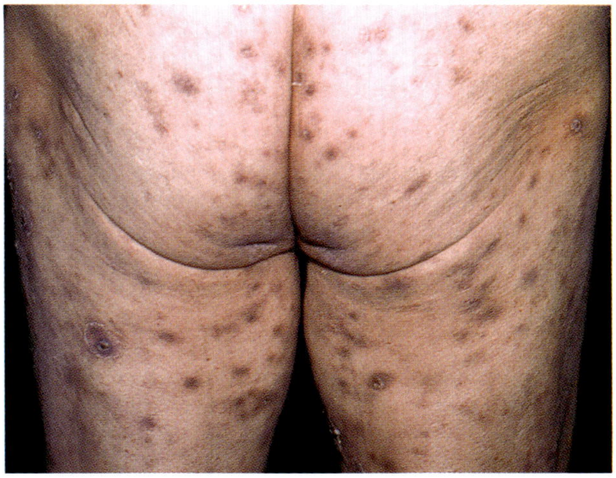

Fig. 4.6.18 Otra mujer con tubercúlides pápulo y nódulo-necróticas en las extremidades inferiores; es muy evidente la presencia de úlceras a consecuencia del infarto o necrosis isquémica por el proceso de vasculitis.

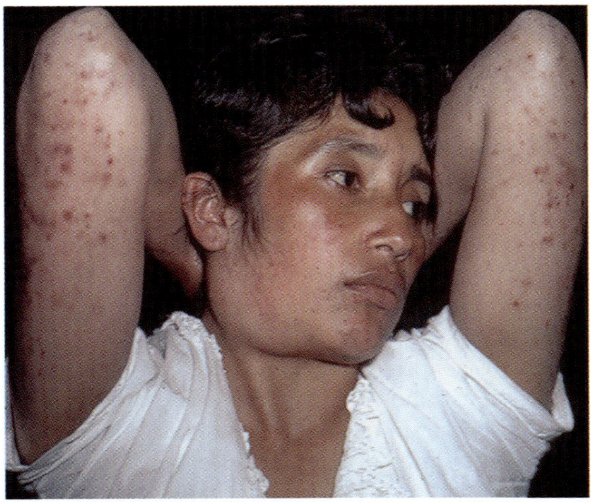

Fig. 4.6.19 Tubercúlides pápulo y nódulo-necróticas en su topografía usual; otras vasculitis necrosantes son más frecuentes en las piernas, obsérvense las zonas de infarto central ocupadas por costras.

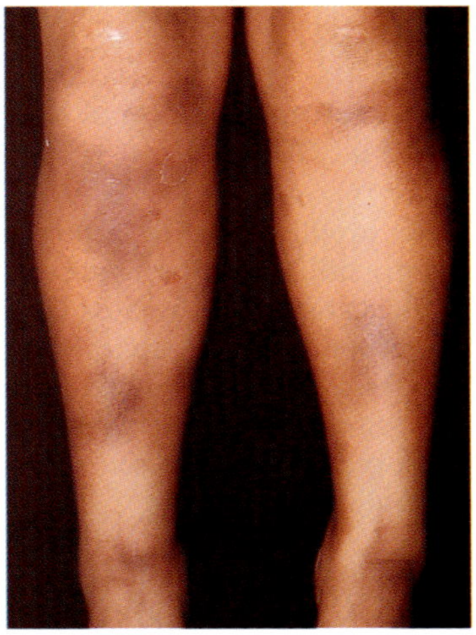

Fig. 4.6.20 Eritema nodoso, es otra forma de paniculitis, pero de tipo lobulillar y sólo excepcionalmente se asocia con vasculitis; se considera una forma facultativa de tubercúlide, ya que puede ser consecuencia de otros procesos, como coccidioidomicosis, por estreptococo o por medicamentos.

Histopatológicamente se trata de una paniculitis de predominio lobulillar en la que existe un denso infiltrado inflamatorio granulomatoso en asociación con arteritis.

Eritema nodoso. Idéntico al eritema nodoso generado por otras causas, por ejemplo estreptococo o medicamentos, nos orienta a pensar en tuberculosis. En casos crónicos o recidivantes cuando lo encontramos en la edad pediátrica; en nuestra experiencia, tal asociación es tan constante que en el protocolo de estudio del niño con eritema nodoso es nuestra primera posibilidad.

Deberá diferenciarse del eritema indurado de Bazin, de otras paniculitis y del linfoma subcutáneo (figura 4.6.20).

Histopatología. Se observa una paniculitis de predominio septal, en la que el infiltrado linfohistiocitario se extiende hacia los lobulillos y destruye los adipocitos, por lo que se llegan a visualizar granulomas; ocasionalmente vemos vasculitis.

Falsas tubercúlides

Tradicionalmente conocidas como tubercúlides faciales, son el tema que más controversia ha causado, ya que no es ampliamente aceptada como tal debido a que otra enfermedad muy diferente, la rosácea, se presenta con un aspecto clínico indistinguible y en la histopatología ambas exhiben granulomas parafoliculares con células de tipo Langhans.

En el *lupus miliaris disseminatus faciei*, las pápulas, de 1 a 3 mm, no sólo están en la parte central de la cara, no se asocian con telangiectasias ni con eritema; su superficie es lisa, su color rojo-café.

La "tubercúlide rosaceiforme de Lewandowsky" realmente es una forma granulomatosa de rosácea; otros términos como "acnitis de Barthélemy" no representan formas clínicas ni histopatológicas bien definidas, se sobreponen con las precedentes y, por lo mismo, no existen bases para continuar el uso de estos términos.

Histopatológicamente vemos granulomas tuberculoides con células de tipo Langhans, en ausencia de telangiectasias y de elastosis solar.

El curso normal de la vacunación con el BCG es el siguiente: la pápula se forma en dos semanas; a las seis semanas se transforma en un nódulo mayor de 10 mm, que posteriormente se ulcera y cicatriza. Se acompaña de adenopatía y el PPD se torna positivo en seis semanas.

Tuberculosis por vacunación con el bacilo de Calmette y Guérin o "BCG-ítis"

Esta práctica de profilaxis contra la tuberculosis indudablemente ha sido muy útil, particularmente en nuestro medio; fue iniciada en Francia en 1923; se trata de cepas bovinas atenuadas. Tras dos semanas de la aplicación, usualmente en la región deltoidea derecha, se levanta una pápula que alcanza los 10 mm en 6 a 12 semanas, se ulcera y cicatriza (en ocasiones formando queloide), puede asociarse con adenopatía regional, que cede después de algunas semanas.

La vacunación con el BCG puede provocar manifestaciones específicas (excepcionales): úlcera con necrosis con adenitis y síntomas generales en semanas ("BCG-ítis"); *lupus vulgaris* en meses a tres años; erupciones generalizadas tipo tubercúlides; adenitis generalizada y focos activos en otros órganos.

En una proporción mínima de personas, en particular los niños, se desarrollan manifestaciones como consecuencia de la vacunación: la más común es la adenitis regional grave, que rara vez se puede generalizar; abscesos subcutáneos vecinos; erupciones tipo tubercúlides generalizadas y aun cuadros de tuberculosis luposa. Se han documentado fallecimientos por tuberculosis generalizada.

Tratamiento. Todas las formas de tuberculosis cutánea se deben tratar con poliquimioterapia, como la pulmonar o de cualquier otra localización. La Organización Mundial de la Salud (OMS) recomienda la asociación de rifampicina, isoniacida y pirazinamida por vía oral, a las dosis de ataque durante dos meses y luego de mantenimiento por cuatro meses más, a base de isoniacida y rifampicina.

El tratamiento primario, es decir a pacientes que nunca lo han recibido, tiene una fase intensiva y una de sostén. La intensiva es 60 dosis en 10 semanas a base de: rifampicina, 600 mg; isoniacida, 300 mg y pirazinamida, 1.5 a 2 g; dosis única diaria de lunes a sábado.

La dosis de sostén es de 30 dosis durante 15 semanas: rifampicina, 600 mg; con isoniacida, 800 mg; dosis única dos veces por semana.

El tratamiento primario reforzado se utiliza en los enfermos que han recibido tratamiento y han recaído o en aquellos con baciloscopias positivas, son VIH positivos, tienen tratamiento inmunosupresor, son diabéticos, etcétera; consiste en reforzar el esquema primario con etambutol (15 mg/kg/día) o estreptomicina (15-20 mg/kg en niños y 1 g en adultos) durante 10 meses.

En el grupo de las tubercúlides conviene añadir al esquema prednisona en dosis de 0.5 mg/kg/día durante 4 a 6 semanas, con esquema de reducción.

Retratamiento es el que se instituye al enfermo multitratado o en el que fracasó el tratamiento; durará 12 meses, con fase intensiva de tres y de sostén por nueve meses.

Generalidades. La tuberculosis, en la medicina, representa un ejemplo para el entendimiento de otras enfermedades, de los mecanismos de daño a los tejidos y, desde luego, una enfermedad que en la piel posee una amplia y variada expresividad. En consecuencia, la contribución de la dermatología al conocimiento de la tuberculosis ha sido muy grande.

Numerosos son los grandes médicos que han dejado honda huella en el estudio de la tuberculosis: François Xavier Bichat (Francia, 1771), un genio que vivió poco, falleció en 1802 de tuberculosis pulmonar, a los 31 años de edad. Introdujo el término *tissue* o tejido, que hasta la fecha tiene aceptación total. Fue médico anatomista, fisiólogo y patólogo de filosofía vitalista; trabajó en el Hôtel Dieu de París durante sólo un año; dueño de una febril actividad, en ese breve tiempo efectuó numerosas autopsias, disecaba, observaba y escribía su *Anatomie générale*. Con J. L. Alibert fundó la *Societé Médicale d'Émulation* en 1796.

La vaculación con el BCG puede provocar manifestaciones inespecíficas (comunes): úlcera, queloide, quiste, dermatitis espongiótica o granulomatosa, erupciones hemorrágicas y eritema nodoso.

Robert Koch (Alemania, 1843-1910), premio Nobel de Medicina en 1905, descubrió el bacilo causal de esta enfermedad que tantos estragos causó, sobre todo en el siglo XIX, y que sigue siendo un problema de salud pública, principalmente en países como el nuestro.

Jean Louis Alibert (Francia, 1768-1837), gran dermatólogo del Hôpital Saint Louis, en París, hace la descripción del lupus vulgar, de ataque selectivo en la cara y al que se calificaba de "desesperada afección"; señaló, además de su topografía, su carácter destructivo, su evolución crónica y su resistencia a la terapéutica de entonces.

Ernest Bazin, del mismo Hôpital Saint Louis, describió las escrofúlides eritematosas, o eritema indurado que lleva su nombre; lo identificó como "de etiología escrofulosa en las piernas de mujeres jóvenes, placas rojas induradas que involucran la piel y el tejido adiposo de la hipodermis".

Ferdinand von Hebra (Austria, 1816-1880), quien atraía alumnos de todo el mundo a la famosa escuela de Viena, identificó al *lichen scrofulosorum* como una erupción de finas pápulas de color amarillo pálido, en ocasiones rojo-café o aun de la misma tonalidad de la piel normal; se disponen en grupos que forman círculos o semicírculos dentro de los que se pueden observar ocasionalmente manchas pigmentadas; casi no da prurito, de curso lento, pero el desarrollo de los elementos a su completo término es rápido. A la inversa del lupus vulgar y de la forma verrugosa, por ejemplo, el *lichen scrofulosorum* es poco disestésico, afectando mayormente la región peribucal y el tronco en menor proporción.

En nuestro medio, precisamente en el Hospital General de México, Ernesto Escalona (México, 1909-1989) también hace importantes contribuciones a la tuberculosis cutánea, clasificando las formas habitadas y las no habitadas o tubercúlides, de manera precisa y didáctica; asimismo, inició el uso de la isoniacida en la terapeútica antifímica en la dermatología.

Citar los nombres de Rokitansky, Boeck, Skoda, Schölein, Remark, Pfeufer, Hasse, Kolliker, Lebert, Reinhardt o Ziehl, no constituye más que un mínimo acto de reconocimiento hacia aquellos grandes investigadores que no contaban más que con sus ideas y una sólida fe para sostenerlas y demostrarlas a pesar de las limitaciones de su época.

Lepra

Conceptos clave

- La lepra es una enfermedad infecciosa crónica, determinada por la presencia de por lo menos dos especies de micobacterias: *M. leprae* y *M. lepromatosis.*
- En México y en muchos otros países en desarrollo la lepra constituye aún un problema de salud pública. México es considerado como de mediana endemicidad.
- El mecanismo de ingreso del bacilo al organismo humano no se conoce con precisión, pero hipotéticamente la nariz y la boca son las vías más probables.
- La lepra es una enfermedad cuya expresividad clínico-patológica es muy amplia debido a la capacidad inmunogenética del hospedero y a la especie del agente infectante.
- Existen dos tipos polares de la enfermedad: el tuberculoide y el lepromatoso.
- Existen enfermos que "demoran" en definir su capacidad inmunológica y exhiben caracteres dimorfos.
- Los parámetros para clasificar a un enfermo con lepra son cuatro: el clínico, el inmunológico, el microbiológico y el histopatológico.
- El patólogo conocedor es capaz de clasificar a un paciente con sólo el análisis del corte histopatológico.

Definición. La lepra es una enfermedad infecciosa determinada por la presencia de *Mycobacterium leprae* o bacilo de Hansen, crónica, poco contagiosa, que compromete selectivamente la piel y los nervios periféricos, pero que puede ser generalizada y grave.

La lepra infección consiste sólo en el ingreso del bacilo al organismo sin que se desarrolle la enfermedad, y seguramente es la forma más común de interacción hospedero-parásito.

Recientemente, en 2008, Han, et al. describen una nueva especie: *Mycobacterium lepromatis* en el hígado de dos enfermos de origen mexicano que fallecieron con lepra lepromatosa difusa.

En México, como en otros países en vías de desarrollo, todavía constituye un problema de salud pública y se calcula que existen entre 50 000 y 100 000 enfermos de lepra, ya que se registran alrededor de 20 000 y la OMS recomienda calcular el número real multiplicando los casos registrados por cinco.

Etiopatogenia. El bacilo ingresa al cuerpo humano por las vías respiratorias a través de las gotitas de saliva que contienen bacilos, que los enfermos bacilíferos expulsan al hablar, toser o estornudar. Una vez que el bacilo ha ingresado, su estructura blanco es la célula de Schwann de los nervios periféricos amielínicos o poco mielinizados, situados en las áreas más frías y distales. El bacilo alcanza estas células posiblemente por vía sanguínea, pero se desconoce si llega al nervio circulando libremente o dentro de alguna célula fagocítica.

El daño a los tejidos es consecuencia de la respuesta inmunológica e inflamatoria que condiciona la interacción del bacilo con el huésped (**figura 4.6.21**).

Caracteres clínicos e histopatológicos. Forman un espectro que va desde algunas manchas hipocrómicas hasta un grave ataque al estado, con sintomatología general y numerosas lesiones cutáneas, como nódulos, placas y úlceras. Todo ello depende de la capacidad de respuesta inmunológica del huésped contra el bacilo, respuesta que, a su vez, está determinada genéticamente. La lepra afecta a ambos sexos y más frecuentemente a los adultos; es poco común en los niños.

Así, un individuo con poca o inadecuada capacidad inmunológica (o resistencia) permitirá el crecimiento del bacilo, desarrollará numerosas lesiones y la forma grave de la enfermedad: lepra lepromatosa.

Un individuo con buena u óptima capacidad inmunológica no permitirá el crecimiento del bacilo y, por lo mismo, no desarrollará lesiones o lo hará en forma incipiente y autolimitada: lepra tuberculoide.

Entre estos dos tipos de lepra, llamados polares, existen casos de pacientes que, al no definirse aún, exhiben caracteres clínicos de uno y de otro tipo; se les conoce como dimorfos o fronterizos (del inglés *borderline* que, por conveniencia, se usa también en español); con el tiempo y dependiendo de su capacidad inmunológica se irán desplazando hacia alguno de los polos: tuberculoide (TT) o lepromatoso (LL).

Una vez que un determinado enfermo se define ya como polar TT o polar LL, queda fijo como tal; cuando un caso se acerca a uno de los polos sin definirse claramente se le denomina subpolar, y tiene todavía la posibilidad de variar sus caracteres, es decir, desplazarse en uno o en otro sentido.

Tenemos entonces que dicho espectro de manifestaciones clínicas se correlaciona bien con los otros tres parámetros necesarios para un diagnóstico y clasificación adecuados, y así fue convenido en Madrid en 1953: el sustrato histopatológico, la capacidad inmunológica medida en la práctica con la intradermorreacción de Mitsuda (K. Mitsuda, 1953) y la presencia de bacilos.

Con el propósito de hacer más fácil y didáctico el conocimiento de la enfermedad, iremos describiendo los caracteres clínicos, la histopatología, la reacción de Mitsuda y la baciloscopia en forma paralela a la progresión de la enfermedad.

Conviene en este momento observar el esquema de la **figura. 4.6.22** y enseguida continuar con los siguientes párrafos:

Lepra infección. Al ingresar el bacilo de Hansen al organismo humano, probablemente por las vías respiratorias, lo usual y más factible es que dicho organismo sea inmunogenéticamente capaz de responder y no se desarrolla la enfermedad. Si efectuamos la reacción de Mitsuda será positiva y no habrá bacilos en los tejidos; al no haber lesiones clínicas, histopatológicamente tampoco hay cambios. Por eso hablamos de infección, no de enfermedad.

La lepra indeterminada se caracteriza por manchas acrómicas, anestésicas, anhidróticas y alopécicas, precisamente porque el ataque se dirige contra los anexos ecrinos y pilosebáceos contra los nervios terminales sensitivos en la piel.

Lepra indeterminada. En algunos casos tal infección progresa y el huésped desarrolla una o varias manchas que tienen las siguientes características: hipocrómicas, anestésicas, anhidróticas y alopécicas. Histopatológicamente se observa infiltrado linfohistiocitario superficial y profundo alrededor de los vasos, de los anexos y de los nervios. Lo más probable es que tales lesiones remitan en algún tiempo, gracias a la ya mencionada capacidad inmunológica del huésped y, por lo tanto, el Mitsuda será positivo. Pero también es posible que la enfermedad progrese, que el Mitsuda sea negativo y el bacilo se multiplique y pueda demostrarse en la baciloscopia o en la histopatología (**figura 4.6.23**).

Lepra tuberculoide. Algunos de estos individuos desarrollan una o algunas lesiones en forma de manchas, de placas eritematosas, papulares y/o nodulares, un tanto infiltradas, que se acompañan de síntomas neurales periféricos, como zonas de anestesia, parestesia, disestesia. Esta forma se conoce como lepra tuberculoide porque histopatológicamente forma granulomas similares a los de la tuberculosis, con células gigantes de tipo Langhans; los infiltrados se disponen alrededor de los vasos superficiales y profundos, de los anexos (pilosebáceos y ecrinos) y alrededor de los nervios de manera muy característica. No hay bacilos y la intradermorreacción de Mitsuda es positiva. Una proporción de estos pacientes se cura espontáneamente gracias a que su capacidad inmunológica aún es óptima (**figura 4.6.24 a 4.6.26**).

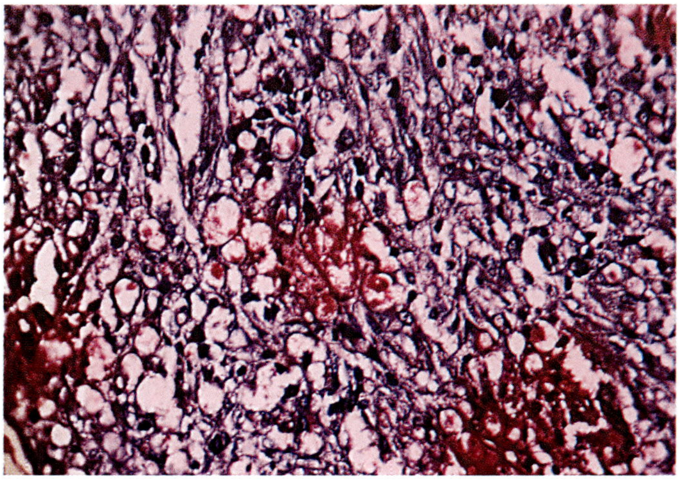

Fig. 4.6.21 Corte histopatológico que muestra la presencia de histiocitos de citoplasma vacuolado (células de Virchow) conteniendo bacilos de la lepra en grupos o globias (en rojo), de un enfermo de lepra lepromatosa. Los bacilos *M. leprae* y *M. lepromatosis* son indistinguibles morfológicamente. Tinción de Ziehl-Neelsen.

La lepra tuberculoide no es generalizada pero sí es neural y tarde o temprano autoinvoluciona.

Casos dimorfos o fronterizos (*borderline*). Nótese que no hablamos de tipos sino de casos, ya que precisamente por su carácter inestable dentro del espectro se irán desplazando hacia alguno de los polos, gracias a su capacidad de respuesta inmune celular. Clínicamente vemos máculas y placas más infiltradas o "suculentas", más pigmentadas, más eritematosas y más numerosas que las tuberculoides; se llegan a formar nódulos. En la histopatología observamos infiltrados superficiales y profundos alrededor de los vasos, de los anexos y de los nervios, constituidos por linfocitos e histiocitos; estos últimos forman granulomas; también podemos observarlos con sus citoplasmas globosos, ocupados por bacilos (células de Virchow); este último dato es variable, pues depende de la resistencia del enfermo. Hay lesiones neurales sin afección visceral, al menos clínicamente. En estos casos puede haber brotes reaccionales de tipo I (*vide infra*). (**figura 4.6.27 a 4.6.30**).

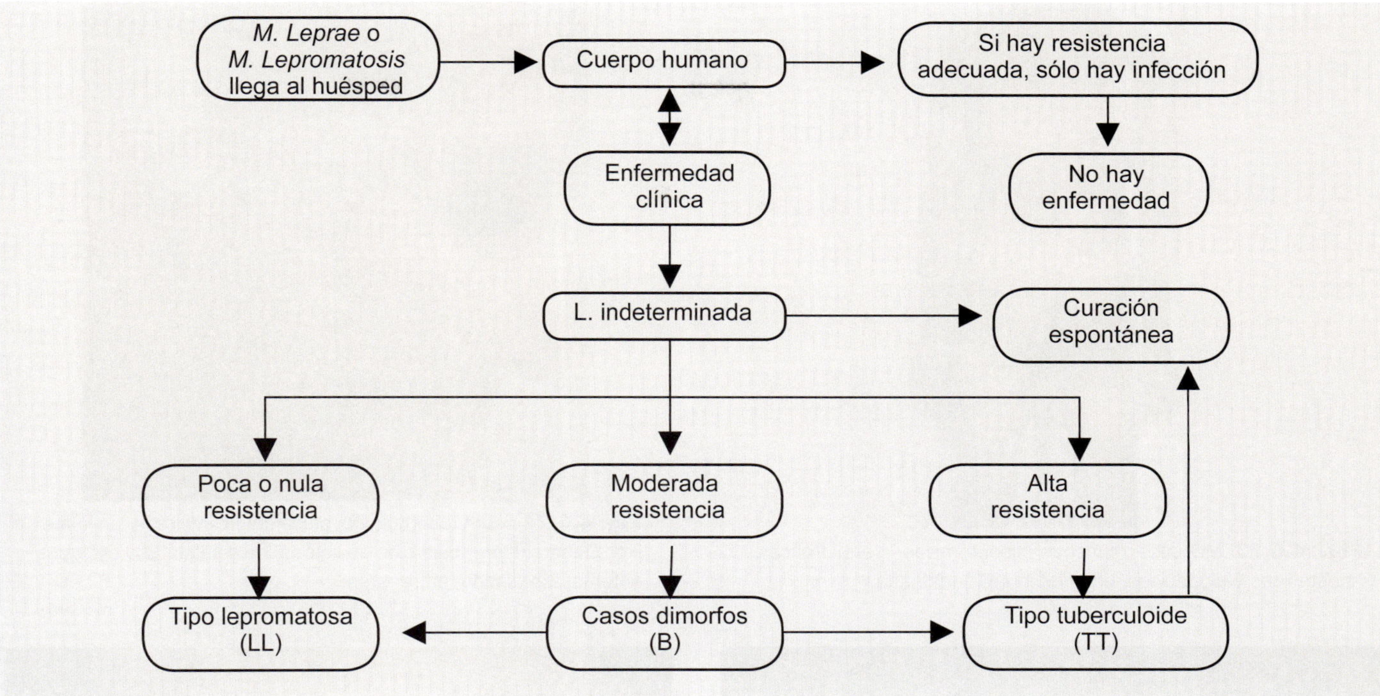

Fig. 4.6.22 Esquema lepra.

El enfermo con lepra puede cursar con reacciones agudas, ya sea de tipo I (reversa o degrado debido a hipersensibilidad celular) o bien de tipo II (reacción leprosa de tipo eritema nodoso, o fenómeno de Lucio/ eritema necrosante, debido a hipersensibilidad de tipo III).

Lepra lepromatosa. Es la forma generalizada de la enfermedad, caracterizada por ser bacilífera e infectante, con reacción de Mitsuda negativa y clínicamente de dos formas: una con máculas, pápulas, nódulos, úlceras y alopecia, nódulos ororrinofaríngeos y afección del ojo, testículo y otros órganos internos como riñón, hígado y bazo; ésta es la forma más frecuente y se denomina lepra lepromatosa nodular (**figura 4.6.31 a 4.6.34**).

La otra forma se presenta sin elementos circunscritos, en la que todo el tegumento está infiltrado, lo que se conoce como lepra lepromatosa difusa, también con afección de órganos internos. Fue descrita originalmente en México por el doctor Rafael Lucio en 1852 (**figura 4.6.35 a 4.6.38**).

El estudio histopatológico en la lepra es no sólo determinante para el diagnóstico, sino de la mayor importancia para el entendimiento de la enfermedad y para la identificación del daño tisular.

Histopatológicamente se observan densos infiltrados en todo el grosor de la piel, constituidos por histiocitos de citoplasma globoso o vacuolado, el cual exhibe un tono gris-azul con la tinción de rutina, en la que, al teñirse con Fite-Faraco o con Ziehl-Neelsen, se demuestran los bacilos de color rojo con toda claridad. Este tipo de infiltrado existe en otros órganos, como ganglios linfáticos, hígado, bazo.

En la lepra se pueden llevar a cabo dos tipos de reacciones que se han denominado I y II:

Tipo I: Tal reacción se presenta en los casos fronterizos o dimorfos, o no polares, y está determinada por la inmunidad celular; puede ir en ambos sentidos: hacia el polo tuberculoide, en el que el enfermo "mejora" su respuesta y se denomina reacción de reversa. O bien el enfermo se deteriora y se desplaza hacia el polo lepromatoso, lo que se denomina reacción de degrado.

Tipo II: Esta reacción se presenta solamente en los pacientes polares lepromatosos y está determinada por la inmunidad humoral en exceso de antígeno; por lo tanto, es una forma de enfermedad por complejos inmunes en la que tales complejos se depositan en los vasos de potencialmente toda la economía: piel, sistema nervioso central y periférico, pulmón, riñón, etcétera, condicionando una panvasculitis necrosante, la que a su vez da paso a la sintomatología y signología de dicha reacción leprosa, de la que se reconocen dos formas: el eritema nodoso y el fenómeno de Lucio.

En este momento conviene observar la **figura 4.6.39**, que está basada en la clasificación de Ridley y Jopling (1966), internacionalmente aceptada, que considera cinco formas: los dos tipos, tuberculoide y lepromatoso, así como otras tres formas que corresponden a los casos dimorfos o *borderline*. Según dicha clasificación, todas estas formas se inician como casos indeter-

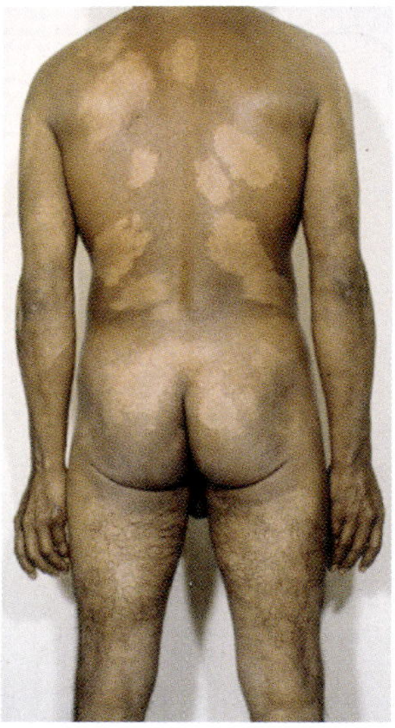

Fig. 4.6.23 Múltiples manchas hipocrómicas, anhidróticas, anestésicas y alopécicas, en la lepra indeterminada.

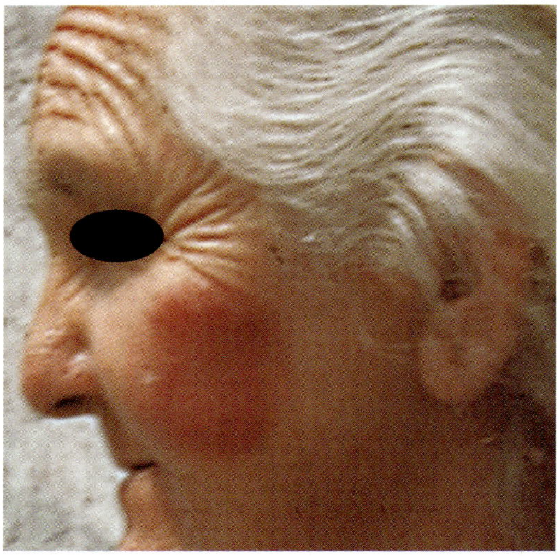

Fig. 4.6.24 Lepra tuberculoide, placa única, infiltrada, en la mejilla. Deberá diferenciarse de un linfoma de células "B" y del lupus eritematoso tumido, entre otros.

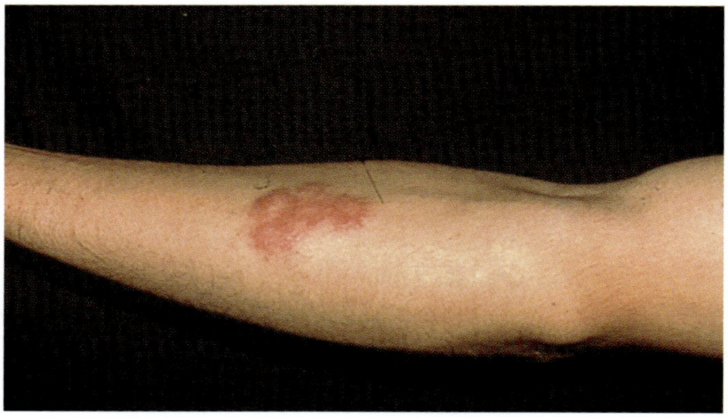

Fig. 4.6.25 Lepra tuberculoide, cuatro nódulos que confluyen para formar una placa, única lesión en este enfermo.

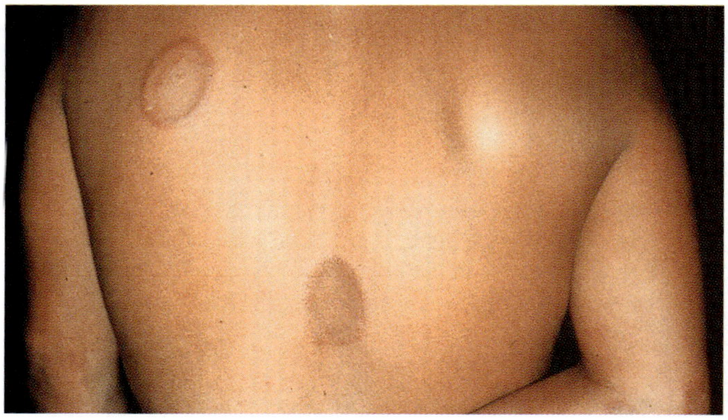

Fig. 4.6.26 Lepra tuberculoide manifestada por cuatro placas, dos en el codo y dos en el dorso.

minados, lo cual no es necesariamente cierto y debe tomarse con reserva, pues sabemos que los lepromatosos difusos puros y primitivos no presentan lesiones de tipo indeterminado.

El eritema nodoso es más común en la lepra lepromatosa nodular y el fenómeno de Lucio es propio, aunque no exclusivo, de la lepra lepromatosa difusa; no obstante, pueden coexistir en un mismo paciente.

El eritema nodoso leproso se presenta en el enfermo con LL, cuya cronicidad, aparentemente apacible, se ve sacudida por la presencia de un síndrome febril grave asociado con lesiones cutáneas, como son los nódulos y las nudosidades, que de manera peculiar no se limitan a las extremidades inferiores, sino que se extienden al tronco y aun a las extremidades superiores y cefálica. Dato característico y casi *sinequanon* de la lepra (**figura 4.6.40 a 4.6.42**).

El fenómeno de Lucio se presenta en la lepra lepromatosa difusa o lepra de Lucio (R. Lucio y Alvarado I, 1852 y 1853). También es una forma de panvasculitis necrosante pero que involucra predominantemente a las arterias musculares y como tal tiene manifestaciones en diversos órganos; se caracteriza por síndrome febril en asociación con un tipo de lesión cutánea que se inicia como mácula purpúrica, es decir una zona de infarto, la cual puede o no ampollarse por desprendimiento en la unión dermoepidérmica y luego evoluciona hacia la ulceración; antaño estos enfermos fallecían durante este evento (**figura 4.6.43 a 4.6.45**).

Otros órganos. Entre las afecciones que en otros sistemas produce la lepra, destacan los cambios en el sistema nervioso periférico, los cuales se deben a la infiltración del perineurio. Todas las formas de lepra se acompañan de manifestaciones neurales en mayor o en menor grado.

Los nervios más frecuentemente involucrados son: el cubital, el radial y el mediano en las extremidades superiores; el ciático poplíteo externo, el ciático poplíteo interno y el safeno interno en las extremidades inferiores; en la cabeza el auricular,

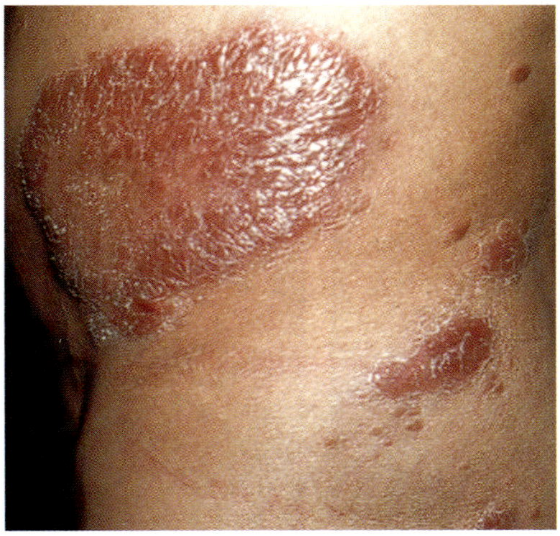

Fig. 4.6.27.

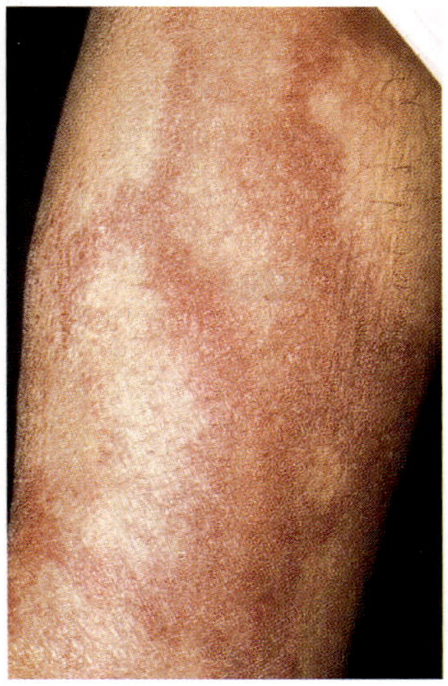

Fig. 4.6.28

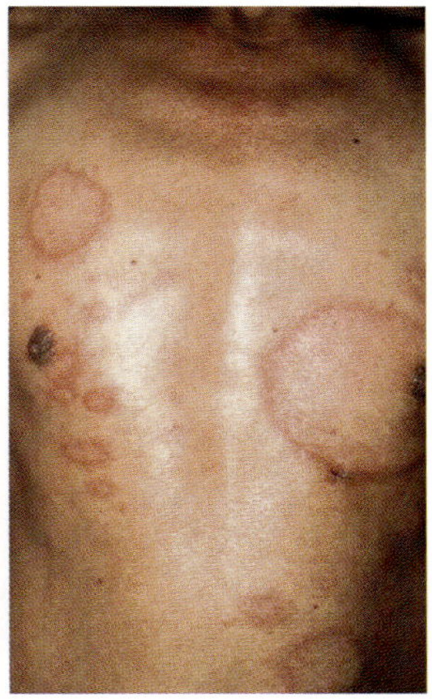

Fig. 4.6.29

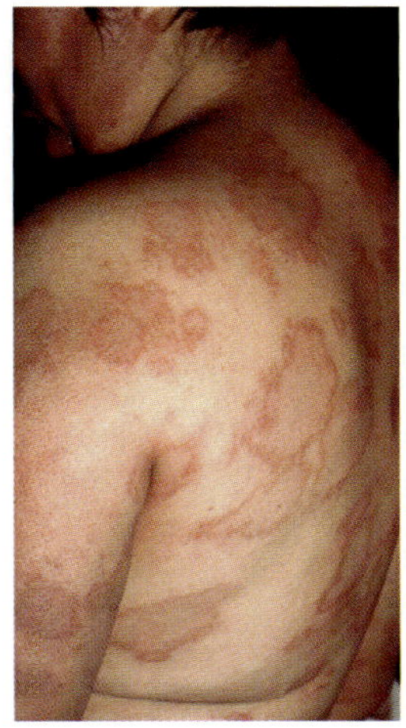

Fig. 4.6.30

Fig. 4.6.27 Caso dimorfo de lepra, ya se identifican varias lesiones, una amplia placa infiltrada en primer término. **Fig. 4.6.28** Placas eritemato-escamosas en la lepra dimorfa. **Fig. 4.6.29** En este paciente con lepra dimorfa la biopsia demostró la presencia de bacilos, lo que señala su evolución hacia el polo lepromatoso. **Fig. 4.6.30** Lepra dimorfa, ya son numerosas las lesiones, el Mitsuda es negativo y en el estudio histopatológico los bacilos son abundantes, lo que indica su evolución hacia el polo lepromatoso.

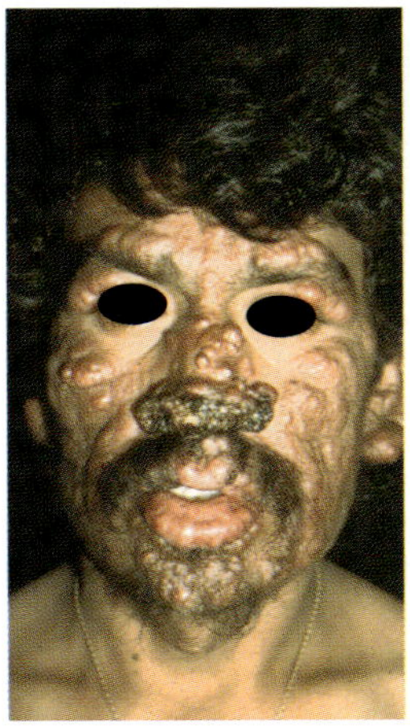

Fig. 4.6.31

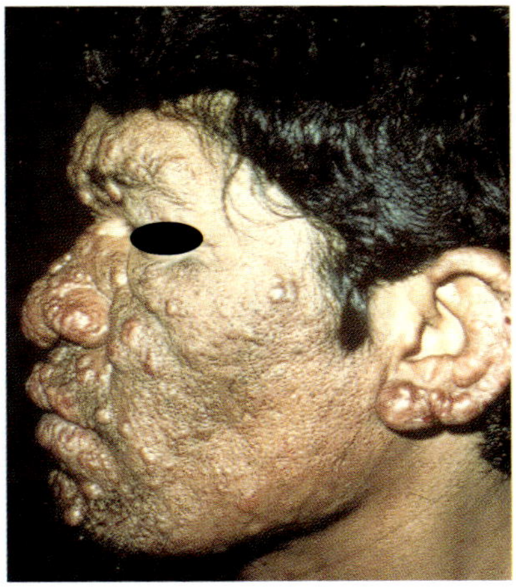

Fig. 4.6.32

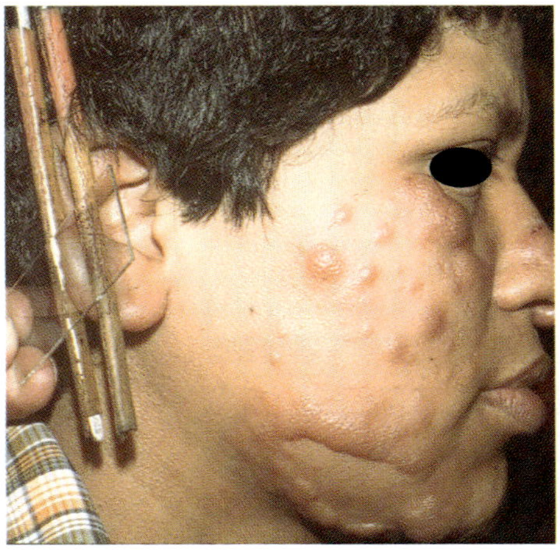

Fig. 4.6.33

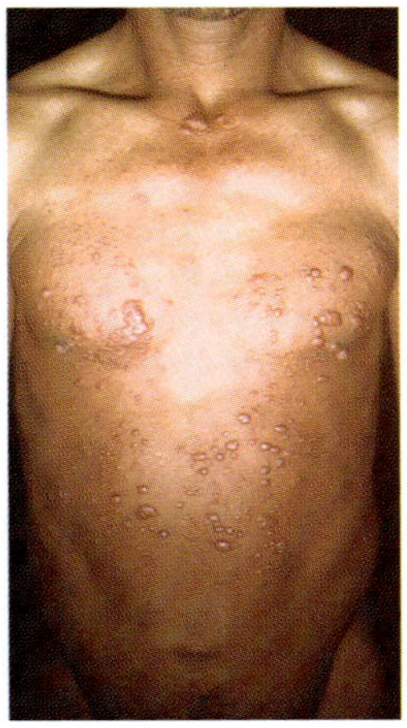

Fig. 4.6.34

Fig. 4.6.31 Lepra lepromatosa nodular, obsérvense los nódulos (y pápulas), aislados y confluentes (en la mejilla derecha). **Fig. 4.6.32** Lepra lepromatosa nodular, se puede advertir la ausencia del pelo de las cejas en el sitio de los nódulos. **Fig. 4.6.33** Toma de linfa para la búsqueda de bacilos en este niño de 14 años con lepra. **Fig. 4.6.34** Pápulas y nódulos incontables en el tronco, lepra lepromatosa nodular.

el facial y el supraorbitario, rama menor del trigémino. El tronco nervioso infiltrado se engrosa y a veces se torna "arrosariado". Inicialmente hay parestesias, luego hiperestesias y finalmente anestesias.

La lepra lepromatosa es generalizada, no involuciona y genera reacciones agudas de tipo 2 o enfermedad causada por complejos inmunes (hipersensibilidad III), que a su vez condiciona vasculitis de todo tipo de vaso, es decir, provoca panvasculitis necrozante.

Las consecuencias del daño neural repercuten en los músculos inervados y se manifiestan como mano "de predicador" (por daño al cubital), que progresa a la mano "en garra", con atrofia muscular en los interóseos y aplanamiento de las eminencias tenar e hipotenar; alteraciones en la marcha, en la sensibilidad, anestesias, reabsorciones, mal perforante plantar (**figura 4.6.46 a 4.6.48**).

Las afecciones oculares, con una incidencia muy variable según cada serie que se consulte, oscilan de 5 a 70%; son más comunes en las formas lepromatosas y están ausentes en los casos indeterminados: daño a los anexos, alopecia de cejas y pestañas, dermatochalasis, edema de los párpados, dacriocistitis (**figura 4.6.36**). También se reconocen lesiones corneales como la queratitis superficial avascular (patognomónica de la lepra), muy común en las formas lepromatosas, así como lesiones en la esclerótica como los nódulos y las conjuntivales como la hiperemia.

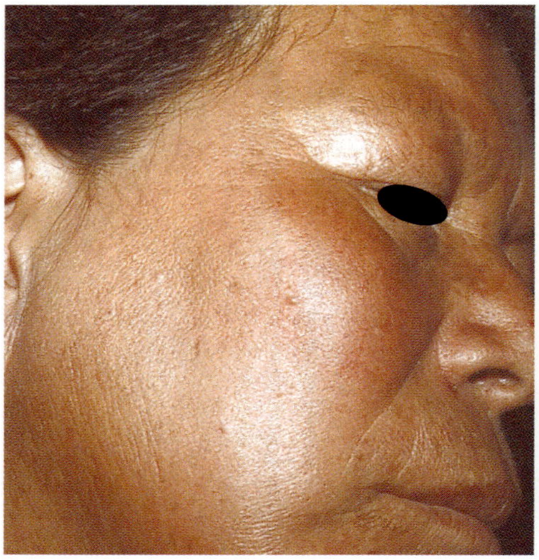

Fig. 4.6.35

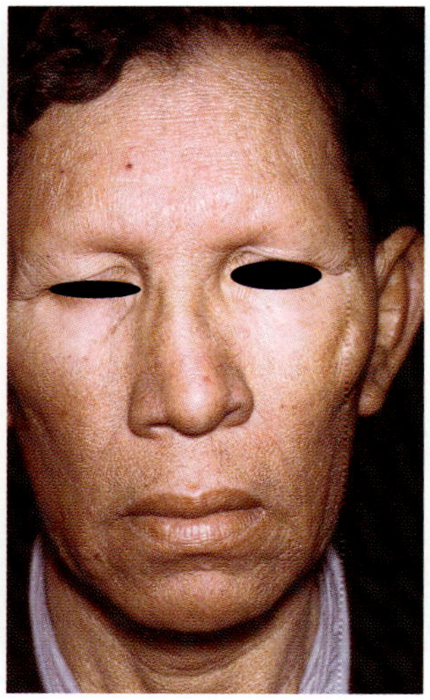

Fig. 4.6.36

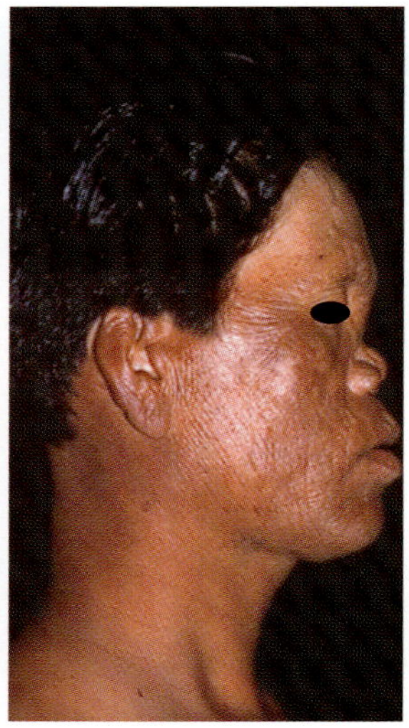

Fig. 4.6.37

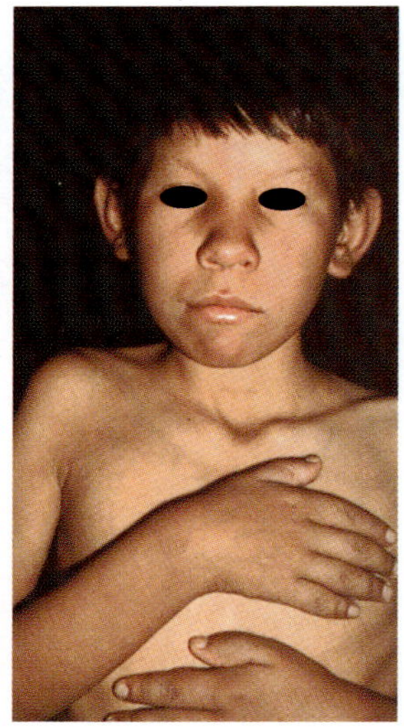

Fig. 4.6.38

Fig. 4.6.35 Aspecto de la piel densamente infiltrada en la lepra lepromatosa difusa temprana. **Fig. 4.6.36** Paciente con lepra lepromatosa difusa y ptosis del lado izquierdo. **Fig. 4.6.37** Lepra lepromatosa difusa con destrucción del tabique cartilaginoso nasal, que popularmente se conoce como "nariz en silla de montar." **Fig. 4.6.38** La lepra lepromatosa difusa es rara en los niños, éste es un ejemplo excepcional.

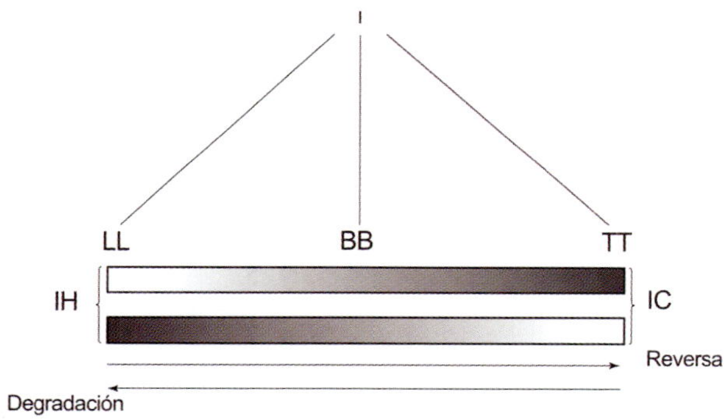

Fig 4.6.39 Distribución de casos de lepra, de acuerdo con Ridley y Jopling, 1966.

En el hígado se ha observado la presencia de células macrofágicas que contienen bacilos en sus citoplasmas; en el riñón se ha descrito glomerulitis mesangial. La afección de ambos órganos no necesariamente se manifiesta en los exámenes de laboratorio y en etapas tardías de la enfermedad es posible observar amiloidosis, tanto hepática como renal.

En los estadios reaccionales de tipo II, como ya se mencionó líneas arriba, es posible observar cambios por vasculitis en diversos órganos; en nuestra experiencia con casos de autopsia de enfermos fallecidos durante o poco después del período reaccional, hemos podido identificar vasculitis con depósitos de complejos inmunes en piel, pulmón, hígado, riñón y aun en plexos coroideos, entre otros órganos.

Histopatología. Ya se han mencionado los cambios histopatológicos en las diversas formas de la enfermedad. Conviene señalar que el patólogo conocedor es capaz de contribuir importantemente no sólo al diagnóstico, sino también a la clasificación del enfermo de lepra, dado que los hallazgos son característicos y al tener acceso a las tinciones para bacilos es posible incluso identificar su presencia y densidad (**figura 4.6.49 a 4.6.51**).

Diagnóstico. Se debe pensar en la enfermedad para hacer el diagnóstico. Debemos tener en mente que en nuestro medio existe la lepra; si trabajamos en zonas endémicas, más aún. El carácter clínico de las lesiones, las alteraciones neurológicas periféricas, el sitio de procedencia del enfermo, son datos determinantes para llegar al diagnóstico.

Por lo tanto, el diagnóstico de la lepra es fundamentalmente clínico, pero no exclusivamente, porque el patólogo avanzado puede hacer asimismo el diagnóstico con gran precisión.

Entre los diagnósticos diferenciales de la lepra tuberculoide se deberá tener en mente al granuloma anular, a la leishmaniasis, al lupus tumido y hasta a un linfoma B.

La lepra lepromatosa deberá diferenciarse de la infiltración por linfoma, de las xantomatosis, de la histiocitosis nodular y de la neurofibromatosis, entre otras.

Tratamiento. En nuestros días el tratamiento de una enfermedad infecciosa y contagiosa crónica requiere forzosamente de la poliquimioterapia y así lo recomienda, para la lepra, la Organización Mundial de la Salud.

El tratamiento de la lepra exige la poliquimioterapia: rifampicina, clofazimina y diamino-difenil-sulfona. En las reacciones agudas se requiere de prednisona y de talidomida.

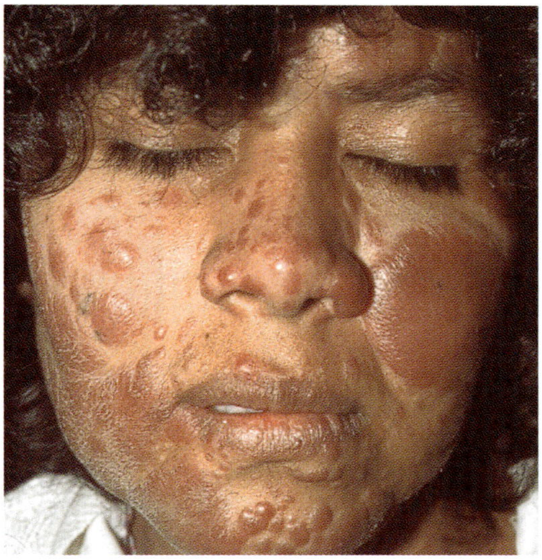

Fig. 4.6.40 Reacción leprosa de tipo eritema nodoso en una mujer con la forma nodular de la lepra lepromatosa. El ataque al estado general es evidente.

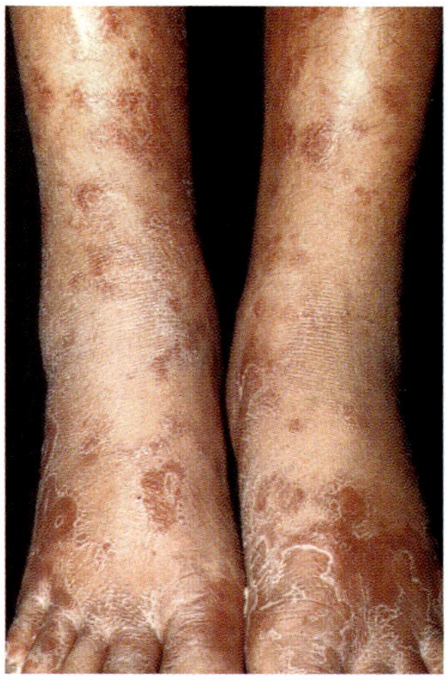

Fig. 4.6.41

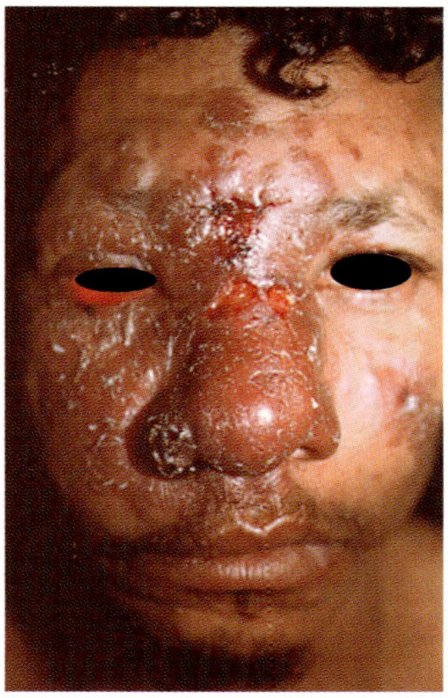

Fig. 4.6.42

Fig. 4.6.41 Lepra lepromatosa nodular en reacción leprosa tipo eritema nodoso. **Fig. 4.6.42**. Exacerbación de las lesiones nodulares en un enfermo con reacción leprosa de tipo eritema nodoso.

Para los casos bacilíferos o multibacilares, es decir los lepromatosos y dimorfos bacilares (LL, BL, BB), se usa el siguiente esquema: rifampicina, 600 mg/día cada 4 semanas de manera supervisada, esto es, que se cita al enfermo para administrarla nosotros mismos; clofazimina, 50 mg/día y 300 mg cada dos meses, por dos años o hasta la negativización, así como diamino-difenil-sulfona (dapsona), 100 mg/día de por vida.

Para los casos paucibacilares, es decir, los dimorfos tuberculoides (BT) y los tuberculoides (TT), el esquema es: rifampicina, 600 mg una vez al mes bajo supervisión, y diamino-difenil-sulfona, 100 mg/día por seis meses; pero algunos expertos recomiendan extender la administración de la diamino-difenil-sulfona hasta tres a cinco años.

En la reacción leprosa de tipo I se asocia la prednisona en dosis promedio, desde 15 a 30 mg por día vía oral, con el fin de evitar las secuelas por la neuritis. Lo mismo se recomienda para aquellos casos con manifestaciones neurológicas.

En la reacción leprosa de tipo II, es decir, en el eritema nodoso leproso y en el fenómeno de Lucio, usamos la talidomida a dosis de 200 mg por día vía oral, en asociación con la poliquimioterapia ya señalada y otras medidas generales; será recomendable la hospitalización del enfermo para estos períodos agudos de la enfermedad.

En ausencia de talidomida, se podrá recurrir a los glucocorticoides por vía oral y, en casos muy graves, hasta a los bolos de metilprednisolona si fuera necesario.

Mucho se ha discutido sobre el beneficio de los glucocorticoides en el tratamiento de la reacción leprosa; incluso algunos colegas consideran que genera daño, dependencia y "rebote". Nosotros vemos las cosas de manera diferente; en realidad, no existe tal rebote o no se ha demostrado que exista; en nuestra opinión se trata de recidivas o recaídas; por otro lado su empleo es necesario, útil y benéfico, si se les sabe usar.

Tampoco creemos en la "corticodependencia", "corticodaño", "corticoestropeo", etcétera; en principio no usamos tales términos por ser del todo inadecuados gramaticalmente, y porque no son los esteroides, sino el médico que no los sabe usar quien, en todo caso, provoca tales efectos adversos. Desde luego, como muchos otros medicamentos, los esteroides tópicos o de administración general tienen la potencialidad de producir efectos secundarios.

Generalidades. Una vez hecho el diagnóstico de un paciente, éste debe ser estudiado desde el punto de vista social y epidemiológico, ya que la lepra es una enfermedad infectocontagiosa. Así pues, se hará acudir a los miembros de su núcleo familiar para efectuarles el examen médico y la intradermorreacción de Mitsuda.

Se procederá a la búsqueda de la fuente de infección, es decir, detectar a la persona bacilífera que obligadamente transmitió la enfermedad a nuestro paciente.

Asimismo, se deberá detectar el foco de infección, lo que se refiere a la zona en donde nuestro paciente ha residido y en la que probablemente exista aún la fuente.

En México se reconocen tres zonas endémicas: la zona centrooccidental, que comprende Sinaloa, Nayarit, Jalisco, Colima, Michoacán, Guerrero, Aguascalientes, Zacatecas, Durango, Querétaro, Estado de México y el Distrito Federal; la zona nororiental, que incluye Nuevo León y Tamaulipas; así como la zona del sureste, que incluye Campeche y Yucatán.

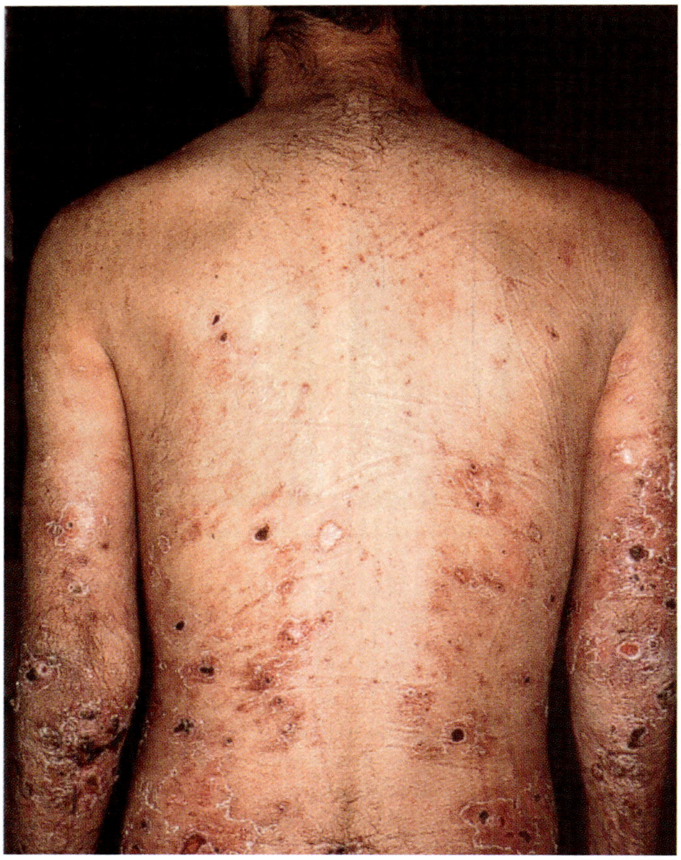

Fig 4.6.43. Hombre con lepra de Lucio, en reacción de tipo fenómeno de Lucio.

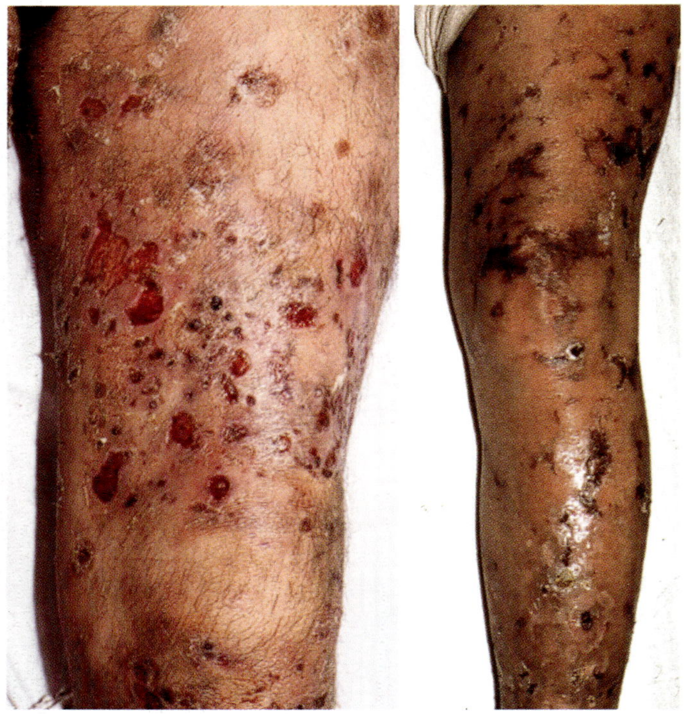

Fig 4.6.44. Fenómeno de Lucio que ha dejado incontables úlceras necróticas a consecuencia de la vasculitis y cambios isquémicos.

Otros métodos de estudio en la epidemiología de la lepra se llevan a cabo por medio de índices; de acuerdo con Terencio de las Aguas tenemos los siguientes:

$$\text{Índice de prevalencia} = \frac{\text{número de enfermos x 1000}}{\text{número total de la población}}$$

$$\text{Índice de incidencia} = \frac{\text{número de enfermos al año x 1000}}{\text{número total de la población}}$$

Índice de lepromatosos es el número de pacientes lepromatosos x 1000 dividido entre el total de la población, o también el número de lepromatosos por cada 100 enfermos.

$$\text{Índice de ataque} = \frac{\text{No. de casos registrado entre convivientes}}{\text{No. de convivientes en un año de exposición}}$$

$$\text{Índice de eficacia bacteriológica} = \frac{\text{Número de casos negativos en un año x 1000}}{\text{Número de casos positivos tratados en el mismo período}}$$

Mediante el estudio de la prevalencia se clasifican los países en tres tipos: endemia grande, índice mayor de 1 x 1000; endemia mediana, índice 0.2 a 1 x 1000 (como México); endemia pequeña, índice menor de 0.2 x 1000.

Como viñeta histórica, conviene resaltar que los médicos mexicanos Rafael Lucio e Ignacio Alvarado describieron magistralmente la lepra difusa y su complicación el "eritema necrosante" (ahora conocidos mundialmente como lepra de Lucio y como fenómeno de Lucio, respectivamente) en 1852, diez años antes de que Rudolf Virchow, el gran patólogo, identificara al macrófago vacuolado o "célula de la lepra" que lleva su nombre, y 20 años antes de que Armauer Hansen descubriera el bacilo *M. leprae*; en 2008 Han, et al. identifican otra especie causante de la enfermedad, el *M. lepromatosis*, en pacientes con la forma difusa de la lepra.

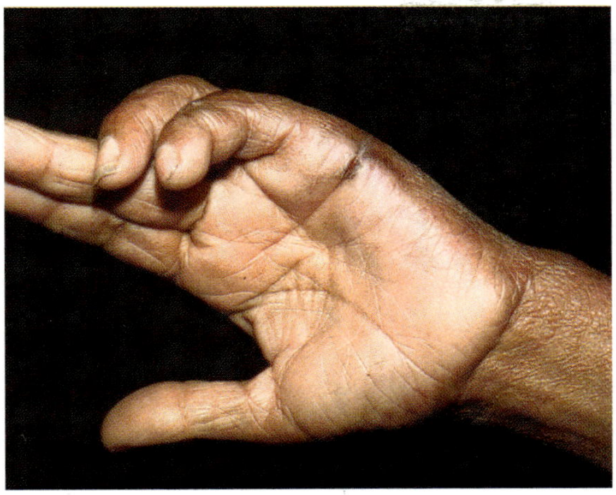

Fig 4.6.46

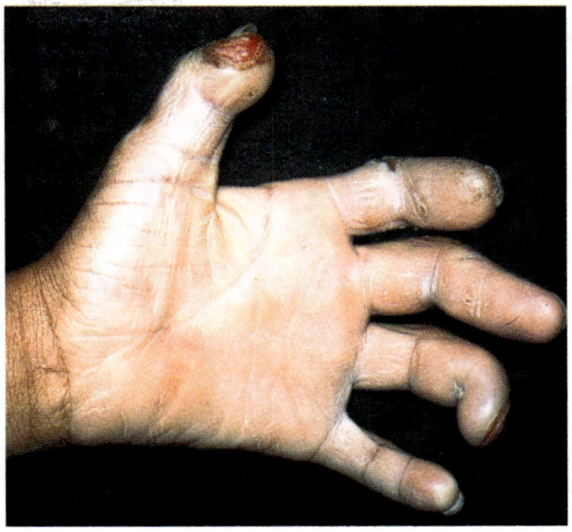

Fig 4.6.47

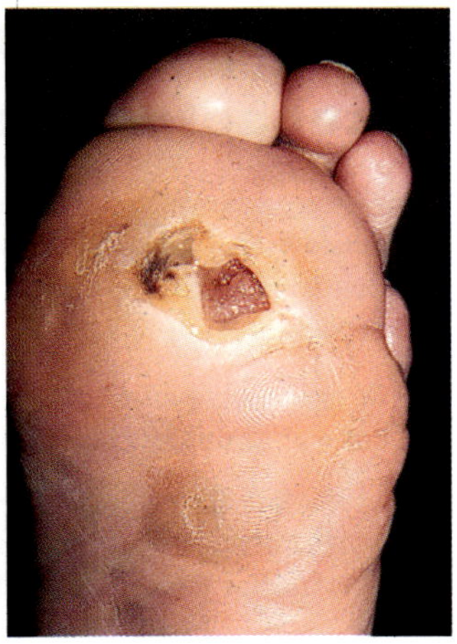

Fig 4.6.48

Fig. 4.6.46 Mano “de predicador” por daño al nervio cubital, los dedos meñique y anular en flexión y aplanamiento de las eminencias tenar e hipotenar. **Fig. 4.6.47** Mano “en garra” con atrofia de los músculos interóseos y cambios tróficos y traumáticos en varios de los dedos, por afección de los nervios cubital, mediano y radial. **Fig. 4.6.48** Mal perforante plantar en la lepra, el pie está en posición de equino y el enfermo se apoya sobre la parte anterior, anestésica, que desarrolla engrosamiento y ulceración.

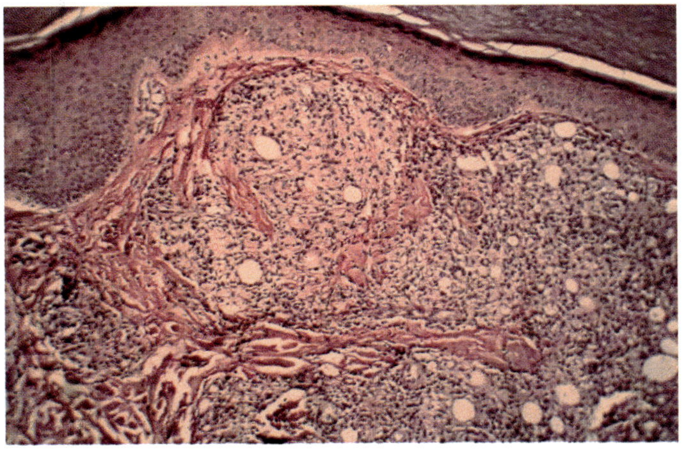

Fig 4.6.49. Histopatología de un nódulo en la lepra lepromatosa, se identifican varias zonas de confluencia de histiocitos.

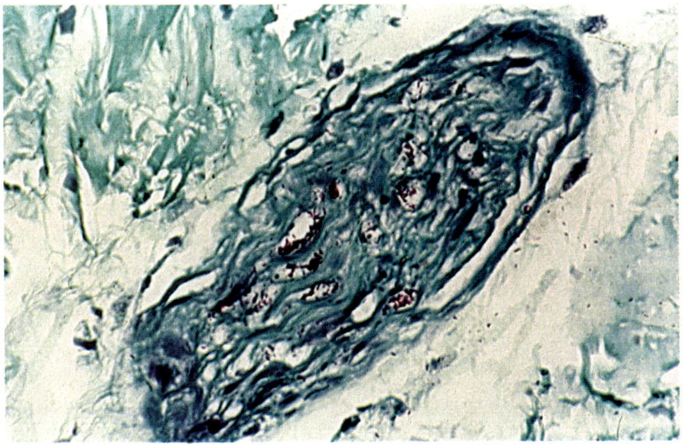

Fig 4.6.50. Histopatología de un ejemplo de lepra lepromatosa en la que el nervio se observa infiltrado por histiocitos que contienen bacilos en sus citoplasmas. Tinción de Fite-Faraco.

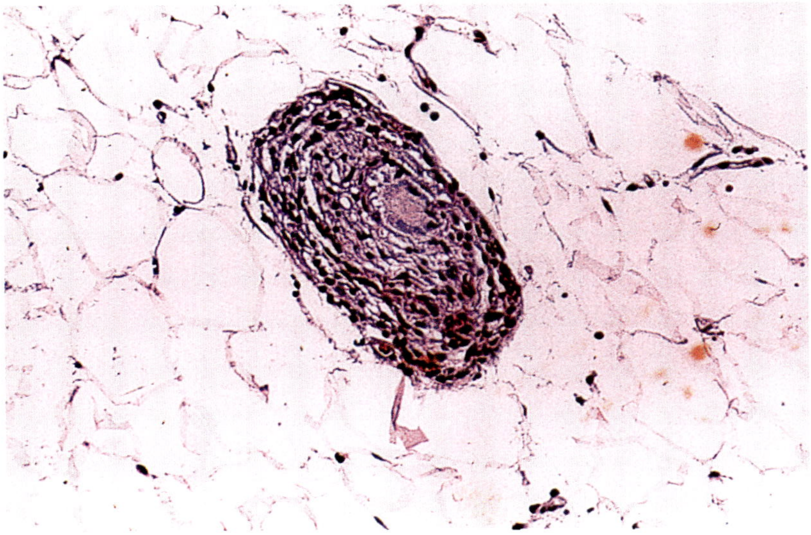

Fig 4.6.51. En este corte afortunado el patólogo avezado puede hacer el diagnóstico de lepra tuberculoide con toda precisión, al observar un granuloma tuberculoide infiltrando un nervio. Sólo la sarcoidosis se prestaría a diagnóstico diferencial.

4.7 Enfermedades causadas por micobacterias atípicas

Conceptos clave

- Son aquellas infecciones causadas por alguna de las especies atípicas del género *Mycobacterium sp.*
- *M. marinum* se encuentra en piscinas, peceras, estanques, tinacos y otros depósitos de agua dulce o salada.
- *M. marinum* produce lesiones papulares, nodulares o ulcerosas, o bien forma placas verrugosas en las manos, los pies, los codos y las rodillas despues de un traumatismo.
- *M. kansasii* también se adquiere del medio a través de traumatismos y, como la tuberculosis, produce más frecuentemente enfermedad pulmonar y ganglionar.
- *M. ulcerans* produce la úlcera de Buruli (UB), que es la enfermedad más importante producida por micobacterias después de la tuberculosis y la lepra.
- *M. scrofulaceum* también está ampliamente distribuido y la infección puede tener lugar debido a traumatismos en la piel, a ingestión o a inhalación.
- *M. avium-intracellulare* puede causar linfadenitis cervical que es indistinguible de la tuberculosis escrofulosa, aunque más importante es el hecho de que produce enfermedad pulmonar y osteoarticular.

Definición. Son aquellas infecciones causadas por alguna de las especies atípicas del género *Mycobacterium sp.*

Este conjunto de enfermedades está determinado por un grupo de micobacterias que se encuentran ampliamente distribuidas como comensales y saprófitos más que patógenos.

Este grupo de enfermedades es de conocimiento relativamente reciente y ha cobrado interés durante los últimos sesenta años. Tal interés tiene varias explicaciones: i) las micobacterias atípicas están ampliamente distribuidas en la naturaleza como comensales o saprófitos más que patógenos; ii) por lo tanto, se adquieren del medio (agua, tierra, utensilios, etc.); iii) su semejanza con las infecciones por *M. tuberculosis* (principalmente en el pulmón), aunque; iv) su curso clínico es más limitado y benigno; v) generalmente se presentan como casos esporádicos y en ocasiones como brotes comunitarios; vi) sus estrictos requerimientos para cultivo.

De manera convencional ese grupo se clasifica en tres categorías: a) las micobacterias más comunes que son: *M. marinum, M. kansasii, M. ulcerans, M. scrofulaceum, M. avium-intracellulare;* b) aquellas que son poco comunes: *M. fortuitum, M. chelonae, M. abscessus*; y c) aquellas que son muy raras: *M. szulgai, M. haemophilum, M. genavese.*

Revisaremos este tema en tres apartados: A) las enfermedades más comunes, B) aquellas poco comunes, causadas por las micobacterias atípicas de crecimiento rápido, C) aquellas que son muy raras y sólo se mencionarán brevemente.

A) *M. marinum*. Se le encuentra en piscinas, peceras, estanques, tinacos y otros depósitos de agua dulce o salada; fue identificado en 1926 ("granuloma de las piscinas").

El "granuloma de las piscinas" no sólo se adquiere en esos sitios, sino también en peceras, estanques y tinacos y su agente causal es el *M. marinum*. Esta afección responde bien a la minociclina.

Caracteres clínicos. Afecta a niños y adultos, pero es más común en personas que trabajan con agua en las condiciones descritas. Se inicia de dos a tres semanas después de un traumatismo que representa la inoculación, como una pápula roja o violácea que crece y constituye un nódulo, el que continúa creciendo en tamaño y ocasionalmente también en número, en esa misma zona anatómica, que es usualmente en las extremidades (manos, pies, codos, rodillas); se puede diseminar, se ulcera o bien forma una o más placas liquenizadas y verrugosas (**figura 4.7.1**). En ocasiones toma una distribución lineal "esporotricoide".

Puede involucrar estructuras subyacentes, como huesos y articulaciones, pero excepcionalmente afecta a los ganglios linfáticos.

***M. kansasii*.** Ésta es la más estrechamente relacionada con *M. tuberculosis* y se adquiere del medio, tomas de agua y animales a través de traumatismos menores.

El *M. kansasii* produce más frecuentemente enfermedad pulmonar y ganglionar, semejante a la tuberculosis. Responde bien a la minociclina.

Caracteres clínicos. Como la tuberculosis, produce más frecuentemente enfermedad pulmonar y ganglionar. Las manifestaciones cutáneas se presentan usualmente en adultos, después de un traumatismo, y son asimismo variadas, pápulas, nódulos, gomas y úlceras con disposición esporotricoide, que pueden abarcar hasta los tejidos blandos subcutáneos; por virtud de la presencia de bacilos en las secreciones, puede haber lesiones ulcerosas alrededor de los orificios naturales, precisamente como en la tuberculosis ulcerosa.

Tratamiento. Ambas responden bien a la minociclina, a razón de 200 mg/día vía oral; es el tratamiento de elección. Si se deja a su historia natural autoinvoluciona en 1 a 2 años.

***M. ulcerans*.** Identificado en 1948 en Australia y en 1958 en Buruli, Uganda, por lo que también se le conoce como úlcera de Buruli; sin embargo no se sabe cuál es su hábitat y sólo se le ha recuperado a partir de lesiones en el humano.

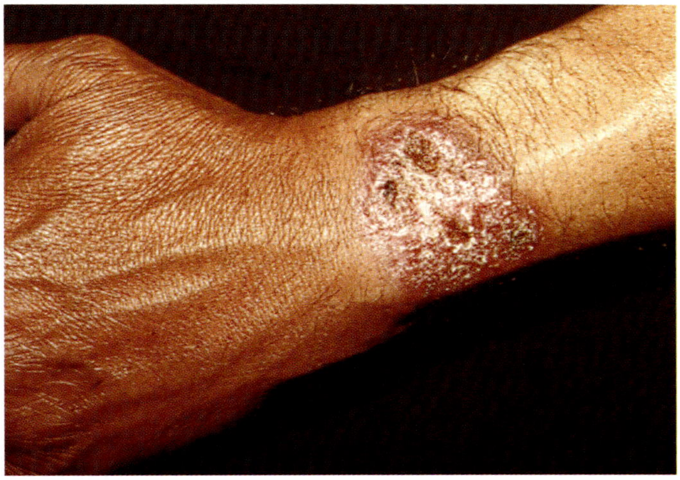

Fig. 4.7.1 Placa verrugosa y ulcerosa por micobacterias atípicas.

El agente causal de la UB es *Mycobacterium ulcerans*, una bacteria ambiental que se encuentra predominantemente en los ríos de cauce lento y los pantanos de las regiones húmedas y tropicales. En nuestros días representa un serio problema de salud pública, sobre todo en África Occidental.

Caracteres clínicos. Es más común en la mujer joven y en niños; el período de incubación es de unos tres meses; desarrolla una zona de edema subcutáneo que al crecer se ulcera; esta pérdida de tejido llega hasta el tejido adiposo subcutáneo, que también exhibe zonas de necrosis y puede crecer hasta involucrar toda una extremidad y persistir por meses o años, con zonas de cicatrización que condicionan linfedema. Estos datos la hacen un tanto diferente de las otras micobacteriosis.

Interesantemente, no hay sintomatología, ni ataque al estado general, ni afección de los ganglios linfáticos (**figura 4.7.2**).

Tratamiento. Se recomienda la rifampicina en asociación con trimetoprim / sulfametoxasol a las dosis usuales (160 / 800 mg cada 12 horas), calor local, escisión del tejido necrótico y ulteriormente cirugía reconstructiva.

M. scrofulaceum. También está ampliamente distribuido y la infección puede ser por traumatismos en la piel, ingestión o inhalación.

La UB es primariamente una enfermedad cutánea que se manifiesta precisamente por úlceras necrosantes de crecimiento progresivo, que afectan a la piel y a los tejidos blandos subyacentes de las regiones anatómicas expuestas, como son los brazos y las piernas; las úlceras pueden autoinvolucionar dejando zonas fibrosas y contracturas o deformidades.

Caracteres clínicos. También son un tanto peculiares, ya que se presenta en la edad pediátrica como linfadenitis cervical y submandibular, precisamente de manera similar a la escrofulodermia tuberculosa; de ahí su nombre, aunque no involucra al pulmón, no hay ataque al estado general y, dejado a su evolución natural, remite.

Tratamiento. No responde a los antifímicos y se deberá regir por el resultado de cultivos y antibiogramas. De ser posible, efectuar tratamiento quirúrgico.

M. avium-intracellulare. También conocido como MAIS, por sus iniciales; cuando se le asocia con *M. scrofulaceum*, forma un complejo muy amplio que incluye más de 20 subespecies, separadas por métodos inmunológicos.

Caracteres clínicos. Pueden causar un cuadro de linfadenitis cervical indistinguible del producido por *M. scrofulaceum* o por *M. tuberculosis*. Pero lo más importante es que produce también enfermedad pulmonar y osteoarticular. Las lesiones cutáneas están dentro del mismo espectro: pápulas, nódulos, úlcera, placas, indistinguibles clínicamente de las causadas por otras micobaterias.

Tratamiento. De ser posible, la escisión quirúrgica; puede responder a quimioterapia con rifampicina, amikacina, claritromicina, ciprofloxacina.

B) *M. fortuitum, M. chelonae, M. abscessus.* Este grupo de especies, conocido como de crecimiento rápido, es facultativamente patogénico. Como otras especies, se encuentra ampliamente distribuido y puede ser recuperado de la tierra y del agua, utensilios, herramientas y aun en instrumentos quirúrgicos.

Caracteres clínicos. Como en infecciones por otras especies de micobacterias, se requiere de un traumatismo que inocule la bacteria a la piel y se desarrollan pápulas, nódulos, gomas, placas. Tras procedimientos quirúrgicos, incluso por inyecciones, pueden provocarse celulitis y abscesos precisamente.

Tratamiento. En la medida de lo posible, extirpar las lesiones, debridar los abscesos y efectuar la administración de antibióticos de acuerdo al cultivo y antibiograma.

El tratamiento de la UB es esencialmente quirúrgico y aunque al parecer es una enfermedad rara en nuestro país, es importante conocer esta entidad pues México tiene las condiciones ambientales propicias para su desarrollo.

C) *M. szulgai, M. haemophilum, M. genavese.* Este grupo de micobacterias es menos conocido. Producen lesiones que, nuevamente, están dentro del espectro: pápulas, nódulos, gomas, úlceras, linfadenitis cervical, celulitis, bursitis, neumonía. Son más susceptibles a los antifímicos que otras micobacterias.

Histopatología. Todas las infecciones por micobacterias comparten los siguientes cambios: epidermis con hiperplasia seudocarcinomatosa y abscesos en los infundíbulos, que pueden alternar con zonas de ulceración; infiltrado denso, mixto, que

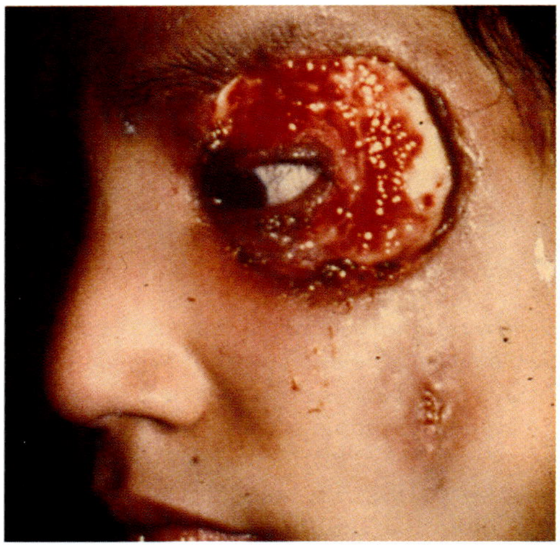

Fig. 4.7.2 Afección de la región orbitaria por *M. ulcerans*, demostrado en el cultivo. (Cortesía del Dr. Jorge Cazarín.)

constituye una dermohipodermitis granulomatosa y supurativa con áreas de linfocitos y plasmocitos y necrosis grasa de los lóbulos. Es posible, aunque no fácil, demostrar los bacilos por medio de las tinciones especiales, como Fite-Faraco o Ziehl-Neelsen

Diagnóstico. Como ya se ha mencionado arriba, el diagnóstico definitivo ideal es la identificación de la bacteria específica por medio del cultivo.

Es de la mayor importancia tener en consideración que todas estas bacterias encuentran terreno propicio para su desarrollo en el individuo inmunocomprometido, en el que hay diseminación de las lesiones en la piel y hacia otros órganos.

4.8 Enfermedades causadas por treponemas o espiroquetas

▶ Sífilis

▶ Conceptos clave

- La sífilis es una enfermedad infectocontagiosa generalizada determinada por la penetración al organismo de la espiroqueta *Treponema pallidum*.
- La enfermedad, una vez adquirida, comprende la sífilis temprana con el estadio primario o chancro, al secundarismo y los relapsos o recaídas o recidivas, todo ello durante los primeros dos años.
- La sífilis latente es el término que se aplica a los sujetos no tratados cuyas manifestaciones clínicas remiten. Se divide de manera arbitraria en *sífilis latente primaria y tardía*.
- La sífilis tardía, o terciaria, se presenta de los dos años después de la infección. La desarrollan un tercio de los sujetos infectados y puede ser benigna (cutánea y osteoarticular) o maligna (cardiovascular y del sistema nervioso central).
- La sífilis congénita o prenatal se transmite por paso transplacentario después del cuarto mes de la gestación; también puede desarrollar lesiones tempranas y tardías.
- El tratamiento ideal es con penicilina, o bien con eritromicina o con tetraciclinas.

Definición. Es una enfermedad infectocontagiosa generalizada determinada por la penetración al organismo de la espiroqueta *Treponema pallidum*. El término proviene del título de la obra del siglo XVI, en latín, de Girolamo Fracastoro, en donde el pastor Sífilo sufre de esta enfermedad.

Debido a que la forma más común de adquirir la sífilis es por medio del contacto sexual, se le considera también como una enfermedad de transmisión sexual (ETS), grupo de entidades anteriormente denominadas "venéreas", término derivado de Venus, la diosa del amor.

Etiopatogenia. La espiroqueta es miembro de la familia *Spirochaetaceae* (que incluye también a los géneros *Leptospira y Borrelia*); se caracteriza por presentar espirales regulares, a 90 grados, que permiten su identificación con el microscopio de campo oscuro; se divide por fisión transversal.

Las cuatro especies patógenas para el ser humano son: *T. pallidum ssp pallidum* que produce la sífilis; *T. carateum* que condiciona el mal del pinto; *T. pallidum ssp pertenue* que causa el pian y *T. pallidum ssp endemicum* causante de la sífilis no venérea o endémica.

La infección se transmite usualmente por contacto sexual. Se considera que una tercera parte de las personas que establecen contacto sexual con una persona infectada adquieren la enfermedad. Otras formas de transmisión son por la sangre o sus productos y durante la etapa perinatal.

La infección se transmite usualmente por contacto sexual; se considera que una tercera parte de las personas que establecen contacto sexual con una pareja infectada adquieren la enfermedad; otras formas son la transmisión por sangre infectada y la infección prenatal.

Con la finalidad de hacer más fácil el entendimiento de la sífilis, presentamos en forma resumida y gráfica las etapas de la enfermedad en su evolución natural (es decir, sin tratamiento) y sus tiempos, para posteriormente pasar a su descripción más detallada.

Se recomienda al lector estudiar el esquema de Morgan en la **figura 4.8.1** para una mejor comprensión del tema antes de proseguir.

I) Sífilis adquirida: la infección usualmente es por contacto sexual; excepcionalmente por administración de sangre o sus productos.

Sífilis temprana: son las manifestaciones que se presentan en el término del primer año (aunque algunos autores consideran hasta los primeros dos años) que incluyen a la sífilis primaria, o estadio primario, o chancro, que se presenta (por arriba del horizonte clínico) entre 10 y 90 días después de la exposición y remite espontáneamente en 3 a 10 semanas (regresa por debajo del horizonte clínico); la sífilis secundaria, o secundarismo luético, que surge (nuevamente por arriba del horizonte clínico) entre 7 y 12 semanas tras la exposición y dura de 3 a 12 semanas (para regresar por debajo del horizonte clínico nuevamente), y a las posibles recaídas, o relapsos, o recidivas de dicho secundarismo.

El chancro o sífilis primaria surge entre los 10 y los 90 días después del contagio y remite espontáneamentealas 3 o 10 semanas; el secundarismo luético surge entre las 7 y las 12 semanas después de la exposición y dura entre 3 y 12 semanas y posteriormente las lesiones reaparecen como relapsos o recaídas.

Sífilis latente es el término dado a los sujetos no tratados cuya sífilis temprana (estadio primario y secundarismo) remite clínicamente y se divide de manera arbitraria en sífilis latente temprana (menos de un año de duración) y sífilis latente tardía (más de un año de duración o duración desconocida).

La sífilis tardía o terciaria se presenta después de los dos años de la infección; de hecho, pasan varios años, 10, 20 o más para manifestarse (nuevamente por arriba del horizonte clínico). Ya decíamos que un tercio de los sujetos infectados desarrollan lesiones tardías (en dos tercios remite la enfermedad); de éstas 16% son benignas (cutáneas y osteoarticulares) y el resto se denominan malignas (10% cardiovasculares y 8% del sistema nervioso central).

La sífilis tardía o terciaria se presenta después de los dos años del contagio y varios más; un tercio de los sujetos infectados la desarrollan y en los dos tercios restantes la enfermedad remite. En los sujetos que la desarrollan (34%), 16% de ellos presenta lesiones cutáneas y/u osteoarticulares, 10% presenta lesiones cardiovasculares y en 8% el sistema nervioso central se ve afectado de igual manera.

II) Sífilis congénita o prenatal: la infección treponémica se transmite a través de la placenta (después del cuarto mes de gestación) al producto; por lo tanto, la madre es portadora de la infección o bien cursa con la enfermedad. Conviene aclarar que la sífilis no se hereda, se transmite *in utero*. También la sífilis congénita desarrolla lesiones tempranas y tardías.

Caracteres clínicos. Son muy variados y, aunque su mayor expresividad es en la piel y las mucosas, involucran a todo el organismo. Las manifestaciones clínicas de la sífilis adquirida en su historia natural se documentaron gracias al famoso estudio de Oslo, llevado a cabo entre 1890 y 1910 en 1, 978 pacientes noruegos, en quienes se diagnosticaron las formas primaria y secundaria, cuando no se contaba aún con antibióticos; entre 1945 y 1955 se valoraron los resultados de la enfermedad en 80% de los sujetos del grupo original, algunos con estudio *post mortem*.

En otro estudio prospectivo, denominado Tuskegee, de penosa memoria porque ya se contaba con antibióticos, se dejó evolucionar sin tratamiento a los pacientes (de raza negra, en los Estados Unidos) para observar su historia natural; no se encontraron diferencias significativas entre ambos estudios.

I) Sífilis adquirida

Sífilis temprana: Lesión inicial o primaria: chancro, chancro sifilítico, chancro duro. No obstante que la denominación de chancro no es privativa de la sífilis, persiste en la mente de los enfermos (y de algunos médicos), en forma invariable, que se trata de la infección sifilítica, olvidando que existe el chancro blando que corresponde a otra etiología (chancro blando, *ulcus molle*, enfermedad de Ducrey, chancrela o chancroide, determinado por el *Haemophilus ducreyi*) y que se conocen otros chancros, como el de la sarna, el chancro pintoso, el de la esporotricosis, etcétera. Esta acepción viene a significar el momento en que aparece la primera manifestación del agente agresor sobre el organismo.

La lesión inicial es papular o nodular, de base dura, puede estar ulcerada o no, y ser única o múltiple; usualmente se presenta en los genitales externos, pero también lo hace en la vagina, el cérvix, la boca y otros sitios.

Su asiento usual es en los genitales externos y con más expresividad, los masculinos; de éstos el pene (glande, surcobalanoprepucial, cuerpo y raíz del mismo) y escroto testicular. En la mujer, primordialmente en la vulva. Pero puede surgir en cualquier sitio.

Ante cualquier lesión genital, por insignificante que parezca es importante pensar en la posibilidad de sífilis y solicitar la identificación del treponema en campo oscuro.

En el caso de la mujer, la identificación del chancro de naturaleza sifilítica puede condicionar aún más dificultades por la configuración de sus genitales y la muy frecuente posibilidad de que se asiente más allá de los genitales externos fácilmente accesibles a la exploración (la vagina, sus paredes, el cérvix), o que la paciente ignore que tiene una lesión sifilítica de inicio y no consulte. Es menester una exploración armada.

Es posible que el chancro coincida con las lesiones papulares del secundarismo, en cuyo caso se conoce como sífilis *primosecundaria*.

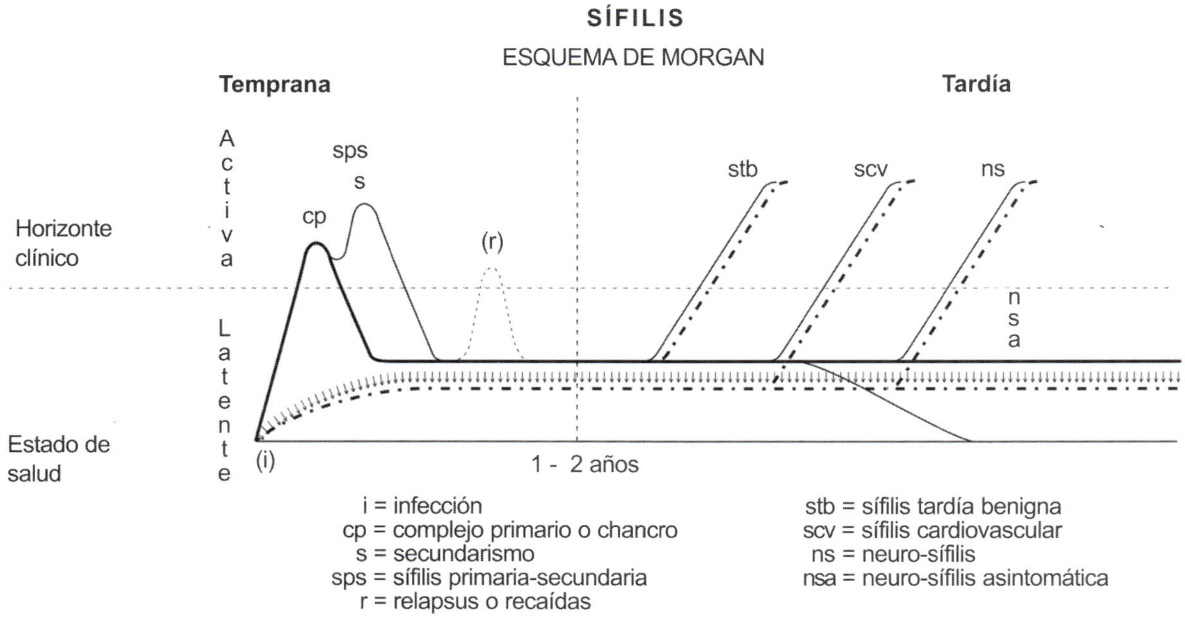

Fig 4.8.1. Esquema de Morgan que describe la historia natural de la sífilis.

Tradicionalmente se conoce como una lesión indolora, papular o nodular hasta de centímetro y medio, elevada, con base firme, infiltrada, dura (de ahí su denominación de chancro duro); puede estar ulcerada, pero también puede ser una exulceración pequeña, o bien francamente una úlcera, que puede acompañarse de otras similares y múltiples aunque más pequeñas o en "charnela" (lesiones en el glande y en el prepucio que lo cubre y se autoinocula) (**figura 4.8.2 a 4.8.4**).

Asimismo, puede también ser una lesión discoide infiltrada, húmeda, rojiza, que poco haga sospechar de sífilis, y a todo lo anterior se pueden añadir malos y defectuosos tratamientos tópicos, así como por vía general, que encubran todavía más su morfología (sífilis decapitada), o que incluso la hagan desaparecer.

En el diagnóstico diferencial entra el chancro blando, que incluso puede coexistir; otras lesiones, como herpes genital recidivante, la amibiasis cutánea en sus primeros momentos, el liquen plano y las balanitis moniliásicas erosivas, pueden ser parte de la confusión diagnóstica. Es de ayuda recordar los tiempos anotados arriba, la aparición relativamente pronta del chancro sifilítico: de 10 a 90 días después del contacto infectante, cuando este dato es suministrado por el enfermo. Es importante tener en mente que el chancro tiene una vida efímera, que va a desaparecer después de un período de tres a diez semanas, aun sin tratamiento.

Después de la desaparición del chancro se inicia una etapa sin manifestaciones clínicas pero el treponema ya ha penetrado al organismo a través del torrente sanguíneo. Se denomina entonces *sífilis latente* y su detección es posible por medio del VRDL en la sangre periférica.

Es importante, ante toda lesión genital, por insignificante que parezca, pensar en la posibilidad de que pueda ser de sífilis y solicitar la investigación del treponema en campo oscuro.

La adenopatía regional concomitante es un dato muy importante de recoger, pues coincide con la aparición del chancro y, si ésta tiene localización a nivel de los genitales, lo adecuado es palpar los inguinales, que se podrán encontrar perceptibles, uni o bilaterales, pequeños, en pléyade, móviles y no dolorosos. Si el chancro tiene otra localización, bucal por ejemplo, los ganglios (cuello, submaxilares) llegan a crecer más y a deformar en forma ostensible la región tributaria. Debido a que en ocasiones puede sumarse otra infección (bacteriana, viral), la adenopatía llega a perder un tanto su valor.

La adenopatía regional concomitante es un dato muy importante porque coincide con la aparición del chancro.

Con respecto al tiempo, puede suceder con alguna frecuencia que la siguiente fase de la evolución natural de la enfermedad, el secundarismo, coincida con el chancro y se combinen las dos manifestaciones, lo cual puede ocurrir tanto en los mismos genitales como en otras porciones del tegumento; esto se conoce como sífilis *primosecundaria* (*sps* en el esquema de Morgan, **figura 4.8.1**).

Secundarismo. Después de que desaparece el chancro, se entra en una etapa en la que no hay manifestaciones clínicas y, sin embargo, el treponema ya ha trascendido al torrente sanguíneo; este aspecto es sumamente importante, pues la infección sifilíti-

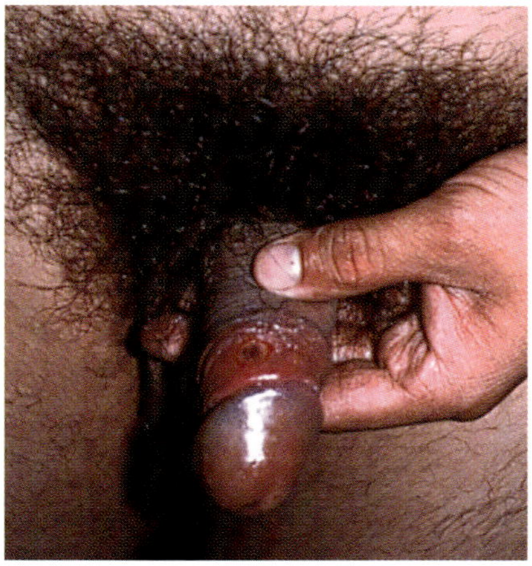

Fig. 4.8.2.

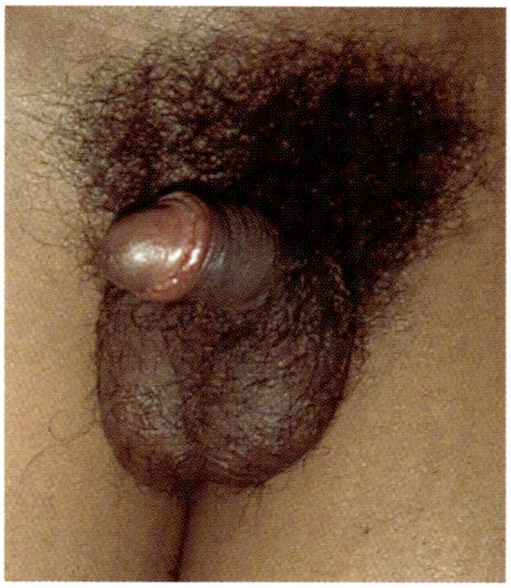

Fig. 4.8.3.

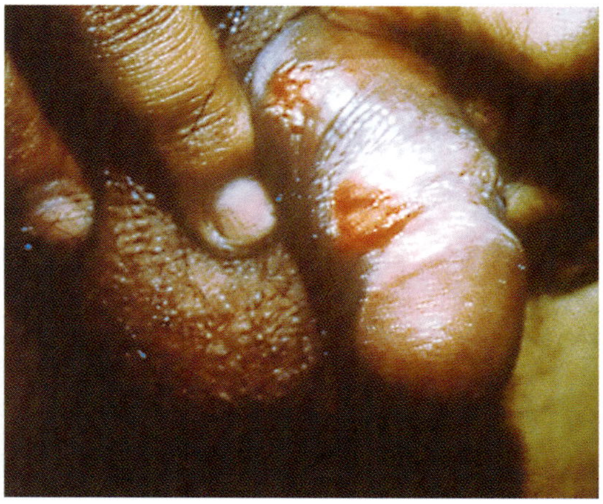

Fig. 4.8.4.

Fig. 4.8.2. Sífilis, lesión primaria o chancro en la porción mucosa del prepucio. **Fig. 4.8.3**. Presencia de varios chancros sifilíticos alineados en el surco balanoprepucial. **Fig. 4.8.4** Lesión primaria doble por autoinoculación. (Cortesía del Dr. Jorge Cazarín)

ca existe en forma significativa, puesto que su agente causal se encuentra en la sangre y el único dato informativo de ello es el estudio serológico, el VDRL; es positivo y esta positividad va aumentando paulatinamente; en consecuencia, se puede hablar de sífilis latente (ver abajo), la que estando presente no da manifestaciones a la clínica, queda por abajo del horizonte clínico y lo único que nos permite hablar de su existencia es la positividad de las reacciones serológicas.

Durante el secundarismo existe adenopatía en más de una región, con ataque al estado general, cefalea, fiebre, mialgias y artralgias, particularmente durante la noche.

Cuando el padecimiento ha progresado al período de secundarismo, los ganglios afectados no son únicamente los tributarios de la lesión inicial, sino que se han generalizado, lo cual indica que el treponema se encuentra en el torrente circulatorio y el sistema linfático pléyade de Ricord (Philippe Ricord, 1799-1889), principalmente en el cuello, occipital, auricular, axilar, epitroclear. Esto se acompaña de ataque al estado general, cefalea, fiebre, mialgias y artralgias, particularmente por la noche.

El secundarismo es la etapa más florida clínicamente; hasta 80% de los sujetos infectados la desarrollan; es la que llevó a los grandes clínicos del siglo XIX y principios del XX, europeos en particular, a hacer extraordinarias descripciones, llenas de sutilezas y de detalles con el más puro genio de la observación y análisis (Alfred Fournier, 1832-1914); la sífilis llegó a ser una enfermedad tan expresiva que se le consideró como la "gran simuladora" de diversas entidades dermatológicas.

El secundarismo es la etapa clínicamente más florida, hasta 80% de los sujetos infectados la desarrollan y se caracteriza por serología positiva y la presencia de lesiones papulares o maculares, que se conocen como sifílides.

Actualmente ya se ha depurado mucho la descripción clínica del secundarismo luético y podemos decir que se caracteriza por la serología siempre positiva y la presencia de las sifílides (**figura 4.8.5 a 4.8.15**).

Las sifílides son de dos tipos fundamentalmente: papular y macular; hay variaciones en el tema pero fundamentalmente existen pápulas, como máculo-pápulas, o bien con otros cambios: pápulo-escamosas, pápulo-costrosas, pápulo-erosivas, micropápulas, etcétera. Estas variaciones en realidad no son otra cosa que cambios en la morfología, dependientes de la duración de la pápula misma y del sitio anatómico en que surgen.

Las sifílides pueden exhibir variantes clínicas: es decir, pueden presentarse con escama, con costra o ser erosivas.

Así, tenemos inicialmente a las máculas de la roséola, las máculo-pápulas, las pápulas que desarrollan escama, otras que desarrollan costras; aquellas en sitios húmedos o macerados, como los pliegues interglúteos, se hacen hipertróficas y producen coalescencia, se erosionan (condiloma plano o *latum*), etcétera. Es relevante señalar que no producen prurito.

Las sifílides no producen prurito.

La sifílide macular o manchada, comúnmente llamada roséola, representa la manifestación más temprana del secundarismo, de predominio en el tronco y raíces de extremidades, así como en ocasiones en la cara, formada por numerosas manchas eritematosas, infiltradas, de color rojo o rosado, usualmente no mayores de 1 cm, de límites esfumados, poco perceptibles, sobre todo en personas de tez morena, que no da ninguna sintomatología y que es fugaz, pronta en aparecer y asimismo en desaparecer, razones por las cuales en numerosas ocasiones no se identifica, pasa inadvertida.

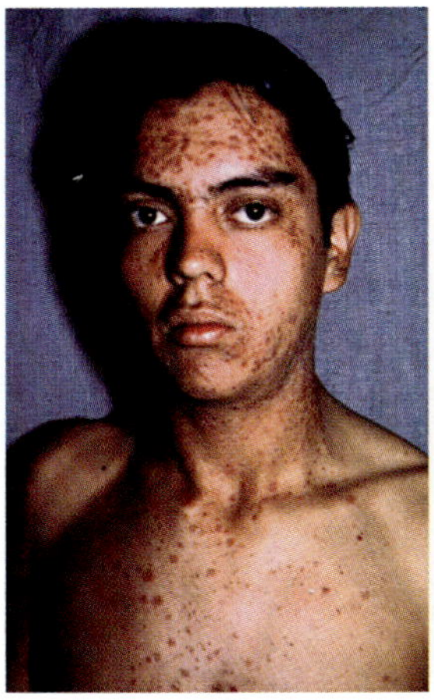

Fig. 4.8.5

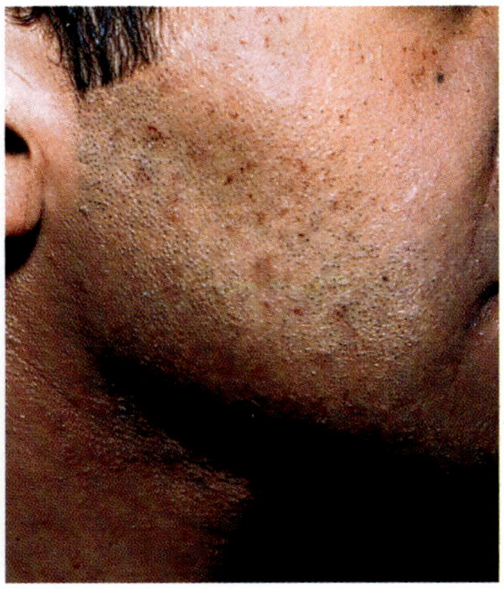

Fig. 4.8.6

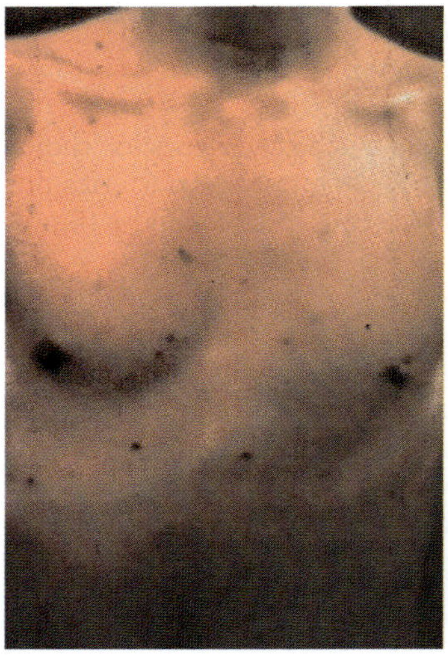

Fig. 4.8.7

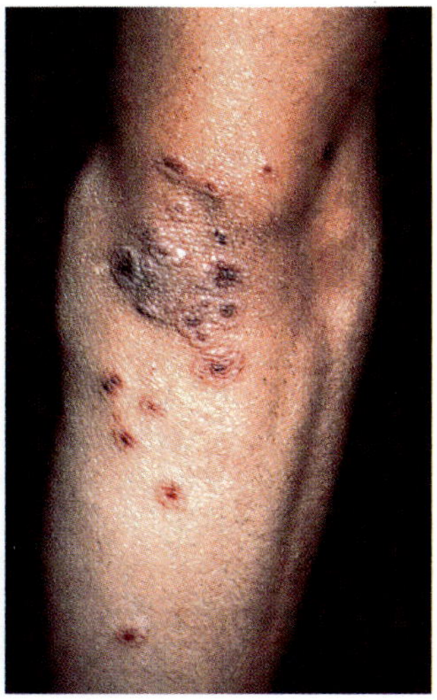

Fig. 4.8.8

Fig. 4.8.5 Secundarismo luético florido: incontables pápulas planas en la cara y tronco. **Fig. 4.8.6** Secundarismo luético: pápulas planas en la cara y el cuello. (Cortesía del Dr. Charles Meurehg.) **Fig. 4.8.7** Sífilis en etapa de secundarismo, caracterizada por múltiples pápulas planas en el tronco. (Cortesía del Dr. Jorge Cazarín.) **Fig. 4.8.8** Sifílides en la zona del codo que recuerdan al eritema polimorfo menor.

De particular relevancia son las sifílides que asientan en las palmas y las plantas, sitios que resultan clave en el diagnóstico.

Las sifílides máculo-papulares representan la erupción papular temprana, de distribución generalizada en el tegumento (figura 4.8.5 a 4.8.14).

Sifílides papulosas. Las pápulas de la sífilis se sitúan con cierta preferencia hacia la cara: surcos nasogenianos y comisuras bucales; en el tronco y extremidades de manera simétrica y con predilección por las superficies internas (figura 4.8.5 a 4.8.8). Su disposición hacia las palmas y las plantas es muy sugestiva para pensar en el diagnóstico. Las formas papulosas de las manos son muy significativas y conviene detenerse un tanto en su descripción; el asiento de estos elementos es hacia las porciones palmares, dato topográfico muy notable, ya que contrasta con la poca presencia o ausencia de ellos sobre las regiones dorsales, si no es por aquellas formas antiguamente observadas con la denominación de sifílides ulcerosas múltiples (figura 4.8.9 a 4.8.11).

Las sifílides pápulo-costrosas se localizan selectivamente en la cabeza: en la piel cabelluda, en la zona de implantación del pelo ("corona venérea"), las cejas, los surcos nasogenianos, y las comisuras labiales.

Por el grosor de la capa córnea de palmas y plantas, las pápulas no hacen un franco relieve y con frecuencia dan la impresión de ser sólo manchas rojizas o rojo-café, como si fuese sólo un moteado; es necesario palpar (con guantes) para percibir o notar la infiltración que corresponde a la pápula. Como en la roséola sifilítica palmar, pero de manera más acentuada, las formas papulosas originan una descamación a su alrededor muy bien dibujada, con su porción externa ligeramente desprendida, conocida como collarete de Biett, considerado antes como patognomónico. Se extienden a las muñecas y antebrazos. Son lesiones que evidentemente contienen treponemas, pues corresponden a la etapa álgida de la sífilis, pero que, por no estar abiertas como otras similares del mismo padecimiento (pápulo-costrosas, pápulo-erosivas, condiloma plano), su contagiosidad es aún factible.

Sifílides pápulo-escamosas (psoriasiformes). Pocas veces las pápulas de la sífilis se conservan como elementos simples y sufren modificaciones; es más frecuente que sean lesiones compuestas; por eso, cuando la escama añadida se hace muy aparente, se le denomina sifílide pápulo escamosa; la erupción queda extendida a cara, cuello, tronco y extremidades; sus elementos abundantes tienden a hacer grupos, en ramillete.

Cuando las pápulas llegan a modificarse, sobre todo las de asiento a nivel de los folículos, y se hacen pústulas, se denominan sifílides pápulo-pustulosas; su contenido, casi siempre escaso, se deseca y forma costra; los elementos se sitúan de preferencia en la parte posterior del tórax.

Las sifílides pápulo-costrosas se localizan selectivamente hacia la cabeza: piel cabelluda, zona de implantación del cabello (lo que los antiguos sifilólogos denominaron "corona venérea"), regiones ciliares, pliegues nasogenianos, labio superior, comisuras labiales, es decir, cerca de los orificios naturales de la cara (figura 4.8.12).

Es fácil su confusión con padecimientos bacterianos banales del tipo impétigo, por la formación de costras de aspecto mielicérico; si éstas se desprenden o levantan, quedan las pápulas exulceradas ricas en treponemas que fácilmente pueden ser contagiantes (posibilidad de infectar al besar a otra persona o contaminar los utensilios de mesa).

Sifílides erosivas cutáneas. Siguiendo con las manos, son aquellas que toman asiento a nivel de los pliegues interdigitales; son zonas erosionadas, amplias, de acuerdo con el tamaño del plie-

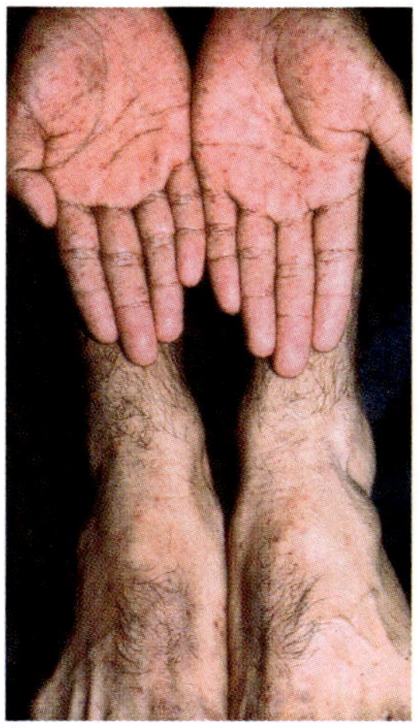

Fig. 4.8.9.

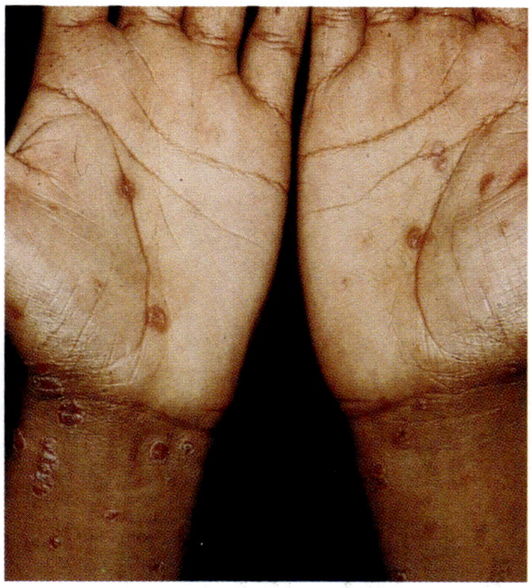

Fig. 4.8.10a.

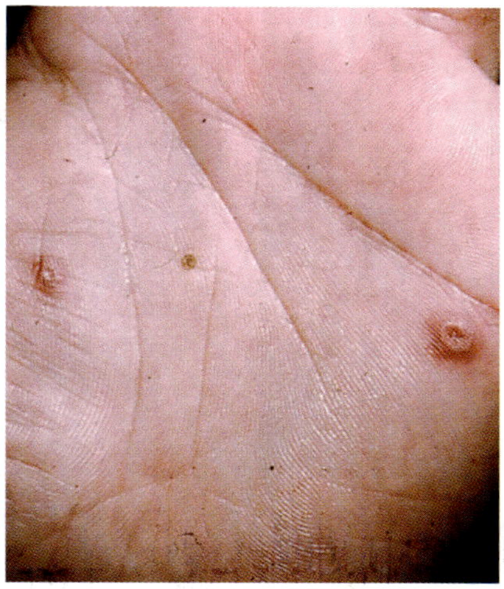

Fig. 4.8.11b

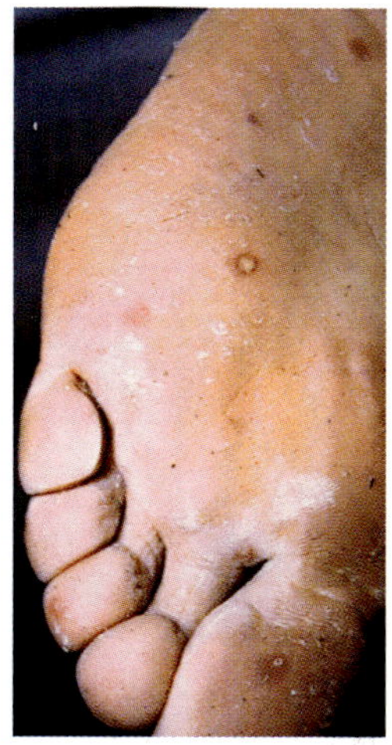

Fig. 4.8.11

Fig. 4.8.9. Aspecto característico de la sífilis secundaria con pápulas en palmas y dorso de los pies. (Cortesía del Dr. Charles Meurehg.) **Fig. 4.8.10 a y b**. a. Pápulas planas del secundarismo en ambas palmas y caras anteriores de las muñecas y antebrazos; éstos son caracteres diagnósticos. b. Detalle de las pápulas planas en la palma. (Cortesía del Dr. Charles Meurehg.) **Fig. 4.8.11.** Detalle de las sifílides en la planta, características del secundarismo. (Cortesía del Dr. Charles Meurehg.)

gue, tal como se presentan en el intertrigo, con exudación, pequeñas costras serosas y hemáticas que frecuentemente dan olor fétido a nivel de la profundidad del pliegue (personas también con descuido en su aseo personal) (figura 4.8.13 y 4.8.14).

Otras formas de sifílides, como las hiperqueratósicas en palmas y plantas, y las formas miliares o micropápulas que se presentan tardíamente, así como las distribuciones o acomodo de las lesiones en corimbo (una mayor rodeada por otras menores), numulares (como monedas), arciformes, etcétera, son aún menos frecuentes.

Las sifílides pueden disponerse en *corimbo*, es decir, una mayor rodeada de de otras menores.

Las sifílides mucosas (figura 4.8.15) pueden quedar advertidas si se sigue la regla, que ante toda lesión sospechosa de sífilis, sobre todo en sus fases recientes (chancro y secundarismo), es imprescindible la exploración de las mucosas bucal y genital (labios menores, introito vaginal, vagina y cérvix, así como periné, ano, zona perianal) además de otros que son "clave" de la sospecha y posteriormente la confirmación del padecimiento: las palmas y las plantas (pliegues interdigitales) (figura 4.8.9 a 4.8.11).

Las sifílides mucosas deben buscarse precisamente en estas superficies y no sólo de los genitales.

Adicionalmente a lo mencionado, la faringe, amígdalas, fosas nasales deben ser cuidadosamente examinadas; si existen, estas sifílides están formadas por pápulas despulidas en su superficie, de color opalino en la porción central y rojo en los bordes; son también muy ricas en treponemas, por lo tanto muy contagiosas. Por lo general, acompañan a sifílides de otros tipos, pero pueden observarse como manifestación única o inicial.

El ataque al pelo, al folículo pilosebáceo, constituye un dato de exploración imposible de pasar por alto; la alopecia sifilítica es un dato muy importante de valorar y de distinguir de otros tipos de alopecias; se involucra la piel cabelluda, cejas y pestañas, principalmente. En la primera, toma localización selectiva a nivel de la nuca y región temporales; se identifica por la presencia de pequeños claros sin pelo, circulares o irregulares, dando la impresión de acribillamiento, como en "mordeduras de ratón" se ha dicho; es tan peculiar este tipo de alopecia, que Fournier le llamó "signo del ómnibus" porque permite el diagnóstico, a simple vista, mirando al compañero de viaje.

El aspecto de conjunto, la forma y extensión de las porciones alopécicas, las circunscritas de aparición y su curso evolutivo, la distinguen de la alopecia areata o pelada. La alopecia de la lepromatosis difusa se inicia por la cola de las cejas y por las pestañas externas; sólo en casos avanzados afecta a la piel cabelluda, siguiendo el tipo ofídico u ofiáceo (alopecia amplia de las regiones temporales que se une a la de la nuca); en la lepromatosis nodular, la caída de cejas y pestañas corresponde al sitio de los nódulos.

Recidivas, o relapsos, o recaídas. En pocos padecimientos es tan significativo, siendo a la vez tan claramente manifiesto y con un sello profundamente particular, el concepto de recaída o relapso como en la sífilis; porque en realidad la recaída significa que la persona vuelve a presentar el mismo tipo de manifestaciones, la misma representatividad, los mismos signos y síntomas. En la sífilis, durante el tiempo en que decurre el secundarismo, o sea de uno a dos años, los signos van cambiando.

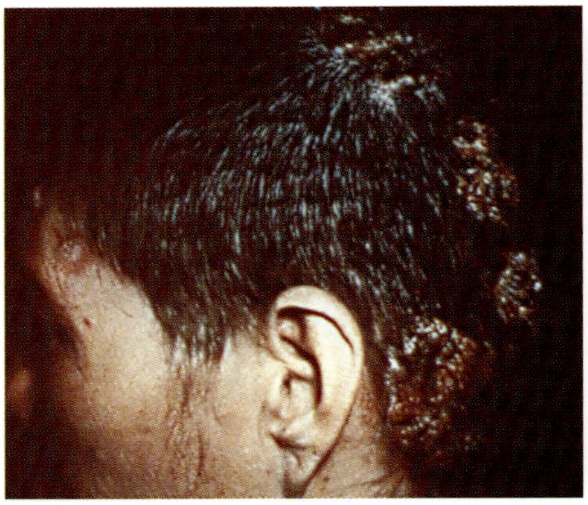

Fig 4.8.12

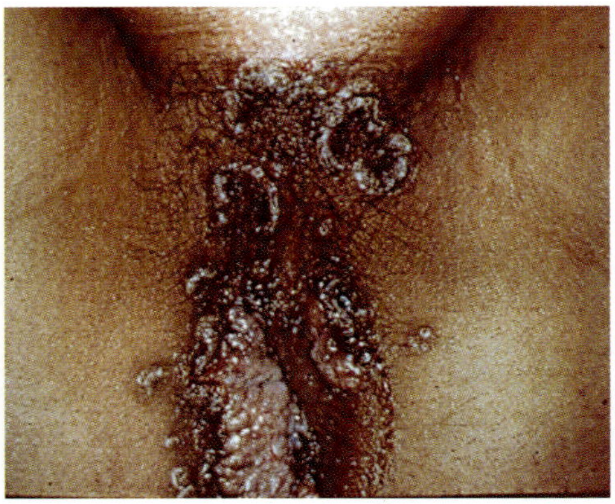

Fig 4.8.13

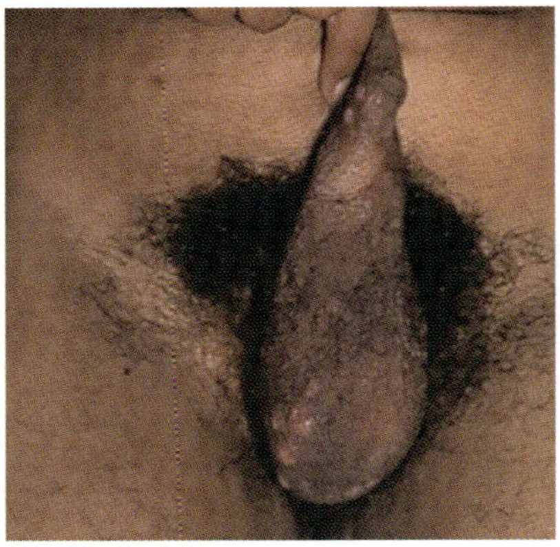

Fig 4.8.14

Fig. 4.8.12 Disposición en anillos de las pápulas escamosas de la sífilis en la piel cabelluda de esta mujer con secundarismo luético. **Fig. 4.8.13** Lesiones de secundarismo en el periné. **Fig. 4.8.14** Pápulas luéticas infiltradas en forro de pene y escroto, deberá diferenciarse de la escabiasis.

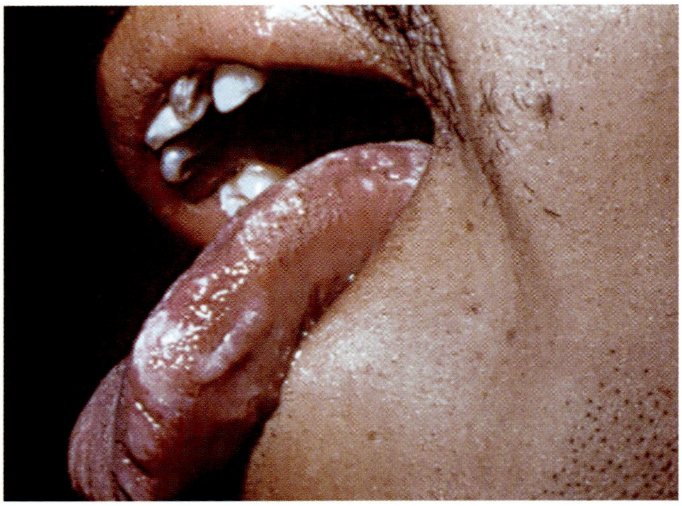

Fig. 4.8.15 La mucosa bucal también se involucra en la sífilis, en este enfermo la lengua exhibe lesiones características de secundarismo.

Las recidivas, recaídas o relapsos, son muy significativas en la sífilis. Se presentan durante los primeros dos años y pueden mostrar variaciones clínicas sutiles.

Sífilis latente

Se denomina sífilis latente temprana si la infección se considera que no tiene más allá de dos años de adquirida (en los Estados Unidos el límite es de un año), y sífilis latente tardía si ese tiempo es mayor o se desconoce. La diferenciación entre temprana y tardía tiene como objetivo detectar la capacidad de contagiosidad, ya que dentro de los primeros uno a dos años es más factible que estos sujetos infecten a sus parejas sexuales.

La sífilis latente es aquella en que las manifestaciones clínicas remitieron y puede ser temprana o bien tardía, según que la infección tenga menos o más de dos años, respectivamente; no hay manifestaciones clínicas cutáneas ni de otros órganos y la serología debe ser positiva en dos ocasiones.

Para establecer el diagnóstico debe haber ausencia clínica de sífilis activa, ya sea temprana, tardía o congénita. La persona neurológicamente es normal (con líquido cefaloraquídeo normal), cardiovascularmente sin alteraciones y la aorta, en estudios de imagenología, debe estar también normal. Las pruebas serológicas para sífilis deben estar positivas en dos ocasiones.

Sífilis tardía o terciaria (o sífilis tardía sintomática)

Sífilis tardía benigna. A medida que el tiempo va transcurriendo y se rebasan los dos años de haberse adquirido, en dos tercios de los sujetos infectados la enfermedad remite, pero en un tercio de esos individuos habrá manifestaciones tardías, que se presentan muchos años después, esto es 10, 20 y aun más. Éstas se conocen como benignas (piel, mucosas, huesos y articulaciones) y abarcan 16%. Otras comprometen órganos vitales, como el sistema cardiovascular (10%) y el sistema nervioso central (8%), por lo que se conocen como sífilis tardías malignas.

Después de dos o más años (hasta 10, 15, e incluso 20), un tercio de los sujetos infectados desarrollará sífilis tardía benigna en la piel, las mucosas, los huesos y las articulaciones.

En nuestros días es ya muy raro encontrar pacientes con este tipo de lesiones, porque el uso tan amplio y cotidiano de antibióticos destinados para muchos otros propósitos ha propiciado, como consecuencia colateral, un beneficio terapéutico en contra del treponema.

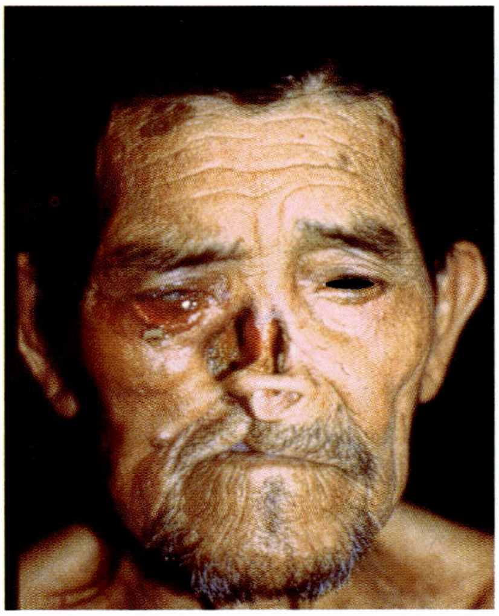

Fig 4.8.16

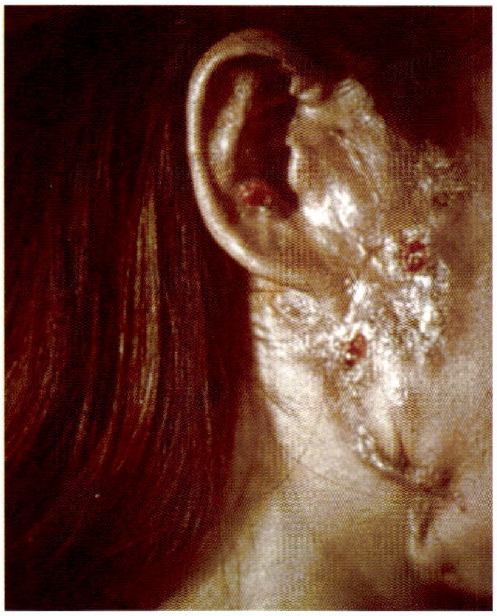

Fig 4.8.17

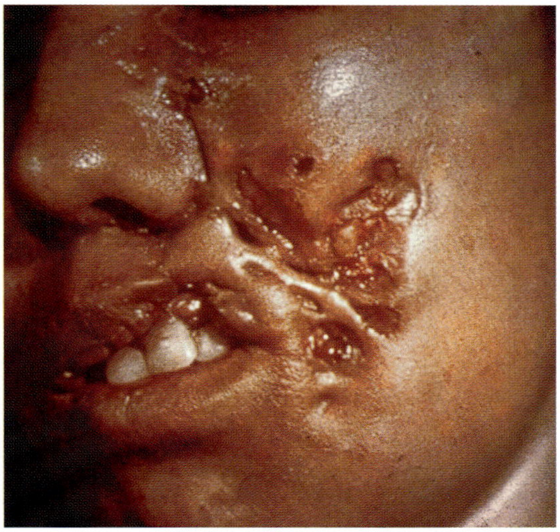

Fig 4.8.18

Fig 4.8.16 Sífilis terciaria o tardía, manifestada por gomas que destruyen la zona centrofacial y hacia la órbita. **Fig 4.8.17** Sífilis tardía con lesiones en la zona preauricular. **Fig 4.8.18** Úlceras y zonas destructivas en la hemicara de esta mujer con sífilis tardía. (Cortesía del Dr. Jorge Cazarín.)

La sífilis tardía o terciaria sintomática "benigna" es, entonces, la forma de treponematosis con afección de la piel, cuya importancia deriva de la extensión y profundidad del proceso patológico, así como de las secuelas de las lesiones ya curadas: deformidades, cicatrices disestésicas, defectos funcionales. Son dos tipos de lesiones: nódulos y gomas. Son regionales, asimétricos, con frecuencia ulcerosos, no resolutivos (figura 4.8.16 a 4.8.18).

En la piel se presentan dos tipos de lesiones: nódulos y gomas.

Sifílide nodular. Se le encuentra de preferencia en la cara, el tronco (dorso), las regiones glúteas y genitales. La constituyen nódulos que, por confluencia y avance centrífugo, forman placas que exhiben su actividad periférica y cicatrización central, de ahí la denominación de sifílide noduloserpiginosa (figura 4.8.17).

Las sifílides nodulares se presentan en la cara, la espalda, las nalgas y los genitales externos; los nódulos confluyen y forman placas con actividad periférica y cicatrización central.

Sifílide gomosa. Los gomas sifilíticos se observan en el cráneo, la frente, centro de la cara, paladar, lengua, pecho, en distintos sitios de las extremidades, en genitales externos. Como dato sobresaliente, por lo general es una sola lesión. Todas estas manifestaciones de la sífilis tardía benigna son de evolución tórpida, de varias semanas o meses, excepcionalmente años, indoloras y no pruriginosas (figura 4.8.16 a 4.8.18).

Los gomas surgen en el cráneo, el centro de la cara, el paladar, la lengua, el pecho y los genitales. Usualmente son únicos o aislados.

Las reacciones serológicas son positivas. El treponema no existe o es muy escaso por su rápida destrucción, hecho que cursa aparejado con la formación de este tipo de lesión (Ley de Lewandowsky-Jadassohn), representativa de sensibilización tisular específica. La regla general es que, cuando se manifiesta la sífilis tardía benigna, no se encuentran localizaciones de la infección en otros aparatos o sistemas, pero en realidad es posible la asociación.

El treponema no existe o es escaso debido a su rápida destrucción y el VDRL es positivo.

En el diagnóstico diferencial es necesario distinguirla de la tuberculosis, algunas micosis profundas y de procesos neoplásicos.

Sífilis tardía maligna. En la sífilis cardiovascular selectivamente se daña la aorta: aortitis simple y complicada; es causa de aneurismas y de miocarditis difusa o gomosa; puede lesionar las válvulas. Para su diagnóstico es necesaria la exploración armada, gabinete y laboratorio, imagenología y electrocardiograma, además de las reacciones serológicas.

La neurosífilis se divide en sífilis meningovascular (cuyas lesiones son más bien focales que difusas: meningomielitis que origina paraplejías y hemiplejías) y parenquimatosa, representada por lesiones inflamatorias y degenerativas difusas, causa de tabes dorsal, atrofia primaria del nervio óptico, parálisis general progresiva. Requiere un estudio neurológico completo, incluyendo examen de líquido cefaloraquídeo, que revelará aumento en el número de células y de proteínas, así como positividad en las reacciones del tipo de las serológicas.

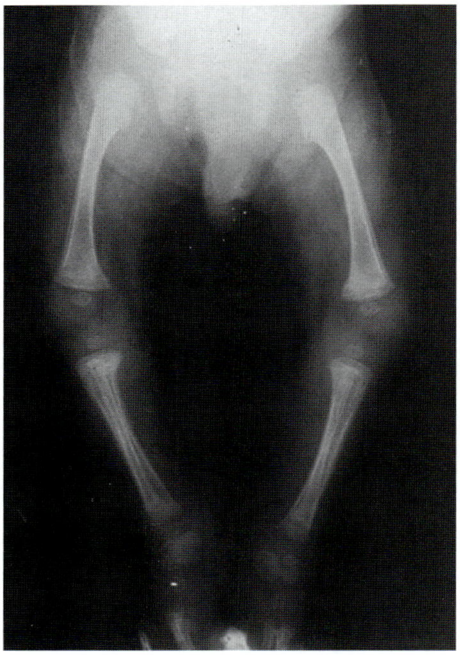

Fig 4.8.19. Sífilis congénita con afección de las extremidades inferiores.

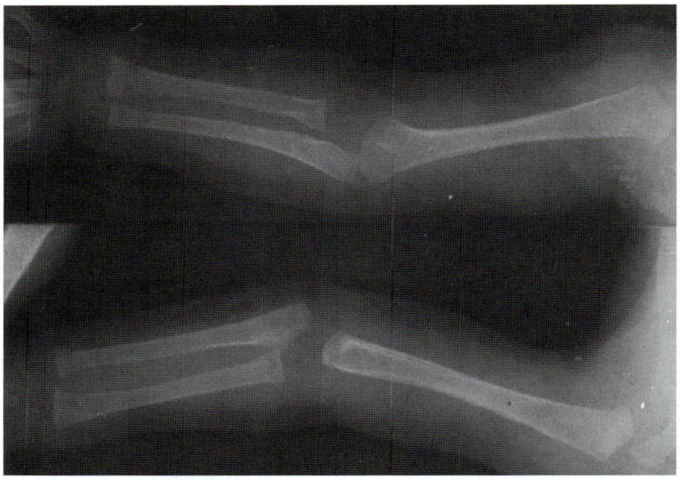

Fig 4.8.20. Sífilis congénita que involucra las extremidades superiores (foto compuesta).

La sífilis congénita o prenatal está determinada por la infección intrauterina después del cuarto mes de gestación. El resultado puede ser la muerte del producto o muerte neonatal o bien un producto con sífilis congénita.

II. Sífilis congénita o prenatal

Constituye la infección por el treponema de Schaudinn y Hoffmann *in utero*; requiere por ello que la madre se encuentre enferma. Se señala que, durante las primeras 16 semanas de embarazo, el feto está protegido de la infección debido a que las espiroquetas de la circulación materna son incapaces de penetrar la barrera placentaria constituida por células de Langhans. El feto llega entonces a ser vulnerable a la infección después del cuarto mes.

Se reconocen formas tempranas y tardías de la sífilis prenatal, así como formas sintomáticas y asintomáticas.

La posibilidad de infección depende, en consecuencia, del estado de infección de la madre. En general, este evento termina en aborto, producto muerto o muerte neonatal, o bien en un producto con sífilis congénita. También se reconocen formas tempranas y tardías.

Sífilis prenatal temprana sintomática. Jules Parrot (1829-1883) y sir Jonathan Hutchinson (1811-1861) señalaron las alteraciones, sobre todo en las fases tardías de la sífilis, cuando este padecimiento hacía estragos en sus diversas etapas de evolución y consecuentemente en aquellos niños que nacían con los estigmas de la infección sifilítica. Sus nombres, y ligados a ellos los signos del padecimiento, vuelven a recordarse.

La sífilis prenatal temprana sintomática exhibe: piel seca, arrugada, ampollosa y denudada en las palmas y las plantas así como en los genitales externos y en las nalgas.

Desde el nacimiento o durante las primeras semanas de vida se aprecian lesiones cutáneas: la piel seca y arrugada, existen lesiones ampollosas y denudadas de localización selectiva hacia palmas y plantas y con menos frecuencia en regiones genitales, perianal; en la frente, para dar origen a lo que inadecuadamente se ha denominado "pénfigo sifilítico" (**figura 4.1.6**).

En otras ocasiones podría advertirse una erupción más generalizada, maculopapulosa, que ocupa el rostro, el tronco y las extremidades, con preferencia por las zonas periorificiales, en donde toma el carácter papuloerosivo (condiloma plano).

Aislada o concomitantemente con las lesiones cutáneas, existen manifestaciones sifilíticas en otros órganos, las que en orden de frecuencia son: hepato y esplenomegalia, acompañadas de palidez o tinte ligeramente ictérico; rinitis con secreción exagerada, sanguinolenta, irritante y persistente, que a menudo impide la función respiratoria, sobre todo en el momento de la alimentación; osteocondritis por lesiones inflamatorias de las zonas de mayor crecimiento óseo, principalmente de los huesos largos: tibia, fémur, cúbito, radio y húmero, que pueden conducir a la fractura incompleta y ocasionar dolor intenso con los movimientos ("seudoparálisis de Parrot"); no es infrecuente el que se añada periostitis; como estas lesiones osteocartilaginosas son frecuentes y de gran ayuda para el diagnóstico, hacen indispensable el estudio radiológico para conocer su naturaleza (**figura 4.8.19 y 4.8.20**); meningitis, revelada por convulsiones e hidrocefalia; lesiones oculares (coroiditis e iritis).

Si el enfermo sobrevive, pueden quedar estigmas de esta fase reciente, que permiten hacer el diagnóstico retrospectivo: la nariz en "silla de montar" como consecuencia del retardo en el crecimiento de los huesos propios de la nariz y del maxilar superior en relación con el crecimiento normal de los restantes huesos de la cara. Las cicatrices "lineales radiadas" o "estrías de Parrot" son el resultado de las sifílides fisuradas periorificiales.

Sífilis prenatal tardía sintomática. Uno de los signos más frecuentes es la frente prominente, o "frente olímpica", que representa la periostitis del hueso frontal y de los parietales así como el maxilar corto, hallazgo frecuente debido a la rinitis sifílitica que impide el desarrollo normal del maxilar superior. Esta alteración resulta en una configuración cóncava de la cara, el paladar ojival, debido al defecto anterior, es decir que el maxilar no se desarrolla completamente.

La sífilis prenatal tardía sintomática exhibe la llamada "frente olímpica" debido a la periostitis del hueso frontal y de los parietales, así como la tríada de Hutchinson: dientes "en destornillador", queratitis intersticial y sordera.

La tríada de Hutchinson, muy conocida y patognomónica de la sífilis congénita tardía, está constituida por los dientes de Hutchinson, y es debida a una alteración de los incisivos centrales superiores de la dentición permanente, que no se hacen visibles sino hasta los seis años de edad, no en niños pequeños; se les conoce como dientes en forma de "destornillador" y se les observa separados y más cortos que los incisivos laterales, con muescas en su borde libre. La alteración se debe al ataque o lesión de las yemas.

La queratitis intersticial constituye el segundo elemento de la tríada y es el resultado de la infección prenatal; las alteraciones se van a encontrar entre los cinco y más años de edad, con síntomas de iritis aguda, dolor, lagrimación y fotofobia, seguidos por opacidad de la córnea e invasión de su superficie y estroma por vasos sanguíneos. En contraste con otras manifestaciones de la sífilis congénita, la queratitis intersticial no es debida simplemente a la invasión directa de las espiroquetas, sino que probablemente refleja una reacción local antígeno-anticuerpo en un tejido sensibilizado por la pasajera invasión espiroquetósica durante la vida fetal.

Ambos ojos se llegan a afectar, uno después del otro. Se señala que la queratitis intersticial no responde a los medicamentos empleados en la sífilis, pero sí a los corticosteroides y a la queratoplastia. La tuberculosis puede ser otro de los padecimientos que cause este daño.

La sordera (lesión del octavo par) viene a constituir el tercer signo y se presenta cuando el niño es de mayor edad, cuando es escolar; se señala que inicialmente es una laberintitis con presencia de vértigo, para luego ir perdiendo la capacidad auditiva.

Nariz en silla de montar. Es un hallazgo frecuente el encontrar esta alteración y es debida a la rinitis sifilítica, una de las primeras manifestaciones de la sífilis congénita temprana. La inflamación crónica de la mucosa y la subsecuente destrucción de los huesos de la nariz con perforación del septum nasal, dan como resultado el que la nariz tome el aspecto sugestivo del diagnóstico. La lepra en el adulto es otro de los padecimientos que no deben olvidarse para hacer el diagnóstico diferencial, pero en ésta el tabique cartilaginoso es el afectado.

La nariz en "silla de montar", las regadías, la tibia "en sable" y las articulaciones de Clutton son manifestaciones de la sífilis prenatal tardía sintomática.

No obstante que todos los molares pueden ser afectados en la sífilis congénita, la identificación de los molares en forma de mora (molares de Fournier) se hace en el primer molar inferior, que es el molar permanente del sexto año. Los molares afectados dejan ver más de las cuatro prominencias normales y de esta manera se puede apreciar una imagen moriforme. El esmalte está pobremente desarrollado y por consecuencia los dientes están sujetos a sufrir caries, lo cual explica el que sean extraídos en la adolescencia.

El signo de Higouménakis constituye un irregular alargamiento y engrosamiento de la porción esternal de la clavícula, debido a la periostitis de dicho hueso; usualmente es unilateral.

Aunque no frecuentemente observado, el signo de la protuberancia de la mandíbula está presente, no por alteración de este segmento, sino porque el maxilar superior está afectado por la sífilis y se desarrolla muy poco, quedando la mandíbula aparentemente más crecida; se le ha denominado también "quijada de bulldog".

Las regadías son las cicatrices lineales observadas en el recién nacido, pero que se perpetúan y se van a observar más adelante. Toman una disposición radiada alrededor de la boca, ojos, nariz, barba, ano y zonas húmedas. Los movimientos de la piel en dichas áreas dan origen a fisuras longitudinales, las cuales se infectan secundariamente y sangran con facilidad. El diagnóstico oportuno, temprano y el tratamiento adecuado previenen su formación o limitan la cantidad de cicatrices.

La tibia en sable se denomina así por la forma arqueada que toma este hueso a nivel de su parte media y que no es más que una periostitis identificable por los rayos X. Cuando la escápula en su borde vertebral se hace cóncava, recibe la denominación de escápula escafoidea y viene a constituir otro de los estigmas de la sífilis congénita tardía.

Las articulaciones de Clutton constituyen las manifestaciones de sinovitis dolorosa en algunas articulaciones, sobre todo de la rodilla, que empieza por ser unilateral y luego bilateral. No hay ataque al hueso y las manifestaciones, que duran meses, se observan hacia la pubertad. El tratamiento penicilínico tiene poco valor sobre las manifestaciones articulares; en cambio, el depósito de esteroides intraarticulares sí da buenos resultados.

Los diferentes estigmas que han sido señalados no se encuentran todos siempre presentes; los primeros, como la frente olímpica, el maxilar corto, la nariz en silla de montar, el paladar ojival y los dientes de Hutchinson, son los signos que han mostrado ser más frecuentes.

Serología e inmunofluorescencia de la sífilis. Constituye uno de los aspectos más importantes en el conocimiento y diagnóstico de la sífilis (ya ha sido señalada la fase de la sífilis durante la cual lo único que la identifica es la serología).

Es bien sabido que las reacciones serológicas comunes de VDRL (*Venereal Disease Research Laboratory*) y otras que prácticamente han desaparecido como las de Kahn, Mazzini y Eagle, no son absolutamente específicas debido a que existen circunstancias de diversa índole que dan lugar a su positividad sin que exista esta infección. En efecto, se sabe que el paludismo agudo, la lepra lepromatosa, el lupus eritematoso generalizado, la mononucleosis infecciosa y el pinto, entre las más importantes, dan resultados positivos y por tal razón se les ha denominado "reacciones positivas falsas biológicas".

La prueba de VDRL es la universalmente adoptada (OMS) por su facilidad para llevarse a cabo y su economía y, aunque no es de una especificidad completa, sí es digna de confianza. Para un enfermo determinado, la cuantificación de reagina a intervalos con el fin de construir la llamada "curva de reagina", es de gran utilidad para el diagnóstico y control del tratamiento. Lo importante en un momento dado no es tanto el título de la reagina en una sola ocasión, sino la comparación de títulos sucesivos obtenidos en el mismo paciente, con igual técnica serológica y de preferencia en el mismo laboratorio.

Además de estas pruebas con antígenos lipoídicos, hay otras que utilizan antígenos treponémicos, sea *Treponema pallidum* vivo, muerto, o lisados de treponemas que se usan como antígenos en reacciones de inmovilización (reacción de Nelson), aglutinación, inmunoadherencia (TPIA) y fijación del complemento; sus resultados son específicos y ayudan a diferenciar las "positivas falsas biológicas".

Con el tiempo han surgido nuevas técnicas para precisar el serodiagnóstico de la sífilis y así se encontraron los anticuerpos fluorescentes del treponema (FTA), más tarde los mismos anticuerpos fluorescentes a la dilución de 200 (FTA-200) y más recientemente la absorción de los anticuerpos fluorescentes del treponema (FTA-ABS), que ha demostrado ser específica y, para muchos, más sensible que la prueba de inmovilización del treponema (TPI).

La prueba de la absorción de los anticuerpos fluorescentes del treponema (FTA-ABS) es la primera que se hace positiva en la sífilis precoz y a menudo permanece positiva muchos años después del tratamiento efectivo contra la sífilis primaria. La prueba no se puede emplear para calificar la eficiencia del tratamiento.

Las pruebas serológicas para la sífilis y la prueba de absorción de los anticuerpos fluorescentes del treponema también pueden llevarse a cabo en la sífilis neural en el líquido cefalorraquídeo. Los anticuerpos no llegan al LCR desde la sangre, sino que son formados en el sistema nervioso central como respuesta a la infección sifilítica.

Histopatología. El chancro o lesión primaria, usualmente ulcerado, se caracteriza por un denso y difuso infiltrado de plasmocitos (con numerosos cuerpos de Russell), histiocitos y linfocitos, ocasionalmente con polimorfonucleares y eosinófilos; la presencia de la espiroqueta puede evidenciarse con la tinción de Warthin-Starry, principalmente en el epitelio.

Estos factores locales controlan la lesión primaria, pero la infección pasa al torrente linfático y sanguíneo, con la consecuente adenopatía y llegada a otros órganos; hay producción de inmunoglobulinas y la combinación de la inmunidad celular y humoral parece eliminar las espiroquetas, lo que marca el fin del estadio primario.

Después de 7 a 12 semanas de la infección, las espiroquetas proliferan nuevamente en forma masiva y la enfermedad se hace generalizada; hay formación de complejos inmunes y de complemento, esto es el secundarismo. Histopatológicamente las sifílides exhiben cambios muy variados, pero lo usual es observar hiperplasia epidérmica psoriasiforme con vacuolación de la interfase; puede haber microabscesos, en la dermis un infiltrado liquenoide superficial y profundo "en banda", con predominio de plasmocitos; las paredes vasculares gruesas con su endotelio prominente. Es posible identificar la espiroqueta con la tinción de plata ya mencionada.

Más tarde reaparece la hipersensibilidad tardía y se entra a la fase de latencia. En dos terceras partes de los pacientes, remite su enfermedad, pero en otro tercio surgirán manifestaciones años después; es la sífilis terciaria o tardía, en cuyos nódulos y gomas se identifican granulomas tuberculoides rodeados por numerosas células plasmáticas, con los vasos de paredes gruesas y grandes células endoteliales, además de que la necrosis no es caseosa, sino más del tipo coagulativa, ya que hay endarteritis obliterativa. Es extremadamente difícil identificar las espiroquetas.

Tratamiento. La penicilina constituye la droga de elección para el tratamiento de todas las etapas de la sífilis. Es el antibiótico treponemicida más efectivo, de fácil suministro, no es tóxico y sumamente económico.

Sus resultados terapéuticos han sido excelentes. Sus sales más empleadas son la penicilina G procaínica y la penicilina benzatínica.

Un esquema útil de tratamiento para la sífilis reciente del adulto, inclusive para la mujer embarazada enferma, es la de 6 a 8 millones de U de penicilina procaínica, haciendo una aplicación diaria intramuscular de 800,000 U durante 10 días. Si se trata (en la actualidad rara) de sífilis tardía, el tratamiento se prolonga por 5 días más. Si se opta por la penicilina benzatínica (por la posibilidad de que el enfermo abandone su tratamiento), 2,400,000 U en un solo depósito intramuscular, o bien la mitad de esta dosis en cada uno de los glúteos se considera suficiente, ya que este tipo de penicilina tarda en eliminarse dos semanas y durante este lapso se sostiene un nivel útil y eficaz para obtener la curación. La dosis de 1,200,000 U de penicilina benzatínica, aplicada cada cinco días en número de 5, da asimismo excelentes resultados.

La sífilis congénita temprana con componente agudo multivisceral debe manejarse como una urgencia. Se recomienda la penicilina cristalina (sódica o potásica) a 50,000 U/kg/día, cada 12 horas intramuscular, o endovenosa por dos días y continuar con procaínica acuosa, 50,000 U/kg/día por ocho días más por vía intramuscular.

En aquellos casos en que la persona enferma sea alérgica a la penicilina, la eritromicina constituye el medicamento antibiótico recomendado (*Public Health Service*, E.U.A.) a dosis de 20-30 g en un período de 10 a 15 días, lo cual equivale a 500 mg cada seis horas.

Las tetraciclinas y las cefalosporinas son otras opciones en el tratamiento de la sífilis, pero ninguna de ellas supera las cualidades de la penicilina.

La reacción de Jarish-Herxheimer constituye, como es sabido, una exacerbación de los signos y síntomas de la sífilis a las pocas horas de iniciado el tratamiento con penicilina o con cualquier otro antisifilítico potente (en las épocas prepenicilínicas los arsenicales originaban muy graves reacciones), presentando fiebre acompañada de cefalea, mialgias, artralgias y ocasionalmente ictericia. Las manifestaciones cutaneomucosas de la sífilis se exacerban, para volver más tarde a su estado original y desaparecer.

La cortisona, suministrada simultáneamente con la penicilina, atenúa marcadamente los síntomas; se debe en parte a la liberación masiva de citocinas como el factor de necrosis tisular, así como a las proteínas o endotoxinas de los treponemas muertos, que actúan como pirógenos.

Después de que el tratamiento ha sido instituido, es conveniente hacer en forma periódica (cada 3 o 6 meses) las reacciones serológicas de VDRL o alguna de las otras más fieles para controlar la baja paulatina de la reagina, es decir la cuantificación de la misma, tanto para observar el éxito del tratamiento como para advertir la posibilidad de una nueva infección al subir inesperadamente los títulos de ésta.

Es muy importante tener en cuenta, e informar al paciente, que lograr un resultado serológico negativo lleva algunos meses, e incluso en una proporción de sujetos (10 a 20%) nunca se negativiza (cicatriz serológica), no obstante que la infección ya no exista.

Generalidades. Aunque en nuestros días ya no se ve con tanta frecuencia esta enfermedad (y la sífilis tardía es excepcional), desde luego aún representa un problema que debe ser identificado, diagnosticado y tratado adecuadamente. En la pediatría aún representa un diagnóstico diferencial en el recién nacido, así como dentro del contexto de personas en riesgo (enfermos de SIDA, drogadictos, prostitutas y prostitutos).

La virulencia del treponema es mayor en sujetos con infección por VIH.

Algunas fechas relevantes en esta enfermedad son las siguientes: en 1797 John Hunter deduce que la gonorrea y la sífilis son la misma enfermedad al adquirir ambas por autoinocularse; la historia cuenta que este médico murió de aortitis luética. En 1837 Phillipe Ricord las distingue una de otra y clasifica los estadios primario, secundario y terciario; en 1856 describe la biología de la sífilis. En 1880 Jonathan Hutchinson describe su tríada clásica. En 1891 Caesar Boeck estudia el curso natural en 2,181 enfermos que no reciben tratamiento, por considerarlo más agresivo que la misma enfermedad. En 1904 Fritz Schaudinn y Erich Hoff- mann identifican el treponema en el chancro. En 1909 Paul Ehrlich introduce en la terapéutica el arsénico ("la bala mágica"). En 1943 John Mahoney descubre que la penicilina cura la sífilis.

Pinto

Conceptos clave

- El pinto es producido por el *Treponema carateum*. Es una enfermedad que ya pasó a la historia.
- Su nombre obedece al aspecto discrómico que exhibían estos pacientes.
- El pinto se inicia con un chancro pintoso que es seguido por la aparición de placas muy similares a la tiña (pinto reciente) y más tarde por las discromías (pinto tardío).
- Su sensibilidad a los antibióticos, tan ampliamente empleados en las últimas décadas, es quizá el motivo principal de su desaparición.

Definición. Es una enfermedad crónica, generalizada, con afección predominantemente cutánea, endémica y no venérea, determinada por la infección de *Treponema carateum* o *herrejoni*. El nombre de la enfermedad obedece al aspecto del enfermo.

En nuestros días ya no existe el mal del pinto; revisamos aquí este tema por razones culturales e históricas, pero en la práctica será extremadamente difícil que encontremos a un enfermo de pinto, aun en zonas que fueron endémicas de esta enfermedad.

Caracteres clínicos. Para su mejor entendimiento podemos decir que el mal del pinto se presenta en la clínica principalmente en dos fases, la que se ha denominado pinto reciente y la de pinto tardío.

Queriendo establecer una analogía de este padecimiento con la sífilis, se puede encontrar y considerar la lesión inicial o chancro pintoso (se llegó a producir su inoculación experimental y asimismo se siguió el curso evolutivo de la enfermedad), que habitualmente aparece de 1 a 3 meses después del contagio y que semeja muy estrechamente a una lesión de tiña, es decir, aparece como una placa bien delimitada, oval o circular, en ocasiones lenticular, con fino eritema y escama.

Si se quisiera establecer una analogía con la sífilis, es posible referirse al chancro pintoso, que habitualmente aparece entre uno y tres meses después del contagio como una pápula o placa bien delimitada, oval o circular, con eritema y escama.

A partir de esta primera manifestación van apareciendo otras muy similares, que, al ir aumentando de tamaño, van semejándose todavía más a las lesiones de tiña y también, en ciertos momentos, a las de la psoriasis. Se les ve disponerse en algunas zonas como las salientes óseas (codos, tobillos, rodillas), así como regiones glúteas y brazos, sin presentar ninguna sintomatología.

Son estas fases las que, con el pasar del tiempo, constituyen la etapa reciente de la enfermedad, o pinto reciente, a la cual sigue la tardía, que está caracterizada por los cambios de coloración, o más correctamente, por las discromías.

Es en estas etapas tardías con las cuales el clínico está más familiarizado, ya que en las tempranas el enfermo no les confiere mayor importancia y por lo mismo no consulta, aunque en realidad lo hacen también muy poco por las tardías, es decir, el período que corresponde a las manchas acrómicas (**figura 4.8.21**).

Las discromías o manchas representan el período tardío, son hipo o acrómicas, muy similares al vitíligo, o bien se presentan como efélides o "pecas", o bien hacia lo rojizo, o plomizo azulado, de ahí que se les denomine "pintos azules o rojos".

Manchas o discromías forman el período que se manifiesta por los trastornos del pigmento; pueden presentar ciertas modalidades importantes; lo habitual es encontrar manchas hipo y acrómicas muy similares a las del vitíligo; en otras ocasiones son como efélides, que comúnmente se conocen como "pecas", o bien con tonalidades difusas hacia lo rojizo, plomizo o azulado (los denominados pintos azules o rojos), como los llamaba el vulgo, disponiéndose a nivel de las zonas expuestas.

La simetría de estas manchas es un rasgo clínico importante, no obstante que se llegaron a encontrar y a describir formas en medio cuerpo, "los hemipintos".

Diagnóstico. El acomodo que estas manchas experimentan a nivel de las salientes óseas permite una suposición diagnóstica (ante la ausencia de sífilis y la positividad del VDRL), con el conocimiento de la zona donde procede el enfermo.

Con estos antecedentes se define sin mayores dificultades el diagnóstico. Si se desea ser más riguroso, se puede buscar el treponema en etapas iniciales, al hacer un pliegue cutáneo y raspar suavemente la lesión con la hoja de un bisturí, a fin de provocar la salida de finas gotas de suero y llevar en una laminilla este material al campo oscuro para su observación.

El estudio histopatológico es poco requerido, porque los antecedentes y estudios ya mencionados son suficientes para dilucidar los casos.

Histopatología. En el pinto temprano se observa hiperqueratosis con paraqueratosis, en asociación con espongiosis, en la dermis un infiltrado linfoplasmocitario perivascular superficial con melanófagos, los vasos exhiben sus paredes engrosadas y las células endoteliales son prominentes. En el pinto tardío el infiltrado inflamatorio remite, hay fibroplasia en la dermis superficial y desaparece el pigmento melánico, aunque algún melanófago puede permanecer. Con la microscopia electrónica se logró demostrar que los melanocitos desaparecen, pero las células de Langerhans permanecen.

Tratamiento. La penicilina es el tratamiento de elección, el esquema de 6 a 8 millones de unidades de penicilina procaínica, a razón de 6 a 800 000 U de penicilina procaínica diariamente por vía intramuscular por 10 días; o bien 1 200 000 U de penicilina benzatínica cada cinco días en número de 5 aplicaciones, elimina la infección. No tanto así las lesiones discromiantes, que aun curada la persona persisten por tiempo indefinido, o bien se van modificando en forma impredecible con el transcurso de los años.

La eritromicina, las cefalosporinas y las tetraciclinas pueden ser empleadas como segunda opción si la persona es alérgica a la penicilina.

Generalidades. Con toda seguridad, para las presentes generaciones el mal del pinto no llegará a ser más que un relato histórico, que es la forma en que finaliza este capítulo, acerca de un padecimiento que en otra época fue un importante e interesante motivo de estudio en nuestras latitudes, en el cual un dermatólogo mexicano, don Salvador González Herrejón (Michoacán, México, 1893-1965), hizo valiosas aportaciones, ya que promovió en un principio la teoría espiroquetósica, que más tarde (1938) se habría de confirmar con el descubrimiento del *Treponema carateum* (*herrejoni*, para numerosos autores) por León y Blanco, en Iguala, México, y por José Alfonso Armenteros en Cuba, en ese mismo año.

La historia del mal del pinto es interesante cuanto atrayente, así como plena de suposiciones de hechos científicos, pseudocientíficos y anecdóticos. Como lo señala el propio autor en las primeras líneas de su monografía, con respecto a la definición del padecimiento, apunta: El "mal del pinto" es una discromía generalizada, apirética, crónica, no contagiosa, que existe en determinadas regiones de Colombia, de México y muy probablemente se encuentre asimismo en Centroamérica, en otros países suramericanos, en Cuba y quizás en África. El paso del tiempo vino a precisar que efectivamente había pinto en Cuba, Venezuela, Perú, Ecuador, Bolivia, Brasil y en los países de Centroamérica. Ya existía en América antes de la llegada de los españoles.

Es un padecimiento que no presenta inmunidad cruzada con la sífilis y tampoco es una enfermedad venérea.

La presencia de los casos en ciertos lugares o regiones tropicales o subtropicales, cerca de corrientes de agua, hizo pensar que hubiera un vector en su transmisión y que éste fuera un insecto (simúlido), lo cual hasta el momento no ha tenido comprobación. El mal del pinto ha desaparecido y con ello el misterio de la transmisibilidad. Siempre se pensó en un vector, en un insecto, teoría muy sugestiva y con fuertes bases de apoyo debido a su regionalidad (cuenca del Balsas), al tipo de personas que lo han padecido y su similitud epidemiológica con otros similares en nuestro medio: oncocercosis y leishmaniasis, pero hasta la fecha únicamente ha quedado como hipótesis.

Según el primer censo del mal del pinto publicado en 1932, había en la República Mexicana 270 865 enfermos; más tarde se calculó una cifra de 500 000 enfermos. El amplio uso que se ha hecho de la penicilina desde hace ya bastantes años por los médicos y no médicos, con su notable efecto terapéutico treponemicida (campañas de la SSA), han reducido al mínimo la cantidad de enfermos del mal del pinto, sin tener desde luego en cuenta las secuelas que el padecimiento deja en fases tardías por tiempo ilimitado. En la actualidad es tan insignificante el número de enfermos que el padecimiento ha dejado de tener vigencia en nuestro medio.

Las partes bajas del río Balsas, como los estados de Guerrero, Michoacán, Jalisco, Puebla, México, Morelos, Oaxaca y, por el lado del río Grijalva, Tabasco, parte de Chiapas y una parte del sur de Veracruz, fueron los más endémicos. Se han conocido casos en Colima y Nayarit.

La primera diferenciación de este mal, con respecto de la tiña verdadera, se debe a Berecochea (1811), quien utilizó el ungüento mercurial como terapéutica efectiva. Corona (1811), regidor del ayuntamiento de Ciudad Real, San Cristóbal de las Casas, hizo una descripción exacta de las lesiones conocidas por el vulgo como "empeines o jiotes", de aspecto psoriasiforme y dermatofitoide. Téllez, por su parte, pensó que la causa del mal del pinto podría ser similar a la de la sífilis, es decir, un treponema que se curaba con mercuriales. Por eso se atrevió a hacer inoculaciones de las personas enfermas a personas sanas.

Las aportaciones de W. Menk, en Colombia (1926), estuvieron relacionadas con el hallazgo de una correlación positiva de 74.5% para la reacción de Wassermann en enfermos con mal del pinto, hecho que permitió deducir como agente etiológico a un treponema. Al igual que él, González Herrejón, en México, encontró muy significativas las altas titulaciones que los enfermos del mal del pinto presentaban para la reacción y utilizó eficazmente los mercuriales y el neosalvarsán en su tratamiento.

Las observaciones de Grau Triana en 1937, en Cuba, se centraron en la hiperqueratosis con pigmentación gris plomiza de las lesiones con escamas, de bordes limitados, rosados y pruriginosos y que, formando contornos sinuosos, se localizan primordialmente en las palmas y en las plantas.

Un año después Braulio Sáenz, en la Habana, encontró en las porciones hiperqueratósicas de palmas y plantas el treponema del mal, pero fueron los hallazgos de León y Blanco los que confirmaron el agente causal.

Varios años después (1948-1951) en México, Rein, Kit- chen, Márquez y Varela emplearon la penicilina procaínica a la dosis total de 1 200 000 U con excelentes resultados; aunque la serología no siempre se negativiza, el treponema desaparece prontamente.

Lecturas recomendadas

1. Ackerman AB. Histologic diagnosis of inflammatory skin diseases. 2nd ed. Baltimore: Williams & Wilkins; 1997.
2. Bryceson A, Pfaltzgraf RE. Leprosy. Edinburgh: Churchill Livingstone; 1979.
3. Calderón JE. Aplicación clínica de antibióticos y quimio-terápicos. 7ª ed. México: (edición del autor); 1997.
4. Cañizares O, Herman R (eds.). Clinical tropical dermatology, 2nd ed. Boston: Blackwell Scientific Publications; 1992. p. 129-137 y 509-524.
5. Craft N, Lee PK, Zipoli MT, et al. Superficial cutaneous infections and pyodermas. En: Wolff K, Goldsmith LA, Katz SI, et al (eds). Fitzpatrick's Dermatology in general medicine 7th ed. New York: McGraw-Hill; 2008. p. 1694-1709.
7. Han XY, Seo YH, Sizer KC, et al. A new *Mycobacterium* species causing diffuse lepromatous leprosy. Am J Cin Pathol 2008;130:856-64.
8. Hernández-Pando R. Aspectos biológicos, clínicos y epidemiológicos de la úlcera de Buruli. Actas Dermatol & Dermatopatol [Méx] 2009;9.
9. Hutchinson CM, Hook EW. Sífilis en adultos. En: Clínicas médicas de Norteamérica (Enfermedades de transmisión sexual). México: McGraw-Hill Interamericana; 1991. p. 1451-78.
10. Lucio R, Alvarado I. Opúsculo sobre el mal de San Lázaro o elefantiasis de los griegos. México: Academia Nacional de Medicina; 1851 y 1852.
11. Magaña LM. Tuberculosis cutánea. Medicine (Mex) 1984;37:2254-65.
12. Magaña LM. Las manos del enfermo de lepra. Sem Med Mex 1978;95:295-305.
13. Magaña LM. Las manos, sus principales afecciones: sífilis. Sem Med Mex 1978;95:354-62.
14. Magaña M, Fernández-Díez J, Magaña ML. Lucio's phenomenon is a necrotizing vasculitis: mostly a medium sized granulomatous arteritis. Am J Dermatopathol 2008;30:555-60.
15. Marcoval J, Servitje O, Moreno A. Lupus vulgaris, clinical, histopathologic and bacteriologic study of 10 cases. J Am Acad Dermatol 1992;26:404-7.
16. Meurehg-Haik C, García-Velasco J. Carbuncle: discussion and a report of two cases. Int J Dermatol 1974;13:63-8.
17. Meyers WM. Leprosy. Dermatologic Clinics 1992;10:73-96.
18. Morton RS. The treponematoses. En: Champion RH, Burton JL, Burns DA, Breathnach SM. Textbook of dermatology. 6th ed. Oxford: Blackwell Scientific Publications; 1998. p. 1237-1275.
19. Odom RB, James WD, Berger TG. Andrews' diseases of the skin. 9th ed. Philadelphia: WB Saunders Co.; 2000.

20. Ridley MJ, Joplin WH. Classification of leprosy according to immunity: a five-group system. Int J Lepr 1966;34:255-73.
21. Rodríguez G, Orozco LC. Lepra. Bogotá: Instituto Nacional de Salud de Colombia; 1996.
22. Rodríguez O. Lepra de Lucio. I. Historia y concepto. Dermatol Rev Mex 1978;22:117-40.
23. Rodríguez MH, Albores SJ, Magaña LM, et al. Langerhans' cell in late pinta. Arch Pathol 1971;91:302-6.
24. Saavedra A, Weinberg AN, Swartz MN, Johnson RA. Soft-tissue infections: erysipelas, cellulitis, gangrenous cellulites and myonecrosis. En: Wolff K, Goldsmith LA, Katz SI, et al. (eds.). Fitzpatrick's Dermatology in general medicine. 7th. Ed. New York: McGraw-Hill; 2008. p. 1720-1731.
25. Sánchez MR. Syphilis. En: Wolff K, Goldsmith LA, Katz SI, et al. (eds.). Fitzpatrick's Dermatology in general medicine. 7th. Ed. New York: McGraw-Hill; 2008. p. 1955-1977.
26. Terencio de las Aguas J. Lecciones de leprología. Valencia: Imp. Domenech; 1973.
27. Vargas-Ocampo F. Diffuse leprosy of Lucio and Latapí, a histological study. Lepr Rev 2007;78:248-60.
28. Víctor T, Jordan HF, VanNiekert DJT. Papulonecrotic tuberculid, identification of *Mycobacterium tuberculosis* DNA by polymerase chain reaction. Am J Dermatopathol 1992;14:491-5.
29. Yen A. Detection of *Mycobacterium tuberculosis* in erythema induratum of Bazin using polymerase chain reaction. Arch Dermatol 1997;133:532-7.
30. WHO Study Group. Chemotherapy of leprosy. WHO Tech Rep Ser 1994;847.
31. Wolinsky E. Mycobacterial diseases other than tuberculosis. Clin Infect Dis 1992;15:1-12.

Capítulo
5

Enfermedades por parásitos animales

Sección II

Contenido

En este capítulo se revisan aquellas enfermedades producidas por parásitos, plenamente identificados, cuyas manifestaciones clínicas en la piel son predominantes o exclusivas y, por su frecuencia, cobran importancia para ser incluidas aquí.

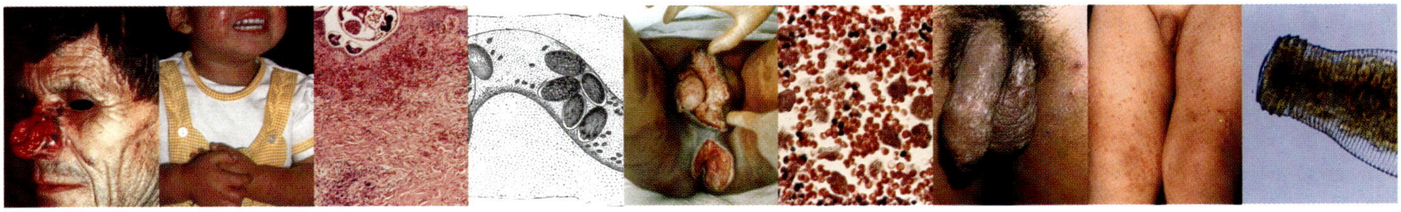

5.1 Prurigo por ectoparásitos

> **Conceptos clave**
>
> - Es la manifestación de hipersensibilidad en la piel a la agresión de un artrópodo.
> - Se presenta con pápulas y papulovesículas pruriginosas que duran de 5 a 7 días, por lo que las observamos en diferentes estadios evolutivos: acuminadas, escoriadas, con costra o bien ya como manchas residuales y característicamente en grupos de dos a tres.
> - Usualmente en preescolares de 1 a 4 años de edad y en las extremidades.
> - En la histopatología se encuentra un infiltrado linfocitario perivascular e intersticial, superficial y profundo, con eosinófilos. Con cierta frecuencia se acompaña de ampollamiento.
> - El tratamiento consiste en evitar la agresión de los insectos: ropa de manga y piernera largas, mosquiteros en las ventanas y/o cunas o camas.

Definición. También conocido como urticaria papular o prurigo simple, es la manifestación de hipersensibilidad de la piel causada por la agresión de ectoparásitos, generalmente de la clase *Insecta,* que agreden al huésped y se retiran (mosquitos, pulgas, chinches, piojos, etc.) y caracterizado por pápulas o papulovesículas pruriginosas, con duración de varias semanas y de evolución recidivante, aunque la duración de las pápulas individualmente es de 5 a 7 días.

> El prurigo por ectoparásitos o prurigo simple o urticaria papular se caracteriza por pápulas y papulovesículas, muy pruriginosas, que duran de cinco a siete días para aparecer otras nuevas, por lo que la enfermedad puede durar semanas o meses.

Etiopatogenia. Las pediculosis son ectoparasitosis causadas específicamente por los piojos de las especies: *Pediculus capitis* (piojo negro) o de la piel cabelluda, *Pediculus vestimenti* (piojo blanco) o de la ropa y del cuerpo y *Pediculus pubis* (ladilla) o del vello púbico. Por lo tanto, cualquiera de ellos puede producir un auténtico prurigo; y las especies *P. capitis* y *P. pubis* en realidad están parasitando al pelo de una y de otra área. Las pediculosis del pubis y del pelo de la cabeza (que incluye las formas raras de cejas y pestañas) también generan pápulas y el involucro al pelo está dado simplemente por la presencia de las liendres; el prurito tan intenso que condicionan está determinado por la presencia del macho y la hembra adultos.

El artrópodo pica la piel y succiona sangre; las lesiones resultan de este traumatismo y del depósito de saliva que genera una respuesta inflamatoria alérgica, en la que participan los eosinófilos y moléculas derivadas de ellos, que también son las responsables del ampollamiento. Esta respuesta se reproduce sin necesidad de un nuevo ataque, lo que explica la cantidad de lesiones que observamos clínicamente.

Caracteres clínicos. Afecta por igual a ambos sexos y predomina en la edad pediátrica. En la Clínica de Dermatología Pediátrica del Hospital General ocupa un cuarto lugar en frecuencia, con 6.9%; un 54% son niños entre uno y cuatro años de edad, sin predominio de sexo y más comúnmente entre junio y septiembre. La topografía habitualmente abarca varios segmentos, con cierta tendencia hacia las zonas expuestas, como la cara y las extremidades superiores e inferiores; casi nunca involucra el área genital ni los grandes pliegues, como axilares e inguinales.

Es excepcional que afecte la piel cabelluda y tiene cierto predominio por zonas que están sujetas al trauma, como la presión de la ropa o el rascado, lo que genera mayor número de pápulas y/o papulovesículas, lo cual se conoce como fenómeno de Köbner, es decir, la reproducción isomórfica de las lesiones como consecuencia del traumatismo.

Como se ha señalado, la lesión elemental es la pápula o papulovesícula, la cual surge de 24 a 48 horas tras una zona de eritema o roncha que remite en breve. En ocasiones, el infiltrado inflamatorio subyacente es tan intenso (justamente como en la escabiasis) que da origen a la vesiculación, lo que se conoce como prurigo ampolloso. El prurigo ferox o de Hebra es un forma grave, en el que las lesiones son incontables y generalizadas (**figura 5.1.1**).

Es usual encontrar las lesiones en grupos más o menos numerosos; la observación cuidadosa nos revelará la disposición en pares ("en mancuerna") o en líneas de tres, lo que representa un dato muy útil para el diagnóstico y no es privativo de la cimiciasis, como antiguamente se creía (**figura 5.1.2**).

El curso de la erupción es oscilante, es decir, por ciclos o "brotes" y, por lo mismo, observamos lesiones en diferentes estadios evolutivos: la pápula acuminada reciente, la pápula decapitada por el rascado y coronada por una costra hemática, la pápulo-vesícula, costras hemáticas o serosas y manchas poslesionales (**figura 5.1.3**).

Estas últimas son tan características en nuestra población, dado el color de la piel, que nos permiten hacer el diagnóstico retrospectivo.

La pediculosis del cuerpo se encuentra principalmente en el adulto desaseado y descuidado (vagabundos), así como en los que viven en hacinamiento o aglomeración por diversas razones (presidios, guerras, pobreza, etc.). El ectoparásito vive en los pliegues y costuras de las ropas, donde deposita sus huevecillos; de ahí su nombre y la localización de las pápulas pruriginosas, excepcionalmente vesiculosas.

Las infecciones piógenas añadidas no son raras en estas enfermedades y se manifiestan por pústulas y/o costras mielicéricas.

Histopatología. La epidermis puede ser normal o bien mostrar focos de espongiosis y vesiculación, ya sea espongiótica o subepidérmica; en la dermis se observa un infiltrado mixto, perivascular e intersticial, superficial y profundo, aunque excepcionalmente puede ser sólo superficial, constituido por linfocitos y eosinófilos.

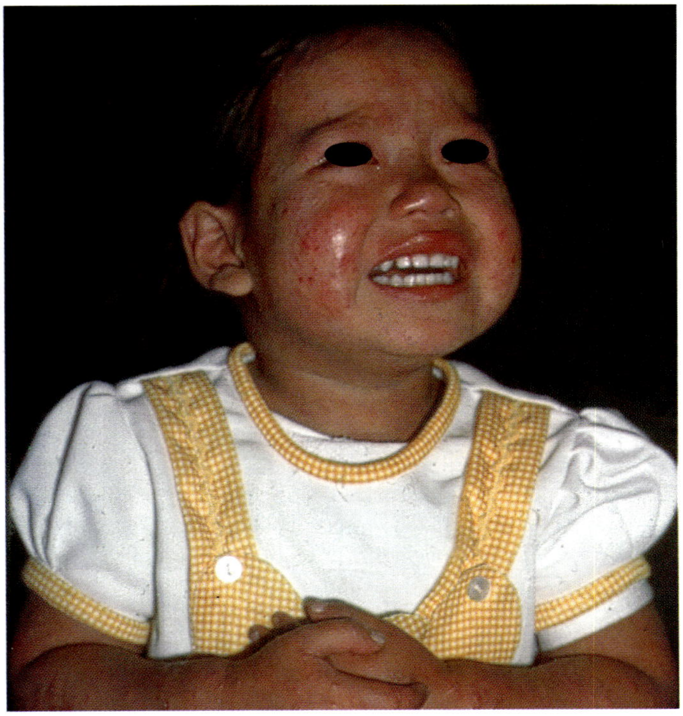

Fig. 5.1.1 Prurigo por ectoparásitos: chinches, pulgas, mosquitos y otros artrópodos producen pápulas (y en ocasiones también vesículas) intensamente pruriginosas, con el mismo aspecto.

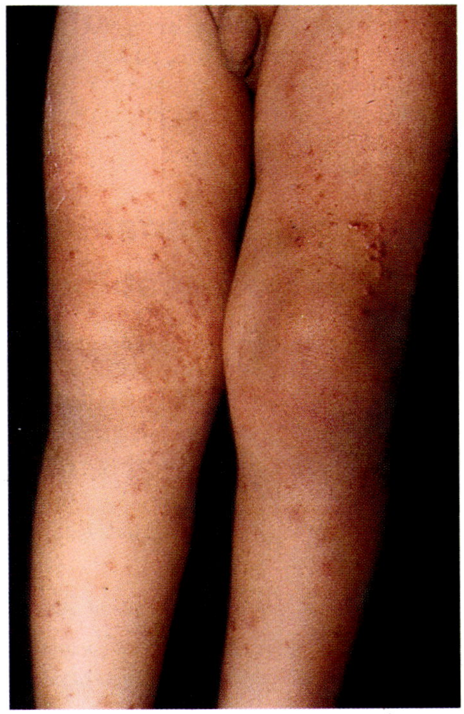

Fig. 5.1.2. Se observan varios pares de pápulas o "en mancuerna", que no son privativos de la cimiciasis.

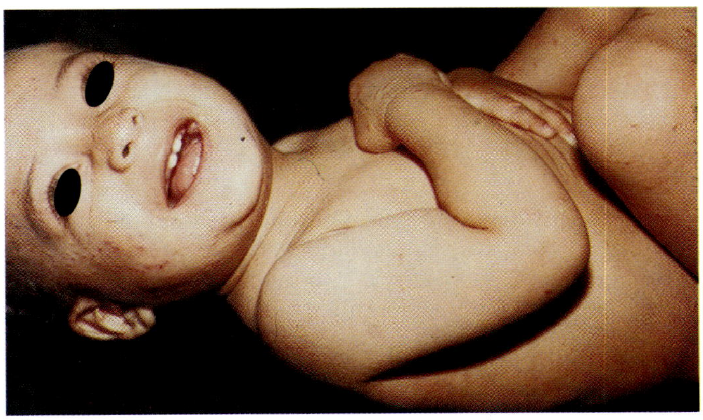

Fig. 5.1.3 Prurigo por insectos: el prurito ha cedido temporalmente, las pápulas y huellas de rascado persisten por cinco a siete días.

En el caso del piquete por mosca, en el infiltrado coexisten polimorfonucleares.

Es bien conocido el hecho de casos excepcionales, en los que el infiltrado inflamatorio se hace persistente y denso, con atipias y pleomorfismo, al grado que puede confundir al patólogo; clínicamente, la pápula pasa a ser un nódulo eritematoso y firme que no resuelve; es lo que conocemos como linfocitoma cutáneo, un tipo de pseudolinfoma.

El diagnóstico es fundamentalmente clínico; la presencia de las pápulas en grupos, en diferentes estadios evolutivos, su evolución cíclica, como ya se ha descrito, y su ubicación hacia las zonas señaladas, así como la época del año en que surgen las lesiones, es decir, primavera y verano, permiten establecer el diagnóstico. Se deberá hacer el diagnóstico diferencial con la escabiasis, la pitiriasis liquenoide y el síndrome de Gianotti-Crosti. En caso de duda se deberá recurrir a la biopsia.

El diagnóstico debe hacerse sobre los caracteres clínicos fundamentales: pápulas y prurito, mismos que constituyen el síndrome prurigo, dentro de cual figuran otras entidades con las que habrá de hacerse el diagnóstico diferencial: el prurigo solar, el prurigo escábico o escabiosis, el prurigo del embarazo.

Tratamiento. Consiste principalmente en explicar al paciente, o a sus padres en el caso de niños, el carácter benigno de la erupción, aunque con frecuencia sea aparatosa.

El tratamiento es puramente sintomático; podremos usar antihistamínicos por vía oral, entre otros maleato de clorfenamina y la hidroxicina. También se podrá recurrir a los glucocorticoides de uso tópico, de potencia media a alta, dos veces al día por 5 a 7 días.

Se ha usado tradicionalmente la vitamina B1 en dosis de 300 mg/día, supuestamente por su efecto repelente, pero en la práctica se cuestiona su beneficio y carece de respaldo científico.

También se podrá recurrir a los glucocorticoides de uso tópico, de potencia media a alta, dos veces al día por 5 a 7 días.

Si hubiera infección bacteriana agregada, se deberá tratar ésta simultáneamente con antibióticos, ya sea vía oral o vía tópica, dependiendo de la extensión y gravedad de la infección. En el caso de la pediculosis, el aseo es suficiente; la ropa se podrá lavar o a veces, desechar.

5.2 Escabiasis, o escabiosis, o sarna, o prurigo escábico

Conceptos clave

- Causada por el *Sarcoptes scabiei*, se caracteriza por incontables pápulas en diferentes estadios evolutivos, situadas preferentemente en pliegues de flexión, alrededor del ombligo y en genitales externos, con intenso prurito.
- Usualmente su presentación es familiar; también puede adquirirse por transmisión sexual.
- El antecedente epidemiológico es de la mayor relevancia.
- El tratamiento con ivermectina o lindano o crotamitón debe extenderse a todo el núcleo familiar y/o parejas sexuales.

Definición. Es una enfermedad parasitaria de la piel causada por el ácaro *Sarcoptes scabiei*, variedad *hominis* (descubierto en 1687), caracterizada por la presencia de pápulas en diversos estadios evolutivos e intenso prurito; secundariamente pueden surgir costras hemáticas, pústulas y aun vesículas.

Etiopatogenia. El *Sarcoptes scabiei*, variedad *hominis*, existe como macho (que mide 200 micras de largo por 150 de ancho) y como hembra (que mide 350-450 micras de largo por 300 de ancho); ésta es la responsable de la enfermedad, viaja 2.5 cm/minuto en la superficie de la piel, mide 0.4 x 0.3 mm y al ser fertilizada penetra a la epdermis y cava su túnel, por el que avanza unos 2-3 mm/día y deposita 2-4 huevecillos diariamente, muere a los 30 días; el macho muere después de la cópula.

La larva emerge del huevo en 4 días y continúa su ciclo; como a los 15 días de que se depositó el huevo, las larvas han madurado y exhiben ya cuatro pares de patas; se constituyen entonces en ninfas y es en esta fase en que se hace la diferenciación entre hembra y macho (**figura 5.2.1**).

Este ciclo no se completa cuando hay infestación al humano por otras variedades del *S. scabiei*, como por ejemplo *canis, caprae, cameli, lupi, leonis*, que producen la sarna en el perro, la cabra, el camello, el lobo y el león, respectivamente. Esto es importante de conocer, pues comúnmente los pacientes con sarna atribuyen su contagio a algún animal, lo que es excepcional y autolimitado porque no completa el ciclo del parásito. La infestación puede ser por contacto interpersonal o bien por fomites.

Caracteres clínicos. En la consulta dermatológica de pediatría en nuestra institución, ocupa el octavo lugar como motivo de consulta, con 2.9%. Hace 50 años, Escalona la observó en el segundo lugar con 8.8% de la consulta dermatológica general, pero en la actualidad no tenemos cifras confiables. Es más común de noviembre a febrero.

Afecta por igual a niños y adultos de ambos sexos. La lesión elemental es la pápula, presente en gran número. Puede ser acuminada, es decir, íntegra, pero lo usual es encontrarla con una costra hemática en la punta, signo del rascado originado por el prurito; también se observa en involución, o bien como mácula hiperpigmentada residual (**figura 5.2.2**).

Los nódulos en esta enfermedad son lesiones relevantes, ya que llegan a ser patognomónicas dentro del contexto diagnóstico de la escabiasis; por lo general, se encuentran en las zonas axilares, inguinales y genitales, particularmente en la piel del escroto, y pueden persistir aun después del tratamiento, ya que son debidos a la presencia de antígenos del ácaro y consecuentemente persiste la reacción inflamatoria; su predominio da nombre a la *escabiasis nodular* (**figura 5.2.3 y 5.2.4**).

La topografía es hacia los pliegues de flexión, desde los interdigitales, de las muñecas, hasta los axilares e inguinales, particularmente en las aréolas en la mujer y los genitales externos, forro del pene y escroto. Con frecuencia se pueden identificar los surcos que produce el ácaro en la piel. Dicho ácaro existe en número de 10 a 12 en el paciente común o inmunocompetente (**figura 5.2.5**).

> La topografía de las pápulas varía con la edad: en el lactante es generalizada, en el niño mayor y en el adulto las pápulas tienden a limitarse entre dos líneas horizontales imaginarias (de Hebra): la cintura escapular y las rodillas.

No es infrecuente encontrar otro tipo de lesiones, como las pústulas y las costras serosas que reflejan una infección bacteriana agregada. Las vesículas y/o ampollas representan una separación intra o subepidérmica, consecuencia de la intensa reacción inflamatoria; esto se conoce como *escabiasis ampollosa* y es más común en los niños y en los ancianos; debe tenerse presente, buscar los surcos y efectuar una biopsia (**figura 5.2.6**).

Las lesiones predominan entre la cintura escapular y las rodillas, lo que se conoce tradicionalmente como líneas de Hebra (Ferdinand von Hebra, 1816-1880, afamado profesor en Viena), pero no sólo ahí. En los lactantes es particularmente común la presencia de pápulas en los pies y esto constituye un dato clínico de ayuda en el diagnóstico.

Asimismo, las lesiones en la piel cabelluda, raras o ausentes en el paciente común, están presentes en el lactante, en el anciano y en el individuo inmunocomprometido. El prurito es el síntoma cardinal, muy intenso, al grado que despierta al paciente por las noches; dato relevante que no debe ser malinterpretado por el médico al preguntar si por la noche lo percibe el enfermo, ya que es muy común un leve prurito al momento del cambio de ropa, aun en personas sin afecciones de la piel.

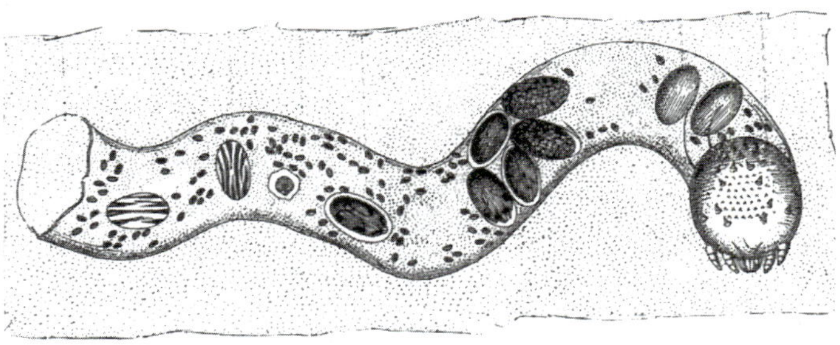

Fig. 5.2.1 Esquema del túnel producido por el ácaro; resume la etiopatogenia descrita en el texto.

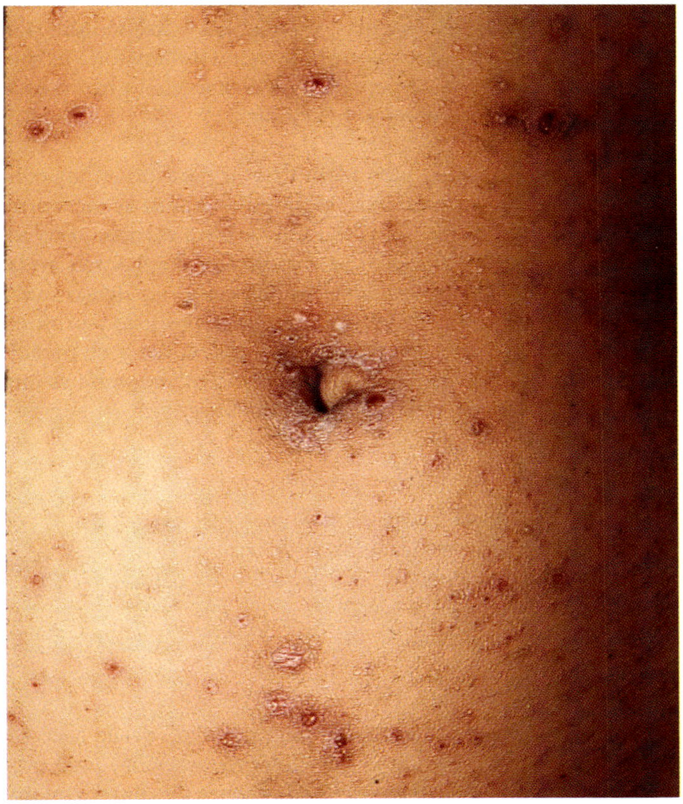

Fig. 5.2.2 Pequeñas pápulas pruriginosas en la zona abdominal de este paciente con prurigo escábico o sarna.

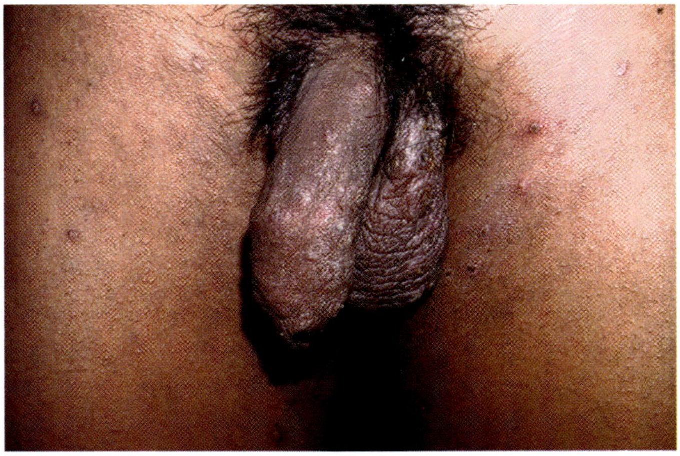

Fig. 5.2.3 La piel de los genitales masculinos exhibe pápulas y nódulos pruriginosos que facilitan el diagnóstico.

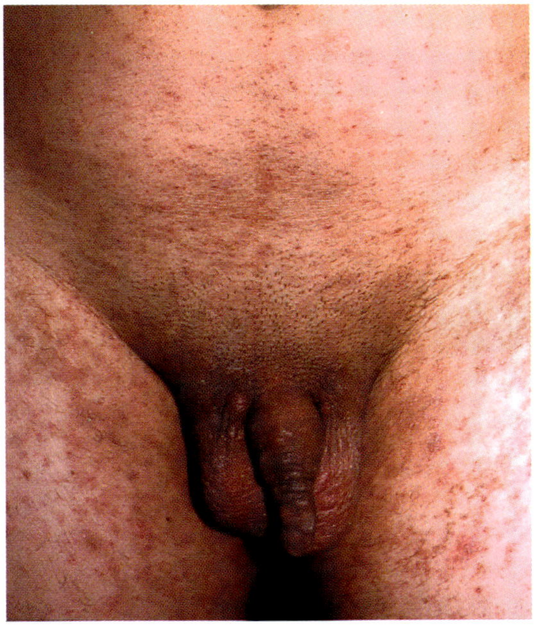

Fig. 5.2.4 Escabiasis en el escroto y forro del pene, aspecto característico de la enfermedad.

Se deberá interrogar sobre la afección en otros miembros de la familia o en la pareja, ya que esta presentación es usual y tendrá implicaciones para el tratamiento.

Además de la presentación clásica o usual y las dos variantes ya descritas, se reconocen otras formas clínicas de escabiasis:

Escabiasis noruega o queratósica: mal llamada "costrosa"; es poco común; en realidad se caracteriza por placas queratósicas más que costrosas y distrofia ungueal, con poco o nulo prurito en un paciente inmunocomprometido que posee miles de ácaros; por lo tanto, es altamente contaminante debido a la descamación profusa que contiene incontables ácaros. Lógicamente, se le observa en pacientes con SIDA o infectados con el VIH, en pacientes de leucemias o linfomas con quimioterapia, en personas debilitadas física y/o mentalmente. Se dice que puede ser un marcador clínico de infección por el virus linfotrópico 1 de células T.

La escabiosis queratósica se presenta en sujetos inmunocomprometidos, el prurito es poco y la cantidad de ácaros es muy grande.

Escabiosis incógnita: como la tiña incógnita, es un término inapropiado para hacer referencia a una escabiosis mal tratada por el inadecuado uso de derivados de la cortisona, ya sea de aplica-

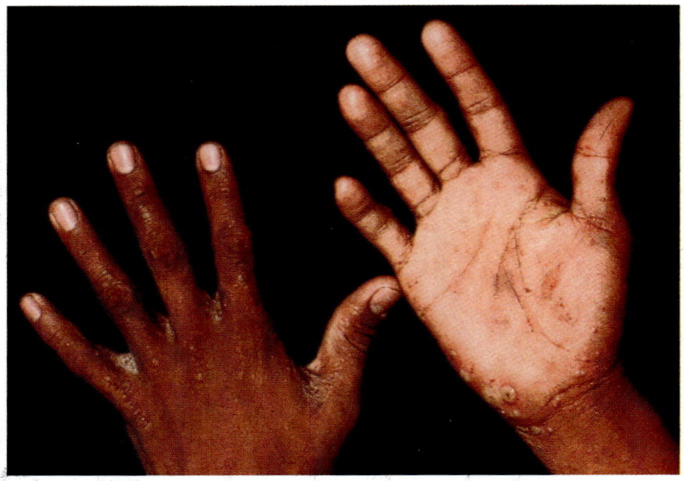

Fig. 5.2.5 Escabiasis o sarna, aspecto clínico característico, con pápulas y pústulas en los pliegues interdigitales y de las muñecas.

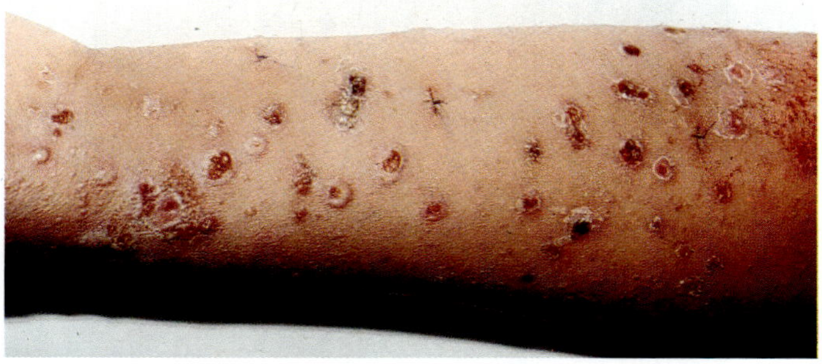

Fig. 5.2.6 La reacción inflamatoria puede ser tan intensa en la escabiasis que se producen vesículas y pústulas, como es posible observar en este antebrazo.

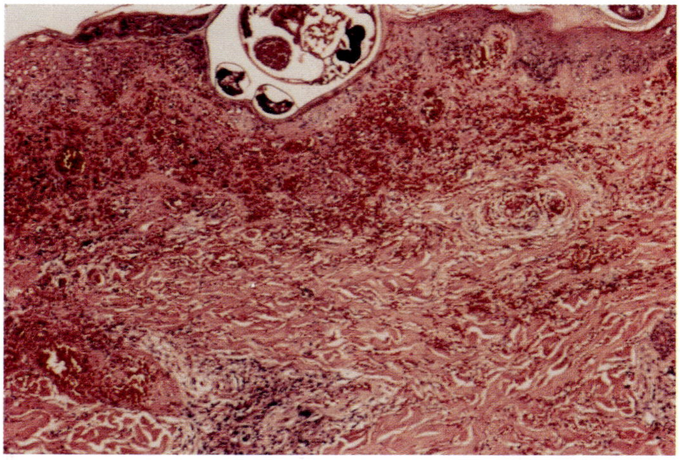

Fig. 5.2.7 Histopatología de la escabiasis, corte afortunado que permite ver el ácaro dentro de la epidermis; la dermis exhibe extensa hemorragia y un infiltrado inflamatorio linfocitario superficial y profundo, con eosinófilos.

ción tópica o de administración general. Por lo tanto,, los datos clínicos comunes pueden no observarse, o estar "enmascarados"; no obstante, la enfermedad continúa y el prurito no cede.

Escabiasis en personas con buena higiene o "de los limpios": como tal no existe; en realidad, es una forma leve o tenue de la enfermedad, producto de una respuesta inflamatoria mínima; las lesiones son muy sutiles, escasas, no hay surcos, no es fácil obtener el antecedente epidemiológico.

Escabiasis en los extremos de la vida: La escabiasis en el lactante exhibe las siguientes particularidades: tiene una distribución generalizada, es decir, también en la cara, piel cabelluda y las extremidades inferiores; en los pies, como ya se describió, coexisten con las pápulas las vesículas, las pústulas y los nódulos. En el anciano es lo contrario, ya que la reacción inflamatoria es mínima y las lesiones no se perciben; no obstante, el prurito está presente y se mal interpreta por el médico.

Histopatología. Es muy raro identificar al parásito en los cortes histológicos, pero cuando se logra visualizar se le encuentra dentro de la epidermis, por debajo del estrato córneo, justo en la zona del estrato granuloso. Se encuentre o no el ácaro, en la biopsia observamos la respuesta tisular como un denso infiltrado mixto, "en cuña" de vértice inferior, superficial y profundo, perivascular e intersticial, a base de eosinófilos y en menor proporción de linfocitos; a veces la reacción inflamatoria es tan intensa que produce vesiculación intraepidérmica o subepidérmica (**figura 5.2.7**).

En la histopatología el hallazgo del ácaro en el grosos de la epidermis hace el diagnóstico, en su ausencia observamos un infiltrado mixto, linfocitario perivascular superficial y profundo, con eosinófilos y en ocasiones extravasación de eritrocitos.

Tratamiento. Un medicamento de gran utilidad, desde hace 40 años, sigue siendo el lindano a 1%, en preparaciones para uso tópico; el paciente debe aplicarlo de la cabeza a los pies y mantenerlo por 6 a 8 horas, una sola aplicación; es más conveniente por las noches. El lindano tiene el riesgo de ser neurotóxico, sobre todo cuando se usa mal; por ejemplo, en menores de dos años de edad, por lapsos de tiempo prolongados, aplicaciones repetidas, en piel ampliamente excoriada.

La permetrina en crema a 2.5% ha demostrado ser tan eficaz como a 5%, pero en México sólo existe a 1% en solución y en emulsión; se debe aplicar y conservar durante 10 a 12 horas una vez a la semana, por dos semanas y posee mayor perfil de seguridad.

Para los niños menores de dos años de edad y la embrazada se cuenta con el crotamitón; aunque menos eficaz, es aparentemente más seguro ya que no se absorbe; existe a 10% en crema y se aplica cada 12 o 24 horas por cinco días; tiene efectos bacteriostáticos y antipruriginosos.

Actualmente la ivermectina, que se administra por vía oral a la dosis de 200 a 400 microgramos/kg de peso corporal, dosis única, con un refuerzo 14 días después, ha venido a resolver graves problemas como las epidemias, aquellos casos que no responden o presentan reacciones adversas al lindano, enfermos con la piel extensamente excoriada, casos graves como los asociados a SIDA/VIH, escabiasis noruega, etc. Es indispensable extender el tratamiento a las personas que conviven, a los familiares y fomites.

Generalidades. Indudablemente que la sarna es tan antigua como la humanidad misma y junto con la lepra han sido objeto de mitos. El primer escrito en que se encuentra el término sarna es en el capítulo VIII del cuarto libro dedicado a la medicina de la obra *Etimologías*, de San Isidoro de Sevilla, en donde puede leerse: "sarna y lepra son enfermedades con asperezas en la piel, con picos y escamas, pero la lepra presenta escamas más tenues" (San Isidoro de Sevilla: *Etimologías*. Biblioteca de Autores Cristianos, Madrid, 1951).

Giovanni Cosimo Bonomo (1666-1695) ya conocía la sarna, a la que se le atribuía un origen "humoral", pero en 1834 Francesco Renucci, alumno de Jean Louis Alibert (1766-1837) en el Hospital San Luis de París, demostró ante su maestro la existencia del agente causal, en las lesiones de un enfermo con escabiasis.

5.3 Amibiasis

Conceptos clave

- Es la manifestación en la piel y tejidos blandos subyacentes por el efecto patogénico de los trofozoítos de la *Entamoeba histolytica*.
- La lesión elemental *sine qua non* es la úlcera, generalmente muy dolorosa y de rápido crecimiento.
- Se observa ya sea en la piel como única presentación de la enfermedad o bien en asociación con la afectación en otros órganos, usuamente el colon y/o recto.
- El ciclo celular de la amiba consiste en dos etapas: el trofozoíto o forma invasora, y el quiste, que es la forma infectante.
- En la histopatología se observan las amibas de unas 60 micras con eritrocitos en su interior, criterio indicativo de su patogenicidad.
- El tratamiento es con dehidroemetina y metronidazol.

Definición. La amibiasis cutánea (AC) representa la manifestación, en la piel y tejidos blandos subyacentes, del efecto patogénico de los trofozoítos de la *Entamoeba histolytica*, el único agente etiológico en el humano. Ésta puede ser la única manifestación de la enfermedad, o bien estar asociada con la afección de otros órganos.

Etiopatogenia. Recientemente se ha identificado a *E. dispar*, que no es patogénica, aunque morfológicamente es indistinguible de *E. histolytica*, lo que explica el alto número de personas "portadoras" que no desarrollaban la enfermedad. Otras especies, *E. coli, E. hartmani, E. gingivalis,* tampoco son patogénicas para el hombre.

El ciclo celular de la *E. histolytica* consiste de dos etapas: el trofozoíto, que es la forma invasora, y el quiste, que es la forma infectante.

> La *E. dispar* es idéntica morfológicamente a la *E. histolytica*, pero no es patogénica, lo que explica el elevado número de personas clasificadas anteriormente como "portadoras" por no desarrollar la enfermedad.

Los quistes están presentes en las heces de los portadores y al ser expulsados pueden sobrevivir por algunos días; en esta etapa pueden contaminar el agua o la comida y provocar el primer paso en el desarrollo de la enfermedad.

El ser humano ingiere los quistes, que como tales resisten la acidez del jugo gástrico, pasan al intestino delgado y, una vez en el íleon, dan paso a los trofozoítos, que viven en el colon, en donde se multiplican por fisión binaria y pueden causar enfermedad colónica, o bien se enquistan y producen quistes tetranucleados tras dos divisiones nucleares sucesivas.

Las amibas son asimismo capaces de invadir la pared del colon y eventualmente penetrar los vasos, con la posibilidad de diseminarse por el torrente sanguíneo y llegar al hígado, en donde pueden causar absceso hepático amibiano; desde el hígado, la amiba puede continuar generando complicaciones, como son la extensión al tórax y a otros órganos vecinos tales como el estómago, el duodeno y el colon mismo. Excepcionalmente la amibiasis llega al cerebro.

> La amiba en el colon y recto puede producir enfermedad en la piel por dos mecanismos: directo e indirecto.

La presencia de trofozoítos en la luz del colon y su llegada al recto puede producir enfermedad en la piel por dos mecanismos: directo e indirecto.

> En el mecanismo directo los trofozoítos de implantan en la piel del ano y por contigüidad en otras áreas vecinas; por esta misma ruta puede llegar al pene.

En el primero, los trofozoítos se implantan en la piel del ano y por contigüidad en otras áreas vecinas: perianal, perineal, perigenital, genital, ingles, y otras. Como consecuencia del coito anal, en los homosexuales, la amiba llega al pene también de manera directa, y a su vez puede infestar zonas vecinas.

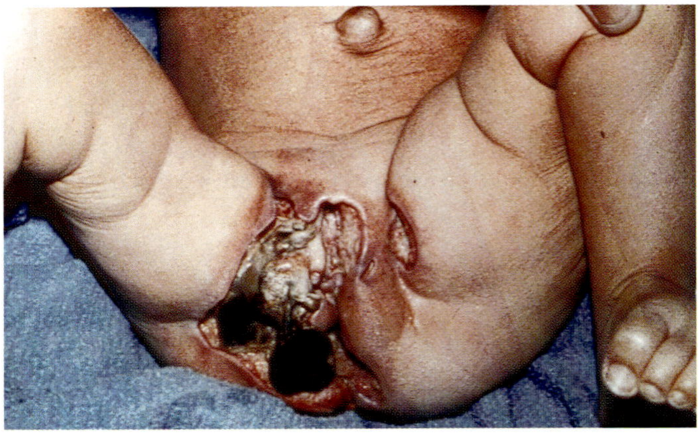

Fig. 5.3.1 Amibiasis cutánea en una lactante, úlceras profundas muy destructivas y dolorosas; la zona anogenital es la más frecuentemente involucrada.

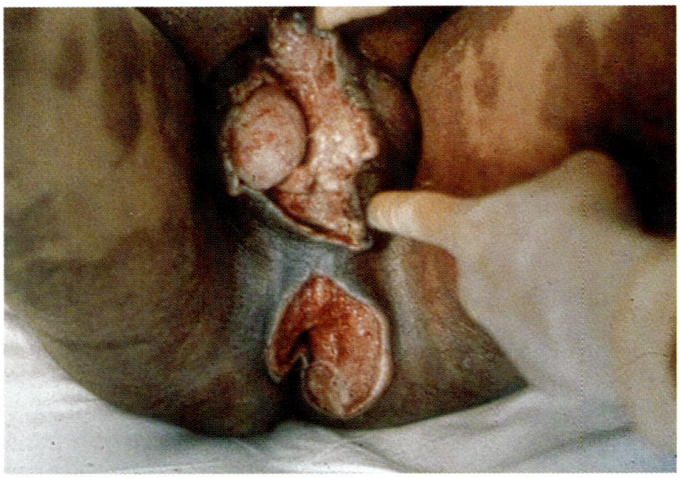

Fig. 5.3.2 Amibiasis cutánea en un adulto, con úlceras destructivas en el ano y mayormente en el escroto y forro del pene; el testículo ha quedado a la vista. (Cortesía del Dr. Jorge Fernández Díez.)

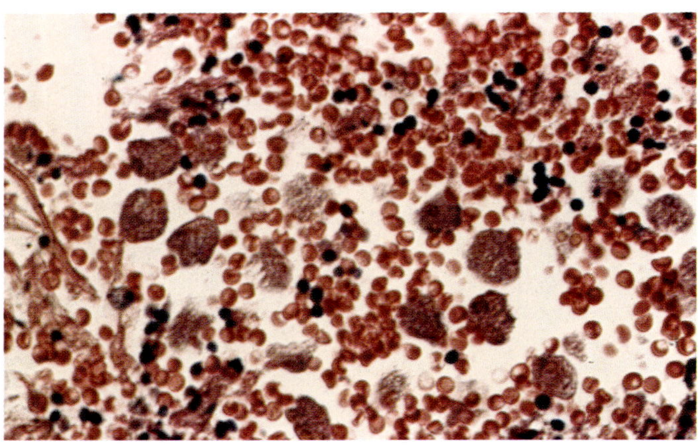

Fig. 5.3.3 Histopatología de la amibiaisis cutánea; en este acercamiento es posible identificar a los trofozoítos, algunos con eritrocitos en su interior. La eritrofagocitosis es evidencia morfológica de la patogenicidad de *E. histolytica*.

En el mecanismo indirecto, la amiba llega a la piel a través de la mano contaminada, que toca o rasca otras zonas incluso distantes, como la cara. El enfermo con disentería amibiana puede contaminar otras regiones propias, como las piernas o pies. Más rara aun, pero viable, es la diseminación hematógena al hígado, desde el cual puede pasar al pulmón y a otras estructuras, como la pared torácica, y finalmente a la piel. Esto también puede ocurrir a través de una fístula o por procedimientos quirúrgicos, como la colostomía.

En el mecanismo indirecto la amiba llega a la piel a través de la mano contaminada, que toca o rasca otras regiones, incluso distantes, como la cara.

Caracteres clínicos. La AC es usualmente una enfermedad del adulto; sólo algunos casos han sido descritos en la edad pediátrica. Afecta a ambos sexos; por lo general, son personas de muy bajo nivel socioeconómico.

Afortunadamente la AC es poco común actualmente; antes de la década de 1981-1990, llegamos a observar un caso por cada 3 000 pacientes dermatológicos en el Hospital General de México. Por otro lado, en un estudio sobre 5 097 enfermos con amibiasis invasora en un hospital de Suráfrica, sólo dos de estos enfermos desarrollaron la AC.

Aunque la AC puede presentarse en cualquier sitio, lo usual es en la zona anal, perianal, perineal, perigenital y genital (**figura 5.3.1**).

Las lesiones de la AC siempre son úlceras, muy dolorosas, que crecen rápidamente y por lo mismo pueden abarcar grandes áreas, alternan con zonas de necrosis y, en ocasiones, con bandas de tejido aún normal (**figura 5.3.2**).

Las úlceras se expanden tanto en sentido superficial como en profundidad y sus bordes exhiben un halo eritematoso, que en breve se torna violáceo y a su vez necrótico.

Excepcionalmente, las úlceras de la AC son crónicas; de ser así, los márgenes se llegan a hacer vegetantes.

Como regla, la AC produce sólo una lesión, oval o circular al inicio, pero al avanzar se hace irregular y adopta los caracteres ya descritos. El fondo de la úlcera exhibe exudado seroso o purulento.

Histopatología. Siempre se observa la piel ulcerada; la epidermis y la dermis están ausentes en grado variable; existen áreas de necrosis en asociación con infiltrado inflamatorio mixto, en el que predominan los polimorfonucleares; dentro de este contexto, el patólogo debe buscar la presencia de la amiba en forma de trofozoítos, los que usualmente muestran eritrocitos dentro de su citoplasma (**figura 5.3.3**).

Diagnóstico. Ante un paciente con lesiones ulcerosas dolorosas, de rápida evolución, situadas en las áreas anatómicas ya descritas, debemos pensar en AC. Para corroborar o descartar este diagnóstico, la biopsia de piel, tomada en sentido radial, con bisturí, está perfectamente indicada y en manos expertas podrá informar su resultado en 24 horas, o aun antes.

También está indicada la toma del exudado de las paredes y fondo de la úlcera para realizar una impronta y visualizar los trofozoítos.

Como parte del estudio integral del paciente, se podría recurrir a otros estudios, como la imagenología, para identificar lesiones en hígado, pulmón y otros.

El diagnóstico diferencial deberá hacerse principalmente con el carcinoma epidermoide, con la enfermedad de Behçet, con el pioderma gangrenoso y con la tuberculosis ulcerosa. Pero la rapidez con que avanza la amibiasis permite sospechar de ella primeramente.

Tratamiento. En cuanto se ha establecido el diagnóstico, deberá administrarse dehidroemetina intramuscularmente, a razón de 1 mg/kg (máximo 60 mg) por día durante diez días, y metronidazol por vía oral a la dosis de 500 mg cada seis horas, o 30 mg/kg por día, durante 21 días, vía intravenosa. Conviene tener en cuenta que la dehidroemetina puede ser cardiotóxica. Se harán limpieza y curaciones de la zona ulcerada cada 12 horas, y a veces se requerirá de la cirugía reconstructiva, una vez lograda la curación de la enfermedad y la erradicación de la amiba.

Generalidades. La amibiasis es una de las enfermedades que han sido ampliamente estudiadas en México; numerosos investigadores, en diversos centros, se dedican a conocer mejor su biología y patología.

Posiblemente, la primera observación clínica de la enfermedad se hizo en México por Mateo Alemán, quien en 1611 atendió al entonces arzobispo y virrey de Nueva España, quien presentó "diarrea seguida dos días después por una condición supurativa del hígado".

Probablemente la primera descripción de la AC fue hecha por el médico mexicano Miguel Jiménez en 1872, quien comunicó el caso de un paciente que desarrolló úlceras destructivas alrededor del drenaje de un absceso amibiano. El término *amebiasis cutis* fue empleado primeramente por Engman y Heithaus, al publicar un caso de úlceras en las nalgas, tronco y piernas, en las que se demostró la amiba en el borde de las úlceras.

5.4 Leishmaniasis

Conceptos clave

- La leishmaniasis es un grupo de enfermedades causadas por el género *Leishmania sp*, que es un protozoario unicelular flagelado.
- Este parásito es introducido al humano por mosquitos que actúan como vectores, conocidos como flebotomos o papalotillas.
- Se manifiesta en tres formas clínicas principales: cutánea, mucocutánea y visceral, esta última es la forma grave y fatal si no se instituye tratamiento oportuno.
- Las formas cutáneas son, en general, de poca agresividad e incluso pueden ser autoinvolutivas.
- En la piel se manifiesta inicialmente como pápulas y nódulos que se ulceran.
- La "úlcera de los chicleros", en los pabellones auriculares, es una de las formas más frecuentes de presentación.

La leishmaniasis, como otras enfermedades parasitarias, sigue siendo un problema de salud muy importante, no sólo en nuestro país; aunque no la observemos con frecuencia en las zonas urbanas, existen regiones, como el sureste mexicano, donde constituye un motivo de preocupación. Se calcula que cada año hay 400 000 casos nuevos en el mundo.

Definición. Con esta denominación se conoce a un grupo de enfermedades que son producidas por un protozoario flagelado del género *Leishmania*, familia *Tripanosomatidae*, clase *Mastigophora*, que está adaptado para el parasitismo endocelular, principalmente en los constituyentes del sistema macrofágico mononuclear (antes conocido como sistema reticuloendotelial).

Etiopatogenia y caracteres clínicos. Son muy variados, ya que dependen tanto del huésped y su capacidad de respuesta, como de la especie e inmunogenicidad de la leishmania que produzca la infección. Por lo tanto, es conveniente tener una idea de cuál es el panorama actual en cuanto a la nomenclatura, ciclo biológico y organización del parásito.

Aunque se han descrito múltiples subespecies, en general se acepta que hay primordialmente cuatro grupos del género *Leishmania*. Ellos son:

L. donovani y sus subespecies (*L. d. donovani; L. d. infantum; L. d. chagasi*); esta especie es el agente etiológico de la leishmaniasis visceral o kala-azar y de la dermatosis post-kala-azar, de la cual en nuestro país sólo se han descrito unos cuantos casos procedentes de la cuenca del río Balsas.

L. tropica y sus subespecies (*L. t. tropica* -menor- y *L. t. tropica* -mayor-), que es el agente etiológico del botón de Oriente.

L. brasiliensis y sus subespecies (*L. b. brasiliensis; L. b. guynensis; L. b. panamensis; L. b. peruviana*), que es el agente etiológico de la leishmaniasis mucocutánea o espundia, también conocida como leishmaniasis americana.

L. mexicana y sus subespecies (*L. m. mexicana; L. m. amazonensis; L. m. pifanoi*), agente etiológico de la leishmaniasis cutánea o úlcera de los chicleros.

Ciclo biológico: Los parásitos del género *Leishmania* se presentan en dos formas: amastigote, que es ovalado, inmóvil, de 4 a 6 micras de diámetro, y la forma de premastigote, que es flagelado, en forma de huso, con su blefaroblasto en el extremo anterior, de donde sale un flagelo.

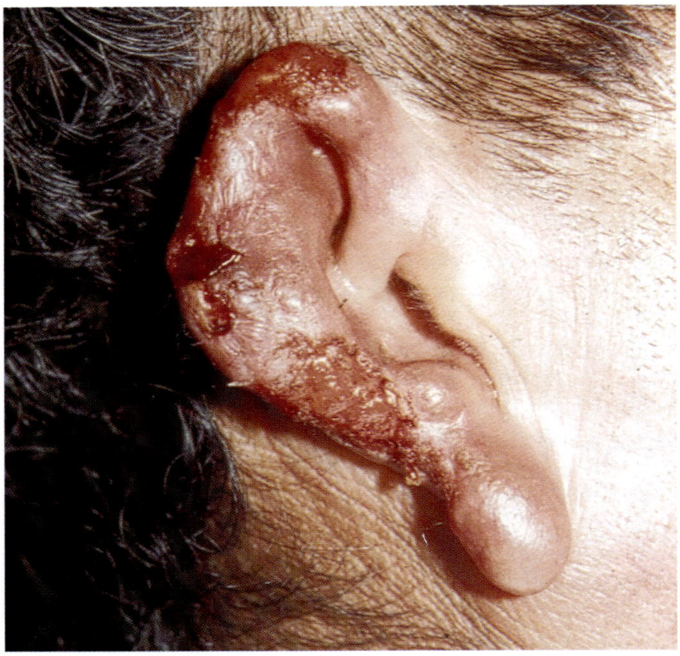

Fig. 5.4.1 Leishmaniasis en su forma clásica de "úlcera de los chicleros" por *L. mexicana*.

El parásito en estadio de amastigote se encuentra en las células macrofágicas de diversos tejidos en los mamíferos, que son picados por insectos hematófagos (*Phlebotomus papatasii* y *Ph. sergenti*, o bien del grupo *Lutzomya intermedia* como la *L. olmeca* y la *L. flaviscutellata*, estos últimos vectores del grupo de la *Leishmania mexicana*), los cuales ingieren sangre que contiene células llenas de amastigotes, que dentro del tubo digestivo del insecto evolucionan hacia la forma de premastigotes, que se acumulan y se reproducen en la proboscis del vector y al picar a otro individuo sano, o al reservorio, le transmiten la infestación.

La diferenciación de las especies no es posible mediante datos morfológicos, sino con base en sus caracteres inmunogénicos y a la forma clínica de la enfermedad que generan; de hecho, en 1953 Biagi llamó la atención hacia la forma clínica cutánea crónica, no metastásica, o úlcera de los chicleros, que es causada por *L. mexicana*. Sin embargo, existe lógicamente sobreposición; por ejemplo, la forma visceral causada por *L. trópica* en los soldados americanos durante la Tormenta del Desierto, en Arabia.

Las lesiones cutáneas y mucocutáneas surgen usualmente en sitios expuestos (al piquete del vector: cara, orejas, extremidades).

Se reconocen, de manera simplificada, las siguientes formas clínicas de leishmaniasis:

Leishmaniasis cutáneas: Úlcera de los chicleros y forma anérgica difusa

Reciben esta denominación, no obstante que todas las formas de leishmaniasis cursan con lesiones cutáneas.

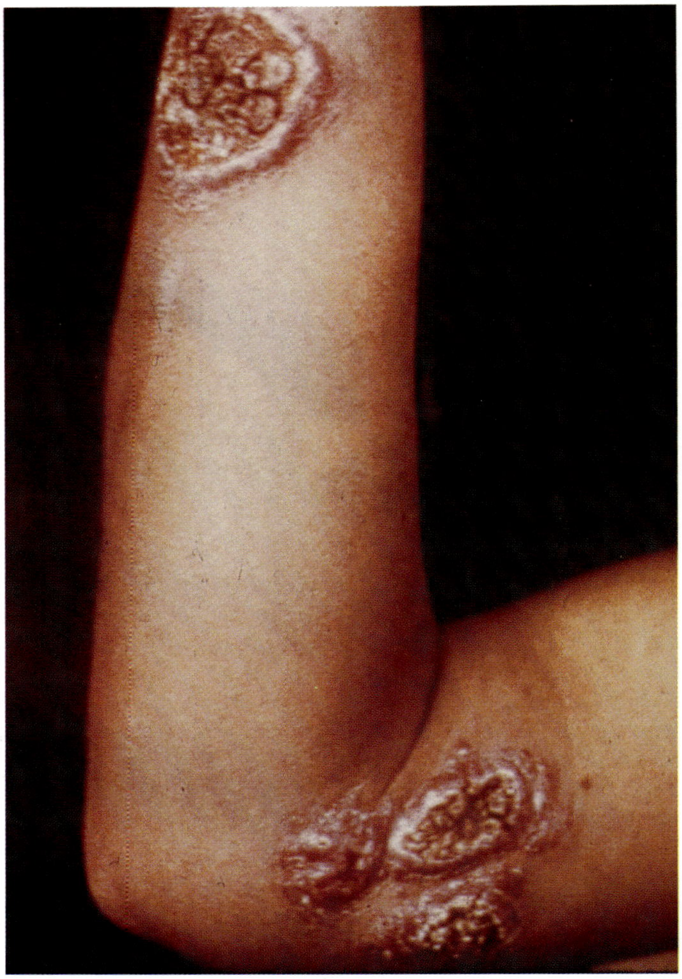

Fig. 5.4.2 Lesiones de leishmaniasis cutánea en las extremidades. (Cortesía del Dr. Rómulo Bitar, Colombia).

La úlcera de los chicleros es la forma clínica de leishmaniasis observada comúnmente en nuestro país; es producida por *L. mexicana*, que es transmitida por las hembras de *Lutzomya olmeca* y *L. flaviscutellata*, conocidas como "papalotillas", que vuelan a la hora del crepúsculo y dentro de la selva.

Esta forma clínica es endémica en las zonas selváticas del sureste de la República: Campeche, Quintana Roo, Yucatán, Tabasco y algunos focos pequeños en Oaxaca, Chiapas y Veracruz; también existe en el norte de Guatemala y Belice.

La resolución depende de la capacidad inmunogenética del hospedero a través de una respuesta inmune celular apropiada, específicamente por la activación de subpoblaciones de linfoctios-T y su adecuada producción de citocinas con la consecuente activación de los macrófagos.

Podemos decir que la úlcera de los chicleros es la forma hiperérgica (con reacción de Montenegro positiva), en la que el huésped desarrolla una respuesta en contra del parásito.

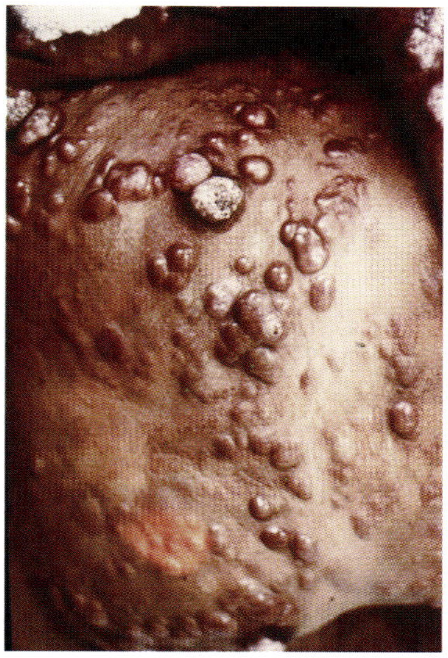

Fig. 5.4.3 Leishmaniasis cutánea difusa, incontables pápulas y nódulos que recuerdan a la lepra lepromatosa, o bien a alguna forma de histiocitosis. (Cortesía del Dr. Rómulo Bitar, Colombia.)

El período de incubación varía de 2 a 12 semanas, pero puede prolongarse hasta por un año o más.

Aunque puede afectar a niños, es un padecimiento principalmente de adultos, de 20 a 40 años de edad y más frecuentemente del sexo masculino, hechos que reflejan el carácter ocupacional de la enfermedad.

La topografía habitual es hacia el pabellón auricular, unilateral, en la cara anterior del hélix o bien en el antihélix o la concha (figura 5.4.1). Sin embargo, hay ocasiones en que las lesiones se presentan en otros sitios expuestos, como el cuello o las extremidades superiores, pero estos casos tienden a la curación espontánea (figura 5.4.2).

Por lo general, la lesión es única, pero puede ser múltiple y afectar a otras partes de la cara; se inicia como una pápula (precisamente como piquete de mosco) que posteriormente se ulcera, aunque en ocasiones sólo se advierte engrosamiento del pabellón auricular, con signos obvios de infiltración inflamatoria, debido a lo cual la zona toma un color rojo intenso, que desaparece con el tiempo. Cuando las úlceras se han formado, adoptan la forma oval, de uno a 10 cm de eje mayor, y pueden abarcar todo el pabellón; son poco excavadas, con exudado seroso o seropurulento; sus bordes están levantados y son precisos. La lesión se puede acompañar de adenopatía regional; no afecta a las mucosas ni da metástasis; tampoco es autolimitada, a diferencia de las que aparecen en otras localizaciones.

La forma llamada anérgica difusa (con reacción de Montenegro negativa) fue descrita inicialmente por Convit, en Venezuela, y se ha observado a veces en nuestro país, en las zonas de Oaxaca y en Coahuila, pero se ha identificado predominantemente en Suramérica, Panamá y en otros países de África y Asia. El agente etiológico es *L. m. pifanoi.*

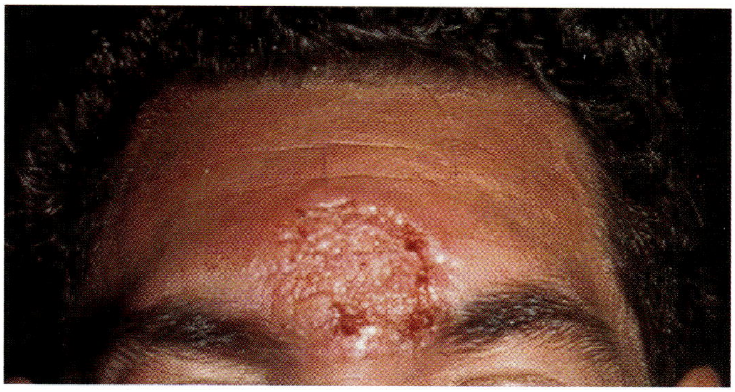

Fig. 5.4.4 Forma de leishmaniasis que corresponde al "botón de Oriente", una úlcera que crece más en extensión que en profundidad, e intenso edema de los dos tercios superiores de la cara. (Cortesía del Dr. Rómulo Bitar, Colombia.)

Se le considera como una forma relativamente nueva de la enfermedad; se caracteriza por una lesión papulosa inicial, que crece en tamaño y en número, se extiende en forma local y se disemina extensamente a otras áreas del tegumento. Se constituyen entonces nódulos, que contienen numerosos parásitos dentro del citoplasma de los histiocitos que constituyen el granuloma.

Dichos nódulos son de tamaño variable, numerosos, deformantes y semejan a la lepra lepromatosa (forma lepromatoide); las lesiones afectan a casi toda la piel, pero predominantemente la de la cara, el tronco y las extremidades superiores. Pueden verse afectadas las mucosas, pero no los órganos internos; el curso es crónico y progresivo (figura 5.4.3).

Diagnóstico y diagnóstico diferencial. Se hace con el cuadro clínico, el antecedente de que el enfermo reside o proviene de una zona endémica y principalmente por la identificación de la leishmania (amastigote), ya sea mediante la impronta tomada de la superficie de corte de un nódulo y teñida con Giemsa o Wright, o bien por medio del estudio histopatológico de una de las lesiones. Las lesiones recientes son las que más parásitos tienen. El cultivo en medio de NNN (Nicolle-Novy-McNeal) no parece ser un medio óptimo para el diagnóstico.

La úlcera de los chicleros deberá diferenciarse de un carcinoma, de la tuberculosis luposa, de una pericondritis y de la policondritis recidivante. La forma anérgica difusa debe diferenciarse de la lepra lepromatosa nodular, de las xantomatosis y de otros procesos proliferativos, como linfomas y algunas formas de histiocitosis.

Botón de Oriente

Se presenta en las regiones tropicales y subtropicales de Europa y en el norte de África y de Asia. Es causada por *Leishmania tropica* y la transmiten *Phlebotomus sergenti* y *Ph. papatasii*. El huésped desarrolla inmunidad completa después de la curación.

Afecta sólo a la piel y se observan dos tipos de lesión: un nódulo temprano que se ulcera y tiende a curar espontáneamente y otro en que el nódulo es recidivante (figura 5.4.4).

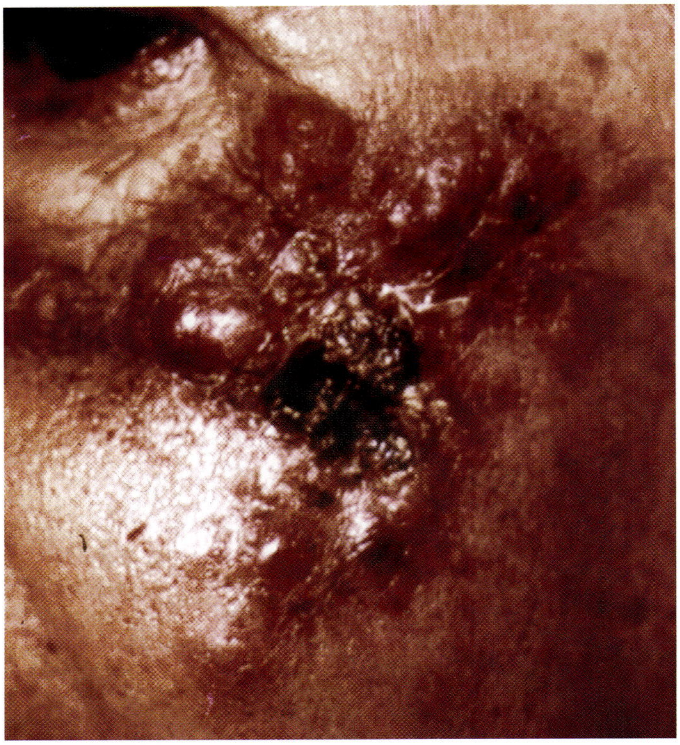

Fig. 5.4.5 Forma clínica de leishmaniasis, similar a la figura anterior, pero de mayor duración.

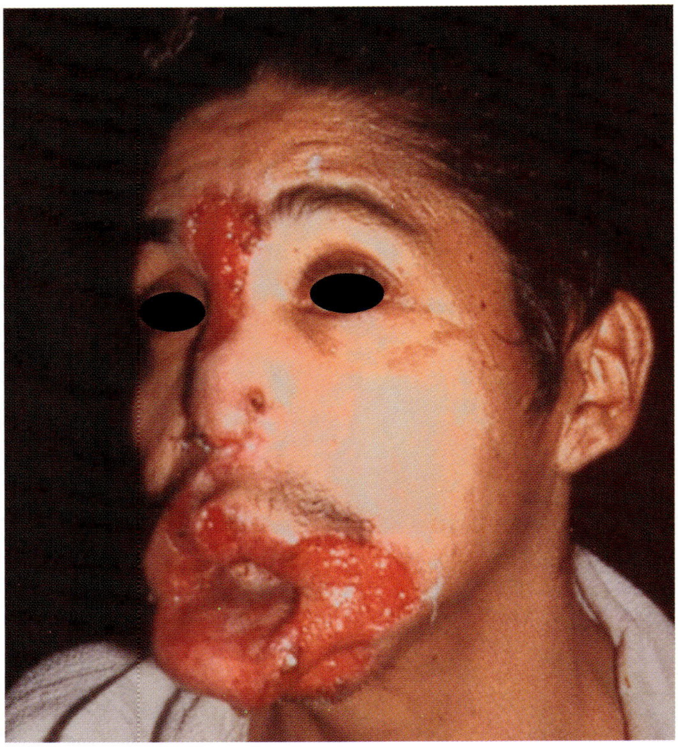

Fig. 5.4.6 Leishmaniasis cutáneo-mucosa con úlceras destructivas.

La topografía es en las zonas expuestas: cara, extremidades superiores, cuello. El período de incubación es de dos a tres semanas, pero puede ser tan largo como de un año; en su inicio, la lesión es una pápula pequeña, de pocos milímetros, de color rojo-azulado, que tiende a crecer; lo usual es que existan varias lesiones, unas cinco o diez, o más, que surgen sucesivamente. Dichas lesiones duran hasta tres o cuatro meses, luego se ulceran en su parte central y en esta forma persisten varios meses más para curar espontáneamente (**figura 5.4.5**).

En estas condiciones, la enfermedad dura aproximadamente un año, pero, como ya se dijo, en un pequeño porcentaje de enfermos la lesión se torna recidivante; hay lesiones que surgen en el borde cicatrizal, o bien a distancia, aun años después de la curación (leishmaniasis recidivante).

El enfermo por lo general está en buen estado, pero puede haber linfangitis y aun erisipela; se puede complicar con infección bacteriana secundaria y dejar secuelas, como la cicatriz deprimida, atrófica, ocasionalmente desfigurante, que tiene implicaciones estéticas, sobre todo si afecta a la cara.

Para el diagnóstico debe tomarse en cuenta la procedencia del enfermo, el cuadro clínico y los métodos de laboratorio; la impronta de la incisión efectuada en la lesión y teñida con Giemsa muestra los cuerpos de Leishman-Donovani. Ambas, la biopsia de piel y la impronta, son diagnósticas cuando se identifica el parásito.

Se deberá diferenciar de los tumores de anexos, de un carcinoma primario de la piel o de una metástasis, de un linfoma B

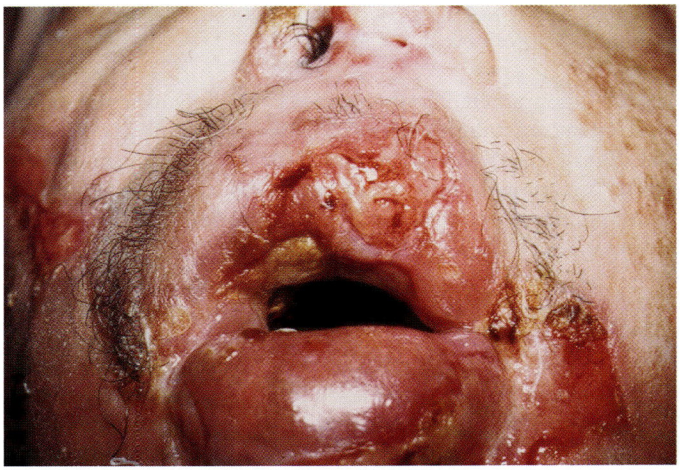

Fig. 5.4.7 Acercamiento del mismo enfermo de la figura anterior; respondió bien a los antimoniales y posteriormente a la cirugía reconstructiva.

primario de la piel, de la esporotricosis facial y de la tuberculosis luposa.

Forma mucocutánea o leishmaniasis americana

Dentro del espectro de manifestaciones clínicas causado por las diversas especies de *Leishmania*, la leishmaniasis americana o mucocutánea es la forma de la enfermedad caracterizada por lesiones en la piel que se asocian a diseminación metastásica en las mucosas, específicamente la mucosa del tracto respiratorio

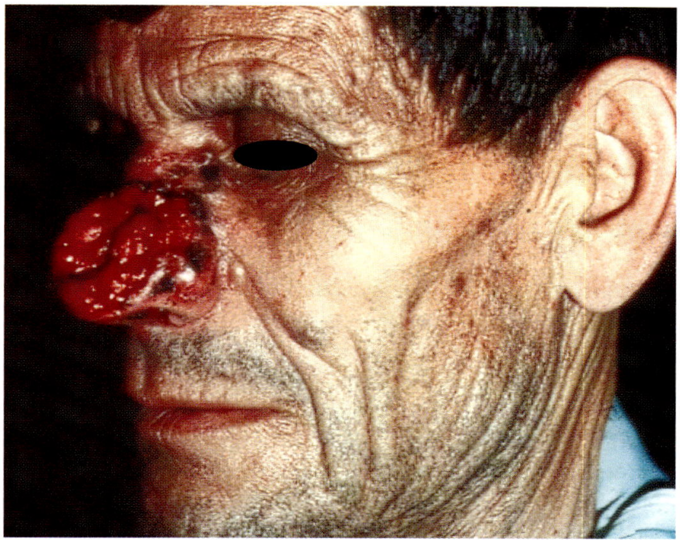

Fig. 5.4.8 Leishmaniasis con lesiones destructivas en la zona centrofacial; debe diferenciarse de un carcinoma, de una micosis profunda y de un linfoma.

superior, en donde puede progresar a la forma destructiva rino-faríngeo-laríngea (**figura 5.4.6**).

También es conocida como úlcera de Bauru, úlcera de la Bahía, de Uta (forma peruviana) y espundia, se encuentra distribuida desde el sur de Guatemala hasta el sur de Brasil; en México es muy rara. Quizás existan factores genéticos de riesgo para desarrollar esta forma de la enfermedad, ya que se ha encontrado relación con el HLA-DQw3 (**figura 5.4.7**).

El agente etiológico de las formas cutaneomucosas es la *Leishmania brasiliensis* y sus subespecies, que son transmitidas por *Lutzomya intermedia, L. migonei, L. longipalpis, L. townsendi.*

Las formas de leishmaniasis americana se pueden diferenciar del botón de Oriente con base en: 1) su distinto origen geográfico, 2) la frecuente participación y destrucción de la mucosa nasofaríngea, 3) son más resistentes al tratamiento, 4) ausencia de una respuesta inmune adecuada, lo que condiciona la diseminación a las mucosas. En el botón de Oriente, como ya se ha mencionado, hay inmunidad permanente.

El período de incubación entre el piquete del *Phlebotomus sp.* y la aparición de las lesiones es por lo general entre dos semanas y dos meses. La lesión inicial puede ser una vesícula, pero generalmente es una pápula eritematosa, que tiene en su vértice una costra serosanguínea; la pápula puede ulcerarse al crecer periféricamente, o bien, con menor frecuencia, tomar el aspecto nodular, vegetante o verrugoso; puede existir más de una lesión. A partir de ésta puede haber diseminación linfática y manifestarse adenopatía regional, o bien tomar la vía hematógena.

La úlcera llega a alcanzar varios centímetros de diámetro, con sus bordes levantados activos, infiltrados, teniendo en la parte central tejido de granulación cubierto por una costra, o bien por una membrana amarillenta. Esta morfología puede transformarse a verrugosa o nodular, lo que ha condicionado denominaciones alusivas a su semejanza con otras dermatosis. Así, hay "esporotricoide" (nódulos escalonados en el trayecto linfático), "furunculoide" y otras.

La participación mucosa surge de tres a diez años después de las lesiones cutáneas y varía de 12 a 34%. El inicio por lo general es la mucosa nasal, hay rinorrea, exudado y hemorragia, acompañados de inflamación con edema y ulceración, que progresa hasta el cartílago nasal, labio superior, piso de la boca, orofaringe e incluso el árbol traqueobroquial (**figura 5.4.8**).

Estas complicaciones condicionan trastornos en la alimentación y en la función respiratoria, que deterioran el estado general del enfermo, causando desnutrición e infección del aparato respiratorio, que le llevan a la muerte.

Las pápulas umbilicadas o ulceradas situadas a cierta distancia de la lesión inicial, debido a diseminación hematógena, se llaman "leishmánides" y pueden contener (tipo sifiloide) o no (tipo tuberculoide) al parásito.

Se deberá hacer el diagnóstico diferencial con la blastomicosis suramericana, con neoplasias, con la tuberculosis orificial y con los linfomas centrofaciales.

Kala-azar (*kala* = negro, *azar* = fiebre)

También conocida como fiebre "dum-dum", es la forma visceral y más grave del espectro clínico de las leishmaniasis. Esta enfermedad es generalizada e involucra al sistema macrofágico mononuclear del bazo, del hígado, de la médula ósea, de la piel y de otros órganos.

Después de que ha desaparecido la infestación visceral, se desarrollan lesiones granulomatosas crónicas que contienen *Leishmanias* y que clínicamente se manifiestan como manchas hiperpigmentadas, eritema y nódulos, constituyendo todo esto la dermatosis post-kala-azar.

Afortunadamente el kala-azar es muy raro en nuestro país; existe endémicamente en áreas tropicales y subtropicales de China, India, Asia Menor, este de la Unión Soviética y Suramérica. La dermatosis post-kala-azar se observa en la India, África y excepcionalmente se ha observado en el continente americano.

Esta forma de la enfermedad es causada por el grupo de *Leishmania donovani* y sus subespecies. Los individuos que la han padecido desarrollan inmunidad.

Epidemiológicamente la enfermedad está determinada por la existencia de reservorios de la infección que actúan como vía primaria (ya sea humana o animal), de vectores específicos (*Phlebotomus*) y de un huésped susceptible; el reservorio es el perro.

La leishmaniasis visceral también es una enfermedad del medio rural en donde los factores asociados de temperatura, de

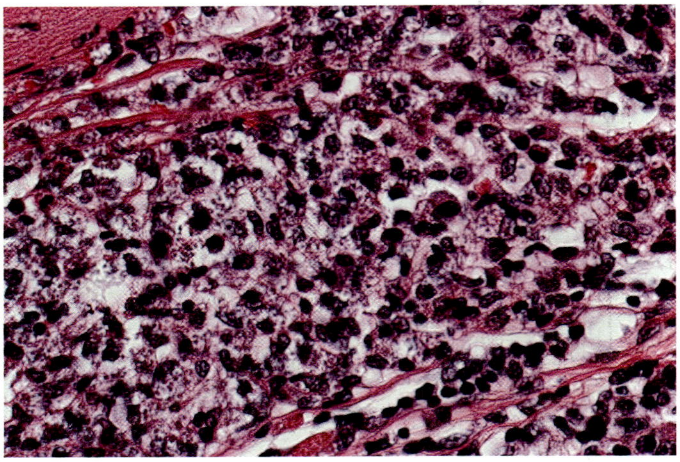

Fig. 5.4.9 Histopatología de la leishmaniasis; en este acercamiento es posible identificar histiocitos con parásitos en sus citoplasmas: cuerpos de Donovan.

humedad y lluvia, de una altitud no mayor de 700 m.s.n.m. y un terrero que va de semidesértico a boscoso o selvático, permiten su desarrollo.

El período de incubación promedio es de dos a cuatro meses, pero puede variar desde 10 días a un año. La forma visceral por lo general tiene un curso crónico, de cuatro a seis meses para su desarrollo total. La dermatosis post-kala-azar aparece de uno a tres años después de la recuperación de la enfermedad visceral y es siempre insidiosa, de curso lento y crónico.

El leishmaninoma es la lesión primaria, representada por una o varias pápulas, o bien un nódulo, que asienta generalmente sobre las piernas. Esto se acompaña de hiperpigmentación de la piel, ya sea local o generalizada, de aquí el nombre de la enfermedad.

Las zonas de elección son la piel de la frente y la región peribucal; en otros casos son las extremidades y el abdomen. El tegumento se torna de aspecto reseco y de textura rugosa y áspera; las lesiones en la mucosa nasal y bucal, como gingivitis y hemorragia son más o menos frecuentes. Se describe una erupción puntiforme en la cara, de donde es posible recobrar los cuerpos de Donovan.

Otras manifestaciones generales son: fiebre, diarrea con sangre, anemia, edema (consecuencia de la albuminuria) y la resultante emaciación progresiva; hay sintomatología cardiovascular caracterizada por hipotensión, taquicardia y cardiomegalia; síndrome infiltrativo con hepatoesplenomegalia y adenomegalia.

La dermatosis post-kala-azar se manifiesta inicialmente con manchas hipocrómicas, lesiones eritematosas en la cara que pueden adoptar la imagen en alas de mariposa, y con nódulos hasta de 2 cm de diámetro; estas lesiones se pueden presentar simultánea o sucesivamente; por lo general, son asintomáticas y el estado general del indiviuo no se trastorna.

En los exámenes de laboratorio se encuentra leucopenia, anemia e hipergammaglobulinemia.

El diagnóstico se hace con el frotis de sangre periférica o impronta del ganglio linfático, del leishmaninoma o bien de la médula ósea. La biopsia de estos mismos tejidos puede demostrar el parásito. El cultivo se hace en medio de NNN.

Deberá hacerse diagnóstico diferencial con otras enfermedades que produzcan síndrome infiltrativo; por ejemplo, los linfomas, las leucemias y el paludismo.

El pronóstico es fatal si no se establece tratamiento; si se lleva a cabo, se obtiene una curación de 95%.

Histopatología. En la piel, como en otros tejidos, se identifica una densa reacción inflamatoria crónica granulomatosa, con polimorfonucleares en proporciones variables, células plasmáticas (en las lesiones mucocutáneas) y dentro de los macrófagos se identifican los parásitos como numerosas estructuras intracitoplásmicas puntiformes de 2 a 4 micras, sin cápsula (lo que las distingue del *Histoplasma capsulatum*), más numerosas en las lesiones tempranas. Conforme las lesiones son más crónicas, los macrófagos exhiben menos estos cuerpos de Donovan o de Leishman-Donovan y son más aparentes las células epitelioides y la formación de granulomas tuberculoides (**figura 5.4.9**).

Aunque es posible visualizar los cuerpos de Donovan con la tinción rutinaria, es mejor usar la tinción de Giemsa, la de Warthin-Starry y también es muy útil la hematoxilina férrica de Weigert.

Métodos más modernos de efectuar el diagnóstico, como la aglutinación directa y la reacción en cadena de la polimerasa, son de gran utilidad en casos difíciles y en la investigación.

Tratamiento. Existen dos formas de tratamiento: el local y el general.

El tratamiento local consiste en la destrucción de las lesiones a base de frío, con nitrógeno líquido, y se ha recomendado para las lesiones cutáneas únicas o escasas. Mejor aún es la administración del antimoniato de meglumina (*Glucantime*).

El tratamiento general es variado: en las formas mucocutáneas y en la forma cutánea –inclusive la variedad difusa– se recomienda administrar antimoniales pentavalentes: N-metilglucamina a razón de 100 mg/kg de peso por día durante veinte días, intramuscularmente, con descanso de un mes y después un nuevo ciclo, a la misma dosis, por veinte días más.

Desafortunadamente, los antimoniales no siempre son fáciles de adquirir en nuestro país. La cloroquina, a dosis de 600 mg dos veces al día por dos días y posteriormente 300 mg por día durante dos a tres semanas, es un medicamento útil.

La anfotericina-B sólo deberá usarse en los casos resistentes a las drogas antes mencionadas; su administración se hace con el paciente hospitalizado, en solución glucosada a 5%, endovenosa a goteo lento (8 a 10 horas), a razón de 0.5 mg por kg de peso y según a tolerancia se aumenta gradualmente; se requiere la administración total de 1 500 a 2 000 mg para la forma cutánea y 2 500 a 3 000 mg para la forma cutáneomucosa. El interferón gamma ha sido de utilidad en el tratamiento del kala-azar.

5.5 Gnathostomosis

Conceptos clave

- Enfermedad parasitaria generalizada causada por la larva de diversas especies del género *Gnathostoma*, que infesta al ser humano por la vía digestiva y excepcionalmente por la piel y la placenta.
- Más frecuentemente que por la piel, el parásito ingresa por la vía digestiva.
- La gnathostomosis se manifiesta de tres formas principales: dermatológicas, neurológicas y oculares.
- Esta enfermedad es consecuencia de la ingestión de pescado y mariscos crudos o mal cocidos, contaminados con la larva del parásito (ceviche, sushi y otros).
- En la histopatología se puede encontrar al parásito y se establece el diagnóstico, o bien identificar la dermohipodermitis por linfocitos con eosinófilos y neutrófilos, edema y con frecuencia vasculitis eosinofílica, que orientan al diagnóstico en ausencia del agente causal.
- El tratamiento es con ivermectina por vía oral.

Definición. La gnathostomosis es una enfermedad parasitaria generalizada, causada por la larva (3er. estadio avanzado) de diversas especies del género *Gnathostoma*, principalmente la especie *spinigerum* (aunque también pueden verse involucradas las especies *doloresei, nipponicum* e *hispidum*), que infecta al ser humano por la vía digestiva, debido a la ingestión de carne de pescado y/o agua contaminadas y usualmente provoca lesiones en la piel. No obstante, también puede haber transmisión a través de la piel y la placenta.

Las presentaciones en la piel son tres: la dermohipodermitis o paniculitis nodular migratoria (porque las lesiones migran como consecuencia del movimiento de la larva), la pseudofurunculosis (por la salida de la larva a través de la piel) y la forma superficial o serpiginosa (que dibuja claramente el desplazamiento de la larva: *larva migrans*) con ampollamientos en su trayecto.

Etiopatogenia. Conviene revisar brevemente el ciclo biológico del género *Gnathostoma*: se inicia al liberar las hembras sus huevos fertilizados dentro de la luz del tubo digestivo de los hospederos definitivos: tigres, perros, gatos, mapaches y tlacuaches, ya que se alojan en la mucosa gástrica de éstos conjuntamente con los machos. Los huevos fertilizados son expulsados con las heces y pueden llegar a ríos, lagos, presas o diques (agua dulce) y se diferencian hacia la larva de primer estadio o L1, que sufre una muda y se transforma en L2, la cual sale del huevo por un opérculo y se mueve libremente en el agua, en donde es ingerida por crustáceos. Tras 7 a 10 días, la larva L2 se transforma en larva 3 temprana o L3T en el hemocele de los copépodos infectados, que sirven de alimento a diversas especies de peces de agua dulce, en cuyo estómago se libera la L3T y perfora la pared para migrar al músculo esquelético, donde se enquista y transforma en larva 3 de estadio avanzado o L3A. Los peces así infectados con larvas L3A son ingeridos por ranas y aves o mamíferos, que no son hospederos naturales del parásito; el ciclo se completa cuando éstos o los peces infectados son ingeridos por los hospederos definitivos.

El hombre no forma parte del ciclo biológico del *Gnathostoma*, sino que su participación es un accidente, al ingerir la larva en estadio 3 [L3A] con la carne cruda, o insuficientemente cocida de los ya mencionados peces de agua dulce en forma de ceviche, sushi o sashimi; se libera en el estómago, penetra la pared y migra hacia el hígado; de ahí puede dirigirse a cualquier parte del organismo, en donde la sintomatología dependerá del sitio u órgano involucrado (**figuea 5.5.1a**).

No se conocen con precisión los mecanismos por medio de los que las larvas L3 de *Gnathostoma* causan daño en los tejidos, pero existe acuerdo en que es consecuencia de una combinación de factores, como el efecto mecánico propio del paso de la larva por los tejidos y la reacción inflamatoria a consecuencia de la eliminación de sustancias tóxicas similares a la acetilcolina, enzimas proteolíticas, hemolíticas, así como la respuesta inmunológica e inflamatoria del huésped, principalmente por parte de los eosinófilos, que liberan proteína catiónica, incluso con el desarrollo de vasculitis eosinofílica.

Caracteres clínicos. La gnathostomosis puede manifestarse de diversas formas, principalmente con:

I. *Alteraciones dermatológicas*, que son de tres tipos: la forma hipodérmica, o mejor aún dermohipodérmica, es una celulitis conocida también como hipodermitis nodular migratoria, porque el parásito migra. Ésta es la más frecuentemente observada por nosotros y se presenta como placas eritematosas e infiltradas que semejan ronchas, pero duran varios días, remiten y surgen en otros sitios; son pruriginosas y dolorosas (**figura 5.5.1b, 5.5.2 y 5.5.3**).

   La superficial o serpiginosa, en la que la larva al migrar dentro de la piel, en la dermis o hipodermis específicamente, produce un trayecto que clínicamente se identifica con facilidad como un cordón eritematoso e indurado, cuyo extremo proximal o de avance es identificado por ser más ancho, en ocasiones ampolloso, muy similar o aun indistinguible del producido por *Ancylostoma brasiliensis: larva migrans*, con la que se debe hacer el diagnóstico diferencial; esta variedad es más común en Asia y característica de la infestación por las especies *G. doloresei* y *G. nipponicum* (**figura 5.6.1**).

   La forma pseudofurunculosa, que en realidad representa la salida de la larva a través de la piel, ya que la punta del pseudo-

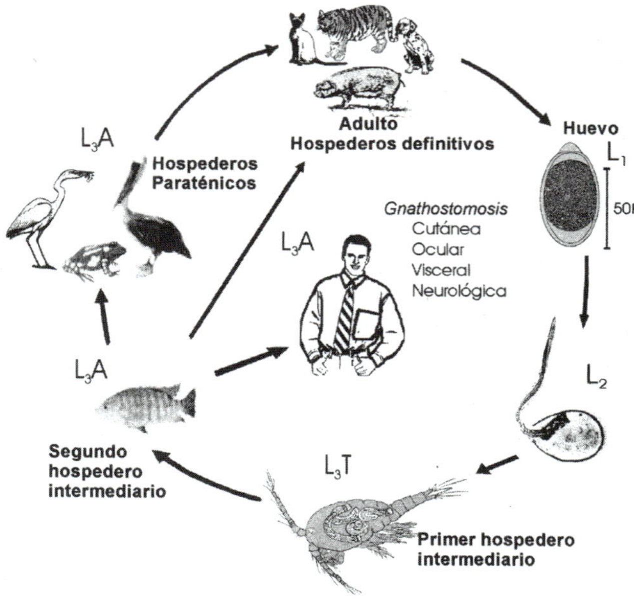

Fig. 5.5.1a Ciclo biológico de género *Gnathostoma*, el humano no forma parte, su interacción es un accidente. (Ref 8)

furúnculo contiene al parásito y así éste puede ser recuperado; es común en el Japón y otros países asiáticos pero rara en nuestro medio. Por supuesto, puede haber cualquier combinación de estas tres formas (**figura 5.5.2**).

II. *Alteraciones neurológicas*: se han descrito radiculomielitis, radiculomieloencefalitis, hemorragias subaracnoideas, cefalea intensa, deficiencias motoras y sensitivas en las extremidades, disfunción de pares craneales, pérdida del estado de vigilia, estado de coma y muerte.

III. *Cambios oculares*: dolor, equimosis, uveítis anterior, incremento de la presión intraocular y hemorragias en retina y vítreo, y eventualmente amaurosis.

IV. *Cambios viscerales*, en el tubo digestivo, principalmente en el estómago.

Histopatología. Los cambios son fundamentalmente dérmicos e hipodérmicos y consisten en edema en la dermis papilar y reticular en asociación con infiltrado inflamatorio mixto, constituido predominantemente por eosinófilos, asociado con linfocitos y, en menor proporción, con polimorfonucleares. Dicho infiltrado se puede identificar también en otras estructuras, principalmente en los vasos, específicamente en las vénulas, cuyas paredes se muestran irregulares, edematosas e infiltradas por eosinófilos y linfocitos, pero no se identifica necrosis fibrinoide u oclusión de la luz; en cambio, las zonas de hemorragia más o menos extensas son muy frecuentes. En algunos casos se identifican áreas de necrosis isquémica focal en la hipodermis; lo definitivo para establecer el diagnóstico es visualizar al parásito, aunque es muy difícil debido a su movilización constante. La vasculitis eosinofílica es un dato frecuente y característico (**figura 5.5.4**).

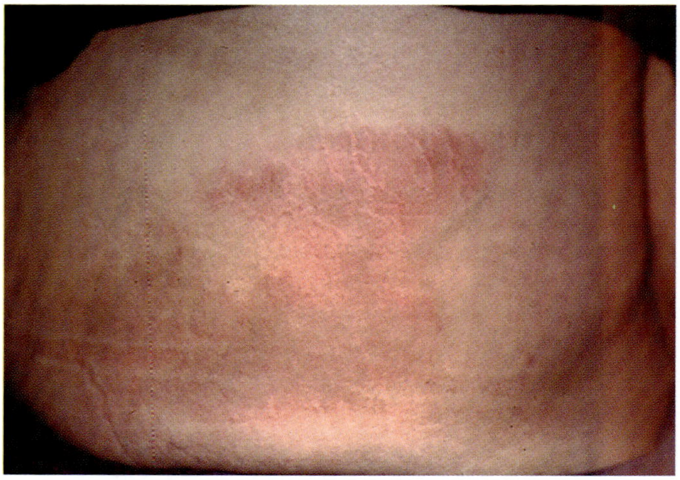

Fig. 5.5.1b Gnathostomosis en su forma de paniculitis nodular migratoria; obsérvense las dos placas eritematosas e induradas en la zona lumbar de esta mujer.

Diagnóstico. Es imprescindible apoyar el diagnóstico clínico con otros datos; lo idóneo sería la recuperación de la larva en los tejidos, lo que no es fácil, aunque es factible. El antecedente de haber ingerido carne de pescado cruda en cualquiera de sus formas de preparación es un dato de mucha utilidad. También aquellos estudios de tipo inmunológico, como la reacción de ELISA para *G. spinigerum* o bien para *G. doloresei* son diagnósticos dentro del contexto del cuadro clínico (**figura 5.5.5**).

> Es imprescindible apoyar el diagnóstico clínico con otros datos; lo idóneo es la recuperación o la identificación del parásito; en su ausencia la biopsia de piel contribuye a hacer el diagnóstico. El antecedente de haber ingerido carne de pescado cruda, la eosinofilia en sangre periférica y la serología por el método de ELISA apoyan datos para el diagnóstico.

Tratamiento. La gnathostomosis responde bien a la ivermectina por vía oral 200 a 400 microgramos / kg de peso dosis única, con un refuerzo igual a los 7 y / o a los 14 días. Otros fármacos como el albendazol han sido de utilidad.

Generalidades. Entre nosotros, Messina ha estudiado una de las series más extensas y ha podido observar una amplia variedad de manifestaciones clínicas. En su artículo de revisión, Díaz-Camacho, et al. ofrecen una interesante sinopsis histórica: en 1836 Owen encontró el nemátodo en un tumor en la pared gástrica de un tigre y creó el género *Gnathostoma*, denominando a éste en particular *G. spinigerum*; desde entonces se han descrito al menos 20 especies, aunque se aceptan sólo cuatro como productoras de enfermedad. El primer caso en humanos fue observado por Levinsen en 1889, al extraer el parásito de una lesión inflamatoria del pecho de una mujer tailandesa.

En nuestro medio, la gnathostomosis ha venido a ser una de las parasitosis más frecuentes en los últimos diez años, debido

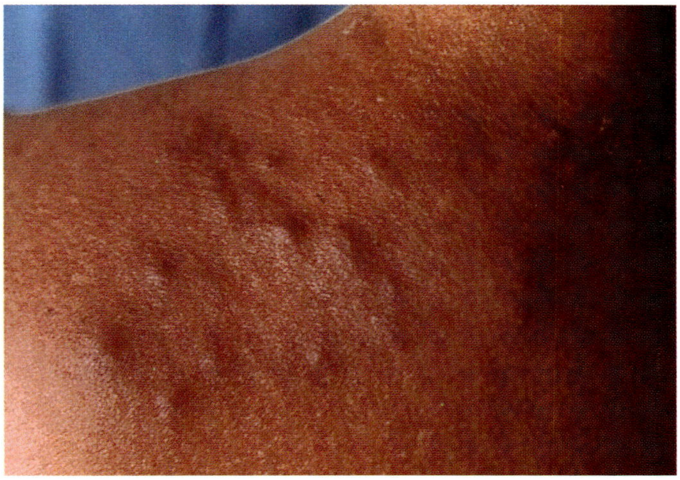

Fig. 5.5.2 Ciclo biológico de género Gnathostoma: el humano no forma parte, su interacción es un accidente.

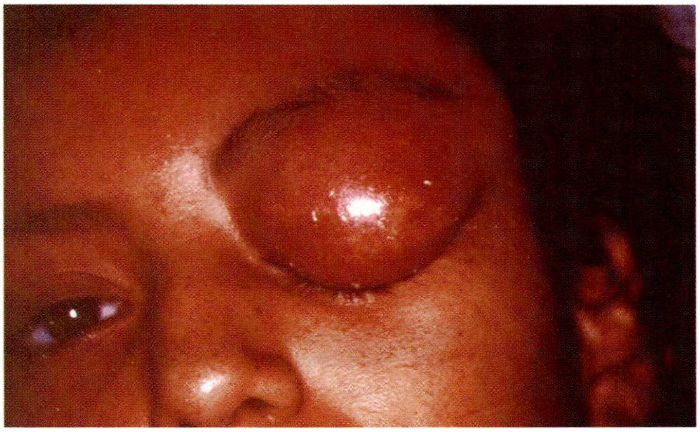

Fig. 5.5.3 Afección de los tejidos blandos de la órbita en esta mujer con gnathostomosis. (Cortesía de la Dra. Maud Messina.)

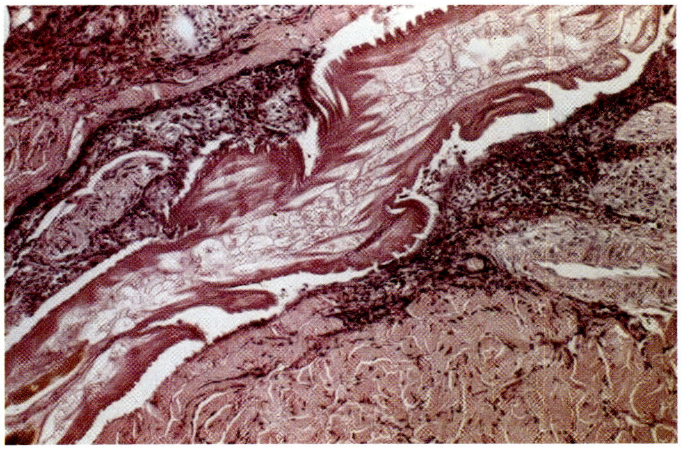

Fig. 5.5.4a Histopatología de la gnathostomosis en la porción profunda de la piel; en el ángulo superior izquierdo los aciniecrinos y un nervio, el parásito cruza el campo en sentido oblicuo, se identifica su cutícula con plegamientos y por fuera una intensa reacción inflamatoria por mononucleares y eosinófilos.

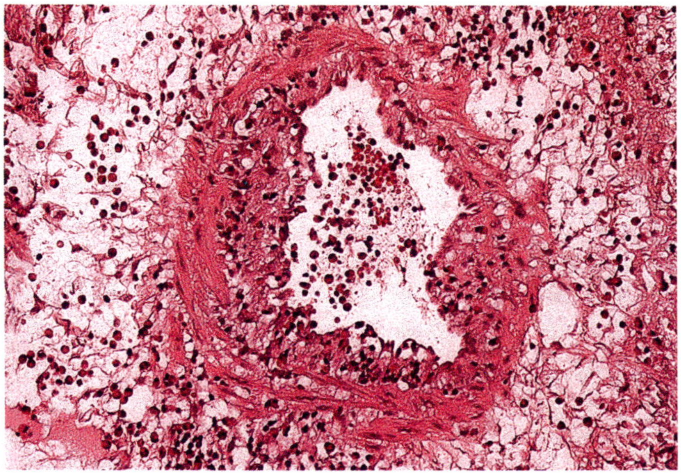

Fig. 5.5.4b Vasculitis eosinofílica muy evidente en la gnathostomosis.

principalmente a la contaminación de los peces de agua dulce de diques, presas y ríos, pero también a la creciente afición de ingerir carne de pescado cruda, o mal cocida, en forma de ceviche, sushi, sashimi, etcétera.

5.6 Larva migrans

Conceptos clave

- Es una erupción vesicular y ampollar de aspecto característicamente serpiginoso, condicionada por la presencia y desplazamiento intraepidéermico de las larvas de diversos parásitos.
- No sólo el género *Gnathostoma* produce esta enfermedad, también otros gusanos como *Ancylostoma caninum, A. brasiliensis, A. duodenale, Uncinaria stenocephala.*
- Responde bien al tratamiento con ivermectina independientemente de la etiología.

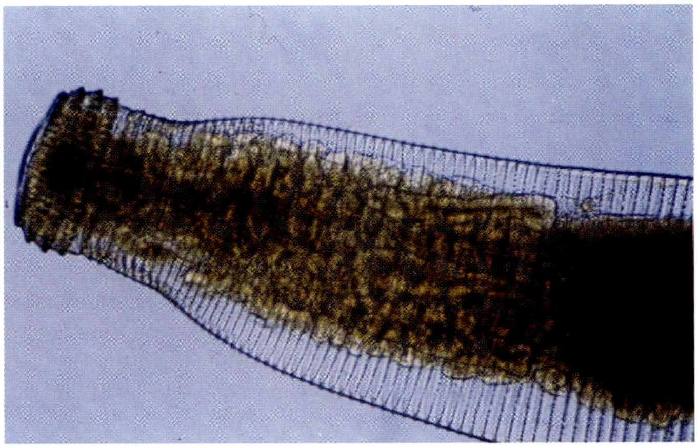

Fig. 5.5.5 Examen directo de la larva, polo cefálico en el que se identifican las cuatro hileras de ganchos. (Cortesía de la Dra. Maud Messina.)

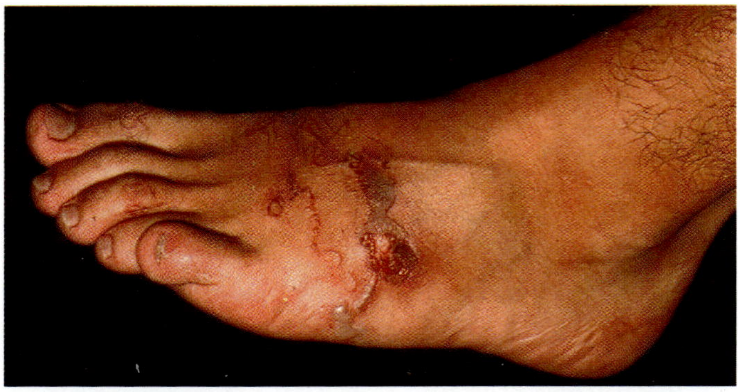

Fig. 5.6.1 Larva migrans; aspecto clínico característico que muestra el curso del parásito como una ampolla lineal serpiginosa y otras ampollas mayores, algunas ya rotas que dejan zonas denudadas; también se conoce como dermatitis verminosa o eritema reptante. Estos mismos caracteres pueden estar condicionados por larvas de diversos parásitos al penetrar la piel, como *Ancylosotma caninum*, *A. brasiliensis* y los de la gnathostomosis.

Definición. Es una erupción vesicular y ampollosa de aspecto característicamente serpiginoso, condicionada por la presencia y desplazamiento intraepidérmico de las larvas de diversos parásitos.

Etiopatogenia. Ciertos nemátodos que parasitan animales como el perro, tales como el *Ancylostoma braziliensis, A. caninum, A. duodenale, N. americanus, Uncinaria stenocephala,* producen los mismos caracteres clínicos; el adulto de estos parásitos mide menos de 10 mm, expulsa sus huevecillos con las heces de gatos y perros, que en terreno propicio en cuanto a calor y humedad desarrollan larvas infectantes, que permanecen en los suelos hasta tener contacto con la piel humana, la que penetran con facilidad y por no ser el humano un huésped natural permanecen en éste sin cambio y sin que se genere una respuesta inmune, aunque se produce una respuesta inflamatoria muy intensa, que eventualmente destruye al parásito, lo que explica la remisión en un promedio de tres meses.

Conviene insistir en que las especies de *Gnathostoma* también pueden producir larva migrans, pero la llegada de éstas es por vía interna.

Caracteres clínicos. Como ya se ha mencionado, la larva penetra la piel y se desplaza en el grosor de la epidermis, condicionando así un trayecto lineal, sinuoso, vesiculoso o ampolloso, causando eritema y el consecuente dolor y prurito. La topografía usualmente es hacia los segmentos anatómicos que tienen contacto con los suelos, como los pies (**figura 5.6.1**), pero también la piernas o las nalgas, al sentarse la persona en el piso: arena, tierra, etcétera. En general la erupción remite espontáneamente en meses, sin embargo, hemos observado pacientes que no responden al tratamiento y padecen la erupción por años.

La larva migrans exhibe caracteres clínicos constantes aunque su etiología es múltiple.

Histopatología. La dermis muestra un intenso infiltrado inflamatorio, superficial y profundo, perivascular e intersticial de tipo mixto, en el que predominan los eosinófilos, con linfocitos y otros mononucleares. La epidermis exhibe vesiculación y sólo si los cortes histológicos son afortunados se podrá visualizar al parásito, pero ya que el aspecto clínico es tan característico, excepcionalmente se requiere de la biopsia.

Tratamiento. La ivermectina en dosis de 200 a 400 microgramos/kg por cinco días es lo indicado.

La topografía usual, pero no única, de la larva migrans es en las extremidades inferiores.

5.7 Oncocercosis

Conceptos clave

- Enfermedad parasitaria producida por *Onchocerca volvulus*, que involucra la piel y los ojos principalmente, capaz de provocar ceguera, por lo que se le conoce como "ceguera de los ríos".
- Es transmitida por un insecto vector del género *Simulium*, que deposita las microfilarias obtenidas de un enfermo en la piel de otra persona en la que se forman nódulos conteniendo al parásito.
- El mecanismo de daño tisular aparentemente reside en los movimientos del parásito y la liberación de moléculas que generan una respuesta inflamatoria local e inmunológica general.
- El diagnóstico se establece con la identificación de las microfilarias en la biopsia de piel.
- Responde bien a la ivermectina y resección quirúrgica de los nódulos.

Definición. Enfermedad parasitaria, producida por un nemátodo denominado *Onchocerca volvulus*, que involucra principalmente la piel y los ojos, llegando a provocar ceguera. Por lo mismo se conoce también como "ceguera de los ríos".

Etiopatogenia. *Onchocerca volvulus* es un nemátodo filiforme identificado en 1875 por O'Neil; la hembra mide 35 a 55 cm de longitud por 270 a 395 micras de ancho, el macho mide de 1 a 5 cm por 130 a 200 micras; la fecundación se lleva a cabo en los nódulos fibrosos de la piel del enfermo; del útero de las hembras salen embriones alargados o microfilarias, que miden de 150 a 370 micras de largo por 5 a 10 micras de ancho; se distribuyen por la piel y vasos linfáticos gracias a sus movimientos reptantes y a sus enzimas.

En su ciclo biológico, la hembra del insecto vector ataca la piel de un sujeto infectado y succiona las microfilarias, que llegan al intestino del insecto (L1) y de allí pasan a los músculos torácicos, en donde llevan a cabo varias mudas y alcanzan los estadios evolutivos L2 y L3, que pasan de los músculos torácicos a la boca, de donde son secretadas con la saliva e inoculadas por el insecto en otro individuo al que llega nuevamente a alimentarse. Unos seis meses después, las L3 en el humano llegan a L4 y de ahí a adultos, que son encapsulados en los nódulos fibrosos ya mencionados.

El insecto vector pertenece al género *Simulium*, siendo las especies más importantes: *S. damnossum*, *S. ochraceum*, *S. metalicum* y *S. callidum*; en México existen principalmente las últimas tres.

El mecanismo de daño tisular aparentemente reside en los movimientos ya descritos de las microfilarias y la producción enzimática, lo que genera una reacción inflamatoria local y la respuesta inmunológica general. Aunque los nódulos oncocercosos y los cambios en la piel son los signos más evidentes de la enfermedad, no representan en sí una morbilidad grave; en cambio la llegada al ojo implica un alto riesgo de conducir a la ceguera.

Ahora se sabe que una bacteria del orden de las *Rickettsiales*, la *Wolbachia sp*, juega un papel decisivo, ya que actúa en simbiosis para el desarrollo de la embriogénesis en las hembras de los nemátodos, inclusive de *Onchocerca volvulus*; por lo que su depleción con tetraciclinas o rifampicina o cloranfenicol, resulta en un recurso terapéutico muy útil y promisorio.

Caracteres clínicos. La oncocercosis no es una enfermedad cosmopolita; su distribución está bastante restringida a las zonas endémicas, por lo que quienes trabajamos en las ciudades la vemos muy rara vez; sin embargo, se calcula que esta enfermedad afecta a 18 millones de personas en el mundo, por lo que su conocimiento resulta de importancia, principalmente para quienes trabajan en esas regiones. En México se reconocen tres zonas endémicas bien delimitadas, dos en el estado de Chiapas: la del Soconusco y el denominado foco Chamula; la otra es en el estado de Oaxaca, cerca de su límite con el estado de Veracruz. También existen zonas endémicas en Guatemala y desde luego en África, de donde se cree que provino la enfermedad. Son áreas montañosas, situadas por arriba de 1 500 metros sobre el nivel del mar, cercanas a ríos que facilitan la oxigenación y en consecuencia el desarrollo del insecto vector, que pica durante las primeras horas de la mañana.

Aunque extremadamente rara en el medio urbano, la oncocercosis es una de la principales causas de ceguera en el mundo, se calcula que existen millones de personas infestadas, predominantemente en el este de África; en México aún existe aunque en mucho menor proporción.

Las diversas manifestaciones clínicas (e histopatológicas) son causadas, directa o indirectamente, de manera principal por las microfilarias y, en menor proporción, por las formas adultas del parásito.

Los cambios iniciales y más estudiados se conocen en México como "erisipela de la costa" y consisten en placas de eritema, edema, prurito e hipertermia y pápulas; el rascado intenso conduce a la liquenización, excoriación (con infecciones bacterianas agregadas) e hiperpigmentación, la que, por el color de la piel de nuestra población, se denomina "mal morado"; con el tiempo surgen también zonas de hipopigmentación, lo que se conoce como "piel de leopardo".

Los nódulos cutáneos propios de la oncocercosis se sitúan principalmente en la cabeza y en la cintura pélvica; son de consistencia firme, no dolorosos y están constituidos por los parásitos adultos plegados en ovillos, rodeados por tejido conjuntivo y las microfilarias.

En el ojo, la llegada de las microfilarias causa daño en ambas cámaras: anterior y posterior. En la córnea se producen lesiones inflamatorias puntiformes que representan la queratitis punctata; o bien vascularización y fibrosis que llevan a la queratitis esclerosante. Otros cambios, como la iridociclitis, la uveítis, la retinitis y la atrofia del nervio óptico constituyen las consecuencias más graves de la enfermedad.

Para establecer el diagnóstico es de la mayor importancia conocer la residencia o procedencia del enfermo, o bien el antecedente de haber estado en una zona endémica; también los cambios en la piel ya descritos y la recuperación del parásito, ya sea de las lesiones cutáneas o del ojo. Pero desde luego, la biopsia de piel, que es el recurso más práctico, es fácil de hacer y al demostrar en ésta el parásito, no se requiere de más.

Se han desarrollado métodos inmunológicos de utilidad, como la hemaglutinación indirecta, la intradermorreacción, la fijación de complemento, la detección de antígenos en suero, la difusión en gel por medio del inmunoensayo con anticuerpos ligados a enzimas (DIG-ELISA) y ELISA, pero no superan a la histopatología.

Histopatología. La estructura de los nódulos está determinada por la presencia del parásito adulto de ambos sexos plegado sobre sí mismo, por lo que se observan en múltiples cortes en sentido transversal, oblicuo, etcétera, con las microfilarias, rodeados de un material eosinófilo y éste a su vez de tejido conjuntivo en asociación con un denso infiltrado inflamatorio mixto, linfocitario con eosinófilos y plasmocitos.

Tratamiento. En la actualidad la ivermectina se considera como el fármaco de elección; otros fármacos tradicionalmente empleados, como la suramina y el citrato de dietilcarbamacina han sido superados por aquélla. La extirpación quirúrgica de los nódulos cutáneos es también benéfica.

Clínicamente se presenta en seis formas: característicamente los nódulos en la piel del cráneo y cintura pélvica; y otras cinco inespecíficas: placas de dermatitis papular o eczematosa aguda y crónica con prurito intenso, liquenificación, hipopigmentación, tipo-vitíligo y atrofia.

Lecturas recomendadas

1. Ackerman AB. Histologic diagnosis of inflammatory skin diseases. 2nd. ed. Philadelphia: Williams & Wilkins; 1997. p. 202-14.
2. Alberici F, Pagani L, Ratti G, Viales P. Ivermectin alone or in combination with benzyl benzoate in the treatment of human immunodeficiency virus-associated scabies. Br J Dermatol 2000;142:969-72.
3. Azulay RD, Azulay RD Jr. Immune-clinical-pathologic spectrum of leishmaniasis. Int J Dermatol 1995;34:303-7.
4. Brandt H, Pérez-Tamayo R. Amibiasis cutánea, presentación de un caso. Prensa Med Mex 1956;21:1-6.
5. Brant H, Pérez-Tamayo R. Pathology of human amebiasis. Hum Pathol 1970;1:351-85.
6. Chouela EN, Abeldaño AM, Perellano G, et al. Equivalent therapeutic efficacy and safety of ivermectin and lindane in the treatment of human scabies. Arch Dermatol 1999;135:651-5.
7. David CV, Craft N. Cutaneous and mucocutaneous leishmaniasis. Dermatol Ther 2009;22:491-502.
8. Díaz-Camacho SP, Cruz-Otero MC, Willms MK. Gnathostomosis. Rev Fac Med UNAM 2000;43:192-201.
9. Díaz-Camacho SP, Zazueta-Ramos M, Torrecillas E, et al. Short report: gnathostomiasis in Mexico. Am J Trop Med Hyg 1998;59:908-15.
10. Enk CD. Onchocerciasis—river blindness. Clin Dermatol 2006;24:176-180.
11. Fernández-Díez J, Magaña LM, Magaña M. Cutaneous amebiasis, 50 years of experience. Cutis 2010.
12. Gómez Priego A. Oncocercosis. En: Tay Zavala J (ed.). Micro-biología y parasitología médicas. México: Editorial Méndez Oteo; 1993. p. 3245-3254.
13. Jorizzo JL, Gatti S, Smith EB. Prurigo. A clinical review. J Am Acad Dermatol 1981;4:723-8.
14. Koff AB, Rosen T. Treatment of cutaneous leishmaniasis. J Am Acad Dermatol 1994;31:693-708.
15. Lara ML, Layrisse Z, Scorza JV, et al. Immunogenetics of human American cutaneous leishmaniasis. Study of HLA haplotypes in 24 families from Venezuela. Hum Immunol 1991;30:129-35.
16. Macotela-Ruiz E, Peña-González G. Tratamiento de la escabiasis con ivermectina por vía oral. Gac Med Mex 1993;129:201-5.
17. Meinking TL, Elgart GW. Scabies therapy for the millennium. Pediatr Dermatol 2000;17:154-6.
18. Magaña LM, Fernández-Díez J, Magaña M. Cutaneous amebiasis in pediatrics. Arch Dermatol 2008;144:1369-72.
19. Magaña M, Magaña LM, Pérez-Martín MA, Alcántara A. Histopathology of cutaneous amebiasis. Am J Dermatopathol 2004;26:280-284.
20. Magaña M, Messina M, Bustamente F, Cazarín J. Gnathostomiasis, clinical pathological study. Am J Dermatopathol 2004;26:91-95.
21. Magaña LM. Amibiasis cutánea. Rev Med Hosp Gral Mex 1980;43:33-6.
22. Magaña LM, Magaña GM. Cutaneous amoebiasis. En: Cañizares O, Harman R. (eds.). Clinical tropical dermatology. Boston: Blackwell; 1992. p. 278-82.
23. Magaña GM, Arista VA: Cutaneous amebiasis in children. Pediatr Dermatol 1993;10:352-5.
24. Martínez-Palomo A (ed.). Amibiasis. México: Editorial Médica Panamericana; 1989.
25. Magaña LM. Leishmaniasis. Revisión del tema. Comunicación de un caso de espundia. Rev Mex Dermatol 1991;35:39-46.
26. Mandujano-Vera GM. Leishmaniasis muco-cutánea (espundia) en México. Informe de 3 casos en el Estado de Tabasco. Patología (Mex) 1990;28:71-8.
27. Ollague W, Ollague J, Guevara A, Peñaherrera S. Human gnathostomiasis in Ecuador (nodular migratory eosinophilic panniculitis) first finding of the parasite in South America. Int J Dermatol. 1984;23(10):647-51.
28. Paller AS, Mancini AJ. Hurwitz Clinical pediatric dermatology (Bites and infestations) 3rd ed. Philadelphia: Elsevier; 2006. p. 479-501.
29. Sharma U, Singh S. Immunobiology of leishmaniasis. Indian J Exp Biol 2009;47: 412-423.

Capítulo

6

Enfermedades por hongos: superficiales y profundas

Sección II

Contenido

También denominadas micosis, son aquellas enfermedades determinadas por el establecimiento e invasión del hongo en los tejidos y órganos del huésped.

En general el hombre no forma parte del ciclo de vida de los hongos, su encuentro es un accidente y las manifestaciones en el organismo humano son muy variadas pues dependen, entre otros factores, de la vía de entrada, del estado general del huésped y de la virulencia del hongo.

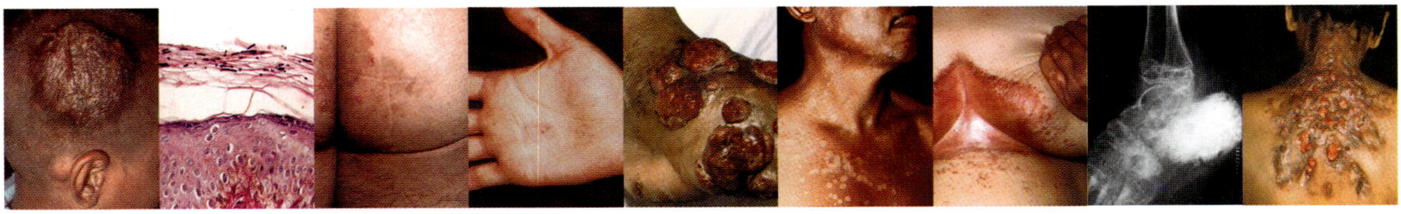

Para fines prácticos y en relación con la dermatología, estudiamos a las micosis de la siguiente manera:

I - **Inicialmente tegumentarias,** es decir, que el hongo inicia el daño al penetrar a través de la piel, ellas son:
- *Superficiales*, en las que el hongo involucra sólo las estructuras epiteliales (capa córnea e infundíbulo) de la piel: tiñas o dermatofitosis, pitiriasis versicolor, dermatitis seborreica, candidosis.
- *Profundas*, en las que el hongo avanza hacia los tejidos y órganos subyacentes: micetoma, esporotricosis, cromomicosis.

II - **Secundariamente tegumentarias**, son aquellas micosis en las que el hongo primero afecta otros órganos o sistemas, como el tracto respiratorio o digestivo, y por la vía hematógena y/o linfática llega a la piel: coccidioidomicosis, paracoccidioidomicosis, histoplasmosis, aspergilosis y otras.

Micosis superficiales

▶ 6.1 Tiñas

Sinonimia: dermatofitosis, dermatoficias, epidermoficias. También empleamos frecuentemente el latín, *tinea*: *capitis, corporis, pedis, manuum, cruris, unguium.*

Definición: Son micosis superficiales en las que las estructuras queratinizadas, como la epidermis, los folículos pilosos, los pelos y las uñas, son parasitadas por los dermatófitos.

Etiopatogenia. Los dermatófitos son un grupo de hongos que se reproducen asexualmente por medio de macro y microconidias; se reconocen tres géneros: *Microsporum* (Gruby, 1843), *Epidermophyton* (Sabouraud, 1910) y *Trichophyton* (Malmsten, 1845), tras los trabajos de Emmons, teniendo como base la morfología de las citadas formas de reproducción (**figura 6.1.1 y 2.2.4**).

La inmunidad celular juega un papel decisivo en la defensa contra las dermatofitosis y es mensurable a través de la intradermorreacción con tricofitina, que es un anfígeno obtenido del *T. mentagrophytes* y se lee e interpreta como un PPD.

Las tiñas son padecimientos de distribución universal y los dermatófitos, al llegar a la piel, se instalan en la capa córnea. Su origen puede ser al menos desde tres fuentes diferentes: 1) directamente del suelo (geofílicas), que constituye el hábitat del hongo en donde vive como saprófito; 2) por medio de ciertas especies animales, como el perro, el gato, ganado vacuno, caballar, etc., por lo que se les llama especies zoofílicas, como *M. canis*, del can o perro; y 3) las antropofílicas, que pasan de un ser humano a otro, como sucede con las especies *T. tonsurans* y *T. rubrum*, pero no se transmiten del humano a los animales.

Aunque los dermatófitos son cosmopolitas existen variaciones de acuerdo con la geografía y con los grupos étnicos. En México los más comunes son: *T. rubrum*, *M. canis* y *T. mentagrophytes*.

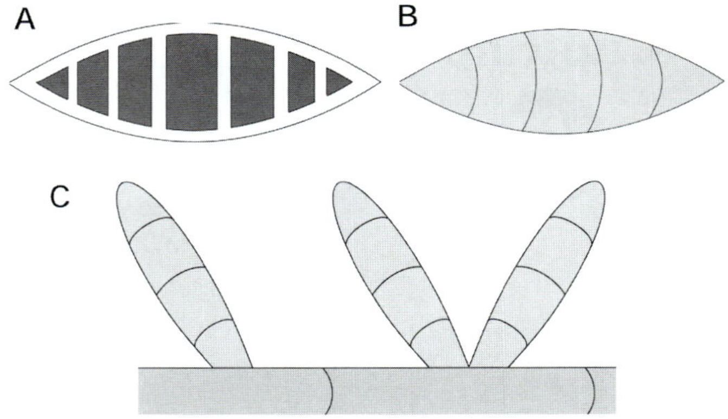

Fig. 6.1.1 Esquema que ilustra la morfología de las macroconidias de los tres géneros de dermatófitos: A) *Microsporum sp.*, B) *Trichophyton sp.*, y C) *Epidermophyton sp.*

Estas especies son cosmopolitas, pero existen diferencias entre los diversos países con relación a las especies más frecuentemente encontradas, por ejemplo, en nuestro medio *T. concentricum*, que causa el Tokelau o tiña imbricada, viene a constituir hechos aislados.

Por su avidez hacia las estructuras queratinizadas, los dermatófitos tienen poca o nula tendencia a penetrar más profundamente; sin embargo, cuando esto sucede es precisamente a través del pelo y de los epitelios del folículo piloso, los que así parasitados llegan a romperse dentro de la dermis y provocan una reacción inflamatoria granulomatosa en contra del cuerpo extraño que representan dichas estructuras queratinizadas. Este fenómeno se denomina *granuloma dermatofítico* o *granuloma de Majocchi*, el cual se manifiesta clínicamente por pápulas o nódulos de localización en las piernas, aunque pueden observarse en cualquier otro segmento anatómico.

El factor sérico antidermatofítico (FSAD) es una proteína de tipo transferrina, quelante del hierro que así impide su captación por el dermatófito. El FSAD es una proteína insaturada, muy lábil, sintetizada en el hígado, se produce sin estímulo antigénico y se ha demostrado en todas las edades.

Asimismo, se acepta que en el suero existe un factor sérico antidermatofítico (FSAD) o factor sérico fungistático, que es una proteína sintetizada en el hígado, que contribuye no sólo a frenar la invasión del dermatófito hacia el grosor de la piel, sino que además tiene un efecto protector, sin el cual el individuo estaría constantemente parasitado por los dermatófitos.

Frecuencia. No existen datos precisos al respecto en nuestro medio, pero podemos asegurar que, en conjunto, están dentro de los diez padecimientos más comunes en la consulta dermatológica general, es decir, de niños y adultos.

La frecuencia proporcional de las formas clínicas más comunes de tiña en nuestro medio ha cambiado de 1952 al año 2000: la tiña de la piel cabelluda disminuyó de 53.7% a 1.8%; la de los pies aumentó de 17.5% a 53%; la de las uñas de 9.2% a 25%.

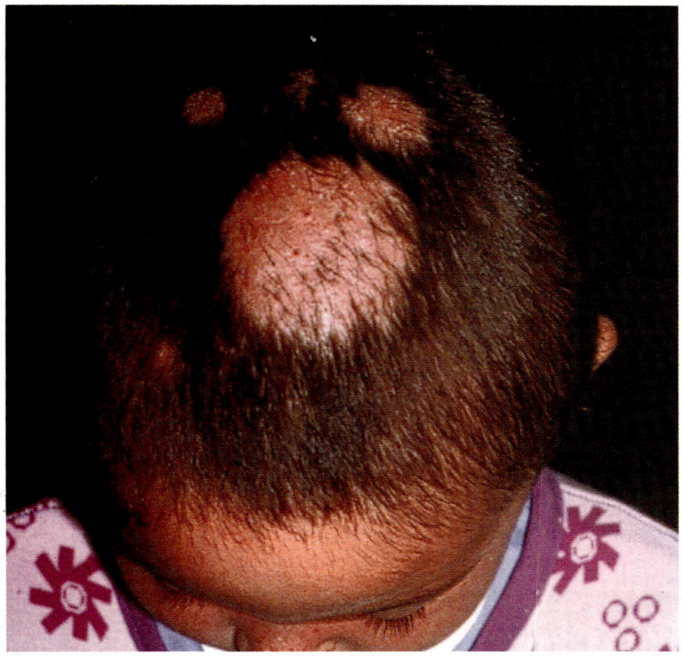

Fig. 6.1.2 Tiña de la piel cabelluda del tipo microspórico: zona con aparente ausencia de pelo (porque hay pelos cortos y deformados), escama y algunas pápulas, en un niño.

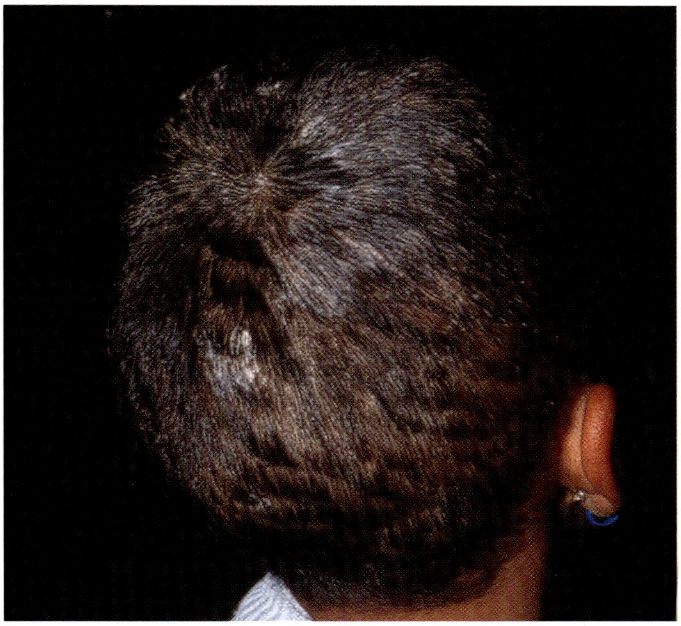

Fig. 6.1.3 Tiña tricofítica; esta niña ha sido rapada (costumbre muy común en nuestro medio), obviamente sin lograr la curación de su padecimiento; son múltiples las zonas seudoalopécicas que se manifiestan por cúmulos de escama y pelos rotos.

Existen dermatófitos zoofílicos como *M. canis*, *M. gallinae*, *T. equinum*, *M. nanum*; antropofílicos como *T. rubrum*, *T. tonsurans*, *T. mentagrophytes*, *T. violaceum*, *T. concentricum*, *E. floccosum*; y geofílicos como el *M. gypseum*.

Dentro de las diversas tiñas en el humano, indudablemente la de los pies es la más común, con 50% aproximadamente, 25% la tiña de las uñas y en menor proporción las del cuerpo, la inguinocrural, de las manos, de la piel cabelluda, barba y bigote, en conjunto.

Caracteres clínicos. Existe toda una variedad clínica de tiñas, dependiendo del sitio de inoculación del dermatófito; asimismo, las tiñas se denominan y se clasifican en sentido anatomotopográfico:

I) Tiñas de la piel pilosa: cabelluda, de la barba y del bigote.

II) Tiñas de la piel lampiña o glabra (del latín *glaber*, adjetivo que significa liso) que incluyen la cara, el cuerpo, pies, manos y zona crural.

III) Tiña de las uñas.

La vía de entrada de los dermatófitos es directamente por la piel, los pelos y las uñas; el periodo de incubación es variable pero oscila entre 7 y 14 días.

▶ I) Tiñas de la piel pilosa

Tiña de la piel cabelluda

▶ Conceptos clave

- Por ser los dermatófitos queratinofílicos su avidez por el pelo es natural.
- La tiña de la piel cabelluda se inicia por la llegada de las esporas a la piel, su invasión a los infundíbulos y su parasitación al pelo.
- De ahí que el corte del pelo no sea de utilidad en el tratamiento porque el pelo emerge ya infestado.
- La placa pseudoalopécica: pelos presentes pero rotos y deformados, escama, pápulas foliculares, es el criterio *sine qua non* de este forma de tiña.
- Aunque no tan común como lo fue hace 50 años, la tiña de la piel cabelluda es un padecimiento propio de la edad pediátrica, es excepcional en el adulto.
- La etiología es principalmente por *M. canis* (o microspórica 80%) y por *T. tonsurans* (o tricofítica 15%).
- Su tratamiento siempre requiere de antimicóticos por vía oral.

Algunos autores la denominan también como "tiña de la cabeza", pero debido a que la cabeza incluye el cráneo y la cara y en ésta existen otras variedades clínicas de tiñas, preferimos el término que hace referencia específica a la piel cabelluda y que a juicio nuestro es más adecuado (**figura 6.1.2**).

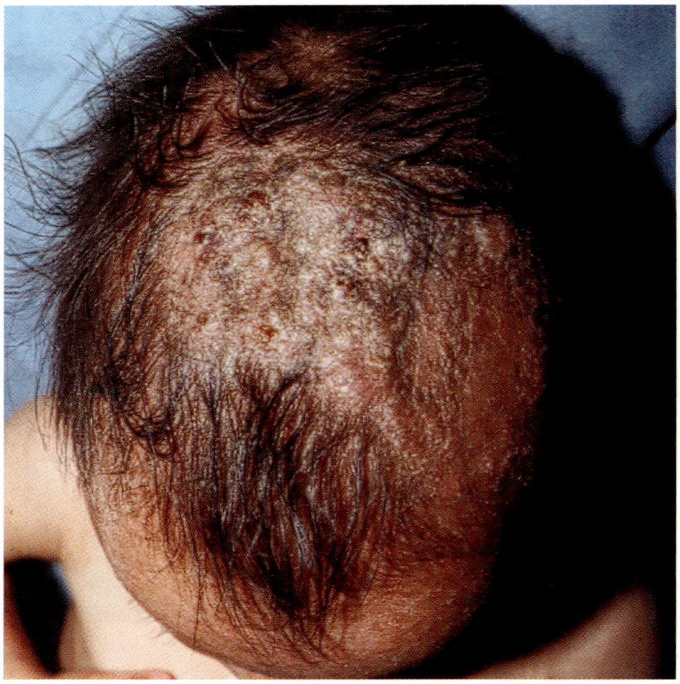

Fig. 6.1.4 Tinea capitis en una lactante, amplias zonas de la piel cabelluda están involucradas.

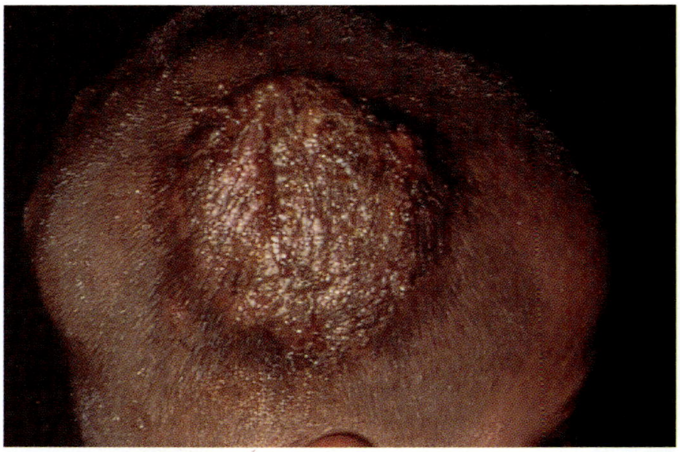

Fig. 6.1.5 Querión de Celso, obsérvese una amplia masa hemiesférica (con la huella de un intento de debridación) y la adenitis retroauricular concomitante.

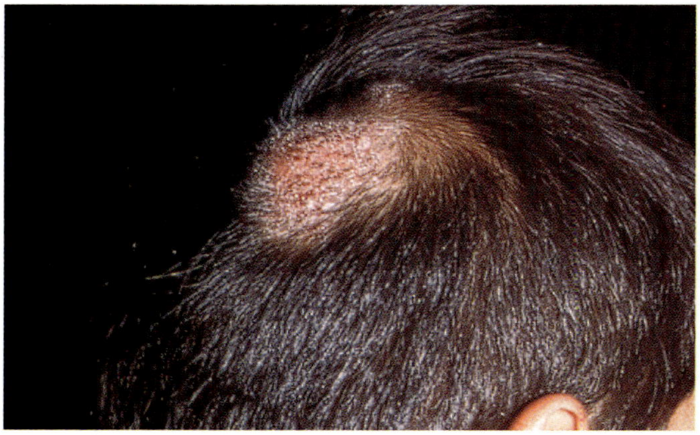

Fig. 6.1.6 Otro ejemplo de querión de Celso menos voluminoso, la adenopatía es cervical posterior.

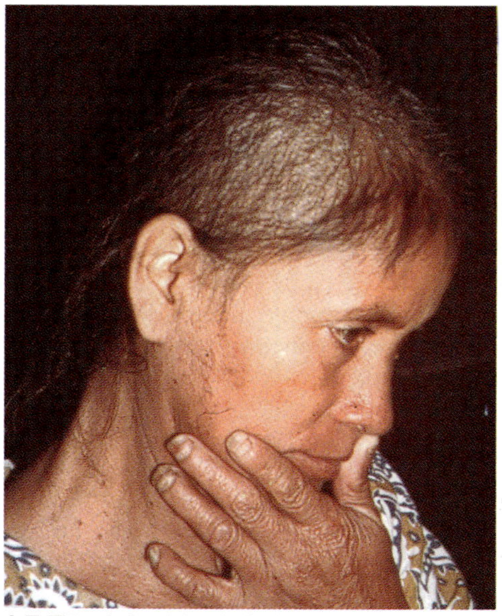

Fig. 6.1.7 Tiña de la piel cabelluda y de las uñas en una mujer adulta, situación poco común.

Conviene señalar que las esporas, al ser depositadas en la piel cabelluda por el contagio, penetran a través del infundíbulo y parasitan al pelo desde allí; por lo tanto, éste emerge ya parasitado y en consecuencia el rasurado de la piel cabelluda, que tan comúnmente llevan a cabo algunas personas, como medida terapéutica, no tiene ningún beneficio (**figura 6.1.3**).

La tiñas de la piel cabelluda en nuestro medio están determinadas principalmente por dos especies de dermatófitos, *T. tonsurans* y *M. canis*, de manera tal que reconocemos dos formas: la tricofítica y la microspórica.

Involucra casi exclusivamente a los niños, en forma excepcional al adulto y, de ser así, usualmente es a la mujer. Se observan una o varias zonas, ovales o circulares, de seudoalopecia, es decir, que en realidad existen pelos, pero están rotos, ya que al emerger por el infundíbulo sólo alcanzan unos milímetros y además están deformados, todo esto como consecuencia de su parasitación. Además de éstos coexiste la escama, que es fina, blanco-grisácea y fácilmente desprendible (**figura 6.1.4**).

De acuerdo con su aspecto morfológico y evolución, se consideran asimismo dos formas clínicas fundamentales: la tiña seca, donde los fenómenos inflamatorios son poco o nada perceptibles, y la tiña inflamatoria, en la que, por el contrario, existe una intensa reacción inflamatoria. Ésta por lo general es microspórica.

Los pelos enfermos o parasitados están mezclados con los normales; en ocasiones se destacan como puntos negros, muy cortos, incluidos en pequeños tapones córneos del orificio folicular. En otras ocasiones su tamaño es un poco mayor y entonces adoptan formas irregulares, como "carrizo quebrado".

Porque los dermatófitos poseen avidez por la queratina, familia de proteínas presente en la piel y sus anexos, es natural y esperado encontrar dermatófitos no sólo en el pelo y las uñas, sino en cualquier estructura de la piel.

En su estado parasitario en la piel, los dermatófitos adoptan una morfología ramificada o en filamentos cuando se trata de las escamas de la piel lampiña o las uñas. Cuando se trata de la parasitación del pelo, es en forma de artrosporas, las que se sitúan por dentro del tallo piloso propiamente dicho (*endotrix*) en el caso de la tiña tricofítica; la afección al pelo por dentro y por fuera (*ectoendotrix*) usualmente es tiña microspórica.

Patogenia: las esporas llegan a la piel y no sobre los pelos, unos siete días más adelante ya hay ataque a los pelos en su base infundibular; en siete días más surge una pápula que crece y en dos a tres semanas se visualiza la placa pseudoalopécica, es decir, existen los pelos pero cortos y deformados.

En consecuencia, no hay alopecia, ya que los pelos persisten, rotos y parasitados, los que en asociación con las escamas constituyen las *placas seudoalopécicas*.

También se las separa en "secas" e "inflamatorias" pero todas generan cambios inflamatorios; el querión de Celso es el prototipo de la tiña con cambios inflamatorios muy intensos.

La tiña microspórica muestra una mayor tendencia a la inflamación; las zonas afectadas son pocas, usualmente sólo una, de varios centímetros; desde luego que también existen los pelos enfermos, pero lo inflamatorio de la lesión los encubre con costras mielicéricas y pústulas; la placa seudoalopécica se levanta y se hace dolorosa, turgente, e invita a la punción o la desbridación quirúrgicas, lo cual no necesita hacerse, ya que responde muy bien al tratamiento con antimicóticos y antiinflamatorios. La adenopatía regional asociada es lo usual. Esta constelación de signos y síntomas se conoce como querión de Celso (Aurelio Cornelio Celso, 25-30 A.C.-45 D.C.) y usualmente se debe a *M. canis* y ocasionalmente a *T. mentagrophytes* (**figura 6.1.5 y 6.1.6**).

La consecuente respuesta inflamatoria dependerá en su magnitud de las condiciones del hospedero: edad, sexo, estado general de salud, ácidos grasos, pH local, temperatura y otros no conocidos.

El diagnóstico diferencial deberá hacerse con la alopecia areata, en la que efectivamente no existen pelos, ni escamas; la superficie es lisa y turgente. También deberá tenerse en consideración a la tricotilomanía, en la que existen pelos rotos en diversas longitudes, pero no deformados (**figura 6.1.7**).

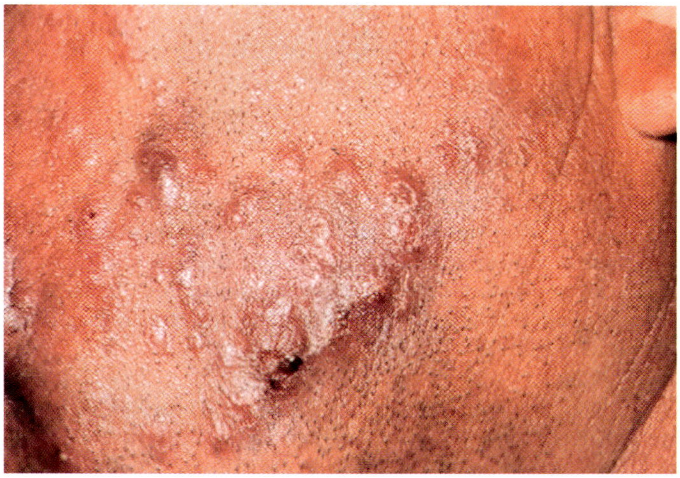

Fig. 6.1.8 Tiña de la barba y del bigote; en este hombre se aprecian claramente las pápulas que confluyen para formar una placa tipo querión, por la intensidad de la reacción inflamatoria.

En el examen directo del pelo es posible predecir la etiología, ya que la parasitación por dentro de su corteza (*endotrix*) es característica de *T. tonsurans*; y si también es por fuera de la corteza del pelo (*ectoendotrix*) muy probablemente será por *M. canis*.

La ***tiña fávica o favus*** es una forma muy rara de tiña de la piel cabelluda causada por *Trichophyton schoenleinii*, que se manifiesta por depresiones o godetes fávicos, pelos deformados y decolorados (fávicos) y zonas de alopecia.

La tiña fávica o *favus* también es muy rara, se presenta en la piel cabelluda en forma de escútulas, que son masas densas de micelios y detritus epiteliales que se organizan en costras elevadas alrededor de un pelo y dejan alopecia cicatrizal; es causada usualmente por *T. schoenleinii* y ocasionalmente por *T. violacuem*, *M. gypseum* y otros.

Tiñas de la barba y del bigote

Conceptos clave

- Estas tiñas, poco frecuentes en nuestros días, están determinadas principalmente por *T. tonsurans* y *M. canis*.
- También forman placas pseudoalopécicas con la misma patogenia descrita para la tiña de la piel cabelluda.
- Debe hacerse diagnóstico diferencial con el acné, con la alopecia areata, con la tricotilomanía y con las foliculitis y pseudofoliculitis de las regiones anatómicas que corresponden a la barba y el bigote.

Constituyen una forma de tiña cada vez menos observada; obviamente son propias del varón adulto y forman la afección de la piel y los pelos de la barba y del bigote determinada por *M. canis* y *T. tonsurans*.

La tiña de la barba es rara en nuestro medio, no sólo porque nuestra población es lampiña, sino porque además se requieren factores como la interrelación con animales, ya que los dermatófitos son zoofílicos.

También se caracterizan por placas seudoalopécicas y es de la mayor importancia identificar los pelos parasitados rotos. Predomina la forma inflamatoria, de tal manera que observamos lesiones levantadas, con pústulas foliculares y costras serohemáticas; todo en conjunto forma placas de tipo querión (**figura 6.1.8**).

Deberá hacerse el diagnóstico diferencial con las foliculitis de la barba y del bigote, en las que desde luego no hay pelos parasitados, sino sólo las pústulas foliculares. Por lo mismo, se deberá también diferenciar de la seudofoliculitis de la barba y/o bigote, en las que el pelo sale en sentido oblicuo, muy pegado a la piel o francamente, por lo que penetra a la piel provocando una pápula eritematosa y dolorosa, que a veces se hace pústula. El acné papulopustuloso también puede prestarse a confusión.

Su tratamiento requiere griseofulvina, itraconazol o terbinafina por vía oral, ya que los antimicóticos de administración local no surten efecto.

▶ II) Tiñas de la piel glabra

▶ Conceptos clave

- De manera característica las tiñas de la piel glabra forman círculos que llegan a ser concéntricos.
- De mayor relevancia es el hecho que exhiben un borde externo de mayor actividad.
- La tiña de la cara es más frecuente en los niños.
- En la tiña del cuerpo *M. canis* y *T. rubrum* son los agentes causales más frecuentes.
- La tiña crural o inguinocrural se caracteriza por un prurito de intensidad extrema.
- La tiña de los pies es sin duda la forma más común, sin excepción de edad o de sexo.
- El examen directo con KOH es muy accesible y fácil de hacer en estas formas de tiña.
- Estas formas de tiña responden bien a los antimicóticos tópicos.

Tiña de la cara

La tiña de la piel lampiña de la cara es propia de los niños y con frecuencia está determinada por los mismos dermatófitos que originan la tiña de la piel cabelluda; por lo mismo es obligada la exploración cuidadosa de esta región ante un paciente en estas condiciones (**figura 6.1.9**).

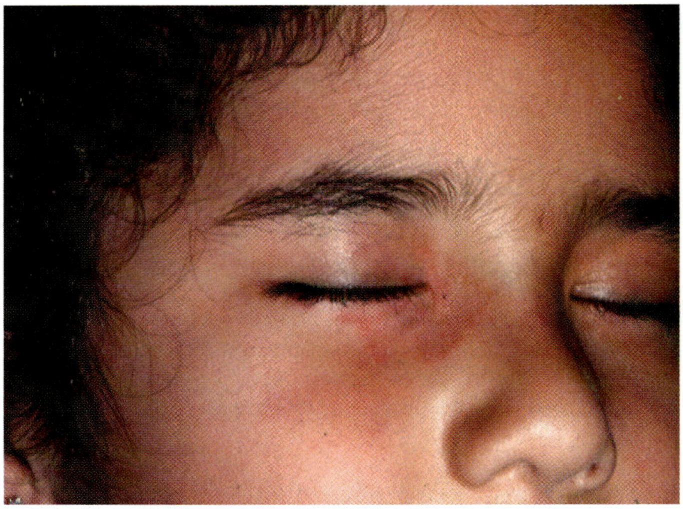

Fig. 6.1.9 Tiña de la cara en la región orbitaria de un niño.

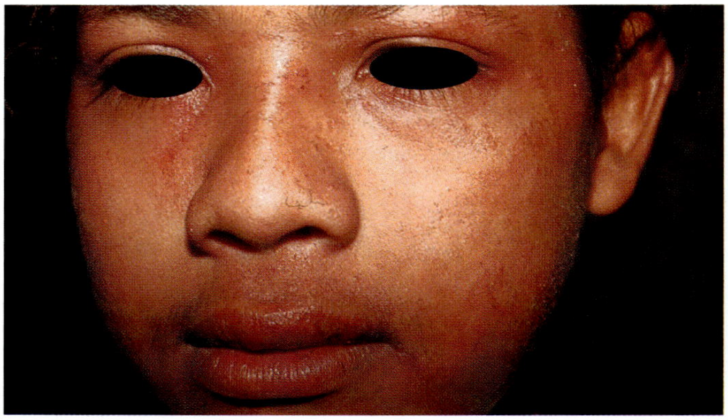

Fig. 6.1.10 Esta joven fue mal tratada con esteroides tópicos, lo que facilitó el crecimiento de la tiña en forma centrífuga, al grado de involucrar la mitad de la cara.

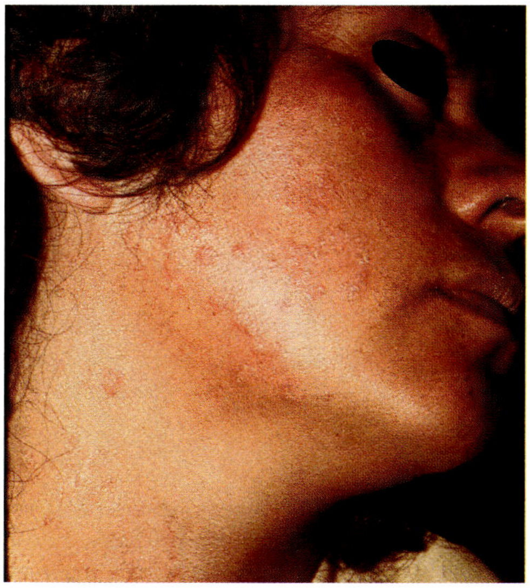

Fig. 6.1.11 Tiña de la cara, con lesiones arciformes y anulares que se extienden al cuello.

Como en cualquier otra tiña de la piel lampiña o glabra, es posible advertir muy claramente todos los datos clínicos de las tiñas: su forma circular u oval, su mayor actividad claramente definida hacia la periferia en forma de pequeñas pápulas eritematosas o vesículas (que representan precisamente el avance de la parasitación de manera centrífuga), fina descamación y eritema; todo esto acompañado de prurito, así como de la presencia de uno o más círculos en el interior del de mayor tamaño. Es habitual que en pocos días las lesiones aumenten en tamaño y en número (**figura 6.1.10 a 6.1.12**).

En el diagnóstico diferencial cabe el impétigo circinado, que es de etiología bacteriana, y la pitiriasis rosada (de causa desconocida) también podría prestarse a confusión; también en sus inicios se presenta como una "placa madre o heraldo" que puede simular una tiña, aunque no es usual que involucre la cara.

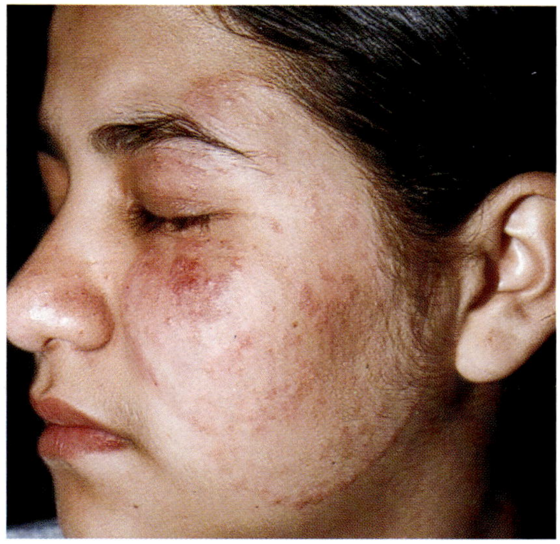

Fig. 6.1.12 En esta mujer con tiña de la cara las lesiones se han extendido; obsérvese el borde activo en forma circular y en la parte central pápulas y eritema, alternando con zonas de piel no inflamada.

Tiña del cuerpo

Como se menciona páginas anteriores, la tiña del cuerpo comprende aquellas lesiones que asientan en el tronco, cuello y extremidades superiores e inferiores, sin incluir pies y manos. *M. canis* (microsporia cutánea) y *T. rubrum* (tricofitia cutánea) son los principales agentes causales.

> La tiña de cuerpo se puede confundir fácilmente con la dermatitis numular, por lo que es obligado efectuar KOH y en ocasiones la biopsia.

Se presenta, como ha quedado descrito al hablar de la tiña de la cara por ser también piel glabra, como placas ovales o circulares, con un borde activo que representa el progreso de la parasitación. Se dibuja muy claramente y también se acompaña de prurito; debe diferenciarse de la dermatitis numular, que forma placas circulares u ovales eritematovesiculosas o eritematopapulosas, muy pruriginosas, de etiología desconocida y de la pitiriasis rosada que, como ya se mencionó, usualmente inicia con una placa "madre o heraldo" (**figura 6.1.13 y 6.1.14**).

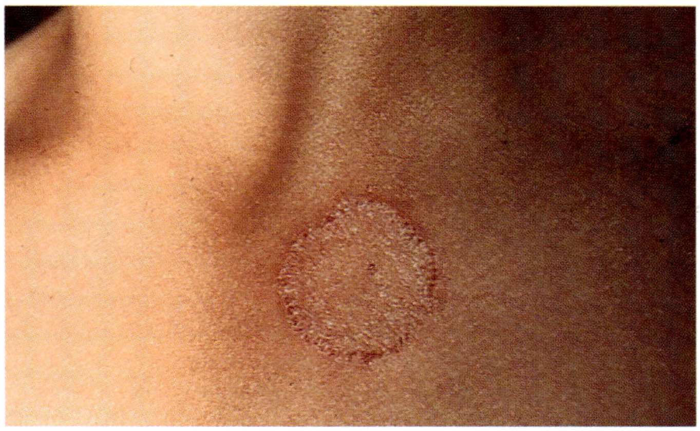

Fig. 6.1.13 Tinea corporis manifestada por una placa circular en la zona supraesternal.

Una forma interesante y poco común de tiña del cuerpo es la tiña *imbricada* o *tokelau*, que afecta selectivamente el tronco y las raíces de las extremidades; es producida por *Trichophyton concentricum* y se le observa en zonas tropicales; su nombre se deriva de un isla del Pacífico Sur, Tokelau.

> La tiña imbricada o Tokelau (isla de la Polinesia en la que es endémica) es una forma poco común, causada por *T. concentricum*, un dermatófito antropofílico que produce placas circinadas concéntricas (como "encaje") de fina escama, en ambos sexos y en cualquier edad, usualmente en indígenas que habitan zonas por arriba de los 1,000 m sobre el nivel del mar.

Está caracterizada por placas anulares concéntricas, escamosas, en donde las escamas están adheridas a la piel sólo en la periferia y libres en el borde interno, produciendo así un dibujo morfológicamente bello. Usualmente se adquiere desde la niñez.

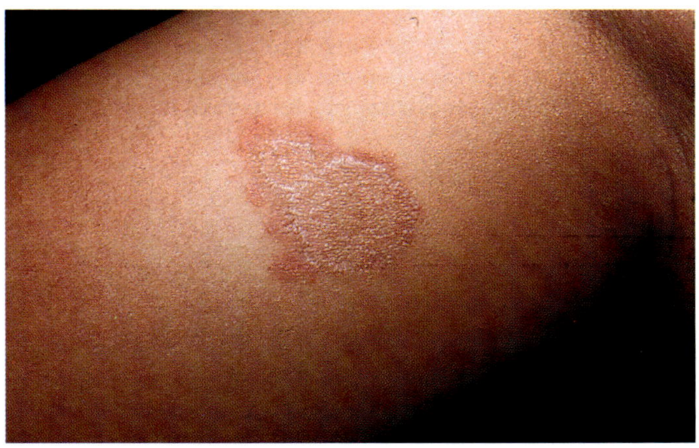

Fig. 6.1.14 Tiña del cuerpo que involucra la cara interna de un brazo; eritema, escama fina y pequeñas pápulas constituyen esta placa, causada por *T. rubrum*.

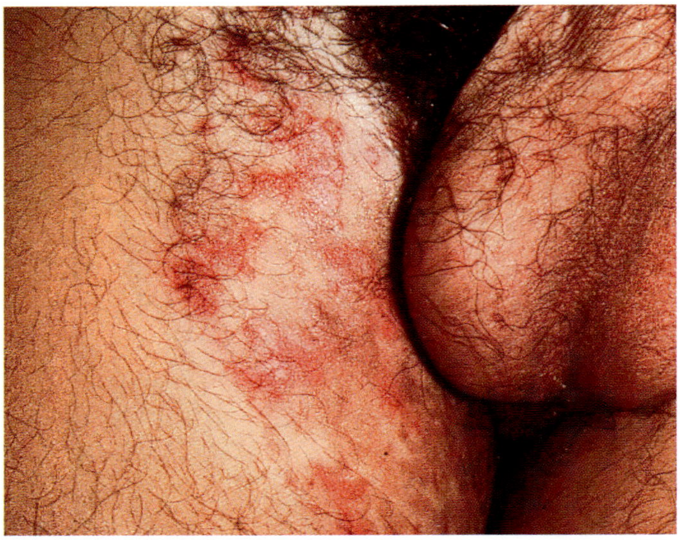

Fig. 6.1.15 Tiña crural en su presentación característica: unilateral, placas circinadas de eritema y finas pápulas, muy pruriginosa; en un hombre joven.

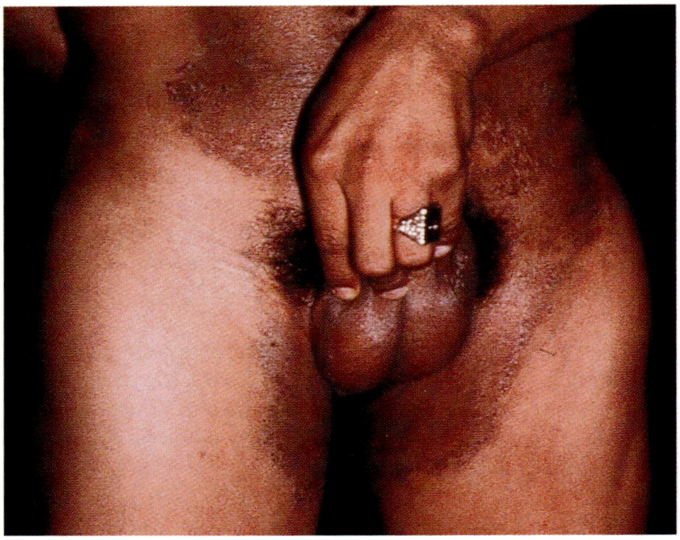

Fig. 6.1.16 Tinea cruris que se ha extendido hacia ambos lados e hipogastrio, debido a tratamientos inadecuados.

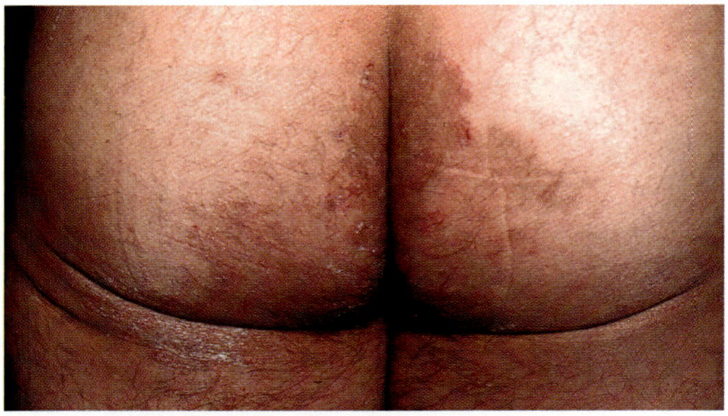

Fig. 6.1.17 Tinea cruris que ha rebasado su topografía original para involucrar las regiones perineales, perianal y glúteas, como consecuencia del manejo inapropiado.

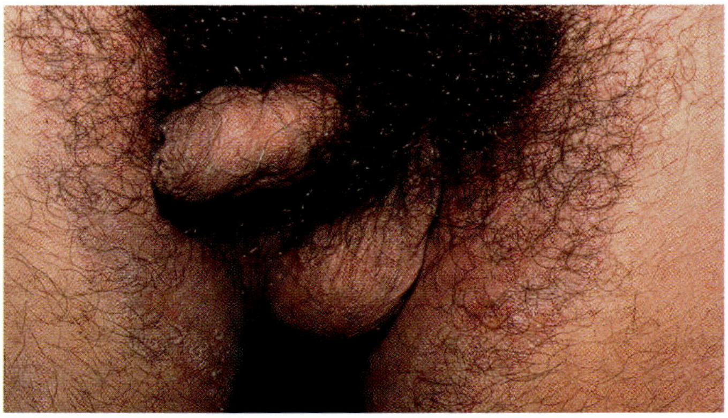

Fig. 6.1.18 La presentación bilateral y con abundante escama debe hacer pensar en tinea cruris mal tratada con esteroides tópicos.

Tiña inguinocrural

Antiguamente conocido como "eccema marginado de Herba" e inadecuadamente como "tiña inguinal". Está determinada por *T. rubrum* principalmente, aunque el *T. mentagrophytes* y el *E. floccosum* también se encuentran en porcentajes menores (**figura 6.1.15**).

> La tiña crural usualmente es unilateral, pero puede ser bilateral y extenderse a muslos, periné, pliegue interglúteo y nalgas.

Su localización es precisamente hacia las zonas crurales, o caras anterointernas de los muslos en su extremo superior, pero usualmente se extiende hacia el pliegue inguinal, pubis, periné y nalgas (**figura 6.1.16 y 6.1.17**). Usualmente es unilateral y sólo excepcionalmente involucra la piel del escroto testicular y peneano (**figura 6.1.18**). Es interesante también su casi nula presentación en la mujer (**figura 6.1.19**).

Como corresponde a la piel glabra, se desarrollan placas eritematoescamosas, arciformes, ovales o circulares bien definidas, crecen rápidamente y su borde activo es muy evidente, vesiculoso y con escama fina, escasa, todo ello acompañado siempre de un prurito muy intenso, lo que en conjunto es orientador del diagnóstico.

Si se ha dejado evolucionar, el rascado genera liquenización y huellas de rascado que se añaden a la morfología del padecimiento. El paciente deja pasar los días y debido al prurito es usual que se apliquen diversos productos, entre ellos los esteroides tópicos, que sólo alivian brevemente pero no mejoran; la tiña crece y se pueden añadir otros microorganismos, como *C. albicans*.

Ante un paciente con *tinea cruris* es necesario examinar los pies en búsqueda de otros focos tiñosos, como la piel de éstos o aun las uñas, pues el mecanismo usual de llegada del dermatófito a la zona crural es por la mano del propio paciente, a partir de los pies. Se deberá hacer examen directo para confirmar el

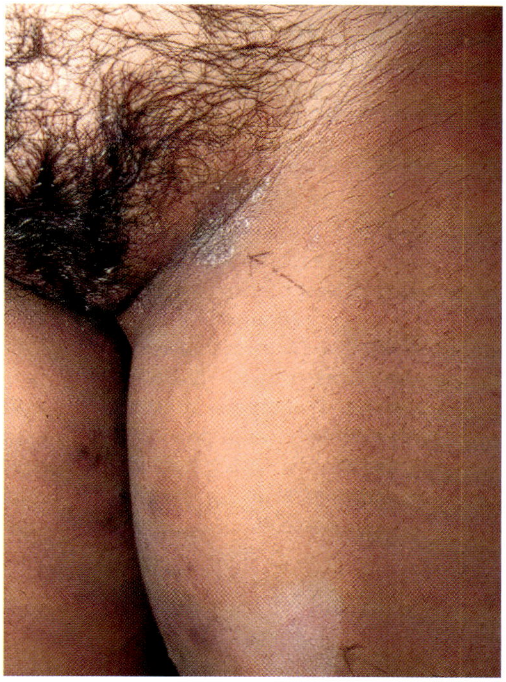

Fig. 6.1.19 Este ejemplo de tiña crural en la mujer es verdaderamente excepcional.

diagnóstico, pues aunque el cuadro clínico es característico, deberán tomarse en consideración: la candidosis, el eritrasma y la psoriasis inversa o intertriginosa (porque asienta en los pliegues de flexión como axilas, ingles o el interglúteo).

La candidosis asienta en el pliegue inguinal, el que se muestra húmedo, eritematoso, brillante, con pústulas en la periferia, sin escama y es menos pruriginoso.

El eritrasma, que es una infección no micótica, sino por una bacteria, el actinomiceto *Corynebacterium minutissimum*, involucra característicamente los pliegues pequeños y grandes, con placas eritematosas, muy poco escamosas, maceradas al hacerse crónicas y con poca sintomatología.

La ya citada psoriasis inversa, por involucrar los pliegues de flexión en lugar de los pliegues de extensión como es lo usual, puede prestarse al diagnóstico diferencial.

Tiña de las manos

Usualmente se afectan las palmas, eminencias tenar e hipotenar, en las que, por ser la piel gruesa, se pierden las estructuras ovales o circulares ya descritas para otros segmentos; en su lugar observamos finas vesículas, eritema y descamación, acompañadas de prurito (**figura 6.1.20 y 6.1.21**).

Las enfermedades vesiculosas de las manos ("pompholyx"), las reacciones tipo "ide" y la vesiculación/descamación por hiperhidrosis son otros diagnósticos diferenciales con la tiña de las manos.

La tiña de las manos asienta en el hueco palmar y/o en eminencias tenar e hipotenar y debe diferenciarse de la dermatitis por contacto (que se sitúa más hacia los dedos) y de la psoriasis (que usualmente exhibe pústulas y hoyuelos en las uñas).

Más frecuente es la dermatitis por contacto en las manos, padecimiento con el que deberá hacerse el diagnóstico diferencial, pues usualmente se les confunde una con otra. El contactante puede ser uno o varios productos químicos; en nuestra sociedad los más comúnmente involucrados son el hule, el níquel y el cromo. Bastará el examen directo para corroborar o descartar o descartar el diagnóstico de tiña.

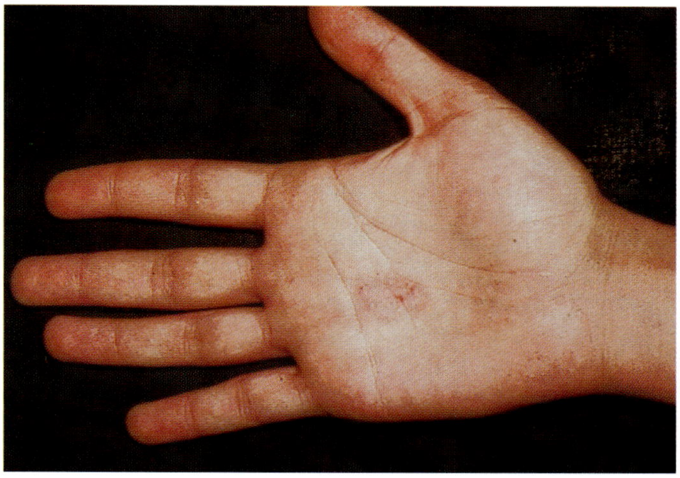

Fig. 6.1.20 Tinea manuum incipiente, es evidente la placa de eritema con finas vesículas y escamas que le caracterizan.

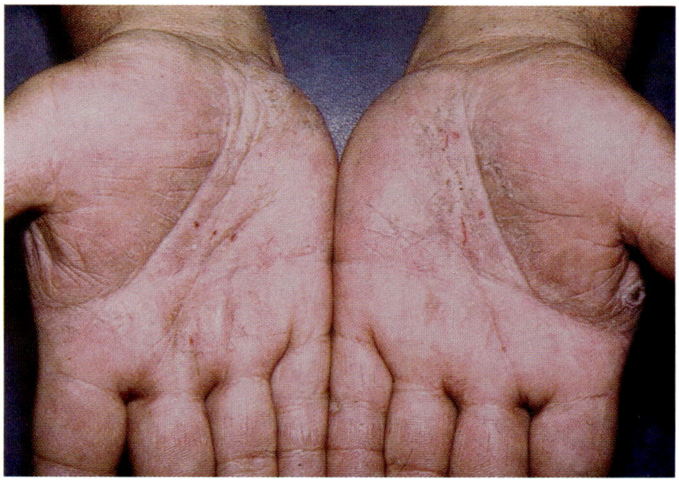

Fig. 6.1.21 Tiña de las manos, las palmas en sus zonas centrales o bien eminencias tenar e hipotenar son los sitios de elección; deberá descartarse la dermatitis por contacto.

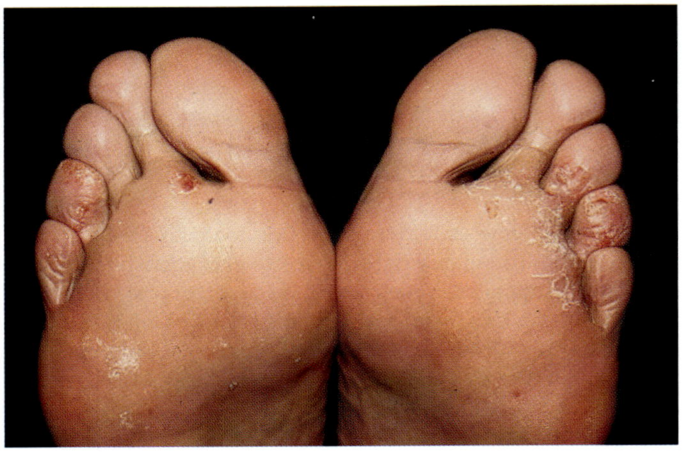

Fig. 6.1.22 Tiña de los pies en su forma intertriginosa, usual e inicial; las vesículas se rompen en breve para dejar estas zonas descamativas y denudadas, pruriginosas.

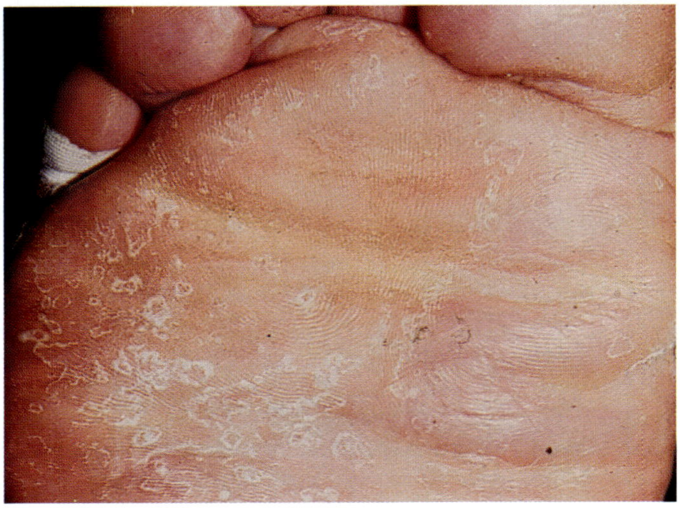

Fig. 6.1.23 Tinea pedis que involucra la piel plantar en forma de incontables puntos circulares de descamación, que fueron precedidos por vesículas.

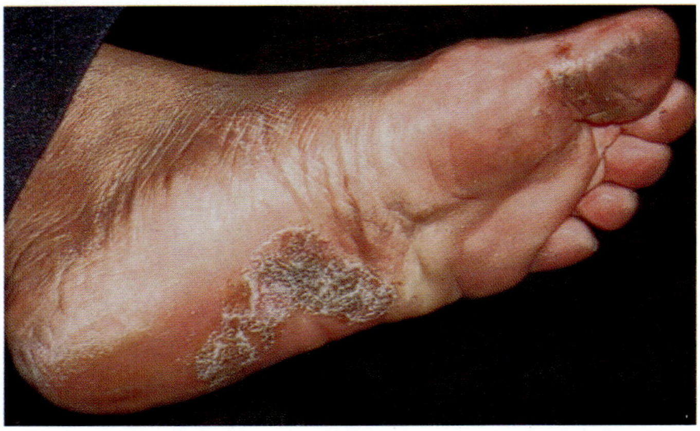

Fig. 6.1.24 Forma crónica, hiperqueratósica de tinea pedis.

Tiña de los pies

Popularmente conocida como "pie de atleta", es la micosis más común en el ser humano. En nuestro medio está determinada más frecuentemente por *T. rubrum*.

Lo usual es que estén involucrados ambos pies, hacia los pliegues interdigitales y plantas, lo que ha llevado a considerar tres variedades clínicas: la interdigital o intertriginosa, por situarse en estas áreas, con predominio por el pliegue entre el 4° y 5° dedos, en la que predominan las zonas maceradas y descamativas (**figura 6.1.22**). La forma vesiculosa se observa en el arco del pie y hacia las raíces de los dedos; predominan precisamente las vesículas que, al romperse, dejan ver zonas de descamación; puede extenderse hacia la porción dorsal y dibujar un aspecto "en mocasín" (**figura 6.1.23**). La forma hiperqueratósica se caracteriza por la presencia de escamas adherentes en la zona plantar, principalmente hacia el talón (**figura 6.1.24**).

Los dermatófitos pueden producir enfermedades que involucran dermis e hipodermis y aUn vísceras; la menos rara se conoce como granulomas dermatofíticos, que se presenta como pápulas o nódulos formando placas de varios centímetros, usualmente en las extremidades inferiores, en realidad el proceso granulomatoso se forma como reacción a los elementos queratinizados del folículo piloso parasitado que se rompe.

Lo común es que el paciente consulte después de meses o años de padecer *tinea pedis,* y habitualmente tras un curso oscilante de exacerbaciones y remisiones parciales correlacionadas con las temporadas de calor y de frío, respectivamente. Asimismo, no es raro que cualquiera de estas formas clínicas se vea complicada por una infección bacteriana y/o dermatitis de contacto condicionada por la aplicación de diversos remedios.

Otra forma rara es el micetoma por dermatófitos, en donde el *T. rubrum* es el agente etiológico usual, clínicamente exhibe caracteres propios del micetoma eumicético.

Debemos tener en cuenta dentro del diagnóstico diferencial a las sifílides papulosas del secundarismo luético, a la psoriasis palmoplantar, a la dermatitis pustulosa acral, a la propia dermatitis por contacto y en los niños a la dermatitis plantar juvenil.

Es imprescindible efectuar examen directo con KOH e idealmente hacer cultivos.

Otra enfermedad aún más rara se conoce como de Hadida, se presenta en escolares inmunocomprometidos, con inicio en la piel cabelluda como tiña inflamatoria con capacidad de diseminarse a otras regiones anatómicas y a otros órganos.

III) Tiña de las uñas

Conceptos clave

- La distrofia ungueal más comúnmente observada es la producida por hongos.
- Es más frecuente en los pies que en las manos y más del adulto que del niño.
- Está causada por especies de los géneros *Trychophyton*, usualmente *T. rubrum* (85%) y ocasionalmente por especies de *Microsporum* y de *Epidermophyton*.
- En su tratamiento es preferible el antimicótico por vía oral, pero se puede recurrir a productos de aplicación local como el bifonazol con urea y a las lacas de amorolfina de ciclopirox.

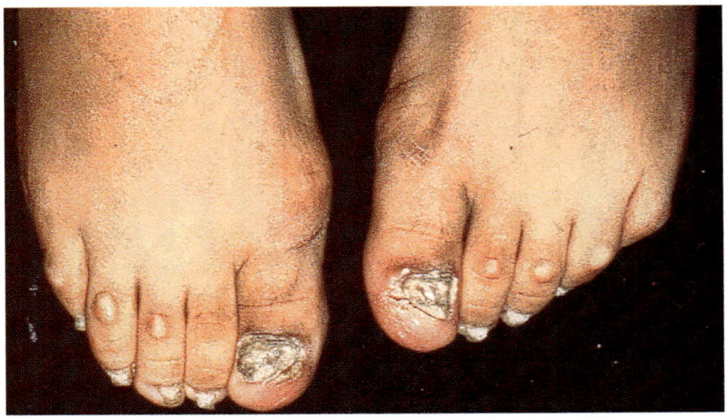

Fig. 6.1.25 La tiña de las uñas es mucho más frecuente en los pies que en las manos. Obsérvense las uñas deformadas, gruesas, rotas y mal adheridas al lecho ungueal.

Se sabe que aproximadamente 20% de la población adulta cursa con tiña de las uñas y que esta cifra aumenta hasta 50% en diabéticos y en ancianos.

El hecho de que las uñas sean gruesas láminas de queratina las hace un hábitat idóneo para los dermatófitos; de hecho, su erradicación llega a ser muy difícil. Los filamentos y las esporas del hongo invaden el borde libre ungueal y el hiponiquio para progresar hacia la matriz; provocan engrosamiento de la lámina ungueal, las hace frágiles, quebradizas, se ven amarillentas y/o blancas y son desprendibles del lecho ungueal. Está condicionada predominantemente por *T. rubrum*.

Es un padecimiento muy común debido a que los dermatófitos tienen una avidez muy grande por la queratina, aunque el hombre no forme parte de su ciclo biológico.

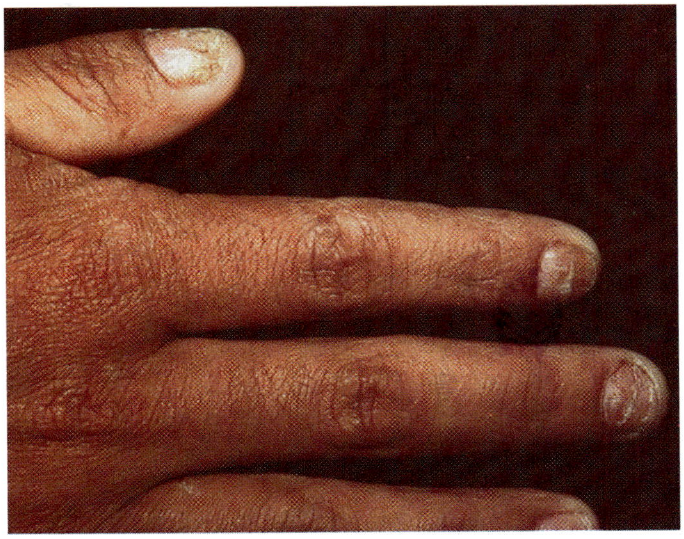

Fig. 6.1.26 Los bordes libres de las uñas son característicamente afectados por los dermatófitos, como se puede advertir en este ejemplo de onicomicosis de la mano.

Pueden ser una o más las uñas afectadas, más frecuentemente las de los pies, en relación de 9 a 1 con las de las manos (**figura 6.1.25**). La afección se inicia por el borde distal, pero no exclusivamente, ya que también puede partir del borde proximal o bien de los laterales y aun de la zona central, como una mancha blanca. Con el tiempo se llega a afectar la totalidad de la lámina ungueal y usualmente coexiste con tiña de la piel de esa región, sea mano o pie (**figura 6.1.26 a 6.1.28**).

Surge después de la infección en la piel vecina y se acepta que existe una susceptibilidad inmunogenética para adquirir este padecimiento. En el hombre es dos veces más común que en la mujer.

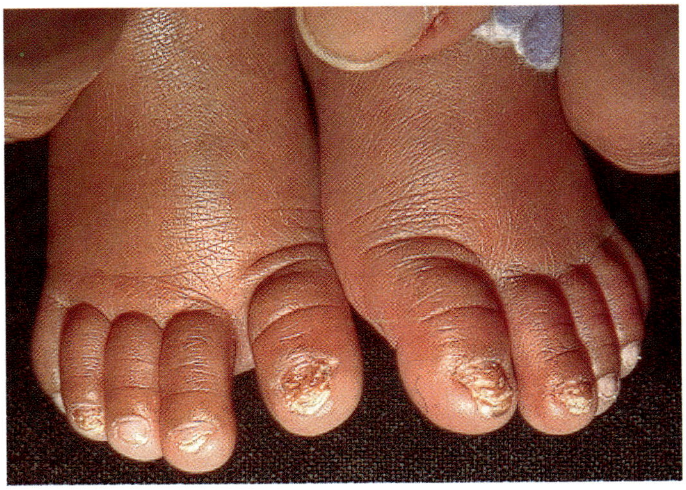

Fig. 6.1.27 Distrofia ungueal por dermatófitos en un lactante, hecho excepcional.

El diagnóstico diferencial debe hacerse con la candidosis ungueal, con la psoriasis ungueal, con el liquen plano ungueal, con la *pityriasis rubra pilaris* y con otras causas de distrofia ungueal. En caso de estar afectadas todas las uñas, se hace el diagnóstico de distrofia de las veinte uñas y entonces es necesario el estudio integral del enfermo.

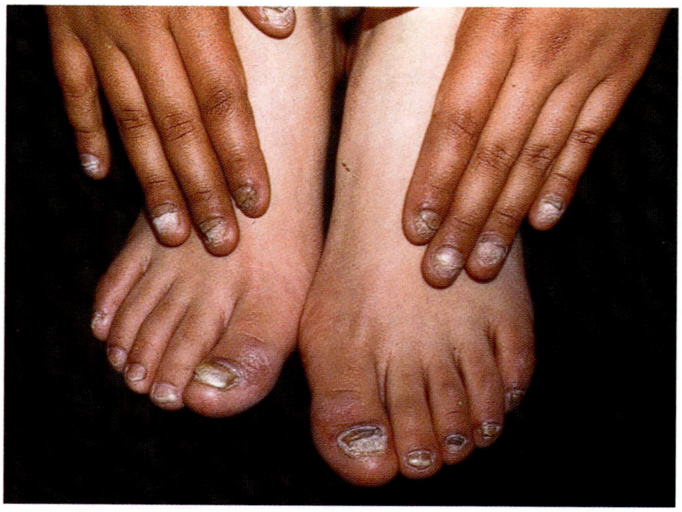

Fig. 6.1.28 Tinea unguis en manos y pies de un adolescente en quimioterapia por enfermedad de Hodgkin.

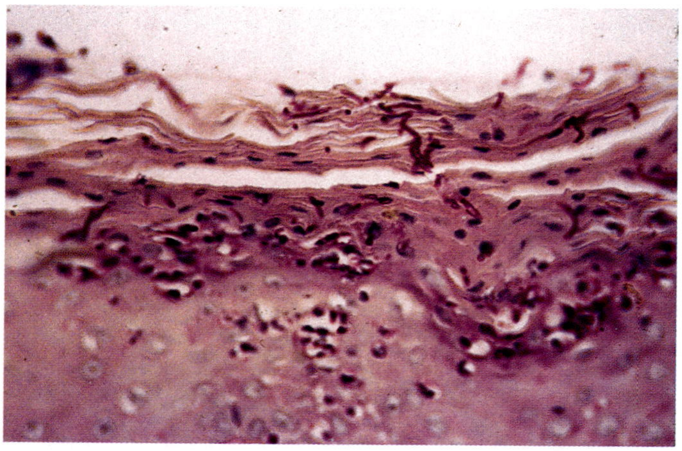

Fig. 6.1.29 Histopatología de las tiñas en la piel glabra: incontables filamentos de dermatófitos dentro de una capa córnea paraqueratósica que son fácilmente identificados con la tinción de PAS; se asocia con infiltrado linfocitario perivascular superficial.

Tradicionalmente rara en los niños, ahora la vemos con mayor frecuencia debido al popularizado uso de calzado de material sintético, en particular el zapato tenis.

Por supuesto, tal estudio debe iniciarse con el examen directo y los cultivos en búsqueda del hongo, dermatófito, *Candida*, u otro y continuar con la biopsia de piel.

Se reconocen cuatro formas (no muy claramente distinguibles a la clínica ni morfológicamente contrastantes): subungueal (que puede ser *distal*, la más común, *lateral* o *proximal*), blanca superficial, endotrix y total.

Histopatología. Todas las dermatofitosis exhiben la presencia de hifas y de esporas en la capa córnea, a las que es posible identificar aun sin tinciones especiales (Grocott o PAS) si se baja el condensador, entre las células no paraqueratósicas; en la dermis se encuentra un infiltrado linfocitario perivascular y superficial. En la histopatología de las uñas es igualmente factible la visualización del hongo (**figura 6.1.29**).

6.2 Pitiriasis versicolor

Conceptos clave

- El término pitiriasis señala su carácter clínico de fina escama, dato propio y relevante para el diagnóstico.
- El término versicolor señala el cambio hacia la hipo o la hiperpigmentación de las manchas de acuerdo con el tono de la piel del hospedero.
- El examen directo revela abundante filamentos y esporas del agente causal.
- En la histopatología se identifican filamentos y blastoconidinas en la capa córnea, mayormente evidentes con tinciones para hongos, como Grocott o PAS.
- El tratamiento con antimicóticos tópicos y/o vía oral es usualmente exitoso.

Definición. Es una micosis superficial causada por levaduras del género *Malassezia sp.*, un hongo lipofílico que produce manchas hipo o hiperpigmentadas, siendo las más comunes en nuestro medio *M. globosa*, *M. sympodialis* y *M. furfur*.

La pitiriasis versicolor (PV) es una micosis superficial causada por diversos hongos levaduriformes y lipofílicos del género *Malassezia*, principalmente *M. globosa*, *M. sympodialis*, *M. furfur* y excepcionalmente *M. obtusa*, *M. restricta* y *M. slooffiae*.

Anteriormente denominada "tiña" *versicolor* por algunos autores, ahora se prefiere el término pitiriasis (que proviene del griego y significa salvado, que a su vez se refiere a la cáscara del grano obtenida por la molienda), como lo usó Galeno para describir enfermedades caracterizadas por fina descamación. El término versicolor se refiere al cambio de color que genera el hongo en la piel, según el tipo de piel del hospedero.

Etiopatogenia. El hongo llega a la piel e invade la epidermis, fundamentalmente la capa córnea y los infundíbulos. Conviene señalar que este microorganismo habitualmente se establece en la piel humana desde el nacimiento, con mayor densidad en la cabeza y el tórax, quizá debido a la mayor abundancia de glándulas sebáceas en estos sitios, pues como ya se ha dicho se trata de una levadura lipofílica.

Por la acción inhibitoria de sus ácidos dicarboxílicos sobre la tirosinasa en la síntesis de la melanina, se producen las manchas hipocrómicas; también existe el mecanismo a través de la

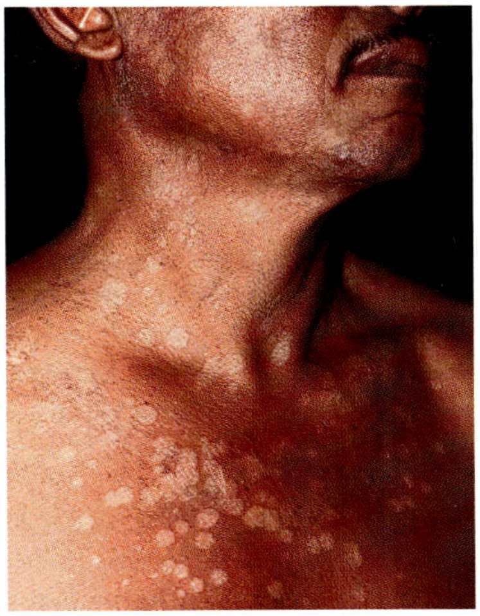

Fig. 6.2.1 Pitiriasis versicolor en su forma de presentación clásica: tórax de un adulto con máculas hipopigmentadas.

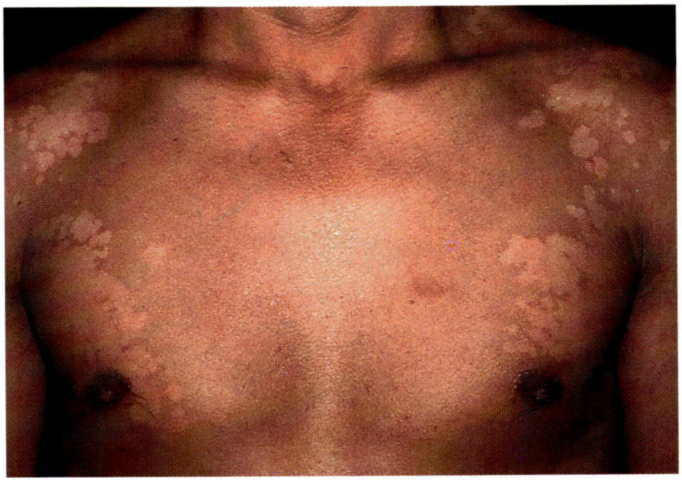

Fig. 6.2.2 Pitiriasis versicolor en la cara anterior del tórax de un adulto joven.

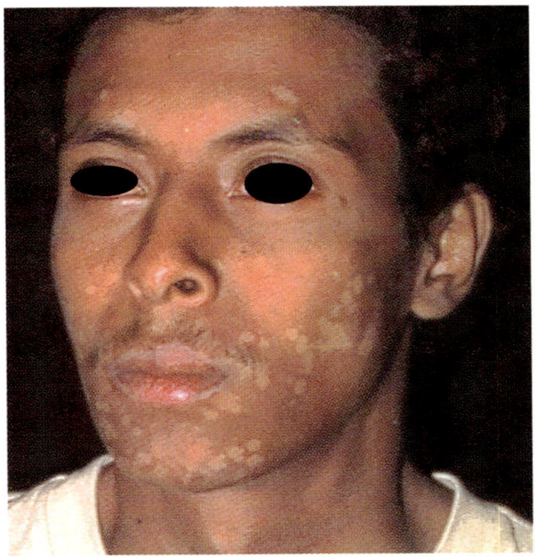

Fig. 6.2.3 Pitiriasis versicolor variedad hipocromiante, lo usual en nuestra población; en este paciente las lesiones involucran predominantemente la cara.

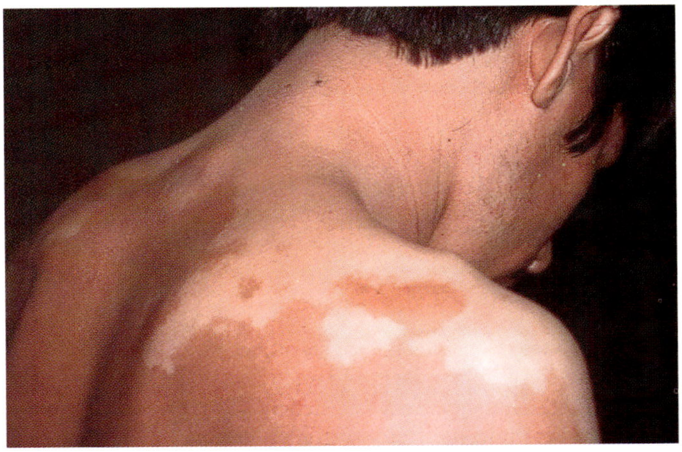

Fig. 6.2.4 El tronco afectado en este paciente exhibe amplias manchas hipocrómicas de pitiriasis versicolor que obligan a diferenciarla del vitíligo, lo que es relativamente fácil mediante un examen directo con hidróxido de potasio.

pitiriacitrina secretada por la levadura. Las manchas hipercrómicas se producen por incremento en la síntesis de melanina.

La presencia del hongo provoca una reacción inflamatoria perivascular superficial a base de linfocitos.

Actualmente se reconocen 13 especies del género *Malassezia* sobre bases morfológicas, bioquímicas y genéticas.

Caracteres clínicos. No hay predilección por el sexo, aunque la observamos con mayor frecuencia en el hombre; la edad puede ser cualquiera, pero es mucho más común en el adulto joven, de 18 a 30 años de edad, posiblemente por los factores hormonales que influyen en la producción de sebo cutáneo (**figura 6.2.1 y 6.2.2**).

Observamos precisamente manchas hiper o hipopigmentadas, circulares u ovales, usualmente incontables y comúnmente no mayores de 1 cm de diámetro, con fina escama, que se ubican principalmente en el cuello, tórax y raíces de los miembros superiores. Las zonas por debajo de la pelvis rara vez se involucran. Por lo general no hay sintomatología, sólo un leve prurito en algunas personas (**figura 6.2.3 y 6.2.4**).

El examen directo muestra abundantes filamentos y esporas del agente causal; no es necesario el cultivo. La exploración del paciente bajo la luz de Word es de utilidad, ya que las lesiones fluorescen en color amarillo-verde.

Histopatología. Se observan las estructuras fúngicas (filamentos y blastoconidias) entre las células de la capa córnea, característicamente en sentido paralelo, tan abundantes que no siempre es necesario teñir los cortes con Grocott o con PAS y en asociación con un infiltrado linfocitario perivascular superficial (**figura 6.2.5**).

Deberá diferenciarse principalmente del vitíligo, en el que no hay escama y las manchas son acrónicas; la *pitiriasis alba* tam-

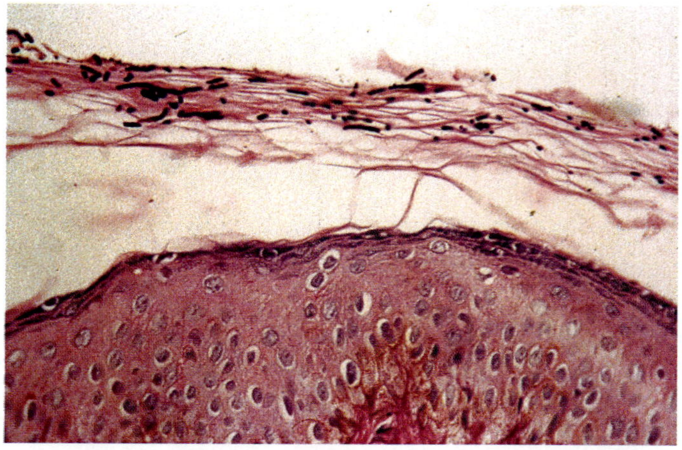

Fig. 6.2.5 En la histopatología resalta la presencia de hifas y esporas de *M. furfur* en color rojo, dentro de la capa córnea; en la dermis papilar coexiste un infiltrado linfocitario perivascular superficial. Tinción de PAS.

bién podría entrar al diagnóstico diferencial, ya que hay escama fina e hipocromía; en estas dos el examen directo es negativo y no hay fluorescencia con la luz de Wood.

Diversas especies del género *Malassezia* son parte de la flora normal de la piel humana (en particular de los folículos pilosebáceos), mismas que gracias al aumento de la humedad y temperatura pasan a la fase filamentosa o parasitaria y producen la enfermedad.

Generalidades. Hacemos uso del término *Malassezia furfur* porque parece ser el mejor aceptado en la micología, ya que tradicionalmente se hablaba de la fase de levadura (*Pityrosporum ovale*) y de la fase micelial (*Pityrosporum orbiculare*) para el mismo hongo; no obstante, la tendencia actual es considerar el género *Malassezia* con siete especies, identificadas con base en sus caracteres morfológicos y bioquímicos, de manera tal que *M. furfur* (también denominado *Pityrosporum furfur*) incluye a *P. ovale* y a *P. orbiculare*, que es una de las especies más frecuentemente involucradas en la enfermedad, junto con *M. sympodialis, M. globosa, M. restricta* y *M. obtusa*. Otras especies son: *M. pachydermatis, M. sympodialis* y *M. sloofiae*. Todo esto tiene importancia académica, pero en la práctica no es necesaria la identificación, ya que todas las especies responden a la misma terapéutica.

Se observa más frecuentemente entre los 15 y 25 años de edad, probablemente por un incremento en la influencia hormonal sobre las glándulas sebáceas que así dan paso a un terreno propicio para que el hongo desarrolle su fase parasitaria.

La *foliculitis* por *M. furfur* es una entidad que se presenta con pápulas y/o pústulas precisamente en los *ostia* foliculares; se confunde con la bacteriana; puede ser una complicación en los sujetos predispuestos, ya sea diabéticos, con inmunodepresivos y, más comúnmente, con antibioticoterapia prolongada.

Dermatitis seborreica

Esta entidad se revisa más extensamente en el capítulo sobre enfermedades eritematoescamosas; aquí sólo mencionamos que está determinada causalmente por el género *Malassezia sp.*, se han identificado *M. globosa, M. furfur* y *M. restricta*. Se presenta más frecuentemente en el recién nacido o lactante y en el adulto de ambos sexos. En la edad preescolar, escolar y en el adolescente es muy rara, usualmente aparece en la piel de la cara hacia las zonas ciliares, alrededor de la nariz y de los conductos auditivos, en donde involucra los pabellones auriculares, así como la piel cabelluda y la zona esternal.

A diferencia de las otras micosis superficiales, que responden bien y rápidamente a los antimicóticos, la dermatitis seborreica sólo mejora para recidivar en breve tiempo, tornándose así en una enfermedad crónica, muy molesta y obviamente antiestética. Es conveniente corroborar el diagnóstico por medio del estudio micológico.

6.3 Candidosis

Conceptos clave

- La candidosis es la micosis oportunista más común en cualquiera de sus formas de presentación.
- La candidosis puede ser mucocutánea, puramente cutánea y generalizada.
- La candidosis mucocutánea puede ser: bucal y genital.
- La candidosis cutánea puede ser: intertriginosa, de las uñas, de la zona del pañal.
- La candidosis cutánea usualmente se presenta con zonas maceradas, eritematosas y pustulosas.
- La candidosis generalizada puede involucrar tracto digestivo, respiratorio, urinario, puede causar endocarditis y meningoencefalitis.

Definición. Es una micosis oportunista determinada por la presencia en los tejidos y órganos de alguna especie del género *Candida*, usualmente *C. albicans*.

Aunque sea incluida en este capítulo, también puede constituir una micosis profunda, ya que a veces involucra el aparato digestivo, el respiratorio, el genital femenino y otros órganos.

Etiopatogenia. Como hongo oportunista, lo vemos asociado a trastornos o enfermedades que dan paso a su desarrollo; por ejemplo, el síndrome de inmunodeficiencia adquirida, la *diabetes mellitus*, el embarazo, las terapéuticas con antibióticos y/o inmunosupresores.

El hongo se adhiere a las superficies mucosas a través de sustancias denominadas mananas; asimismo, el hongo tiene capacidad patogénica debido a su producción de toxinas y enzimas (proteasas, hialuronidasas, queratinasas) y a su capacidad para virar de la fase de levadura a la micelial.

Caracteres clínicos. En dermatología vemos más frecuente-

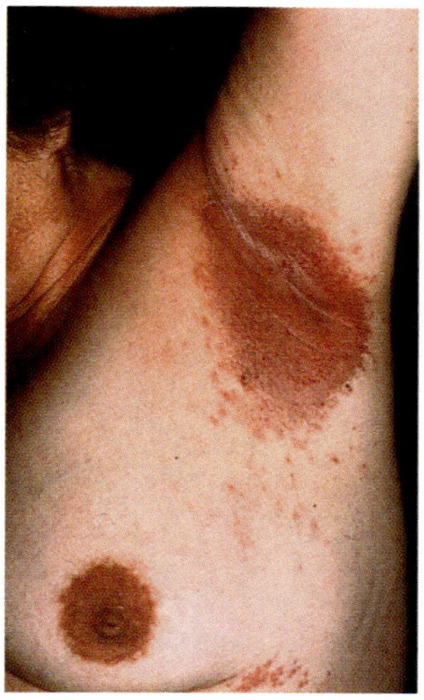

Fig. 6.3.1

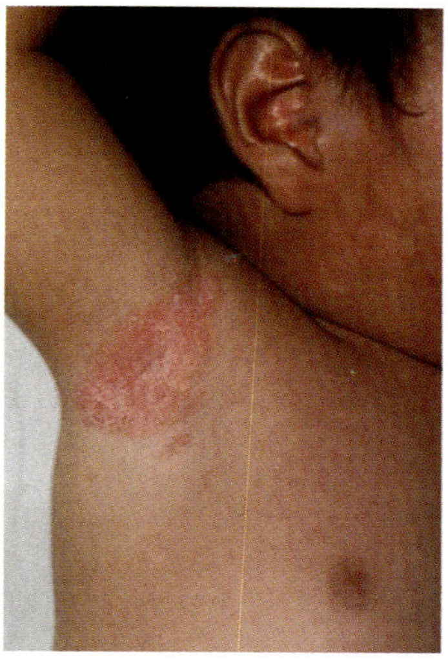

Fig. 6.3.2

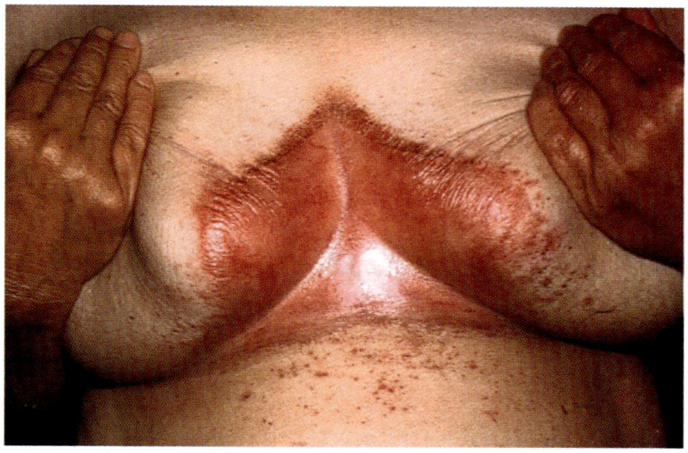

Fig. 6.3.3 Intertrigo candidósico característico, en pliegues inter y submamarios de esta mujer obesa y diabética.

Fig. 6.3.1 Intertrigo candidósico; pliegue axilar con una amplia placa de eritema y maceración, con múltiples pápulas y pústulas en su vecindad, lo que contribuye a diferenciarla de la psoriasis inversa. **Fig. 6.3.2** Intertrigo candidósico del pliegue axilar en un lactante que cursaba con candidosis de la zona del pañal.

mente las formas mucocutáneas. En la piel involucra preferentemente los pliegues, en donde el calor y la humedad permiten su desarrollo; así, lo vemos en axilas, ingles, pliegues submamarios en la mujer obesa, pliegue balanoprepucial. Se presenta como placas de eritema, brillantes, húmedas, con pápulas y/o pústulas a su alrededor hiperpigmentadas cuando ya son crónicas (**figura 6.3.1 a 6.3.6**).

La candidosis mucocutánea oral puede ser aguda y crónica; la aguda es la más común y se presenta en forma de membranas (algodoncillo o "trush") en la lengua y/o mucosas yugales. La crónica se manifiesta en las comisuras labiales como "boqueras", o como placas atróficas o bien hiperplásicas, también sobre la lengua y/o regiones yugales.

En la mucosa oral también se muestra como áreas de eritema, pero predominan las pápulas y la descamación, que forma una membrana blanca.

En la mucosa genital no sólo se advierte lo ya descrito, sino que además existe un exudado más profuso (que el vulgo llama "flujo") que genera prurito y mancha la ropa.

La *C. albicans* también involucra las uñas; tradicionalmente se ha descrito su afección partiendo del pliegue proximal y en asociación con edema y eritema de la piel vecina: perionixis. Pero en realidad el aspecto clínico es muy variable, ya que puede no haber tal perionixis, e iniciarse desde el borde distal o los laterales. Las uñas están engrosadas, rugosas, friables, amarillas o blancas, ya sea en su totalidad o sólo parcialmente.

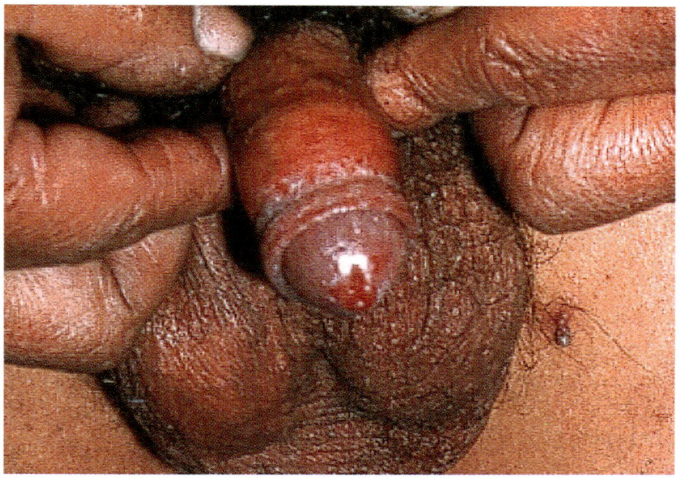

Fig. 6.3.4 Candidosis del pene, el glande y la porción mucosa, que exhiben eritema y membranas blancas, en este hombre con diabetes mellitus descompensada.

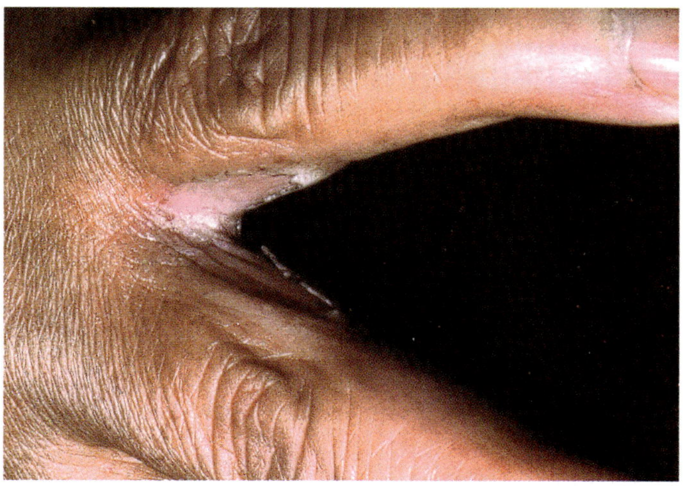

Fig. 6.3.5 La candidosis frecuentemente involucra también los pliegues interdigitales, vemos maceración, zonas denudadas y escama gruesa.

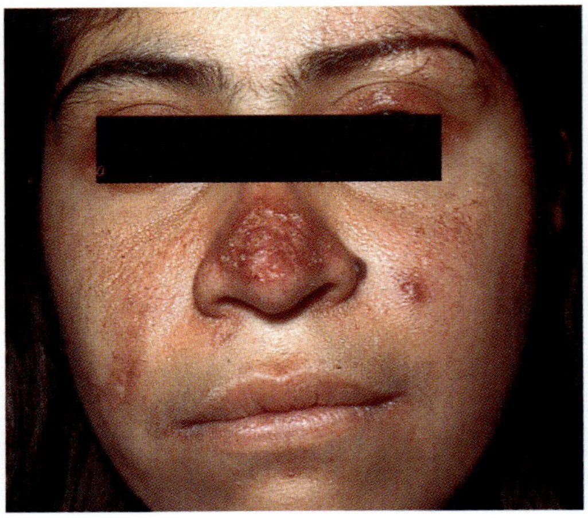

Fig. 6.3.6 Candidosis micocutánea crónica en esta paciente con manifestaciones en la piel, uñas y faringe, que requiere de la permanente administración de itraconazol.

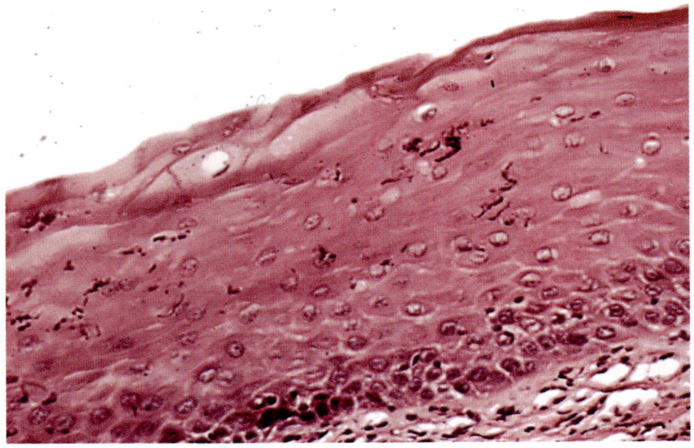

Fig. 6.3.7 Histopatología de la candidosis con seudofilamentos dispuestos perpendicularmente a la superficie del epitelio.

La candidosis mucocutánea genital es seguramente la forma más común de candidosis en su presentación vaginal y vulvar. No sólo en la mujer sexualmente activa, se manifiesta por leucorrea, prurito y eritema de la mucosa. Particularmente frecuente en la embarazada, en la mujer diabética, durante tratamiento con antibióticos de amplio espectro.

El diagnóstico debe corroborarse por medio del estudio micológico; en el examen directo se visualizan los seudofilamentos y las blastosporas.

Histopatología. Ante la sospecha clínica de alguna de las micosis superficiales revisadas, lo más lógico es proceder al estudio micológico y no tanto al histopatológico, no obstante, en ocasiones se lleva a cabo.

La candidosis mucocutánea genital (*balanopostitis*) del varón es asimismo muy común en el sujeto con diabetes mellitus descompensada, o con antibioticoterapia, o con fimosis; la porción mucosa del forro del pene, el surco y el glande exhibe eritema, finas pápulas y membranas blancas o blanco amarillentas, con prurito y/o ardor.

En todas estas enfermedades encontramos espongiosis y focos de paraqueratosis en asociación con un infiltrado linfocitario perivascular superficial; al bajar el condensador del microscopio, es posible observar las estructuras fúngicas en la capa córnea (y/o en los pelos e infundíbulos), lo que se deberá confirmar con tinciones como la de Grocott o la de PAS, que nos permitirán visualizar ya claramente las hifas y las esporas de los dermatófitos y de *M. furfur*, aunque sin tener la facultad de decir cuál es el agente.

En el caso de *C. albicans*, ésta se puede identificar con mayor precisión debido a su situación perpendicular dentro de la capa córnea (**figura 6.3.7**).

Tratamiento de las micosis superficiales. Con el advenimiento de los antimicóticos de amplio espectro, que son efectivos contra cualquier especie de dermatófito o de *Candida* y aun contra *Malassezia sp.*, la confirmación de la presencia del hongo por medio del examen directo es suficiente para establecer el tratamiento, por lo que la identificación precisa del agente causal será ya sólo por interés académico.

Tales antimicóticos existen en presentaciones para uso tópico y para uso general; su mecanismo de acción varía de acuerdo con el fármaco, p.ej: los polienos como la anfotericina B y la nistatina se unen al ergosterol en las membranas de las células micóticas y aumentan su permeabilidad; las alilaminas inhiben la hipoxidasa del escualeno y previenen la síntesis de ergosterol; los azoles inhiben la desmetilasa de 14-alfa-esterol para impedir el paso de lanosterol a ergosterol e inhiben así la formación de la membrana celular del hongo.

Así, tenemos a los azoles para uso tópico, en forma de cremas y soluciones en concentraciones hasta de 1%: ketoconazol, clotrimazol, sulconazol, bifonazol, oxiconazol, miconazol, isoconazol, omoconazol. También los hay en forma de champúes.

La terbinafina y la butenafina al 1% en crema son alilaminas que han demostrado ser de gran utilidad. Otros, como el tolnaftato o el ácido undecilénico, han quedado un tanto al margen, pues su efecto es bueno sólo contra los dermatófitos.

Entre los antimicóticos de uso general tenemos a la griseofulvina, un antibiótico que revolucionó la terapéutica para las dermatofitosis en la década de 1961 a 1970, en particular para la tiña de la piel cabelluda, que anteriormente era tratada con radiaciones X y, aun antes, con acetato de talio.

Aunque en nuestros días la griseofulvina sigue siendo muy útil (y es aún la primera elección en *tinea capitis* y contra *T. tonsurans*), en dosis de 15 a 20 mg/kg/día, vía oral durante 4 a 6 semanas, en suspensión de 125 mg/5 mL y en tabletas de 500 mg o de 330 mg en su forma micronizada, ya también ha sido superada por el ketoconazol; éste, a su vez, ha sido superado por el itraconazol en dosis de 10 mg/kg por día en el niño, o bien de 100 a 200 mg por día y, en algunas circunstancias, a mayor dosis en el adulto.

Existen esquemas de 100 mg cada 24 h por dos semanas para las tiñas de la piel glabra y hasta por seis meses para las tiñas de las uñas; para éstas también usamos los "pulsos" orales, a razón de 400 mg por día por una semana cada mes. Para la candidosis vaginal se usa el esquema de 100 mg cada 12 h por tres días.

La terbinafina también existe para administración oral, en tabletas de 125 mg para personas con peso corporal menor de 40 kg y de 250 mg para personas de peso mayor de 40 kg; es de gran utilidad en las onicomicosis.

El fluconazol se ha promovido por vía oral a razón de 150 mg semanalmente en el adulto y de 2 a 3 mg/kg dosis semanal durante 6 a 8 semanas en el niño mayor de dos años de edad, para las onicomicosis; no obstante, su uso se reserva para las micosis profundas, particularmente en enfermos inmunocomprometidos; en éstos la dosis es de 3 a 6 mg/kg/día.

Micosis profundas

6.4 Micetoma

Conceptos clave

- Micetoma significa tumor producido por hongos, involucra la piel, tejidos blandos, huesos y articulaciones.
- Se caracteriza por aumento de volumen y deformidad de la región anatómica afectada, con pápulas, nódulos y trayectos fistulosos por los que drena exudado con el agente causal en forma de "granos".
- El micetoma tiene múltiples agentes etiológicos que pueden dividirse en dos grandes grupos: micetoma actinomicético y micetoma eumicético.
- El actinomicetoma es producido por bacterias que semejan hongos: *Nocardia brasiliensis* es el más común en México, con más de 90% de los casos. Otros son: *A. madurae, S. somaliensis, A. pelleterii.*
- El eumicetoma es producido por hongos verdaderos como: *M. mycetomatis, M. grisea, P. romeroi, E. jeanselmei.*
- La localización más frecuente es en las extremidades inferiores, en particular el pie.

Definición. Antiguamente conocido como "pie de Madura" o "maduromicosis", el término significa tumor producido por hongos (del griego *mykes*, hongo, y *oma*, tumor); es una entidad clínico-patológica caracterizada por aumento del volumen y deformidad de la región anatómica, con presencia de pápulas, nódulos, trayectos fistulosos a través de los que drena exudado que contiene al agente causal en forma de "granos" y que involucra a la piel, a los tejidos blandos (adiposo, músculos, tendones, nervios periféricos, linfáticos) y al sistema óseo.

El micetoma se presenta en las zonas geográficas del planeta situadas entre el Trópico de cáncer y el Trópico de capricornio, que es una franja con condiciones climatológicas óptimas para el desarrollo de los agentes etiológicos.

Etiopatogenia. Se reconocen dos grandes grupos de micetomas: el *eumicetoma* y el *actinomicetoma*. El primero, como el prefijo lo señala, es producido por hongos verdaderos; el actinomicetoma en realidad está producido por bacterias que semejan hongos, e interesantemente en nuestro medio éste es el más frecuente (producido por *Nocardia brasiliensis* en más de 90% de los casos). Los diversos agentes etiológicos se señalan en el cuadro 6.4.1.

Los micetomas también pueden ser producidos por dermatófitos.

El micetoma se considera como la micosis profunda inicialmente tegumentaria más frecuente en nuestro medio, aunque en realidad y en sentido estricto no es así, pues ya decíamos que la gran mayoría son actinomicetomas; por lo tanto, el auténtico micetoma o eumicetoma es menos frecuente que la esporotricosis y quizá que la cromomicosis.

Cuadro 6.4.1 Los granos de los micetomas

Maduromicósicos (eumicéticos)	Actinomicéticos
Micetomas con granos negros	
Madurella mycetomatis	--
Madurella grisea	
Pyrenochaeta romeroi	
Exophiala jeanselmei	
Leptosphaeria senegalensis	
Leptosphaeria tompkinsii	
Micetomas con granos amarillentos o blanco-amarillentos	
Pseudoallescheria boydii	*Actinomadura madurae*
Cephalosporium sp.	*Streptomyces somaliensis*
Fusarium sp.	
Neotestudina rosatii	
Micetomas con granos rojos	
--	*Actinomadura pelletierii*
Micetomas de color blanco o no visibles a simple vista	
--	*Nocardia brasiliensis*
--	*Nocardia asteroides*
--	*Nocardia caviae*

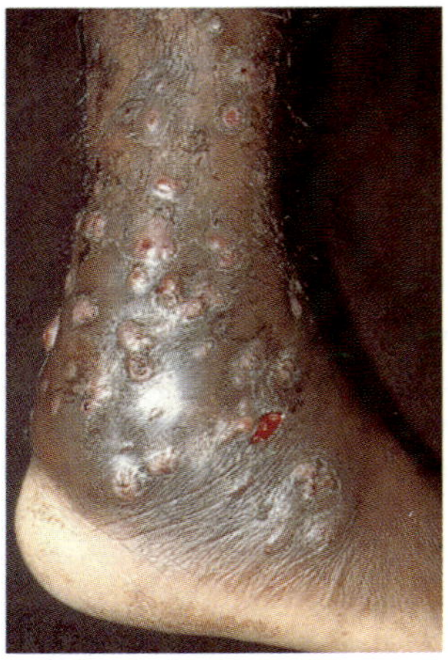

Fig. 6.4.1 Micetoma, aspecto clínico característico que dio origen a la denominación "pie de Madura".

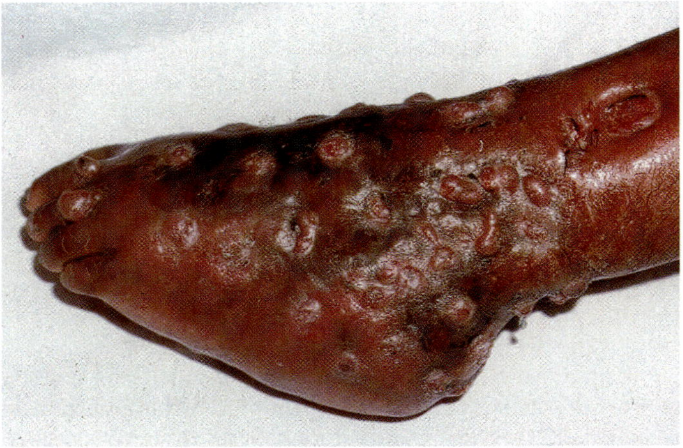

Fig. 6.4.2 Pápulas, nódulos, fístulas, aumento de volumen con deformidad de la anatomía e hiperpigmentación, criterios clínicos del micetoma.

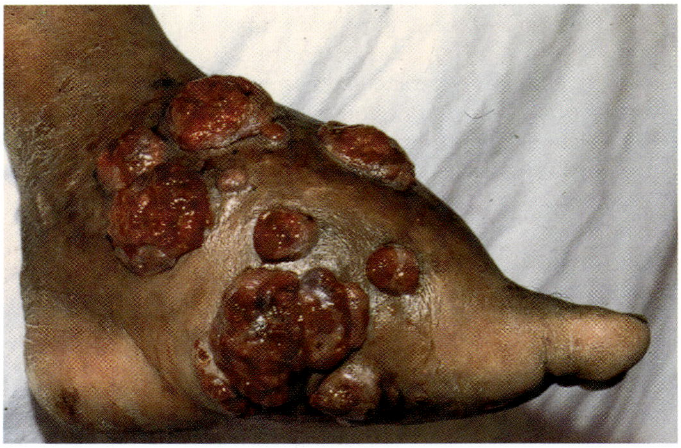

Fig. 6.4.3 Micetoma con nódulos, hiperpigmentación y deformidad del pie con anquilosis; la evolución es obviamente de muchos años.

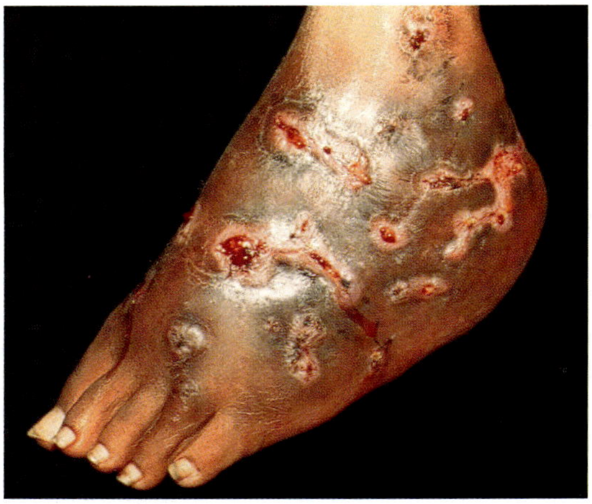

Fig. 6.4.4 Micetoma en un niño de 10 años de edad, producido por *N. brasiliensis.*

El hongo o la bacteria penetran a la piel como consecuencia del trauma repetido, se inocula y se inicia el crecimiento y desarrollo; posteriormente se involucran los tejidos blandos, continúa así hasta llegar al hueso y eventualmente a otras estructuras de la región afectada, como el sistema nervioso central en el caso del micetoma cefálico.

En México es la micosis profunda más frecuente y los estados con mayor proporción de casos son Guerrero, Morelos, Veracruz, San Luis Potosí, sur de Nuevo León y sur de Sinaloa.

Es una enfermedad tropical y como tal se presenta con mayor frecuencia en los países situados entre los Trópicos de Cáncer y de Capricornio; por ello, es frecuente en México (Guerrero y Morelos, Veracruz, San Luis Potosí, Nuevo León, Sinaloa), Centro y la mayor parte de Suramérica (es raro en Chile y Argentina) en donde comúnmente son actinomicetomas; en gran parte de África y de Asia (principalmente en la India), en donde usualmente son eumicetomas.

Caracteres clínicos. Es mucho más común en el hombre que en la mujer, en relación de 9 a 1, quizá debido a factores hormonales que desempeñarían un papel protector en ella, pero esto es hipotético; nosotros consideramos que tal predominio es debido principalmente a que el hombre se expone más a la infección durante su jornada. Se ha observado desde la niñez hasta la tercera edad, pero es más común entre los 20 y los 50 años, precisamente las edades más productivas del hombre, particularmente del que trabaja en el campo.

En el Distrito Federal se registra un amplio número de pacientes debido a la extensa migración.

Ya decíamos que la región anatómica involucrada se deforma, aumenta su volumen, observamos pápulas, nódulos, hiper-

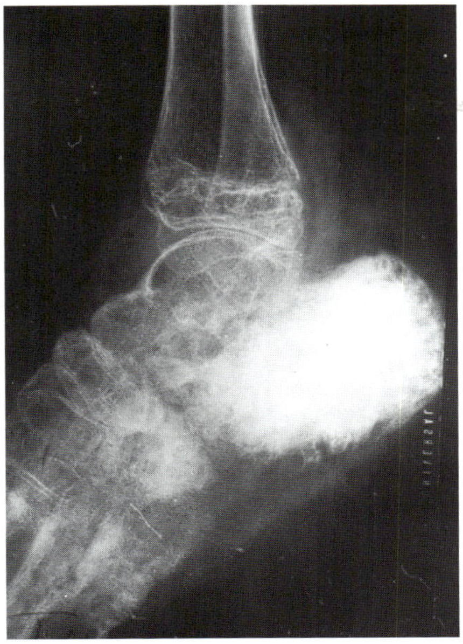

Fig. 6.4.5 Radiografía del caso anterior, en que se observa daño a los planos óseos, en particular el calcáneo, con formación de geodas.

pigmentación y trayectos fistulosos de donde podemos obtener material para el estudio micológico (examen directo y cultivo, *vide infra*); asimismo, es común encontrar limitación de la motilidad (**figura 6.4.1 a 6.4.5**).

Los agentes causales del micetoma existen en la tierra del piso, troncos y varas, algunas plantas, espinas, detritus vegetales.

Ya que la infección penetra a través de la piel debido a los múltiples traumatismos, el micetoma se puede presentar en cualquier región anatómica, pero usualmente involucra las extremidades inferiores, principalmente el pie (65 a 70%), ya que nuestros campesinos no tienen posibilidades de usar calzado que les proteja. De ahí precisamente su antigua denominación "pie de Madura", por haberse observado inicialmente en una región de la India conocida como Madura. Después del pie, se afectan el tobillo, la pierna, la rodilla y enseguida el muslo, en orden decreciente de frecuencia (**figura 6.4.6 a 6.4.8**).

Los agentes causales penetran a la piel y tejidos subyacentes por medio del traumatismo (astillamiento) con los reservorios señalados.

El segundo segmento anatómico más comúnmente afectado es la extremidad superior (brazo, antebrazo y mano) (**figura 6.4.9**), seguida por el tronco, principalmente el dorso, debido a que muchas personas cargan sobre sus hombros y espalda leña, ramas y otros vegetales que contienen el hongo (**figura 6.4.10**). Puede haber micetoma bilateral o en más de una región, lo que se debe a múltiples inoculaciones y no a diseminación vascular, pues el hongo avanza por las vainas tendinosas; sólo excepcionalmente se ha demostrado su diseminación por vía linfática de la extremidad inferior a los órganos pélvicos (**figura 6.4.8.**).

Ya decíamos que la etiología del micetoma es muy variada y en cambio el aspecto morfológico clínico es muy constante, aunque la topografía varíe; por lo tanto, clínicamente no es posible saber cuál de todos los agentes causales (**cuadro 6.4.1**) es el involucrado en determinado caso.

No obstante, existen algunos datos que podrían orientar; por ejemplo: los micetomas producidos por *A. madurae* y por *S. somaliensis* exhiben caracteres parecidos a los del micetoma por *N. brasiliensis*, aunque los nódulos y fístulas son menos numero-

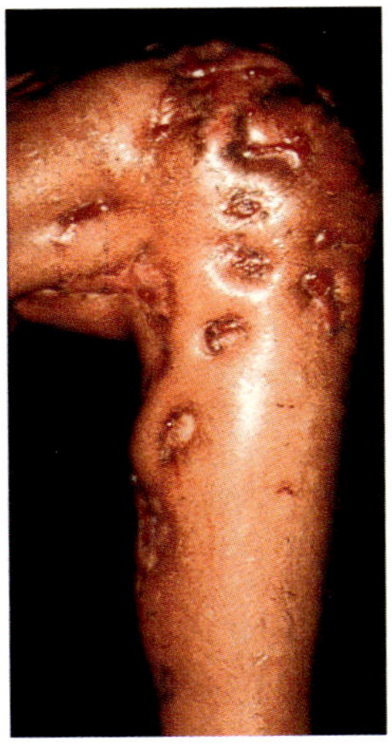

Fig. 6.4.6

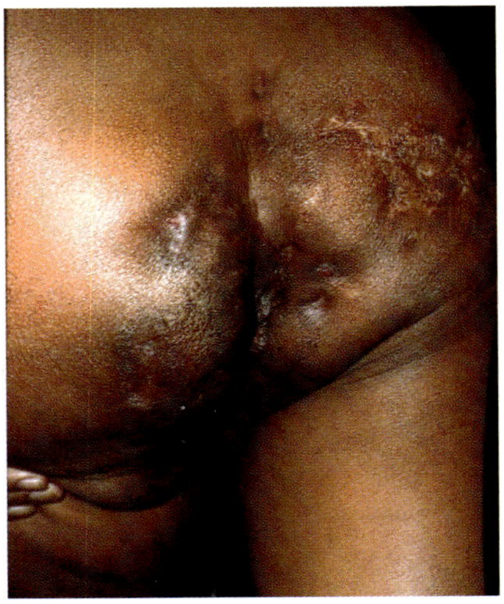

Fig. 6.4.7

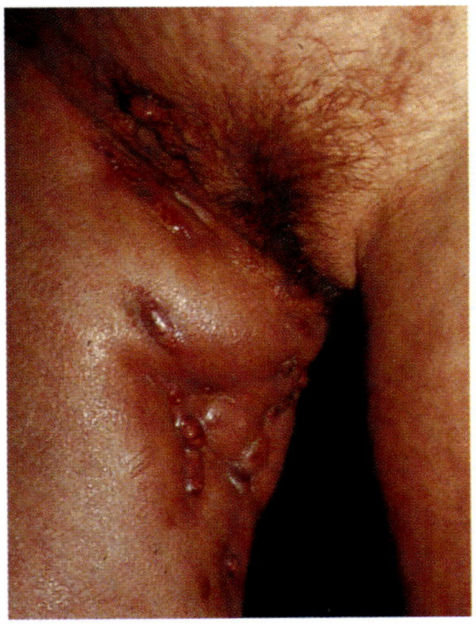

Fig. 6.4.8

Fig. 6.4.6. Micetoma que involucra el muslo, la rodilla y la pierna. **Fig. 6.4.7**. Localización poco común del micetoma, en una mujer que seguramente acostumbraba sentarse en el suelo contaminado. **Fig. 6.4.8** Ejemplo de un micetoma por *N. brasiliensis* que ascendió hasta la pelvis.

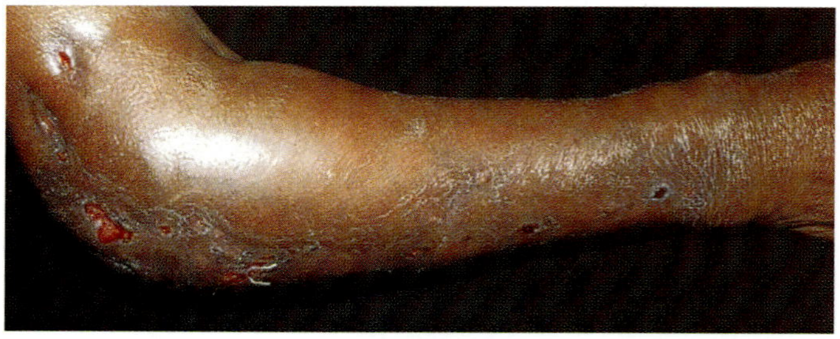

Fig. 6.4.9 Micetoma de la extremidad superior; igualmente hay anquilosis, deformidad de la anatomía de la región, nódulos y fístulas.

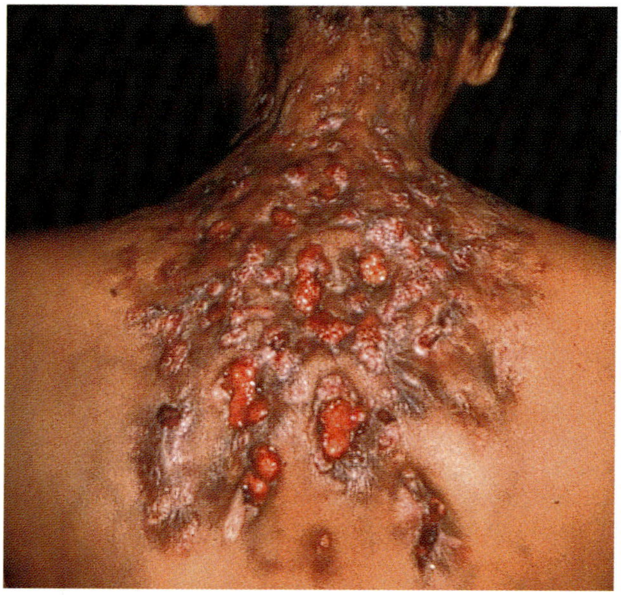

Fig. 6.4.10 Micetoma del dorso y región cervical, que es de mal pronóstico, por la fácil invasión a las vértebras y sistema nervioso central; el campesino carga leña en su espalda condicionando la infección por traumatismos múltiples.

sos y exudativos. Esto da la impresión de menor actividad, pero el aumento de volumen persiste. *A. pelletierii*, que es muy común en África, produce numerosas lesiones y mayor tendencia a involucrar los huesos subyacentes.

Como todas las enfermedades, el micetoma tiene sus fases tempranas, que observamos menos frecuentemente que las tardías, porque no duelen ni limitan la función; por ello, el paciente no les da importancia, no consulta, o consulta pero no recibe la atención adecuada. El hecho es que debemos tener en cuenta dichos micetomas incipientes, que afectan una zona pequeña, que no han desarrollado nódulos ni fístulas, sino pápulas apenas, y que en el estudio micológico los granos son menores en tamaño y en número. A estas formas tempranas se les ha denominado vulgarmente "minimicetomas" (**figura 6.4.11**).

El micetoma es mucho más frecuente en el hombre que en la mujer, seguramente debido a factores ocupacionales (en el campo) y consecuentemente mayor exposición al trauma; no obstante podría haber alguna influencia hormonal.

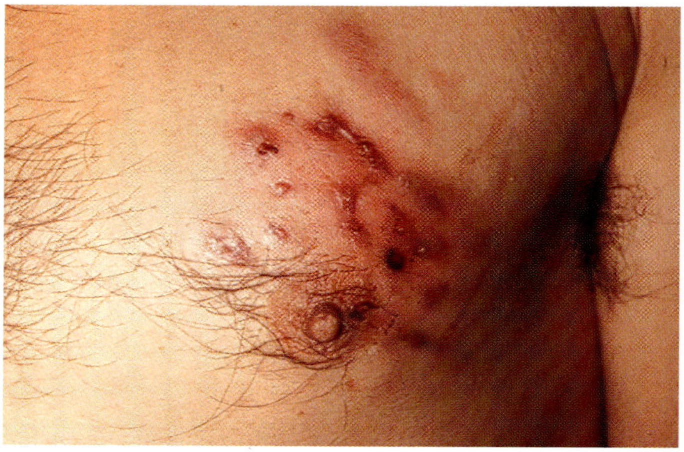

Fig. 6.4.11 El llamado "minimicetoma" con afección de un área restringida y pocos nódulos, escasas fístulas y granos pequeños y escasos.

El periodo de incubación no se conoce, pero seguramente es muy amplio.

Las lesiones óseas son de la mayor relevancia en esta enfermedad, ya que por su forma de progresar e invadir los tejidos, al comprometer el hueso el pronóstico se empobrece. Inicialmente se daña el periostio (que en los rayos X se visualiza irregular, como "algodón deshilado") hasta desprenderlo del hueso. Se produce osteítis (en la que la cortical del hueso es más densa e irregular, con pérdida del canal medular) y osteofibrosis. Se forman las geodas, que son áreas de destrucción ósea que forman fístulas hacia la superficie de la piel y se consideran la contraparte de los nódulos cutáneos. También hay osteopenia, atrofia ósea, anquilosis. Cuando el periostio no ha sido involucrado, las posibilidades de curación son mayores (**figura 6.4.5**).

Histopatología. Si bien los estudios micológicos son definitivos en el diagnóstico del micetoma, la histopatología es un recurso diagnóstico invaluable por las siguientes razones: hoy día en seis horas y aun menos después de la toma de la biopsia, en un buen laboratorio de patología se tiene el diagnóstico de micetoma y, con fecuencia, también su agente etiológico en la inmensa mayoría de los casos.

Tras penetrar la piel y alojarse en los tejidos el agente causal forma masas más o menos compactas de micelios o "granos" a los que se añaden sustancias del hospedero, como mucopolisacáridos, fibrina y otras moléculas; se genera una reacción inflamatoria muy intensa que se constituye en forma de microabscesos alrededor de los granos y sólo excepcionalmente se constituyen granulomas.

Se observan cambios epidérmicos usualmente hiperplásicos; en la dermis e hipodermis existe un denso infiltrado inflamatorio mixto en el que es posible identificar el "grano o granos" en el seno de un microabsceso, por fuera del cual existen histiocitos y a veces la formación de granulomas y aun células gigantes; pueden también estar presentes otros tipos celulares como eosinófilos y plasmocitos. Se deberá usar la tinción de hematoxilina y eosina. Los granos pueden ser identificados de acuerdo con las siguientes características:

Las tres especies del género *Nocardia: brasiliensis, asteroides* y *otitidiscaviarum* se ven idénticas, granos reniformes de 50 a 150 micras (**figura 6.4.12**).

A. madurae produce los granos más grandes, de 1 a 10 mm, redondos u ovales, con bordes cartográficos constituidos por hifas que captan la hematoxilina (**figura 6.4.13**).

M. mycetomi y *M. grisea* son fáciles de identificar debido a su pigmento, que los revela de color café, aunque la distinción entre ellos requiere del estudio micológico (**figura 6.4.14**).

S. somaliensis forma granos ovales o redondos de 0.5 a 1 mm, que debido a su dureza usualmente aparecen vibrados en los cortes histológicos, por lo que se ven como "rebanada de papa"; se tiñen de rosa pálido y son numerosos (**figura 6.4.15**).

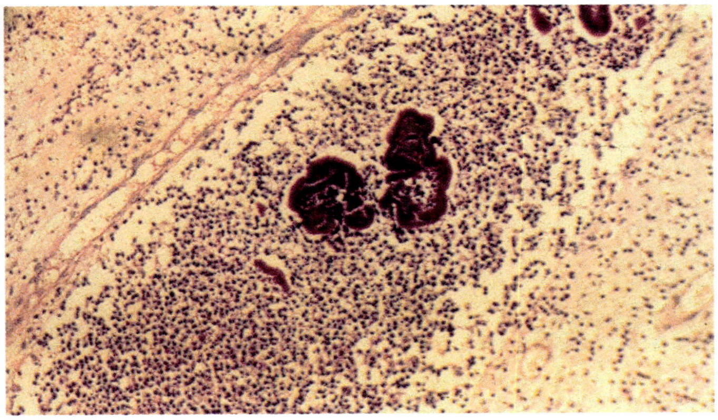

Fig. 6.4.12 La histopatología podrá observarse en 24 horas y aun menos en la actualidad (el cultivo tardará al menos una semana); dos pares de granos (arriba y al centro del campo) vermiformes, característicos de *Nocardia sp.*, en el seno de un microabsceso.

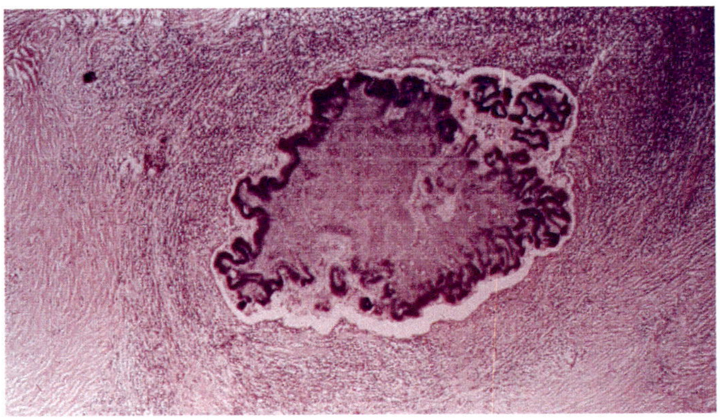

Fig. 6.4.13 Histopatología de un micetoma por *Actinomadura madurae*; es el grano más grande de los agentes causales de esta enfermedad; el patólogo conocedor puede establecer el diagnóstico preciso con esta morfología. Tinción de H&E que exhibe la basofilia de su periferia.

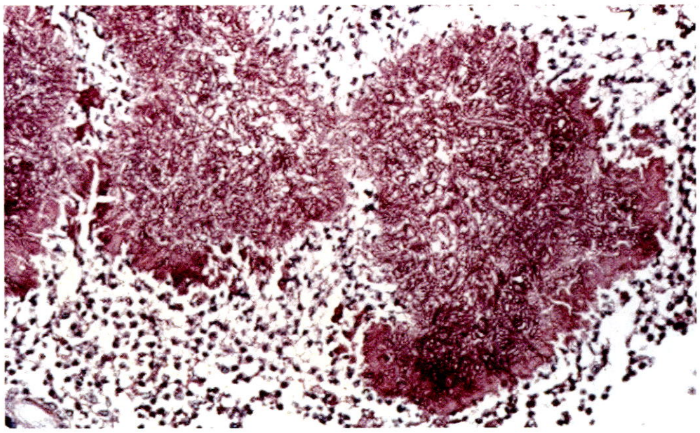

Fig. 6.4.14 Histopatología de un eumicetoma por *Madurella grisea*, excepcional en nuestro medio; se identifican las estructuras fúngicas formando ovillos que representan los granos, alrededor de ellos existen polimorfonucleares. Tinción de PAS.

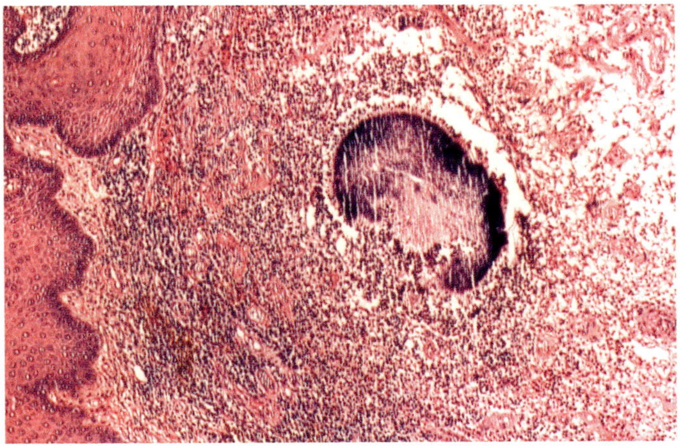

Fig. 6.4.15 El diagnóstico de micetoma por *Streptomyces somaliensis* también puede hacerlo el patólogo en ausencia de estudios micológicos, como en este caso, ya que este grano es oval, con basofilia en una amplia franja periférica y exhibe el artificio de múltiples hendiduras paralelas ("corte vibrado") debido a su dureza.

S. pelletierii exhibe granos de 300 a 500 micras que, aunque rojos en fresco, se muestran casi negros en los cortes histológicos y se ven fracturados, de manera que se les ha comparado con "platos rotos" (**figura 6.4.16**).

Diagnóstico. En principio debe ser clínico, con base en los caracteres ya descritos: deformidad de la región, hiperpigmentación, pápulas, nódulos y fístulas.

Cada paciente deberá ser estudiado con los siguientes recursos:

1° Historia clínica completa y exámenes básicos de laboratorio.

2° Estudio micológico: el examen directo con hidróxido de potasio a 20% permitirá observar los "granos" al depositar el exudado en el portaobjetos y observarlos al microscopio; en manos expertas dará una muy cercana orientación hacia el agente causal preciso en pocos minutos (**figura 6.4.17**). Se deben hacer en medios apropiados, con su examen macro

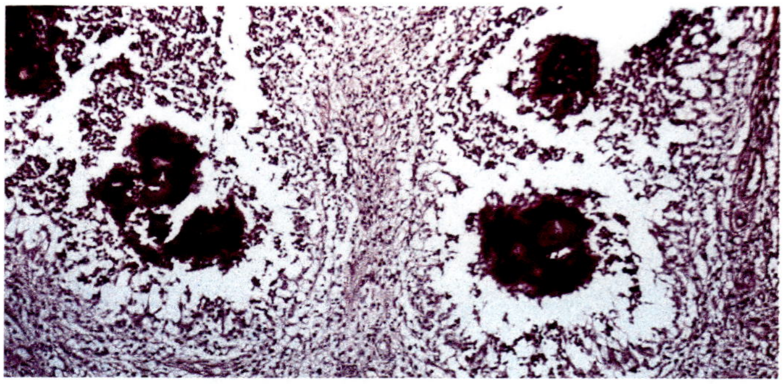

Fig. 6.4.16 Histopatología de otro eumicetoma, en este caso por *Actinomadura pelletierii*, poco común en México; los granos se han comparado con "platos rotos", desde luego en medio de abscesos.

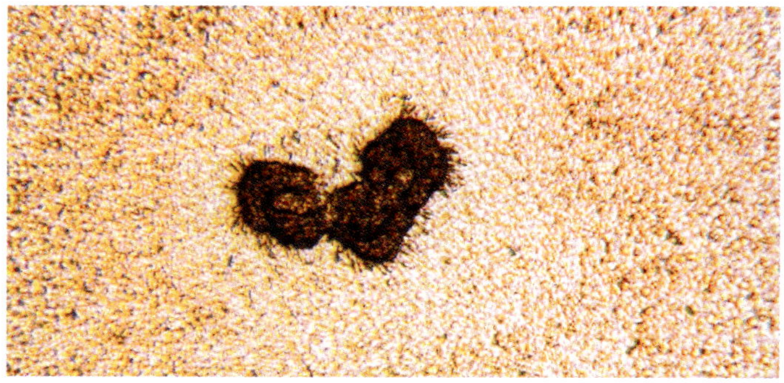

Fig. 6.4.17 Examen directo que se efectúa al obtener los "granos" directamente de los nódulos del micetoma, su identificación como *Nocardia sp.* toma sólo unos minutos.

y microscópico, así como las pruebas bioquímicas pertinentes, p. ej., hidrólisis de la caseína que ejerce la *N. brasiliensis*, a diferencia de la *N. otitidiscaviarum*, que no la ejerce, siendo morfológicamente idénticas (**figura 6.4.18**).

3° Histopatología, ya que también en manos expertas podrá hacerse el diagnóstico, aun etiológico, en una gran proporción de los casos.

4° Imagenología: radiología por lo ya señalado, mielografía en casos que involucren el cuello y la espalda, tomografía y resonancia magnética.

Al menos 70% de los micetomas se localizan en los miembros inferiores (pie, tobillo y tercio inferior de la pierna); no obstante los hemos observado en todas las regiones anatómicas.

Tratamiento. No existe un esquema único u óptimo, ya que la elección de los medicamentos depende del agente causal, el sitio anatómico involucrado y el grado de invasión y extensión de la enfermedad.

Aún se desconoce el mecanismo de desplazamiento del agente causal en los tejidos.

El tratamiento quirúrgico en general no está indicado en el micetoma, porque la amputación no garantiza la erradicación de la infección (hemos visto micetomas recidivar en el muñón), aunque puede ser útil, en particular si la lesión es resecable, como por ejemplo en el caso de un "minimicetoma" del dorso.

En el actinomicetoma, las sulfonamidas de eliminación lenta son muy efectivas. La combinación de trimetoprim y sulfametoxazol (T/SMX), 160/800 mg c/12 horas con diamino-difenil-sulfona (DDS) 200 mg/día, es muy efectiva y bien tolerada. Mahgoub ha usado la combinación del sulfato de estreptomicina, 1 g/día intramuscular por dos meses, con DDS oral por seis a 24 meses y también con T/SMX. Otro buen esquema es el de amikacina, 500 mg intramuscular cada 12 horas por dos a tres semanas, descanso por dos semanas y repetir; se combina con T/SMX.

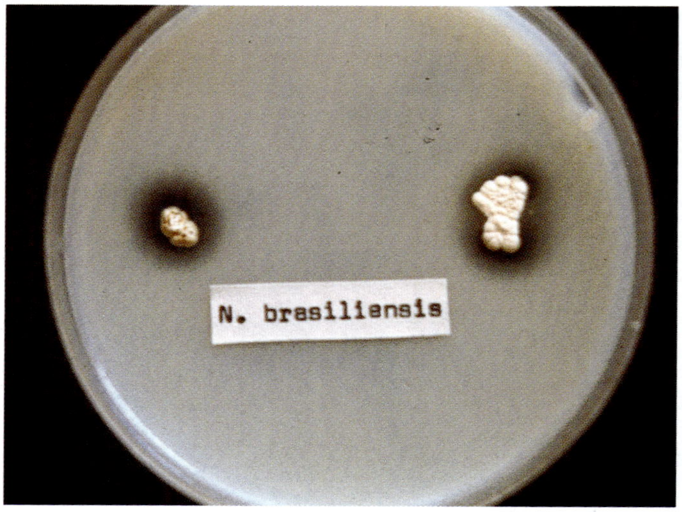

Fig. 6.4.18 Las tres especies de *Nocardia* pueden ser diferenciadas entre sí sólo mediante bases bioquímicas, como en este cultivo, en el que dos colonias de *N. brasiliensis* hidrolizan la caseína, formando un halo a su alrededor. (Cortesía del M.C. Alexandro Bonifaz.)

En el eumicetoma, el tratamiento es aún más difícil; se requiere de la anfotericina-B en dosis de 5 a 10 mg en solución glucosada por goteo lento intravenoso dos o tres veces por semana, con incrementos hasta llegar a 1.5 mg/kg, o alcanzar la respuesta terapéutica. El itraconazol vía oral, 300 mg/día, puede ser también de utilidad, así como el fluconazol.

El tratamiento dependerá del agente etiológico identificado, puede haber más de uno.

Generalidades. El micetoma se conocía en la India desde antes de la era cristiana. Gill, en 1842, hizo las primeras descripciones clínicas y le llamó "tumor del pie". Colebrock, en 1846, con la denominación "pie de Madura", informó sobre la misma enfermedad. En 1860, Vandyke Carter demostró su etiología al encontrar estructuras micóticas negras en las cavidades óseas y acuñó el término *micetoma*.

Con el paso del tiempo, muchos aspectos del micetoma han sido mejor definidos y otros han cambiado, como los nombres de los géneros y especies causales. Brumpt, en 1905, estableció el hecho de que varios hongos podían causar la misma enfermedad, y en 1906, él mismo describió un hongo de granos negros que denominó *Madurella mycetomi*. Pelletier, en 1907, descubrió los granos rojos que ahora llevan su nombre. Chalmer y Archibald, en 1916, fueron los primeros en utilizar el término "granos".

6.5 Esporotricosis

Conceptos clave

- Micosis profunda inicialmente tegumentaria, caracterizada por nódulos, gomas y placas verrugosas que involucran la piel y otros tejidos y órganos.
- Causada por hongos dimorfos del complejo *Sporothrix scheckii.*
- El hongo penetra la piel a través de un traumatismo y se produce la infección con la formación de un chancro de inoculación que en 10 a 15 días forma una pápula.
- Esta pápula puede autoinvolucionar, o bien crecer en tamaño y formar una placa verrugosa, o bien crecer en número al diseminarse por los trayectos linfáticos de manera escalonada muy peculiar y característica.
- Existen formas primariamente pulmonares en las que el hongo es inhalado y puede diseminarse posteriormente.

Definición. Es una micosis profunda, inicialmente tegumentaria, caracterizada por nódulos, gomas y placas verrugosas, que involucran la piel, el tejido adiposo subcutáneo, los trayectos linfáticos y eventualmente otros órganos y sistemas.

Etiopatogenia. Es causado por hongos dimórficos de cinco especies del complejo *Sporothrix schenckii: S. albicans, S. brasiliensis, S. globosa, S. mexicana y S. schenckii*, los cuales penetran a través de un traumatismo, usualmente con vegetales contaminados; invaden la piel y los tejidos blandos de la región y en ocasiones se diseminan por vía linfática, o excepcionalmente por vía hematógena.

> En México la esporotricosis es considerada como el segundo lugar, después del micetoma, entre las micosis profundas.

Dentro de las micosis profundas, en nuestro medio ocupa el segundo lugar, precedida por el micetoma. Sin embargo, existen áreas en donde se le observa en primer lugar. La esporotricosis tiene una distribución mundial, pero obviamente son los países tropicales y subtropicales los que la padecen mayormente: México, Uruguay y Brasil en América, China, Japón e India en Asia, así como en Australia. En México se ha documentado en casi todos los estados, pero es más comúnmente observada en Nayarit, Jalisco y la zona central: Guanajuato, Hidalgo, Puebla, Tlaxcala, Estado de México y Distrito Federal.

> Tradicionalmente se le ha considerado como una enfermedad ocupacional ya que se presenta en campesinos, agricultores, jardineros, floristas.

Caracteres clínicos. Afecta por igual a ambos sexos; en cuanto a la edad puede observarse en todas, aunque tradicionalmente se ha identificado la presentación en la edad pediátrica, que afecta a niños de cinco a diez años, y la del adulto, predominantemente entre los 20 y los 40 años, que trabajan en el campo o la jardinería, por lo que se considera una enfermedad ocupacional.

La vía de entrada del hongo más usual es por la piel, a través de traumatismos con material infectado como paja, ramas, hojas, madera, etc. Por ello, los segmentos anatómicos más frecuentemente involucrados son precisamente las manos y los pies; en los niños es la cara. Eso origina las siguientes cuatro formas de la enfermedad: *linfocutánea, cutánea fija, mucocutánea, formas extracutáneas*.

> La vía de entrada usualmente es a través de la piel con un traumatismo y excepcionalmente por vía respiratoria; el periodo de incubación en la primera es de una semana a un mes y en la segunda forma no se conoce.

La inhalación del hongo en forma de conidias da por resultado la quinta forma clínica de la esporotricosis: *pulmonar primaria*.

Asimismo, existe la *esporotricosis generalizada*, en la que la infección posiblemente se disemine por vía hematógena, con afección de piel, huesos y articulaciones, músculos, glándulas mamarias, sistema genitourinario, intestinos, hígado, bazo, páncreas y miocardio, generalmente en personas inmunocomprometidas, con quimioterapia, diabetes y neoplasias.

Esporotricosis linfocutánea. Es la forma más común de la enfermedad (70 a 75%), ejemplo clásico del acceso del hongo por implantación traumática, con un tiempo de incubación de tres semanas como promedio; la lesión primaria es una pápula que crece para constituir un nódulo, duro, móvil, que en pocos días se reblandece, toma un color rosa o rojo y en consecuencia pasa a ser un goma, asociado con adenopatía regional.

Esta lesión desarrolla zonas de necrosis y se ulcera, constituyendo así el chancro esporotricósico en el que existe el hongo; tras varias semanas a meses, esta lesión cicatriza, al tiempo que nuevos nódulos y gomas se desarrollan en otras áreas vecinas, siguiendo el trayecto de los vasos linfáticos y evolucionando de la misma forma, lo que brinda el característico aspecto clínico "escalonado" a lo largo de alguna extremidad, o bien en la cara, uno bilateralmente (en los niños). En estas condiciones la enfermedad persiste por meses o años y sólo excepcionalmente autoinvoluciona (**figura 6.5.1**).

Esporotricosis cutánea fija. Los sitios más frecuentemente involucrados en esta forma clínica de la enfermedad son la cara (en

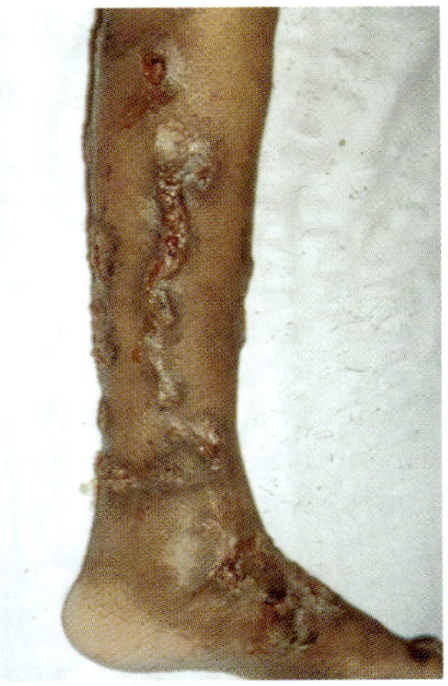

Fig. 6.5.1a

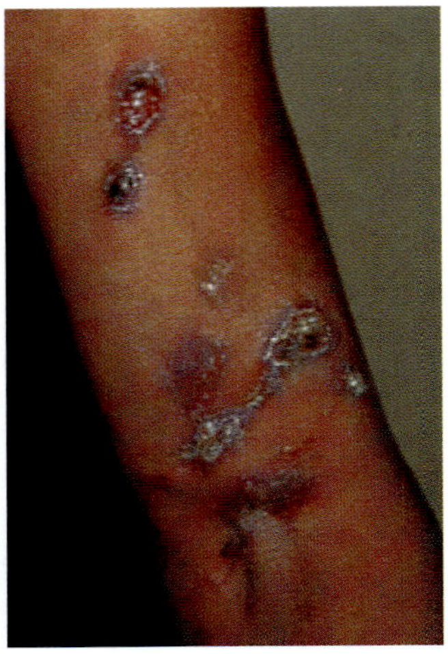

Fig. 6.5.1b

Fig. 6.5.1 Esporotricosis en su característica presentación escalonada, por afección de los trayectos linfáticos en las extremidades a) inferior y b) superior.

niños), el cuello y el tronco. La esporotricosis cutánea fija abarca 20 a 25% de los casos y se caracteriza por placas verrugosas e infiltradas, formadas por la confluencia de pápulas, nódulos, gomas y zonas de eritema y edema que representan las áreas de infiltración, que no progresan a través de los linfáticos locales, sino que precisamente permanecen "fijas", a veces pueden curar de manera espontánea (**figura 6.5.2**).

Debido a que estas placas verrugosas llegan a ser crónicas y se agregan exudados y costras, es importante tener en mente otras enfermedades como parte del diagnóstico diferencial: tuberculosis verrugosa, micobacteriosis atípicas, cromomicosis, leishmaniasis y carcinoma epidermoide.

Esta forma limitada al sitio de inoculación se presenta en personas que por alguna razón han estado en contacto con *S. schenckii* sin desarrollar la infección; son entonces individuos ya sensibilizados, como lo demostró González-Ochoa por medio de la intradermorreacción en sus trabajos ya clásicos.

Esporotricosis mucocutánea. La afección en las zonas mucocutáneas como consecuencia de la diseminación de la esporotricosis no es excepcional; principalmente la boca, pero también la nariz, faringe o laringe, pueden desarrollar lesiones eritematosas, nodulares, ulcerosas y/o papilomatosas, dolorosas, con adenopatía regional sobresaliente. Esta forma no se hace crónica como las formas cutáneas, sino al contrario, usualmente autoinvoluciona y cicatriza, aunque permanezcan reductos del hongo en esos sitios.

Se deberán tener presentes diagnósticos diferenciales como las aftosis, el liquen plano bucal, la leishmaniasis mucocutánea, la paracoccidioidomicosis y otras. La afección exclusivamente en las mucosas, es decir, sin ser parte de la diseminación de la enfermedad, es extremadamente rara.

Esporotricosis extracutáneas: sistema esquelético, ojo, senos paranasales, sistema nervioso central. Ésta es una forma de agrupar a la esporotricosis que se asienta en otros sitios del organismo tras haber involucrado la piel. El sistema esquelético es el más frecuentemente afectado y, cuando esto sucede, se puede involucrar el periostio y el hueso mismo con lesiones osteolíticas, así como la articulación con artritis destructiva, tenosinovitis y periosteítis, aunque también puede haber artritis sin enfermedad cutánea. Los huesos más comúnmente afectados son: carpo y metacarpo, tarso y metatarso, cúbito, radio, fémur y costillas. Se presenta como aumento del volumen de la región, dolor, limitación de la motilidad y excepcionalmente como fracturas patológicas.

La participación del ojo (párpados, conjuntiva y aparato lagrimal) se ha observado en dos terceras partes de los casos y en la mayoría (70%) no hubo infección en otros sitios, por lo que éstos pueden representar infecciones primarias por el depósito del hongo directamente. Son lesiones gomosas y ulcerativas que siguen un curso similar al de la infección cutánea primaria.

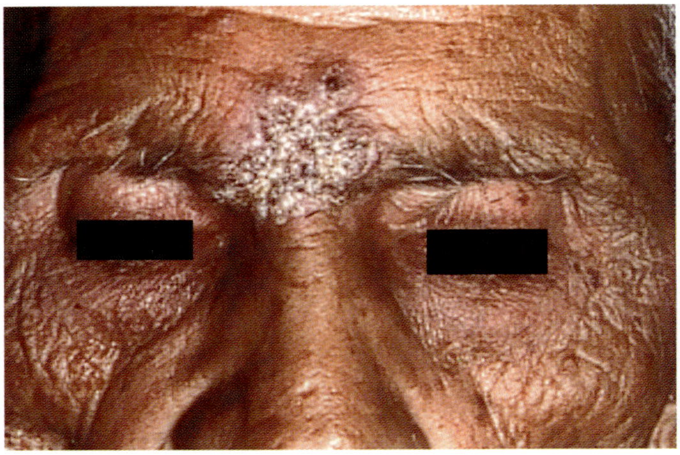

Fig. 6.5.2a

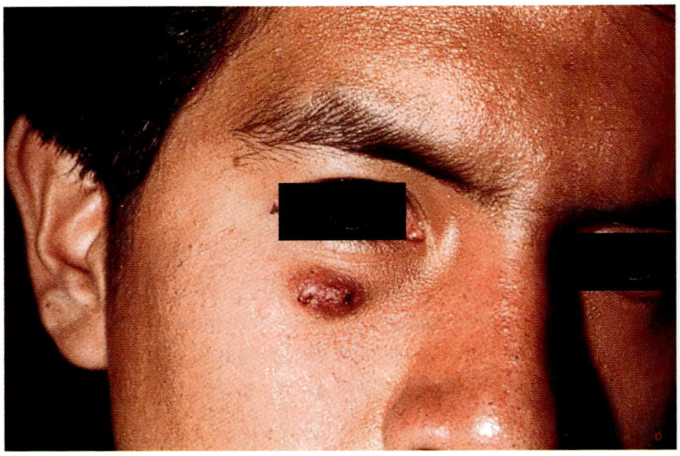

Fig. 6.5.2b

Fig. 6.5.2a) Esporotricosis de la zona interciliar, variedad clínica en placa fija; debe diferenciarse de la leishmaniasis, de un carcinoma y de la tubeculosis verrugosa; b) Esporotricosis facial en un adulto joven.

La nariz y los senos paranasales pueden ser el sitio inicial de la enfermedad, que semeja a la mucormicosis rinocerebral.

Por fortuna, es extremadamente rara la infección esporotricósica del sistema nervioso central. La vía de entrada suele ser a partir de la piel, pero no en todos los casos ha sido así. Los síntomas son cefalea, náusea, vértigo, confusión y pérdida de peso. La infección puede involucrar las meninges y/o el parénquima cerebral, en donde se describen zonas supurativas y granulomatosas. El estudio del líquido cefalorraquídeo es imprescindible, así como la imagenología y la serología.

Esporotricosis pulmonar. Muy rara vez se involucra el pulmón cuando hay infección por esporotricosis primaria en otros sitios del organismo. En el momento actual, se acepta que lo usual es que el hongo ingrese primariamente al pulmón a través de la inhalación de conidias, justamente como sucede en la histoplasmosis y en la coccidioidomicosis (por lo que, en sentido estricto, dejaría de ser una micosis inicialmente tegumentaria) y, como en éstas, puede haber diseminación a otros órganos. De la misma forma, como en la histoplasmosis o la coccidioidomicosis, el diagnóstico se hace pocas veces porque el médico no piensa en estas posibilidades, ya que simulan tuberculosis.

Se acepta que son dos las formas de afección pulmonar: la cavitaria y la ganglionar.

En la cavitaria, más frecuente, la infección se ubica en el parénquima pulmonar y comienza como una bronquitis aguda o una neumonía, que puede ser mínima y pasar desapercibida, o bien presentarse con tos, fiebre y síntomas generales. Hay preferencia por las zonas apicales del pulmón (como en la tuberculosis); se forman zonas neumónicas con masas nodulares y desarrollo de cavidades, con fibrosis y derrames pleurales. Sin tratamiento puede quedar quiescente, pero usualmente progresa y se extiende.

En la forma ganglionar, son precisamente los ganglios linfáticos traqueobronquiales los que se afectan en forma primaria, aguda y progresiva, aunque puede ser estacionaria, pero la autorresolución y recuperación son más frecuentes. La linfadenopatía hiliar puede ser de tal magnitud que cause obstrucción bronquial.

Histopatología. El hongo es muy difícil de observar, pero cuando se logra ver aparece como pequeños organismos fusiformes grampositivos; mejor aún, aunque también es difícil, pueden ser identificados con la tinción de PAS, llegan a formar cuerpos asteroides, los cuales se muestran como una esfera central con prolongaciones radiantes que simulan estrellas, todo esto en el seno de los microabscesos y en un ambiente tisular de denso infiltrado inflamatorio mixto, ocasionalmente con formación de granulomas.

Diagnóstico. Debe ser fundamentalmente clínico, tomando en cuenta los caracteres ya descritos, la ocupación del paciente, el lugar de procedencia y, desde luego, se confirmará con el cultivo de material tomado directamente de las lesiones; por ejemplo, en la esporotricosis pulmonar se deberá obtener el material por medio del lavado bronquial y no del esputo, puesto que habrá mayor presencia de *Candida albicans*.

El diagnóstico clínico se confirma por medio del cultivo micológico. La intradermorreacción con esporotricina micelial o de González-Ochoa es bastante específica, se lee a las 48 y 72 h; la biopsia no es de gran ayuda.

No obstante, es de importancia y utilidad muy grande la intradermorreacción de González-Ochoa, es decir, con esporotricina obtenida de la fracción polisacárida de la fase micelial del hongo, la cual es diagnóstica de la enfermedad, a diferencia de la esporotricina obtenida de la fase levaduriforme del hongo, que sólo nos refleja un contacto huésped-parásito que puede ser en ausencia de la enfermedad. Por lo tanto, la primera tiene un valor diagnóstico y epidemiológico, mientras que la segunda sólo tiene valor epidemiológico (**figura 6.5.3**).

El estudio histopatológico deberá llevarse a cabo siempre que sea posible, pues aunque no sea diagnóstico contribuirá al estudio del enfermo. La serología es también de gran ayuda en los casos sin afección cutánea o diseminados: pulmonar, osteoarticular, sistema nervioso central, etcétera.

Siempre será conveniente el estudio sistematizado del paciente a fin de descartar la participación en otros órganos.

Los rayos X son asimismo muy útiles, principalmente en la esporotricosis pulmonar, en la que pueden observarse imágenes de neumonía, zonas de diseminación de tipo miliar, cavitación, etc., así como afectación de los ganglios linfáticos traqueobronquiales hacia las zonas hiliares e incluso expansión mediastinal.

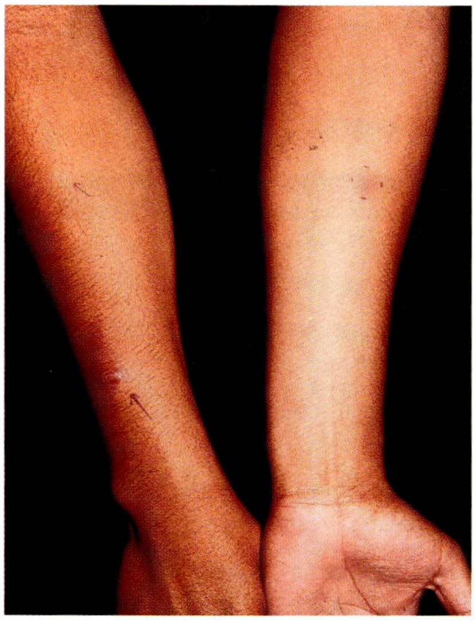

Fig. 6.5.3 Nódulo inicial o chancro esporotricósico en el antebrazo derecho y la intradermorreacción de González-Ochoa positiva en el otro antebrazo, que establece el diagnóstico de la enfermedad.

Tratamiento. El ioduro de potasio sigue siendo el medicamento de elección en las formas cutáneas y mucocutáneas, ya que en los casos de afección extracutánea, como las formas oculares, de senos paranasales, del sistema nervioso central, pulmonar, etc., la anfotericina-B sigue siendo de gran utilidad, pero se recomienda iniciar con el ioduro. Desde luego, se pueden combinar ambos fármacos.

> En el tratamiento el ioduro de potasio es la primera elección y en seguida los azoles y las alilaminas, todos por vía general.

El ioduro de potasio (KI) se administra por vía oral, en una solución preparada con 20 g en 300 mL de agua, de manera tal que cada 15 mL de la solución tendrán 1 g de KI, para administrarse diluidos en medio vaso con leche, en forma progresiva, hasta alcanzar 1 a 3 g por día y sostenerlos por cuatro semanas después de la remisión clínica. Puede haber datos de intoxicación, como indigestión, exantema, lagrimeo, sialoadenitis, trastornos cardiovasculares, por lo que se deberá reducir la dosis o suspender.

El mecanismo de acción del KI no se conoce con precisión, pero posiblemente se debe a que refuerza la proteólisis y la depuración del desecho por las enzimas proteolíticas, o bien por medio de la estimulación de la mieloperoxidasa además de mejorar la fagocitosis.

Se ha empleado la 5-fluorocitosina a 100 mg/kg de peso por día y también el itraconazol en dosis de 100 a 300 mg por día, con éxito en algunos casos.

Generalidades. La historia señala que Benjamin Robinson Schenck (Syracusa, E.U.A., 1842-1920) presentó el primer caso en 1898 en el Johns Hopkins Hospital de Baltimore e identificó al hongo. Sin embargo en 1889 Link y Lutz habían descrito casos que con toda seguridad fueron de esporotricosis, pero sin haber aislado el hongo. Posteriormente se comunicaron más casos y al hongo aislado se le denominó *Sporothrix schenckii*.

6.6 Cromomicosis

Conceptos clave

- También denominada cromoblastomicosis, es una micosis profunda que involucra la piel y el tejido adiposo subcutáneo.
- Es causada por un grupo de hongos (negros) dematiáceos, principalmente *Fonsecaea pedrosoi*.
- La vía de entrada es por traumatismo en la piel con la inoculación del hongo.
- Se considera una enfermedad ocupacional ya que se presenta en campesinos, jornaleros, leñadores y otros que trabajan en el campo.
- Por lo mismo generalmente afecta a los adultos jóvenes en edad productiva (tercera y cuarta décadas) y ocho de cada diez son del sexo masculino.
- La topografía habitualmente es en las extremidades inferiores (75% de los casos) y su crecimiento es más en extensión que en profundidad.

Definición. Es una micosis profunda (la menos profunda de éstas), inicialmente tegumentaria, que se caracteriza por nódulos y placas verrugosas que crecen excéntricamente más que hacia la profundidad y está causada por hongos negros o dermatiáceos, entre los que *Fonsecaea pedrosoi* es el más común en nuestro medio (95%). Otros, como *F. compacta*, *Phialophora verrucosa* y *Cladosporium carrioni* también pueden ser la causa.

Asimismo se le conoce como enfermedad de Fonseca, "dermatitis verrugosa" o cromoblastomicosis.

Frecuencia. No existen cifras confiables en nuestro medio sobre su frecuencia en la población abierta, pero dentro de las micosis profundas inicialmente tegumentarias ocupa el tercer lugar en frecuencia, después del micetoma y la esporotricosis. En nuestro país se le observa más frecuentemente en zonas costeras como Veracruz, Tabasco, Oaxaca y Chiapas, así como en otros países tropicales o subtropicales como Costa Rica, Brasil, Venezuela, Puerto Rico, Cuba, República Dominicana, Guatemala, Honduras y Colombia. No obstante, se han identificado casos en Rusia, Finlandia, Rumania, Japón y otros.

Caracteres clínicos. Afecta principalmente a los adultos entre la 3ª y la 5ª décadas y más al sexo masculino, en relación de 9 a 1 con el femenino. Puede involucrar cualquier región anatómica, pero es más común en las extremidades inferiores, debido a la penetración del hongo durante el trabajo en el campo: dorso de los pies, tobillos, piernas y rodillas; en las extremidades superiores, las manos y los antebrazos (**figura 6.6.1**).

El modo de infección es como en la esporotricosis y el micetoma, a través de traumatismos por los que penetran las esporas e hifas del hongo. Obviamente, las lesiones iniciales son pápulas y luego nódulos verrugosos que crecen en tamaño y en número, confluyen y forman las placas verrugosas características que, al ir progresando en extensión, dejan zonas fibróticas y atróficas. La extensión de la cromomicosis puede ser muy amplia y abarcar así más de un segmento anatómico (**figura 6.6.2 y 6.6.3**).

> La lesión inicial es de tipo papular y surge uno o varios meses (no se sabe con precisión) después del traumatismo que inoculó al hongo; crece y forma una o más placas verrugosas que progresan en extensión periférica dejando una zona central cicatrizal.

A las formaciones anteriores se añaden pequeñas zonas de ulceración, costras y escamas gruesas, abscesos y humedad, que le confieren al padecimiento un notorio y desagradable mal olor, así como un aspecto que tradicionalmente se ha descrito como "coliflor". Los síntomas que provoca son mínimos o nulos, lo que explica que muchos enfermos permitan el avance hasta involucrar zonas anatómicas muy amplias. No hay ataque al estado general, salvo el trastorno circulatorio que se puede presentar por el bloqueo de los linfáticos en los casos extensos, y que llega a condicionar elefantiasis de difícil solución.

Histopatología. Se deberá tomar con el bisturí una biopsia generosa, que abarque hasta el tejido adiposo. Se podrá observar hiperplasia epidérmica en asociación con amplias zonas de reacción inflamatoria supurativa y granulomatosa, en la que se podrán identificar con relativa facilidad células gigantes a cuerpo extraño con las características *células fumagoides* en su interior, las cuales representan al hongo en forma de granos de café bi o trilobulados, que con la tinción usual de hematoxilina y eosina toman un color sepia, por lo que también se describen como "monedas de cobre".

Diagnóstico. Ante una placa verrugosa debemos siempre pensar en las siguientes posibilidades: cromomicosis, tuberculosis verrugosa, esporotricosis en placa fija, lieshmaniasis y carcinoma epidermoide. El estudio histopatológico es imprescindible y llega a ser diagnóstico por los criterios ya mencionados.

La placa verrugosa es característica de la cromomicosis pero no es privativa y deberá hacerse el diagnóstico diferencial con la tuberculosis verrugosa, con la esporotricosis en placa, con la leishmaniasis, con micobacteriosis atípicas y con el carcinoma epidermoide.

Desde luego, se deberá proceder a efectuar los estudios micológicos, el examen directo a través de la toma de las escamas con bisturí o portaobjetos, y su aclaración con hidróxido de potasio (KOH) a 40% permitirá identificar las ya citadas células fumagoides, que representan la fase parasitaria del hongo.

Más específico será el cultivo, que permitirá la identificación precisa del hongo causal tras su siembra en medio de Sabouraud o micosel; en unos 30 días podrán observarse las características del hongo.

El diagnóstico se hace con el examen directo, con el cultivo y con el estudio histopatológico, ya que es posible identificar las células fumagoides o muriformes en el seno de los granulomas que característicamente se desarrollan en esta enfermedad.

Tratamiento. No existe un medicamento verdaderamente efectivo para esta enfermedad; se han empleado el calciferol o vitamina D2, el ioduro de potasio, la 5-fluorocitosina, la anfotericina-B, la estreptomicina, el ketoconazol, sin que se logre un beneficio claro. Desde luego, el mejor tratamiento sería la prevención, el uso de calzado adecuado para el campesino y la posibilidad de brindarle asistencia médica temprana, lo cual facilitaría el tratamiento.

Para fines prácticos se podrán extirpar quirúrgicamente las lesiones si éstas son accesibles y no muy extensas. El calor local ha demostrado tener un efecto benéfico.

Fármacos de reciente síntesis, como el itraconazol en 200 a 300 mg por día, vía oral y durante varios meses, hasta un año, ha demostrado ser efectivo. Otros antimicóticos, como el fluconazol en 200 a 400 mg por día vía oral, el saperconazol a razón de 200 mg por día vía oral y la terbinafina en 500 mg por día, también por vía oral, han sido de utilidad en casos aislados y deberán tenerse en cuenta.

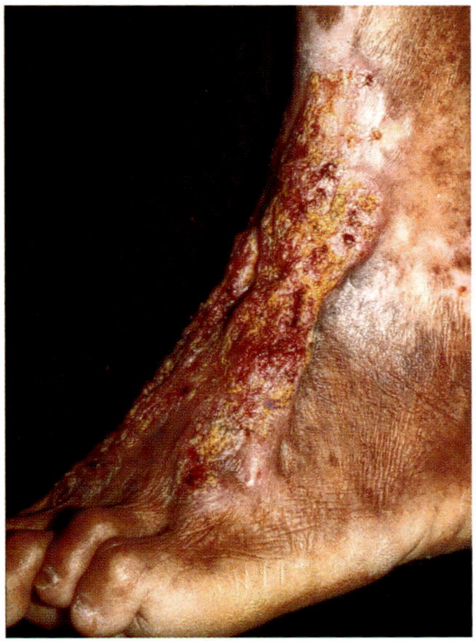

Fig. 6.6.1 Cromomicosis en su localización usual: las extremidades inferiores.

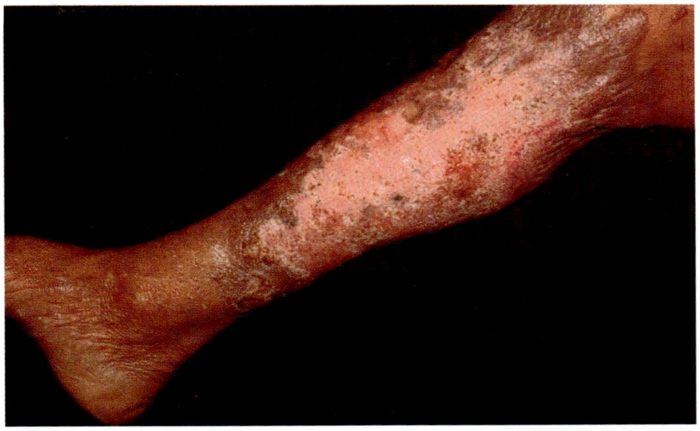

Fig. 6.6.2 Morfología característica de la cromomicosis: placas verrugosas que crecen más en extensión que en profundidad; debe diferenciarse de la tuberculosis verrugosa, de un carcinoma, de la esporotricosis en placa fija y de la leishmaniasis.

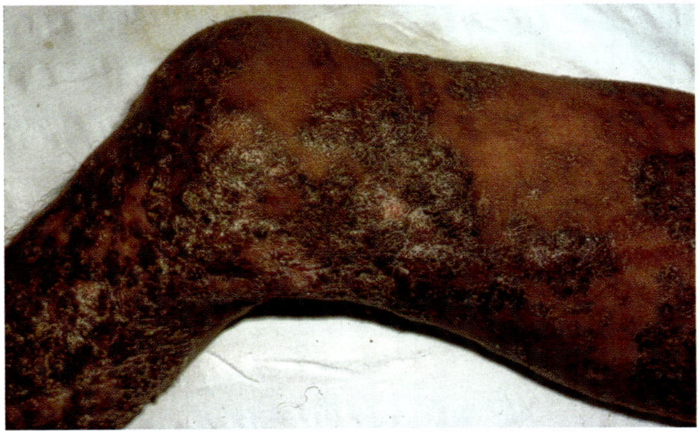

Fig. 6.6.3 Cromomicosis de larga evolución, que ha involucrado la totalidad de la pierna y ha llegado al muslo.

Generalidades. No obstante ser una enfermedad tropical, fue descrita inicialmente por Lane y Medlar en Boston, E.U.A., en 1915, pero los casos en zonas templadas son muy raros; tampoco es usual entre la población urbana.

Precisamente fueron Lane y Medlar quienes emplearon el término "dermatitis verrugosa", del todo impreciso hoy en día. El hongo aislado se denominó *Phialophora verrucosa* por un micólogo de apellido Thaxter, a quien no se le dio el crédito oportunamente.

6.7 Coccidioidomicosis

Conceptos clave

- Es una micosis secundariamente tegumentaria y por lo tanto generalizada, que inicialmente involucra el pulmón (98% de las veces) y excepcionalmente el hongo penetra por la piel (2%). Causada por *Coccidioides immitis.*
- La forma cutánea primaria se presenta en la cara y extremidades usualmente.
- Se observa en cualquier edad y en ambos sexos.
- Se presenta en campesinos, mineros, excursionistas.

Definición. Es una micosis generalizada, causada por *Coccidioides immitis*, que involucra primariamente el pulmón y a veces la piel, ya sea de forma inicial o como consecuencia de aquélla; en general es benigna, asintomática y se resuelve; excepcionalmente es diseminada o grave.

Se le conoce también como enfermedad de Posadas y Wernicke (1891), fiebre del Valle de San Joaquín, reumatismo del desierto, enfermedad de California (ya que ésta es una de las zonas de mayor endemia, así como el suroeste de Estados Unidos y el norte de México).

Etiopatogenia. Las esporas (artroconidias) del hongo son inhaladas, producen enfermedad pulmonar, y por diseminación hematógena llegan a otros órganos (como hígado y bazo), entre ellos la piel; por hipersensibilidad se pueden condicionar otras manifestaciones cutáneas, como el eritema nodoso y el eritema multiforme.

Caracteres clínicos. Según Rippon, la infección por *C. immitis* se presenta tras la inhalación de las esporas, lo que es seguido por dos enfermedades: una es asintomática o moderada, con resolución completa e inmunidad duradera; la segunda es progresiva, crónica o aguda y mortal. Se dice que sólo en 0.5% de los sujetos se desarrolla enfermedad grave.

El mismo autor clasifica a la coccidioidomicosis como se muestra en el **cuadro 6.7.1**.

La coccidioidomicosis primaria pulmonar asintomática se presenta en la gran mayoría de los sujetos; al no haber sintomatología, se considera sólo como una infección.

Cuadro 6.7.1. Formas Clínicas de la Coccidioidomicosis

I.- Coccidioidomicosis primaria:
- A) Pulmonar: asintomática o sintomática.
- B) Cutánea.

II.- Coccidioidomicosis secundaria
- A) Pulmonar: benigna crónica o progresiva.
- B) Diseminación uni o multisistémica: meníngea, cutánea crónica, generalizada.

La coccidioidomicosis pulmonar primaria puede ser sintomática o asintomática.

La coccidioidomicosis primaria pulmonar sintomática se desarrolla en una pequeña proporción de los individuos expuestos al hongo; tras un periodo de latencia de 10 a 15 días, el sujeto acusa síntomas de un "estado gripal", o bien cursa con un síndrome febril y enfermedad respiratoria grave. Es en esta etapa en la que se pueden desarrollar las manifestaciones cutáneas por hipersensibilidad, tipo eritema multiforme o eritema nodoso.

La coccidioidomicosis cutánea primaria es muy rara; existen muy pocos casos documentados y en todos ha sido por la introducción traumática de las esporas. Simula a la esporotricosis, con una pápula que se hace nódulo, duro e indoloro y forma una placa con ulceración central.

La coccidioidomicosis cutánea primaria forma un chancro con adenitis y linfangitis.

La coccidioidomicosis secundaria pulmonar benigna crónica se presenta en los pacientes que, después de la sexta u octava semanas de la infección, desarrollan signos y síntomas de enfermedad secundaria o persistente. Esta variedad, benigna y crónica, se caracteriza por nódulos, cavitación y/o coccidioidoma.

La coccidioidomicosis residual es común y se le encuentra accidentalmente durante el estudio radiológico en una persona que la cursó de manera sintomática.

La coccidioidomicosis secundaria pulmonar progresiva puede desarrollarse justo después que la enfermedad primaria ha comenzado a resolverse, o bien, después de lapsos de estabilización más o menos prolongados; los factores capaces de debilitar a la persona, como otra enfermedad, edad avanzada, terapia con inmunosupresores, predisponen o permiten la reactivación y la progresión. Esta reactivación puede tomar varias formas: neumonía progresiva y persistente, enfermedad miliar, crecimiento de las lesiones cavitarias en número y tamaño, abscesos, consolidación pulmonar; es posible que la enfermedad se autolimite nuevamente, pero también puede avanzar, producir enfermedad extrapulmonar y llevar a la muerte si no se establece el tratamiento.

La coccidioidomicosis secundaria o progresiva se desarrolla por diseminación del foco primario y puede producir lesiones pulmonares, del sistema nervioso central y/o cutáneas.

La diseminación uni o multisistémica (meníngea, cutánea, generalizada) depende fundamentalmente de la cantidad del inóculo, es decir, de la exposición al hongo en gran cantidad y de la resistencia del huésped; se considera que, de haber diseminación, ésta será en las primeras semanas después de la infección; se presenta con síndrome febril y ataque al estado general, con afección pulmonar, meningitis y abscesos de piel y partes blandas.

Se considera que hay tres formas de evolución en los pacientes con diseminación de la enfermedad: la primera es rápidamente mortal; la segunda tiene un curso más prolongado, con remisiones y exacerbaciones; la tercera es de diseminación tardía. Asimismo, son tres las principales formas de expresión: meníngea, cutánea y generalizada.

Meníngea: después de la tuberculosis y de la criptococosis, es la tercera forma más común de meningitis granulomatosa crónica y se ha encontrado en la tercera parte o en la mitad de los casos de coccidioidomicosis secundaria, por lo que es obligado el estudio del líquido cefalorraquídeo en todo paciente con esta enfermedad o con sospecha de ella.

Cutánea crónica: se presenta en cualquier zona, pero preferentemente en la piel cabelluda, la cara, el cuello y el tronco, como pápulas, nódulos o placas verrugosas, que crecen en tamaño y número; en ocasiones autoinvolucionan y dejan cicatriz. También puede presentarse como abscesos, gomas, úlceras y trayectos fistulosos, principalmente cerca de las articulaciones (**figura 6.7.1**).

Enfermedad generalizada: además del pulmón y los órganos mencionados, la enfermedad puede diseminarse a otros órganos, como los ganglios linfáticos, hígado, bazo y sistema osteoarticular.

La forma generalizada se presenta en personas inmunocomprometidas a partir de un foco pulmonar por vía linfática o hematógena hacia diversos órganos y sistemas.

En el diagnóstico de la coccidioidomicosis, además de los datos clínicos y los estudios básicos de laboratorio e imagen, deberá efectuarse la intradermorreacción con la coccidioidina y las de tipo inmunológico, como la titulación de anticuerpos fijadores de complemento, tanto en suero como en líquido cefalorraquídeo. Desde luego, los estudios micológicos e histopatológicos son prioritarios.

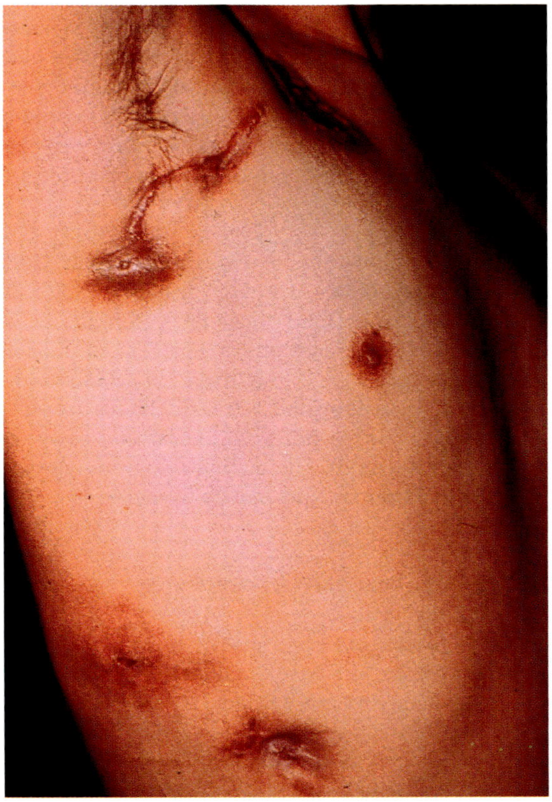

Fig. 6.7.1 Coccidioidomicosis cutánea secundaria. (Cortesía del M.C. Alexandro Bonifaz.)

Histopatología. Se toma la muestra de cualquier tejido para estudio histopatológico; se encontrará una intensa reacción inflamatoria mixta, supurativa y granulomatosa, en cuyo seno se deberá identificar el hongo, libre, o dentro de los macrófagos, como una esférula de 5 hasta 70 micras de diámetro, con una pared retráctil de doble contorno y endosporas en su interior.

Tratamiento. Por muchos años se consideró a la anfotericina-B como el fármaco de primera elección en el tratamiento de esta enfermedad, y aún puede serlo en el enfermo hospitalizado, no obstante su nefrotoxicidad; sin embargo, en nuestros días el fluconazol, que puede administrarse por vía oral o endovenosa, viene a ser nuestra primera opción, con excelente respuesta y menos efectos secundarios.

Generalidades. Seguramente que es el área de la micología a la que más han contribuido los dermatólogos mexicanos; las observaciones clínicas, microscópicas y terapéuticas, así como los experimentos y ensayos en el laboratorio son muy numerosos y no se podría dar cabida a todas las referencias en este texto, por lo que se han enlistado aquellas que consideramos más genéricas o de mayor influencia, ya que a su vez dan crédito a los autores nacionales y de otros países, que con su trabajo han permitido un mejor conocimiento de estas enfermedades.

Augustas instituciones de nuestro país han sido cuna de tales aportaciones: el H. Hospital General de México de la Secretaría de Salud, como tradicional hospital-escuela de la dermatología; el Centro Dermatológico "Ladislao de la Pascua", con su enorme volumen de pacientes; el Instituto Mexicano del Seguro Social, principalmente con su Centro Médico Nacional, orgullo de su red hospitalaria; el Instituto Dermatológico de Jalisco "José Barba Rubio"; asimismo otros centros como en San Luis Potosí y en Nuevo León, así como en el norte y en el sureste de la República, han generado importantes aportaciones en este campo.

Pero principalmente fue el maestro Antonio González-Ochoa (1913-1984), brillante micólogo y dermatólogo mexicano, profesor en la Universidad Nacional Autónoma de México y fundador de la micología en nuestro país, quien más aportaciones hizo a esta rama de la medicina, en su laboratorio del entonces Instituto de Salubridad y Enfermedades Tropicales, en donde desarrolló casi la totalidad de sus trabajos, observaciones y numerosas publicaciones. Fue distinguido por el gobierno de la República con el Premio Nacional de Ciencias.

Lecturas recomendadas

1. Aceves R. Cromoblastomicosis: análisis de 26 casos observados en Guadalajara, Jalisco, Méx. Med Cut I.L.A 1970;4:417-427.
2. Arenas R. Micología médica ilustrada. México: McGraw-Hill Interamericana; 1993.
3. Bonifaz A. Micología médica básica. 3ª Ed. México: McGraw-Hill; 2010.
4. Cañizares O, Harman R. Clinical tropical dermatology. 2a. ed. Boston: Blackwell Scientific Publications; 1992.
5. Fernández-Díez J. Micetoma (pie de Madura o maduromicosis). Perlas diagnósticas en los diferentes granos que producen micetomas. Patología 1997;35:153-157.
6. González-Ochoa A, Soto-Figueroa E. Polisacáridos de *Sporotrichum schenkii*. Intradermorreacción en el diagnóstico de la esporotricosis. Rev Inst Salud Enf Trop Mex 1947;8:143-153.
7. González-Ochoa A. Contribuciones recientes al estudio de la esporotricosis. Gac Med Mex 1965;95:463-474.
8. González-Ochoa A, Ricoy E, et al. Valoración comparativa de los antígenos polisacárido y celular de *Sporothrix schenkii*. Rev Inst Salud Pub Mex 1970;30:303-315.
9. González-Ochoa A. Granulomas dermatofíticos. Boletín Dermatológico (número especial en homenaje al Dr. Mario Magaña Lozano) 1973.
10. López-Martínez R, Méndez-Tovar LJ, Hernández-Hernández F, Castañón-Olivares R. Micología *médica. Procedimientos para el diagnóstico de laboratorio*. México: Trillas; 1995.
11. López-Martínez R, Méndez-Tovar L, Lavalle P, et al. Epidemiología del micetoma en México: estudio de 2 105 casos. Gac Med Mex 1992;128:477-481.
12. Macotela-Ruiz E, Mariat F. Sur la production de mycetomes expérimentaux per *Nocardia brasiliensis* et *Nocardia asteroides*. Bull Soc Pathol Exot 1963;56:46-54.
13. Magaña LM, Bonifaz A. Granulomas tricofíticos. Dermatol Rev Mex 1988;32:27-33.
14. Magaña M. Mycetoma. Int J Dermatol 1984;23:221-236.
15. Magaña LM. Los micetomas, sus repercusiones óseas. Dermatol Rev Mex 1989; 32:22-26.
16. Magaña LM, Magaña GM. Mycetoma. Dermatologic Clinics 1989;7:202-217.
17. Magaña M, Magaña GM. Mycetoma. En: Demis DJ, Thiers BH, et al. (eds.). Clinical dermatology, vol. 3, Delmar-New York: Harper & Row Publishers; 1996. p. 1-23.
18. Novales J. Histopatología de las micosis profundas. Dermatol Rev Mex 1983;27:128-155.
19. Rippon JW. Medical mycology. 3a. ed. Philadelphia: W.B. Saunders Co.; 1988.

Capítulo

7

Reacciones adversas a la luz solar

Sección II

Contenido

La luz solar tiene múltiples efectos sobre la piel humana, los hay benéficos y adversos; entre los primeros están la síntesis de previtamina D3, el bronceado y el calentamiento corporal. Entre los efectos adversos, o deletéreos, están la quemadura solar, la urticaria solar, el envejecimiento de la piel, cambios permanentes de color, producción de neoplasias, inmunodepresión local y, en general, las reacciones de fotosensibilidad y otras enfermedades, como el prurigo solar.

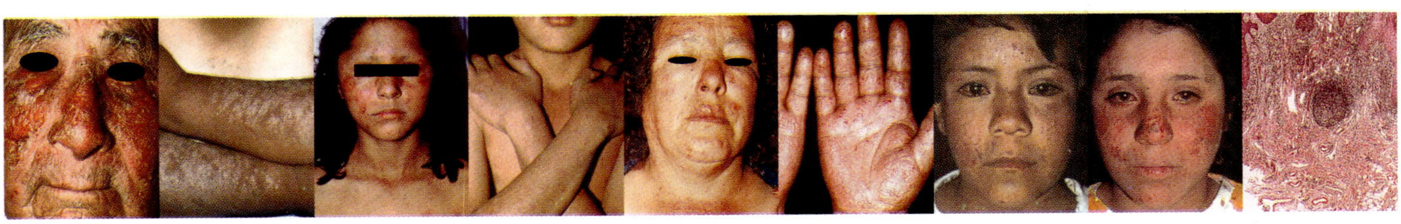

Dentro del amplio espectro de radiación emitida por el sol, aquella porción de dicho espectro que tiene la capacidad de generar una respuesta en los seres vivos se denomina *espectro fotobiológico*, el cual abarca la radiación *ultravioleta*, cuyas longitudes de onda van desde los 200 a los 400 nanómetros (nm), y la radiación visible, que va de los 400 a los 760 nm y es la que nos permite ver.

A su vez, la luz ultravioleta se divide en onda corta (UVC) que mide de 200 a 290 nm, onda media (UVB) que mide de 290 a 320 nm, y onda larga (UVA) que mide de 320 a 400 nm y se considera que hay dos tipos, la UVA I de 320 a 340 nm y la UVA II de 340 a 4000 nm (**figura 7a**). Por supuesto, en nuestros días no sólo el Sol sino también múltiples fuentes artificiales de luz creadas por el hombre son capaces de producir estas mismas radiaciones.

La radiación electromagnética también puede ser considerada como "paquetes de energía" denominados fotones. Estas dos descripciones, longitudes de onda y fotones, son complementarias.

La luz solar, al incidir sobre la piel, sufre una serie de cambios (**figura 7b**) antes de producir algún efecto biológico: una porción es reflejada desde el estrato córneo, o bien desde otras capas de la epidermis, otra parte desde la dermis; aquella proporción que penetra es absorbida por diversas moléculas desde la epidermis hasta la dermis e inclusive por moléculas (como las porfirinas o algunos medicamentos) que en ese momento circulan en la sangre por la vasculatura cutánea.

Entre las diversas moléculas que absorben los fotones están el ADN, la melanina, las queratinas, la colágena, las fibras elásticas y el ácido urocánico. La molécula que absorbe la energía lumínica se denomina cromóforo y pasa a un estado excitado que en fracciones de segundo da paso a un fotoproducto que genera procesos bioquímicos complejos (como reparaciones enzimáticas, inducción de ciertos genes), que dan como consecuencia cambios celulares (como proliferación, mutagénesis) que se manifiestan clínica e histopatológicamente como: eritema, edema, bronceado, muerte celular, pápulas, hiperplasia epidérmica, prurito, formación de tumores, etcétera.

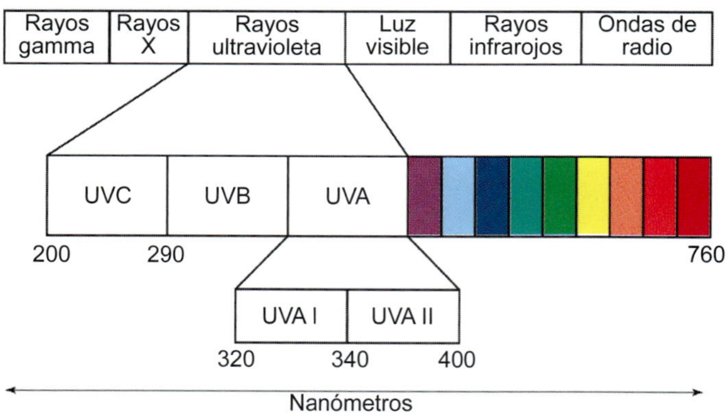

Fig. 7a Esquema que ilustra el espectro electromagnético de la radiación y la proporción que corresponde al espectro fotobiológico.

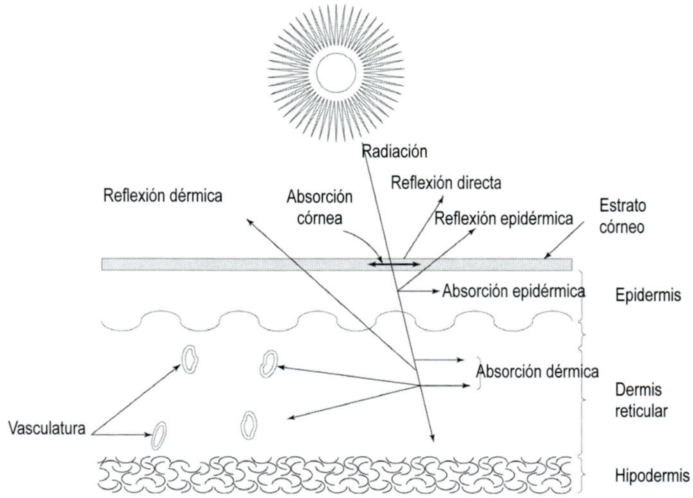

Fig. 7b Se ilustra la incidencia de la luz sobre la piel humana, la proporción que es reflejada por los diversos componentes de ésta y la que es absorbida por otros.

7.1 Reacciones de fotosensibilidad

Conceptos clave

- El espectro fotobiológico abarca la radiación ultravioleta (200 a 400 nanómetros de longitud de onda) y la radiación visible (400 a 760 nanómetros).
- El espectro fotobiológico tiene la capacidad de generar respuesta en los seres vivos.
- Entre las diversas moléculas que absorben los fotones están el ADN, la melanina, las queratinas, la colágena, las fibras elásticas y el ácido urocánico.
- El término fotosensibilidad significa, en forma genérica, reacción patológica a la luz y abarca dos mecanismos de respuesta tisular: fototoxicidad y fotoalergia.
- La topografía de las lesiones en las zonas expuestas: cara, escote y superficies externas de brazos, antebrazos y dorso de las manos), permiten hacer el diagnóstico.
- El tratamiento idóneo consiste en identificar y retirar el agente fotosensibilizante; si esto no es posible se requerirá entonces de la fotoprotección con ropa y con medicamentos.

Definición. El término *fotosensibilidad* significa, en forma genérica, reacción patológica a la luz y abarca dos mecanismos de respuesta tisular: *fototoxicidad* y *fotoalergia*.

La luz solar, al incidir sobre la piel, sufre una serie de cambios antes de producir algún efecto biológico: una porción es reflejada desde el estrato córneo, o bien, desde otras capas de la epidermis; otra porción se refleja desde la dermis; la proporción que penetra es absorbida por diversas moléculas, incluso por aquellas que en ese momento circulen por la vasculatura cutánea.

Las reacciones de fotosensibilidad pueden ser desencadenadas por agentes *internos* (como las porfirinas) y *externos* (como los medicamentos u otros productos químicos); estos últimos pueden llegar a la piel por vía directa, es decir por contacto (como los perfumes y cosméticos) o bien por administración general (oral, intramuscular, etcétera). Ambas formas de llegada a la piel pueden generar reacciones *fototóxicas* o bien *fotoalérgicas*.

La fototoxicidad es muy común, ya que cualquier individuo puede desarrollarla si es expuesto a la intensidad de luz adecuada y por tiempo suficiente; se caracteriza clínicamente por eritema, edema, hiperpigmentación y descamación; el período de latencia es de minutos a horas, e histopatológicamente hay poca o nula reacción inflamatoria con mínimos cambios epidérmicos (si el fotosensibilizante ha sido de administración sistémica), o de edema intra e intercelular (espongiosis) con necrosis y/o ampolla si la vía ha sido directa o por contacto. Como ejemplos tenemos la quemadura solar y las reacciones fito-fototóxicas (por vegetales) (**figura 7.1.1 y 7.1.2**).

Las reacciones de fotosensibilidad pueden ser desencadenadas por agentes internos (como las porfirinas) y externos (como los medicamentos); estos últimos pueden llegar a la piel por vía directa (por contacto) o por administración general (oral, inhalada, intravenosa intramuscular). Ambas formas de acceso a la piel pueden generar reacciones fototóxicas o bien fotoalérgicas.

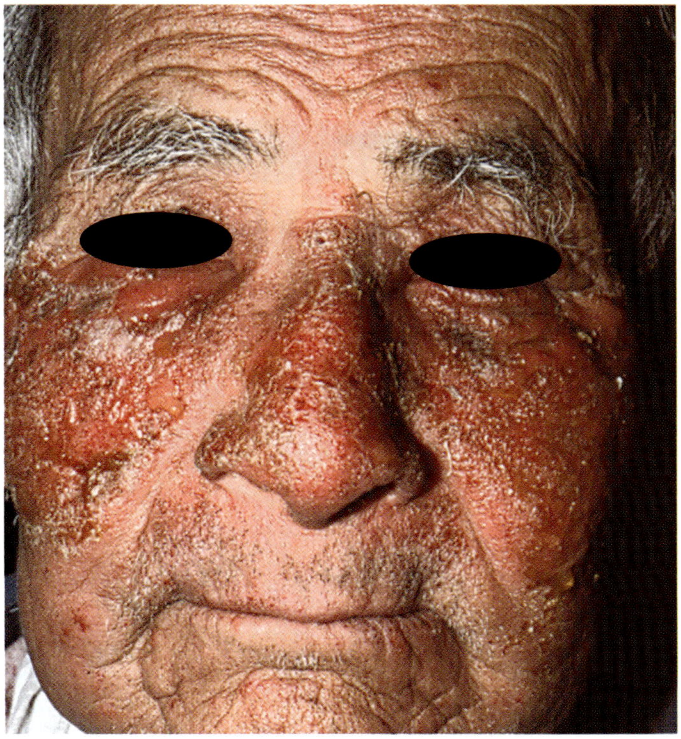

Fig. 7.1.1 Reacción de fotosensibilidad alérgica por la aplicación de antibióticos tópicos (neomicina).

La fotoalergia es poco común, ya que no cualquier individuo puede desarrollarla, dado que se requiere susceptibilidad personal (inmunogenética) para llevarla a cabo, pues debe montarse una respuesta inmune; por lo tanto, el período de latencia es mayor de dos días y clínicamente se expresa por eritema y edema o aspecto eccematoso; histopatológicamente hay una intensa reacción inflamatoria superficial y media o profunda, con linfocitos y eosinófilos, así como cambios epidérmicos de intensa espongiosis con ampollamiento. Como ejemplos tenemos las reacciones por antiinflamatorios no esteroideos, ya sea por vía general o por vía tópica, en forma de geles o ungüentos (**figura 7.1.3 y 7.1.4**).

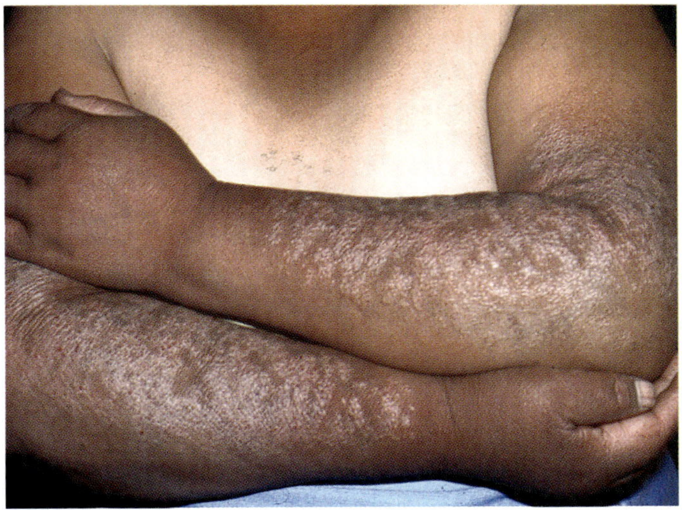

Fig. 7.1.2 Reacción de fotosensibilidad alérgica por ingestión de piroxican: placas eritematosas y vesiculosas situadas muy claramente en las zonas expuestas a la luz solar y su ausencia en las porciones que cubre la ropa.

La fototoxicidad es muy común, ya que cualquier individuo puede desarrollarla si es expuesto a la intensidad de luz adecuada y por tiempo suficiente, como es el caso de la quemadura solar; en la que no se genera una reacción inmunológica.

La fotoalergia es poco común, ya que no cualquier individuo puede desarrollarla debido a que se requiere susceptibilidad personal (inmunogenética) para que así suceda, debe montarse una respuesta inmune y los fenómenos inflamatorios son intensos clínica e histopatológicamente.

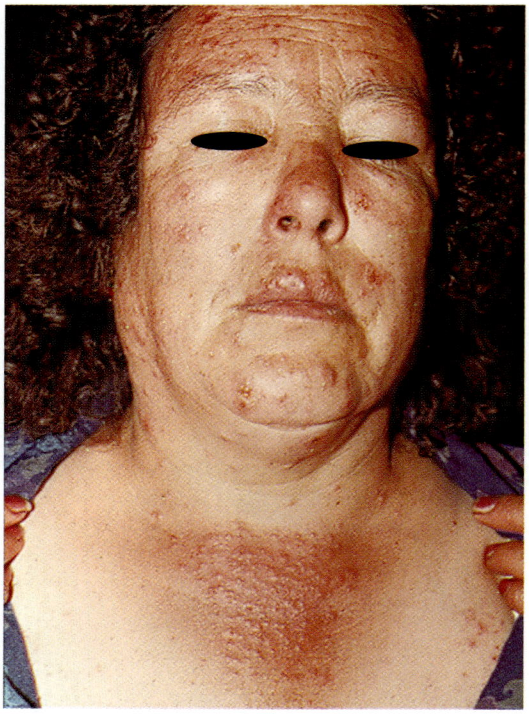

Fig. 7.1.3 Reacción de fotosensibilidad tóxica bien delimitada en las zonas expuestas de las extremidades superiores y su clara diferencia con la piel protegida por la ropa.

7.2 Prurigo Solar de Escalona

Conceptos clave

- El PSE representa una reacción anormal de la piel, las conjuntivas y los labios a la luz solar.
- Se presenta en forma de pápulas pruriginosas en los sitios expuestos, como son la cara y el escote, y en las superficies externas de ios brazos y los antebrazos, así como en el dorso de las manos.
- Con frecuencia tiene presentación familiar, lo que demuestra su naturaleza inmunogenética.
- Tanto la luz ultravioleta como la luz visible son capaces de generar PSE.
- Esta afección se presenta desde la edad escolar, en la que no hay predominio por el género, pero en la edad adulta es más común en la mujer 3 a 1 que en el hombre.
- El diagnóstico es clínico y la histopatología de la piel, de las conjuntivas y de los labios tiene una sensibilidad y una especificidad diagnósticas muy altas.
- El tratamiento consiste en la fotoprotección con ropa y con medicamentos.

Definición. El Prurigo Solar de Escalona (PSE), también conocido como prurigo actínico, representa una reacción anormal de la piel, conjuntivas y labios a la luz solar, particularmente dentro del espectro de la luz ultravioleta de onda media y larga, caracterizado por la presencia de pápulas pruriginosas en la piel de la cara, "V del escote" o zona supraesternal, partes externas

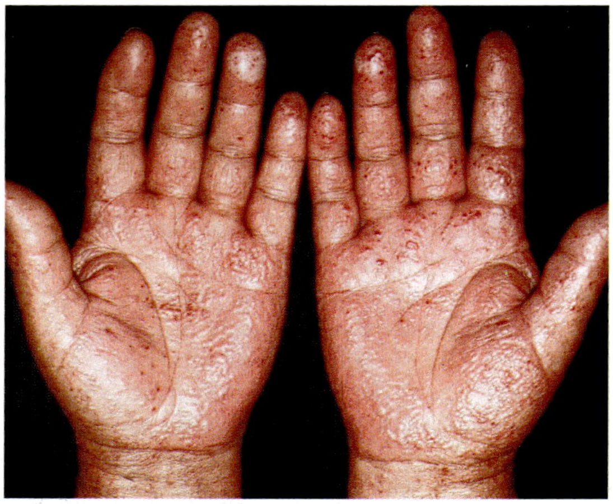

Fig. 7.1.4 Otro paciente con reacción de fotosensibilidad a los oxicanes, los cuales producen vesiculación también de las palmas, muy característica. También puede producirse la enfermedad por el contacto directo con geles de piroxican para aplicación tópica.

de brazos, antebrazos y dorso de las manos; excepcionalmente afecta otras zonas, como el tronco, y está determinado por factores inmunogenéticos.

> Aunque la expresión prurigo actínico se ha usado ampliamente, es más adecuada y precisa la denominación prurigo solar, ya que ésta se refiere a las radiaciones emitidas por el Sol, que son las desencadenantes de la enfermedad.

Aunque el término *prurigo actínico* también se ha usado ampliamente, es más adecuado y preciso el término *prurigo solar*, ya que éste se refiere a las radiaciones emitidas por el sol, que son las desencadenantes de la enfermedad, precisamente como sucede en otras enfermedades: queratosis solar, urticaria solar, quemadura solar, etcétera.

> En su etiopatogenia el factor inmunogenético es fundamental y se ha demostrado no sólo por su presentación predominante en la población indígena y/o mestiza del continente americano, sino también por su asociación con el HLA-DR4(DRB1*0407).

Etiopatogenia. La causa del PSE es la luz solar, pero como todos los seres vivos sobre el planeta la recibimos desde el nacimiento, lógicamente deben existir otros factores que permiten que tal radiación solar sea adversa para algunas personas. Por ello los estudios en los últimos 20 años se han dirigido a tratar de dilucidar tales factores.

Luz solar. Dentro del amplio espectro de radiación que emite el sol figura el espectro fotobiológico, es decir, aquellas longitudes de onda capaces de generar una respuesta en los seres vivos y van de los 200 nm a los 760 nm. La luz ultravioleta de onda corta, que idealmente no debería llegar a la superficie de la Tierra debido al efecto protector que confiere el ozono de la estratósfera, mide de 200 a 290 nm y se abrevia UVC; la luz ultravioleta de onda media (UVB) que mide de 290 a 320 nm, la luz ultravioleta de onda larga (UVA) que mide de 320 a 400 nm, y la luz visible, que es aquella capaz de provocar el estímulo luminoso en la retina.

Altitud. Se ha dicho y se ha sostenido por muchos años, que el PSE se desarrolla en personas que viven en lugares cuyas altitudes son mayores de 2,000 m sobre el nivel del mar. Esto es cierto sólo en parte, ya que el PSE se ha observado en grupos que viven al nivel del mar.

Alimentación. Esta hipótesis nuestra ha surgido del hecho bien observado por numerosos dermatólogos de nuestro medio, de que el PSE es excepcional en la consulta privada, pero muy frecuente en las instituciones que atienden a la población más desvalida, sin seguridad social, que incluye a aquellos niños cuyas dietas son muy débiles en aporte proteico.

> El PSE es uno de los motivos de consulta más frecuentes, principalmente en la niñez, ya que ocupa el decimocuarto lugar al alcanzar el 1.34% de la consulta dermatológica pediátrica del Hospital General de México.

En otras palabras, dentro de la misma población mestiza de la ciudad de México, que recibe la misma radiación solar y vive a la misma altura (2,450 m sobre el nivel del mar), aquellos con posibilidades económicas, incluso para atenderse en la medicina privada, no desarrollan PSE. Por lo tanto creemos que puede haber un factor nutricional, quizá un aminoácido esencial que no es incorporado con las dietas deficientes que consume la población socio-económico-culturalmente débil, que pueda estar involucrado en el desarrollo del PSE.

Inmunogenética. Se han estudiado tanto en la población caucásica como en nuestro medio los antígenos de histocompatibilidad en el PSE, y se ha encontrado que el HLA- DR4(DRB1*0407) está estrechamente relacionado con el PSE en aquellos, así como en nuestra población.

Caracteres clínicos. El PSE es uno de los motivos de consulta más comunes; en la Clínica de Dermatología Pediátrica del Hospital General de México ocupa el lugar 14, con 1.34%. Aunque no contamos con estadísticas sobre su frecuencia en la consulta de adultos, podemos asegurar que es mucho menos común. Interesantemente hace 50 años, el mismo Escalona, en un estudio sobre la consulta dermatológica general, es decir niños y adultos, encontró que el PSE estaba dentro de los diez primeros lugares, con 4.5 a 5.1%, en el mismo Hospital General.

Edad. El PSE es una enfermedad de niños predominantemente, y casi la totalidad de los pacientes inician las manifestaciones en la edad escolar. No obstante, hemos observado niños preescolares, desde los dos años 10 meses de edad, ya con la enfermedad, pero nunca la hemos visto en lactantes. El PSE también se observa en el adulto, aunque con mucho menor frecuencia y usualmente son personas que han padecido la enfermedad desde su niñez, aunque el PSE de instalación tardía también está bien documentado.

En nuestra experiencia con población pediátrica no hay predominio por un género, pero en el adulto es más común en la mujer en relación 3 a 1 con el hombre (**figura 7.2.1**).

Topografía. Las lesiones se presentan en la cara y las porciones externas de las extremidades superiores, ya que lógicamente son los segmentos anatómicos expuestos al sol, y esta topografía es de la mayor importancia en el diagnóstico diferencial con otras enfermedades, como la dermatitis atópica con fotosensibilización o con otros prurigos (**figura 7.2.2**).

Además de la cara, el PSE usualmente presenta pápulas en los pabellones auriculares y la zona supraesternal; excepcionalmente encontramos lesiones en áreas cubiertas, como el tronco.

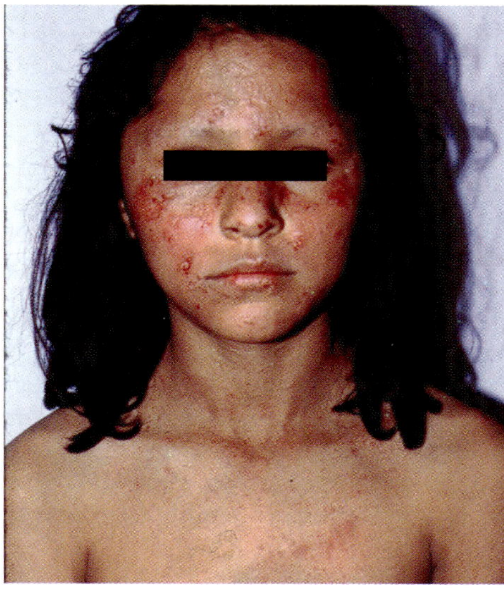

Fig. 7.2.1 Prurigo solar en su presentación característica: pápulas y huellas de rascado en la cara y zona supraesternal o escote; la cejas están rotas por el rascado y los labios inflamados (queilitis folicular).

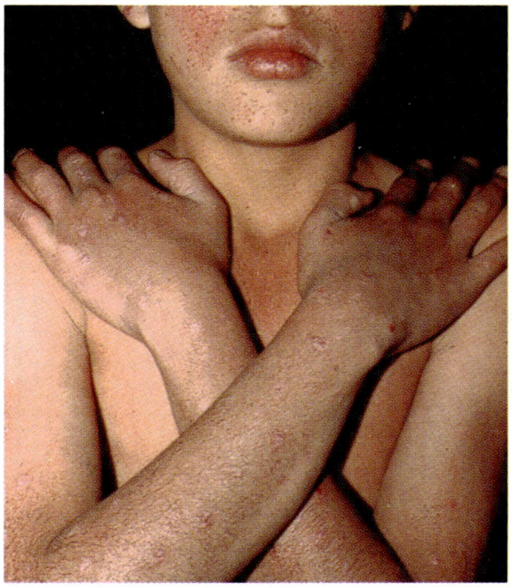

Fig. 7.2.2 Prurigo solar en un niño con poca afección de la cara (nariz y labios) pero intensa en los antebrazos.

Es muy evidente durante la exploración física del paciente la diferencia entre estas regiones, al compararlas con las caras internas de brazos y antebrazos, que no exhiben alteraciones. En la mujer que usa vestido pueden observarse lesiones en las caras anteriores de las piernas.

Además de las manifestaciones en la cara, el escote y las superficies externas de los miembros superiores, podemos encontrar lesiones en los pabellones auriculares y en las caras anteriores de las piernas en algunas mujeres. Es excepcional observar lesiones en las regiones cubiertas por la ropa.

La morfología está dada por pápulas en diferentes estadios de evolución: acuminadas, es decir recientes, aunque son raras debido al intenso prurito que provoca el rascado de inmediato; pápulas con costra hemática como resultado de dicho rascado; pápulas que llegan a ser nódulos firmes e indurados puesto que han desarrollado liquenización (prurigo nodular); pápulas aplanadas y manchas hiperpigmentadas residuales que permiten asegurar que hubo lesión activa; todo esto revela la evolución crónica y en forma de "brotes" sucesivos, que parecen interminables (**figura 7.2.3**).

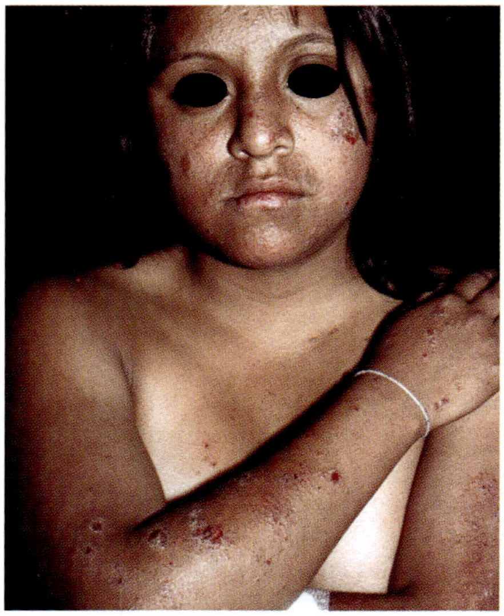

Fig. 7.2.3 Niña de 13 años de edad con prurigo solar desde los siete años; existen lesiones en la cara, antebrazos y dorso de las manos en diversos estadios de evolución.

Como parte del cuadro clínico invariablemente encontramos las cejas rotas por el mismo rascado, y en un porcentaje menor, 52%, la participación ocular en forma de conjuntivitis, caracterizada por lagrimeo, eritema tanto bulbar como tarsal, secreción hialina, hiperpigmentación, *pannus*, pterigión, pingüécula, sensación de cuerpo extraño, fotofobia y prurito. Todo esto la diferencia muy bien de la conjuntivitis primaveral (**figura 7.2.4**).

Invariablemente encontramos las cejas rotas debido al rascado y en 52% de los pacientes la participación ocular en forma de conjuntivitis: eritema bulbar y tarsal, secreción hialina, hiperpigmentación, *pannus*, pterigión, pingüécula, sensación de cuerpo extraño, fotofobia y prurito.

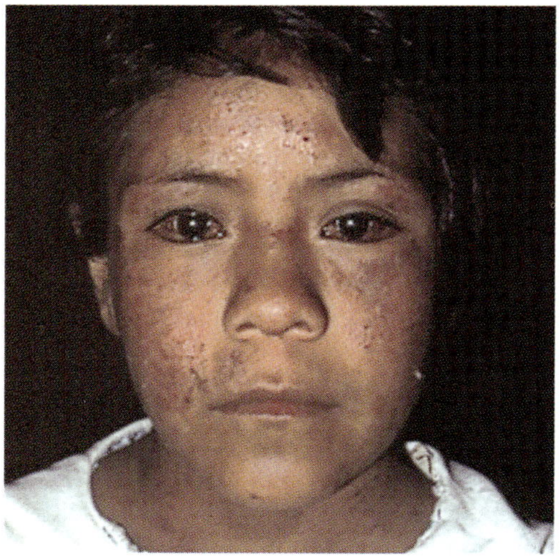

Fig. 7.2.4 La afección de las conjuntivas en el prurigo solar se caracteriza por lagrimeo, congestión, hiperpigmentación, sensación de cuerpo extraño y pterigión y/o pingüécula, como en esta paciente.

La queilitis del prurigo solar es también una manifestación frecuente de la enfermedad; se observa en una tercera parte de los casos y se manifiesta por eritema, edema, fisuras, descamación e intenso prurito en los labios, principalmente del labio inferior (**figura 7.2.5**).

La queilitis también es manifestación frecuente de la enfermedad y en ella se presentan: edema, eritema, fisuras, descamación e intenso prurito, principalmente en el labio inferior.

Histopatología. Los cambios epiteliales del PSE son hiperplasia epidérmica psoriasiforme de grado variable, con paraqueratosis alternando con áreas de ortoqueratosis. Asimismo hay espongiosis que va de focal a multifocal con extensión al epitelio folicular, y que frecuentemente forma vesículas intraepidérmicas no visibles clínicamente y exocitosis.

En la histopatología de la piel encontramos hiperplasia epidérmica en grado variable, con paraqueratosis alternando con ortoqueratosis y espongiosis; en la dermis destaca un infiltrado mixto, linfocitario con eosinófilos, superficial y medio. Al progresar la enfermedad la espongiosis disminuye y la hiperplasia aumenta.

En la dermis se observan infiltrados inflamatorios alrededor de los vasos sanguíneos del plexo papilar y vasos comunicantes, es decir, superficiales y medios. El tipo celular identificado de manera constante y predominante es el linfocitario, usualmente en asociación con eosinófilos, cuya proporción es escasa, aunque claramente tal proporción es mayor en las lesiones agudas que en las crónicas.

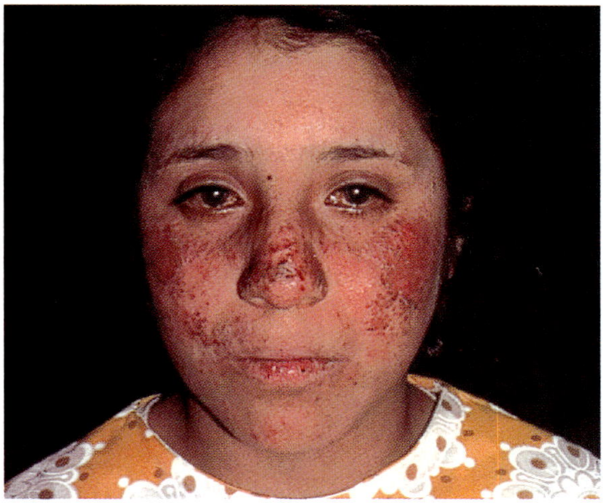

Fig. 7.2.5 Prurigo solar con floridas manifestaciones no sólo cutáneas, sino también en los ojos y en los labios: queilitis folicular.

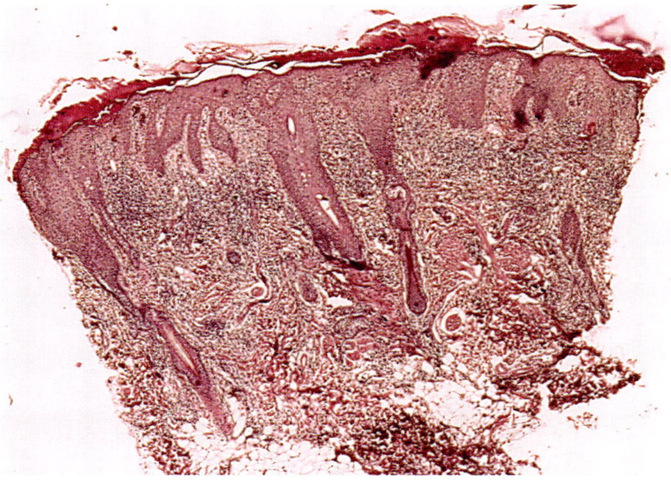

Fig. 7.2.6 La histopatología del prurigo solar es característica: hiperplasia epidérmica con espongiosis e infiltrado linfocitario superficial y medio, perivascular e intersticial, con eosinófilos.

Otros hallazgos son la extravasación de eritrocitos alrededor del plexo superficial, así como melanina dentro y fuera de los macrófagos y alrededor de los vasos. Es importante destacar la ausencia de elastosis solar.

Es posible distinguir histopatológicamente a las lesiones recientes de las lesiones tardías, ya que en las primeras destaca la espongiosis, inclusive con plasma en la capa córnea; en las lesiones tardías, o crónicas, dicha espongiosis disminuye y se incrementa la hiperplasia epidérmica, disminuye también o desaparece la paraqueratosis y el infiltrado inflamatorio es de menor magnitud, con menor proporción de eosinófilos, aunque siempre están presentes (**figura 7.2.6**).

La histopatología de los cambios oculares demuestra que éstos también son epiteliales y del estroma: metaplasia epidermoide con cronificación y ausencia de células caliciformes; en el estroma sobresale la elastosis solar, la hiperpigmentación y el infiltrado mixto, linfocitario con eosinófilos.

La histopatología de los cambios oculares muestra que también son epiteliales y del estroma; los primeros consisten en metaplasia epidermoide con cornificación y ausencia de células caliciformes; en el estroma sobresalen la elastosis solar, pues todos son niños, la hiperpigmentación y el infiltrado inflamatorio linfocitario con eosinófilos.

En la histopatología de la queilitis es posible identificar cambios epiteliales como la espongiosis y la hiperplasia psoriasiforme, frecuentemente ulcerada; pero lo más importante es observar folículos linfoides con sus centros germinales.

En cuanto a la histopatología de la queilitis, es posible identificar cambios epiteliales como espongiosis e hiperplasia psoriasiforme, frecuentemente ulcerada, pero más importante, en el estroma se ven infiltrados linfoplasmocitarios con eosinófilos y la formación de folículos linfoides bien constituidos que brindan una sensibilidad diagnóstica de 75% (**figura 7.2.7**).

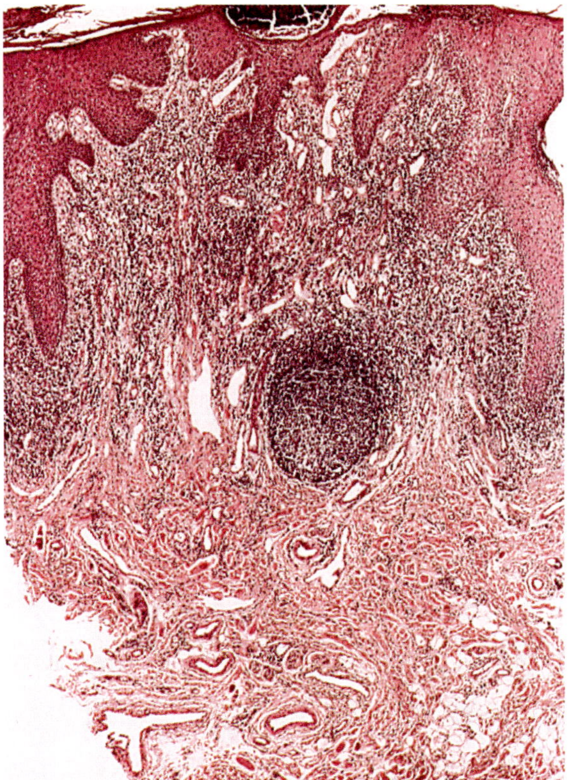

Fig. 7.2.7 Histopatología del labio en el prurigo solar: hiperplasia epitelial irregular y densos infiltrados linfoplasmocitarios con formación de folículos linfoides: queilitis folicular.

Diagnóstico. El diagnóstico del PSE es fundamentalmente clínico, los datos ya mencionados de la topografía y la presencia de pápulas intensamente pruriginosas en diferentes estadios evolutivos están en todos los pacientes. Como criterios menores, por no estar presentes en 100% de los enfermos, tenemos a la seudoalopecia de las cejas, la conjuntivitis y la queilitis.

La erupción polimorfa a la luz es una entidad rara en México pero frecuente en otras áreas, como los Estados Unidos; en consecuencia algunos autores norteamericanos consideran que ambas son fases de la misma enfermedad; en realidad se trata de dos entidades diferentes, los criterios que permiten su diferenciación se detallan en el **cuadro 7.2.1.**

Cuadro 7.2.1. Criterios de diferenciación entre el prurigo solar y la erupción polimorfa a la luz

Prurigo solar	Erupción polimorfa a la luz
Clínicos	
Familiar	No es familiar
Racial (en mestizos)	No hay factor racial
Más frecuente en zonas altas	Cualquier altitud
Se presenta todo el año	Se presenta en verano
Pápulas en diferentes estadios	Pápulas y placas eritematosas
Afecta a los labios	No afecta a los labios
Afecta conjuntivas	No afecta conjuntivas
Forma pingüéculas o pterigiones	No los forma
Histopatológicos	
Espongiosis	Adelgazamiento epidérmico
Hiperplasia psoriasiforme	Edema de la dermis papilar
Infiltrado linfocitario con eosinófilos	Infiltrado linfocitario
Superficial y medio	Superficial y profundo
Extravasación de eritrocitos	No la hay
Incontinencia del pigmento	No la hay

Se deberá hacer diagnóstico diferencial con la dermatitis atópica que ha sido mal tratada y que desarrolla fotosensibilización, situación muy común en nuestro medio por la práctica de la automedicación. En ésta predominan las placas de dermatitis en fase de eccema o bien liquenización en lugar de las pápulas pruriginosas, no hay conjuntivitis ni queilitis ni seudoalopecia de cejas. La zona central de la cara no se ve involucrada y en el PSE sí sucede.

Con otros prurigos como el causado por ectoparásitos, en el que existen pápulas en sitios no expuestos y hay manchas poslesionales pero no hay prurigo nodular, la evolución es oscilante y no durante todo el año, predomina en primavera y verano.

Podrá considerarse a la escabiasis también, pero en ésta existe el antecedente epidemiológico, las pápulas son más pequeñas, se sitúan más hacia los pliegues interdigitales de las manos y en las muñecas, pliegues axilares, tronco y genitales externos; provocan prurito nocturno. Otras fotodermatosis como las porfirias, que se inician en la niñez, deben tenerse en cuenta.

La conjuntivitis del PSE se deberá diferenciar de la primaveral, en la que no coexisten las pápulas ya descritas.

La queilitis folicular o del PSE se deberá diferenciar de la queilitis solar (un mal nombre) que es en realidad un carcinoma intraepitelial y por lo mismo es necesaria la biopsia.

La biopsia de labio, que también es un procedimiento casi inocuo, será de gran utilidad si se identifican los folículos linfoides ya descritos.

Tratamiento. El tratamiento del PSE tiene dos aspectos: el primero es la educación del enfermo, o de sus padres o tutores, en el sentido de darles una explicación breve y sencilla sobre la naturaleza de la enfermedad y cómo protegerse del sol. Evitarlo en la medida de lo posible, principalmente entre las 11 y las 16 h del día, usar anteojos de buena calidad contra el sol. El pelo deberá usarse sobre la frente y los pabellones auriculares, la ropa gruesa y cerrada del cuello, usar camisas o blusas de mangas largas y pantalón largo; recordarles que los rayos del sol, al incidir sobre el piso, las paredes y otras superficies, reflejan su radiación y por ello deben resguardarse lo mejor posible.

El tratamiento del PSE tiene dos aspectos: el primero es la educación del enfermo, que consiste en una explicación breve y sencilla sobre la naturaleza de su padecimiento, así como en indicarle la forma en que deberá protegerse de la luz con ropa y gafas oscuras.

El segundo aspecto es el de los medicamentos, considerando los de uso tópico y los de administración oral. Entre los primeros están los filtros y las pantallas solares. De éstos, los preparados a base de dióxido de titanio son bastante efectivos; también aquellos con óxido de zinc, talco, óxido de magnesio y caolina trabajan muy bien, pero cosméticamente son mejor aceptados cuando sus partículas son micronizadas.

El segundo aspecto del tratamiento abarca los medicamentos, tanto tópicos (filtros y pantallas solares) como orales (fosfato de cloroquina, sulfato de hidroxicloroquina, psoralenos, beta-carotenos y talidomida).

Los filtros solares con sales como las benzofenonas, los antralinatos, el mexoryl SX y el Parsol 1789 son efectivos contra UVA. Contra UVB contamos con padimatos A y O, los cinamatos (Parsol MCX y cinoxato), los salicilatos (octilsalicilato y homometil-salicilato), el alcanfor metilbenzilideno o Eusolex 6300, y el ácido fenil-bencil-imidazol.

Entre los medicamentos de administración oral está la talidomida, originalmente empleada por Londoño, quien demostró un efecto impresionantemente favorable; hasta la fecha la usamos en dosis de 100 a 200 mg por día y reducimos la dosis al obtener la remisión de la enfermedad; hemos llegado a mantener a niños con más de 40 kg de peso corporal, con 50 mg de talidomida cada 48 horas. Pero este medicamento tiene varias desventajas: no es fácil adquirirlo, puede producir neuropatía periférica, es teratogénico y no modifica la historia natural de la enfermedad, por lo que no es posible considerarlo como primera elección.

El fosfato de cloroquina (3-3.5 mg/kg/día) o mejor aún el sulfato de hidroxicloroquina (3-5 mg/kg/día), ambas por vía oral y una vez al día, parecen tener efecto fotoprotector y son antipruriginosas, entre otras propiedades farmacológicas. Previo estudio oftalmológico y periódicamente sobre su uso. No son caras, pero su efecto no es tan bueno como el de la talidomida.

Otros fármacos, como los psoralenos y los beta-carotenos, tienen efectos fotoprotectores y podrán ser empleados solos o en combinación con los ya mencionados.

La extirpación de pingüéculas y pterigiones, además de ser una medida terapéutica, en manos expertas también es inocua. Se cubre el ojo después del procedimiento y la conjuntiva reepiteliza en 48 horas; el material así obtenido se deberá examinar histopatológicamente y la información obtenida apoyará el diagnóstico.

Generalidades. El PSE fue descrito originalmente por Ernesto Escalona en el Servicio de Dermatología del Hospital General de México en 1954, en la primera edición de su libro: *Dermatología, lo esencial para el estudiante*, el primero sobre esta materia en México.

Más tarde, en 1959, en la segunda edición del mismo libro, Escalona y Magaña Lozano hacen una descripción clínica más amplia y detallada del PS e incluyen una fotografía muy demostrativa (**figura. 7.2.8**).

No obstante que éstas fueron las primeras descripciones de la enfermedad y la denominaron precisa y acertadamente *Prurigo Solar,* los citados autores la interpretaron como una variante del "prurigo estival de Hutchinson" cuando en realidad estaban ante una enfermedad distinta, no conocida como tal en esa época. Sin embargo, conviene señalar que dermatólogos norteamericanos ya habían observado erupciones en la piel y daño a los labios en grupos indígenas de Oklahoma desde 1910 a 1917 y "el número de casos de prurigo que no era del tipo infeccioso o de contacto" sorprendió a Fox y a Lamb. Pero no hubo una descripción nosológica precisa.

En 1958 Brandt publicó un informe sobre esta misma erupción en grupos indígenas de Norteamérica como "daño actínico de la piel y los labios" en las reservaciones Navajo de Arizona, y subsecuentemente aparecieron otras comunicaciones sobre el mismo tema por numerosos autores de norte, centro y sur de américa.

Desde hace unos 30 años y gracias a los trabajos de los citados autores latinoamericanos y otros más, el PS se reconoce ya como tal en la literatura y en diversos textos de circulación internacional de gran influencia. No obstante, otros autores lo consideran como una variedad o forma crónica de la erupción polimorfa a la luz, con lo que no coincidimos, pues está bien demostrado que se trata de otra enfermedad totalmente diferente, como lo demuestran bien sus caracteres clínicos y microscópicos (**cuadro 7.2.1**).

Asimismo, en México y otros países de América Latina, en donde debido a factores étnicos el PSE es muy frecuente, la mayor parte de los médicos que atienden y estudian a pacientes con esta enfermedad comparten la idea de que el PSE es una entidad nosológica y la erupción polimorfa a la luz es otra.

Tal diferencia obedece a factores inmunogenéticos pero indudablemente también a factores ambientales: la radiación solar y factores económicos que llevan a una mejor calidad de vida, como dieta, vestido, costumbres.

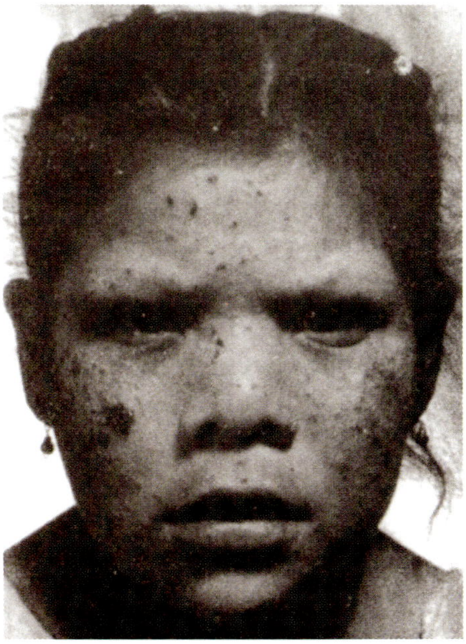

Fig. 7.2.8 Descripción clínica original del prurigo solar. Tomado con permiso de: Escalona E y Magaña LM. *Dermatología, lo esencial para el estudiante.* México: Impresiones Modernas; 1959.

Lecturas recomendadas

1. Durán MM. Actinic prurigo. En: Cañizares O, Harman R (eds.). Clinical tropical dermatology, 2a. ed., Boston: Blackwell Scientific Publications; 1992. p. 658-665.
2. Escalona PE, Magaña LM. Dermatología, lo esencial para el estudiante. 2a. ed. México: Impresiones Modernas; 1959. p. 174-8.
3. Grabczynske SA, Hawk JL. What is actinic prurigo in Britain? Photodermatol Photoimmunol Photomed 1997;13: 85-6.
4. Grabczynske SA, McGregor JM, Kandestis. Actinic prurigo and polymorphic light eruption; common pathogenesis and the importance of HLA-DR4/DRB1*0407. Br J Dermatol 1999;140:232-6.
5. Herrera GR, Magaña M. Follicular cheilitis: a distinctive histopathological finding in actinic prurigo. Am J Dermatopathol 1995;17:357-362.
6. Lane PR, Hogan DJ, Martel MJ, et al. Actinic prurigo: clinical features and prognosis. J Am Acad Dermatol 1992;26:683-692.

7. Lane PR. Actinic prurigo. En: Demis DJ (ed.). Clinical dermatology. Philadelphia: Lippincott-Raven; 1995.
8. Londoño F. Thalidomide in the treatment of actinic prurigo. Int J Dermatol 1973; 12: 326-8.
9. Magaña M. Prurigo Solar (artículo de revisión). Bol Med Hosp Infant Mex. 2001; 58:409-419.
10. Magaña M. Actinic or solar prurigo. J Am Acad Dermatol 1997;36:504.
11. Magaña M: Photosensitivity of the American Indian: terminology and historical aspects. J Am Acad Dermatol 1998;39:663-4.
12. Magaña M, Domínguez R, Vázquez R. Prurigo solar en la niñez. Manifestaciones cutáneas, oculares y labiales. Bol Med Hosp Infant Mex 1999;56: 326-31.
13. Magaña M: Prurigo solar (Avances en pediatría). Bol Med Hosp Infant Mex 2001; 58:409-19.
14. Magaña M, Román D, Cazarín J, Magaña LM: Queilitis folicular en niños: ejemplo de pseudolinfoma. Actas Dermatol & Dermatopatol [Mex] 2002;2:5-10.
15. Magaña GM: Prurigo solar de Escalona. Actas Dermatol & Dermatopatol [Mex] 2007;7:33-40.
16. Magaña M, Méndez Y, Rodríguez A, Mascott M. The conjunctivitis of solar (actinic) prurigo. Pediatr Dermatol 2000;17:432-435.
17. Magaña M, Cervantes M. Histopatología del prurigo solar. Rev Invest Clin (Mex). 2000;52:391-396.
18. Magaña M, Magaña LM. Actinic prurigo. The possible etiologic role of an amino acid in the diet. Med Hypotheses 1993;41:52-54.
19. Magaña M. Antimalarials for children. J Am Acad Dermatol 1994;30:510.
20. Menagé HP, Vaughan RW, Baker CS. HLA-DR4 may determine expression of actinic prurigo in British patients. J Invest Dermatol 1996;106:362-4.
21. Rybojad M, Moraillon I, Manciet JR. Actinic prurigo of childhood. 3 familial cases associated with HLA-DR 0407. Ann Dermatol Venereol 1998;125: 18-20.

Capítulo

8

Reacciones adversas al contacto con la piel

Sección II

Contenido

En este capítulo estudiamos las diversas reacciones que presenta la piel ante el contacto con algún producto químico; aunque éste puede ser extremadamente variado, la respuesta cutánea es limitada y con frecuencia se ve complicada por otros factores (p. ej., infecciosos), por lo que la identificación del producto químico, o contactante, representa un reto para el clínico.

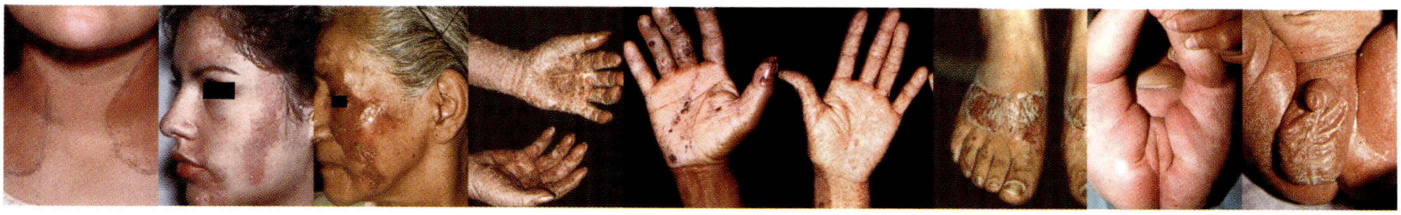

8.1 Dermatitis por contacto (DC)

Conceptos clave

- La DC es la reacción inflamatoria de la piel producida por el contacto con un producto químico.
- Son dos los mecanismos que la generan: el inmunológico o alérgico y el no inmunológico o irritativo.
- Esta afección es uno de los motivos de consulta y de incapacidad más frecuentes en la actualidad.
- La topografía puede ser cualquiera y es precisamente el sitio anatómico de las lesiones lo que usualmente orienta al diagnóstico.
- El hule, el níquel y el cromo son algunos de los contactantes más comunes en nuestra sociedad.
- El tratamiento idóneo consiste en evitar el contactante y el uso de antiinflamatorios tópicos.

Definición. Es la reacción inflamatoria de la piel producida por el contacto con un producto químico. Tal reacción inflamatoria tiene diversos grados de magnitud y son dos los mecanismos por medio de los cuales la piel responde.

Etiopatogenia. Para una mejor comprensión de esta enfermedad es conveniente primero revisar de manera sucinta los mecanismos por los que se genera la DC, y son: el *inmunológico* o *alérgico* y el *no inmunológico* o *irritativo*.

En el primero se requiere más de una ocasión el contacto de la piel con el producto químico provocador o *contactante*, pues se da paso a la sensibilización para generar una respuesta inmunológica; por lo tanto existe un período de latencia mayor de 48 horas y, desde luego, una susceptibilidad inmunogenética del individuo para desarrollar tal reacción; las lesiones son inflamatorias clínica e histopatológicamente. El contactante es un compuesto químico de bajo peso molecular, que ha estado en contacto con la piel en repetidas ocasiones, que ha funcionado como un hapteno capaz de acoplarse con alguna proteína tisular del sujeto, hacerse antigénico y, con la participación de la células de Langerhans, ha generado una respuesta de hipersensibilidad retardada o de tipo I; por ejemplo: la que provocan ciertos detergentes en las manos.

> La DC de tipo inmunológico requiere más de una ocasión el contacto de la piel con el producto químico provocador o contactante, pues se da paso a la sensibilización para generar una respuesta inmunológica; por lo tanto, existe un periodo de latencia de 48 horas y, desde luego, una susceptibilidad inmunogenética por parte del individuo.

En el segundo mecanismo se requiere de sólo una exposición al contactante, pero por tiempo y concentración suficientes del producto químico para que éste ejerza su efecto irritativo; no se genera una respuesta inmune, por lo que no se requieren tiempos de latencia ni susceptibilidad inmunogenética por parte del individuo; por lo tanto esta forma de DC es relativamente frecuente; todos podemos desarrollarla y la reacción inflamatoria puede ser mínima o muy intensa; por ejemplo: el contacto con un ácido o un álcali, que "queman" la piel, como el hidróxido de potasio o de sodio.

Ambos mecanismos pueden generar enfermedad aguda y/o crónica.

> Los aspectos clínicos e histopatológicos son de carácter inflamatorio: eritema y vesiculación con espongiosis e infiltrado mixto linfocitario con eosinófilos.

Caracteres clínicos. La frecuencia de la dermatitis por contacto (DC) es alta, ya que ocupa uno de los principales motivos de consulta, tanto en las instituciones del Sector Salud como en la práctica privada. Autores británicos han encontrado cifras que van de 1.5 a 15%, entre personas que acuden a centros hospitalarios.

Más aún, se calcula que hasta 20% de las mujeres en la población general presentan DC de las manos en diversas proporciones, lo que debe llamar nuestra atención, pues dada la constante y creciente exposición de los trabajadores en diversas áreas, así como una amplia variedad de productos químicos, es de esperar que el desarrollo de la DC vaya en aumento y, lo que es más delicado, que se genere incapacidad laboral por este motivo. Por ejemplo: el trabajador de la construcción que desarrolla DC al cemento, o el cirujano que la desarrolla a los guantes quirúrgicos; resultan situaciones catastróficas para ellos.

Todos los grupos de edad y de ambos sexos están igualmente expuestos a presentar DC aunque, desde luego, los adultos, por su trabajo o bien por una mayor exposición, frecuentemente presentan esta enfermedad; y más aún aquellos que manejan productos químicos directamente.

La topografía de la DC puede ser cualquiera y precisamente es el sitio anatómico de las lesiones lo que usualmente orienta al diagnóstico; por ejemplo, si encontramos lesiones en uno o ambos lóbulos auriculares en una mujer que usa aretes, podremos pensar razonablemente que se trata de una DC al níquel de dichos aretes; o bien las lesiones bilaterales y simétricas en el dorso de ambos pies nos permiten pensar que se trata de una DC al material del calzado (**figura 8.1.1 a 8.1.7**).

> La DC de tipo irritativo requiere de sólo una exposición al contactante, pero durante cierto tiempo y con una concentración suficiente del producto químico para que éste ejerza su efecto. No se genera una respuesta inmune porque no se requieren tiempos de latencia ni susceptibilidad inmunogenética por parte del individuo; por lo tanto, este mecanismo es más frecuente que el inmunológico.

La morfología de las lesiones de la DC va desde un eritema leve o moderado, con o sin fisuras, hasta el ampollamiento, con una extensa e intensa reacción inflamatoria, la necrosis de la epidermis y la ulceración (*vide infra*).

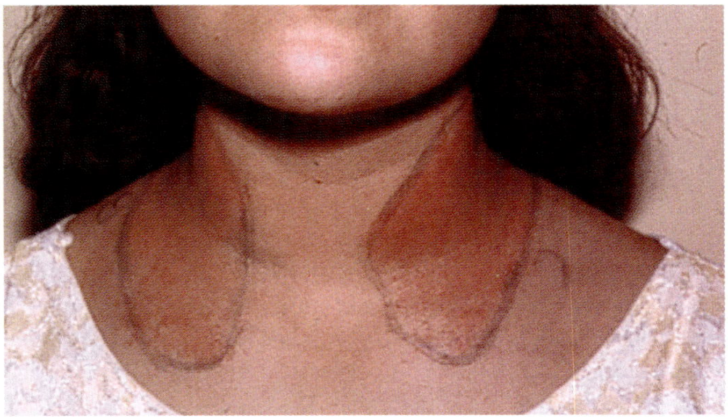

Fig. 8.1.1 Dermatitis por contacto alérgica a los perfumes en las caras laterales del cuello.

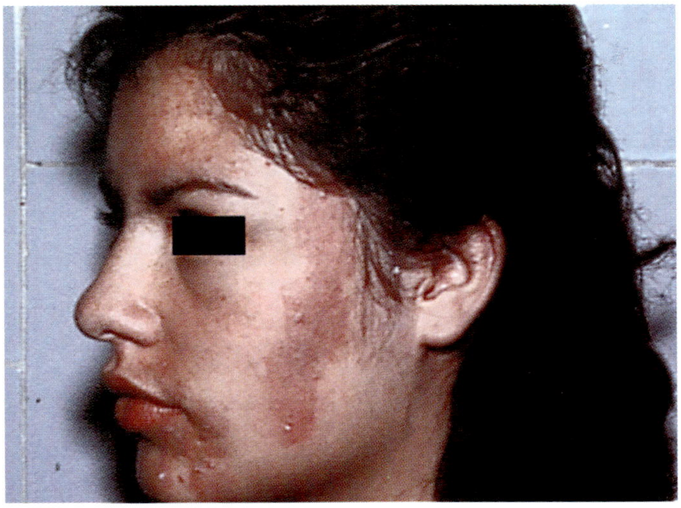

Fig. 8.1.2 Áreas de dermatitis por contacto alérgica al mercurocromo en las mejillas.

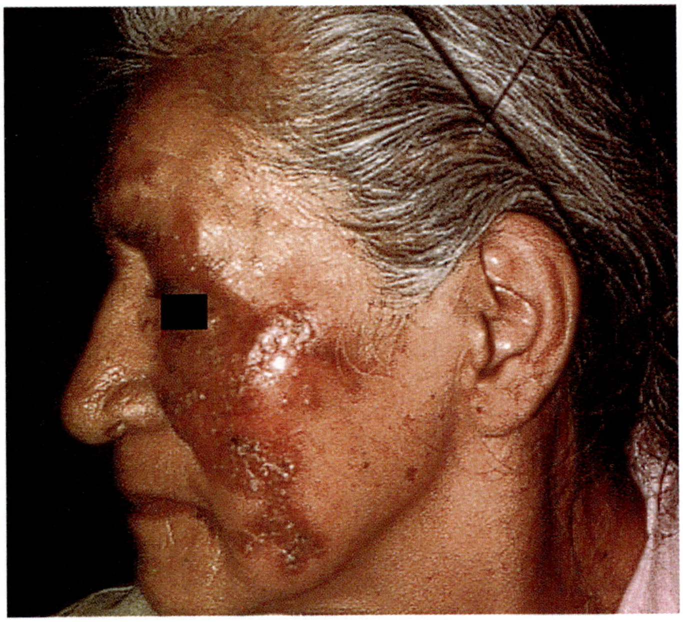

Fig. 8.1.3 Dermatitis por contacto irritativa muy intensa en el lado izquierdo de la cara.

La morfología de la DC varía de acuerdo con el mecanismo de daño, con el tipo de contactante y con la evolución. Todo esto, en conjunto con la ya mencionada topografía, nos permite delinear los perfiles o patrones clínicos que son útiles para el diagnóstico.

Dermatitis por contacto alérgica (DCA) o inmunológica. En ésta el contactante usualmente provoca una respuesta inflamatoria que se asocia a una reacción epidérmica conocida como espongiosis, lo que clínicamente se manifiesta como eccema, es decir, vesículas o placas eritematovesiculosas con trasudado seroso (**figura 8.1.1 y 8.1.2**).

Entre los productos que más comúnmente producen esta enfermedad tenemos al níquel, presente en artículos de joyería, dentaduras, prótesis, etcétera. Otros son el dicromato de potasio, la resina epóxica y la mezcla de fragancias.

También podemos mencionar la neomicina tópica, el bálsamo del Perú, la mezcla de parabenos, el formaldehído, la parafenilendiamina, el tiomersal (presente en cosméticos y soluciones para lentes de contacto). La lista de los contactantes antigénicos más comunes se presenta en el cuadro 8.1.1.

Dermatitis por contacto irritativa (DCI) o no inmunológica. Se inicia con prurito, el consecuente rascado y vienen el eritema, la descamación, las fisuras finas y superficiales conocidas como

Cuadro 8.1.1. Esta tabla ejemplifica una serie de productos químicos utilizados para pruebas epicutáneas en un caso de dermatitis de las manos.

Bicromato de potasio	0.5%
Paranfenilendamina, dihidrocloruro	0.5%
Tiuramos, mezcla	1%
Neomicina, sulfato	20%
Cobalto, cloruro	1%
Benzocaína	5%
Níquel, sulfato	5%
Quinoleínas, mezcla	6%
Colofonía	60%
Parabenzoatos, mezcla	6%
Hule negro, mezcla	0.6%
Lanolina, alcoholes	30%
Mercaptanos, mezcla	2%
Resina epóxica	1%
Bálsamo del Perú	15%
Resina paraterbutilifenoica	1%
Mercaptobenzotiazol	2%
Formaldehído	1%aq.
Perfumaes, mezcla	8%
Lactonas sesquisterpéricas, mezcla	1%
Quaternium 15	1%
Tiomersal	0.1%
Cl+Me-Isotiazolinona	100ppm. aq.
Budesónido	0.15
21-pivalato de tixocortol	0.1%
17-butirato de hidrocortisona	1.0%

"eccema craqué"; asimismo se presenta necrosis superficial y focal hasta total de la epidermis y eventualmente de la dermis, que se manifiesta por enrojecimiento y luego coloración ocre o marrón, con o sin ampollamiento y la consecuente úlcera más o menos amplia o profunda. Todo esto en magnitud variable y proporcional al tiempo del contacto directo y, por lo general, por única ocasión de un ácido o un álcali fuerte (**figura 8.1.3**)

La morfología de la DC varía de acuerdo con el mecanismo del daño, con el tipo de contactante y con la evolución, lo que aunado a la topografía nos permitirá delinear los perfiles o patrones clínicos que son útiles para el diagnóstico.

En otras ocasiones, la DCI genera lesiones inflamatorias del tipo de la dermatitis espongiótica o eccema, es decir, placas desde unos milímetros a varios centímetros de eritema y vesiculación asociadas con prurito, que pueden ser idénticas a la dermatitis numular o a la DCA. En otros casos vemos eritema y descamación asociados con ardor y prurito. Más adelante la piel irritada viene a ser especialmente susceptible al desarrollo de sensibilización alérgica (**figura 8.1.4 a 8.1.6**).

Decíamos que por lo general se debe al contacto accidental y ocasional, por lo que tiende a remitir y no se vuelve a presentar, a menos que la persona no se percate del contactante y entonces dicho contacto sea repetitivo, generando lesiones más inflamatorias, que morfológicamente pasan a ser eritemato-papulosas y de persistir llegan a liquenizarse, lo que nos traduce su cronicidad.

Existen factores del sujeto que influyen en el desarrollo de la DC: la edad, el sexo, el tipo de piel, la oclusión, la sudoración, la pigmentación, la sequedad y la presencia simultánea de otra enfermedad, como la dermatitis atópica.

Existen factores del sujeto que influyen en su desarrollo: la edad, el sexo, el tipo de piel, la oclusión, la sudoración, la pigmentación, la sequedad y la presencia simultánea de otra enfermedad, como la dermatitis atópica, ya que se calcula que al menos 10% de la población posee rasgos de atopia, lo que incrementa la susceptibilidad a la DCI, no así a la DCA.

La DCI aerotransportada es una variante que se presenta en la cara, el cuello, el tórax y los brazos. Los contactantes más comúnmente involucrados (que viajan en el aire) son polvos y químicos volátiles, como solventes, amoníaco, formaldehído, resinas epóxicas, fibra de vidrio y el aserrín de la madera.

Debido a que las DC irritativas subaguda y crónica llegan a tener estrecha semejanza clínica con la DC alérgica, no siempre es posible distinguir entre ambas morfológicamente, por lo que se debe insistir en el interrogatorio y efectuar pruebas epicutáneas o "al parche".

Ya que las DCI subaguda y crónica llegan a tener estrecha semejanza clínica con la DCA, no siempre es posible distinguir entre ambas morfológicamente, por lo que se debe insistir en el interrogatorio y efectuar pruebas epicutáneas o al parche (*vide infra*).

Algunos ejemplos de irritantes comunes son los jabones y detergentes, que en general son contactantes, fundamentalmente por efecto irritativo.

Ácidos como el sulfúrico, el crómico, el nítrico, el fosfórico, el hidroclórico, el hidrofluórico y muchos más, se usan en diversas áreas de la industria y son potencialmente irritantes.

Los álcalis fuertes, como el óxido de calcio, el hidróxido de sodio, de potasio, o de amonio, son poderosamente irritantes y causan graves ulceraciones.

También debemos mencionar los metales como el arsénico, que se usa en la fundición del cobre, del oro y del plomo. El berilio y el cobalto se usan en aleaciones, el primero produce úlceras con granulomas y es considerado también un carcinógeno. Asimismo, el óxido de calcio, que se usa en la manufactura de fierro, genera DCI.

Los solventes son irritantes muy activos, ya que tienen la propiedad precisamente de disolver los lípidos de la superficie de la piel y penetran junto con otros productos químicos que los acompañan; algunos de ellos son el benceno, el tolueno, el xyleno, el queroseno hexano, el tetracloruro de carbono, el tricloroetano, el tetracloroetano, la turpentina, el éter etílico y otros (**figura 8.1.6 y 8.1.7**).

Textiles como la lana y otras fibras "gruesas" causan dermatitis por contacto irritativa y alérgica en la piel; esto es muy común en el individuo atópico, particularmente los niños, que son muy susceptibles.

Algunas plantas pueden causar DCI debido a su contenido de ácido fórmico, ácido acético, ácido oxálico y cristales de oxalato de calcio.

Con respecto a la DC de las manos, es necesaria una detallada historia clínica, ya que debe diferenciarse de una serie de enfermedades distintas de la DC, pero que clínicamente pueden ser tan semejantes que se tenga que recurrir a la biopsia y a las pruebas epicutáneas; ellas son la psoriasis palmar, que puede ser una única manifestación de esta enfermedad o bien su inicio; la dermatitis crónica vesiculosa de las manos, antiguamente conocida como dermatitis dishidrótica o "*pompholyx*" (que nada tiene que ver con la sudoración) y cuyo origen y mecanismo aún no entendemos; las reacciones de tipo "ide" teóricamente originadas en una tiña de los pies con hipersensibilidad al dermatófito.

En los pies hay que tener en cuenta a la dermatitis plantar juvenil, a las tiñas y también a la psoriasis. En las axilas debe considerarse a la candidosis, al pénfigo familiar de Hailey y Hailey, a la psoriasis inversa.

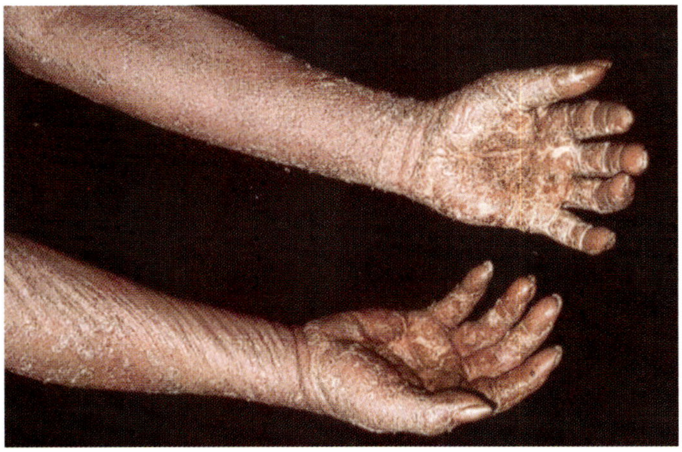

Fig. 8.1.4 Dermatitis por contacto alérgica al cemento en un trabajador de la construcción.

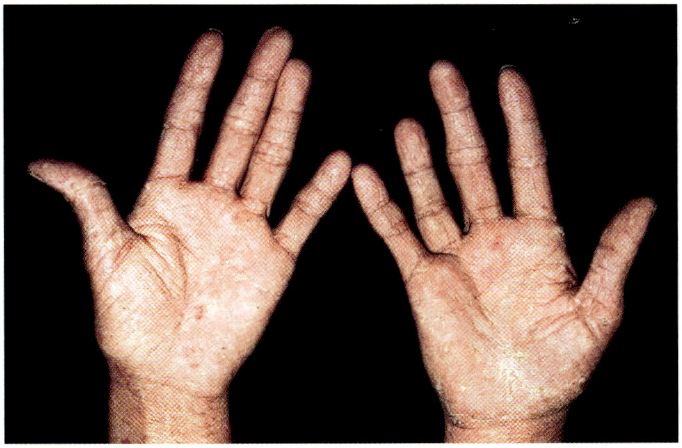

Fig. 8.1.6 Dermatitis por contacto a los detergentes: "dermatitis de las amas de casa".

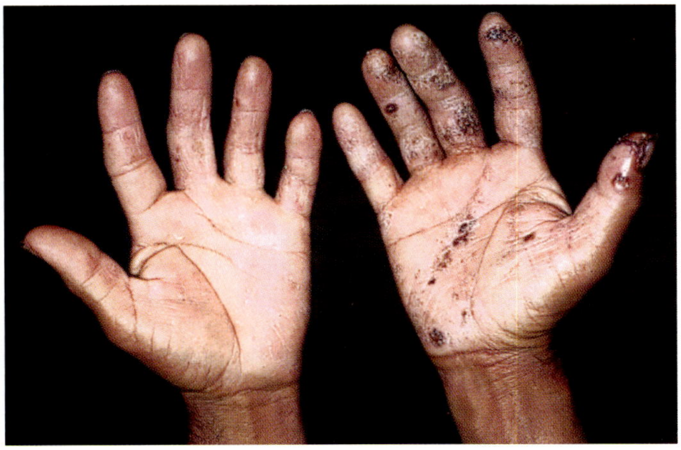

Fig. 8.1.5 Dermatitis por contacto a los barnices y pinturas.

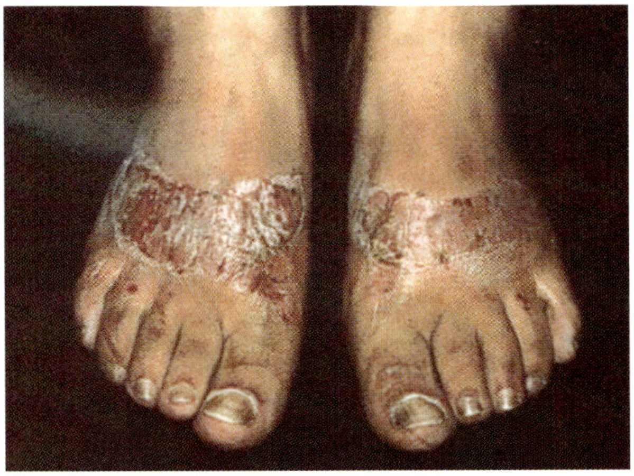

Fig. 8.1.7 Dermatitis por contacto al hule de las sandalias, lo bilateral y casi simétrico de las placas de dermatitis sugieren el diagnóstico prontamente.

En los pies hay que tener en cuenta a la dermatitis plantar juvenil, a las tiñas y a la psoriasis como diagnósticos diferenciales. En las axilas deberá considerarse a la candidosis.

En la identificación del contactante resulta de gran utilidad efectuar las llamadas pruebas epicutáneas, específicamente pruebas al parche (**figura 8.1.8**), que consisten en la aplicación sobre la piel de una serie de pequeñas cámaras conteniendo los diversos productos químicos sospechosos de actuar como provocadores, o bien aquellos que por experiencia sabemos que son los más comunes (**cuadro 8.1.1**). Se dejan sobre la espalda del paciente y se leen 48 y 72 horas después, observando así zonas de dermatitis, es decir, eritema, vesiculación y, en ocasiones, aun ampollamiento (**figura 8.1.9**).

Histopatología. También refleja fielmente el mecanismo de daño tisular, si es irritativo o inmunológico. En el primero observamos necrosis de queratinocitos que varía desde focal hasta en áreas extensas; espongiosis que va de leve a intensa con formación de vesículas; degeneración globosa de los queratinocitos que oscila de casi imperceptible a la ruptura celular, así como ampollamiento intra y/o subepidérmico, costras y escamo-costras. Todo esto en asociación con un infiltrado linfocitario perivascular e intersticial, superficial y medio, con neutrófilos.

En la DC de tipo inmunológico o alérgico observamos espongiosis de leve a intensa al grado de formar vesículas; hiperplasia epidérmica de mínima a pronunciada; todo esto va en relación con la evolución de la lesión, lo que se asocia a la presencia de fibrina y escamo-costras; en la dermis existe un infiltrado linfocitario perivascular superficial con eosinófilos y edema de la dermis papilar.

Tratamiento. Está basado en la identificación del contactante o contactantes, para evitarlos o de ser posible eliminarlos. Éste es el punto álgido en el tratamiento, pues puede tener implicaciones ocupacionales muy graves, que en trabajadores no asegurados representa el tener que aprender otro oficio, si esto aún fuera factible.

Si hubiera infección agregada, el tratamiento inicialmente debe ser dirigido a resolverla; si hubiera ulceración también, es necesario su tratamiento en primer término.

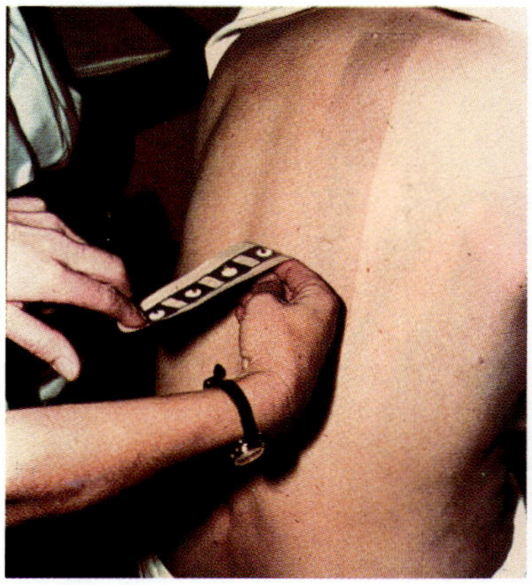

Fig. 8.1.8

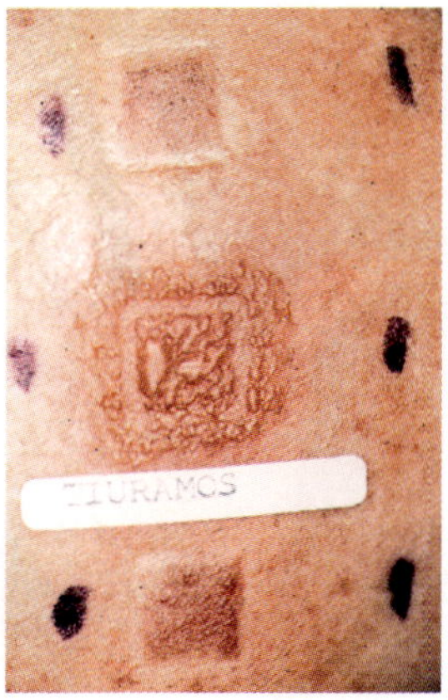

Fig. 8.1.9

Fig. 8.1.8 Forma de aplicación de las pruebas epicutáneas en forma oclusiva, las cámaras que contienen el contactante se observan en forma seriada en la tira en manos del médico.
Fig. 8.1.9 Pruebas epicutáneas positivas (2++) a los tiuramos, en la dermatitis por contacto alérgica. (Cortesía del Dr. Armando Ancona.)

El tratamiento está basado en la identificación del contactante o de los contactantes a fin de evitarlos y, de ser posible, eliminarlos. Este punto es decisivo en el tratamiento, pues puede tener implicaciones ocupacionales muy graves en la medida en que en los trabajadores no asegurados significa tener que aprender otro oficio, si esto aún fuera factible.

El uso de los glucocorticoesteroides tópicos encuentra en las DC su clara y precisa indicación, ya que su uso permitirá resolver el proceso inflamatorio en horas o días. Dependiendo de la gravedad y extensión, así como del sitio anatómico de la enfermedad, se podrá elegir la potencia y el vehículo de dicho esteroide tópico; ocasionalmente será necesario el esteroide sistémico. Pero es de la mayor importancia puntualizar aquí que los glucocorticoesteroides pierden potencia conforme son empleados continuamente (fenómeno de la taquifilaxia); en otras palabras, no es adecuado tratar de controlar la enfermedad sólo con el uso de estos medicamentos sin detectar al contactante y eliminarlo.

Interesantemente estos potentes antiinflamatorios pueden generar dermatitis por contacto alérgica, en particular los de nueva generación.

Contamos también con los inmunomoduladores tópicos tacrolimus y pimecrolimus; también puede ser de utilidad el sistema PUVA (psoralenos con luz ultravioleta de longitud de onda larga) y el retinoide alitertinoína.

Urticaria por contacto. Es otra manifestación por el contacto con químicos, caracterizada clínicamente por ronchas de diferentes formas y tamaños, que no duran más de 24 a 48 horas, desencadenadas por el contacto con una amplia variedad de químicos.

La urticaria por contacto es otra manifestación de la interacción con químicos y se caracteriza clínicamente por la presencia de ronchas de diferentes formas y tamaños que no duran más de 24 o 48 horas. La variedad de dichos productos químicos es sumamente amplia.

Adams reconoce cuatro tipos:

a) no alérgica, casi todo individuo expuesto la desarrollará sin sensibilización previa, dependiendo de la naturaleza y concentración del contactante, el área de la piel y el modo de exposición; es localizada y no hay síntomas como sibilancias o rinorrea. Entre los causantes están el ácido benzoico, el ácido ascórbico, el ácido cinámico, el aldehído cinámico y los ésteres del ácido nicotínico. La llamada "dermatitis por contacto a proteínas" se refiere a la persona que tiene síntomas inmediatamente después de la exposición a ciertas proteínas de la comida, como pescado y mariscos;
b) alérgica o inmunológica, en sujetos sensibilizados, como a las proteínas del látex natural de los guantes, o bien a los comestibles;
c) combina las dos previas, urticarianas alérgicas y no alérgicas;
d) combina la urticariana con reacciones eccematosas.

Generalidades. La DC es un problema siempre actual, pues son numerosos los productos químicos que forman parte de lo que usamos en nuestras actividades cotidianas. Con sus dos mecanismos, iritativo y alérgico, las DC son cada día más comunes y sus consecuencias en la calidad de vida de las personas son muy grandes, pues van desde la incomodidad de su padecer físico, hasta la pérdida del empleo o la incapacidad para continuar en el oficio que pueden desempeñar.

8.2 Dermatosis de la zona del pañal

Conceptos clave

- Éste es un grupo de afecciones del lactante que se presentan en la región anatómica que cubre el pañal y morfológicamente se caracteriza por eritema y pápulas.
- La presencia de otras lesiones, como pústulas, excoriaciones, úlceras, escamas o liquenización, ayuda a identificar las diversas entidades nosológicas que constituyen a las dermatosis de la zona del pañal.
- La dermatitis sifiloide posterosiva, la dermatitis psoriasiforme, la psoriasis, la sífilis congénita, la candidosis, la dermatitis seborreica y la amibiasis cutánea forman parte de este grupo.
- La afección constituye uno de los motivos más frecuentes de consulta y usualmente se presenta en el primer hijo.
- Lo usual es que se añadan microorganismos como *Candida albicans* y *Staphylococcus aureus*.
- El tratamiento con los cuidados generales usualmente es exitoso, pero se podría requerir de antimicóticos, antibióticos y antiinflamatorios tópicos.

Definición. Con esta denominación conocemos a un grupo de afecciones del lactante que se presentan en la región que cubre el pañal: hipogastrio, pubis, genitales externos, regiones glúteas y tercio superior de los muslos, que se caracterizan por zonas de eritema y pápulas.

> La dermatosis de la zona del pañal, en su forma pura y elemental, en realidad es una forma de dermatitis por contacto, y como tal, ambos mecanismos, es decir, el irritante primario y el alérgico, pueden estar involucrados.

La eventual presencia de otras lesiones, como pústulas, excoriaciones, úlceras, escamas, o liquenización, conlleva a identificar las diversas entidades nosológicas que constituyen la dermatosis de la zona del pañal. Fue descrita en 1886 por Jaquet.

Etiopatogenia. La dermatosis de la zona del pañal, en su forma pura y elemental, en realidad es una forma de dermatitis por contacto y como tal, ambos mecanismos: irritante primario y alérgico, pueden estar involucrados. La piel susceptible de determinados niños, así como los contactantes, que son la orina misma y el excremento, los cuales con sus factores microbiano y enzimático dan paso a la conversión de la urea en amoníaco, que a su vez irrita la piel y la hace lábil a la invasión por los microorganismos; asimismo los detergentes, algunos medicamentos tópicos mal indicados y muchos otros productos químicos que se emplean para el aseo o el "tratamiento" de la zona, condicionan el cuadro clínico que a continuación se describe.

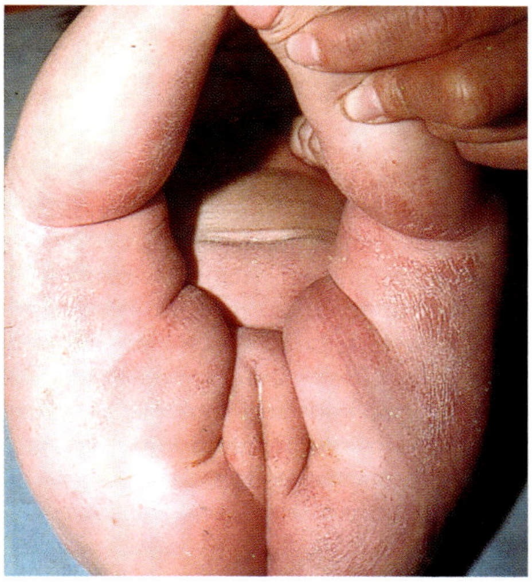

Fig. 8.2.1

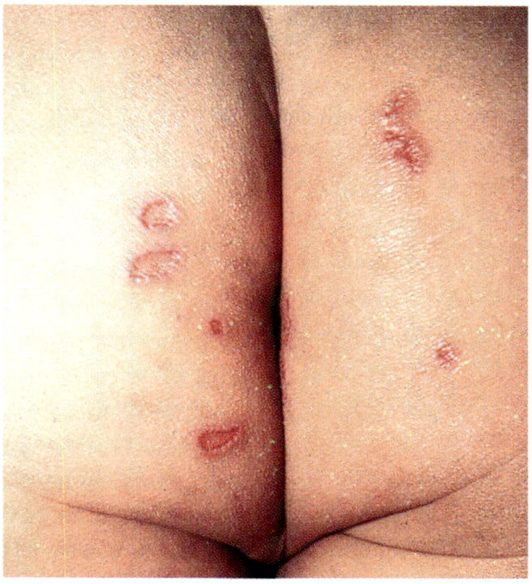

Fig. 8.2.2a

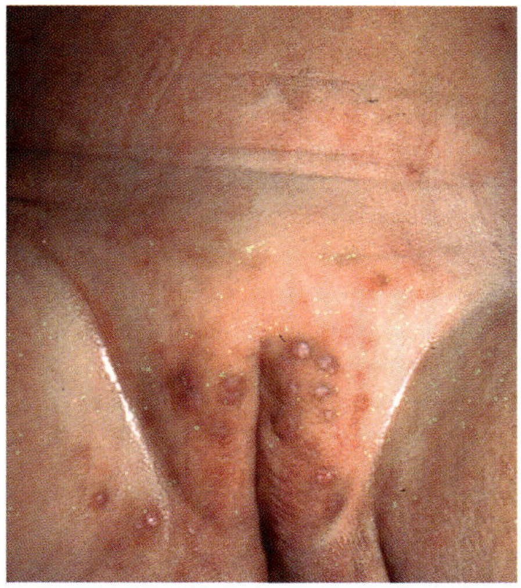

Fig. 8.2.2b

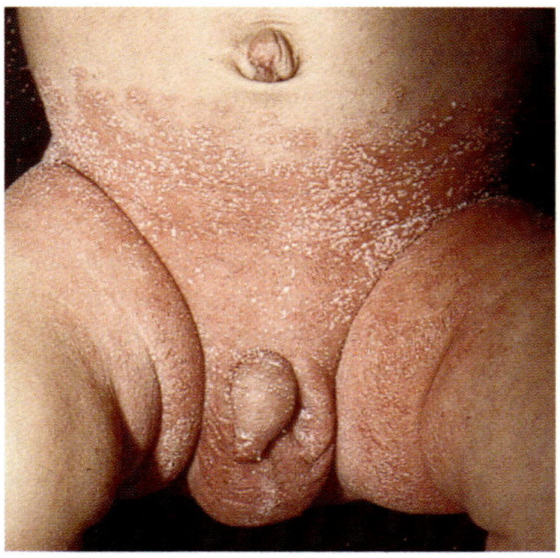

Fig. 8.2.3

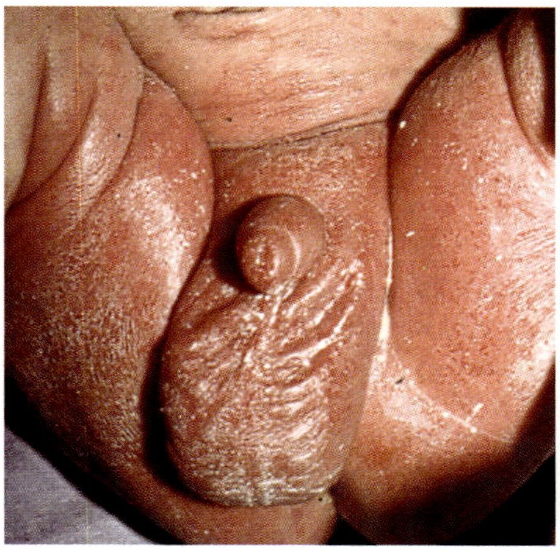

Fig. 8.2.4

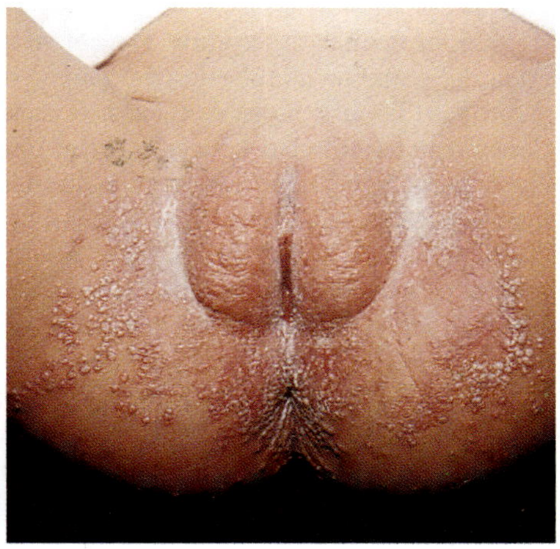

Fig. 8.2.5

Fig. 8.2.1 Dermatitis de la zona del pañal en su forma elemental, no complicada, es una dermatitis por contacto de tipo irritativo a la urea (convertida por las bacterias en amoníaco) de la orina. Obsérvense involucradas solamente las zonas convexas. **Fig. 8.2.2 a y b** La presencia de pápulas ulceradas dio paso a la denominación de la forma sifiloide poserosiva de *Sevestre-Jaquet*, ilustrada en estas figuras. **Fig. 8.2.3** Dermatitis de la zona del pañal y candidosis. **Fig. 8.2.4** Forma avanzada de candidosis originada en la zona del pañal, que involucra desde el abdomen hasta las piernas. **Fig. 8.2.5** La presencia de pústulas aisladas y confluentes en la zona del pañal es indicativa por complicación por *S. aereus*, aunque también *C. albicans* puede producirlas.

La urea de la orina es transformada en amoníaco, que a su vez irrita la piel y la hace lábil a la invasión por microorganismos.

Caracteres clínicos. Como su nombre y definición lo dicen, su topografía se encuentra hacia la zona cubierta por el pañal, aunque en algunos casos puede extenderse más allá, involucrando el tórax y hasta las piernas, principalmente cuando se ha descuidado al niño o se le han aplicado diversos productos improcedentes (**figura 8.2.1 a 8.2.5**).

La enfermedad puede extenderse por fuera de la zona del pañal e involucrar hasta el tórax y las piernas.

Constituye uno de los problemas más comunes para el pediatra. En la Clínica de Dermatología Pediátrica del Hospital General de México ocupa el lugar 13, con una frecuencia de 1.34%. Se observa desde el primer mes al segundo año de edad y es más común en el primer hijo. Su frecuencia ha aumentado en relación directa con el uso del pañal desechable, debido a que éste retrasa la detección de que el niño está sucio.

La presencia de pústulas aisladas o confluentes es indicativa de complicación por *S. aureus* y/o por *C. albicans*.

La morfología está constituida fundamentalmente por placas de eritema y finas pápulas, pero varía según la cronicidad de la enfermedad, la reacción propia del paciente (p. ej., el niño atópico es más susceptible) y la participación de microorganismos como *Candida albicans* y *Staphylococcus aureus* (**figura 8.2.5**).

En su forma más común y elemental, la dermatitis de la zona del pañal se manifiesta como áreas de eritema, pápulas y escama en las porciones convexas, precisamente las áreas que tienen contacto directo y fricción con el pañal: nalgas, vulva, escroto, pene, tercio superior de ambos muslos; de manera inicial los pliegues no se afectan (**figura 8.2.1**).

Al continuar su evolución surgen más pápulas, algunas exhiben su superficie erosionada y/o macerada, y en formas más graves o más crónicas se llegan a observar úlceras o excoriaciones en asociación con áreas ya liquenificadas. De tal manera no sólo la fricción con el pañal sino también los contactantes y los microorganismos contribuyen al desarrollo de este problema.

La ***dermatitis sifiloide poserosiva de Sevestre-Jaquet*** está caracterizada por la presencia de pápulas o nódulos erosionados en su superficie, que dan un aspecto umbilicado o en cráter, lo que recuerda a las pápulas planas del secundarismo sifilítico, pero no es más que una forma grave de la misma dermatitis (**figura 8.2.2 a y 8.2.2 b**).

La ***dermatitis psoriasiforme*** es el nombre que se ha dado a la dermatitis de la zona del pañal que involucra tanto porciones convexas (nalgas, vulva, pene, etc.) como pliegues de flexión, y que adopta el aspecto de la psoriasis, con eritema y escama gruesa, pero sólo excepcionalmente es en realidad una psoriasis. En la mayoría de los casos corresponde a la dermatitis de la zona del pañal bien establecida, más o menos crónica.

No obstante, cabe señalar que también existe la ***auténtica psoriasis de la zona del pañal***, y en estos escasos pacientes es posible identificar lesiones similares fuera de la zona del pañal y se ha sugerido que estos niños tengan una "diátesis psoriásica". El estudio histopatológico efectuado por un experto es de la mayor relevancia para precisar el diagnóstico.

En la ***sífilis congénita***, que es una enfermedad generalizada, puede cursar con manifestaciones en la zona del pañal; usualmente se presenta entre la segunda y la sexta semanas de edad, las pápulas se acompañan de modo habitual de lesiones ampollosas de la región ano-genital. Ante estas manifestaciones es imperioso el estudio exhaustivo del paciente, tanto clínico como de laboratorio.

El ***granuloma gluteale infantum*** es la denominación que tradicionalmente se ha dado a la presencia de lesiones nodulares rojas, en ocasiones purpúricas, que miden hasta 3 o 4 cm de eje mayor y que se presentan en la zona del pañal. Este nombre no es correcto, ya que no existe realmente una reacción granulomatosa en la histopatología de esta entidad nosológica y tampoco es privativa de las regiones glúteas, sino de cualquier zona cubierta por el pañal. Su aspecto nodular simplemente corresponde a una reacción tisular de mayor magnitud hacia factores externos, como el talco, y se ve particularmente en los niños de raza negra; es bueno su pronóstico y remite en semanas con el tratamiento de la dermatitis.

El granuloma *gluteale infantum* en realidad no es una enfermedad granulomatosa y se presenta con lesiones nodulares rojas o purpúricas no sólo en las regiones glúteas, sino también en el pubis, las ingles y los genitales externos.

La ***candidosis de la zona del pañal*** es bastante común, ya sea como evento primario o bien, lo más común, como complicación secundaria. Se manifiesta como una erupción, generalmente extensa, pero puede estar limitada a los pliegues de flexión: ingles y pliegue interglúteo, en donde es característica.

Se manifiesta por zonas de eritema rojo brillante y sus signos característicos son: borde elevado, preciso, con escama blanca y vesiculopústulas en la periferia, "lesiones satélite". Podemos encontrar candidosis concomitante en la boca y en otros segmentos del tubo digestivo (**figura 8.2.3 y 8.2.4**).

La ***dermatitis seborreica de la zona del pañal*** es una entidad bien reconocida, aunque poco común; se identifica por la característica escama amarillenta, adherente, oleosa, con afección de los pliegues de la zona cubierta por el pañal y asociación con lesiones iguales en la piel cabelluda, la frente, las cejas, los pliegues retroauriculares, el cuello y las axilas.

La ***amibiasis cutánea*** es otra entidad característica de esta región anatómica del lactante; es muy rara, pues sólo se han descrito unos cuantos casos; en nuestro medio es importante tenerla en consideración; se caracteriza por úlceras de bordes necróticos que evolucionan muy rápidamente y son extremadamente dolorosas. El diagnóstico se hace con la identificación del trofozoíto de *E. hystolytica* en el examen directo o en la biopsia. El metronidazol y/o la dehidroemetina son el tratamiento de elección. Para mayor información se refiere al lector al capítulo correspondiente en este texto.

La amibiasis cutánea es muy rara, pero ante una úlcera dolorosa y progresiva en esta región anatómica se debe eliminar esta posibilidad diagnóstica.

Aunque existe, también es excepcional la infección por *dermatófitos* en la zona del pañal; *T. rubrum* es el agente más frecuentemente involucrado y su presencia se puede sospechar al observar lesiones circinadas, de bordes eritematovesiculosos. El estudio micológico es decisivo.

Tratamiento. El tratamiento de cualquiera de las formas descritas para la dermatitis de la zona del pañal consta de dos aspectos: cuidados generales e instrucción a la madre y, por otro lado, la identificación clara de cada entidad y el tratamiento específico en cada caso.

Cuidados generales e instrucciones a la madre. Dado que el factor inicial es la presencia de la orina y el excremento en contacto directo con la piel, así como la humedad y el aumento de temperatura de la zona, lo ideal sería retirar enseguida dichas evacuaciones de la piel del niño y mantener esta zona limpia y seca constantemente. Esto no siempre es factible por razones obvias. Pero es de la mayor importancia la instrucción a la madre en los siguientes aspectos:

1. limpiar con agua, crema o aceite vegetal (de almendras dulces) la zona, inmediatamente después de cada evacuación o micción;
2. no usar jabón en las limpiezas, ya que alcaliniza la zona y predispone a sobreinfecciones; y
3. en la medida de lo posible, dejar la zona del pañal sin éste, con el fin de perder la humedad y el calor.

En el caso de la dermatitis irritativa por el efecto del pañal y las excretas, podremos emplear una pomada o pasta con óxido de zinc, pues su consistencia y naturaleza oleosa proporcionan una "barrera" que detendrá el contacto directo con la piel. En casos muy inflamatorios se podrá usar un glucocorticoide tópico.

La forma sifiloide de Sevestre-Jaquet también responde a este tratamiento; el granuloma *gluteale infantum* es autolimitado e involuciona con el tratamiento descrito. Lo mismo para la dermatitis psoriasiforme, pero no así en la auténtica psoriasis.

En el caso de la dermatitis seborreica, se puede combinar el lavado con una crema a base de algún derivado azólico (miconazol, oxiconazol, clotrimazol, sulconazol, etc.) con el fin de disminuir el efecto patógeno de *P. ovale*.

Si existiera la presencia de algún hongo, por ejemplo *C. albicans*, podremos emplear algún antimicótico tópico de amplio espectro, como los del grupo de los azoles, con excelentes resultados.

Lecturas recomendadas

1. Amado A, Taylor JS, Sood A. Irritant contact dermatitis. En: Wolff K, Goldsmith LA, Katz SI, et al (eds): Fitzpatrick's Dermatology in general medicine 7th. Ed. New York: McGraw-Hill; 2008. p. 395-401.
2. Cheng C, Michaels J, Scheinfeld N. Alitretinoin: a comprehensive review. Expert Opin Investig Drugs 2008;17:437-43.
3. Fisher AA. Contact dermatitis, 3a. ed. Philadelphia: Lea & Febiger; 1986.
4. Magaña LM, Fernández-Díez J, Magaña M. Cutaneous amebiasis in pediatrics. Arch Dermatol 2008;144:1369-1372.
5. Magaña GM, Vázquez R, González CN. Dermatología pediátrica en el Hospital General. Frecuencia de las enfermedades de la piel en 10 000 consultas, 1990-1994. Rev Med Hosp Gral Mex 1995;58:124-130.
6. Magaña GM: Guía de Dermatología Pediátrica, 2ª ed. México: Editorial Médica Panamericana; 2011.
7. Paller AS, Mancini AJ. Hurwitz Clinical pediatric dermatology: 3rd Ed., Philadelphia: Elsevier; 2006. p. 27-30.
8. Seymour JL, Keswick BH, Hanifin JN. Clinical effects of diaper types on the skin of normal infants and infants with atopic dermatitis. J Amer Acad Dermatol 1987; 17:988-997.
9. Wilkinson JD, Rycroft RJG. Contact dermatitis. En: Rook A, Wilkinson DJ, Ebling FJG, Champion RH, Burton JL. Textbook of dermatology, 4a. ed. Oxford: Blackwell Scientific Publications; 1986. p. 435-532.
10. Wollina U. Pompholy: what's new? Expert Opin Investig Drugs 2008;17:897-904.

Capítulo

9

Reacciones adversas a medicamentos

Sección II

Contenido

Por su frecuencia, las reacciones adversas a medicamentos (RAM) constituyen un tema muy importante. Se considera que abarcan hasta 5% de la patología cutánea; en ocasiones representan verdaderas urgencias y algunas, como el síndrome de Stevens-Johnson y la necrólisis epidérmica tóxica, alcanzan una mortalidad hasta de 40 a 50%.

Por lo general se manifiestan en un lapso de dos semanas tras la administración del fármaco ofensor, que puede ser por cualquier vía: oral, intramuscular, endovenosa, respiratoria y transcutánea.

Las formas clínicas de presentación de las reacciones adversas a medicamentos (RAM) son muy variadas, pero en términos generales podemos observarlas en las siguientes formas o patrones de reacción tisular más comúnmente: urticaria y angioedema, exantemas eritemato-papulosos, vesículas y ampollas, placas eritemato-vesiculosas (o eccematosas), trastornos pigmentarios y prurito. Otras manifestaciones, como los seudolinfomas o las enfermedades del tejido conjuntivo, son menos frecuentes.

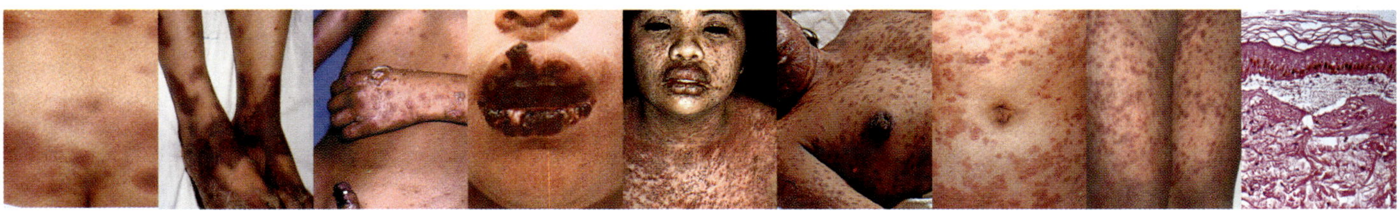

Conceptos clave

- Las reacciones adversas a medicamentos (RAM) representan un problema frecuente en la práctica.
- Cualquier medicamento puede producir cualquier tipo de reacción adversa.
- Las RAM abarcan desde erupciones localizadas banales hasta enfermedades graves que ponen en riesgo la vida del paciente.
- Su espectro clínico es muy variado: eritemas, exantemas máculo-papulares, urticaria, reacciones liquenoides, erupciones pustulosas o vesiculosas, o de tipo eritema polimorfo, o bien, ampollosas e incluso desprendimientos extensos de la epidermis.
- Las enfermedades inducidas por medicamentos, como el lupus eritematoso generalizado causado por hidralacina, o el pénfigo causado por D-penicilamina, son indistinguibles clínica, serológica e histopatológicamente de sus contrapartes naturales o no inducidas por medicamentos.
- Las RAM que se manifiestan en la piel pueden acompañarse de daño en otros órganos.

Conviene señalar que estas formas o patrones de RAM pueden llegar a simular o ser indistinguibles de una enfermedad no relacionada con fármacos, por ejemplo, la D- penicilamina puede generar una enfermedad ampollosa idéntica al pénfigo (clínica, serológica e histopatológicamente). De manera tal que ante un enfermo con alguna de las entidades revisadas en este capítulo, debemos tener en mente la posibilidad de que sean provocadas por fármacos, pero no únicamente; como la eritrodermia o dermatitis exfoliativa, que puede estar condicionada por la carbamazepina, o por un linfoma, o como historia natural de la psoriasis. Sólo el eritema pigmentario fijo es siempre debido a medicamentos.

La patogenia de las RAM no se conoce del todo, no obstante, hay mecanismos de hipersensibilidad y factores de predisposición; entre éstos están: los inmunogenéticos (ahora sabemos de ciertos tipos de antígenos de histocompatibilidad), la edad avanzada, el sexo femenino, la exposición al sol, el tipo de fármacos y su administración múltiple.

En este texto revisaremos aquellas RAM que constituyen entidades clínico-patológicas bien caracterizadas y son las más frecuentemente observadas en nuestro medio:

Eritema pigmentario fijo

Eritema polimorfo o multiforme

Síndrome de Stevens-Johnson y necrólisis epidérmica tóxica de (Lyell)

La eritrodermia o dermatitis exfoliativa, la urticaria, las reacciones de fotosensibilidad y las dermatitis por contacto son revisadas en sus respectivos capítulos.

9.1 Eritema pigmentario fijo (EPF)

Conceptos clave

- El EPF es la única enfermedad que siempre es causada por medicamentos.
- Los medicamentos que lo provocan son muy variados y su participación y frecuencia varían de uno a otro estudio; en nuestro medio las sulfas y las pirazolonas son los más frecuentes.
- El EPF puede ser localizado o diseminado, o bien, generalizado, y simular un eritema polimorfo e incluso una necrólisis epidérmica tóxica de Lyell.
- En la histopatología se observa vacuolación de la interfase dermoepidérmica, necrosis de queratinocitos e infiltrado linfocitario perivascular superficial con eosinófilos y en algunas ocasiones también neutrófilos.
- Resulta procedente provocar intencionalmente una nueva aparición de EPF con el fin de detectar el fármaco causante.
- El tratamiento consiste en detectar y retirar el medicamento causante.

Definición. El eritema pigmentario fijo (EPF) siempre es una RAM que se caracteriza por una o más zonas de eritema y eventualmente ampollas, que al remitir dejan hiperpigmentación y se presentarán en el mismo sitio cada vez que se administre el medicamento causante.

Etiopatogenia. Teóricamente cualquier medicamento puede provocar EPF, aquellos documentados en la literatura son más de 100; no obstante, los más frecuentemente involucrados son anticonvulsivos, barbitúricos, naproxenos, tetraciclinas y penicilinas. En nuestra experiencia, la inmensa mayoría de las veces se debe a sulfas y en segundo término a pirazolonas.

El medicamento ofensor actúa como hapteno y se une a los queratinocitos basales, que liberan citocinas y generan una reacción citotóxica por medio de linfocitos CD8+, con la consecuente apoptosis.

El mecanismo de daño tisular no se conoce con precisión, pero aparentemente es debido a un daño citotóxico dependiente de anticuerpos; el medicamento ofensor actúa como hapteno y se une a los queratinoctios basales (y probablemente a los melanocitos) que liberan citocinas y generan una reacción citotóxica por medio de los linfocitos CD8+ con la consecuente apoptosis. Parece haber una predisposición genéticamente determinada por una estrecha relación con el HLA-B22.

Caracteres clínicos. Puede observarse en niños y en adultos; entre los primeros lo vemos con más frecuencia en la mujer (75%) y en el grupo de 5 a 14 años de edad (75%). La morfología es muy caracterísica como su nombre lo indica y como se anota en la definición: una o más zonas de *eritema*, que producen prurito y en ocasiones se generan vesículas o ampollas; al remitir el eritema y las ampollas, queda esa zona *hiperpigmentada* muy común en nuestro medio, por tiempo prolongado, en ocasiones de años, debido a que la melanina se deposita o "cae" en la dermis papilar y tarda en ser removida por los melanófagos, es decir, los macrófagos que la fagocitan.

Inicialmente surgen una o más zonas de eritema con prurito y ocasionalmente ampollamiento; al remitir éstos quedan esas mismas zonas hiperpigmentadas por tiempos prolongados.

El término *fijo* se refiere al hecho de que si se administra nuevamente el medicamento causante, reaparecerá exactamente en el mismo sitio toda la serie de eventos que caracterizan a la afección y usualmente irán surgiendo nuevas lesiones, conforme más veces se repita la administración del medicamento implicado (**figuras 9.1.1 y 9.1.2**).

El término fijo se refiere al hecho de que, si se administra nuevamente el medicamento causante, reaparecerá exactamente en el mismo sitio toda la serie de eventos que caracterizan a la afección y usualmente irán surgiendo nuevas lesiones.

La topografía puede ser cualquiera, aunque existen ciertas zonas que son más comúnmente afectadas, como los genitales externos, los labios orales y las extremidades. Algunas localizaciones orientan a la causa; por ejemplo, las sulfas frecuentemente producen lesiones en las uniones cutáneo-mucosas, como los labios orales, labios vulvares y en el pene.

El síntoma que los pacientes frecuentemente acusan es prurito o una sensación urente y en ocasiones dolor (**figura 9.1.3**).

Existen formas generalizadas en las que el paciente exhibe lesiones distribuidas en la cabeza, el tronco y las extremidades y puede llegar a confundirse con otras entidades (particularmente cuando el ampollamiento es evidente), como la necrólisis epidérmica tóxica, o como el eritema polimorfo mayor o síndrome de Stevens-Johnson, pero estas últimas son enfermedades diferentes, perfectamente distinguibles clínica y microscópicamente del EPF. No estamos de acuerdo con la idea de algunos colegas en el sentido de que "son fases de la misma enfermedad" y que "el EPF da paso a la otra más grave". Aunque desde luego, un mismo medicamento puede provocar cualquiera de estas reacciones adversas, o más de una.

Histopatología. Es característica y diagnóstica: se observa vacuolación de la interfase dermoepidérmica y eventualmente una ampolla en este nivel, con necrosis aislada de queratinocitos en asociación con un infiltrado perivascular e intersticial, superfi-

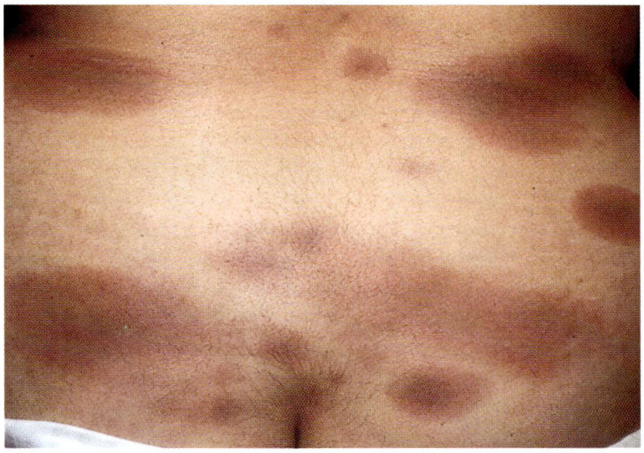

Fig. 9.1.1 Eritema pigmentario fijo por pirazolonas, múlltiples zonas de eritema y manchas hiperpigmentadas en las caderas.

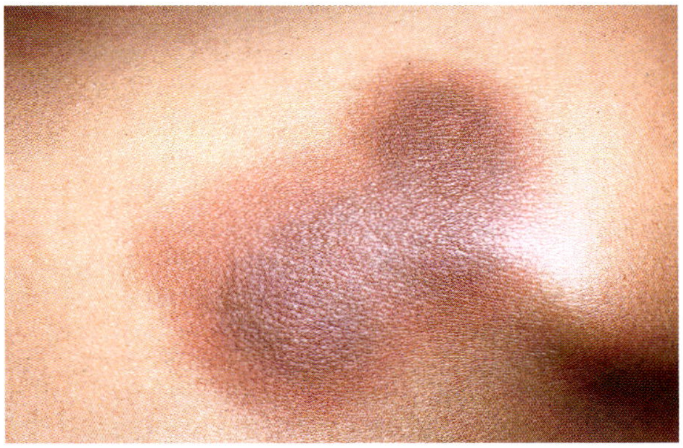

Fig. 9.1.2 Obsérvese una característica lesión de eritema pigmentario fijo, eritema en la periferia e hiperpigmentación en la zona central

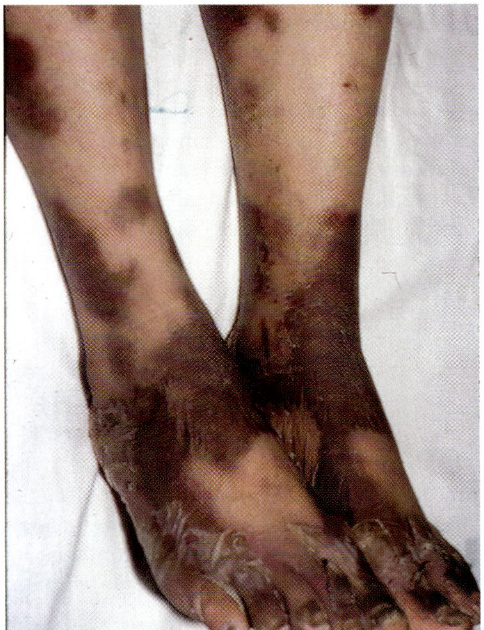

Fig. 9.1.3 Eritema pigmentario fijo ya en fase de ampollamiento, en este caso por sulfas.

cial y profundo a base de linfocitos, eosinófilos y algunos neutrófilos. Esto también es diferente del eritema polimorfo.

El diagnóstico es relativamente fácil si se explora con cuidado al paciente y se recoge el antecedente durante el interrogatorio. Esto en ocasiones es difícil, pues con frecuencia el paciente o sus familiares no recuerdan lo que han tomado o se les ha administrado, o bien son múltiples los medicamentos que ingieren; no obstante, conviene poner énfasis en que el EPF siempre se debe a fármacos, o bien a algún otro ingrediente del preparado. Por lo tanto, hay que hacer todo lo posible por detectar el medicamento provocador por medio de la historia clínica y retirarlo. Una vez identificado o sospechado, es posible hacer la prueba de la reexposición, o estimular nuevamente al paciente con este mismo medicamento para confirmar la sospecha y evitarlo en el futuro.

> El EPF no forma parte del espectro del eritema polimorfo menor, mayor, necrólisis tóxica, sino que es una entidad aparte, aunque un mismo fármaco puede producir cualquiera de estas reacciones adversas en el mismo paciente.

Es importante señalar que éticamente esta prueba de reexposición no es improcedente porque el EPF no es grave; en cambio, sí lo sería en el caso del Stevens-Johnson o necrólisis epidérmica tóxica de Lyell. Últimamente se ha logrado identificar al producto químico ofensor por medio de las pruebas epicutáneas o pruebas al parche. Recientemente se han descrito reacciones similares o idénticas al EPF por alimentos.

En el diagnóstico diferencial debe tenerse en mente que si las lesiones del EPF se presentan en la boca o en los genitales; se deberá descartar un herpes simple recidivante, pero este produce vesículas y no hay relación con la ingestión de medicamentos. Si las lesiones de EPF son múltiples, o bien son generalizadas, es necesario hacer el diagnóstico diferencial con el eritema polimorfo mayor o síndrome de Stevens-Johnson y con la necrólisis epidérmica tóxica de Lyell que, como ya se señaló arriba, son enfermedades diferentes del EPF. También debemos tomar en cuenta a las pigmentaciones residuales o pigmentaciones idiopáticas, como la erupción macular idiopática del joven.

> En el diagnóstico diferencial debe tenerse en mente que si las lesiones del EPF se presentan en la boca o en los genitales se deberá descartar un herpes simple recidivante como el principal diagnóstico diferencial.

Tratamiento. También es relativamente fácil, pues una vez identificado el fármaco ofensor éste se retira y se proporciona al paciente el nombre genérico, con una lista que contenga los nombres comerciales y con las instrucciones precisas de evitar que se repita su administración.

Localmente se podrán indicar glucocorticoides tópicos dos veces al día durante 10 días aproximadamente, en algunos casos será necesario administrar el glucocorticoide por vía oral. Conviene explicar al paciente que la hiperpigmentación no se corregirá con este tratamiento, sino con el tiempo, que puede ser prolongado, sobre todo en nuestra población cuya piel morena es tan propensa a tales cambios.

> En el tratamiento podrá recurrirse a los glucocorticoides tópicos e incluso a los que se administran por vía general si la gravedad del paciente así lo ameritara.

Generalidades. El EPF es obligadamente una reacción adversa a medicamentos o, como ya se puntualizó, a algún otro producto que forma parte del preparado. Es la única enfermedad en dermatología que el clínico o el patólogo experto pueden y deben diagnosticar con precisión y asegurar que es por medicamentos. Debemos recordar que hoy en día existen numerosos fármacos y que se reconocen enfermedades provocadas por ellos, las cuales, a diferencia del EPF, son indistinguibles clínica, histológica y serológicamente de sus contrapartes no provocadas por medicamentos o espontáneas. Tal es el caso del pénfigo por D-penicilamina, o del lupus eritematoso generalizado por hidralacina.

En diversas series se ha observado que los medicamentos que causan EPF varían con la época y con la región; así, en 1956, Padilla-Goncalves encontró en el Brasil que los barbitúricos, los analgésicos y las sulfonamidas eran los más comunes; en 1964 Chan detectó en Singapur a las tetraciclinas, las propifenazona y el ácido salicílico como los principales fármacos causales. Otras sustancias comunes en nuestro medio son la carbamazepina, el trimetroprim / sulfametoxazol y algunos antimicóticos.

9.2 Eritema polimorfo, síndrome de Stevens-Johnson y necrólisis epidérmica tóxica

Conceptos clave

- El EP, el SSJ y la NET son enfermedades relacionadas entre sí que constituyen un espectro de diferente extensión y gravedad, y que se caracterizan por diversos grados de necrosis epidérmica.
- El SSJ (o EP mayor) y la NET usualmente son generados por medicamentos, en tanto que el EP (menor) se debe a infecciones causadas por herpesvirus 1 y/o 2.
- La NET es la forma más rara y más grave de estas enfermedades, ya que pone en peligro la vida, y se asocia con mayores secuelas y morbimortalidad.
- El mecanismo de daño tisular se lleva a cabo por medio de una reacción citotóxica mediada por células y por la participación de diversas citocinas.
- El diagnóstico se puede confirmar con la biopsia procesada en breve (horas). Es imperioso identificar al fármaco agresor y suspenderlo.
- Se requiere establecer el tratamiento prontamente.

Definición. Proceso inflamatorio que involucra la interfase dermoepidérmica y que clínicamente se manifiesta por las características lesiones "en tiro al blanco", placas circulares con una vesícula central y áreas concéntricas mayor o menormente eritematosas; también se observan otras lesiones: máculas eritematosas, ampollamiento y desprendimiento epitelial de la piel y mucosas, condicionado por múltiples estímulos, pero usualmente por medicamentos y por infecciones virales.

En 1950 se propuso la denominación *menor* para el eritema polimorfo clásico (EP) y *eritema polimorfo mayor* para el SSJ; en 1965 se describió la NET.

En 1950 se introdujo la denominación "menor" para el eritema polimorfo clásico (EP) y "eritema polimorfo mayor" para el síndrome de Stevens-Johnson (SSJ); en 1956, el autor británico Allan Lyell describió un grupo de enfermedades caracterizadas por amplios desprendimientos epidérmicos que denominó necrólisis epidérmica tóxica (NET); pero no todas eran tales, porque él incluyó a otras reacciones a medicamentos y al síndrome estafilocócico de la piel escaldada. En el momento actual se acepta que las tres denominaciones: EP, SSJ y NET representan formas del mismo proceso patológico con diferente gravedad.

Etiopatogenia. El eritema polimorfo (EP) está estrechamente relacionado con infecciones por herpesvirus simple 1 y 2 (HSV) en la gran mayoría de los casos; se han encontrado antígenos y fragmentos de DNA (pero no partículas viables) de HVS hasta por tres meses en los queratinocitos de la gran mayoría de los pacientes con EP, aun en ausencia clínica de enfermedad; tales moléculas pueden diseminarse por vía sanguínea (como complejos inmunes o en asociación con células) a diversos sitios. Con mucho menor frecuencia se ha asociado con medicamentos o con otras infecciones, como la varicela, la hepatitis B y la mononucleosis infecciosa.

La participación pulmonar alcanza hasta 25% en los pacientes con NET y se presenta con: disnea, hipersecreción bronquial, hemoptisis y expectoración de epitelio bronquial, y no necesariamente van en paralelo con la gravedad del daño cutáneo, pero la falla respiratoria es de mal pronóstico.

Seguramente que existe una predisposición personal para desarrollar EP, porque en la clínica, éste es mucho menos comun que el herpes y se ha relacionado estrechamente con el HLA-DQW3.

En el SSJ y la NET los factores etiológicos de tipo medicamentoso son mucho más frecuentes que otros, como las infecciones virales o de otro tipo. Cabe mencionar que en algunos casos no se encuentran ni unos ni otros.

El mecanismo de daño tisular no se conoce con precisión, pero la información al respecto sugiere que está determinado por una reacción inmune citotóxica en contra de los queratinocitos que expresan antígenos de HSV o bien de los diversos medicamentos, los que podrían actuar como haptenos, provocar antigenicidad en los queratinocitos y generar la reacción que da por resultado la apoptosis de estos queratinocitos por efecto de los linfocitos CD8+ intraepiteliales. Tal forma de necrosis es inicialmente aislada y se hace más amplia conforme avanza la enfermedad; lógicamente es mucho mayor en las formas clínicas del SSJ y la NET.

El daño al tubo digestivo es más raro; se presenta con necrosis del epitelio en cualquier nivel y también puede haber diarrea, melena e incluso perforación visceral.

La llegada de los linfocitos citotóxicos (CD8+) a la epidermis es facilitada por moléculas de adhesión intercelular, como la ICAM-1 en el estrato basal y por otras citocinas, como el interferón (INF) y el factor de necrosis tumoral (FNT) en otros estratos. A pesar del infiltrado inflamatorio dérmico relativamente leve en el SSJ y NET, la extensa necrosis epitelial se desarrolla gracias a la participación de otros tipos celulares, como los macrófagos activados y los dendrocitos dérmicos, que se interestimulan, así como a una mucho mayor cantidad de FNT.

Caracteres clínicos. En el EP son característicos: placas circulares u ovales, que inician sin pródromos ni ataque al estado general, como una pápula eritematosa o una vesícula; ésta desarrolla un halo de eritema que a su vez está rodeado por una zona pálida y, con frecuencia, otro halo externo de eritema; este tipo de lesiones es lo que Bateman describió en 1814 y se conoce como "en tiro al blanco" o en "iris". Los tamaños de estas lesiones son variables ya que tienden a crecer y aun a coalescer, formando amplias área circinadas; la topografía es en las zonas acrales y la cara, pero no llega a involucrar extensas zonas del tegumento, aunque por lo general esta enfermedad se autolimita en 1 a 3 semanas, frecuentemente es recidivante (**figura 9.2.1 a 9.2.3**)

Puede haber ampollamiento y entonces la disposición concéntrica ya descrita se pierde, las zonas denudadas se hacen evidentes y se forman costras sanguíneas, principalmente en las mucosas, ya sean orales o vulvares, pero no son graves, no hay secuelas y la mortalidad es muy baja o nula. Afecta a ambos sexos igualmente, con preferencia por la gente menor de 40 años de edad.

Se dice que el SSJ y la NET son diez veces menos frecuentes que el EP; el inicio es súbito, aunque puede haber pródromos por 2 a 15 días; el tipo de lesiones es similar o idéntico a las descritas para el EP, pero en número mucho mayor, son incontables y la extensión de tegumento involucrado es también mucho mayor. La epidermis necrótica se desprende como papel mojado y deja extensas zonas denudadas; la topografía cambia un tanto con respecto del EP, ya que preferentemente es hacia la cara y el tronco (**figura 9.2.4 a 9.2.6**).

Las lesiones cutáneas continúan surgiendo por días y en ocasiones durante las semanas consecutivas. El desprendimien-

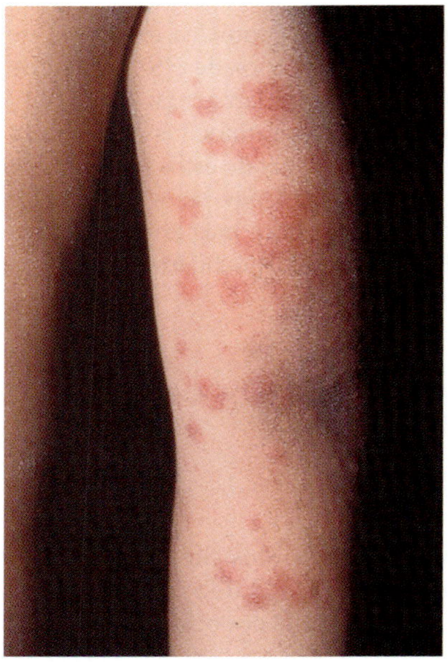

Fig. 9.2.1 Eritema polimorfo (menor), lesiones en "iris" o en "tiro al blanco" en brazo y antebrazo.

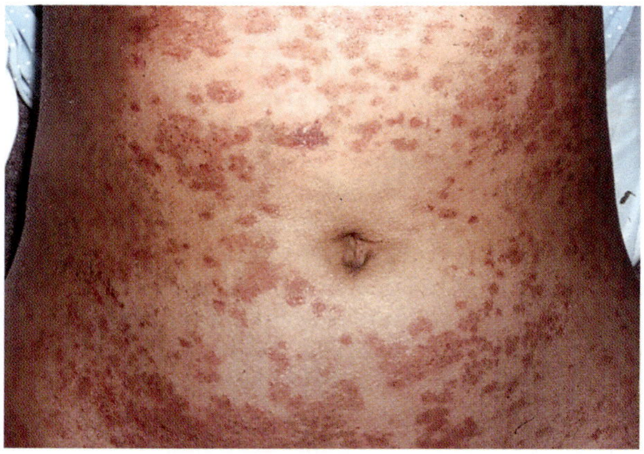

Fig. 9.2.2 Eritema polimorfo mayor o síndromede de Stevens-Johnson por cloroquinas en una enferma de lupus eritematoso generalizado.

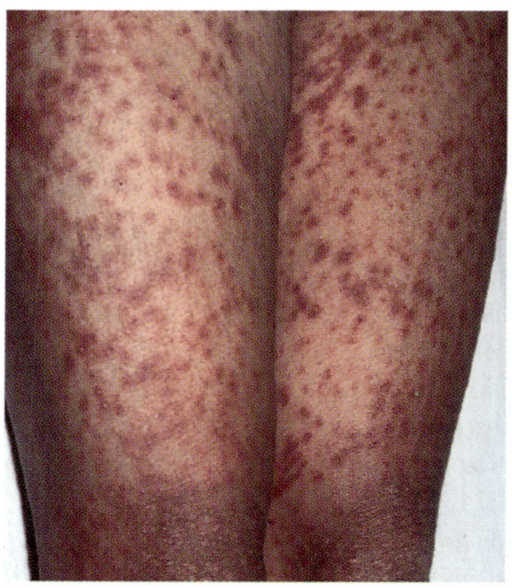

Fig. 9.2.3 Misma paciente de la figura previa, con lesiones en las extremidades inferiores.

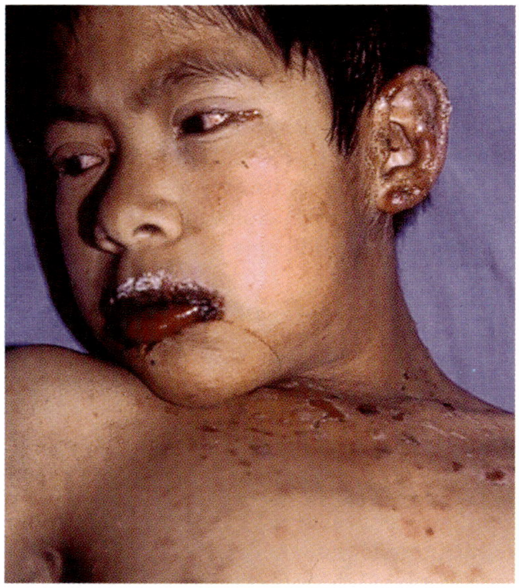

Fig. 9.2.4 Eritema polimorfo mayor o síndrome de Stevens-Johnson, múltiples lesiones en "iris" en la cara y en el tórax, nótese la afección de los labios (Cortesía del Dr. Ramón Domínguez.)

to epidérmico ocurre en amplias capas de epitelio, que dejan áreas denudadas igualmente extensas. Interesantemente la piel cabelluda no se involucra. Todo esto se asocia con marcado ataque al estado general, dolor y fiebre. La afección renal no es rara y habrá que buscar hematuria y células epiteliales en el general de orina, ya que puede coexistir necrosis tubular aguda (**figura 9.2.5 a 9.2.7**).

El porcentaje de desprendimiento epidérmico permite clasificar estos padecimientos: menor del 10% es *SSJ*, de 10 a 30% es síndrome de sobreposición, y mayor del 30% es *NET*; lo que conlleva una relación paralela con la morbimortalidad y sus secuelas.

El daño renal es excepcional, y se debe más a necrosis tubular que a afectación glomerular. Se detecta en el general de orina o en la sangre mediante la elevación de azoados.

Las mucosas también están gravemente involucradas: las orales siempre, las oculares en el 90% y las genitales en 50% de los casos; puede haber bronquitis y neumonitis, así como afección del tubo digestivo. Se manifiestan también áreas denudadas y costrosas en los labios e interior de la cavidad oral; en los ojos hay enrojecimiento conjuntival con secreción hialina y fotofobia; ampollamiento en la vulva y glande, con obstrucción del meato uretral y la consecuente retención de orina en ambos sexos (**figura 9.2.7 y 9.2.8**).

El SSJ y la NET son eventos episódicos que pueden recidivar, ya sea por el mismo medicamento o por otro diferente.

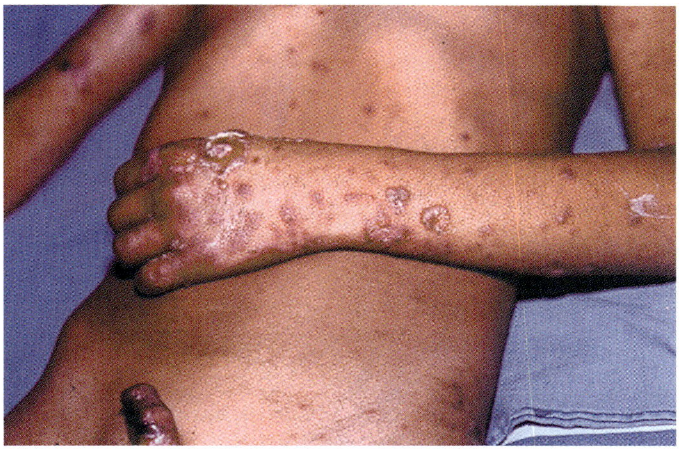

Fig. 9.2.5 El mismo paciente de la figura anterior, con lesiones en el tronco y las extremidades, asi como el pene. (Cortesía del Dr. Ramón Domínguez.)

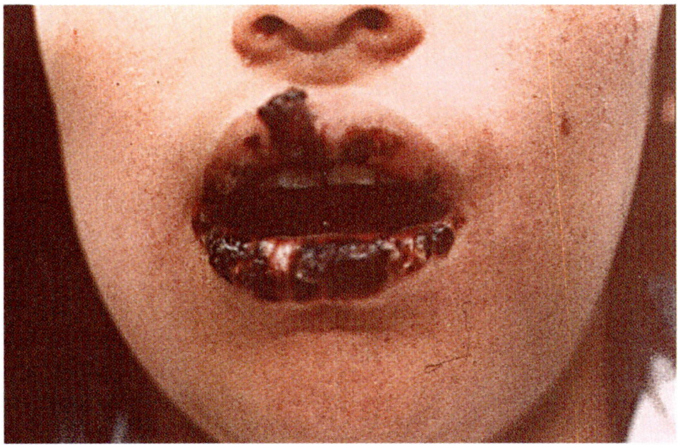

Fig. 9.2.6 Lesiones necróticas en la boca, característica del síndrome de Stevens-Johnson.

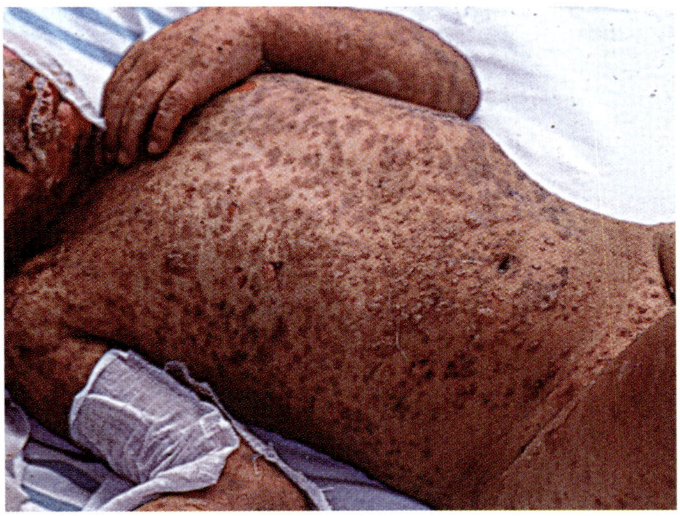

Fig. 9.2.7 Necrólisis epidérmica tóxica de Lyell, amplias zonas de necrosis del epitelio con desprendimiento que dejan la piel denudada en una niña. (cortesía Dr. Jorge Cazarín.)

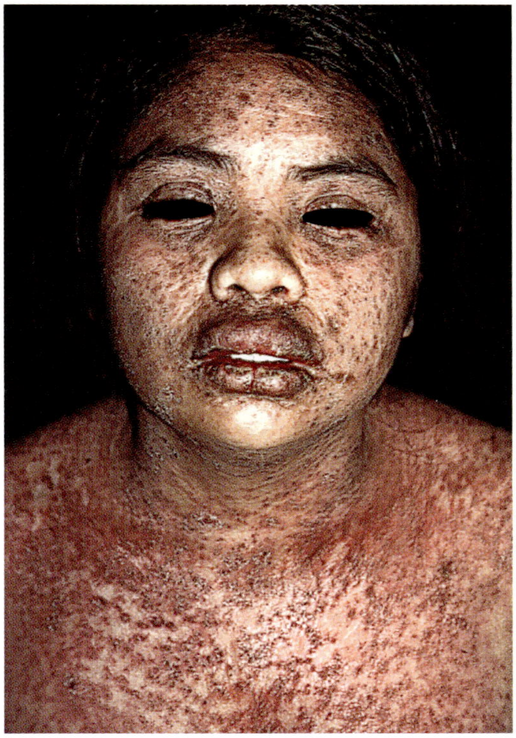

Fig. 9.2.8 a

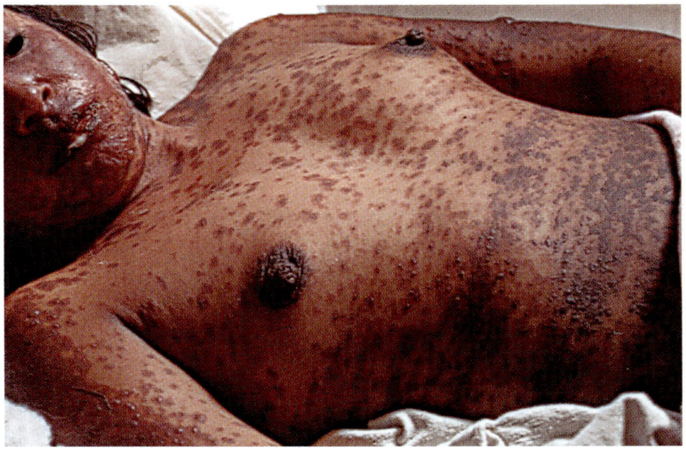

Fig. 9.2.8 b Necrólisis epidérmica tóxica de Lyell en una joven (a) y una mujer adulta (b).

Histopatología. El EP al microscopio es el arquetipo de la dermatitits de interfase de tipo vacuolar. Observamos un infiltrado linfocitario perivascular e intersticial, superficial, que borra la unión (o interfase) dermoepidérmica, con exocitosis, espongiosis y vacuolación, hay necrosis de queratinocitos aislados, que se puede extender para dar paso a amplias zonas necróticas de epidermis; asimismo las zonas de vacuolación pueden extenderse para formar vesículas o ampollas más amplias (**figura 9.2.9**).

En el SSJ y en la NET obsevamos los mismos cambios descritos arriba, aunque el infiltrado inflamatorio es de menor densidad y la necrosis epidérmica es de mayor magnitud. Se sabe que en la dermis predominan los linfocitos CD4+ y que son los

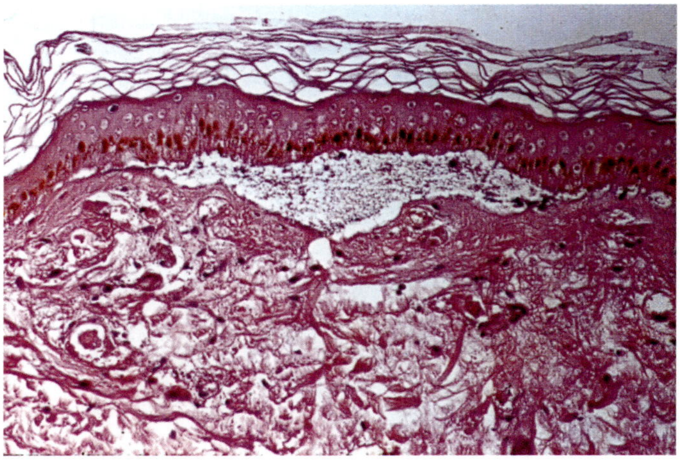

Fig. 9.2.9 Histopatología de la necrólisis epidérmica tóxica, exhibe necrosis de la epidermis con desprendimiento de la dermis, en la que el infiltrado inflamatorio es mínimo

linfocitos CD8+ los que invaden la epidermis para llevar a cabo su efecto citotóxico.

Tratamiento. Para cualquiera de las tres enfermedades descritas conviene tratar de identificar el factor desencadenante y evitarlo; siendo factible y conveniente administrar antivirales (aciclovir) cuando se logra identificar esta asociación; si se trata de un medicamento, suspenderlo o cambiarlo. El uso de glucocorticoides tópicos es de gran utilidad porque en pocos días controlará el EP.

Desde luego que considerados el SSJ y la NET como graves reacciones adversas a medicamentos, será necesario suspender todos los que el enfermo haya recibido recientemente, hasta la identificación o la sospecha del causante. El enfermo debe ser hospitalizado y atendido en una unidad de cuidados intensivos, monitoreado y canalizado; se deberá mantener el equilibrio hidroelectrolítico, la termorregulación y estar alerta ante la posibilidad de infecciones nosocomiales y de complicaciones trombóticas.

El diagnóstico diferencial se debe hacer con: varicela, EPF generalizado, pénfigos, enfermedad injerto contra hospedero, ampollas por presión, ampollas por quemadura, síndrome estafilocócico de la piel escaldada y la púrpura fulminante de la coagulación intravascular diseminada.

Desde hace décadas está a discusión el uso de esteroides sistémicos en estos pacientes; un análisis de las diferentes series de casos permite concluir que no hay un consenso al respecto. Nosotros estamos a favor de su uso en las primeras horas o días porque existe la favorable posibilidad de detener el proceso de ampollamiento. El uso de inmunoglobulina humana por vía endovenosa ha venido a ser un excelente recurso.

Es imperioso iniciar tratamiento en la unidad de cuidados intensivos.

La participación del oftalmólogo es importante desde el primer momento por el riesgo de ulceración corneal, formación de sinequias y complicaciones futuras de la visión, como el síndrome de Sjögren.

Lecturas recomendadas

1. Ackerman AB. Histologic diagnosis of inflammatory skin diseases. 2nd ed. Baltimore: Williams & Wilkins; 1997.
2. Coté B, Eschsler J, Bastuji-Garin S, et al. Clinicopathologic correlation in erythema multiforme and Stevens-Johnson syndrome. Arch Dermatol 1995:131:1268-1272.
3. Drake LA, Dinehart SM, Farmer ER, Goltz RW, Graham GF, Hordinsky MK, et al. Guidelines of care for cutaneous adverse drug reactions. J Am Acad Dermatol 1996:35:458-461.
4. Hindsen M, Christensen OB, Gruic V, Lofber H. Fixed drug eruption: an immunohistochemical investigation of the acute and healing phase. Br J Dermatol 1987;116:351-360.
5. Magaña LM: Necrólisis epidérmica tóxica. Rev Med Hosp Gral Mex. 1969;32:241-248.
6. Pellicano R, Ciavarella G, Lomuto M, DiGiorgio G. Genetic susceptibility to fixed drug eruption for a link with HLA-B22. J Am Acad Dermatol 1994;30:52-54.
7. Roujeau JC, Stern RS: Severe cutaneous adverse reactions to drugs. N Engl J Med 1994;331:1272-1285.
8. Roujeau JC, Kelly JP, Naldi L, Rzany B, Stan RS, Anderson T. Medication use and the risk of Stevens-Johnson syndrome or toxic epidermal necrolysis. N Engl J Med 1995;333:1600-1607.
9. Shear NH, Knowles SR, Shapiro L. Cutaneous reactions to drugs. En: Wolff K, Goldsmith LA, Katz SI, et al (eds). Fitzpatrick's Dermatology in general medicine 7th. Ed. New York: McGraw-Hill; 2008. p. 355-362.
10. Valeyrie-Allanore L, Roujeau JC. Epidermal necrolisis (Stevens-Johnson syndrome and toxic epidermal necrolisis). En: Wolff K, Goldsmith LA, Katz SI, et al (eds.). Fitzpatrick's Dermatology in general medicine 7th. Ed. New York: McGraw-Hill; 2008. p. 349-355.

Sección III Enfermedades de causa no precisada

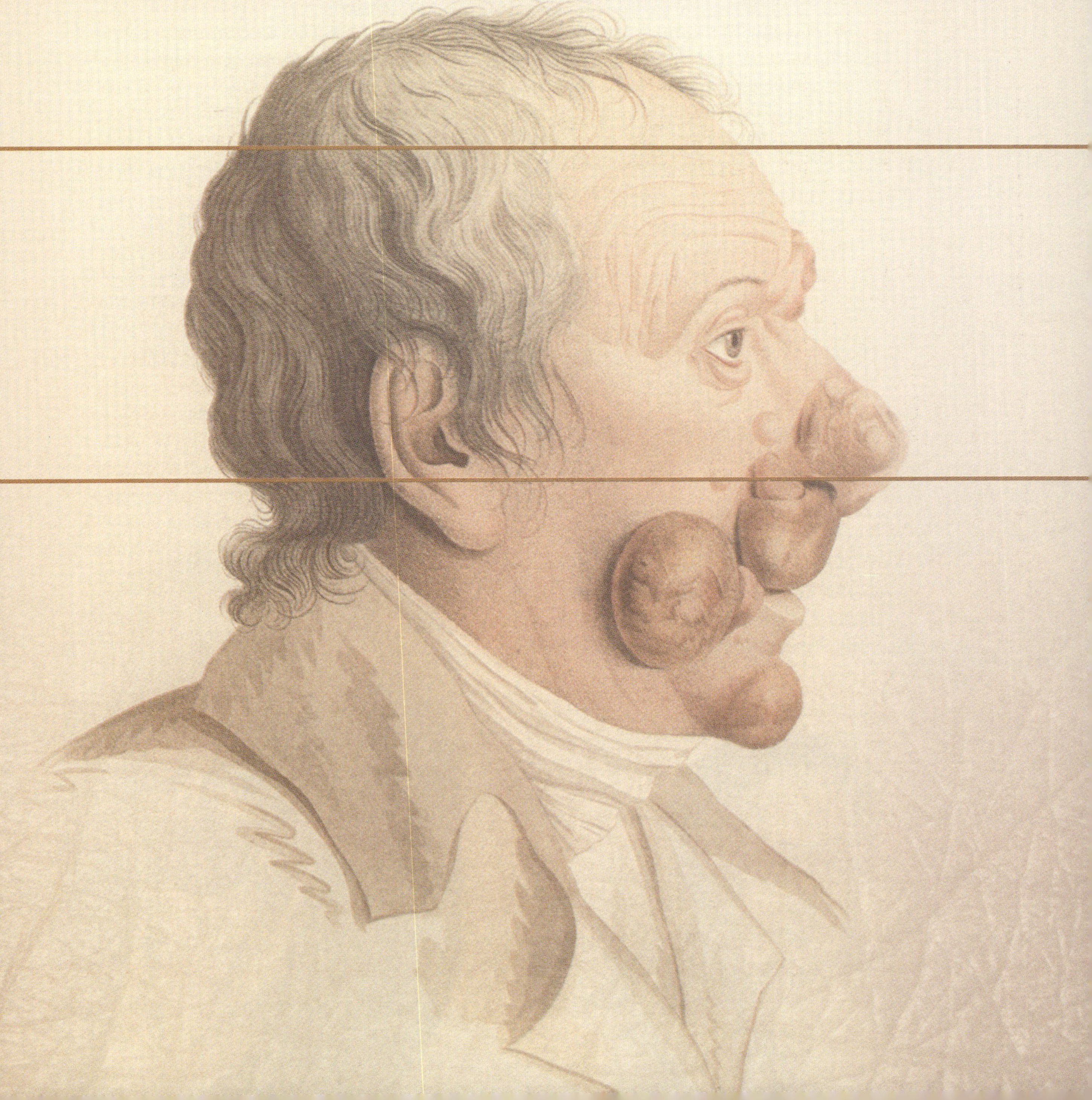

Capítulo

10 Psicodermatosis

Sección III

Contenido

No obstante que algunos autores consideran, aun en nuestros días, a ciertas enfermedades de causa desconocida como psicodermatosis, nosotros preferimos adoptar una postura más racional y, por lo mismo, incluimos en este capítulo solamente a aquellas afecciones de la piel y sus anexos que están auténtica y claramente determinadas por un trastorno emocional y en ocasiones francamente psiquiátrico. Desde luego estamos de acuerdo con que la mayor parte de las enfermedades del ser humano están acompañadas de angustia, temor, ansiedad, etcétera, pero estas situaciones no determinan la enfermedad.

Naturalmente también hay sobreposición con otros capítulos; por ejemplo, la onicofagia podría estudiarse como un trastorno de las uñas; la tricotilomanía en el capítulo de afecciones del pelo.

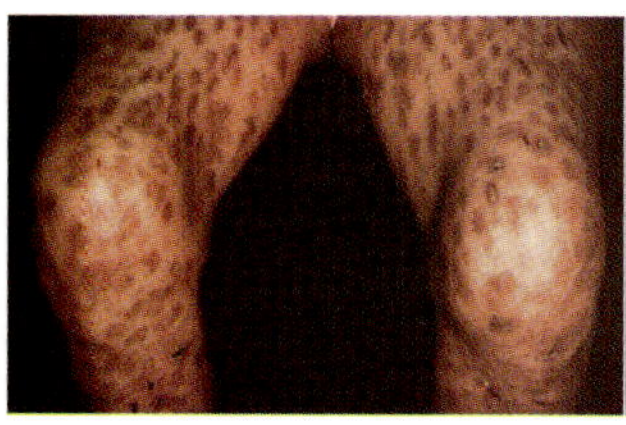

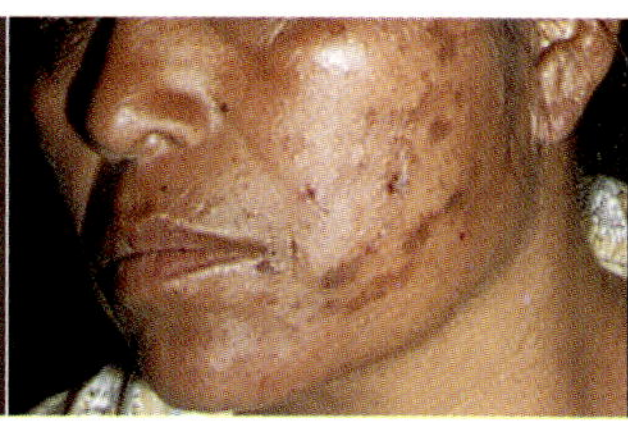

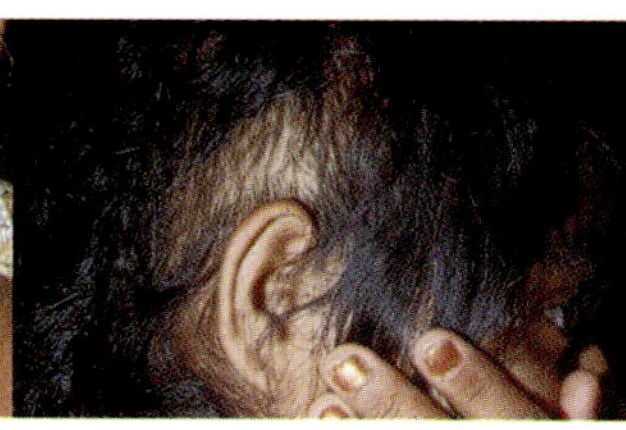

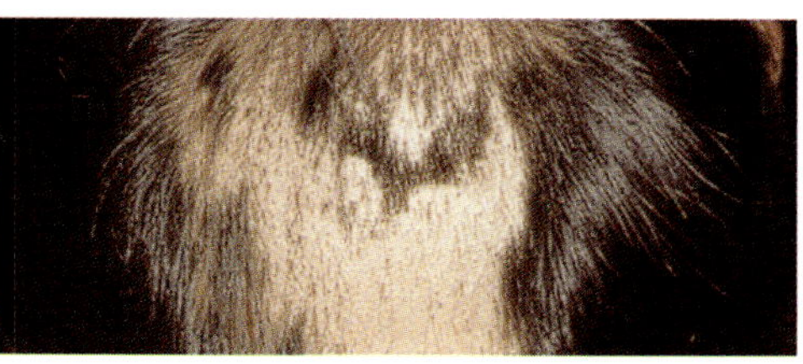

Este es un tema de gran controversia: existen enfermedades de la piel que por décadas se han atribuido a factores emocionales; desde luego que todo padecimiento (no sólo de la piel) es agravado por el factor emotivo, pero en nuestros días ya se han dilucidado mejor los mecanismos patogénicos de muchas de estas patologías. Por lo mismo, se ha precisado en qué condiciones existe el factor emotivo como causante y en qué otras existe como adyuvante o precipitante o agravante.

En el **cuadro 10.1** se presenta un buen número de padecimientos que en algún momento se han relacionado con factores emocionales.

Cuadro 10.1. Enfermedades cutáneas determinadas o influenciadas por factores emocionales.
Condiciones primariamente psiquiátricas pero que comúnmente se presentan en la clínica dermatológica:
• Delusión de parasitosis. • Delusiones de la imagen corporal: dismorfofobia, vulvodinia, glosodinia. • Estados fóbicos: acarofobia, sifilofobia, sidofobia, venereofobia y otras fobias.
Padecimientos primariamente emocionales:
• Onicofagia y onicotilomanía • Tricotilomanía • Dermatosis facticia o artificial • Excoriaciones por neurosis
Padecimientos agravados o perpetuados por trauma autoinducido:
• Liquen simple crónico de Vidal • *Acné excoriée des jeunes filles* • Prurigo nodular • Sensibilización autoeritrocitaria
Padecimientos con respuestas psicológicas acentuadas:
• Hiperhidrosis • Rubor
Padecimientos en los que los factores emocionales que los precipitan o los perpetúan son relevantes:
• Dermatosis vesiculosas de las manos • Dermatitis atópica del adulto • Dermatitis seborreica • Psoriasis • Pruritos: localizado o generalizado • Alopecia areata • Aftosis • Rosácea • Urticaria crónica
Este último grupo es en el que más controversia existe y podría ser mucho mas extenso, pues todos los padecimientos enlistados tienen un factor orgánico bien establecido, no obstante el factor emotivo juega un papel que lo precipita o lo perpetúa.

10.1 Onicofagia

Conceptos clave

- La onicofagia es el impulso incontrolable de morderse y comerse las uñas.
- Se presenta en niños y en adultos de ambos sexos.
- Se diagnostica fácilmente al explorar los dedos y encontrar las uñas cortas, irregulares y con espículas.
- Usualmente se acompaña de mordisqueo de las cutículas y de distrofia ungueal.
- El tratamiento es persuasivo, pero no siempre exitoso, por lo que resulta conveniente la participación del psiquiatra.

Definición. Es el impulso inevitable de morderse las uñas y a veces deglutirlas.

Caracteres clínicos. Es un hábito muy común, no sólo en la edad pediátrica; también se observa en el adulto, por igual en ambos sexos y, no infrecuentemente, tiene presentación familiar, en donde puede haber un ambiente de inseguridad.

> Como parte de la irregularidad de las uñas provocada por el mordisqueo hace que sus bordes se atoren con la ropa y otros objetos, provocando el desprendimiento del lecho ungueal, con el consecuente dolor y eventualmente infección agregada.

Usualmente la persona que se muerde y a veces deglute sus uñas es inquieta, ansiosa; por lo general, son varias o todas las uñas de los dedos de las manos, que en sus bordes distales se muestran irregulares y están obviamente muy cortas, sin observarse su porción libre, es decir, que no se les deja crecer más allá de su unión con el lecho ungueal. Como parte de dicha irregularidad, los bordes tienen espículas que se atoran con la ropa y otros objetos, provocando separación entre la propia lámina ungueal y su lecho, lo que genera dolor e inflamación. Por lo general, también hay mordisqueo de las cutículas y se forman los "padrastros" y eventualmente distrofia ungueal, específicamente la distrofia media canaliforme (**fig. 10.1.1**).

Asimismo, existe el hábito de jalarse la piel de los pliegues o la cutícula ungueales en algunos pacientes con delusión de parasitosis *(vide infra)*.

> Usualmente son varias o todas las uñas de las manos; en algunas ocasiones la onicofagia se asocia con la tricotilomanía y el paciente deglute ambos: uñas y pelo.

Tratamiento. Va dirigido a persuadir a la persona que no es conveniente esta práctica, pero tal objetivo no es fácil de lograr.

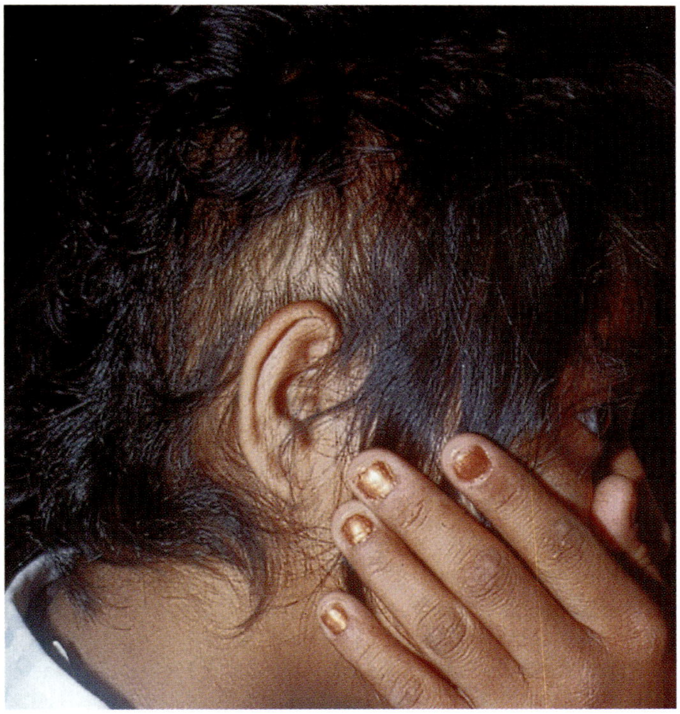

Fig. 10.1.1 Niña cuyas uñas exhiben los cambios propios de la onicofagia; en la piel cabelluda se observan pelos rotos a diferentes longitudes, característicos de la tricotilomanía.

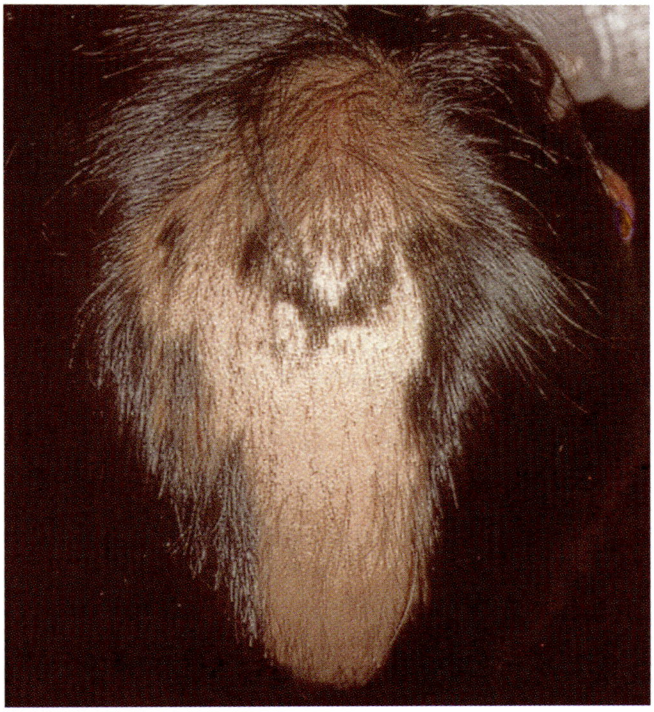

Fig. 10.2.1 Aspecto característico de la tricotilomanía: es evidente la forma triangular de la zona; pelos rotos en diversas longitudes, nótese que no están deformados y la piel cabelluda no exhibe descamación ni pápulas o vesículas.

10.2 Tricotilomanía

Conceptos clave

- La tricotilomanía es la manía o costumbre, consciente o inconsciente, de jalarse y romperse el pelo.
- Usualmente se trata del pelo de la cabeza, pero puede ser de cualquier otra región. En el hombre adulto la manía se extiende a la barba y/o el bigote.
- La afección es más común en la edad pediátrica: 60% de los pacientes son niños de ambos sexos que tienen entre 4 y 15 años de edad.
- Las zonas de pseudoalopecia no son ovales o circulares, sino triangulares o lineales; los pelos se encuentran rotos en diversas longitudes.
- Ante la duda, la histopatología revela cambios de tricomalacia.

Definición. Es la manía o costumbre, consciente o inconsciente, de jalarse y romperse el pelo, usualmente el de la cabeza, pero también puede ser de otras regiones, como las cejas y pestañas.

En conjunto con la alopecia por tracción, que se ve en las niñas que son peinadas hacia atrás y se les sujeta el pelo en la zona occipital, y la alopecia por fricción de la zona occipital en el recién nacido, constituyen el grupo de las alopecias traumáticas, pero sólo la tricotilomanía tiene un origen emocional.

La tricotilomanía, junto con la alopecia por tracción y la alopecia friccional, constituyen el grupo de las alopecias traumáticas, pero sólo la primera tiene origen emocional.

Caracteres clínicos. Después de la onicofagia es la psicodermatosis más común en la práctica, siendo un padecimiento fundamentalmente de la edad pediátrica; 60% de los casos está entre las edades de 4 a 15 años y lo observamos por igual en ambos sexos. Es relativamente frecuente en la consulta dermatológica pediátrica, en donde ocupa el lugar 13, con 0.26%. Su presentación en el adulto es excepcional y en éste se involucran otras zonas pilosas del cuerpo.

En la exploración se observan una o más zonas de forma irregular en las que falta el pelo; esas zonas no son de forma oval ni circular, y tampoco están bien limitadas, como sucede en la tiña o en la alopecia areata.

En la exploración se observan una o más zonas de forma irregular en las que falta el pelo; no son de forma oval o circular, ni bien delimitadas como en otros padecimientos (tiñas o alopecia areata), sino que son lineales, triangulares o rectangulares y característicamente están en el lado opuesto a la mano dominante, es decir, en el niño zurdo las observamos del lado derecho, ya que es la mano desocupada cuando come, o hace la tarea (**figura 10.2.1**).

A la observación cuidadosa, con lupa o cuentahilos, se identifican los pelos rotos en diferentes longitudes, la mayoría muy cortos, pero no están deformados como en las tiñas; tampoco existe eritema, ni escama, y los pelos están bien firmes a la prueba de la tracción.

El paciente juega con el pelo, lo jala, lo enreda en los dedos o en el lápiz u otros objetos y lo rompe; también llega a ingerirlo, lo cual, de manera extrema, puede llevarlo a desarrollar tricobezoar. Todo este proceso se lleva a cabo mientras el niño lee o escribe, ve la televisión o va a dormir, y es muy común que se asocie con la onicofagia o el chupeteo del dedo, por lo que hay que revisar las manos y preguntar a los padres si han advertido tal situación.

> El niño no va a declarar abiertamente que se jala y se rompe el pelo; por lo que es necesario hacer el interrogatorio intencionado.

El niño no va a declarar abiertamente que se jala y rompe el pelo; es necesario ganarse su confianza primeramente y después hacer el interrogatorio intencionado, de manera repetida, pero gentil.

Histopatología. En algunos casos será necesario efectuar la biopsia de la zona involucrada para precisar el diagnóstico; al microscopio se observa un número normal de folículos pilosos, pero predominan en fases catágena y telógena como consecuencia de la tracción; éstos se muestran encogidos, plegados, arrugados y conteniendo masas de melanina en formas y tamaños variables, es decir, tricomalacia, principalmente en los infundíbulos; no hay infiltrado inflamatorio y es común la presencia de tractos fibrosos por debajo de los folículos. El diagnóstico se basa más en la observación del pelo mismo que de los folículos.

Tratamiento. Una vez establecido el diagnóstico, se debe buscar el origen de la angustia o el conflicto por el que necesariamente está pasando el niño. Con los padres se debe hablar sobre la naturaleza del problema. Usualmente se requiere la participación del psiquiatra o paidopsiquiatra, psicoterapia y, en ocasiones, medicamentos como los antidepresivos; el dermatólogo en forma aislada no puede hacer gran cosa por estos niños.

10.3 Dermatosis facticia

Conceptos clave

- Es aquella afección caracterizada por lesiones que son producidas por el mismo paciente, pero él o ella no lo reconoce así.
- Por lo mismo, la morfología de las lesiones es muy variable, casi infinita, pero la topografía es en las zonas que quedan al alcance de la mano.
- Esta afección es más frecuente en la mujer 8 a 1 que en el hombre.
- El tratamiento debe ser en conjunto con el psiquiatra; la psicoterapia y los antidepresivos llegan a resolver el problema.

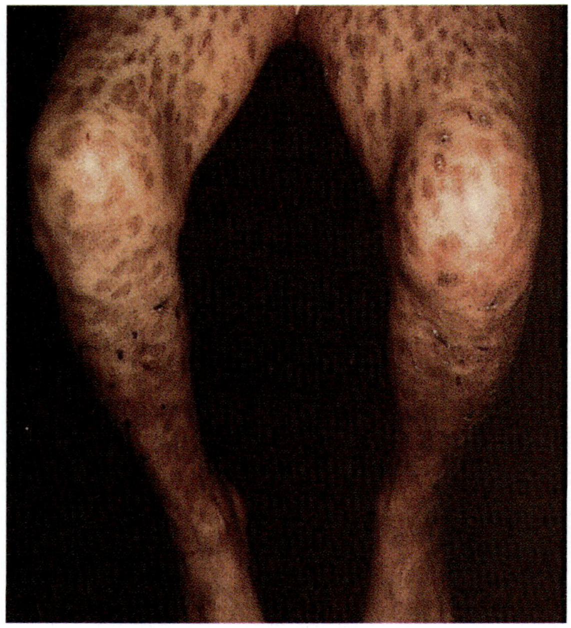

Fig. 10.3.1 Dermatosis facticia o artificial; las múltiples lesiones que se observan en las extremidades inferiores de esta mujer las produjo ella misma, aunque lo niega.

Definición. Es aquella afección caracterizada por lesiones que son producidas por el mismo paciente, pero él o ella no lo reconoce así. Son sujetos con rasgos esquizoides (**figura 10.3.1**).

> Los pacientes son usualmente sujetos con rasgos esquizoides. Si el paciente reconoce y acepta que se está autoagrediendo, entonces el diagnóstico corresponde a excoriaciones causadas por neurosis.

Si el paciente reconoce y acepta que se está autoagrediendo, entonces el diagnóstico pasa a ser de excoriaciones por neurosis *(vide infra).*

Caracteres clínicos. Es bastante más frecuente en la mujer que en el hombre (de 4 a 8 por 1 en diversas series), generalmente son adultos jóvenes o adolescentes; sin embargo, también la hemos observado en personas de la tercera edad y aun en niños, en los que particularmente representa una forma de pedir auxilio o de llamar la atención.

> Esta afección puede presentarse en forma aislada, o bien, en asociación con otra enfermedad, como por ejemplo la delusión de parásitos.

Puede presentarse de manera aislada, o bien en asociación con otra enfermedad u otras lesiones que provocan prurito, o simplemente al paciente le disgustan y entonces trata de "resolver o eliminar" el problema, generándose lesiones artificialmente; en estos casos puede ser muy difícil distinguir entre ambas situaciones.

La topografía de las lesiones puede ser cualquiera que esté al alcance de la mano del paciente; por ejemplo, difícilmente encontramos lesiones autoinducidas en la zona interescapular, porque el sujeto no la alcanza. La cara, manos, antebrazos y otros sitios expuestos son los más comunes, aunque no los únicos (**figura 10.3.1**).

La morfología es muy variada, casi infinita, pero la topografía es de gran ayuda porque usualmente se limita a las regiones anatómicas al alcance de la mano.

La morfología es muy variada y puede ser difícil de reconocer como autoprovocada, pero en general podemos decir que carece de la configuración circular, oval o circinada, propia de las lesiones que forman parte de una enfermedad natural. En la dermatosis facticia vemos más frecuentemente excoriaciones y/o úlceras, más o menos profundas, lineales, triangulares y de formas anguladas.

Además de las excoriaciones y de las úlceras, podemos encontrar una variedad casi infinita de lesiones, porque el paciente es capaz de utilizar instrumentos para inducirlas; por lo tanto, hemos tenido la oportunidad de observar hematomas producidos por ventosas, túneles producidos por agujas, quemaduras por cigarrillos, etcétera.

La "púrpura psicógena" es la simulación de estados hemorrágicos que se logra mediante la deliberada provocación de hematomas.

Al interrogatorio, el paciente no se muestra cooperador y característicamente no acepta que él o ella esté produciéndose las lesiones.

Al interrogatorio el paciente no se muestra dispuesto a cooperar y, de manera característica, no acepta ser el autor de las lesiones. Una variante extrema de la dermatosis facticia es el síndrome de Münchhausen.

Tratamiento. No es fácil; en principio el médico debe adoptar una actitud de simpatía, amistosa y comprensiva una vez hecho el diagnóstico. Como la participación del psiquiatra es necesaria, se debe ser muy cauto al sugerir al paciente que convendría consultarlo, pues lo usual es que lo rehúsen.

El síndrome de Münchhausen es una manifestación de enfermedad simulada o autoinfligida en la que el sujeto no la padece verdaderamente, pero la simula con síntomas y signos muy bien estudiados; estos pacientes psiquiátricos disfrutan manipulando y engañando a los médicos, y al ser descubiertos se retiran para ir a provocar a otros médicos.

Generalidades. En dermatología excepcionalmente vemos daños mayores, como las mutilaciones, cuchilladas y otras formas extremas de autoagresión, que son más propias del enfermo psiquiátrico; personas de personalidad limítrofe, con antecedentes de abuso en el consumo de alcohol o drogas, que cursan con depresión o esquizofrenia, son quienes llegan a presentar tales situaciones.

10.4 Excoriaciones por neurosis

Conceptos clave

- Son aquellas provocadas por la propia persona, quien así lo reconoce y lo acepta.
- Este padecimiento es más común en la mujer que en el hombre y usualmente en la edad adulta, sobre todo cuando la persona se encuentra bajo una fuerte presión emocional.
- Las lesiones pueden presentarse en forma aislada, o bien, en asociación con otro padecimiento, como por ejemplo el *acné excoriée des jeunes filles.*
- La topografía suele delimitarse a las zonas que la mano alcanza, principalmente a la cara.
- Regiones difíciles de alcanzar, como la interescapular, característicamente no se ven involucradas.
- Otra forma muy común de autoagresión es la queilitis facticia.

Definición. Son aquellas lesiones provocadas por la propia persona, quien así lo reconoce y lo acepta. Se conocen también como "excoriaciones neuróticas", que a nuestro juicio es una denominación inadecuada, derivada de una mala interpretación del inglés (**figura 10.4.1**).

Las lesiones cutáneas en este grupo de pacientes tienen una morfología muy variada, casi infinita, pues para infligírselas el sujeto no sólo recurre a sus manos sino a todo tipo de instrumentos. De gran utilidad en el diagnóstico es la configuración angulosa de las lesiones, pues éstas no suelen ser circulares ni ovales.

Caracteres clínicos. Es más común en la mujer que en el hombre, usualmente en la edad adulta, pero se observa desde la segunda década de la vida. La persona por lo general se encuentra bajo tensión emocional, depresión, angustia o inseguridad.

Las lesiones pueden presentarse en forma aislada, o bien en asociación con otro padecimiento que, a diferencia de la dermatosis artificial, es menos difícil de diagnosticar, porque la persona acepta el estar traumatizándose la piel. Tal es el caso del acné excoriado de las jovencitas o *acné excoriée des jeunes filles*, que también se ve en la mujer madura y en el hombre.

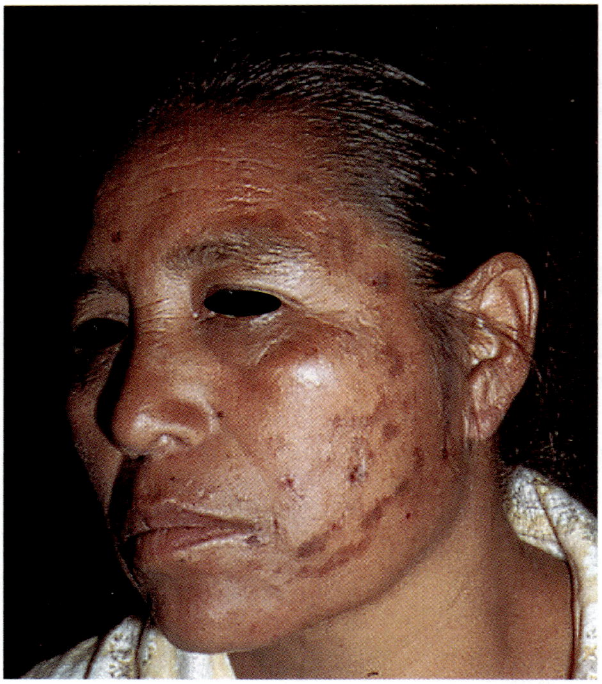

Fig. 10.4.1 Excoriaciones por neurosis; las lesiones en la cara de esta persona son producidas por ella misma, con las uñas, en situaciones de ansiedad y así lo acepta.

La topografía usualmente se circunscribe a las zonas que están al alcance de las manos: la cara, el cuello, el pecho, los brazos y los antebrazos, el dorso de manos, los muslos y las piernas. Es excepcional en los pies y en la espalda.

La topografía es hacia las zonas que la mano alcanza, la cara principalmente; la morfología puede ser muy variada, pero en general vemos excoriaciones o ulceraciones superficiales de unos milímetros, ovales o lineales, con un halo de eritema y pueden o no estar ya cubiertas por costra sanguínea; en otras palabras, es posible observar diferentes estadios evolutivos. La infección bacteriana agregada no es rara y se manifiesta por costras mieliséricas (fig. 10.4.1).

Las lesiones exhiben diferentes estadios evolutivos y con alguna frecuencia se complican con infección bacteriana.

Otra manifestación común dentro de esta forma aceptada de autoagresión es la queilitis facticia, generalmente del labio oral inferior, que se presenta en jóvenes de ambos sexos.

La ausencia o deficiente autoseguridad son caracteres constantes en estos pacientes.

Aunque lo descrito se refiere a la presentación usual, existen obviamente numerosas variaciones en el tema y no es raro que la persona utilice algún instrumento para producirlas.

Algunos pacientes no saben siquiera que se están autoagrediendo, pero otros lo saben y lo disfrutan.

Tratamiento. Al haber una buena relación médico-paciente, se le podrá persuadir de no continuar produciéndose lesiones; entre otros argumentos, mencionar el riesgo que hay de provocarse cicatrices, que serían ya mucho más difíciles de tratar. En este padecimiento la participación del psiquiatra no siempre es necesaria, ni conveniente.

10.5 Delusión de parásitos

Conceptos clave

- Es la convicción que tiene un individuo de estar infestado en su piel por algún parásito.
- Esta patología se presenta usualmente en la mujer adulta.
- En la exploración física no se encuentran lesiones, pero quizá se manifiesten signos de rascado, o bien excoriaciones porque responden a la misma condición psiquiátrica.
- El tratamiento es psiquiátrico, y en él resultan de gran utilidad los antidepresivos y la terapia.

Definición. Es la convicción que tiene un individuo de estar infestado en su piel por algún parásito, aun ante la evidencia que demuestre lo contrario.

Caracteres clínicos. No es una enfermedad común; se ha calculado que un dermatólogo no llega a ver más de media docena de pacientes a lo largo de su vida profesional. Es propia del adulto y tres veces más común en la mujer.

La delusión de parásitos es una patología muy rara, afecta a ambos sexos antes de los 50 años de edad, pero es tres veces más común en la mujer por arriba de esa edad. Usualmente son personas solitarias o e incluso excéntricas, aunque inteligentes y preparadas, profesionistas frecuentemente.

La persona se presenta ante el dermatólogo relatando su seguridad de sentir que "algún parásito camina dentro de su piel"; también asegura que ha sido capaz de visualizar a dichos microbios y usualmente los trae consigo en pequeños frascos, cajas u otro tipo de recipiente, los cuales, al ser observados por el médico resultan ser costras, escamas, fragmentos de hilos y otras pequeñas basuras. Es usual advertir la ansiedad del paciente durante la consulta.

En la delusión de parásitos o de parasitosis el sujeto tiene la firme, cierta e inalterable convicción de que su piel está infestada por parásitos; misma que debe ser diferenciada de parasitofobia, que es el temor de llegar a estar infestado.

Algunos pacientes cursan con delusión de parasitosis aun después de haber sido tratados exitosamente de una auténtica enfermedad parasitaria, como por ejemplo la escabiasis. Hay quienes la presentan en asociación con otras enfermedades, como las cerebrovasculares, la insuficiencia renal crónica y la psoriasis.

El paciente, que considera su problema como puramente dermatológico, confía muy poco en el médico, quien al reconocer el problema y hacer el diagnóstico, lo interpreta correctamente como un trastorno psiquiátrico.

Histopatología. No está indicado el llevar a cabo la biopsia si se sospecha este diagnóstico, pero el paciente podría solicitar que se efectúe, por su misma condición psiquiátrica. Lógicamente no hay cambios microscópicos.

Si se trata de un adolescente o de un adulto joven, ello debe alertar al médico sobre la posibilidad de que el paciente consuma drogas, o bien, de que es parte de una delusión compartida con otros miembros de familia, por ejemplo la escabiasis.

Tratamiento. El dermatólogo no puede convencer al paciente con este trastorno de que sólo se trata de una delusión de parasitosis, es necesario que sea tratado por el psiquiatra, pero persuadirlo de ello sí corresponde al médico general.

10.6 Fobias

Conceptos clave

- Se observan usualmente en los adultos de ambos sexos.
- Lo más común es padecer fobias hacia los agentes infecciosos.
- Las fobias pueden experimentarse ante cualquier condición, como el cáncer de piel, y no sólo respecto de los microorganismos o de las enfermedades infecciosas como son el SIDA, el herpes, la sarna, la sífilis y otras más.

Definición. Se define como cualquier temor anormal, (proviene del griego *phobos* = temor).

Un paciente con dermatitis de las manos causada por el excesivo aseo derivado del temor a contagiarse de una enfermedad infecciosa es también una forma de fobia.

Caracteres clínicos. Se presenta más frecuentemente en adultos jóvenes o de edad media de ambos sexos, y que por lo general cursan con sentimientos de culpa en cuanto a su vida sexual, usualmente por promiscuidad y, en consecuencia, tienen un temor latente, en ocasiones exagerado, de tener una enfermedad de transmisión sexual. También se presenta después de la curación o remisión de otra enfermedad como la escabiasis, el herpes genital u otra afección por transmisión sexual.

Las verrugas son un motivo muy común de fobias, al grado que llevan al sujeto que la padece a aislarse, a no saludar de mano, a usar guantes y a desechar todo lo posible.

Actualmente lo más común es el temor de haber adquirido el síndrome de inmunodeficiencia adquirida, o bien, de haberse infectado con este virus; también existe dicho temor hacia la escabiasis, o hacia la sífilis, aunque más común en tiempos pasados, y a otras.

La anorexia nervosa es considerada por algunos expertos como una forma de fobia hacia su peso corporal.

Algunos pacientes pueden reaccionar fuera de proporción, aun ante la ausencia de criterios clínicos y/o de laboratorio para tal o cual enfermedad.

En nuestra experiencia, estos pacientes desencadenan sus temores ante lesiones cutáneas mínimas, irrelevantes o no relacionadas.

Tratamiento. Va encaminado a ganar la confianza del paciente y convencerlo, de manera amistosa y comprensiva, de que no hay razón para tales temores, incluso efectuar exámenes de laboratorio que él o ella deben ver y advertir que son normales o negativos. Ante la persistencia, deberá sugerirse la participación del psiquiatra.

▶ Lecturas recomendadas

1. Cotterill JA, Millard LG. Psychocutaneous disorders. En: Champion RH, Burton JL, Burns DA, Breathnach SM. Textbook of dermatology, 6a. ed. Oxford: Blackwell Scientific Publications; 1998. p. 2785-2813.
2. De la Fuente R: Psicología médica 2ª ed. México: Fondo de Cultura Económica; 2006.
3. García-Hernández MJ, Ruiz-Doblado S, Caballero-Andaluz R. Psicodermatología, de la emoción a la lesión (I): Concepto. Bases biológicas, psicológicas y sociales. Psiconeuroinmunología. An Psiquiatría (Madrid) 2000;16:366-371.
4. García-Hernández MJ, Ruiz-Doblado S, Caballero-Andaluz R. Psicodermatología, de la emoción a la lesión (II): Trastornos psiquiátricos primarios con manifestaciones dermatológicas. An Psiquiatría (Madrid) 2000;16:372-382.
5. García-Hernández MJ, Ruiz-Doblado S, Caballero-Andaluz R. Psicodermatología, de la emoción a la lesión (III): Enfermedades dermatológicas con alta comorbilidad psiquiátrica. An Psiquiatría (Madrid) 2000;16:393-400.
6. García-Hernández MJ, Ruiz-Doblado S, Caballero-Andaluz R. Psicodermatología, de la emoción a la lesión (IV): Psicofarmacología, psicoterapia y dermatología. An Psiquiatría (Madrid) 2000;16:400-406.

Capítulo

11 Síndrome urticariano

Sección III

Contenido

El síndrome urticariano (urticaria y angioedema) es la manifestación clínica que una amplia variedad de estímulos, a través de mecanismos inmunológicos e inflamatorios, son capaces de desencadenar, ocasionalmente en asociación con los sistemas respiratorio, cardiovascular y gastrointestinal.

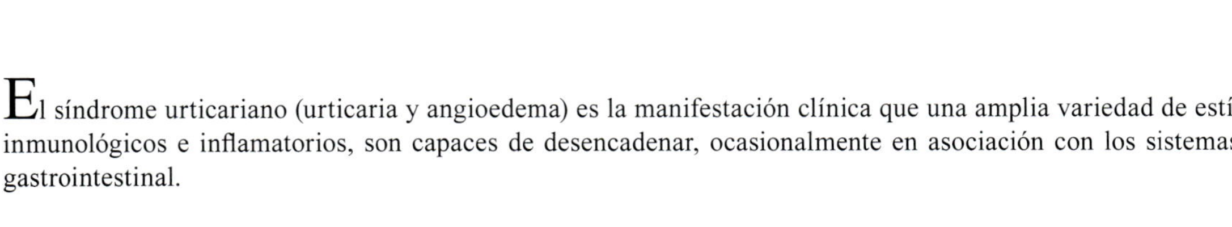

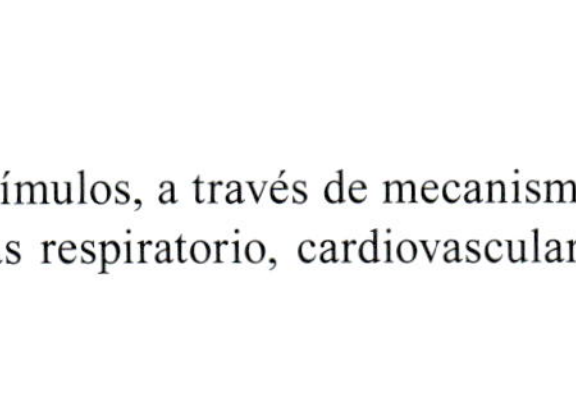

11.1 Síndrome urticariano

Conceptos clave

- La mayoría de las definiciones incluyen dentro del término de urticaria, al angioedema, que se presenta con zonas de edema cutáneo-subcútaneo, de formas y tamaños variables, acompañadas de dolor más de que prurito.
- El 50% de los pacientes sólo desarrollan urticaria, mientras que 40% exhiben urticaria y angioedema, lo cual es un dato de mal pronóstico, ya que la duración del padecimiento será más prolongada; el 10% restante presenta únicamente angioedema.
- La urticaria se divide en aguda y crónica. La primera es cuando la patología no dura más de seis semanas, mientras que en la crónica, las ronchas continúan apareciendo por más de este lapso.
- El tratamiento en la urticaria aguda es exitoso con antihistamínicos no sedantes y dieta de restricción; en la crónica pudiera ser necesario el uso de inmunosupresores.

Definición. El síndrome urticariano, o urticaria, es una erupción caracterizada por intenso prurito y ronchas, de formas, tamaño, número y extensión muy variables. La duración de las lesiones es breve, no mayor de 24 horas, aunque algunos autores consideran hasta 48 horas; no obstante, la enfermedad propiamente dicha puede durar sólo unos cuantos días, o bien meses y aun años (**figura 11.1.1 a 11.1.3**)

El angioedema hereditario, el edema angioneurótico, el edema de Quincke o urticaria gigante, están caracterizados por ronchas que involucran la piel y/o las mucosas y el tejido adiposo subcutáneo. La urticaria y el angioedema a menudo están asociados.

Se calcula que 15% de la población general en algún momento se ve afectada por alguna forma de urticaria y que 6 de cada 10 pacientes son niños. En la consulta dermatológica pediátrica de nuestra institución ocupa el duodécimo lugar (1.45%) y principalmente entre los 5 y los 14 años de edad (61%).

Etiopatogenia. El mecanismo básico es un incremento local en la permeabilidad de los capilares y vénulas poscapilares. Existe un número importante de mediadores responsables de dicha permeabilidad, entre los que la histamina es el mejor conocido y factor central en las diversas formas de urticaria; pero no es el único, pues otros, como las quininas, las prostaglandinas, los leucotrienos, algunos factores del complemento, el factor activador de las plaquetas y citocinas, así como las interleucinas 3, 4, 5, 6, 8, 13 y el FNT-alfa, que son liberados principalmente por el mastocito (y otras células como el eosinófilo y el basófilo), desempeñan un papel relevante, sobre todo en las formas crónicas.

Ahora bien, el estímulo o estímulos que sobre estas células ejercen dicho efecto liberador son: la IgE alergeno específica, anticuerpos anti-IgE, anticuerpos anti- Fc RI, C5a, codeína y otros. Es interesante el hecho de que los mastocitos en otros tejidos no reaccionan en la misma proporción y la razón de tal hecho se desconoce, pero quizá se deba a la presencia del receptor C5a en los mastocitos cutáneos (**figura 11.1.4**).

En los casos de urticaria aguda lo común es un mecanismo alérgico: un alergeno (alimento, medicamento, plantas, etc.) realiza el enlace de la IgE unida a los mastocitos y/o basófilos, con la consecuente liberación de histamina y otras aminas vasoactivas que inducen vasodilatación e incremento transitorio de la permeabilidad de la vasculatura dérmica.

Caracteres clínicos. La lesión elemental en la urticaria es la roncha o habón, que puede ser única, o bien ser incontables, de diferentes tamaños, desde puntiformes hasta medir varios centímetros o involucrar todo un segmento; remiten sin dejar huella y son muy pruriginosas. Las ronchas pueden también ser de cualquier forma: circular, oval, ameboide, lineal, etcétera. Por ejemplo, en la urticaria colinérgica las ronchas usualmente son de unos cuantos milímetros. Por su carácter fugaz, el aspecto clínico varía considerablemente en el transcurso del día.

La topografía de las lesiones en la urticaria también es de lo más variado, ya que las ronchas pueden surgir en cualquier parte. Sin embargo, hay algunas circunstancias, por ejemplo la urticaria por contacto, que usualmente involucra sólo a las manos, o las manos y la boca. Existen diversas formas de urticaria, hasta ahora hemos mencionado dos: la colinérgica y la que es por contacto (*vide infra*).

Existen mecanismos no alérgicos en los que la desgranulación de mastocitos puede ocurrir independientemente de la activación del receptor IgE.

Pasamos, por lo tanto, a señalar que no existe una clasificación óptima de las diversas formas de urticaria, ya que hay sobreposición de criterios, de conceptos y aun de causas en un mismo sujeto. Por tanto, de una manera ecléctica y puramente descriptiva, las presentamos en tres grupos:

I: *Urticarias físicas*: dermografismo o por trauma, por presión retardada, por exposición al sol, por frío, por calor (localizada), por exposición al agua o acuagénica, colinérgica, angioedema por vibración.

II: *Urticarias no físicas: "alérgicas"*, asociadas a infecciones, medicamentos, alimentos, cuerpos extraños; angioedema; por contacto; autoinmune.

III: *Urticarias "idiopáticas o primarias"*, es un diagnóstico provisional, ya que obviamente son aquellas en las que no ha sido posible precisar su causa, y hasta 50% permanecen así en centros con buena metodología y recursos de laboratorio, por lo que en nuestro medio seguramente el porcentaje es mayor; por lo general son formas crónicas.

Algunos autores incluyen en este capítulo a la urticaria vasculítica; pero en nuestra opinión no se trata de una urticaria, sino de vasculitis ("urticarianas"), que en las fases tempranas

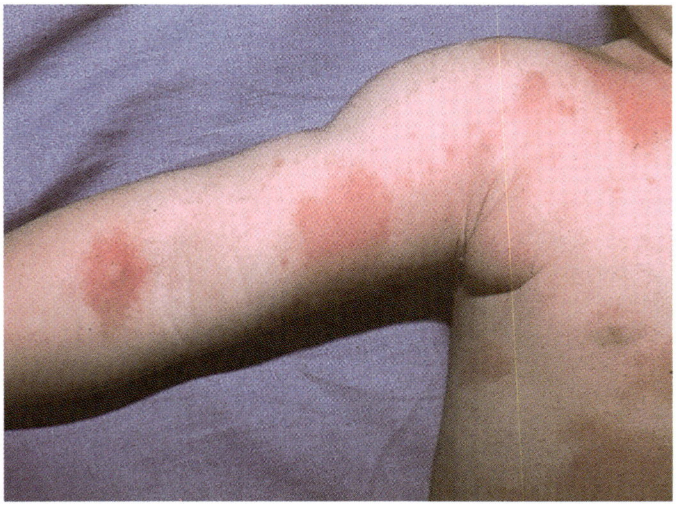

Fig. 11.1.1 Aspecto característico de la urticaria, ronchas de diversas formas y tamaños.

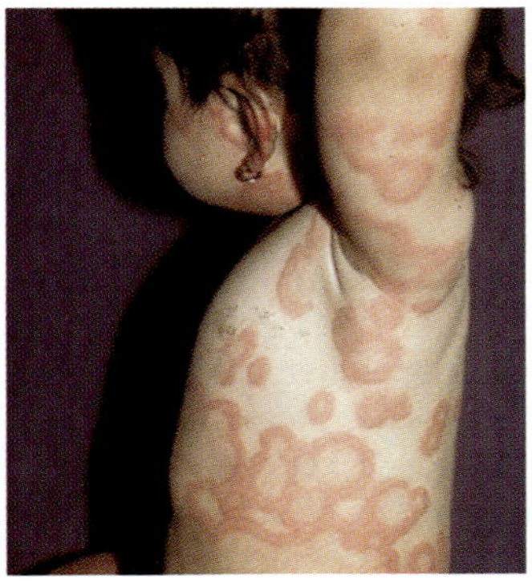

Fig. 11.1.2

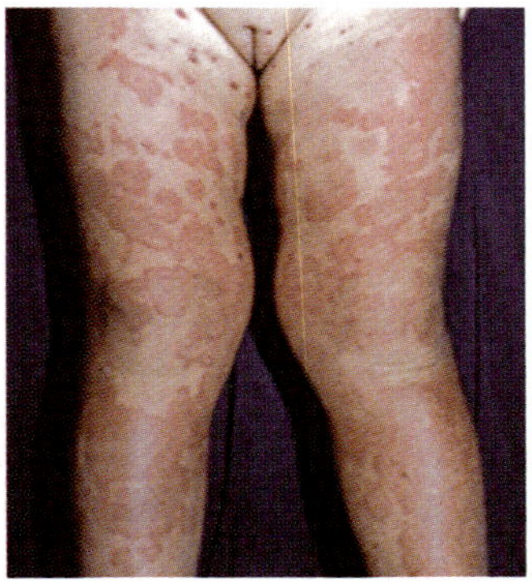

Fig. 11.1.3

Fig. 11.1.2 Ronchas de aspecto anular en la urticaria que hacen pensar en el diagnóstico diferencial con otras entidades, como el eritema anular. (Cortesía del Dr. Javier Gil Beristáin.) **Fig. 11.1.3** Ronchas pequeñas y grandes confluyen para formar placas que remiten en 24 a 48 horas, características de la urticaria.

del proceso de daño a los vasos se presentan clínicamente como ronchas, pero no son tales, ya que permanecen más de 48 horas y desarrollan cambios propios de infarto o necrosis tisular, como úlceras o lesiones purpúricas. Se pueden presentar en el lupus eritematoso, la artritis reumatoide, algunas neoplasias, en la macroglobulinemia y otras entidades; es, por lo tanto, perfectamente factible que una buena proporción de estos casos sean parte de lo que se denomina urticaria asociada con enfermedades generales.

Recientemente se ha observado que 30 a 45% de los pacientes con urticaria crónica idiopática presentan auto-anticuerpos de tipo IgG1, IgG3 en contra de la subunidad alfa del receptor de alta afinidad de IgE y un 10% desarrollan auto-anticuerpos contra la IgE, con activación de estos elementos celulares. Los pacientes con estos auto-anticuerpos funcionales desarrollan urticaria crónica autoinmune y son los casos más graves y refractarios a los tratamientos.

I: Urticarias físicas. Abarcan 3 a 4 %; la forma más frecuente es el dermografismo, que se presenta tras el traumatismo, por ejemplo: el rascado. Sin embargo no es causa común de consulta, pues se sabe que hasta 5% de la población normal, de todas las edades, lo presenta. El cuadro clínico se reconoce porque las ronchas siguen el trayecto y la forma del traumatismo, por lo tanto, usualmente son lineales, surgen a los pocos minutos después del trauma y su duración es breve, de 30 a 60 minutos. No obstante puede hacerse persistente, ya que la roncha produce prurito y éste provoca mayor rascado, generando así un ciclo. La enfermedad es crónica, lo usual es que el paciente la haya padecido por años antes de consultar.

En la mayoría de las urticarias agudas la etiología son alergenos alimentarios, fármacos o procesos infecciosos, en especial de las vías aéreas superiores. En contraste, los casos de urticaria crónica son con frecuencia de causa desconocida (idiopáticos); rara vez los alimentos son la causa. Sin embargo los medicamentos pueden producir urticaria crónica, después de meses o años de iniciado el tratamiento.

Otra forma es la *urticaria por presión retardada*, denominada así porque las ronchas, que son dolorosas y más profundas, surgen de dos a seis horas tras haberse ejercido la presión sobre la piel; puede haber sintomatología general con febrícula y artralgias. En su patogénesis se han detectado niveles altos de IL-6.

La urticaria solar es una rara variedad ocasionada por la exposición breve a la luz solar, con ronchas localizadas a las áreas de exposición, con rápida formación y desaparición de las ronchas en menos de tres horas habitualmente. Existen seis subtipos de esta variedad, según la longitud de onda que la produzca y la capacidad o no de transferencia pasiva por el suero.

La *urticaria solar* puede presentarse desde los tres años de edad en adelante, pero es más común en la mujer joven, en la tercera década de su vida; predominantemente involucra piernas y muslos. Se presenta después de 15 a 30 minutos de exposición al sol. La reacción es generada por la luz solar con longitud de onda dentro del espectro ultravioleta (UV) media (B) y larga (A). En general responde bien a los antihistamínicos y se pueden usar protectores solares e inducir tolerancia gradualmente con psoralenos y en luz ultravioleta de onda larga (PUVA) o sólo UVB.

Urticaria al frío. Puede ser localizada en un segmento corporal, usualmente la cara y las manos; o bien generalizada y se presenta tras minutos u horas de exposición al aire o al agua fríos. El edema puede extenderse a las mucosas e impedir la respiración, o provocar síntomas gastrointestinales.

La *urticaria al calor* se presenta en forma localizada al sitio en el que se ejerce el aumento de la temperatura.

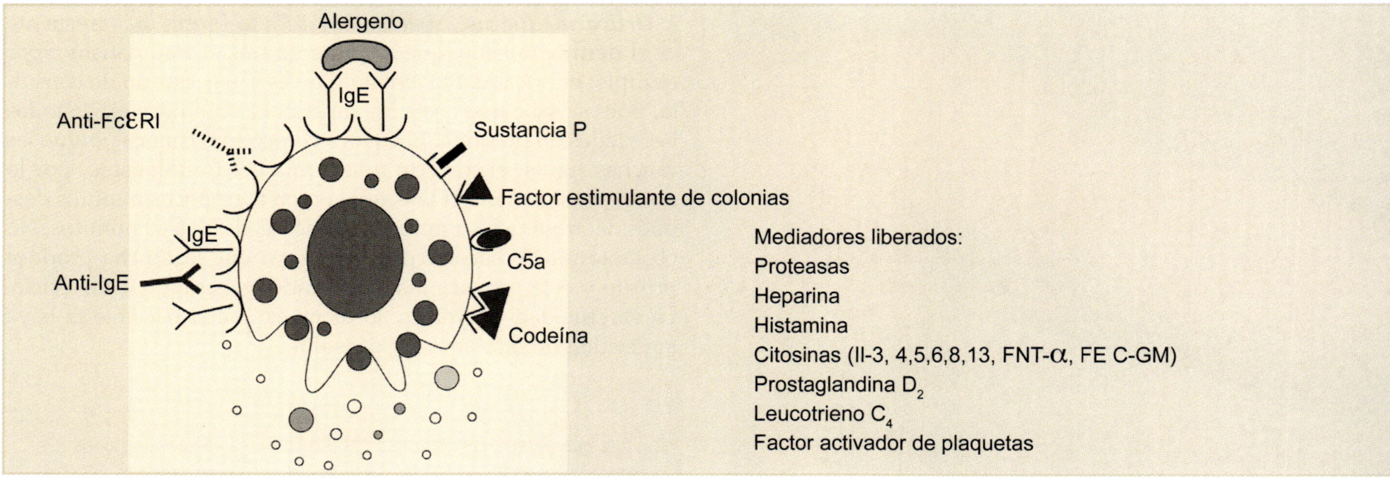

Fig. 11.1.4 Esquema que ilustra el mastocito con los factores estimuladores de su desgranulación y las moléculas que se liberan. (Modificado con permiso del J. Am. Acad. Dermatol.)

Urticaria acuagénica. Es muy rara y se caracteriza por el desarrollo de pequeñas pápulas urticarianas en los sitios de contacto con el agua. El mecanismo no se conoce, pero parece ser debido a la liberación de un antígeno epidérmico al contacto con el agua; en la práctica se puede corroborar por la aparición de ronchas tras la aplicación de compresas con agua durante 30 a 40 minutos. Debe diferenciarse del prurito acuagénico, que no produce ronchas.

Urticaria colinérgica. Se presenta como respuesta al sudor, ya sea por ejercicio, por el calor ambiental, o por tensión emocional. Su frecuencia entre otras urticarias es de 5 a 7%. La edad promedio es entre 15 y 17 años. De manera característica las ronchas miden de 2 a 3 mm, pero al confluir forman ronchas mayores; duran de 3 a 60 minutos. Las ronchas se rodean de un halo claro característico. El mecanismo parece ser la liberación de acetilcolina, que a su vez conduce a la liberación de histamina. Una buena prueba diagnóstica es pedir al paciente que haga ejercicio hasta la sudación, pero puede ser negativo en los casos en que la causa sea emocional. Responde bien a la inmersión en agua fría.

El bronceado y la humidificación (con agua) de la piel reducen la sensibilidad a los ataques; dura algunos años y gradualmente mejora.

II: Urticarias no físicas. Las urticarias alérgicas supuestamente son aquellas en las que existe un mecanismo de hipersensibilidad, que puede ser de tipo I o de tipo II. Estas formas de urticaria abarcan aproximadamente 3% y parecen ser las más comunes en la edad pediátrica.

En un estudio efectuado en 40 lactantes se encontró que en 25% se debe a alimentos, principalmente a la leche de vaca; 10% es por medicamentos, sobre todo salicilatos y penicilinas; 10% se debe a infecciones, por lo regular bacterianas y de oídos, vías respiratorias altas y bajas, así como gastrointestinales. En 17% existen ambos factores: infecciones y medicamentos.

En cuanto a los alimentos, es importante señalar a la leche de vaca; asimismo otros, como la nuez, el pescado, el huevo, el chícharo y el frijol, además de ciertos conservadores y colorantes que muchos alimentos (enlatados y empaquetados) contienen; en el adulto éstas son las causas más comunes.

Entre los medicamentos, los más frecuentemente involucrados son las penicilinas, principalmente cuando son administradas por vía parenteral y raramente por la vía oral. Los salicilatos y otros antiinflamatorios no esteroideos también pueden desencadenar urticaria e hipotéticamente su mecanismo ocurre en la síntesis de las prostaglandinas, aunque existe verdadera alergia a cualquiera de éstos. Conviene recordar que cualquier medicamento puede ser causa de urticaria. En general es difícil identificar el alergeno por historia clínica, más aún en las formas crónicas.

Urticaria por cuerpos extraños. Como prótesis, clavos óseos, amalgamas, dispositivos intrauterinos, etcétera; lógicamente es más común en el adulto y excepcionalmente la observamos en el niño. El pronóstico está en relación con la posibilidad de retirar el cuerpo extraño.

Angioedema hereditario. Ésta es una variedad rara, se transmite de forma autosómica dominante e inicia en la niñez. No debe confundirse con el angioedema común o no hereditario, el cual también puede tener presentación familiar. El angioedema hereditario clínicamente es peculiar: las ronchas aparecen solamente en los pródromos, cuando surgen áreas transitorias y pequeñas, pero diseminadas, de eritema o aun de roncha. Emergen en forma aislada o en brotes o grupos, en ocasiones tras el traumatismo o la presión, y tienden a ser más persistentes y dolorosas que el angioedema común. Puede haber participación laríngea, aun mortal, también puede haber dolor abdominal por la presencia de lesiones en el tubo digestivo. El mecanismo reside en el defecto genético del inhibidor del primer componente activado del complemento (esterasa de C1). Su tratamiento específico es con esteroides anabólicos, como el danazol.

La urticaria por contacto se revisa en el capítulo de las dermatosis por contacto.

Urticaria autoinmune. El concepto de urticaria autoinmune se ha desarrollado durante la última década, al demostrarse en aproximadamente 30 a 70% de los sujetos con urticaria crónica la existencia de anticuerpos liberadores de histamina, los cuales van dirigidos contra el receptor de alta afinidad a IgE (FcεRI, que tiene dos cadenas: *alfa* y *beta*), situado en los basófilos y mastocitos; estos anticuerpos pueden ser inhibidos por la presencia de IgE unida a dicho receptor, por lo tanto los hay competitivos y no competitivos. El otro mecanismo es la participación de anticuerpo anti-IgE. Aparentemente **no** se requiere de la participación del complemento para que se logre la liberación de histamina por este mecanismo. Para el diagnóstico de esta forma de urticaria, la prueba idónea es la liberación de histamina por los basófilos por medio de autoanticuerpos en el suero del paciente. También está la prueba del suero antólogo. La asociación de esta forma autoinmune de urticaria con el HLA-DR4 y su alelo DQ8 parece ser altamente significativa.

Esta forma de urticaria se ha asociado con otras enfermedades autoinmunes, como vitíligo, diabetes dependiente de insulina, enfermedad tiroidea, artritis reumatoide; por lo que también podría formar parte del grupo ya mencionado arriba y conocido como urticaria asociada con enfermedades generales.

III: Urticaria de causa desconocida. Este grupo es el más común y puede abarcar desde 50 a 80%, según las diferentes series. Esto a su vez depende de la experiencia del clínico y de los recursos a su alcance. También en este grupo podría haber un mecanismo alérgico, pero simplemente el alergeno se desconoce.

Por su duración, la urticaria se ha dividido en *aguda*, que a su vez es la forma más común (85%), y en *crónica* (que abarca 10%), tomando como límite arbitrario un tiempo de seis semanas. Hay autores que consideran un tercer tipo al que denominan recurrente (ocupa 5%) y que definen como aquel en que los períodos de remisión son más duraderos que los tiempos de erupción, pero no es más una urticaria crónica.

Como podemos ver, aun enumerando de manera simple las diversas formas de urticaria, es factible encontrar sobreposición en algunas. Por ejemplo, una prótesis, al igual que una infección bacteriana o bien un alimento, pueden desencadenar un mecanismo alérgico y crisis de urticaria aguda o crónica, o bien recurrente.

> La vasculitis urticarial o urticariana es la inflamación y necrosis de la pared vascular de la microcirculación, en especial las vénulas de la dermis, pero también de otros órganos. Debe su nombre a que las lesiones presentan semejanza clínica con la roncha; sin embargo, estas lesiones individuales son de mayor duración (hasta de una semana), son dolorosas más que pruriginosas, forman necrosis por isquemia y desaparecen dejando un tono purpúrico o áreas de hipercromia, consecuencia de dichos fenómenos isquémicos propios del proceso vasculítico.

Asimismo, la urticaria por contacto, o bien aquella por inhalantes, pueden ser agudas o crónicas por un mecanismo alérgico. Sólo varía la vía de entrada al organismo.

De manera tal, que con frecuencia tendremos que emplear varios términos para hacer un diagnóstico, por ejemplo: urticaria por contacto crónica.

Diagnóstico. La urticaria se reconoce de manera relativamente fácil ya que su lesión elemental, la *roncha* o *habón*, con los caracteres clínicos ya señalados y su duración breve, no mayor de 24 a 48 horas, son criterios diagnósticos básicos.

> En la histopatología, las lesiones a primera vista y con el objetivo de bajo aumento hacen parecer que la piel es normal; la epidermis usualmente lo es, pero en la dermis los haces de colágena están separados entre sí debido al edema y es posible identificar eosinófilos, mastocitos, basófilos y neutrófilos esparcidos en el intersticio de todo el grosor de la dermis.

Hay tipos de urticaria cuyos caracteres clínicos permiten hacer su diagnóstico preciso y por lo mismo se hace una breve descripción más adelante. Sin embargo, en la mayoría de los casos desafortunadamente no se puede establecer un diagnóstico causal.

Por lo tanto, y para fines prácticos, podremos establecer el diagnóstico de urticaria *aguda, crónica* o *recurrente* de manera relativamente fácil con la historia clínica. Ésta nos podrá orientar con frecuencia al tipo de urticaria y, en ocasiones, hasta a su causa. Por ejemplo, al sospechar de algún alimento o medicamento, se podrá retirar y cederá la erupción.

En seguida se presenta un plan de estudio práctico para el paciente con urticaria:

I. Historia clínica: en la que el interrogatorio debe incluir la duración de las ronchas, forma en que se presentan los accesos, factores que los provocan (el sol, el agua, el trauma, etc.) y síntomas asociados; en la exploración física deberán buscarse focos infecciosos, dermografismo, ausencia de lesiones residuales.

II. Exámenes básicos de laboratorio, así como la biopsia de piel en aquellos casos en los que sea necesario descartar otras patologías (ver diagnóstico diferencial).

En cuanto a la duración de las ronchas, Kozel, et al. consideran de gran utilidad su semiología; si la duración es menor de una hora lo más probable es que se trate de urticarias físicas (y el estímulo se advierte pocos minutos antes de su aparición); si la duración va de una a dos horas es factible pensar en urticaria por contacto; si permanecen más de dos y hasta 24 a 48 horas el diagnóstico irá a favor de las urticarias no físicas. Sin embargo esto no ha sido validado.

El diagnóstico diferencial deberá hacerse principalmente con respecto de la vasculitis urticariana, con la gnathostomosis, con los eritemas anulares, el eritema marginado de la fiebre reumática y el eritema de la enfermedad de Still, que no dan prurito. Otros que conviene tener en cuenta son el síndrome de Muckle-Wells (amiloidosis, sordera y ronchas urticarioides) y el síndrome de Wells. El síndrome de Schnitzler, que asocia a la urticaria con lesiones óseas osteoescleróticas y gammopatía monoclonal por IgM, es muy raro.

El diagnóstico de la urticaria es clínico por las características mencionadas de su rápida aparición y desaparición de las ronchas en minutos u horas. Los estudios para buscar la etiología estarán basados en los datos obtenidos en la historia clínica: la investigación de la posible etiología no es obligatoria en todos los casos, en particular en las urticarias agudas, ya que la mayoría sólo presenta un cuadro durante la vida.

Histopatología. Sin importar cuál sea la causa de la urticaria, los cambios son los mismos, por lo que insistimos en que la biopsia de piel se realiza con el propósito de descartar otras enfermedades y no para esclarecer el origen del proceso urticariano.

En el tratamiento de la urticaria los antihistamínicos anti-H1 no sedantes son los más utilizados: la cetirizina es el que alcanza los niveles plasmáticos terapéuticos más rápidamente, lo que le confiere una gran ventaja. La desloratadina tiene la vida media más prolongada (27 horas), lo cual alarga el beneficio; pero deberá suspenderse seis días antes de realizar las pruebas de escarificación.

Con la lupa u objetivo de baja resolución se observa la piel aparentemente normal, ya que el edema de la dermis reticular sólo se identifica al advertir la separación de los haces de colágena; en la etapa temprana de la roncha existe un infiltrado superficial, y en ocasiones también profundo, de polimorfonucleares y eosinófilos. En la etapa florida el infiltrado es más denso, superficial y profundo pero de predominio intersticial, con polimorfonucleares, eosinófilos y linfocitos. En la etapa tardía hay un leve infiltrado perivascular de linfocitos y algunos eosinófilos, sin polimorfonucleares.

Tratamiento. El éxito del tratamiento en la urticaria naturalmente va a depender de la identificación y eliminación de su causa. Observar y registrar: frío, calor, agua, trauma, hipertermia, infecciones intercurrentes, alimentos, etc.

El tratamiento médico es sintomático y se basa en el uso de antihistamínicos. Éstos se agrupan en dos: los bloqueadores de los receptores H1 y de los receptores H2. En el primer grupo están los clásicos, como la hidroxina y la clorfeniramina, con el inconveniente de producir un importante efecto sedante.

También están los de la nueva generación, cuyo efecto narcótico es mucho menor, por su propiedad de no trascender la barrera hematoencefálica; entre éstos están: loratadina y desloratadina, elastina, epinastina, mixolastina, cetirizina, fexonamida y otros como el astemizol y la terfenadina, que han sido descontinuados en algunos países por sus interacciones con otros medicamentos.

Los beta-adrenérgicos, como la epinefrina, son muy útiles en situaciones de emergencia. El cromoglicato disódico es útil sólo en las mastocitosis. La doxepina puede ser muy útil.

Los glucocorticoides de administración oral o intramuscular podrán ser de utilidad en algunas circunstancias excepcionales, en las que es imperativo frenar el proceso de hipersensibilidad y cuando hay compromiso por angioedema laríngeo; su uso debe ser muy preciso, por sus efectos secundarios.

Otras modalidades de tratamiento, en particular para enfermos con urticaria crónica, que se ha demostrado ser del tipo autoinmune, con sintomatología grave y deterioro progresivo, incluyen la ciclosporina, la plasmaféresis, la inmunoglobulina humana endovenosa y la azatioprina. Actualmente podemos contar con anticuerpos monoclonales en contra de factores específicos, por ejemplo el rituximab.

▶ Lecturas recomendadas

1. Champion RH, Roberts SO, Carpenter RG, et al. Urticaria and angioedema. A review of 554 cases. Br J Dermatol 1969;81:588-597.
2. Champion RH. Urticaria then and now. Br J Dermatol 1988;119:427-436.
3. Champion RH. Urticaria. En: Champion RH, Burton JL, Burns DA, Breathnach SM (eds.). Textbook of dermatology. 5a. ed. Oxford: Blackwell Scientific Publications; 1998.
4. Ferrer M, Kinet JP, Kaplan AP. Comparative studies of functional and binding assay for IgG anti-FcERI-alfa (alfa-subunit) in chronic urticaria. J Allergic Clin Immunol 1998;101:672-676.
5. Grattan CE, Sabore RA, Greaves MW. Chronic urticaria. J Am Acad Dermatol 2002;46:645-657.
6. Guillén Escalón J, Vargas Rosas MA, Mendoza Magaña E, Zepeda Ortega B, Sienra Monge JJ, del Río Navarro BE. Urticaria and angioedema. Rev Alerg Mex 2007;54:54-65.
7. Kaplan AP, Greaves M. Pathogenesis of chronic urticaria. Clin Exp Allergy 2009; 39:777-87.
8. Kozel MMA, Mekkes JR, Bossuyt PMM, Bos JD. The effectiveness of a history-based diagnostic approach in chronic urticaria and angioedema. Arch Dermatol 1998;134:1575-1580.

Capítulo

12

Dermatitis atópica y dermatitis numular

Sección III

Contenido

Son múltiples las enfermedades que se manifiestan por áreas de dermatitis, es decir: placas de diversos tamaños, constituidas por eritema con vesículas (*eccema*), que con el tiempo desarrollan pápulas, que usualmente exhiben costras hemáticas por efecto del rascado debido a su naturaleza pruriginosa y que, en su evolución natural, forman placas liquenizadas. Histopatológicamente las fases tempranas se caracterizan por espongiosis e hiperplasia psoriasiforme de la epidermis en grado variable, en asociación con infiltrados linfocitarios (combinados con otros tipos celulares) superficiales y medios o profundos; en las fases tardías hay mayor hiperplasia epidérmica con menos espongiosis y engrosamiento de la dermis papilar con menor infiltrado.

Todo esto justifica la integración del *síndrome dermatitis* para identificar, diagnosticar y analizar estas enfermedades. En el presente capítulo incluimos únicamente a la dermatitis atópica y a la dermatitis numular, organizando aquellas otras (dermatitis por contacto, dermatitis por fotosensibilización) en sus respectivos apartados.

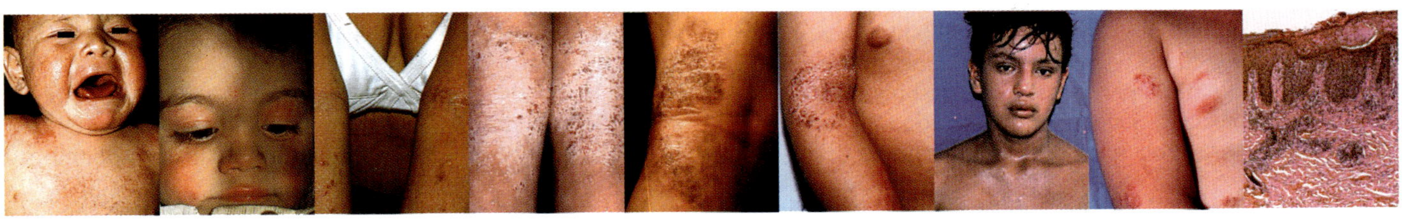

12.1 Dermatitis atópica

Conceptos clave

- La DA es una enfermedad crónica, propia pero no exclusiva de la niñez.
- En su etiopatogenia se conjuntan factores genéticos, ambientales, fisiológicos e inmunológicos.
- Clínicamente se caracteriza por zonas o placas de *dermatitis* en las que encontramos eritema con finas pápulas y/o vesículas, fisuras, liquenización e intenso prurito.
- Clínicamente se caracteriza por zonas o placas de dermatitis, en las que encontramos eritema con finas pápulas y/o vesículas, fisuras, liquenización e intenso prurito.
- Característica pero no exclusivamente, estas placas de dermatitis se sitúan en las mejillas y en los pliegues de los codos y las rodillas: en los de extensión antes de los dos años de edad y en los de flexión después de esa edad.
- Para su tratamiento los glucocorticoides, tanto tópicos como por vía general, son de gran utilidad, si bien el uso de los primeros es más amplio.
- Los inmunomodulares de uso tópico, el tacrolimus y el pimecrolimus, han demostrado ser de gran efectividad y utilidad en el tratamiento de la DA, con la ventaja de que carecen de los efectos adversos de los glucocorticoides.
- El paciente con DA podrá hospitalizarse durante unos días cuando curse con eritrodermia y/o con infección secundaria extensa, o bien, si es resistente al tratamiento convencional.

Definición. La dermatitis atópica (DA) es una enfermedad crónica, propia, pero no exclusiva, de la niñez, caracterizada por un bajo umbral al prurito y por áreas de dermatitis de localización peculiar; es de etiología desconocida, pero se acepta que es multifactorial.

Algunos alergólogos han denominado la "marcha atópica" a la evolución a lo largo de la vida del sujeto atópico: asma bronquial, rinitis alérgica, dermatitis atópica, aunque no necesariamente en este orden, ya que la DA puede ser inicial. Se acepta que el asma se presenta en el sujeto con DA hasta en 50% de los casos y la rinitis alérgica lo hace hasta entre 50 a 80% de los pacientes.

La DA ha recibido otras denominaciones, como prurigo de Besnier, eccema constitucional, eccema atópico, neurodermatitis, neurodermatitis atópica o diseminada, todas ellas ya en desuso (**figura 12.1.1 a 12.1.7**).

Etiopatogenia. Como ya se ha mencionado, no se conoce la etiología de la DA; sin embargo, se han estudiado numerosos factores, algunos de los cuales llegan a ser suficientemente frecuentes en estos pacientes como para prestarles la debida atención. No obstante, es importante señalar que en realidad no sabemos si algunos de estos factores son causa o consecuencia del proceso atópico.

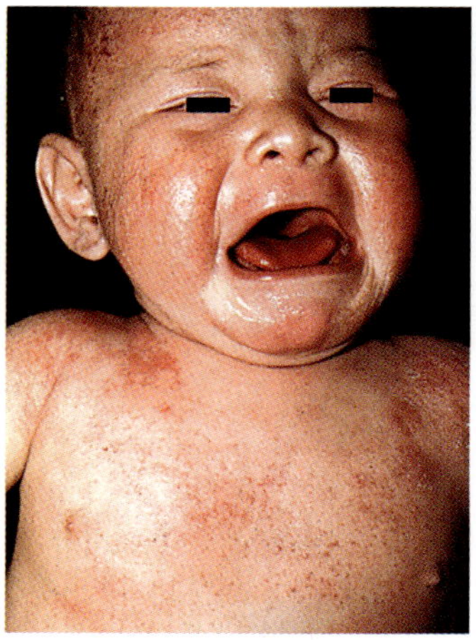

Fig. 12.1.1

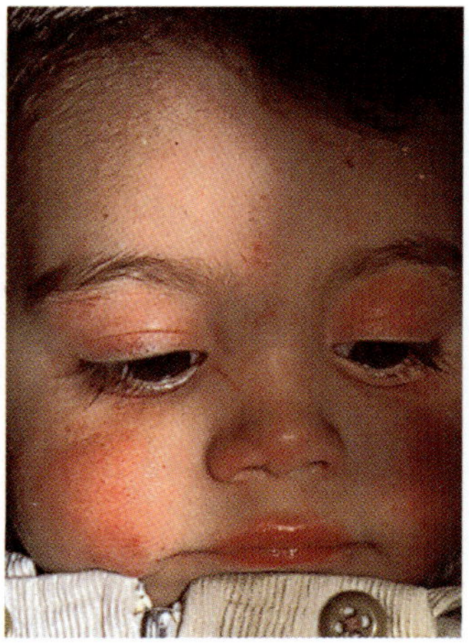

Fig. 12.1.2

Fig. 12.1.1 Dermatitis atópica, presentación clásica en el lactante: placas de dermatitis en la cara y el tórax. **Fig. 12.1.2** Dermatitis atópica en un preescolar, obsérvense las zonas de dermatitis en los párpados, mejillas y labios.

Lo que sí es definitivo es que el individuo atópico posee un muy bajo umbral al prurito y esto le condiciona que se rasque de manera continua y traumática; la piel así lastimada no produce dolor sino prurito, que a su vez estimula de nuevo el rascado y de esta forma se establece un círculo. Ahora, el origen de ese bajo umbral al prurito permanece sin dilucidarse.

En su patogenia, se sabe bien que la DA está asociada con:
1) Factores genéticos y anormalidades en la función cutánea de barrera.
2) Factores ambientales.
3) Cambios en la reactividad de la piel.
4) Cambios inmunológicos.

Para hacer menos arduo el conocimiento de estos factores lo presentaremos en cuatro grupos: 1) genéticos; 2) ambientales; 3) aquellos conocidos como cambios en la reactividad de la piel; 4) aquellos relacionados con cambios inmunológicos, humorales y celulares.

1) *Factores genéticos.* Se han considerado y reconocido en el desarrollo de la DA, pues aproximadamente 75% de los pacientes con DA tiene antecedentes familiares de atopia. El patrón de herencia íntimo es desconocido, pero la posibilidad de un hijo atópico es de 80% cuando ambos padres han presentados signos de la enfermedad y de 56% cuando únicamente uno de ellos tiene tales antecedentes. El riesgo relativo es mayor en el caso de la madre atópica, siendo de 2:2, a diferencia de con el padre atópico, que es de 2:1.

Se ha demostrado que existen genes situados en los cromosomas 3q21, 1q21, 17q25 y p20 que están relacionados con una mayor susceptibilidad en las respuestas inflamatoria e inmunológica en el individuo con DA.

Existen, obviamente, una serie de células clave que participan en el desarrollo de las lesiones de la DA, no sólo produciendo las moléculas señaladas, sino desde el inicio del proceso inflamatorio. Las células presentadoras de antígeno (CPA) que poseen receptores de alta afinidad por la IgE, las células de Langerhans (CL) y las células epidérmicas dendríticas inflamatorias (IDEC, por sus siglas en inglés), presentan el antígeno a las células-T para la liberación de citocinas.

La barrera cutánea deficiente es uno de los factores más importantes en el desarrollo de lesiones de la DA, ya que da paso no sólo a una mayor pérdida de agua, sino al ingreso de antígenos que provocan inflamación. Los niveles de ceramida (uno de los lípidos clave en la epidermis) y filagrina reducidos por efecto de la alta actividad de las enzimas endógenas (promovidas, entre otras causas, por la alcalinización producto del exagerado uso de jabones y detergentes) y otras proteasas exógenas, como las del *S. aureus* y de los ácaros del polvo casero, agravan esta lábil barrera epidérmica. Por lo tanto, el ingreso de antígenos no sólo se lleva al cabo por las vías respiratoria y digestiva.

Los queratocitos o queratinocitos también juegan un papel crítico, ya que secretan un perfil único de quimocinas y citocinas tras la estimulación efectuada por moléculas pro-inflamatorias. Los queratocitos también son una fuente importante de linfopoyetina estromal tímica (TSLP, por sus siglas en inglés), que activa a las células dendríticas a fin de estimular a los linfocitos "inocentes" para que produzcan IL-3 e IL-4 y diferenciarse como Th2.

2) *Factores ambientales.* Son múltiples, estando entre los más interesantes la alimentación, pero precisamente por no haberse documentado con precisión; sin embargo, en la etapa de lactante es de la mayor importancia evitar la administración de alergenos y sostener una lactancia materna exclusiva durante al menos los 4 primeros meses de vida. Por lo tanto se debe evitar la leche de vaca hasta después de ese tiempo (o más allá de los seis meses preferentemente) y desde luego, el huevo, el pescado y los cítricos hasta después del primer año de edad.

Los queratocitos también producen péptidos antimicrobianos, aunque en cantidades reducidas, lo que explica la predisposición a la colonización e infección causada por *Staphylococcus aureus*, hongos y virus en el sujeto atópico. No obstante, esta predisposición también es el resultado del papel mediado por citocinas Th2 (como IL-4, IL-10, IL-13).

La madre deberá llevar una dieta libre de alimentos alergénicos desde el embarazo y durante la lactancia, con ingestión de ácidos grasos poliinsaturados de cadena larga.

La lactancia materna (LM) como un factor protector en contra de la DA ha sido ampliamente estudiado, aunque con resultados inconsistentes. Por ejemplo, en el meta-análisis de Yang et al. no se pudo demostrar evidencia del efecto protector de la LM exclusiva durante los primeros tres meses de vida; lo que contrasta con la información arrojada por el meta-análisis de Gdalevich et al., en el que se encontró que la LM exclusiva durante esos tres meses está asociada con una menor incidencia de DA durante la niñez en pacientes con historia familiar de atopia.

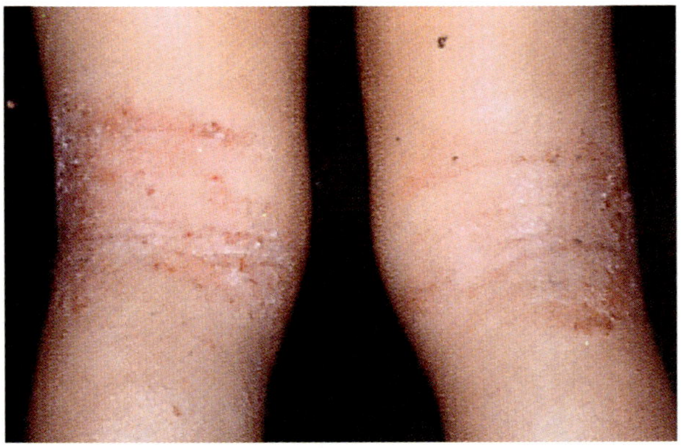

Fig.12.1.3 Aspecto característico de la dermatitis atópica en un escolar: los pliegues de flexión de las rodillas.

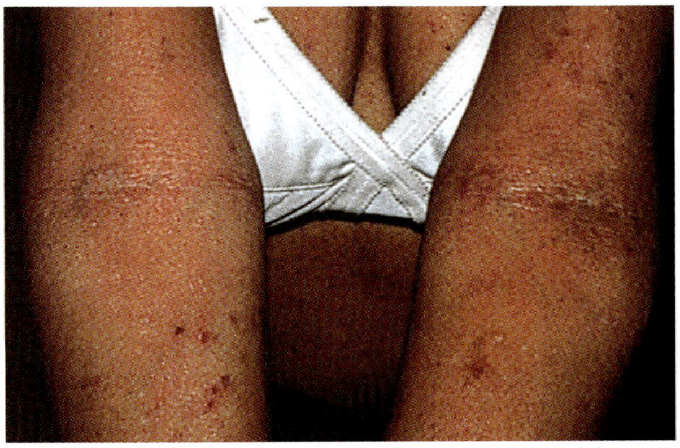

Fig. 12.1.4 Liquenización en ambos codos de una adolescente que ha padecido dermatitis atópica desde su infancia.

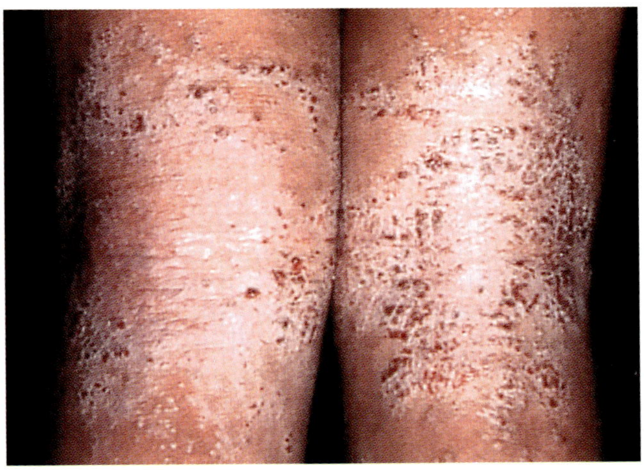

Fig. 12.1.5 Dermatitis atópica; larga evolución con placas liquenizadas de dermatitis en ambos pliegues de flexión de las rodillas.

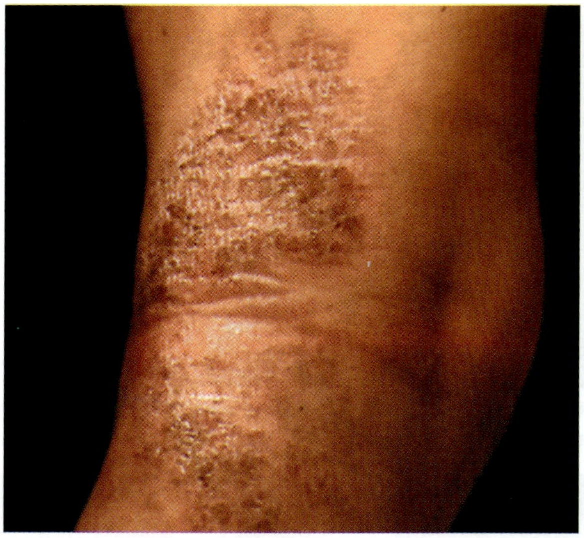

Fig. 12.1.6 Liquenización del hueco poplíteo, característico de la dermatitis atópica crónica.

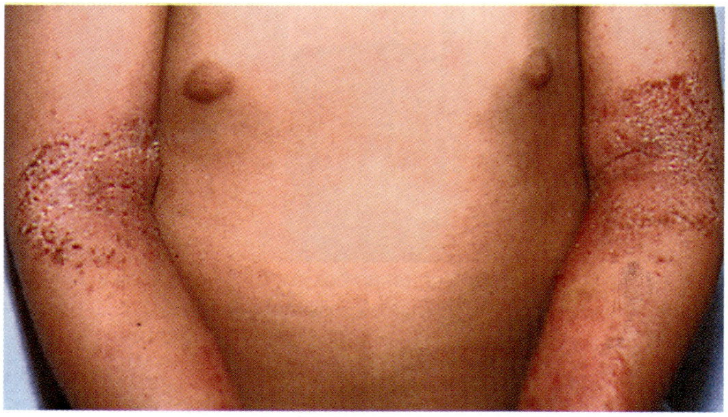

Fig. 12.1.7 Dermatitis atópica con lesiones en los pliegues cubitales y el tronco..

Tal inconsistencia quizá encuentre su explicación en la calidad y cantidad de la molécula CD14, que es producida por monocitos, macrófagos y hepatocitos, y que puede encontrarse en las membranas de estas células (mCD14) o bien en forma soluble (sCD14) derivada de la membranal, en el suero y en la leche materna. Esta molécula facilita la interacción de poblaciones celulares que no la poseen, como son las células epiteliales y las dendríticas; la CD14 es un tipo de *receptor de reconocimiento*, estas moléculas juegan un importante papel en el desarrollo del balance Th1/Th2.

Los niveles bajos de sCD14 en la leche materna dentro de los tres primeros meses posparto se asocian con el desarrollo de DA cuando los hijos de esas mujeres llegan a los 6 meses de edad. También parece haber una baja expresión de mCD14 en los monocitos y de sCD14 circulante en niños atópicos. Asimismo, se ha documentado el desarrollo de atopia y/o eccema en niños con niveles bajos de sCD14 en el tracto gastrointestinal en las etapas fetal y neonatal.

Por lo tanto, parece ser que la deficiente cantidad de CD14 en la madre que lacta o embarazada pudiera explicar por qué muchos niños propensos a desarrollar DA no se ven beneficiados por la LM. Por lo pronto, lo médicos debemos promover la LM exclusiva hasta después del sexto mes de edad.

Alergenos aerotransportados, como los del ácaro del polvo, ciertos pólenes y ciertos hongos, han sido identificados como agravantes de la DA.

El ambiente frío predispone y exacerba las manifestaciones clínicas de la DA. Ciertos tipos de ropa o vestido, por el material con el que están hechos, exacerban o desencadenan la DA por su efecto irritante, mecánico sobre la piel, como se describe en el apartado sobre el tratamiento (*vide infra*).

3) *Cambios en la reactividad de la piel.* La característica piel seca del atópico está en relación con una incrementada pérdida transepidérmica de agua. El dermografismo blanco es precisamente el blanqueamiento de la piel al ser estimulada mecánicamente (triple respuesta de Lewis), o por la aplicación de un mediador, como la acetilcolina.

4) *Cambios inmunológicos.* Se ha observado que la DA se caracteriza por dos alteraciones inmunitarias generales: incremento en la producción de IgE y disminución de la inmunidad celular, ambos procesos son mediados por linfocitos-T. La idea actual señala que un defecto en las células-T consiste en la producción inadecuada de interferón-gamma (INF-gamma), combinado con la formación excesiva de interleucina (IL- 4 e IL-13); esto explicaría muchos de los defectos inmunitarios e inflamatorios relacionados con la dermatitis atópica, lo que es respaldado por la existencia de pacientes con DA e hipogammaglobulinemia o agammaglobulinemia.

Se ha demostrado un predominio de los linfocitos Th2 sobre los Th1 en la sangre periférica de sujetos con DA. Los linfocitos Th1 están relacionados con las reacciones de hipersensibilidad tardía y secretan IL-2 y el INF-gamma ya mencionado. En tanto que los linfocitos Th2 están involucrados con la producción de IL-4, IL-5 e IL-13, pero no de INF-gamma.

También se ha descrito una variedad de alteraciones fármaco-fisiológicas.; por ejemplo, los monocitos de los pacientes atópicos muestran un incremento en la actividad de la fosfodiesterasa, lo que tiene como consecuencia la disminución de los niveles de AMP cíclico y una mayor producción de prostaglandinas E2 (PGE2) e IL-10, las cuales inhiben la función de Th1 y promueven la producción de IgE.

Se han encontrado de forma repetida niveles anormalmente altos de IgE sérica en alrededor de 40 a 80% de los pacientes con DA, y son más altos aún en asociación con asma o con rinitis alérgica. Pueden estar dirigidos en contra de una amplia variedad de antígenos, incluyendo pólenes, alimentos, bacterias, hongos y otros.

Estos niveles de IgE tienen poca correlación con la actividad clínica y, dado que aparentemente tal elevación no es casual, la mayoría de los expertos en el área aceptan que tales cifras aumentadas de IgE sérica podrían considerarse sólo como una característica no específica de la dermatitis atópica. No obstante, hay evidencia de niveles altos de IgE específica contra el ácaro del polvo casero y otros antígenos en individuos atópicos.

Otro punto importante en la inmunología de la DA es referente a la célula de Langerhans y su capacidad para fijar IgE a través de sus receptores de alta afinidad; esto ha despertado el interés en esta célula residente de la epidermis, ya que desempeña un papel fundamental en los mecanismos de sensibilización a algunos alergenos y en la génesis de enfermedades mediadas por IgE.

Factores genéticos. Se ha considerado la naturaleza familiar de la dermatitis atópica, así como la alta concordancia en los gemelos monocigóticos, como fuertes indicadores del carácter genético de esta enfermedad. En efecto, aproximadamente 75% de los pacientes con DA tiene antecedentes familiares de atopia.

Es bien conocido que la piel de los pacientes de DA, tanto en la fase aguda como en la crónica, está densamente colonizada por *S. aureus* y que algunas de las IgE en niveles anormalmente altos están dirigidas contra esa bacteria, lo que sugiere que existe una sensibilización a bacterias patógenas y explicaría la mejoría que observamos con el uso de algunos antibióticos.

El mecanismo de daño sugerido es que dicha bacteria es capaz de secretar superantígenos (SAgs), los que, en concentraciones aun mínimas, estimulan el incremento de células-T y la liberación masiva de citocinas. Otro mecanismo es que los SAgs inducen insensibilidad a los esteroides; tal inducción es mediada por una citocina del receptor-beta al glucocorticoide, con la consecuente reducción de los efectos antiinflamatorios.

Factores ambientales. Entre los más importantes de estos factores figura la alimentación, pero es así precisamente porque no se ha demostrado que sea el factor desencadenante o causal de la dermatitis atópica.

También se sabe que las proteínas catiónicas *S. aureus*, denominadas NP-tasa y p70, tienen influencia sobre los linfocitos circulantes Th2 para facilitar la liberación de citocinas en pacientes con DA y aumentar o agravar así la fase eccematosa, independientemente de los SAgs y/o de la resistencia a los esteroides.

Muchos otros factores aún se desconocen, pero es muy importante aclarar que aquellos propios al entorno del niño, antiguamente muy socorridos, como "las madres dominantes y rígidas", la "tensión intrafamiliar", etcétera, son infundados, están fuera de proporción y no tienen ninguna justificación a la luz de los conocimientos actuales.

Caracteres clínicos. La DA es uno de los principales motivos de consulta de la dermatología en general, y en cuanto a la niñez ocupa el primer lugar de frecuencia en los servicios de dermatología pediátrica, como el del Hospital General de México, con 12.9%. La observamos más en los grupos de 1 a 4 años (45%) y de 5 a 14 años (37%) de edad. Despúes de los 14 años de edad su frecuencia es de 0.5%.

En la población abierta su prevalencia es relativamente alta, con cifras que van alrededor del 20% en la edad pediátrica. Hace 50 años la DA ocupaba el décimo lugar en frecuencia, con 2% de la consulta dermatológica general en el mismo Hospital General, lo que refleja un mejor conocimiento y diagnóstico del padecimiento.

Su forma de presentación es versátil y varía de acuerdo con la edad del paciente. Pero podemos decir que morfológicamente la DA se caracteriza precisamente por placas de dermatitis, es decir, por placas de eritema y finas pápulas, con o sin trasudado seroso; en ocasiones adopta francamente el aspecto eccematoso. El término eccema se usa en la clínica como correspondiente del término espongiosis en la histopatología, y representa las fases aguda y subaguda de las diversas enfermedades que se caracterizan por zonas de dermatitis: dermatitis numular, dermatitis por contacto y por fotosensibilidad.

Las lesiones iniciales o tempranas de la enfermedad son áreas de eritema, finas pápulas y el prurito, que en esta enfermedad es muy intenso. El consecuente rascado y el frote conducen a la aparición de las ya descritas placas de dermatitis, con vesículas y pápulas de mayor tamaño (**figura 12.1.1 a 12.1.3**).

Conforme la enfermedad progresa, las placas de dermatitis ya son de eritema y pápulas, usualmente con costras hemáticas que reflejan el rascado; asimismo, en las etapas ya más crónicas se llega a observar la liquenización, es decir, el engrosamiento o hiperplasia de la piel, que se manifiesta por la fácil visualización del dibujo romboidal epidérmico exagerado (**figura 12.1.4. y 12.1.5**).

El aspecto de la DA cambia con la edad, principalmente por la variación topográfica de las lesiones. Así, en la etapa de lactante es común observar descamación fina en la piel cabelluda, que recuerda a la dermatitis seborreica, pero la escama es más pequeña y delgada en la DA y no se adhiere al pelo. En las mejillas se identifican ya las áreas de dermatitis en placas de eritema con finas pápulas y las consecuentes huellas del rascado: excoriaciones y costras hemáticas. Con el tiempo surgen zonas de liquenización y eventualmente de hiperpigmentación (**figura 12.1.6**).

Los pliegues son las áreas de preferencia para esta enfermedad, en el lactante son los de la extensión aquellos que se ven afectados: las muñecas, los codos, las nalgas, las rodillas, el dorso de las manos y zonas más o menos amplias del tronco (**figura 12.1.7**).

Después de los dos años de edad las lesiones tienden a situarse en los pliegues de flexión, como los huecos cubitales y poplíteos, el cuello, los párpados y los pliegues retroauriculares; en las axilas e ingles con menor frecuencia.

En estas localizaciones las placas de dermatitis usualmente tienen un curso oscilante, es decir, con remisiones y exacerbaciones de diversa gravedad, que usualmente mejoran y eventualmente desaparecen, por lo general gracias al tratamiento, en particular debido a las medidas generales que se dan y que en la mayor parte de las veces son suficientes.

El aspecto seco de la piel o xerosis usualmente forma parte del cuadro clínico y se exacerba en los meses de frío; este aspecto ha dado paso a que algunos autores lo consideren como un criterio diagnóstico para la dermatitis atópica.

Cuando dicha xerosis es de gran magnitud, puede exhibir aspecto "ictiosiforme" y de acuerdo con datos recientes, corresponde a una forma de ictiosis vulgar (grupo de enfermedades caracterizadas por un defecto genético en la cronificación).

El doble pliegue del párpado inferior, conocido como de *Dennie-Morgan*, el acentuamiento de los pliegues y plantas y la queilitis del labio superior que se extiende a las comisuras son signos muy útiles en el diagnóstico, aunque no son específicos de la DA.

Histopatología. Aunque los cambios tempranos de la DA no están precisados histopatológicamente, en lesiones ya establecidas y de aspecto eccematoso se observa espongiosis e hiperplasia epidérmica en grado variable en asociación con un infiltrado linfocitario superficial, perivascular e intersticial con eosinófilos. En su etapa crónica se observa hiperplasia psoriasiforme con mínima o ausente espongiosis y engrosamiento de la dermis papilar con menos infiltrado inflamatorio.

Por lo que se refiere a la lactancia materna, existen datos muy importantes e interesantes que seguramente van a ejercer gran influencia en nuestra conducta terapéutica en un futuro, y ello no se limita al hecho de promover la lactancia al pecho materno, sino de hacerlo de manera razonable procurando que la mujer que lacta lleve una dieta adecuada, con la ingestión de ácidos grasos poliinsaturados de cadena larga y descartando los alimentos estimuladores como pescado, huevo, cacahuates y leche de vaca. Pero principalmente habrá que promover que la ablactación se efectúe más allá del cuarto mes de edad y, mejor aún, hasta después del sexto mes.

La mayor importancia de la lactancia materna reside en la calidad y cantidad de la molécula CD14, que es producida por monocitos, macrófagos y hepatocitos, ya sea en las membranas de estas células (mCD14) o bien en forma soluble (sCD14), en el suero y en la leche materna. Esta molécula facilita la interacción de poblaciones celulares que no la poseen, como son las células epiteliales y las dendríticas; la CD14 es un tipo de *receptor de reconocimiento;* estas moléculas juegan un importante papel en el desarrollo del balance Th1/Th2.

Diagnóstico. No existe un dato clave o una prueba de laboratorio específica para el diagnóstico de la DA, por lo tanto, es eminentemente clínico. Las placas de dermatitis ya descritas, bien sea en su etapa temprana o en su etapa tardía, en la que reconocemos las zonas liquenizadas, así como la evolución crónica de curso oscilante, permiten sospechar y aun establecer el diagnóstico de dermatitis atópica.

Parece haber una baja expresión de mCD14 en los monocitos y de sCD14 circulante en niños atópicos. Asimismo, se ha documentado el desarrollo de atopia y/o eccema en niños con niveles bajos de sCD14 en el tracto gastrointestinal en las etapas fetal y neonatal. Por lo tanto, parece ser que la deficiente cantidad de CD14 en la madre que lacta o embarazada pudiera explicar por qué muchos niños propensos a desarrollar DA no se ven beneficiados por la LM.
Está demostrado que la piel de los pacientes con DA, tanto en la fase aguda como en la fase crónica, está densamente colonizada por *S. aureus*, y que algunas de las IgE en niveles anormalmente altos están dirigidas contra *S. aureus*, lo que sugiere que estos pacientes también están sensibilizados a las bacterias patógenas, y también explica la mejoría que observamos en algunos casos con el uso de antibióticos.

Con el propósito de contar con un instrumento para llegar al diagnóstico de la DA de manera más uniforme, algunos expertos en el tema han desarrollado algunos criterios, de los que se aceptan tradicionalmente los de Hanifin (cuadro 12.1.1).

Cuadro 12.1.1. Criterios diagnósticos para la dermatitis atópica* (Hanifin & Rajka)

Criterios mayores

Prurito
- Morfología y topografía características (ver texto). Dermatitis crónica o con recaídas frecuentes. Antecedentes personales o familiares de atopia (asma, rinitis, conjuntivitis, dermatitis).

Criterios menores

- Xerosis
- Aspecto ictiosiforme/líneas acentuadas palmares/queratosis pilar
- Reactividad cutánea tipo I
- Aumento sérico de IgE
- Tendencia a infecciones de la piel (*S. aureus*/herpes simple)
- Deficiente inmunidad celular
- Dermatitis de manos y pies
- Dermatitis (eccema) del pezón
- Conjuntivitis
- Pliegue de Dennie-Morgan
- Queratocono
- Catarata subcapsular anterior
- Pigmentación orbitaria
- Eritema/palidez facial
- Pitiriasis alba
- Pliegues en la cara anterior del cuello
- Prurito con la sudoración
- Intolerancia a la lana y solventes lipídicos
- Acentuación perifolicular
- Intolerancia a algunos alimentos
- Curso clínico influido por factores emocionales/ambientales
- Dermografismo blanco/blanqueamiento retardado

***Debe haber tres o más criterios mayores y tres o más menores.**

Es importante aclarar que otros factores del entorno del niño con DA que antiguamente eran muy socorridos, como "las madres dominantes y rígidas", la "presión familiar", "la personalidad" y otros mitos, no tienen ninguna justificación a la luz de los conocimientos actuales.

Posteriormente (1994), autores ingleses han desarrollado nuevos y más consistentes criterios, que en nuestra opinión superan a los de Hanifin y deben ser tomados en consideración (**cuadro 12.1.2**).

En la edad pediátrica, pero también en el adulto, se observan otras enfermedades, que por su semejanza morfológica con la DA, o bien por la frecuencia con que se asocian, podrían interpretarse una por otra, o bien considerarse como parte de la DA, lo que no debe hacerse. Algunas de ellas son:

1) **Dermatitis numular.** Ya que la morfología es muy similar, la asociación de ambas es común, pues hasta 25% de los niños con dermatitis numular presenta también dermatitis atópica. Algunos autores consideran a la primera como parte de la DA, pero en nuestra opinión son dos entidades diferentes y dicha asociación obedece a su alta frecuencia en el mismo grupo etario.

2) **Fotosensibilización.** Cuando se presenta en la DA, hecho no raro, es factible confundirla con el prurigo solar (también mal llamado "dermatitis solar"). Pero éste sí afecta la zona central de la cara, en particular el dorso nasal y también los pabellones auriculares; predominan las pápulas sobre las placas de dermatitis y la topografía es más hacia las zonas expuestas a la luz, es decir, las caras externas de brazos y antebrazos.

3) **Dermatitis por contacto.** Esta entidad debe considerarse particularmente cuando involucra las manos, ya que también la morfología de ambas es muy similar. Sin embargo, la evolución y la relación con contactantes que se encuentre durante el interrogatorio permitirá precisar el diagnóstico. Conviene señalar que la dermatitis por contacto con irritante primario es más común en el individuo atópico, y la dermatitis por contacto de tipo inmunológico es menos común.

4) **Dermatitis seborreica.** Éste es un motivo de confusión muy frecuente, principalmente en la lactancia. En la dermatitis seborreica el prurito es más leve o está ausente y su inicio es más temprano, usualmente antes de los dos meses de edad. Morfológicamente la dermatitis seborreica exhibe escama más gruesa y oleosa, la superficie de la piel es seborreica también y en los casos en que ésta llega a presentarse como "costra de leche" ya es evidente el diagnóstico de la dermatitis seborreica; ésta con cierta frecuencia afecta también la zona del pañal. No debe considerarse a la dermatitis seborreica como "precursora" o como manifestación de la dermatitis atópica.

5) **Tiñas.** La DA con afección de manos y pies frecuentemente es malinterpretada como tiña. De ayuda en el diagnóstico es el borde o la periferia de las placas más activo y el centro inactivo en las tiñas, muy importante de tener en cuenta en el adulto, aunque ambas son poco comunes con esta topografía en el niño. El examen directo podrá ayudar a definir el diagnóstico.

6) **Entidades como el síndrome de Job,** enfermedad que se ha incluido con otros padecimientos con hiper-IgE, se caracteriza por una erupción muy similar a la DA, pero en asociación con múltiples y frecuentes infecciones recidivantes, condicionadas por *S. aureus*. Asimismo, el síndrome de Wiskott-Aldrich es también una erupción indistinguible de la DA en asociación con púrpura trombocitopénica e inmunodeficiencia.

El pronóstico del niño con DA en general es bueno, ya que la enfermedad tiende a remitir o a mejorar en la adolescencia en una proporción de los pacientes. En algunas personas quedan vestigios, como la queilitis o la dermatitis de las manos.

Por lo que respecta a la inmunopatología sabemos que en las fases tempranas hay espongiosis con infiltrados por linfocitos-T y células presentadoras de antígenos (CPA), como las de Langerhans y otros macrófagos. En estas lesiones iniciales el ambiente tisular está determinado por las células y las moléculas propias de una respuesta de tipo Th2, que desempeñan un papel crítico, a saber: la interlecucina (IL)-4, que tiene efecto de quimiotactismo positivo para los linfocitos, las células cebadas, los eosinófilos y los basófilos, y que promueve la proliferación de las células-B y el cambio de clase IgE a IgG4, además de que inhibe la producción de citocinas por los macrófagos y la diferenciación de las células Th1; de IL-5, que aumenta el desarrollo y el crecimiento de eosinófilos; de IL-10, que inhibe la producción de citocinas, incluso la de interferón-gamma (INF-γ) por las células Th1, así como la diferenciación de éstas, de los macrófagos y de otras CPA, aunque por otra parte promueve el crecimiento de las células-B y la síntesis de inmunoglobulinas.

Sin embargo, hay casos en que las manifestaciones clínicas persisten hasta la edad adulta, ya sea como lesiones localizadas en los pliegues de flexión, o en algunos casos en forma muy extensa, casi eritrodérmica y de muy difícil control. Nosotros he-

Cuadro 12.1.2. Nuevos criterios diagnósticos para la dermatitis atópica (Williams, et al.).

Debe haber:

Una condición cutánea pruriginosa, o informe de los padres de que el niño se rasca o se frota.

En asociación con tres o más de los siguientes:

1. Historia clínica de afección en los pliegues, tales como: párpados, huecos poplíteos, huecos cubitales o alrededor del cuello (incluyendo las mejillas en los niños menores de 10 años).
2. Historia personal de asma o rinitis alérgica (o bien historia de atopia en un familiar de primer grado en niños menores de 4 años).
3. Historia de piel seca durante el último año.
4. Dermatitis visible en los pliegues de flexión (o en las mejillas/frente y caras externas de las extremidades en niños menores de 4 años).

mos observado que los pacientes que llegan a la pubertad con DA activa o la inician a esa edad, usualmente la padecen con más gravedad, es más difícil de controlar y tratar, o es francamente refractaria a los medicamentos y la padecen aun en la edad adulta. En estudios longitudinales de 15 a 24 años, se han demostrado tasas de remisión de alrededor de 40%.

Hay casos en que la erupción es tan extensa que llega a desarrollar eritrodermia o dermatitis exfoliativa, es decir, hay eritema con descamación que involucra todo el tegumento, con las consecuentes alteraciones en la regulación de la temperatura y del equilibrio hidroelectrolítico, con pérdida de proteínas y predisposición a las infecciones; en algunos casos es conveniente la hospitalización por una a dos semanas para inducir la remisión (**figura 12.1.8 y 12.1.9**).

Es importante señalar que la eritrodermia por DA se presenta como parte de la evolución de la propia enfermedad en algunos individuos por razones que no se conocen y definitivamente no está demostrado que se deba al uso de esteroides u otros fármacos durante el tratamiento (*vide infra*).

En las fases crónicas predomina la respuesta Th1; por lo tanto, hay influjo de INF-γ que activa a los macrófagos; de IL-2, que promueve la activación de las células Th y Tc; del factor de necrosis tumoral-beta (TNF-β), que activa a los macrófagos y a los neutrófilos y promueve el crecimiento de los linfocitos-B y la producción de inmunoglobulinas. Asimismo, hay un incremento en la producción del factor estimulador de colonias macrófago-granulocito, crecimiento que inhibe la apoptosis de los monocitos y así contribuye a la persistencia de la DA. Muchas otras moléculas participan en la patogenia de la DA, pero este no es un texto para tratar tal tema en extenso.

Conviene señalar algunas complicaciones o problemas relacionados con la DA que el médico debe conocer. Uno de éstos es el retraso del crecimiento, el cual se ha observado en niños con DA grave y se explica por factores como el insomnio, restricciones en la dieta y pérdida proteínica en forma de queratina por la descamación, particularmente en la fase de eritrodermia. Otro factor importante es la inadecuada administración sistémica o tópica de esteroides.

La piel del atópico parece ser sensible a ciertas infecciones, en particular por *S. aureus* y por herpesvirus, virus del papiloma humano (verrugas) y molusco contagioso. Se sabe que el *S. aureus* coloniza la piel del atópico y que en las formas graves de la enfermedad se presentan infecciones recurrentes, que por lo general son localizadas y superficiales. Infecciones extensas o profundas deben hacernos pensar en otras posibilidades, como el síndrome de Job o el de Wiskott-Aldrich.

Para el diagnóstico de la DA es recomendable conocer los criterios de Williams: una condición cutánea pruriginosa (criterio mayor) con tres o más de los cinco criterios menores.

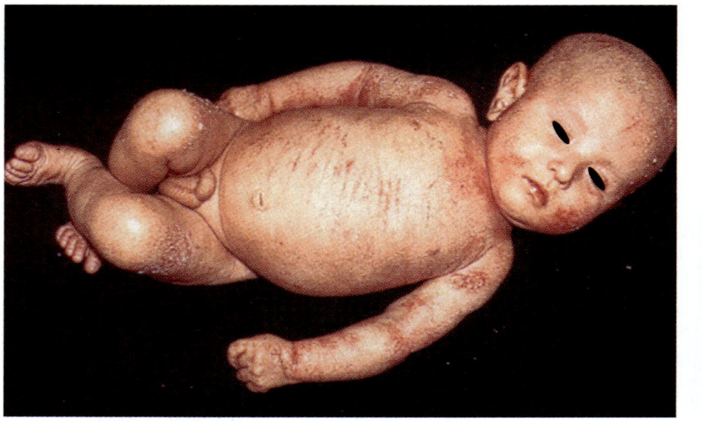

Fig. 12.1.8 Lactante con dermatitis atópica en estado casi eritrodérmico.

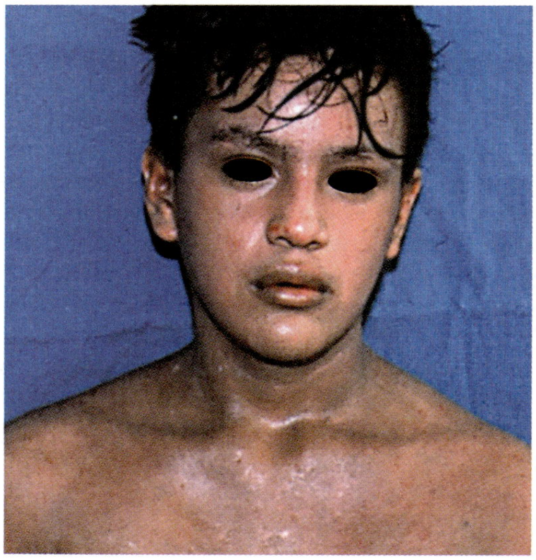

Fig. 12.1.9 Adolescente con dermatitis atópica eritrodérmica, sin antecedentes de uso de esteroides.

La infección por virus del herpes simple puede presentarse como cuadros extensos que simulan herpes zóster, o bien la peculiar erupción variceliforme de Kaposi, en la que las vesículas se extienden a la cara, el cuello y el tórax, dando un aspecto muy aparatoso y que puede seguir un curso grave por diseminación a órganos internos, como el pulmón o el sistema nervioso central. Otro dato que conviene recordar es que los brotes por herpes simple en el atópico no se presentan en el mismo sitio, sino que también tienden a cambiar de lugar.

Quizá el aspecto más frecuente dentro de las complicaciones de la DA sea la "dermatitis por contacto". Debido a su inherente defecto en la respuesta inmune mediada por células, el individuo atópico es poco susceptible a la dermatitis por contacto de tipo inmunológico o alérgico y, por otro lado, es mucho más sensible a la dermatitis por contacto por irritante primario. Por esto vemos que la dermatitis en la zona del pañal es más común en el niño atópico y las dermatitis de las manos son extremadamente frecuentes, aun en la edad adulta, con las consiguientes implicaciones en cuanto a incapacidad para los trabajadores manuales y obreros.

Con el fin de obtener una apreciación o medición de la extensión y gravedad de la enfermedad, así como de la respuesta a los tratamientos, se han desarrollado diversos instrumentos; uno de los mejor aceptados es el que, por sus iniciales en inglés, se conoce como EASI (*eczema area and severity index*). Este índice de gravedad y extensión de las zonas de eccema de la DA mide cuatro signos: eritema, pápulas/edema/induración, excoriaciones y liquenización, que se calculan: 0, +, ++ y +++ en cuatro segmentos corporales: cabeza y cuello, tronco, extremidades superiores, extremidades inferiores; calculando la extensión de piel afectada con: 1 < 10%, 2 = 11 a 49%, 3 = 30 a 49%, 4 = 50 a 69%, 5 = 70 a 89%, 6 > 90 a 100%.

Así, el EASI puede ser calificado de 0 a 72, cifra que se calcula sumando el producto de las 4 regiones corporales; cada producto se obtiene de la suma obtenida de los cuatro signos, por el número calculado del porcentaje en cada área por la constante del área: (E+P+Es+L) x % x 0.1 [para cabeza y cuello]. Por ejemplo: +++ de cada signo = 12 x 6 (de un porcentaje entre 90-100%) x 0.1 = 7.2 en cabeza y cuello.

Al sumar este número con aquellos obtenidos de igual forma para los otros segmentos se obtendrá el resultado final, que puede ser, como máximo: 14.4 en el tronco, 21.6 en las extremidades superiores; 28.8 en las extremidades inferiores= total 72.0.

Tratamiento. El objetivo principal es el inducir la remisión de las lesiones. Dado que el individuo atópico siempre lo será, existe la posibilidad de que desarrolle erupción si se presenta el factor desencadenante, y en ocasiones la remisión toma más tiempo de lo esperado, por lo que resulta de fundamental importancia transmitir en lenguaje claro, sencillo y breve, estos conceptos a los padres o al paciente, si ya está en edad de entenderlo.

El tratamiento de la DA tiene dos aspectos: los cuidados generales y los medicamentos, tan importantes unos como los otros.

> En el diagnóstico diferencial debemos considerar la dermatitis numular, las reacciones de fotosensibilización, la dermatitis por contacto, la dermatitis seborreica, las tiñas, el síndrome de Job y el síndrome de Wiskott-Aldrich.

Es un hecho común que con los cuidados generales y medidas de prevención la gran mayoría de las personas atópicas evolucionan bien. El más importante de estos cuidados es mantener la piel húmeda y lubricada, mediante el uso apropiado de humectantes y emolientes en forma continua y frecuente sobre la piel.

El baño deberá recomendarse que sea breve, sólo unos cinco minutos y no más de una vez al día; en ocasiones se podrá espaciar a cada dos o tres días; se usará agua tibia, nunca instrumentos que froten o traumaticen la piel (esponjas, cepillos, estropajos) y con jabones neutros o sustitutos.

En relación con la ropa, hay materiales, como la lana y algunas fibras sintéticas, que causan irritación sobre la piel y conviene evitarlas; tal irritación puede ser por un mecanismo alérgico (en particular a los suavizantes y perfumes que se les aplican), pero es principalmente por el efecto de fricción directa sobre la piel, ya que estas fibras textiles son muy gruesas y duras. La ropa de algodón es la más recomendable.

Sólo si existe una comprobada alergia hacia algún alimento está justificado retirarlo de la dieta, lo cual sucede en muy pocos casos. La herbolaria y los recursos "naturistas" no tienen efectos benéficos en el manejo de la DA, sino todo lo contrario, por lo que deberá evitarse que los pacientes recurran a ellos.

> Con fines de investigación se han desarrollado instrumentos de medición de la gravedad de la DA, como son el EASI o el SCORAD.

Con respecto a los medicamentos, pueden ser de administración tópica y/o general; entre los primeros figuran de manera central los glucocorticoides o esteroides, tanto por su efectividad como por la controversia que su uso ha propiciado en nuestro medio. En nuestra opinión son tan buenos y útiles como cualquier otro medicamento, como los antibióticos, los digitálicos, la insulina, los citotóxicos, etcétera. Lo realmente importante es conocer su farmacología, cada uno de ellos se debe saber usar para obtener el beneficio y evitar sus efectos adversos en la medida de lo posible.

En los niños es mejor recurrir a los glucocorticoides, cuya potencia y vehículo deben ser elegidos de acuerdo con la experiencia del médico. Su administración es de una a dos veces cada 24 horas, en periodos de 2 a 8 semanas, pero nunca de manera indefinida. Su indicación es durante los brotes de agudización de la enfermedad, con esquema de reducción y sustitución por el grupo de los lubricantes y humectantes.

> En el tratamiento de la DA los cuidados generales son tan importantes como los medicamentos.

Al prescribirlos se debe instruir al paciente o a los familiares sobre la forma y tiempo de administración, así como sobre lo inconveniente que sería su mal uso, como la automedicación, o no respetar los tiempos o los sitios indicados. Éste es el punto central, la educación del paciente, pues estos medicamentos son como la mayor parte de los fármacos en nuestro medio: no se requiere de prescripción para la compra. De ahí deriva, en buena medida, su uso indiscriminado.

Los antibióticos (excepto algunos, como el mupirocín o el ácido fusídico) y los antihistamínicos de uso tópico tienen poca utilidad en la DA.

> Entre los medicamentos de uso tópico contamos con los glucocorticoides, los inmunomoduladores, los emolientes y algunos antibióticos.

Contamos también con los inmunomodulares de uso tópico, el tacrolimus y el pimecrolimus, que han demostrado ser de gran efectividad y utilidad en el tratamiento de la DA sin los efectos adversos de los glucocorticoides; existen en vehículos de ungüento con diversas concentraciones.

Dentro del grupo de medicamentos de administración general cabe señalar en primer lugar a los antibióticos, principalmente a los beta-lactámicos, como la dicloxacilina, no sólo por su beneficio en los casos de infección agregada, sino también por la colonización que por *S. aureus* existe en el paciente con DA. Es económica y bien tolerada. En el caso de la hipersensibilidad a las penicilinas podrá usarse un macrólido.

Entre los medicamentos de uso general contamos con los glucocorticoides, la azatioprina, el inmurán y el metotrexato.

Los antihistamínicos tienen utilidad en la dermatitis atópica para aquellos pacientes con erupciones extensas y muy pruriginosas, pues se podrán usar para evitar el rascado por la noche dado el beneficio de su efecto sedante; por tanto, son la hidroxina y la difenhidramina más recomendables que los antihistamínicos no sedantes de nuevas generaciones: loratadina, desloratadina, cetirizina, ebastina, epinastina, ketotifeno y otros.

Los glucocorticoides de administración general podrán emplearse en la DA grave y extensa; solos o en combinación con otros inmunosupresores como metotrexato, azatioprina, micofenolato de mofetilo; el método PUVA es también muy útil.

El paciente con DA, en general, puede ser tratado adecuadamente de manera ambulatoria; aunque podrá hospitalizarse por unos días cuando curse con eritrodermia, infección secundaria extensa, o bien en aquellos enfermos resistentes al tratamiento convencional.

Generalidades. El término atopia fue introducido por Coca y Cooke en 1923, para describir algunas de las manifestaciones clínicas de hipersensibilidad que caracterizaban al asma y a la rinitis alérgica ("fiebre del heno"), a las que más tarde se agregó la "erupción pruriginosa" que posteriormente recibió el nombre de dermatitis atópica por Sulzberger (1930), que ha sido ampliamente aceptado. Literalmente tal denominación significa "fuera de lugar". En efecto, es común la asociación de "rinitis alérgica" (o fiebre del heno) y del asma bronquial en personas con dermatitis atópica, ya sea simultánea o sucesivamente, pero aún está por demostrarse que tal asociación sea causal.

12.2 Dermatitis numular

Conceptos clave

- La dermatitis numular es una enfermedad inflamatoria de la piel caracterizada por una o más placas de dermatitis escoriadas a causa del rascado y liquenificadas en las etapas tardías; las placas tienen forma circular, como si fuesen monedas, lo que explica el nombre de la afección (del latín *nummulus* = "moneda").
- De etiología desconocida y patogenia multifactorial, con frecuencia coexiste un fondo atópico en el paciente, pero no son la misma enfermedad.
- En la histopatología destaca la espongiosis con hiperplasia de la epidermis y un infiltrado superficial mixto, linfocitario con eosinófilos.
- Debe hacerse el diagnóstico diferencial con la dermatitis atópica, las tiñas, la dermatitis por contacto, la psoriasis y la micosis fungoide en estadio de placa.
- En el tratamiento son de utilidad: antibióticos y glucocorticoides, tacrolimus, pimecrolimus, PUVA y antihistamínicos.

Definición. Denominamos así a esta enfermedad inflamatoria de la piel, caracterizada por una o más placas eritemato-vesiculosas o eritemato-papulosas, usualmente excoriadas por el rascado y liquenificadas en etapas tardías, de forma circular u oval, precisamente como monedas, de localización preferente por las extremidades y de causa desconocida.

En otros tiempos (siglos XIX y XX) se conocía a la dermatitis numular con los nombres de eccema numular de Devergie, eccema discoide de Ormsby y, más recientemente, con el de dermatitis microbiana.

En otros tiempos (1857) se conocía como "eccema numular " de Devergie, también como "eccema discoide de Ormsby" y más recientemente como "dermatitis microbiana", nombres todos en desuso e inadecuados, pues no es microbiana en su etilogía, ni siempre la vemos en su fase aguda o eccematosa.

El término usado aquí es más descriptivo, pues numular (del latín *nummulus*) significa moneda, y existen monedas de diversos tamaños; ademas la morfología es característicamente de dermatitis.

Su etiología se desconoce; en su patogenia se consideran diversos factores: la piel xerótica, el traumatismo causado por el rascado, algunas bacterias y quizá otros estímulos locales.

Etiopatogenia. Ya se ha mencionado que la causa de la DN no se conoce, pero se considera que existen varios factores predisponentes: la piel xerótica o seca, que frecuentemente se observa en estos pacientes, quienes además presentan su enfermedad de inicio o como recidiva en los meses de frío. La presencia de bacterias, como el estafilococo y el estreptococo, quizá desempeñe un papel secundario.

Algunos productos que la gente se aplica o que en contacto con la piel provocan irritación, como la ropa de lana y ciertos medicamentos, se dice que pueden provocar la dermatitis numular. Se ha mencionado a la dermatitis atópica como una condición en que se podría favorecer la dermatitis numular, pero no existe evidencia que sostenga esta idea.

Después de definir el aspecto morfológico, los pocos investigadores interesados en esta enfermedad se han dedicado a tratar de encontrar los factores etiológicos, y sus "hallazgos" han seguido el curso de la moda de los tiempos: la nutrición, las infecciones, "atopia", "alergia", etcétera.

Como veremos, la histopatología de la DN es indistinguible de la dermatitis por contacto de tipo alérgico o inmunológico, por lo que cabría la posibilidad de hipersensibilidad a uno o a varios estímulos que todavía no conocemos y cuya vía de acceso a la piel también ignoramos. Recientemente se ha documentado la presencia de linfocitos-T cooperadores en la dermis y el predominio de los supresores en la epidermis, así como mastocitos con inmunorreactividad para la interleucina 4 y otras moléculas, que no se sabe si son causa o consecuencia del proceso mismo.

Caracteres clínicos. Es un motivo frecuente de consulta, ocupando el sexto lugar, con 3.7%, en el Departamento de Dermatología Pediátrica del Hospital General de México; en el adulto también la observamos con frecuencia, predominantemente en la tercera edad.

En nuestra experiencia no existe predominio por alguno de los sexos y encontramos que es más frecuente en los primeros cinco años de vida (45% de los casos pediátricos) y después de los 60 años de edad.

Es más frecuente en las extremidades; las piernas son los segmentos que casi siempre están involucrados (90%); también los muslos y los brazos (70%), asimismo en el tronco y antebrazos (50%), para ser mucho menos frecuente o excepcional en la cara y en los genitales.

El diagnóstico clínico es muy fácil si se buscan las placas de eritema-vesículas-pápulas y/o liquenización en forma circular, precisamente como monedas, de diversos tamaños, desde algunos milímetros hasta alcanzar varios centímetros, dichas placas siempre asociadas con prurito.

Las lesiones elementales son la vesícula, la pápula y el eritema, que confluyen formando las características placas eccematosas, es decir, con trasudado seroso, circulares u ovales, desde unos milímetros a varios centrímetros. Son muy pruriginosas y al evolucionar se tornan más papulosas, con excoriaciones como consecuencia del rascado; si no se tratan progresan no sólo hacia la liquenización, sino que crecen en número y en tamaño; también pueden autoinvolucionar.

Tras la aparición de una placa usualmente surgen otras, que en su inicio obviamente son pequeñas, de algunos milímetros y en ocasiones llegan a ser muy numerosas. A estas últimas se les conoce tradicionalmente como "ides", o bien "eccemátides", términos originados en la escuela francesa del siglo XIX y actualmente en desuso (**fig. 12.2.2 y 12.2.3**).

En nuestra experiencia son excepcionales los casos que presentan una placa única al momento del diagnóstico, pues éstos son casos de pocos días de evolución; casi la totalidad de los pacientes exhiben desde varias a incontables placas de dermatitis (**figura 12.2.2 y 12.2.3**).

Cuando las placas de DN se sitúan en uno o ambos pezones, lo que sucede en la mujer joven o adolescente, lo usual es no encontrar placas de dermatitis en otras zonas. El aspecto clínico, el prurito, la evolución y la estructura histológica de la dermatitis del pezón o eccema del pezón es idéntica a lo que se observa en los casos de DN.

El "eccema del pezón" no es otra cosa que una dermatitis numular en el área del pezón y areola; usualmente se presenta en las mujeres adolescentes.

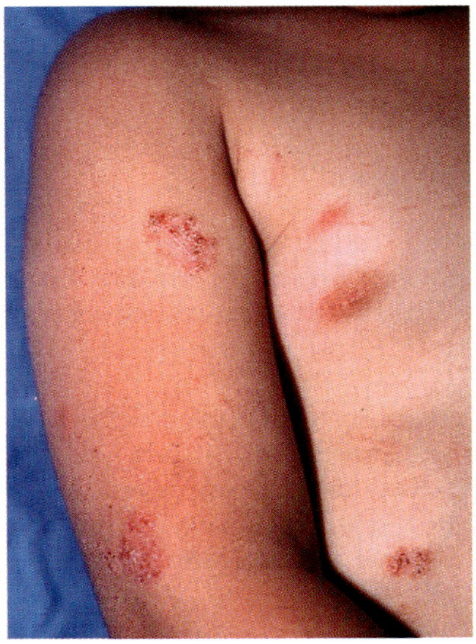

Fig. 12.2.1 Dermatitis numular, placas en un niño.

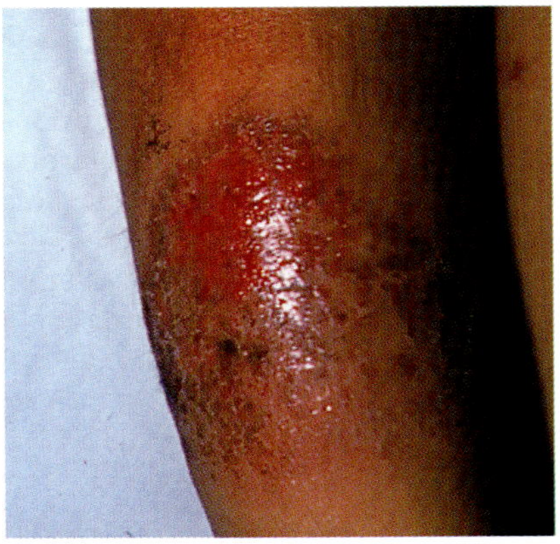

Fig. 12.2.2 Placa "eccematosa" de la dermatitis numular.

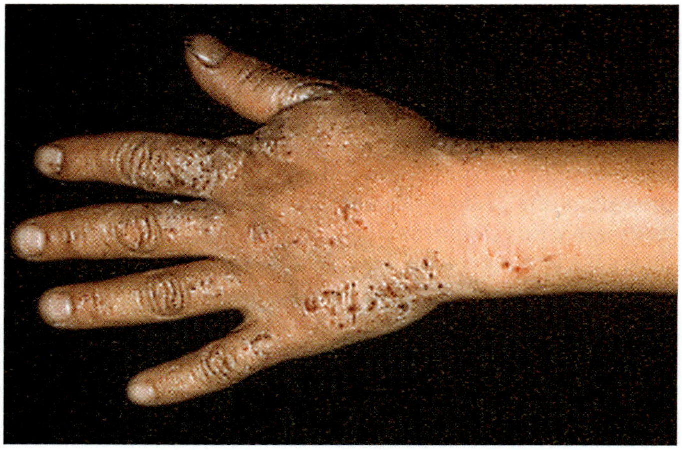

Fig. 12.2.3 Dermatitis numular en una extremidad superior

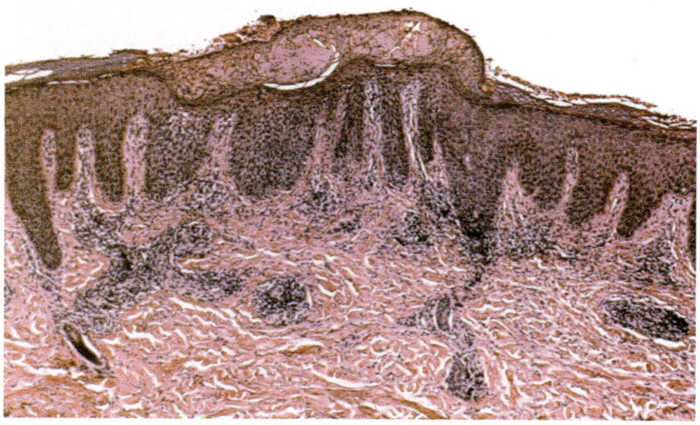

Fig. 12.2.4 Histopatología de la dermatitis numular: dermatitis espongiótica y psoriasiforme con infiltrado superficial linfocitario con eosinófilos.

Precisamente porque la morfología clínica y la microscópica de la dermatitis del pezón son idénticas a las de la DN, en nuestra opinión la primera es una variante de ésta; son la misma enfermedad, sólo que con una topografía peculiar y selectiva. Como veremos más adelante, el tratamiento también es el mismo.

La evolución de la DN previa al diagnóstico es muy variable y puede oscilar de un mes a seis años, con un promedio de 13.6 meses en nuestra serie. La evolución después del diagnóstico es muy variable, pues se ha observado que a dos años 22% de los pacientes presentó remisión, 25% evolucionó con períodos de mejoría muy variables y 55% no mostró remisión en momento alguno. De esta manera, es posible aceptar que al menos uno de cada dos pacientes representará una seria dificultad terapéutica.

Histopatología. Encontramos que su característica principal es la espongiosis, de ahí el término dermatitis espongiótica, que corresponde al sustrato microscópico del eccema, con hiperplasia epidérmica psoriasiforme, para-queratosis y usualmente fibrina en la capa córnea; en la dermis se observa un infiltrado linfocitario perivascular superficial e intersticial en asociación con eosinófilos (figura 12.2.4). En su etapa crónica predomina la hiperplasia psoriasiforme y el infiltrado es aún mixto pero menos denso; su diagnóstico diferencial con la micosis fungoide debe ser tomado en consideración por el patólogo.

El estudio histopatológico es de la mayor relevancia y de gran utilidad para precisar el diagnóstico, en algunas ocasiones de un alto grado de dificultad.

Diagnóstico. El diagnóstico clínico se hace con los criterios ya señalados de placas eritematovesiculosas y papulosas, circulares (como monedas) y pruriginosas, que se sitúan en cualquier parte del cuerpo y que al persistir se tornan liquenizadas y se acompañan de intenso prurito.

En la mujer de 35 a 50 años deberá considerarse a la enfermedad de Paget (una forma de carcinoma mamario) en el diagnóstico diferencial con el "eccema" de la areola y pezón.

Hay que diferenciarla de la dermatitis por contacto, de la dermatitis atópica, de la psoriasis, de las tiñas y también de la ya mencionada micosis fungoide en estadio de placa, esta última muy importante, en los adultos principalmente.

La biopsia de piel permitirá diferenciarla de las cuatro últimas, pero no siempre de la primera, ya que comparten características muy similares.

Tratamiento. Al no conocer la causa el tratamiento no es fácil. Deberán recomendarse medidas generales que son muy eficaces; rehidratar la piel si hubiera xerosis y el uso de glucocorticoides tópicos.

Los antibióticos tópicos como el mupirocín, la clindamicina, el ácido fusídico, podrán usarse solos o en combinación con un glucocorticoide. Puede ser necesaria la administración de antihistamínicos por vía oral cuando el prurito es intenso y también de un antibiótico si hubiera infección bacteriana asociada, o las lesiones son muy numerosas y extensas. El empleo de psoralenos con luz ultravioleta de onda larga (UVA) puede ser efectivo. El uso de los nuevos inmunomoduladores tópicos, como el tacrolimus y el pimecrolimus, puede ser de utilidad.

Generalidades. En un estudio en niños llevado a cabo por nosotros, analizamos las enfermedades asociadas con la DN y encontramos que 25% de los pacientes cursaba también con dermatitis atópica. Esta relación no es significativa y se puede explicar simplemente por el hecho de que ambas enfermedades son muy comunes en la edad pediátrica. Otras asociaciones encontradas son: xerosis, reacciones de fotosensibilidad, prurigos por artrópodos y molusco.

Es interesante señalar que en los adultos los factores asociados son diferentes de los encontrados en los niños, pues en aquellos la dermatitis por estasis es lo usual.

Lecturas recomendadas

1. Burgin S. Nummular eccema and lichen simples chronicus/prurigo nodularis. En: Wolff K, Goldsmith LA, Katz SI, et al. (eds). Fitzpatrick's Dermatology in general medicine. 7th ed. New York: McGraw-Hill; 2008. p. 158-162.
2.- Cazarín BJ, Vázquez R, Messina M, Magaña M. Tacrolimus en dermatitis atópica grave y refractaria. Su empleo en dos casos y revisión de la literatura. Actas Dermatol & Dermatopatol (Mex) 2001;1:20-27.
3. Cazarín CJ, Valerio J, Mateo A, Magaña M. Eficacia y seguridad del ungüento de tacrolimus en pacientes pediátricos con dermatitis atópica refractaria o dependiente de esteroides. Actas Dermatol & Dermatopatol (Mex) 2002;2:16-19.
4. Eedy DJ. Topical review. What's new in atopic dermatitis? Br J Dermatol 2001;145:380-384.
5. Gdalevich M, Mimouni D, David M, Mimouni M. Breast-feeding and the onset of atopic dermatitis in childhood: a systematic review and meta-analysis of prospective studies. J Am Acad Dermatol 2001;45:520-527.
6. Hanifin JM, Rajka G. Diagnostic features of atopic dermatitis. Acta Derm Venereol (Stockh) 1980;92:44-47.
7. Hanifin JM, Thurston M, Omoto M, Cherill R, Tofte SJ, Graeber M. The eczema area and severity index (EASI): assessment of reliability in atopic dermatitis. Exp Dermatol 2001;10;11-18.
8. Harris JM, Cullinan P, Williams HC, et al. Environmental associations with eczema in early life. Br J Dermatol 2001;144:795-802.
9. Jones CA, Hollowat J, Popplewell EJ, et al. Reduced soluble CD14 levels in amniotic fluid and breast milk are associated with the subsequent development of atopy, eczema or both. J Allergy Clin Immunol 2002;109:858-866.
10. Magaña M, Fernández-Luna F, Román D, Vázquez-Mellado J, Reyes-Vázquez H. Influencia de la lactancia materna y la ablactación en la dermatitis atópica. Estudio de casos y controles. Actas Dermatol & Dermatopatol [Mex] 2004;4:22-25.
11. Magaña GM, Vázquez R, González CN. Dermatitis numular en la niñez. Rev Med Hosp Gral Mex 1994;57:146-50.
12. Magaña GM. Guía de dermatología pediátrica. México: Editorial Médica Panamericana; 2011.
13. Rothe MJ, Grant-Kels JM. Atopic dermatitis: an update. J Am Acad Dermatol 1996;35:1-13.
14. Welbourn E, Champion RH, Parish WE. Hypersensitivity to bacteria in eczema. Br J Dermatol 1976;94:619-632.
15. Williams HC, Burney PGJ, Strachan D, Hay RJ. The UK Working Party's diagnostic criteria for atopic dermatitis I. Derivation of a minimum set of discriminators for atopic dermatitis. Br J Dermatol 1994;131:383-396.
15. Williams HC, Burney PGJ, Strachan D, Hay RJ. The UK Working Party's diagnostic criteria for atopic dermatitis II. Observer variation of clinical diagnosis and signs in atopic dermatitis. Br J Dermatol 1994;131:397-405.
16. Williams HC, Burney PGJ, Pembroke AC, Hay RJ. The UK Working Party's diagnostic criteria for atopic dermatitis III. Independent hospital validation. Br J Dermatol 1994;131:406-416.
17. Yang YW, Tsai CL, Lu CY. Exclusive breastfeeding and incident atopic dermatitis in childhood: a systematic review and meta-analysis of prospective cohort studies. Br J Dermatol 2009;161:373-383.
18. Zdolsek HA, Jenmalm MC. Reduced levels of soluble CD14 in atopic children. Clin Exp Allergy 2004;34:532-53.

Capítulo
13 Enfermedades ampollosas autoinmunes

Sección III

Contenido

En este capítulo se agrupan diversas enfermedades de causa desconocida cuya lesión elemental es la vesícula y/o la ampolla y en cuya patogénesis participan mecanismos de autoinmunidad.

Por lo mismo, no se incluyen otras enfermedades ampollosas o vesiculosas cuya etiología esté bien establecida; por ejemplo, las infecciones por herpesvirus que, en consecuencia, se estudian en el capítulo de enfermedades virales.

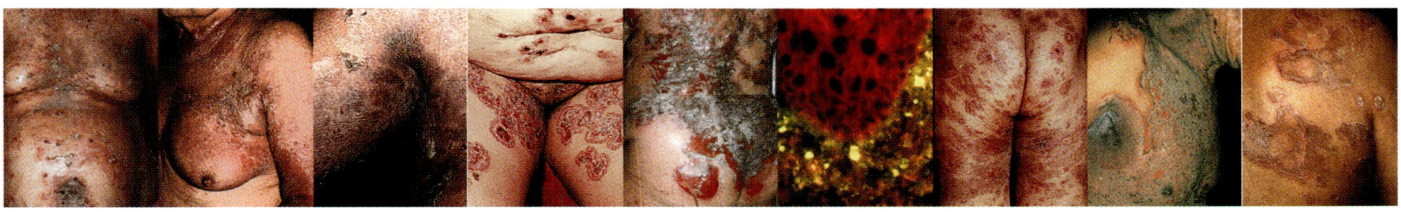

13.1 Pénfigos

Conceptos clave

- Con esta denominación conocemos a un grupo de enfermedades que clínica e histopatológicamente se manifiestan por ampollas intraepiteliales, acantolíticas, de la piel y las mucosas, de etiología desconocida y patogénesis autoinmune.
- Los autoanticuerpos son capaces de causar por sí mismos pérdida de adhesión entre los queratinocitos.
- Existen genes de la respuesta inmune que predisponen al desarrollo de estas enfermedades.
- Los pénfigos afectan por igual a ambos sexos, y aunque predominan en el adulto que tiene entre 50 y 60 años de edad, existen también en la niñez y en el periodo neonatal.
- En la histopatología se presentan desprendimientos intercelulares en diferentes zonas, de acuerdo con la molécula antigénica involucrada, y por ello varía la presentación clínica.
- En la inmunofluorescencia es posible identificar los inmunorreactantes en los espacios intercelulares de la epidermis o de los epitelios mucosos con la imagen característica en "red".
- El tratamiento debe ser con inmunosupresores y lo más tempranamente posible.

Definición. La palabra pénfigo proviene del griego pemfix, que significa ampolla. Con esta denominación conocemos a un grupo de enfermedades que clínica e histopatológicamente se manifiestan por ampollas intraepiteliales, acantolíticas, de la piel y las mucosas (oral, faríngea, esofágica, genital y anorrectal), de etiología desconocida y patogénesis autoinmune.

Etiopatogenia. Conviene mencionar, en forma sucinta, la serie de eventos que se conocen y aceptan en relación con la patogénesis de los pénfigos. Los autoanticuerpos salen de la circulación para ir a fijarse en los determinantes antigénicos presentes en los complejos de unión de los queratinocitos; dichos determinantes antigénicos son un grupo de moléculas de adhesión celular que pertenecen al grupo de las caderinas y que varían de acuerdo con cada tipo de pénfigo; es decir, existen diversas moléculas involucradas específicamente en la patogenia de cada tipo de pénfigo, como se menciona más adelante.

> Las autoanticuerpos salen de la circulación para ir a fijarse a los determinantes antigénicos presentes en los complejos de unión de los queratinocitos.

Aunque aún no se sabe con precisión la secuencia exacta de los eventos, se acepta que la porción Fab de los autoanticuerpos (IgG) por sí misma es capaz de causar la pérdida de adhesión entre los queratinocitos. Sin embargo, existe además la hipótesis de las proteasas, que propone el mecanismo por medio del cual la IgG provoca la liberación del plasminógeno, mismo que pasa a plasmina con la consecuente acantólisis. Aparentemente ambas hipótesis son válidas y existe entonces un mecanismo contribuyente. *In vitro* no se requiere del complemento ni de células inflamatorias para producir este ampollamiento; sin embargo, su presencia lo amplifica; *in vivo* es importante su participación, ya que agravan el proceso de ampollamiento.

Existen, desde luego, genes de la respuesta inmune que predisponen al desarrollo de estas enfermedades, las que se han ido correlacionando con algunos antígenos del sistema mayor de histocompatibilidad (*vide infra*).

En el *pemphigus vulgaris* se han descrito múltiples asociaciones con el sistema mayor de histocompatibilidad, principalmente HLA-B35, B38, DR4, DRw6, DRB1, Dqw8, Dqw6, Sc21.

Caracteres clínicos. Los pénfigos no son enfermedades frecuentes; por ejemplo, en E.U.A. no abarcan ni 1% de todos los enfermos dermatológicos atendidos en un centro de alta concentración. En nuestro medio, Messina encontró una incidencia de 0.11 a 0.13% en la consulta dermatológica de adultos en el Hospital General de México, S.S.

Afectan por igual a ambos sexos y, aunque predomina en el adulto entre los 50 y los 60 años de edad, se le ha observado también en la niñez y aun en el recién nacido (pénfigo neonatal), pero esta última condición se debe al paso transplacentario de autoanticuerpos.

Ya decíamos que la lesión elemental es la ampolla o la vesícula; sin embargo, éstas no siempre son identificadas debido a que se rompen fácilmente y, en consecuencia, lo que predomina en la piel del enfermo son las áreas denudadas que dejan las ampollas.

Asimismo, existen diversas variedades clínicas del pénfigo, de acuerdo con su topografía, morfología, extensión, nivel dentro de la epidermis en donde se produce el desprendimiento acantolítico (consecuencia directa de la molécula antigénica involucrada), tipo de inmunorreactante y sitio en donde éste se deposita, así como los factores asociados, por ejemplo, medicamentos o neoplasias (**cuadro 13.1.1**).

Cuadro 13.1.1. Diversos tipos de pénfigos.

Pénfigo vulgar

Pénfigo vegetante:
- Tipo Neumann y tipo Hallopeau

Pénfigo foliáceo

- Pénfigo eritematoso, o seborreico, o de Senear-Usher (forma localizada)
- Pénfigo foliáceo de Brasil o fogo selvagem (forma endémica)

Pénfigo herpetiforme
Pénfigo por IgA
Pénfigo inducido por medicamentos, vulgar o foliáceo
Pénfigo paraneoplásico
Pénfigo neonatal

Pénfigo vulgar

Se denomina así por ser el más común; aproximadamente 80% de todos los pénfigos son de tipo vulgar. Es el que más frecuentemente involucra a las mucosas, usualmente la bucal, y de hecho, ésta es la primera manifestación en la mayoría de los casos. La piel cabelluda es también una zona característica de inicio. Las ampollas tienden a progresar, ocupando la zona del tronco, primero el tórax, luego el abdomen y las raíces de los miembros hasta generalizarse, si no hay un tratamiento que detenga el proceso (**Figura 13.1.1**).

El pénfigo vulgar recibe esta denominación por ser el más común: 80% de los pénfigos son de este tipo.

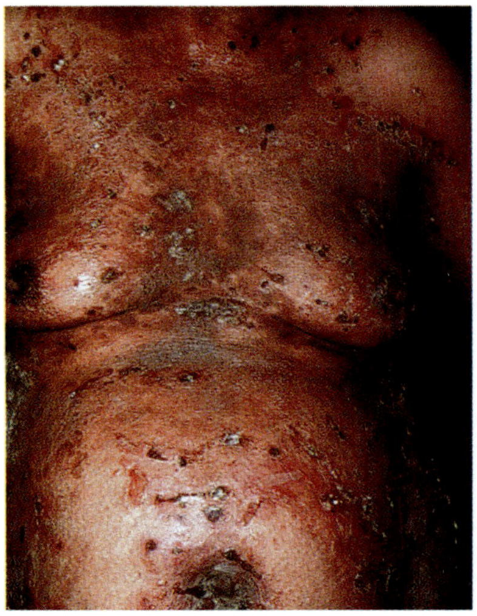

Fig. 13.1.1 Pénfigo vulgar, aspecto característico en el que se combinan ampollas, con áreas denudadas, con costras.

La ampolla, que de manera característica es flácida y microscópicamente suprabasal, en su interior contiene líquido transparente o bien de aspecto lechoso debido a la presencia de detritus celulares (**Figura 13.1.2**).

Asimismo, existen diversas variedades clínicas del pénfigo de acuerdo con su topografía, morfología, extensión y nivel de clivaje dentro de la epidermis.

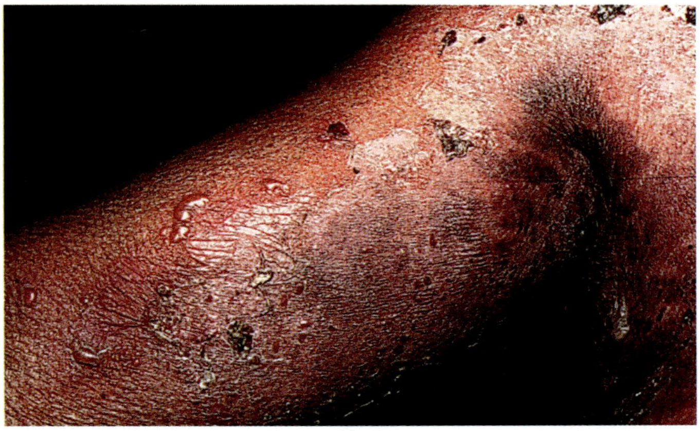

Fig. 13.1.2 Ampollas flácidas de contenido "lechoso", propias del pénfigo vulgar.

Esta lesión surge sobre una piel no inflamada; lógicamente se inicia pequeña, como una vesícula puntiforme y con frecuencia pruriginosa, que crece hasta 1 o 2 cm; pocas veces es de mayor tamaño, pero lo que usualmente observamos son áreas denudadas, en ocasiones muy amplias, debido a la confluencia de varias ampollas y a que la piel se desprende al mínimo trauma. De hecho, es posible provocar o reproducir tal desprendimiento durante la exploración del enfermo; tal maniobra se denomina *signo de Nikolsky* y no es privativo del pénfigo vulgar; puede reproducirse en algunas otras enfermedades ampollosas. El curso de la enfermedad es muy variable, aunque en la mayoría de los pacientes es lento y progresivo; el intervalo entre el inicio de la enfermedad y el diagnóstico también es muy variable, pero va de semanas a meses (**Figura 13.1.3 a 13.1.5**).

El pénfigo se inicia frecuentemente en la piel cabelluda; más adelante las ampollas se extienden a la zona del tronco, afectando primero al tórax y luego al abdomen y a las raíces de miembros, hasta que finalmente se generaliza.

La ampolla del pénfigo vulgar es flácida de manera característica; en su interior contiene líquido transparente, o bien, lechoso, debido a la presencia de detritus celulares. La ampolla surge sobre una piel no inflamada.

La participación de otras mucosas histológicamente similares a la bucal (epitelio plano estratificado no queratinizado), como el vestíbulo nasal, la orofaringe, el esófago, la vagina, el exocérvix y el recto, puede ser observada aunque con menor frecuencia, quizá debido a la dificultad para visualizar estas zonas, o a la menor cantidad de autoanticuerpos (**Figura 13.1.6**).

La participación de otras mucosas histológicamente similares a la bucal, como la del vestíbulo nasal, de la orofaringe, del esófago, de la vagina, del exocérvix y del recto, puede ser observada, aunque con menor frecuencia.

La molécula antigénica en esta forma de pénfigo (y en sus variantes) es la desmogleína 3, una glucoproteína de 130 kD situada en el desmosoma del queratinocito; dicha desmogleína 3 forma un complejo molecular con la placoglobina, otra proteína de 85 kD de la placa desmosomal.

Generalmente existe una relación directamente proporcional entre la gravedad de la enfermedad y el título de autoanticuerpos circulantes.

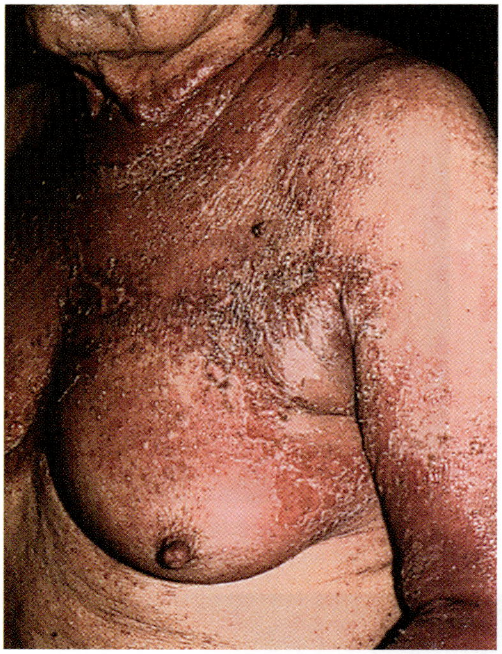

Fig. 13.1.3 No obstante de ser una enfermedad ampollosa, en el pénfigo predominan las zonas denudadas.

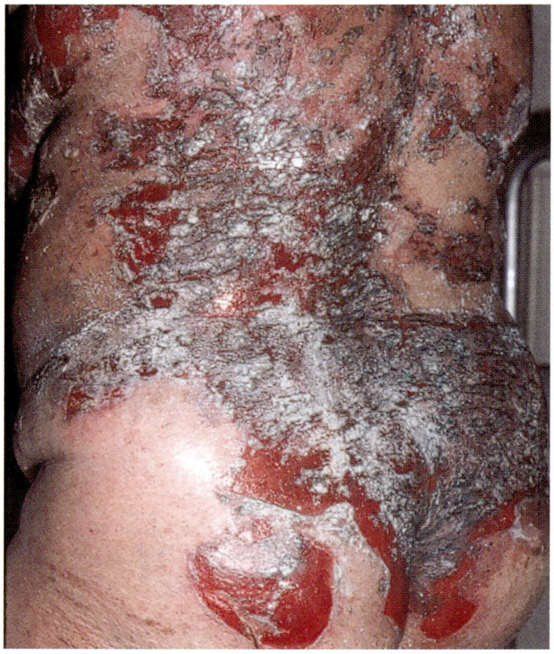

Fig. 13.1.5 Pénfigo vulgar con afección de amplias áreas de la piel.

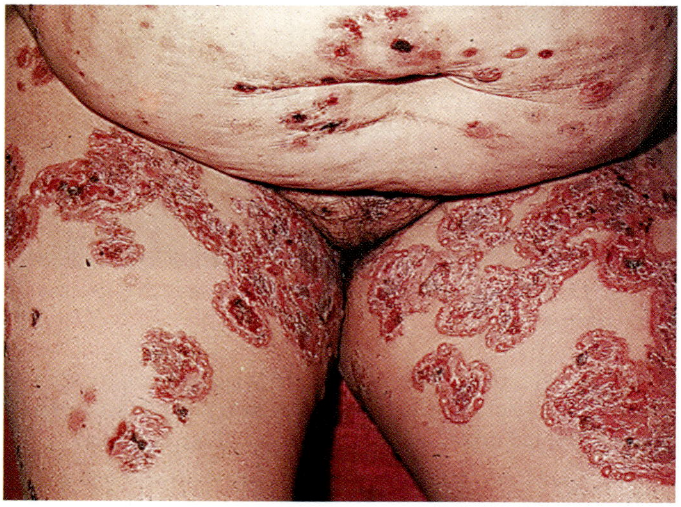

Fig. 13.1.4 Otro aspecto de pénfigo, con predominio por los pliegues de flexión.

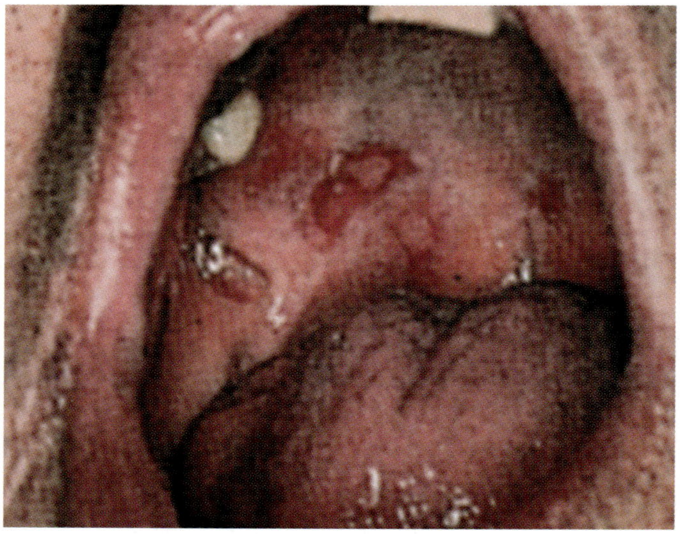

Fig. 13.1.6 Ampollas y zonas denudadas en la mucosa bucal en el pénfigo, que pueden ser la única o inicial manifestación y pueden ser en extremo resistentes al tratamiento.

Generalmente existe una relación proporcional entre la gravedad de la enfermedad y el título de autoanticuerpos circulantes; en la actualidad, con el uso de técnicas como la de ELISA, se ha demostrado una estrecha correlación entre la topografía y la extensión de la enfermedad con el título de autoanticuerpos circulantes; es decir, los pacientes con títulos bajos contra desmogleína 3 usualmente tienen menor ampollamiento en la cavidad oral y mínimas en la piel; en contraste con los que tienen anticuerpos en contra de ambos autoantígenos (desmogleínas 1 y 3), y que desarrollan afección mucocutánea diseminada y grave.

El pénfigo herpetiformis es una forma peculiar de la enfermedad en el que las lesiones son predominante o exclusivamente vesículas, asentadas por lo general sobre una base eritematosa.

Pemphigus herpetiformis

Es una forma peculiar en la que las lesiones son predominante o exclusivamente vesículas, por lo general sobre una base eritematosa, que semejan otra enfermedad autoinmune conocida como dermatitis herpetiforme, pero es sólo una forma peculiar de expresión del propio pénfigo y que puede posteriormente evolucionar a vulgar o a foliáceo (**Figura 13.1.11**).

El pénfigo vegetante es una forma de expresión muy rara del pénfigo vulgar. Ambos pueden transitar del uno al otro. Las lesiones tienden a situarse en los grandes pliegues, como los del cuello, las axilas y las ingles.

Pénfigo vegetante

Ésta es una variante clínica del *vulgaris*, en el que las ampollas tienden a situarse en los grandes pliegues, como cuello, axilas e ingles; las ampollas son menos ostensibles y resalta más el aspecto precisamente vegetante, con vesículas o ampollas de aspecto pustuloso en la periferia.

En el pénfigo foliáceo no vemos ampollas clínicamente, sino descamación profusa y eritema. Las escamas son amplias, como hojas, lo que explica su denominación (*folio*=hoja).

Las ampollas de este tipo de pénfigo también se forman justo por arriba del estrato basal de la epidermis, exactamente igual que en el pénfigo vulgar; asimismo, el autoantígeno determinante de la reacción inmunopatogénica es la misma molécula, desmogleína 3.

Esta variedad, poco frecuente, es una forma de expresión del vulgar y puede haber paso de uno a otro. Como en el pénfigo vulgar, las lesiones en la mucosa oral pueden ser la manifestación inicial. Como tal, comparte los mismos antígenos de histocompatibilidad señalados para el pénfigo vulgar.

De manera tradicional se han señalado dos variedades del pénfigo vegetante, el de Neumann y el de Hallopeau. El pénfigo vegetante de Hallopeau es menos grave, las lesiones de aspecto pustuloso están presentes en los pliegues desde el inicio de la enfermedad. El pénfigo vegetante de Neumann usualmente se inicia y remite en forma de pénfigo vulgar, en el que las áreas denudadas reepitelizan con formaciones papilomatosas.

Pénfigo foliáceo

Del latín *folium* = hoja, así se observa clínicamente esta enfermedad; no vemos ampollas, sino descamación profusa y eritema, en mayor o menor extensión. El desprendimiento intraepitelial es muy superficial, por debajo de la capa córnea, en la zona del estrato granuloso.

El pénfigo foliáceo con frecuencia desarrolla eritrodermia; los autoanticuerpos se dirigen contra la desmogleína 1, que es una proteína transmembranal de 160 kD que forma un complejo con la placoglobina de 85 kD.

Se inicia en la cara, en donde puede permanecer localizado y constituir su variante, el pénfigo seborreico (*vide infra*), o bien diseminarse al tronco y las extremidades; a veces toma un carácter generalizado y se manifiesta como eritrodermia o dermatitis exfoliativa (**Figura 13.1.7 y 13.1.8**).

El fogo selvagem, o pénfigo foliáceo del Brasil, es idéntico al foliáceo clínica, histopatológica e inmunológicamente, pero de presentación familiar y endémica, por lo que se han considerado factores tales como un vector o un posible agente infeccioso, sin llegar aún a demostrarse que así sea.

En esta forma de pénfigo, el antígeno es un complejo molecular constituido por la desmogleína 1, que es una proteína desmosomal transmembrana de 160 kD, que forma un complejo con la placoglobina de 85 kD, ya mencionada para el pénfigo vulgar.

Pénfigo eritematoso o seborreico

Descrito en 1926 por Senear y Usher, es la variedad menos grave y localizada en la cara y/o tórax del pénfigo foliáceo. Es el tipo de pénfigo más frecuentemente observado en nuestro medio después del vulgar.

El término seborreico se refiere a la topografía hacia las zonas seborreicas, como ya se dijo, la cara y el tórax; involucra el dorso de la nariz y las mejillas, frecuentemente con distribución en "alas de mariposa". Se le ha observado en asociación con el lupus eritematoso generalizado, tanto clínica como serológicamente (**Figura 13.1.9**).

El pénfigo neonatal se presenta precisamente en los recién nacidos de madres con pénfigo vulgar o foliáceo, debido al paso transplacentario de los autoanticuerpos que ejercen el mismo efecto patogénico y consecuente ampollamiento en el niño.

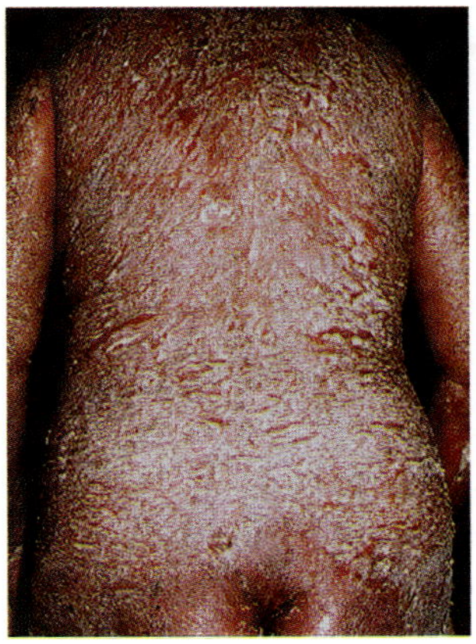

Fig. 13.1.7

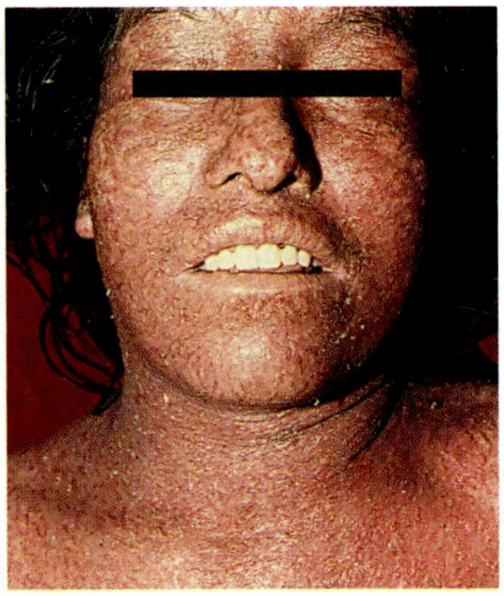

Fig. 13.1.8

Fig. 13.1.7 Pénfigo foliáceo; se aprecian desprendimientos epidérmicos como "hojas", forma eritrodérmica.
Fig. 13.1.8 Pénfigo foliáceo que se inició por la cara.

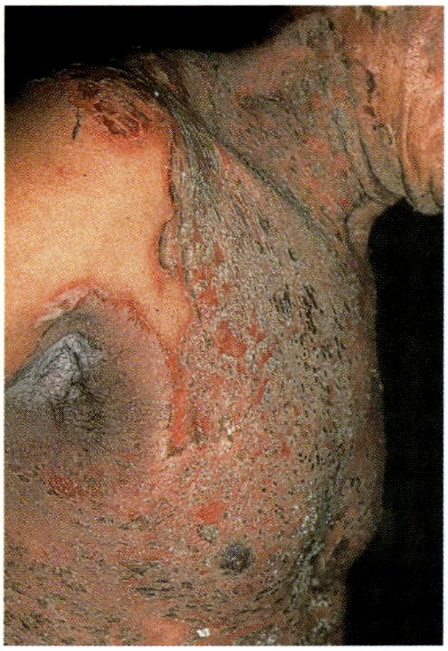

Fig. 13.1.9 Pénfigo seborreico que involucra el tronco, que después de la cara es la zona más frecuentemente involucrada.

El nivel de ampollamiento y el complejo molecular antigénico son exactamente los mismos que en el pénfigo foliáceo.

Pénfigo foliáceo de Brasil o *fogo selvagem*

Es idéntico clínica, histopatológica e inmunológicamente al pénfigo foliáceo observado fuera de la zona en donde es endémico. Afecta a personas de ambos sexos y de cualquier edad y se han estudiado los factores que puedan estar involucrados, tales como un vector y un posible agente infeccioso, sin poder llegar aún a conclusiones válidas.

Pénfigo por IgA es la denominación que corresponde a esta variedad de pénfigo en la que el daño tisular depende de este autoanticuerpo en lugar de la IgG. Afecta a ambos sexos casi por igual, pero predomina en el adulto. No siempre se manifiesta mediante ampollas o vesículas, sino por finas pústulas y vesículas que asientan sobre una base eritematosa.

A diferencia de otros tipos de pénfigo, en éste existe la presentación familiar y hay una estrecha asociación con cuatro haplotipos del HLA-DRB1: DRB1*0404, *1402, *1406, *1401.

Pénfigo neonatal

Los recién nacidos de madres con pénfigo vulgar o foliáceo, aunque más frecuentemente el primero, pueden desarrollar la enfermedad en menor o mayor magnitud, debido al paso transplacentario de autoanticuerpos que ejercen el mismo efecto patogénico que en la madre y en contra del mismo complejo determinante antigénico, ya sea desmogleína 1 o 3.

Si el neonato con pénfigo sobrevive a la etapa aguda de la enfermedad, el pronóstico es bueno, ya que los autoanticuerpos son catabolizados en 2 a 4 semanas. Esta forma de pénfigo debe ser diferenciada del síndrome estafilocócico de la piel escaldada, de la sífilis congénita y otras del grupo TORCH, y debe ser tratado con inmunosupresores, ya que su curso es progresivo.

En el pénfigo por IgA las pústulas y las vesículas confluyen y adoptan una configuración anular o circinada, usualmente en el tronco y en las raíces de miembros, pero con cierta preferencia por las axilas y las ingles. Sólo excepcionalmente involucran a las mucosas.

Pénfigo por IgA

Debido a que en todas las formas de pénfigo los autoanticuerpos responsables del desarrollo de la ampolla son del tipo IgG, conviene destacar que en algunos enfermos con pénfigo la IgA ha sido identificada en lugar de la IgG.

Los medicamentos son grandes imitadores de enfermedades naturales en nuestros días, y el pénfigo no escapa a esta situación. Los medicamentos más comúnmente involucrados son la D-penicilamina, el captopril y los oxicanes.

Esta forma de pénfigo indudablemente incluye los casos descritos como "dermatitis pustulosa subcorneal" en 1979; posteriormente se identificaron y publicaron numerosos casos con el nombre de dermatosis IgA neutrofílica intraepidérmica, de manera tal que para 1992 ya fue posible delinear sus características clínicas, histopatológicas e inmunológicas. Se han descrito dos variantes: el tipo dermatosis pustulosa neutrofílica y el tipo dermatosis intraepidérmica subcorneal (**Figura 13.1.10**).

El pénfigo paraneoplásico, o enfermedad mucocutánea autoinmune paraneoplásica, se desarrolla exclusivamente en asociación con neoplasias, conocidas u ocultas; usualmente procesos linfoproliferativos de células B, enfermedad de Hodgkin, timomas y otras.

Afecta a ambos sexos casi por igual y predominantemente al adulto; sólo lo padecen algunos niños (en la serie de Wallach 4 de 29 pacientes eran menores de 11 años de edad), y no siempre se manifiesta por ampollas o vesículas, sino por pústulas que se asientan sobre una piel levemente eritematosa, tienden a originar coalescencia para disponerse en configuración anular o circinada. La topografía es hacia el tronco y raíces de miembros, pero con cierta preferencia por axilas e ingles; es excepcional en las mucosas. El curso es crónico; se han observado evoluciones desde tres meses hasta 22 años. Los antígenos descritos son variados, en particular desmocolina 1 sobre todo la 3 y en menor grado la 2 en unos, y desmogleína 3 en otros; el sitio de ampollamiento o clivaje dentro de la epidermis es suprabasal y / o subcorneal (*vide infra*) (**Figura 13.1.11**).

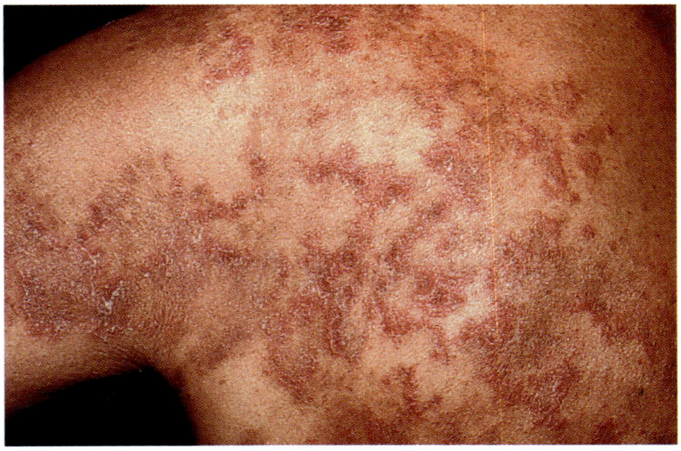

Fig. 13.1.10 Pénfigo por IgA.

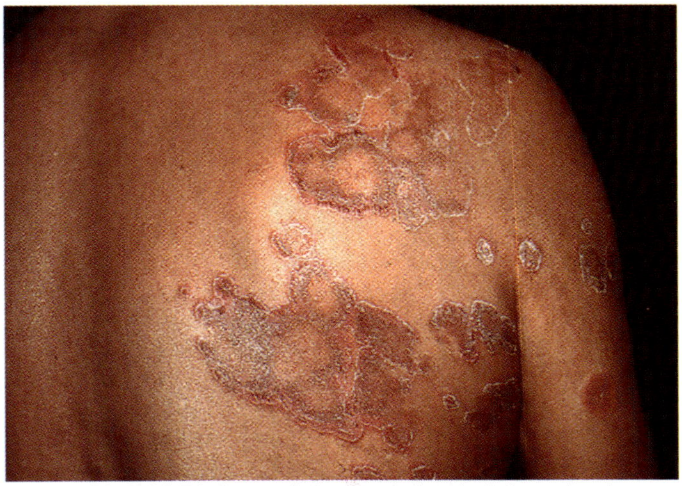

Fig. 13.1.11 Pénfigo por IgA, muy similar al pénfigo vulgar herpetiforme.

Pénfigo por medicamentos

Está perfectamente demostrada la existencia de pénfigo vulgar y/o foliáceo inducido por medicamentos. Éste es indistinguible de las formas naturales o idiopáticas, tanto clínica como histopatológica e inmunológicamente. Entre los medicamentos desencadenantes mejor conocidos está la D-penicilamina, el primero en identificarse y más comúnmente involucrado; otros medicamentos asociados son el captopril, el piroxicam, el piritinol y la tiopronina.

Clínicamente se presenta con ulceraciones dolorosas en las interfases mucocutáneas, de manera muy semejante al eritema polimorfo mayor o síndrome de Stevens-Johnson, y con lesiones en la piel de aspecto liquenoide.

Se puede manifestar inicialmente con ampollas, o como una erupción morbiliforme poco específica, o bien de aspecto urticariano, pero también puede presentarse con el aspecto de eritema tóxico (principalmente en el caso de la D-penicilamina). Tras un lapso de latencia variable, surgen lesiones similares al pénfigo vulgar o bien al pénfigo foliáceo.

Se considera necesaria una predisposición genética para desarrollar pénfigo por medicamentos; así, se ha detectado una asociación estrecha con el HLA-B15 hasta en 60% de los pacientes. En general, su pronóstico es favorable.

Pénfigo paraneoplásico

Descrito por Anhalt et al. (1990), esta forma de pénfigo se desarrolla exclusivamente en asociación con neoplasias, conocidas u ocultas; usualmente son procesos linfoproliferativos de células B, enfermedad de Hodgkin, leucemia linfocítica crónica, enfermedad de Castleman, timomas y sarcomas fusocelulares, u otras neoplasias.

En el pénfigo paraneoplásico no sólo se daña el epitelio cutáneo, sino también el respiratorio, el digestivo y el urinario, ya que los autoanticuerpos se dirigen contra una amplia variedad de antígenos: desmogleínas 1 y 3, desmoplaquinas 1 y 2, periplaquinas, antígenos del penfigoide ampolloso, lamininas y otras.

Algunos expertos en el tema prefieren la denominación más descriptiva de *enfermedad mucocutánea autoinmune paraneoplásica*, pero por lo pronto ambos nombres son válidos.

El enfermo se presenta con ulceraciones dolorosas en las membranas mucosas, que semejan al eritema polimorfo y al síndrome de Stevens-Johnson, y con lesiones en la piel de aspecto liquenoide.

El pénfigo paraneoplásico es una enfermedad grave en la que el paciente desarrolla daño en órganos internos con otros tipos de epitelio por el mismo mecanismo autoinmune que daña a la piel. La insuficiencia respiratoria progresiva, consecuencia de una bronquiolitis obliterante, representa el efecto terminal en 30% de los enfermos.

La ampolla acantolítica es el común denominador de los pénfigos; en consecuencia, las vesículas y las ampollas son intraepiteliales, ya sea suprabasales o subcorneales, y se asocian con un infiltrado perivascular e intersticial superficial mixto, linfocitario con eosinófilos.

En este tipo de pénfigo existen autoanticuerpos en contra de una variedad de antígenos: desmogleínas 1 (160 kD) y 3 (130 kD), que llevan a la acantólisis ya descrita. Pero más importante, hay autoanticuerpos en contra de un complejo grupo de proteínas denominadas desmoplaquinas 1 (250 kD) y 2 (210 kD), periplaquinas (190 kD) y otra proteína de 170 kD aún no caracterizada.

En el pénfigo paraneoplásico se observan cambios vacuolares de la interfase dermoepidérmica en asociación con acantólisis en todos los estratos de la epidermis.

Las plaquinas son proteínas que conectan a los filamentos intermedios del citoesqueleto con las proteínas desmosomales y hemidesmosomales. Los antígenos de plaquinas incluyen desmoplaquinas I y II, envoplaquina, periplaquina, plectina y el antígeno 1 del penfigoide ampolloso (Ag1BP). La presencia de anticuerpos en contra de las plaquinas permite la diferenciación serológica del pénfigo paraneoplásico respecto del vulgar y del foliáceo.

El curso de esta enfermedad es progresivo y casi siempre fatal en un lapso de 2 años cuando está asociado con neoplasias malignas; una vez iniciado el fenómeno de autoinmunidad, éste evoluciona independientemente de la neoplasia, a menos que la neoplasia sea benigna y se haya extirpado totalmente.

Histopatología. La ampolla acantolítica es el común denominador de todos los tipos de pénfigo revisados en este capítulo. La ampolla acantolítica es la que se desarrolla dentro de la epidermis o del epitelio de los anexos, así como en el de las mucosas ya mencionadas, como consecuencia de la pérdida de unión entre las células.

El diagnóstico de los pénfigos es primariamente clínico, y aunque se trata de enfermedades ampollosas debemos recordar que en muchos enfermos las ampollas no se ven, ya sea porque se rompen y destacan las zonas denudadas, ya sea porque predominan las pústulas o el eritema o la escama con eritema.

El mecanismo de esta ruptura intercelular ya se ha descrito y microscópicamente se identifican zonas de clivaje con queratinocitos aislados, o en pequeños grupos, dentro de los espacios así formados.

En el pénfigo vulgar y sus variantes, el pénfigo vegetante y el pénfigo herpetiforme, el ampollamiento está justo por arriba del estrato basal, de manera tal que el "piso" de dicha ampolla está constituido por las papilas dérmicas recubiertas de una capa de queratinocitos; es decir, de la capa de células basales. En consecuencia, el "techo" de la ampolla lo constituye el resto de las capas epiteliales (**Figura 13.1.12**).

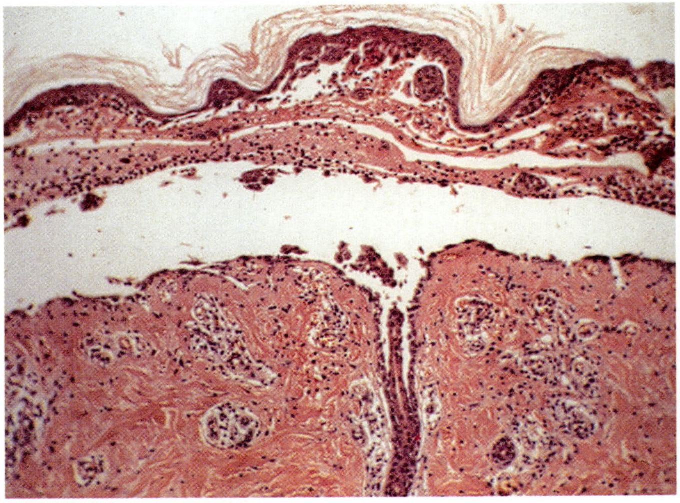

Fig. 13.1.12 Histopatología del pénfigo vulgar, con la ampolla suprabasal que involucra un ducto ecrino.

En el pénfigo foliáceo y sus variantes, el pénfigo eritematoso o seborreico y el de Brasil o *fogo selvagem*, la ampolla se forma en el estrato granuloso; por lo tanto, la base o "piso" está formado por varias capas de células que representan a los estratos basal y espinoso mientras el "techo" está constituido por el estrato córneo y, a veces, por algunas células del estrato espinoso (**Figura 13.1.13**).

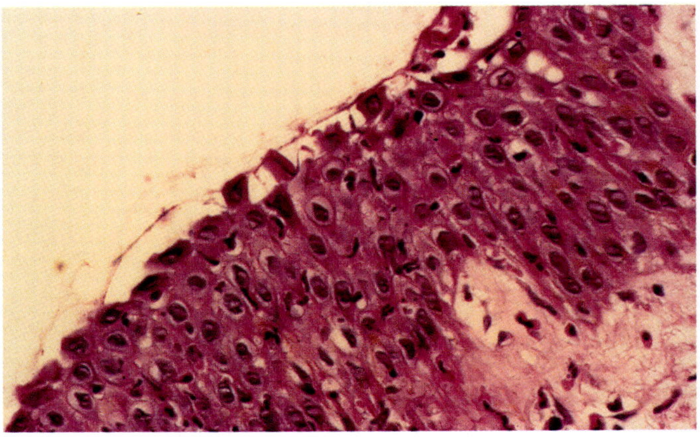

Fig. 13.1.13 Histopatología del pénfigo foliáceo, o también del seborreico, obsérvense las ampollas acantolíticas; el estrato córneo se ha perdido durante el proceso histológico.

El pénfigo neonatal usualmente es del tipo vulgar, pero también puede ser del tipo foliáceo; por lo tanto, su histopatología será de una u otra forma. En la inmunofluorescencia directa e indirecta se observa la presencia de IgG y C3 en el espacio intercelular de toda la epidermis, dando así una imagen característica en "red" o en "panal de abejas".

En el pénfigo por IgA, el ampollamiento se ha observado en diversas localizaciones dentro de la epidermis, tanto subcorneal como suprabasal, pero con gran cantidad de leucocitos polimorfonucleares, inclusive como ampollas subcorneales y en el infiltrado inflamatorio dérmico predominan también los polimorfonucleares. En la inmunofluorescencia obviamente es la IgA en lugar de la IgG la que se identifica junto con el C3 en los espacios intercelulares.

En el pénfigo por medicamentos el ampollamiento también puede ser suprabasal o subcorneal; de hecho, microscópicamente es indistinguible del pénfigo natural o idiopático.

En el pénfigo paraneoplásico se observan cambios vacuolares de la interfase dermoepidérmica en asociación con acantólisis en todos los estratos de la epidermis. Otros epitelios, como el respiratorio, el digestivo y el urotelio, se ven también involucrados. La inmunofluorescencia directa e indirecta muestra la presencia de IgG y C3 intercelular con depósitos lineales discontinuos en la unión dermoepidérmica (**Figura 13.1.14**)

En todos los tipos de pénfigo existe un infiltrado inflamatorio perivascular superficial mixto, compuesto por linfocitos y

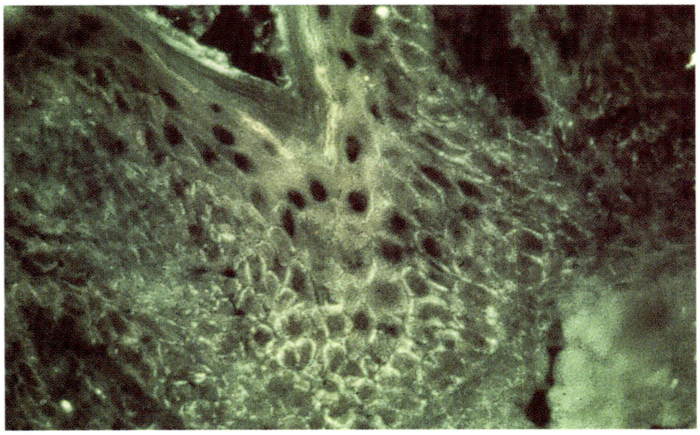

Fig. 13.1.14 Inmunofluorescencia con el depósito de inmunorreactantes rodeando a los queratinocitos, imagen en "red" que ocupa toda la epidermis.

eosinófilos, excepto en el pénfigo por IgA, en el que, como ya se mencionó, el infiltrado es rico en leucocitos polimorfonucleares.

El tratamiento de los pénfigos es, en principio, con glucocorticoides por vía oral, ya sea solos o en asociación con otros inmunosupresores, como la azatioprina.

Diagnóstico. El diagnóstico de los pénfigos es primariamente clínico; el tipo de ampolla flácida sobre una piel poco infiltrada, el predominio de zonas denudadas y la afección de las mucosas, principalmente la oral, deben orientar al clínico hacia el diagnóstico de pénfigo vulgar. Cuando las lesiones se sitúan preferentemente en los grandes pliegues, se deberá pensar en pénfigo vegetante.

Otras alternativas son el micofenolato de mofetilo, los bolos o pulsos con metiprednisolona en los pacientes resistentes y la plasmaféresis.

Ante un enfermo con dermatitis exfoliativa o eritrodermia, debemos tener presente como una de las posibilidades al pénfigo foliáceo; recordemos que "exfolia". Si estamos ante un paciente con placas eritematosas y escamosas situadas en la piel de la cara y tórax, debemos pensar en pénfigo seborreico y en sus diferenciales: dermatitis seborreica y lupus eritematoso.

Aquellos padecimientos caracterizados por vesículas agrupadas sobre placas de eritema nos deben hacer pensar en la variedad herpetiforme del pénfigo; cuando dichas vesículas exhiben un aspecto pustuloso y se disponen en arcos o ruedas, pueden corresponder a pénfigo por IgA.

Ahora sabemos que aquellos pacientes que veíamos gravemente enfermos, con ampollas y zonas denudadas en los orificios naturales, en asociación con lesiones un tanto liquenoides y cuyo diagnóstico no podíamos precisar, seguramente correspondieron a ejemplos de pénfigo paraneoplásico.

Ante un recién nacido con ampollas, deberemos tener en cuenta al pénfigo neonatal, pero sin pasar por alto a las epidermólisis ampollosas hereditarias, a la sífilis congénita, a las infecciones bacterianas, a las enfermedades virales (TORCH) y a otras enfermedades ampollosas autoinmunes como el penfigoide, la dermatitis herpetiforme y la enfermedad ampollosa crónica de la infancia.

Es imperativo en todo paciente la biopsia para microscopia de luz, que en manos expertas puede brindar el diagnóstico preciso o muy aproximado en tiempos tan breves como 8 horas, sin dejar pasar el estudio citológico, que en unos cuantos minutos podrá dar valiosos datos.

En seguida está el estudio de inmunofluorescencia; la biopsia de una vesícula íntegra se coloca en una gasa con solución salina y se entrega al patólogo para ser procesada y poder identificar la presencia, localización y tipo de inmunorreactantes, con la consiguiente contribución al diagnóstico.

Finalmente, están los estudios más sofisticados, como el ELISA y el inmunoblot, que permitirán identificar y precisar la molécula involucrada y con esto se obtiene el diagnóstico más fino que en nuestros días puede hacerse en este grupo de enfermedades.

Otros estudios pertinentes de laboratorio y gabinete deberán llevarse a cabo en estos enfermos, con el fin de complementar su estudio.

En el diagnóstico diferencial deberá considerarse al grupo de los penfigoides, al eritema polimorfo o multiforme recurrente, a la dermatitis herpetiforme, a la enfermedad lineal por IgA, y en cuanto a las lesiones bucales, al herpes simple recidivante y a la candidosis, entre otras.

Tratamiento. La prednisona es el medicamento prioritario para este grupo de enfermedades; la dosis dependerá del tipo de pénfigo, así como su extensión y gravedad. Habitualmente en un paciente con pénfigo vulgar se utiliza prednisona a razón de 1 mg por kg de peso por día, de 4 a 6 semanas, para hacer un descenso gradual de la dosis. En raras ocasiones se llegan a utilizar dosis más altas, lo que no siempre es idóneo, dado los graves efectos secundarios, pues además contamos con otros fármacos inmunosupresores para asociarlos. Otras alternativas en enfermos resistentes son los pulsos con metilprednisolona, o bien la asociación de inmunosupresores y plasmaféresis.

Otros medicamentos que empleamos con frecuencia son la diamino-difenil-sulfona y la azatioprina en asociación con la prednisona, pues permiten la reducción de la dosis de ésta con un efecto ahorrador, la posibilidad de disminuir sus efectos secundarios y un mejor y más rápido control de la enfermedad.

En nuestro medio es conveniente proteger al paciente de una reinfección endógena o bien exógena de tuberculosis con isoniacida, cuando la dosis de esteroides es mayor de 30 mg al día.

No siempre es necesario hospitalizar al paciente; de hecho, puede ser contraproducente debido a su estado de inmunocompromiso ante el riesgo de infecciones nosocomiales, usualmente por gramnegativos. En nuestra experiencia, es mejor tratar a los enfermos de pénfigo como ambulatorios, a menos que existan otras indicaciones para su hospitalización; ésta deberá ser lo más corta posible, como promedio tres semanas.

Generalidades. La palabra pénfigo fue creada por De-Sauvages en 1760, para describir una enfermedad de corta duración caracterizada por fiebre y ampollas. No obstante, ya Hipócrates (379-430 A.C.) había empleado la denominación de "fiebre penfigoide" para referirse a un grupo de procesos febriles no acompañados de ampollas, porque obviamente tales procesos no corresponden a lo que actualmente conocemos como pénfigos. Posteriormente, Galeno (131-200/203 A.C.) empleó la misma denominación de "fiebre penfigoide" para una erupción pustulosa de la mucosa labial.

Otros autores, como Zacuto en 1673 y Seliger en 1677, llamaron "fiebre penfigoide" a otras enfermedades que no eran pénfigo. Más recientemente, Wichmann fue el primero en descubrir un caso de pénfigo vulgar con este diagnóstico y en 1791 empleó esta palabra para denominar a una enfermedad ampollosa crónica. En años subsecuentes se continuó con el uso de la palabra pénfigo para nombrar a enfermedades que se manifestaban por ampollas; se cita que inclusive Von Martius reunió 97 tipos de pénfigo.

Ferdinand von Hebra (1816-1880) restableció el concepto que Wichmann dio al pénfigo y aclaró que ésta es siempre una enfermedad crónica, lo cual se acepta hasta la actualidad. En 1943 Achilles Civatte (1877-1956) identificó a la acantólisis como la característica histopatológica que se observa en las ampollas de estas enfermedades.

Existe otra enfermedad bajo el rubro de "pénfigo benigno familiar", que en realidad no tiene patogenia autoinmune, descrita por los hermanos Howard y Hugh Hailey en 1939, por lo que está plenamente justificada la denominación de *enfermedad de Hailey y Hailey*. Ellos describieron esta enfermedad en dos hermanos; es una afección genética autosómica dominante cuyo gen responsable está en 3q. Es aún más rara y está caracterizada también por ampollas acantolíticas que se forman como consecuencia de un defecto en el complejo de unión intercelular, probablemente entre la placoglobina o proteína desmosomal 3 y las proteínas desmosomales.

13.2 Penfigoides

Conceptos clave

- Los penfigoides son un grupo de enfermedades ampollosas autoinmunes en las que la ampolla se forma en la unión dermoepidérmica.
- Por lo mismo las ampollas son más tensas, más evidentes clínicamente.
- Son más comunes en la tercera edad y la afectación de las mucosas es menos frecuente que en los pénfigos.
- El autoantígeno responsable difiere en cada variedad de penfigoide, pero forma parte del complejo sistema de moléculas que mantiene la unión dermoepidérmica.
- En la histopatología se identifica la separación de la epidermis con respecto de la dermis y un infiltrado inflamatorio perivascular superficial con eosinófilos.
- En la inmunofluorescencia se identifican los inmunorreactantes en la unión dermoepidérmica.
- El tratamiento es con inmunosupresores y la respuesta es generalmente buena.

Definición. Con esta denominación conocemos a un grupo de enfermedades ampollosas autoinmunes en las que la ampolla se forma en la unión dermo-epidérmica, con poca, aunque en ocasiones grave, afección de las mucosas y usualmente en personas mayores de 60 años de edad. La palabra penfigoide fue acuñada en la literatura por Lever, en 1953, al describir un grupo de enfermedades ampollosas diferentes del pénfigo.

En el hemidesmosoma que une al queratinocito basal con la membrana basal subyacente se han identificado al menos dos moléculas que se consideran como antígenos del PA. La primera es intracelular y se conoce como BPAg1 o bien BP230Ag, por su peso molecular; la segunda se denomina BPAg2, o bien, BP180Ag, y también es conocida como colágena XVII: es una molécula transmembranal. Ambas moléculas son antigénicas, pero la BPAg2 es la que provoca el ampollamiento.

En este texto empleamos el término en plural (penfigoides) porque existe una serie de entidades que, aunque con variaciones en sus manifestaciones clínicas, histopatológicas y en las moléculas involucradas, llevan en sus denominaciones la palabra penfigoide y, por lo mismo, es didácticamente más conveniente estudiarlas en grupo.

En todas las variedades de penfigoide, el ataque por las IgG3 y las IgG4 contra los autoantígenos respectivos desencadena la cascada del complemento, y el quimiotactismo positivo atrae leucocitos, en particular eosinófilos, cuyas enzimas son liberadas y digieren a los elementos de la unión con el consecuente desprendimiento.

Etiopatogenia. En el organelo conocido como hemidesmosoma, que une al queratinocito basal con la membrana basal subyacente, se han identificado al menos dos moléculas que se consideran como antígenos del PA; la primera en caracterizarse está dentro de la célula basal, tiene un peso de 230 kD y se conoce como el antígeno 1 del PA (del inglés BPAg1 o BP230Ag). La segunda es una molécula de 180 kD denominada antígeno 2 del PA (del inglés BPAg2 o BP180Ag), también conocida como colágena de tipo XVII debido a la presencia de porciones colagenosas en su dominio extracelular, ya que es una molécula transmembranal.

El PA es principalmente una enfermedad de los adultos de la tercera edad. Se caracteriza por ampollas tensas que llegan a medir entre 1 y 2 cm de diámetro, y se inicia en el tronco y en los muslos sobre una piel infiltrada y eritematosa conocida como "etapa urticariana".

Aunque ambas moléculas son antigénicas, el antígeno 2 es realmente el que ha demostrado ser provocador del ampollamiento; los autoanticuerpos IgG4 y principalmente la IgG3 se fijan con el antígeno descrito y desencadenan la cascada del complemento, con el consecuente efecto quimiotáctico que atrae leucocitos, principalmente eosinófilos, cuyas enzimas son liberadas, con el consiguiente desprendimiento en la unión dermo-epidérmica. Éste es el mecanismo de daño tisular observado en todas las formas de penfigoide que se incluyen en este capítulo.

Existen variedades clínicas del PA: la localizada en una zona anatómica, la no ampollosa o urticariana, la forma vesicular, la variedad dishidrótica, la de tipo prurigo nodular, la de tipo vegetante y la eritrodérmica.

Este grupo de enfermedades es por fortuna poco frecuente; el penfigoide ampolloso, el más común del grupo, se ha calculado que tiene una incidencia de 7 por cada millón de habitantes en Francia y en Alemania.

Caracteres clínicos. Para los propósitos del presente texto revisaremos el penfigoide ampolloso y mencionaremos sucintamente el resto de las enfermedades del grupo.

Penfigoide ampolloso (PA)

El PA es muy raro en la edad pediátrica; con pocas excepciones, los casos publicados son actualmente cuestionados, ya que no siempre se logró documentarlos de manera plena, es decir, con la identificación de la molécula antigénica respectiva.

El PA se caracteriza por ampollas tensas, al grado que llegan a alcanzar más de 1 o 2 cm de diámetro, las cuales raramente involucran las mucosas; usualmente se inicia en el tronco, hacia la porción baja del abdomen y muslos en sus caras internas, sobre una piel infiltrada, eritematosa, en ocasiones de aspecto urticariano y pruriginoso (**Figura 13.2.1 y 13.2.2**).

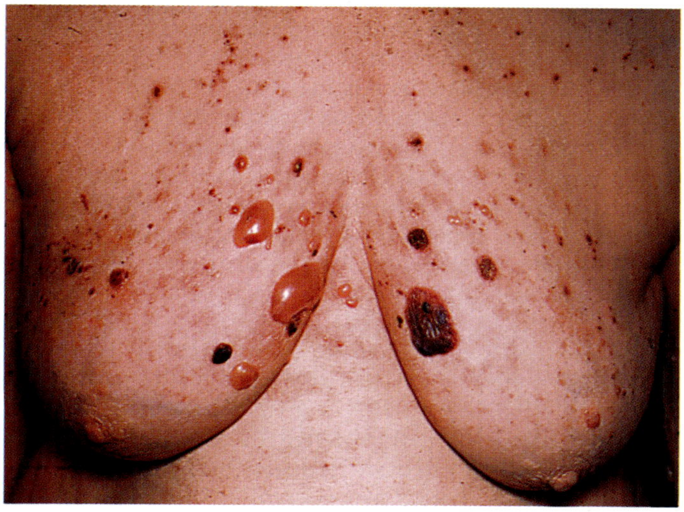

Fig 13.2.1. Penfigoide, con ampollas grandes y tensas.

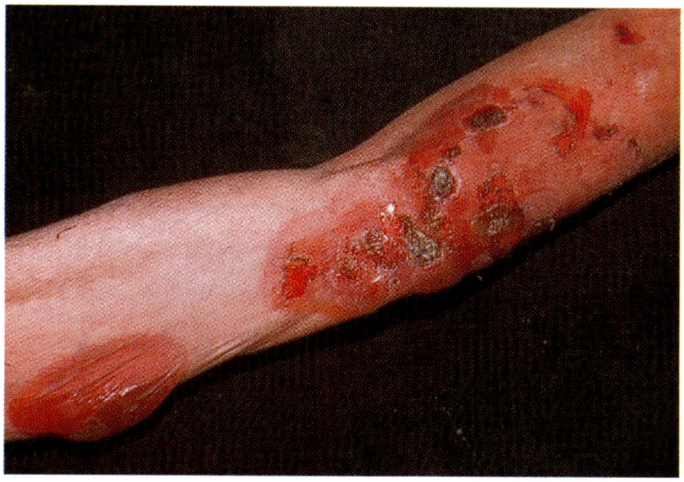

Fig. 13.2.2 Penfigoide localizado en una extremidad superior.

Existen variedades clínicas del PA: la forma localizada, en la que se ve afectada sólo una región anatómica, por ejemplo el brazo, o la zona genital y perigenital en algunos niños. Existe también la forma no ampollosa, en la que se ve sólo la piel con el aspecto urticariano ya mencionado, o bien una imagen de pequeñas vesículas que se conoce como penfigoide vesicular; estas mismas vesículas en las palmas representan la variedad dishidrótica del PA. También se ha demostrado una forma que produce levantamientos nodulares y que se conoce como PA tipo prurigo nodular y otra denominada tipo vegetante, así como una forma generalizada del tipo eritrodérmico.

Además de dichas variedades, se reconocen otros tipos de penfigoide en los que el determinante antigénico difiere y en consecuencia también varían los caracteres clínicos y los histopatológicos. Éstos se describen después de revisar brevemente la etiopatogenia.

Penfigoide gestacional

Es una enfermedad similar al PA, antiguamente conocida como

"herpes gestacional"; el penfigoide gestacional (PG) se presenta con el mismo tipo de ampollas clínica e histopatológicamente; en la inmunopatología predomina el C3 en la unión dermoepidérmica. La misma molécula transmembranal de 180 kD (BPAg2) representa el antígeno, pero con diferente epítope hacia el que los autoanticuerpos van dirigidos. También difiere del PA en que se presenta en mujeres jóvenes embarazadas, durante el segundo o tercer trimestre, y se autolimita después del parto, aunque excepcionalmente puede persistir o bien desarrollarse en el puerperio.

El penfigoide gestacional, antes conocido como "herpes gestacional", es muy similar al PA clásico en su morfología y en sus autoanticuerpos, pero se presenta en la mujer joven durante el segundo o el tercer trimestre del embarazo.

Penfigoide cicatrizal

Ésta es una enfermedad muy rara afortunadamente; es crónica y progresiva, caracterizada por ampollas subepiteliales que predominantemente involucran las mucosas, más comúnmente la ocular, la bucal y la laríngea, aunque también la faríngea, la esofágica, la genital y la rectal, las cuales al cicatrizar producen daño o pérdida de la función (**Figura 13.2.3**).

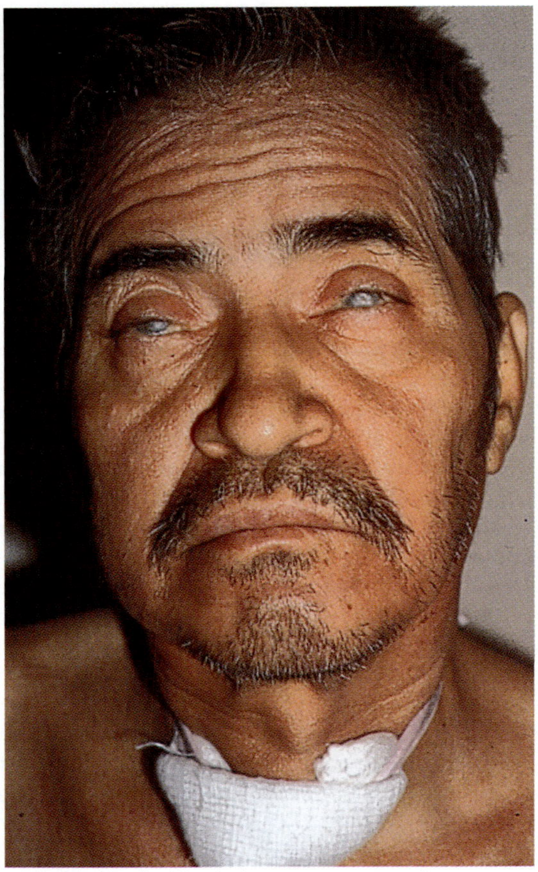

Fig. 13.2.3 Penfigoide de las mucosas, que ha provocado la ceguera; al enfermo se le practicó la traqueostomía por afección de la laringe.

El penfigoide cicatrizal es una enfermedad muy rara y que afecta predominantemente a las mucosas ocular, bucal, laríngea, faríngea, esofágica, genital y rectal, con el consecuente daño debido a la pérdida de la función que es resultado del proceso cicatrizal que la caracteriza.

Generalmente son pacientes mayores de 60 años de edad; las ampollas en las mucosas se rompen fácilmente y producen un patrón reticulado, blanquecino, cicatrizal. En los casos graves se forman adherencias y sinequias en cualquier parte de la cavidad bucal; si involucran los alvéolos puede haber pérdida de los dientes. Esta forma de daño bucal se ha asociado con el HLA-DQB1*0301. El daño a los ojos, simbléfaron, anquilobléfaron, entropión, triquiasis y ceguera, se asocia con el HLA-DR4 y DQw7.

Las ampollas surgen en la piel sólo en una tercera parte de los pacientes y en áreas como la piel del cráneo, de la cara, y del tronco; consisten en ampollas y vesículas tensas y erosiones sobre una base eritematosa o urticariana.

En la inmunofluorescencia se identifican los inmunorreactantes IgG y C3 en la zona de la membrana basal (*vide infra*), pero no siempre hay anticuerpos circulantes. Es la IgG4 la predominante, aunque pueden encontrarse IgA e IgM en algunos casos. Si se separa la epidermis artificialmente con solución 1 mol de NaCl se observan inmunorreactantes en ambos lados, epitelial y dérmico, lo que ha sugerido que el PC está asociado con una variedad de antígenos.

De hecho, actualmente se cree que el PC es un fenotipo clínico en el que estarían incluidos diversos subtipos, ya que a la fecha se han identificado múltiples antígenos; por ejemplo, el dominio no colagenoso del antígeno 2 del PA (NC16a del BP180Ag) de algunos pacientes; otro grupo es el que hace reacción en contra de la epiligrina o contra la laminina-6 de la lámina densa; otro grupo reacciona contra la colágena de tipo VII de las fibrillas de anclaje; otros en contra del antígeno de la dermatosis lineal por IgA (97 kD).

Se considera actualmente que el penfigoide cicatrizal es un fenotipo clínico en el que estarían incluidos diversos subtipos, ya que a la fecha se han identificado múltiples y diversos autoantígenos, por ejemplo: el dominio no colagenoso del BP180Ag, la epiligrina, la laminina-6 y la colágena VII.

Penfigoide de Brunsting y Perry

Estos dos autores describen, en 1957, a siete pacientes seniles, que cursaban con ampollas subepidérmicas, recurrentes, en la piel de la cabeza y del cuello. En aquellos días esta enfermedad se interpretó como penfigoide cicatrizal, pero recientemente pacientes con el mismo cuadro clínico e histopatológico han sido identificados como portadores de autoanticuerpos en contra de antígenos del PA y/o de la colágena de tipo VII, precisamente como sucede con la epidermólisis ampollosa adquirida, por lo que quizá algunos casos representen una variante de ésta más que del penfigoide. Se requiere más estudio de esta enfermedad para precisar su ubicación.

El penfigoide de Brunsting y Perry es muy raro. Las ampollas se presentan en la piel del cráneo y del cuello de los sujetos seniles. Los autoanticuerpos se dirigen contra los antígenos del PA y/o de la colágena tipo VII, como sucede en la epidermólisis adquirida.

Penfigoide ampolloso por antígeno dérmico de 200 kD

Descrita por Zilliken et al. en 1996, el cuadro clínico es indistinguible del PA, pero los enfermos poseen una molécula dérmica no detectada anteriormente, con peso molecular de 200 kD, que se ha logrado identificar por medio de inmunoblot. Histopatológicamente la ampolla es dermo-epidérmica, pero el infiltrado inflamatorio es predominantemente por polimorfonucleares, por lo que difiere del PA y sus variantes.

El lupus eritematoso ampolloso es una condición en la que el paciente con lupus eritematoso generalizado desarrolla ampollamiento. Los autoanticuerpos se dirigen contra la colágena VII de las fibrillas de anclaje, pero también contra las lamininas 5 y 6 y contra el BPAg1. El ampollamiento tiene lugar en la unión dermoepidérmica, y se identifican infiltrados con polimorfonucleares que llegan a formar microabscesos en las puntas de las papilas dérmicas. En la inmunofluorescencia directa se identifican IgG y/o IgM y, ocasionalmente, IgA en la zona de la membrana basal.

Histopatología. El común denominador de todas estas enfermedades es la ampolla subepidérmica; es decir, que el desprendimiento se lleva a cabo en el nivel de la unión dermo-epidérmica. Existe un denso infiltrado perivascular superficial e intersticial mixto, constituido por eosinófilos y linfocitos, con predominio de los eosinófilos; en las fases tempranas o de aspecto clínico urticariano, se observa que el infiltrado penetra en la epidermis; más tarde se forman zonas de desprendimiento a nivel de la membrana basal y finalmente se abre la ampolla, en cuyo interior persisten eosinófilos, linfocitos y fibrina (**Figura 13.2.4**).

Los comunes denominadores de todas estas enfermedades son, en la histopatología, desprendimiento de la unión dermoepidérmica, y en la inmunofluorescencia los inmunorreactantes con patrón lineal en la zona de la membrana basal.

La inmunopatología, a través de técnicas como la inmunofluorescencia directa (usando como sustrato la piel del paciente) o indirecta (usando el suero del paciente conteniendo los autoanticuerpos), demuestra la presencia de IgG y C3 en línea continua en la zona de la membrana basal de la epidermis; mejor aún es someter el espécimen de tejido al desprendimiento artificial con solución de 1 mol de NaCl para comprobar que los

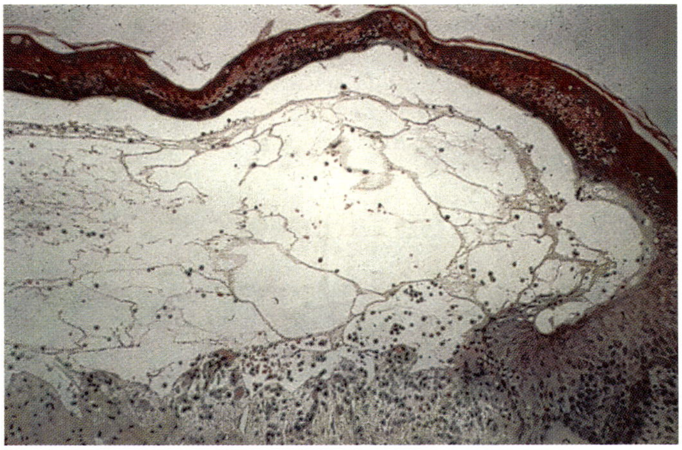

Fig 13.2.4. Ampolla subepidérmica característica del grupo de los penfigoides.

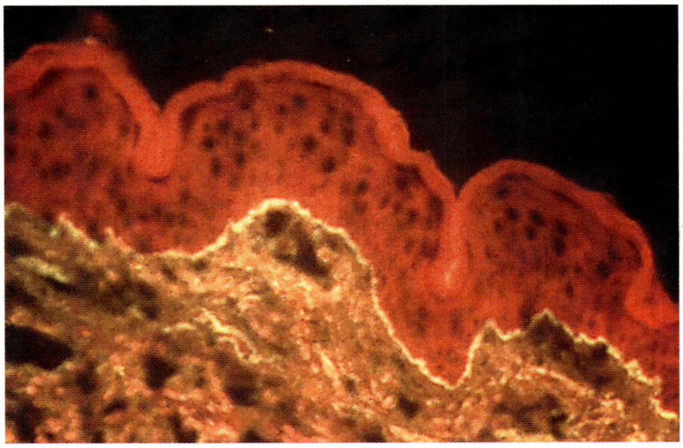

Fig. 13.2.5 Depósito de IgG y C3 con perfil lineal en la unión dermoepidérmica, en el caso del penfigoide.

inmunorreactantes estén en la epidermis, lo cual sucede en más de 90% de los casos, pero rara vez pudieran estar en la dermis. Este procedimiento permite precisar el diagnóstico en más de 90% de los casos (**Figura 13.2.5**).

Diagnóstico. Desde luego, la clínica en primer término, con los caracteres ya descritos, permite al médico situarse dentro del contexto de este grupo de enfermedades, lo cual se corrobora con la histopatología. Pero es imprescindible efectuar estudios de inmunofluorescencia con la técnica de desprendimiento dermoepidérmico y, finalmente, será idóneo el poder llevar a cabo técnicas como el inmunoblot con el fin de identificar la molécula antigénica precisa de cada enfermedad.

Tratamiento. Este grupo de enfermedades tiene un pronóstico mucho más favorable que el de los pénfigos; de hecho, hay casos que han autoinvolucionado. Por lo mismo, las dosis de prednisona que se usan para inducir la remisión son menores, del orden de 0.5 mg/kg/día; asimismo, se han empleado con éxito otros medicamentos, como las tetraciclinas, la eritromicina, la diamino-difenil-sulfona y la niacinamida, así como los esteroides tópicos.

Otras enfermedades ampollosas autoinmunes

Por ser verdaderamente raras, las siguientes enfermedades son revisadas de manera breve, pues conviene que el estudiante tenga conocimiento de su existencia.

13.3 Dermatitis herpetiforme (DH)

Definición. Enfermedad ampollosa subepidérmica autoinmune determinada por la presencia de IgA con distribución granular en la unión dermo-epidérmica, asociada a enteropatía por gluten y relacionada con los HLA-B8 y DQw2. También se conoce como enfermedad de Duhring y Brocq **(Figura 13.3.1 y 13.3.2)**

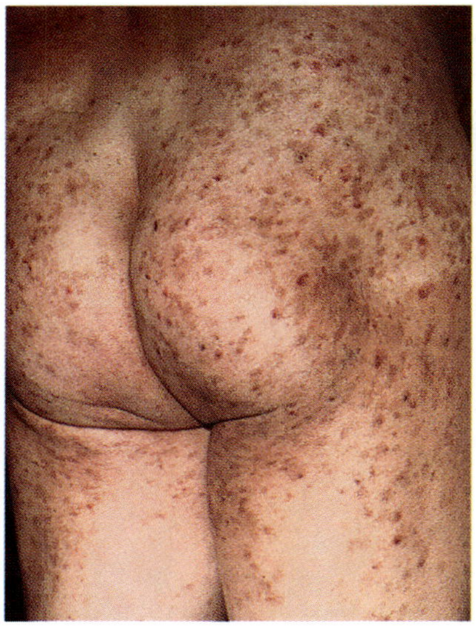

Fig. 13.3.1 Dermatitis herpetiforme en su presentacion característica: vesículas incontables y pruriginosas en el tronco, nalgas y muslos.

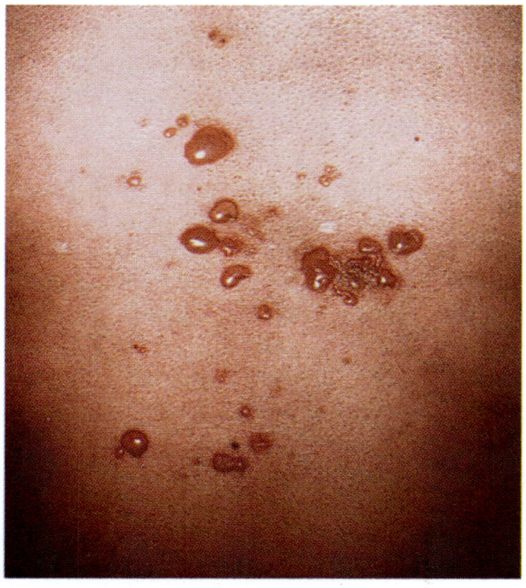

Fig. 13.3.2 Vesículas y ampollas en la dermatitis herpetiforme; en realidad podrían corresponder a otras enfermedades, como el penfigoide, la enfermedad lineal por IgA y aun la epidermólisis ampollosa adquirida.

> La dermatitis herpetiforme (DH) es una enfermedad ampollosa subepidérmica autoinmune determinada por la presencia de autoanticuerpos del tipo de la IgA, los cuales se detectan por inmunofluorescencia con un patrón granular en la unión dermoepidérmica. Clínicamente se manifiesta por vesículas que recuerdan a las infecciones causadas por herpesvirus 1, 2 y 3, lo que explica su nombre, pero no existe relación entre estas últimas y la DH.

Etiopatogenia. No se sabe con precisión cuál es el autoantígeno en esta enfermedad; existen tres posibles estructuras: 1) los haces de microfibrillas elásticas y fibras de anclaje de la dermis papilar; 2) fibrilina, que es el componente principal de las microfibrillas en los haces de colágena; 3) componentes no fibrilares.

El mecanismo más probable consiste en que, tras el depósito de la IgA, se fija el complemento, se atraen células inflamatorias, principalmente polimorfonucleares y linfocitos, que liberan citocinas, proteasas y colagenasas, las que digieren los componentes de la unión y se forma la ampolla, induciendo al queratinocito a liberar interleucinas.

Caracteres clínicos. Es una enfermedad rara; en la población caucásica se calcula una prevalencia de 10-39/100 000. Se presenta en cualquier edad, aunque afecta a los adultos principalmente; en los niños es aún más rara.

Su aspecto clínico característico es de vesículas (que recuerdan a las del herpes, de ahí su denominación) e intenso prurito; pero pueden observarse pápulas, ampollas, aspecto urticariano y desde luego las zonas denudadas, excoriaciones y costras hemáticas como consecuencia del rascado, con localización preferente en las zonas extensoras de codos y rodillas, la cabeza, la nuca, la espalda y las nalgas (**Figura 13.3.1 y 13.3.2**).

El curso es crónico, oscilante, con remisiones espontáneas de varios días y de nuevo se presenta una recidiva súbita, con el característico intenso prurito y los datos ya descritos. No obstante estar bien establecida su asociación con la enteropatía por gluten, el paciente con DH no sufre de diarreas graves y su estado general no se deteriora.

Histopatología. Se observa ampollamiento en la unión dermoepidérmica, con la presencia de microabscesos en las puntas de las papilas dérmicas (si las ampollas biopsiadas son tempranas) y un infiltrado inflamatorio perivascular superficial en el que predominan los polimorfonucleares. En la inmunofluorescencia es criterio *sine qua non* la presencia de IgA y C3 con perfil granular en la unión dermo-epidérmica. En la ultraestructura se ha observado el ampollamiento dentro de la lámina lúcida, justo arriba de la lámina densa **(Figura 13.3.3 a, b y c).**

> En la histopatología la DH exhibe ampollamiento subepidérmico y la presencia de polimorfonucleares con formación de microabscesos en las puntas de las papilas.

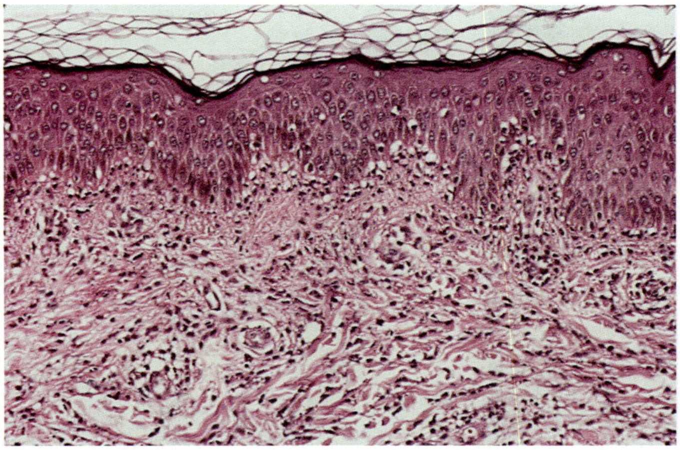

Fig. 13.3.3 a Histopatología de la dermatitis herpetiforme en su etapa temprana justo antes del desprendimiento; se identifican los polimorfonucleares alineados en la unión dermo-epidérmica y en la dermis un infiltrado mixto con linfocitos.

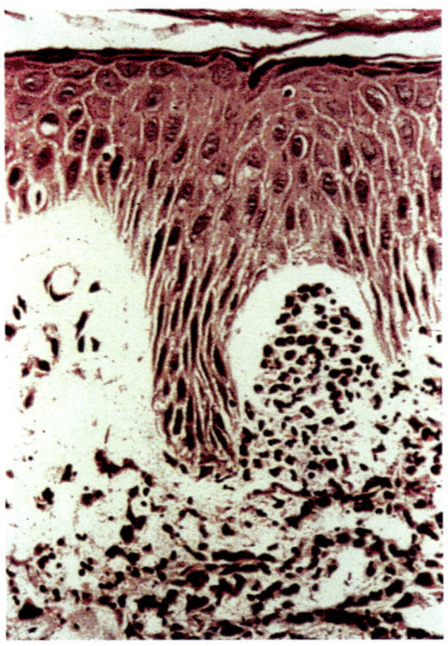

Fig. 13.3.3 b Acercamiento que permite identificar cúmulos de neutrófilos en las puntas de las papilas en la dermatitis herpetiforme; la enfermedad lineal por IgA y la ampollosa crónica de la infancia exhibirán los mismos cambios.

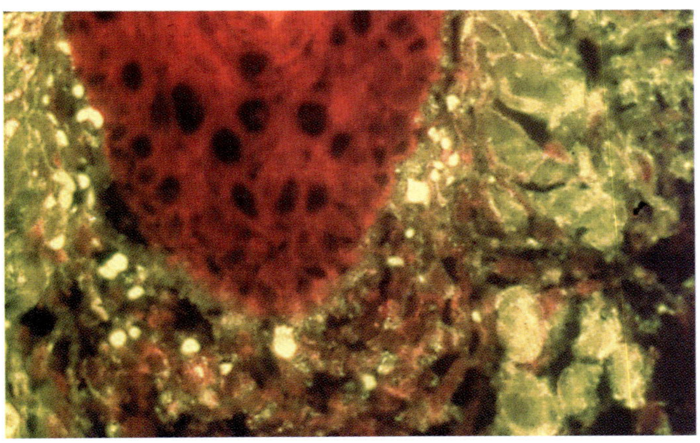

Fig. 13.3.3 c Inmunofluorescencia de la dermatitis herpetiforme; depósitos granulares de IgA en la zona subepidérmica, en rojo contrasta la epidermis (Cortesía del Dr. Jorge Fernández Diez).

Tratamiento. Responde bien a la diamino-difenil-sulfona (DDS) y a la sulfapiridina (1 a 4 g / día), a la sulfazalazina (2 a 4 g / día) y restricción del gluten (una proteína presente en el trigo, centeno, avena, cebada) en la dieta. La primera es más ampliamente usada, en dosis de 100 a 300 mg por día; una vez que se ha logrado la detención de la enfermedad, puede disminuirse la dosis; 50 mg por día, o cada dos días, pueden ser suficientes para sostener la remisión. Debido a sus efectos secundarios, como anemia hemolítica, metahemoglobinemia, leucopenia, agranulocitosis y neuropatía periférica, es necesario estar alerta e instruir al paciente (orina oscura, palidez, astenia, adinamia); practicar biometrías hemáticas cada dos meses y pruebas de función hepática. Se dice que la DDS es tan eficaz que, si no hay respuesta, debemos rectificar nuestro diagnóstico.

13.4 Enfermedad ampollosa lineal por IgA (EAL) y 13.5 Enfermedad ampollosa crónica de la infancia (EACI)

Definición. Estas dos enfermedades ampollosas autoinmunes en la actualidad son consideradas como dos formas de presentación de un mismo proceso de desprendimiento de la unión dermo-epidérmica, con la presencia de IgA dispuesta linealmente, en el adulto y en el niño, respectivamente (**Figura 13.4.1 y 13.5.1 a y b**).

Pueden presentarse con características fenotípicas (tanto clínicas como histopatológicas) muy similares a la dermatitis herpetiforme, al penfigoide ampollar, al penfigoide cicatrizal, o a la epidermólisis ampollosa adquirida.

La EACI se presenta principalmente en niños menores de cinco años de edad, aunque puede verse en edades mayores; la EAL se presenta ya en pospúberes y predomina en la mujer, después de la cuarta década de la vida.

Etiopatogenia. Se ha observado asociación con el HLA-B8 en ambas, pero no existe una amplia aceptación (como en la dermatitis herpetiforme). Se sabe que la subclase 1 de la IgA es la que se deposita en la unión dermo-epidérmica, y no la subclase 2 (pues ni la pieza secretora ni la cadena J se han encontrado en la piel de estos enfermos).

Por inmunoelectromicroscopia se han identificado al menos tres perfiles de depósito de inmunorreactantes: 1) en la lámina lúcida; 2) en y debajo de la lámina densa; 3) arriba y debajo de la lámina densa.

Se ha demostrado que el autoantígeno está en el lado epidérmico de la piel, aunque también se ha identificado IgA en el lado dérmico, lo que ha llevado a suponer que exista más de un antígeno. Por inmunoblot se ha observado que la IgA de estos pacientes se une a una proteína de 97 kD presente en los extractos dérmicos y epidérmicos de la piel humana normal.

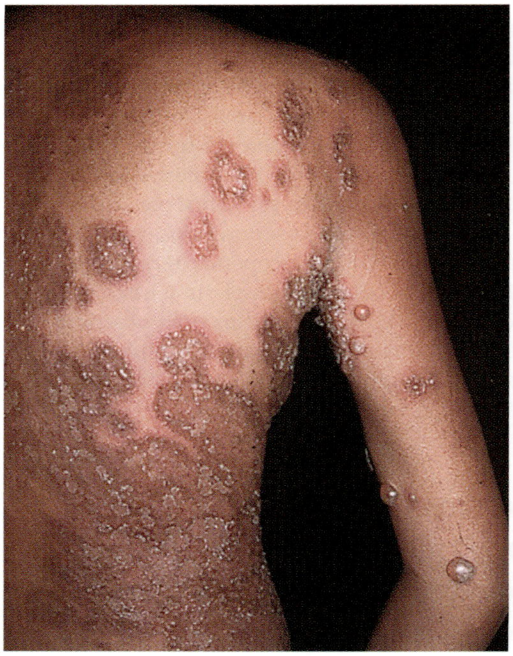

Fig 13.4.1

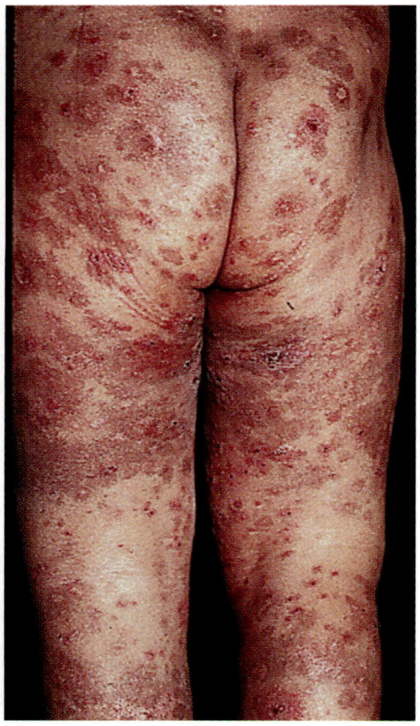

Fig 13.5.1 a

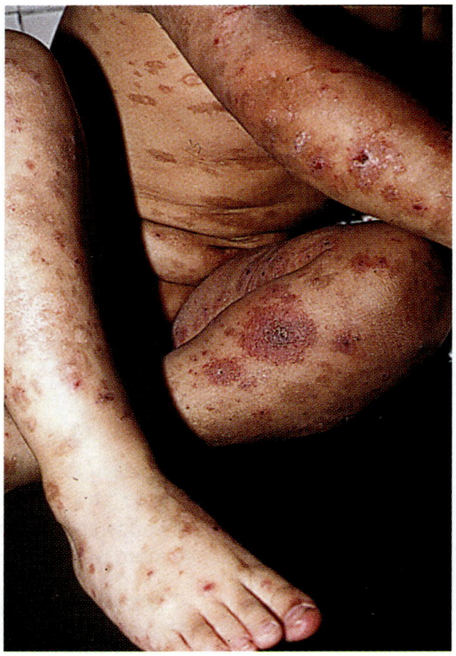

Fig 13.5.1 b

Fig. 13.4.1 Enfermedad ampollosa lineal por IgA, muy similar a la dermatitis herpetiforme y aun al pénfigo por IgA. **Fig. 13.5.1 a** Enfermedad ampollosa crónica de la infancia en su presentación característica; obsérvense las lesiones recientes como ampollas y las tardías como manchas hiperpigmentadas. **Fig. 3.5.1 b** Mismo paciente de la figura anterior, un niño con enfermedad ampollosa crónica de la infancia, con lesiones en escarapela en la pierna

La enfermedad ampollosa lineal por IgA y la enfermedad ampollosa crónica de la infancia son dos formas de presentación de un mismo proceso de desprendimiento de la unión dermoepidérmica, con la presencia de IgA dispuesta linealmente, en el adulto y en el niño, respectivamente.

Este antígeno de 97 kD está presente normalmente en la lámina lúcida, por debajo del hemidesmosoma; la IgA de los pacientes reacciona con esta proteína de 97 kD de extractos epidérmicos, pero también con otra proteína de 120 kD, presente en extractos de cultivo de tejidos e identificada por medio de un anticuerpo monoclonal. Lo que sugiere que el antígeno de 120 kD está relacionado al de 97 kD; de hecho, se ha encontrado que el anticuerpo monoclonal preparado contra la proteína de 120 kD se une a la misma región de la lámina lúcida en la que se deposita la IgA de estos enfermos.

Todo esto ha sugerido que "el blanco antigénico" de la IgA en estas enfermedades es una molécula de 97 a 120 kD presente en ambos lados (dérmico y epidérmico) de la piel humana normal; otros opinan que ambas proteínas están ligadas con el antígeno 2 del penfigoide ampollar (BPAg2) de 180 kD, ya que la caracterización de la proteína de 97 kD es idéntica a la porción extracelular del BPAg2.

Además de las dos proteínas mencionadas, otros autores han identificado otras moléculas: una de 285 kD y otra de 45 kD, que podrían desempeñar algún papel en la patogenia del ampollamiento. Por lo tanto, es posible que estas dos enfermedades tengan más de un determinante antigénico, o bien que se trate de un grupo de enfermedades, cada una caracterizada por una molécula antigénica distinta.

Se ha sugerido que la molécula autoantigénica en estas enfermedades es de 97 a 120kD y está presente en los lados dérmico y epidérmico de la piel humana normal; también existe la hipótesis que señala que esta proteína, o proteínas, estén ligadas con al BPAg2, y también que existan otras moléculas antigénicas; por lo tanto, es posible que estas dos enfermedades tengan más de un determinante antigénico, o bien, que se trate de un grupo de enfermedades.

Caracteres clínicos. Son enfermedades raras. En ambas encontramos combinaciones de pápulas, vesículas y ampollas agrupadas en anillos o en placas, dispuestas simétricamente en las superficies extensoras de codos y rodillas, muy pruriginosas, lo que lleva al rascado y a la aparición de zonas denudadas y costras. En otros casos las ampollas son grandes y tensas, como sucede en el penfigoide ampollar o la epidermólisis adquirida (**Figura 13.4.1 y 13.5.1 a y b**).

En la EACI es característico observar las lesiones agrupadas sobre una base eritematosa, con collaretes en la periferia y en disposición perioral, perianal y vulvar ("en escarapela").

Las mucosas oral y conjuntival se involucran hasta en 70% de los pacientes, en forma de ampollas, erosiones y ulceraciones.

En raras ocasiones se asocian síntomas generales, como artritis, artralgias o fiebre; no se ha documentado asociación constante con otros trastornos, sólo casos anecdóticos o aislados con linfomas y con leucemia linfocítica.

Histopatología. Se observa ampollamiento subepidérmico con polimorfonucleares a lo largo de la membrana basal y en cúmulos en las papilas dérmicas, muy similar o indistinguible de la dermatitis herpetiforme. En la inmunofluorescencia se fija la IgA, específicamente la subclase 1, con un patrón lineal que permite su diferenciación de otras; una minoría de pacientes fija IgG y C3. En la ultraestructura se ha identificado que el desprendimiento es en la zona de la lámina lúcida o en la sublámina densa.

Tratamiento. La respuesta usualmente es favorable a la diamino-difenil-sulfona (100 a 300 mg/día) o a la sulfapiridina (2 a 4 g/día); sin embargo, nosotros hemos observado casos con poca respuesta y aun resistencia a estos fármacos; por ello se requerirá añadir prednisona y en ocasiones otros inmunosupresores, como la azatioprina y aun bolos de metilprednisolona.

13.6 Epidermólisis ampollosa adquirida (EAA)

Definición. Es una enfermedad autoinmune caracterizada por ampollas subepidérmicas, inducidas por el depósito de IgG en perfil lineal, que está dirigida contra la colágena tipo VII de las fibrillas de anclaje de la unión dermo-epidérmica (**Figura 13.6.1 y 13.6.2**).

Etiopatogenia. Se sabe que la IgG está dirigida en contra de las fibrillas de anclaje, es decir, del lado dérmico, ya que emanan de la lámina densa en forma perpendicular a la epidermis y se prolongan hasta 30 nm dentro de la dermis papilar para asociarse con las placas de anclaje, que contienen colágena tipo IV; por lo tanto, las fibrillas de anclaje son las que mantienen unida a la epidermis y su membrana basal con la dermis. El daño a las fibrillas por el depósito de inmunorreactantes, la afluencia de células inflamatorias y la liberación de sus enzimas y citocinas las hace débiles e incapaces de sostener la tensión.

Los penfigoides son enfermedades raras; en ellas encontramos combinaciones de pápulas, vesículas y ampollas agrupadas en anillos o en placas anulares, dispuestas simétricamente en las superficies extensoras de los codos y las rodillas. Esas lesiones son muy pruriginosas, lo que induce el rascado con la consecuente aparición de zonas denudadas y de costras.

Caracteres clínicos. Ésta es una afección principalmente del adulto; se caracteriza por ampollamiento, fragilidad de la piel, erosiones y cicatrización con formación de quistes de milium. La EAA no tiene un cuadro clínico característico, precisamente por esto se le diagnostica poco; la mayor parte de los casos se confunde con otras enfermedades, en particular con el penfigoide ampolloso, del que es indistinguible clínica e histopatológicamente (**Figura 13.6.1 y 13.6.2**).

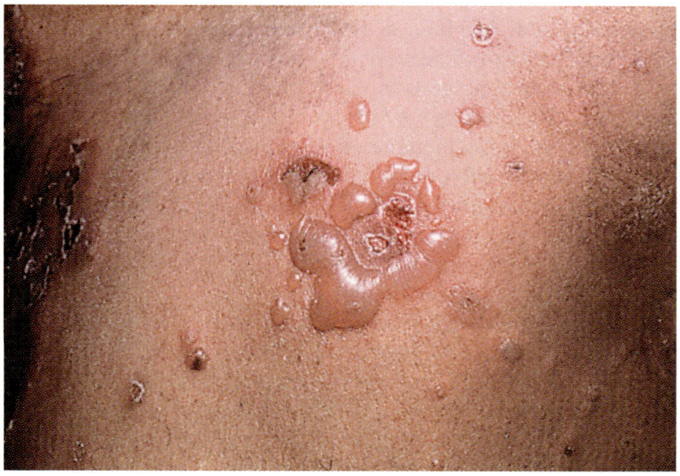

Fig. 13.6.1 Epidermólisis ampollosa adquirida; las lesiones se han dispuesto "en roseta", evento que no es privativo de esta enfermedad.

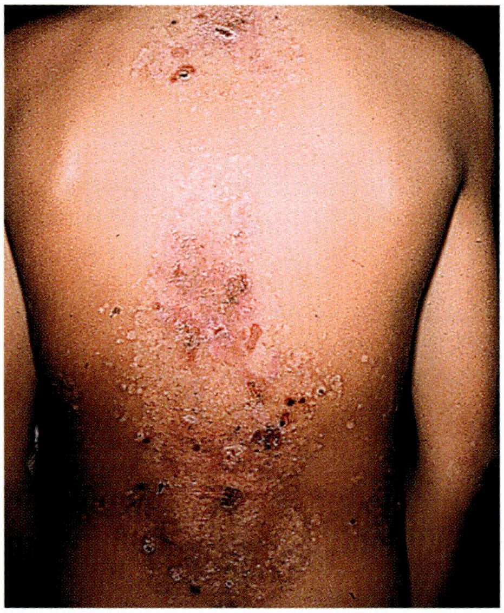

Fig. 13.6.2. Este hombre tiene varios años con epidermólisis ampollosa adquirida; es posible observar en su dorso las lesiones cicatrizales de ampollas previas que han remitido y coinciden con otras de nueva formación.

La epidermólisis ampollosa adquirida es una enfermedad autoinmune con desprendimientos subepidérmicos inducidos por el depósito de IgG en perfil lineal. El autoantígeno es la colágena VII de las fibrillas de anclaje, como en el lupus eritematoso ampolloso, pero independientemente de éste.

Se reconocen cuatro formas de presentación: 1) la forma clásica, de distribución acral, con ampollas y erosiones que cicatrizan dejando milium, pérdida del pelo de la cabeza y de las uñas; 2) la que simula un penfigoide ampolloso; 3) la que se asemeja al penfigoide cicatrizal, con afección de las mucosas conjuntival, oral, esofágica, anal, vaginal; 4) EAA tipo Brunsting y Perry (ver tema de penfigoides).

Histopatología. También al microscopio puede simular otras enfermedades ampollares subepidérmicas, como el penfigoide ya citado; pero también como la dermatitis herpetiforme, o una porfiria cutánea tardía. En la inmunofluorescencia es necesario identificar IgG y C3 linealmente en el piso de la ampolla, es decir, en el lado dérmico, para lo cual se requiere del separamiento con NaCl. Con el microscopio electrónico se ha observado que la zona de clivaje puede ser en la sublámina densa, pero también en la lámina lúcida (que se considera la zona más susceptible).

Se ha observado que el desprendimiento en la EAA es variado, ya que las enzimas proteolíticas pueden degradar cualquier zona de la membrana basal; por lo mismo, la ultraestructura no es de gran valor específico en el diagnóstico de la EAA y debemos efectuar inmunofluorescencia con la técnica mencionada e inmunoblot.

Afecta al adulto y no tiene un cuadro clínico característico ni microscópico, ya que puede adoptar por lo menos cuatro formas de presentación: la clásica, la que es similar al penfigoide ampolloso, la que es semejante al penfigoide cicatrizal y otra indistinguible del pénfigo de Brusting y Perry.

Tratamiento. La EAA no responde fácilmente a la prednisona; será necesario asociarla con la azatioprina y otros inmunosupresores.

Generalidades. La EAA lleva este nombre porque a Elliott, quien en 1895 la describió y estudió en dos pacientes adultos, le pareció semejante a las epidermólisis ampollosas, un grupo muy amplio de enfermedades hereditarias en las que la ampolla se genera por efecto traumático. Por lo mismo, se conocen también como enfermedades mecanoampollosas.

Las epidermólisis ampollosas auténticas están genéticamente determinadas; por ello se observan principalmente al nacimiento, en los primeros días de la vida, y en la edad pediátrica, aunque lógicamente es posible observarlas en el adulto, en muchos casos con secuelas y complicaciones graves, ya que no hay tratamiento.

Lecturas recomendadas

1. Hashimoto T, et al. Intercellular IgA dermatosis with clinical features of subcorneal pustular dermatosis. Arch Dermatol 1987;123:1062-1065.
2. Jenkins RE, et al. Clinical features and management of 87 patients with pemphigoid gestations. Clin Exp Dermatol 1999;24:255-259.
3. Lever WF. Pemphigus. Medicine 1953;32:1.
4. Messina M. Pénfigos. Datos estadísticos sobre su incidencia en el Servicio de Dermatología del Hospital General de México, SSA. Tesis de Posgrado en Dermatología. México: UNAM; 1983.
5. Mutasim D, Bilis M, Hawayek L, et al. Immunobullous diseases. J Am Acad Dermatol 2005;52: 1029-43.
6. Nousari H, Anhalt GJ. Pemphigus and bullous pemphigoid. Lancet 1999;354:667-672.
7. Pérez-Tamayo R. Mechanisms of disease. An introduction to pathology. 2a. ed. Chicago: Year Book Medical Publishers; 1985. p. 267-361.
8. Rico MJ. Autoimmune blistering diseases in children. Semin Dermatol 1995;14:54-59.
9. Sarmiento M, Magaña M. Lupus eritematoso ampolloso. Actas Dermatol & Dermatopatol [Mex] 2008;8:23-25.
10. Sneddon IB, Wlkinson DS. Subcorneal pustular dermatosis. Br J Dermatol 1979;100:61-68.
11. Trüeb RM, et al. Childhood bullous pemphigoid: report of a case with characterization of the targeted antigens. J Am Acad Dermatol 1999;40:338-344.
12. Vaillant L, et al. Evaluation of clinical criteria for diagnosis of bullous pemphigoid. Arch Dermatol 1998;134:1075-1079.
13. Wallach D. Intraepidermal IgA pustulosis. J Amer Acad Dermatol 1992;27:993-1000.
14. Zillikens D, et al. A novel subepidermal blistering disease with autoantibodies to a 200-kD antigen of the basement membrane zone. J Invest Dermatol 1996;106:1333-1338.

Capítulo

14

Enfermedades eritemato-escamosas y pápulo-escamosas

Sección III

Contenido

En este capítulo agrupamos las enfermedades que se manifiestan clínicamente por este tipo de lesiones; en algunas su etiología es desconocida, en otras existen factores diversos que son adyuvantes y en ocasiones determinantes.

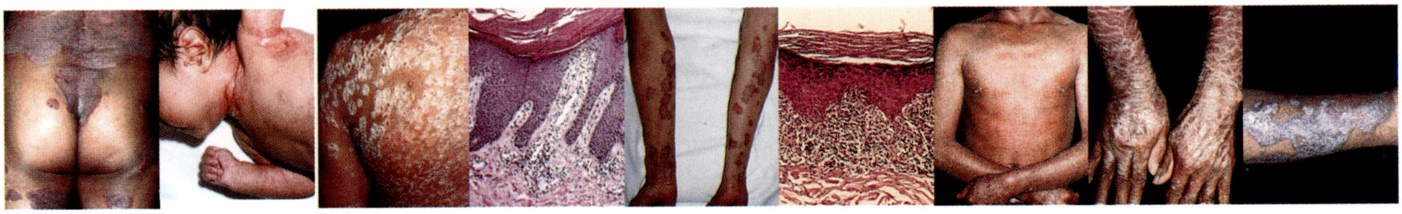

14.1 Psoriasis

Conceptos clave

- La psoriasis es una enfermedad inflamatoria, generalizada, crónica, hiperproliferativa, inducida y sostenida por linfocitos Th1, de causa desconocida, caracterizada por placas eritemato-escamosas de formas y tamaños variables.
- Hasta en un tercio de los pacientes involucra el sistema musculoesquelético y frecuentemente (30% de los pacientes) se asocia con síndrome metabólico y sus complicaciones cardiovasculares.
- Los antígenos de histocompatibilidad han permitido delinear dos tipos de psoriasis: Tipo I, de inicio temprano, antes de los 40 años, relacionada con el HLA-Cw6. Tipo II, de inicio posterior a esa edad y relacionada con el HLA-Cw2.
- Clínicamente se manifiesta por placas eritemato-escamosas de diversas formas, tamaños y localizaciones; de evolución crónica y curso oscilante.
- Al microscopio la piel exhibe hiperplasia epidérmica con capa córnea gruesa con paraqueratosis, capa granulosa disminuida o ausente, mayor número de mitosis; en la dermis los vasos papilares dilatados y tortuosos e infiltrado inflamatorio linfocitario perivascular superficial.
- Ocasionalmente se encuentran colecciones de neutrófilos en situación subcorneal ("microabscesos de Munro") o en la zona del estrato espinoso ("pústulas espongiformes de Kogoj").
- El tratamiento puede ser local o general, desde los derivados de la vitamina D-3 hasta los productos biológicos, pasando por el metotrexato y los glucocorticoides.

Definición. La psoraisis (del griego: picazón, prurito) es una enfermedad generalizada, crónica, hiperproliferativa, inducida y sostenida por linfocitos-T (Th1), de causa desconocida, caracterizada por placas eritemato-escamosas de formas y tamaños variables, que hasta en un tercio de los pacientes involucra el sistema musculoesquelético y frecuentemente (30%) se asocia con síndrome metabólico y sus complicaciones cardiovasculares (**fig. 14.1.1 a 14.1.14**).

Etiopatogenia. Ya decíamos que la causa no se conoce, aunque se han identificado ciertos estímulos desencadenantes, como algunos antígenos infecciosos, medicamentosos y quizá otros de tipo traumático. En su patogénesis se acepta que existe una clara predisposición genética, que hay una desrregulación en los mecanismos inmunológicos locales y que intervienen diversos factores ambientales que la agravan (traumatismos) o la mejoran (luz ultravioleta).

> La causa no se conoce, en su patogénesis se acepta una clara predisposición genética, con desregulación de los mecanismos inmunológicos locales y la intervención de diversos factores ambientales que la agravan (traumatismos) o la mejoran (luz ultravioleta).

El aspecto genético se refleja en datos como los siguientes: en un estudio, 65% de 117 gemelos monocigóticos tenían psoriasis y 30% de gemelos dicigóticos. Si ambos padres padecen psoriasis, hasta 50% de sus descendientes la presentan. Hay mayor correlación con ciertos antígenos de histocompatibilidad, lo que ha llevado a delinear dos tipos de psoriasis.

Tipo I, inicio temprano (antes de los 40 años de edad), de clara relación con los HLA-Cw6, B57, DR7 (y los haplotipos DQB1*0701-2, DQA1*0201, particularmente DQB1*0303) y evidente segregación familiar. Tipo II, de inicio posterior a esa edad, menos grave, sin segregación familiar y una estrecha asociación con el HLA-Cw2.

En las lesiones de psoriasis el tiempo del ciclo celular del queratinocito está reducido unas ocho veces, ya que dura aproximadamente 36 horas, en contraste con las 311 horas de la piel normal; el número de células en proceso de división es del doble, lo que resulta en un epitelio hiperplásico, ya mencionado.

> En las placas de psoriasis el tiempo del ciclo celular del queratinocito está reducido unas ocho veces, ya que dura aproximadamente 36 horas, en contraste con las 311 horas de la piel normal.

Los factores celulares, subcelulares y moleculares tienen auge dentro de las hipótesis patogénicas actuales. Las células que constituyen el infiltrado son, en orden cronológico, macrófagos, linfocitos y neutrófilos. La migración de linfocitos-T a la piel psoriásica está mediada por receptores en las células endoteliales del plexo papilar dérmico, las que a su vez tienen mayor expresión de la molécula 1 de adhesión intercelular o ICAM-1 y de selectina-E; se sabe que hay expansión oligoclonal de linfocitos CD4 (cooperadores) y CD8 (supresores), y se sugiere la presencia de algunos antígenos responsables de estas expansiones celulares.

Uno de los primeros cambios es la dilatación y proliferación de los vasos sanguíneos papilares y la formación de vénulas poscapilares altas, delimitadas por células endoteliales cuboidales o columnares especializadas, que van a facilitar el tránsito de linfocitos-Th1; la angiogénesis es estimulada por factores como la interleucina-8 y el factor transformador del crecimiento + o TGF-α.

El mecanismo conocido hasta estos días se puede resumir en esta forma: el estímulo es captado por la célula de Langerhans ("inmadura") en la epidermis, la que pasa a un estado de activación y maduración y migra a los ganglios linfáticos, en donde se lleva a cabo una interacción molecular con el linfocito-T, que pasa así a ser activado. Éste adquiere el "receptor de casa" (*homig receptor*), en este caso de la piel, que se conoce como antígeno cutáneo asociado al linfocito (CLA) y entonces se diferencia en linfocito-T (supresor/citotóxico o cooperador/inductor) tipo 1. Las células T de memoria con CLA+ entran a la circulación y son así capaces de salir a través de los vasos sanguíneos en la piel, justo en los sitios de inflamación; ya en la dermis, o en

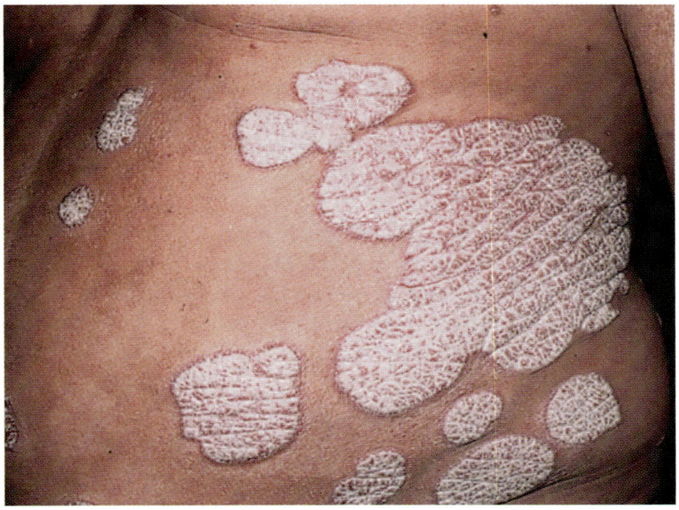

Fig. 14.1.1 Psoriasis en placas; obsérvense éstas de diversos tamaños en el abdomen, resalta la escama gruesa y adherente que confiere a las placas un aspecto blanco característico.

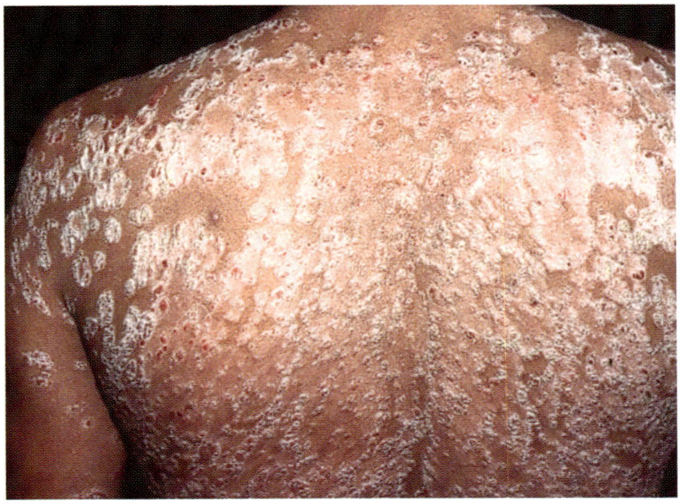

Fig. 14.1.2 Psoriasis numular; las placas son menores, como monedas, incontables.

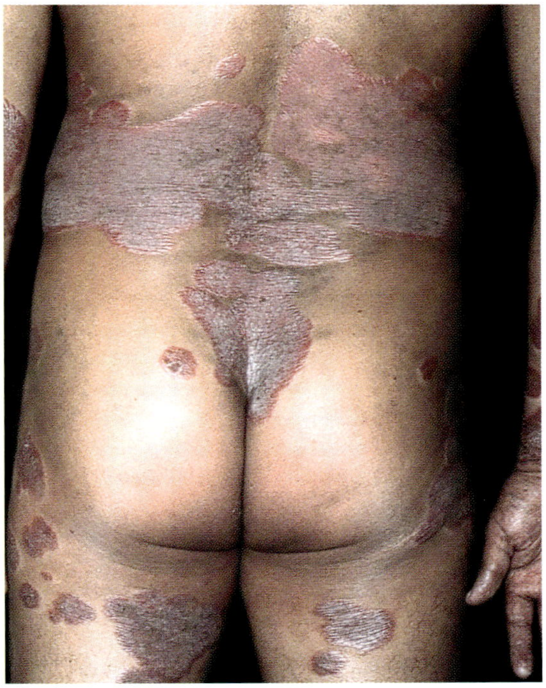

Fig. 14.1.3 Psoriasis en placas de diversos tamaños, poco escamosas, que reflejan mejor el aspecto eritematoso.

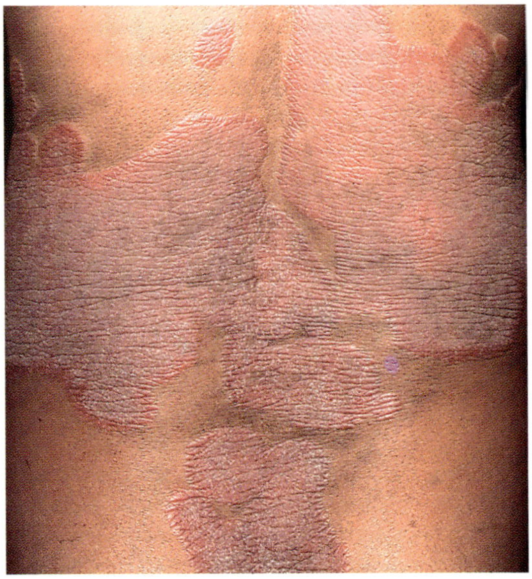

Fig. 14.1.4 Mismo paciente de la figura anterior; las amplias placas en la cintura permiten visualizar el dibujo normal de la piel.

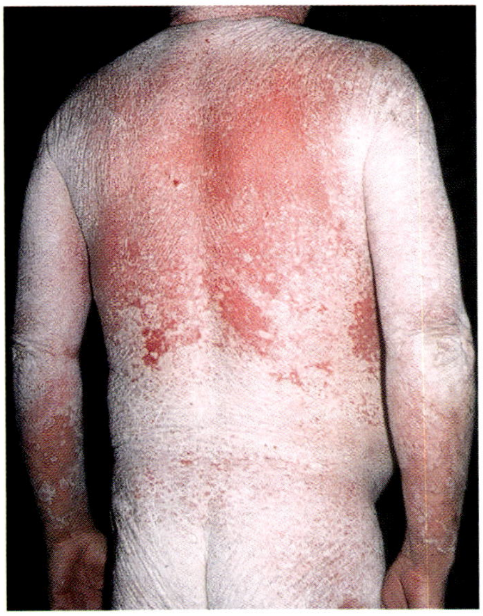

Fig. 14.1.5 Psoriasis eritrodérmica, con aspecto "yesoso" peculiar, sin antecedentes de uso de esteroides, lo que demuestra que la eritrodermia sólo es una parte de la evolución natural de la enfermedad en algunos sujetos.

la epidermis, se activan para liberar citocinas o ejercer otras funciones por virtud de su encuentro con el antígeno o estímulo iniciador. La psoriasis en una enfermedad en la que los linfocitos-T1 están expandidos y sus acciones efectoras en la piel involucran la liberación de IFN-τ y FNT.

El estímulo antigénico (desconocido aún) es captado por la célula de Langerhans ("inmadura") en la epidermis, que pasa a un estado de activación y migra a los ganglios linfáticos donde se lleva a cabo una sinapsis inmune con el linfocito-T que regresa a la piel, la infiltra y produce citocinas que desarrollan los cambios patológicos.

En las respuestas inmunes de otros tipos el antígeno por lo general es eliminado y tal respuesta cesa, pero en la psoriasis la infiltración por linfocitos-T y las respuestas efectoras persisten crónicamente.

En cuanto a las moléculas involucradas, se ha documentado la presencia de algunas citocinas, como la interleucina-2 (IL-2), la IL-8 y el factor de necrosis tumoral-α (TNF-α), que están sobreexpresadas en la piel psoriásica. De gran relevancia es el factor fibroblástico, sin el cual la epidermis no prolifera de igual forma.

Caracteres clínicos. En nuestro medio parece ser menos común que en otros países, pues se llega a considerar que afecta de 1 a 3% de la población caucásica en Europa y en Norteamérica; en Asia también es menos frecuente y en la raza negra es rara. En un estudio realizado en los Estados Unidos en 1998, la psoriasis ocupó el séptimo lugar de frecuencia entre los motivos de consulta, con 3.7%.

En nuestro medio no hay datos estadísticos recientes sobre este aspecto, pero podemos decir que en la consulta dermatológica pediátrica del Hospital General de México ocupa el lugar 26 de frecuencia, con 0.52%; aunque es más común en el adulto, en la consulta dermatológica de éstos, en el mismo hospital, no llega a figurar entre las 10 enfermedades más frecuentes (**figura 19.3.2**).

Las lesiones de la psoriasis se inician como pápulas en cuya superficie hay escama; la enfermedad puede conservar esta morfología papulosa; o bien, al crecer y/o confluir dichas pápulas se forman las placas, que toman un aspecto eritematoso e infiltrado, con escama gruesa, adherente, micácea (como la mica) y más o menos abundante. Por lo general son ovales y circulares, pero llegan a ser lineales; presentan diversos tamaños, usualmente de varios centímetros, al grado de que en ocasiones pueden involucrar un segmento corporal, o la totalidad de la piel (**figura 14.1.1 a 14.1.6**).

La topografía usual o más frecuente es en la piel cabelluda y las salientes óseas, como los codos y las rodillas. No obstante, la disposición de las lesiones es muy variable, localizada en sólo un segmento, como por ejemplo: la piel cabelluda, o sólo en la cara, o la zona del pañal; o bien diseminada en estas dos regiones, o sólo en codos y rodillas, etcétera.

Además de esta forma de psoriasis *clásica*, o *vulgaris*, o en placas, muy común en el adulto, existen otras variedades clínicas:

La forma denominada "en gotas", o psoriasis *guttata*, se caracteriza precisamente por pápulas de 2 a 10 mm, circulares, en gran número y que surgen de manera súbita; es bilateral e irregularmente simétrica; esta variedad es la más común en los niños y con frecuencia está asociada con infección faríngea por *Streptococcus pyogenes* (**figura 14.1.6**).

La *psoriasis* de pequeñas placas o *numular* (*nummulus* significa moneda) adopta en un principio la misma distribución de la *guttata*, pero se diferencia de ésta en que no surge súbitamente; además, su respuesta al tratamiento es más difícil y no se asocia con infección faríngea estreptocócica (**figura 14.1.2**).

Existen diversas formas clínicas de psoriasis: en gotas, en placas de tamaño variado, la flexural o inversa, la facial, la pustulosa, la eritrodérmica.

La psoriasis flexural o inversa es una forma clínica en la cual las lesiones se sitúan en los pliegues de flexión, como las axilas, las ingles, el pliegue interglúteo y otros, más que en los pliegues de extensión. No se observa escama o es mínima; frecuentemente estos pacientes son mal diagnosticados, y en consecuencia son mal tratados con terapéuticas erróneas. Es obligado efectuar la biopsia (**figura 14.1.7**).

La *psoraisis facial* es poco frecuente, se presenta con afectación ungueal y articular y se considera una forma grave y refractaria al tratamiento.

Psoriasis pustulosa. En nuestra opinión, ésta es una categoría de psoriasis con variaciones en el tema, cuyos nombres poco descriptivos y epónimos no han hecho más que confundir al estudiante: "de Von Zumbusch"; "de Sneddon-Wilkinson"; "impétigo herpetiforme"; las "bacerides de Andrews"; la "psoriasis pustulosa palmoplantar de Berber" o "dermatosis pustulosa acral"; "psoriasis tipo anular" y la "acrodermatitis continua de Hallopeau", son todas parte de la misma psoriasis pustulosa (**figura 14.1.8 a 14.1.10**).

Las pústulas son dolorosas, duran de 3 a 5 días y remiten para dar paso a nuevos brotes, que se acompañan de síndrome febril.

Estas formas de psoriasis pustulosa son más comunes en el adulto y más bien raras en el niño. Pueden presentarse como placas eritemato-escamosas o preceder a éstas; la lesión elemental obviamente es la pústula, estéril, de situación subcorneal. Existen varias formas reconocibles sólo por su topografía: la localizada (p. ej., en palmas y plantas, **figura 14.1.10**) y la generalizada.

Las pústulas son en ocasiones dolorosas; duran de 3 a 4 días y remiten para dar paso a nuevos brotes, que se acompañan de síndrome febril. Decíamos que son más propias de la edad adulta, aunque excepcionalmente se han reconocido también en niños de 2 a 10 años de edad, que tienden posteriormente a desarrollar psoriasis vulgar.

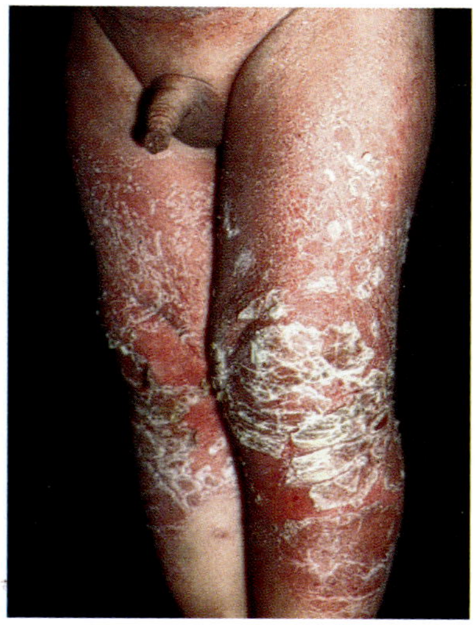

Fig. 14.1.6 Niño con psoriasis en placas; por lo general en la edad pediátrica las placas son de menor tamaño y se asocian con la presencia de *S. pyogenes* en la faringe.

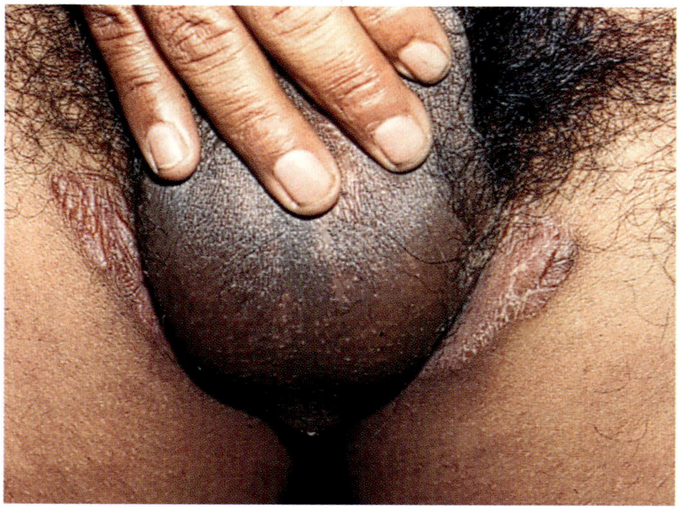

Fig. 14.1.7 Placas de psoriasis inversa en los pliegues de flexión; usualmente no exhiben el aspecto escamoso propio de la enfermedad.

La eritrodermia psoriásica es una forma generalizada o universal de psoriasis, que por causas no conocidas se presenta en una proporción de pacientes en algún momento de su evolución, es decir, como parte de la historia natural de la enfermedad, independientemente del tratamiento recibido.

En la forma localizada, las manifestaciones generales son menores y predominan las pústulas con dolor en las manos y en los pies. En todos los tipos de psoriasis pustulosa se aconseja la toma de biopsia.

La *eritrodermia psoriásica* es una forma generalizada o universal de la psoriasis, que por causas no conocidas se presenta en una proporción de pacientes en algún momento de su evolución, es decir, como parte de la historia natural de la enfermedad, independientemente del tratamiento recibido. La idea de algunos médicos en el sentido de que la eritrodermia se debe al uso de glucocorticoesteroides no tiene fundamento. Por lo general se desarrolla cuando la psoriasis está ya establecida, pero también puede ser su forma de inicio (**figura 14.1.5**).

En el paciente con *eritrodermia psoriásica* habrá de hacerse el diagnóstico diferencial con la eritrodermia por otras causas: medicamentos, linfomas, dermatitis atópica u otras dermatosis y como manifestación paraneoplásica. Además es de la mayor importancia porque el estado eritrodérmico produce pérdida de proteínas, desequilibrio electrolítico y de la termorregulación, así como predisposición a infecciones.

La afección de las uñas es común en el paciente con psoriasis; se calcula que las uñas de las manos están afectadas hasta en 50% de los pacientes y las de los pies hasta en 35%. Se observan depresiones puntiformes, decoloración amarilla, ruptura u onicólisis, engrosamiento, onicodistrofia y onicomadesis.

La *psoriasis congénita* es excepcional y para establecer su diagnóstico adecuadamente se requiere de un buen estudio histopatológico, pues algunas otras enfermedades, como la dermatitis del pañal, la dermatitis seborreica y la candidosis, pueden ser muy semejantes y llevar a una mala interpretación.

La *psoriasis de la zona del pañal* se ha cuestionado, pero con seguridad existe también esta variedad, aunque es muy rara; también existe el riesgo de una inadecuada interpretación clínica, pues existen otras entidades que involucran la zona del pañal y que tienen un aspecto psoriasiforme: las dermatitis psoriasiformes de la zona del pañal (véase dermatitis de la zona del pañal); también para esta variedad es obligado efectuar el estudio histopatológico.

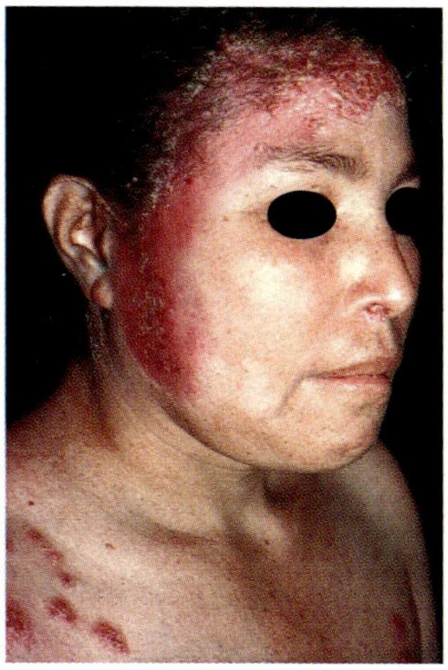

Fig. 14.1.8

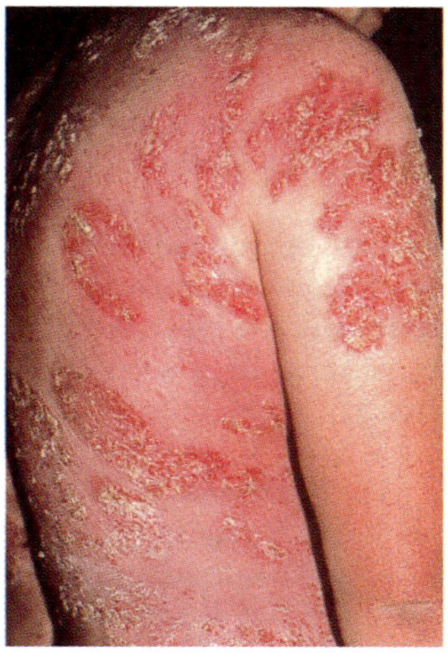

Fig. 14.1.9

Fig. 14.1.8 Forma pustulosa de la psoriasis en una mujer embarazada; también se conoce como "impétigo herpetiforme". Requiere tratamiento sistémico. **Fig. 14.1.9** Este paciente muestra la denominada psoriasis de Von Zumbusch, que sólo es una expresión más de la psoriasis pustulosa generalizada.

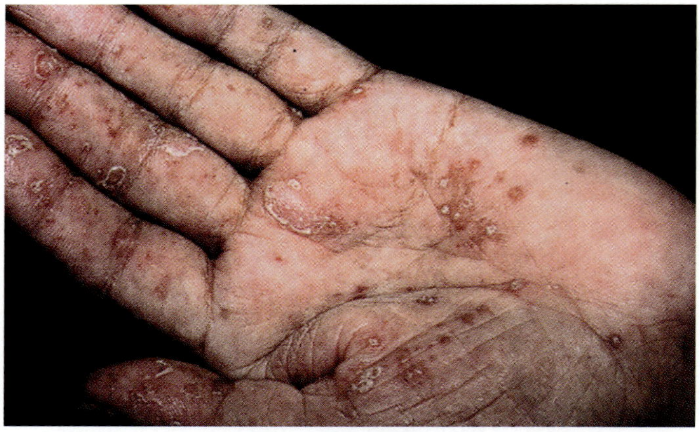

Fig. 14.1.10 Pústulas en las palmas, otra manifestación de la psoriasis pustulosa. También se le conoce como "dermatosis pustulosa acral".

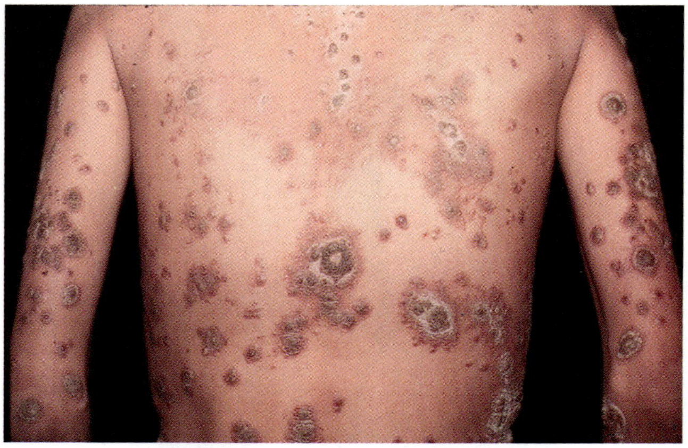

Fig. 14.1.11 Psoriasis rupioide, forma muy rara, en la que las placas forman gruesas escamas cónicas que recuerdan a la rupia (moneda usada en la India y Pakistán).

La *psoriasis eruptiva* es aquella que súbitamente se presenta con placas de eritema y escama, usualmente de pocos milímetros de diámetro. Una forma poco común es la psoriasis rupiácea o rupioide, en la que se generan escamas muy gruesas y acuminadas que recuerdan a la rupia (**fig. 14.1.12 a 14.1.15**).

La afección de las uñas no es rara en el paciente con psoriasis; el cambio más común es la presencia de depresiones puntiformes, de 1 mm en la lámina ungueal ("pozos psoriásicos"), que también se ven en la alopecia areata y en la dermatitis atópica (**figura 14.1.12 a 14.1.15**).

Se calcula que las uñas de las manos están afectadas hasta en 50% de los pacientes y las de los pies hasta en 35%. Sin embargo, esto es variable; por ejemplo, en un estudio entre niños menores de dos años de edad con psoriasis se encontró que la afección ungueal alcanzó 79%.

Otros cambios son decoloración amarillenta, ruptura u onicólisis y engrosamiento, que es más evidente en la porción interna de la uña y que se conoce como "queratina subungueal", onicodistrofia y pérdida total de las uñas (**figura 14.1.13 a 14.1.15**).

La denominación "falsa tiña amiantácea" no es un diagnóstico nosológico; es una antigua expresión clínica para hacer referencia a la piel cabelluda con escama abundante y adherente, como se llega a ver en la psoriasis, o en la dermatitis seborreica.

El fenómeno de Köbner es la reproducción isomórfica de las lesiones tras la estimulación mecánica o traumática, como lo es el rascado o la presión de la ropa. No se sabe cuál es su mecanismo y se observa no sólo en la psoriasis, sino en otras enfermedades, como el vitíligo, el prurigo y el liquen plano.

Artritis psoriásica. Es tan común en el adulto como en el niño; en un porcentaje variable de los enfermos precede a las lesiones cutáneas con afectación de una o pocas articulaciones, es decir, es mono o pauciarticular y sólo raramente llega a ser poliarticular. Hasta en un 30% de estos pacientes hay relación con la sacroileítis y/o la espondilitis.

En los niños con artritis psoriásica se encuentra una elevada prevalencia de HLA-A2, en contraste con la alta prevalencia del HLA-B27, Bw39 y Cw6 del adulto; el HLA-B17 está incrementado en ambos grupos de edad. El pronóstico es variable, sin embrago el curso no es tan favorable como tradicionalmente se consideraba.

> La histopatología de la psoriasis es tan característica que se considera un arquetipo, el perfil psoraisiforme: hiperplasia epidérmica, adelgazamiento suprapapilar, hiperqueratosis con paraqueratosis y disminución de la capa granulosa; los vasos se ven dilatados, elongados y tortuosos con infiltrado linfocitario ocasionalmente con neutrófilos.

Histopatología. Es tan característica que se considera un arquetipo en la patología de la piel: el perfil psoriasiforme. A la vez es una enfermedad no siempre fácil de diagnosticar, precisamente porque son numerosas las entidades patológicas que la simulan (**figura 14.1.15**).

En las lesiones de psoriasis bien establecidas se observa hiperplasia epidérmica psoriasiforme, es decir, que los procesos interpapilares crecen de manera casi uniforme, con adelgazamiento de las porciones suprapapilares, hiperqueratosis con paraqueratosis y disminución de la capa granulosa; los vasos de las papilas dérmicas están dilatados, elongados y tortuosos, en asociación con un infiltrado linfocitario perivascular superficial, en ocasiones con neutrófilos. Está demostrada la coexistencia de células de Langerhans y células indeterminadas en el infiltrado, aunque no se identifican con las técnicas histológicas de rutina. Con cierta frecuencia vemos neutrófilos también en la capa córnea, o bien formando pústulas de situación subcorneal: los microabscesos de Munro; si los abscesos se forman en el estrato espinoso se denominan pústulas espongiformes de Kogoj. En las formas pustulosas dichos microabscesos de Munro alcanzan mayor expresividad.

Los cambios histopatológicos en la psoriasis reflejan mucho de su patogenia: un recambio epidérmico acelerado que está representado por la hiperplasia, en la que no se observa capa

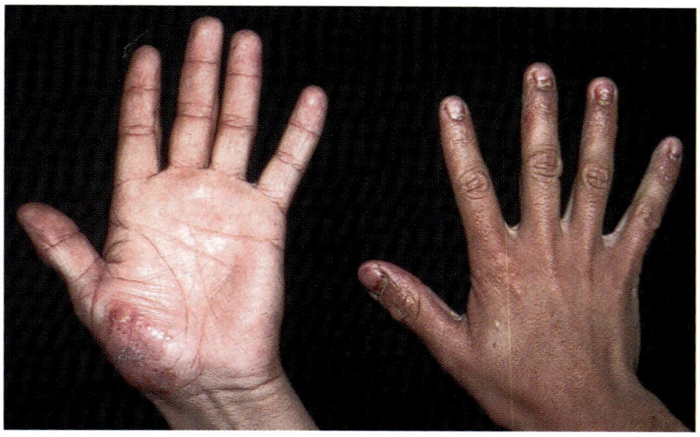

Fig. 14.1.12 Psoriasis de las uñas con una placa eritematopustulosa en una palma.

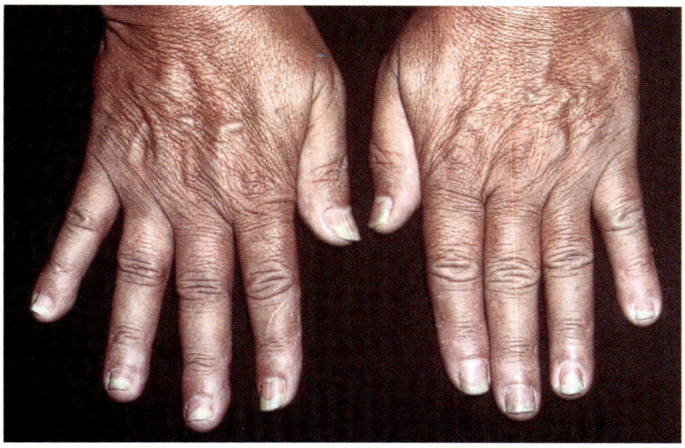

Fig. 14.1.13 Las diez uñas de las manos están afectadas en esta paciente con psoriasis; se muestran amarillas y desprendidas de sus respectivos lechos ungueales.

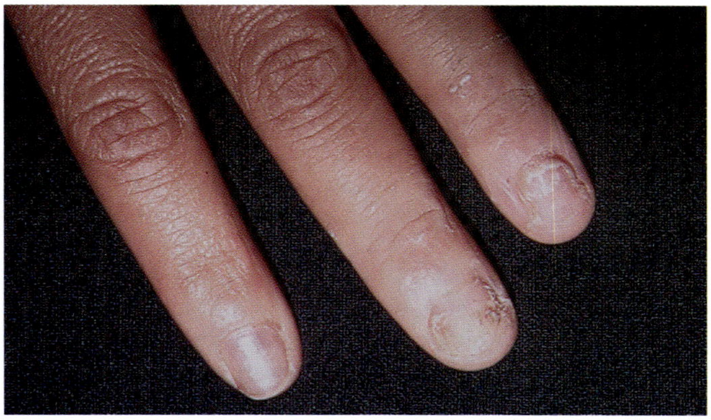

Fig. 14.1.14 Pozos psoriásicos en el índice y onicólisis en los dedos medio y anular.

granulosa porque los queratocitos no acumulan suficiente queratohialina o precursores de la queratina que van a constituir la capa córnea; ésta a su vez se acumula (la hiperparaqueratosis) porque ni se desprende en finas escamas (sino gruesas), ni sus células tienen la capacidad normal de perder sus núcleos. La intensidad del infiltrado inflamatorio va en relación directa con la actividad de la enfermedad.

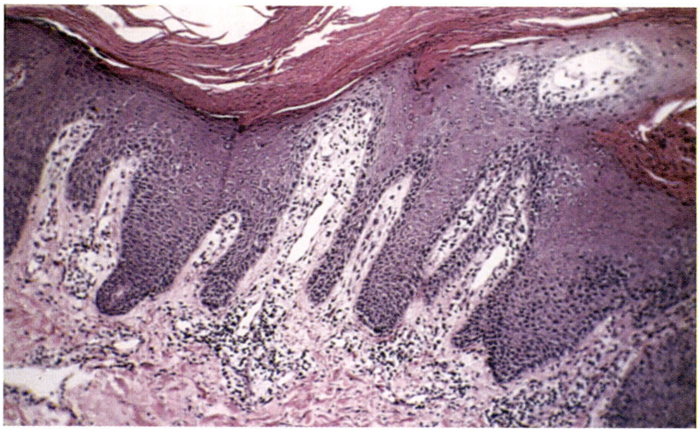

Fig. 14.1.15 Histopatología característica de la psoriasis: hiperplasia epidérmica, hiperqueratosis con paraqueratosis, disminución de la capa granulosa, vasos papilares tortuosos y dilatados en asociación con un infiltrado linfocitario perivascular superficial; puede haber neutrófilos en el infiltrado y eventualmente también en la epidermis, lo que se conoce como abscesos de Munro y pústulas de Kogoj.

El diagnóstico de la psoriasis es clínico: presencia de placas de eritema y escama micácea que casi nunca son pruriginosas; no obstante será necesario el estudio de la biopsia en ciertas forma de la enfermedad: la localizada a la piel cabelluda, la inversa o flexural, la pustulosa, la eritrodérmica.

Todo esto tiene una dinámica y por lo mismo hay diferencias de acuerdo con el tiempo de evolución de cada lesión. En un principio surgen la dilatación y la congestión de los vasos papilares y el infiltrado linfocitario, exocitosis de algunos linfocitos hacia la epidermis y espongiosis; sigue la formación de paraqueratosis y la presencia de neutrófilos, que en la epidermis se asocia con las zonas de paraqueratosis; se advierten figuras de mitosis en el estrato basal y se inicia la hiperplasia epidérmica.

Diagnóstico. El diagnóstico de la psoriasis es clínico: presencia de placas de eritema y escama micácea que casi nunca son pruriginosas. En el pasado se recurría a algunas maniobras, como el signo de Auspitz o "del rocío sangrante", en el que se levanta súbitamente un bloque de escama que provoca sangrado en pequeñas gotas, que representan los vasos tortuosos, muy superficiales y dilatados de las papilas dérmicas.

No obstante, será necesario el estudio histopatológico en ciertas formas de la enfermedad, como las arriba mencionadas: la localizada en la piel cabelluda, la flexural o inversa, la pustulosa y la eritrodérmica. Pero también está indicado en otras formas de psoriasis que pueden causar duda al clínico, y a veces será necesario efectuar el estudio histopatológico.

En el diagnóstico diferencial se deberá tener en cuenta a la dermatitis numular; a la micosis fungoide en etapa temprana; a las tiñas (tanto de piel como de uñas), a la candidosis (obligadamente con la psoriasis inversa); a la sífilis secundaria; a la pitiriasis rosada y a las pitiriasis liquenoideas (con las formas de psoriasis *guttata*). La dermatitis seborreica con frecuencia se confunde con la psoriasis de la piel cabelluda, con el síndrome de Reiter (que muy probablemente no sea sino una expresión de la misma psoriasis), y particularmente con la eritrodermia psoriásica, que debe ser diferenciada de otras formas de eritrodermia.

En el diagnóstico diferencial se deberá tener en cuenta a la dermatitis numular, a la micosis fungoide en etapa temprana, a las tiñas (tanto de piel como de uñas), a la candidosis, a la sífilis secundaria, a la pitiriasis rosada y a las pitiriasis liquenoideas.

Insistimos en no perder de vista las comorbilidades que la acompañan: diabetes mellitus, obesidad, dislipidemia, glucemias anormales, hipertensión arterial y aún la posible integración del síndrome metabólico.

Una vez hecho el diagnóstico, es indispensable hoy en día el uso de escalas para valorar objetivamente la gravedad de la enfermedad, como el denominado *PASI* (por sus siglas en inglés), que es el Índice de Severidad o Gravedad y Área de la Psoriasis, que incluye: eritema, escama e induración de las placas y se gradúa del 0 al 72.

Tratamiento. El tratamiento de la psoriasis es muy variado, lo que refleja que no existe un medicamento realmente eficaz.

Desde un principio debe ir dirigido de acuerdo a la gravedad de la enfermedad. Se deberá empezar con los queratolíticos tópicos: urea a 10, 20 o 30%, según se requiera. El ácido salicílico en crema fría ("*cold-cream* salicilado") de 2 a 3%; la antralina a 0.4 y 2%; y el piritionato de zinc al 0.2%.

Los glucocorticoides tópicos de mediana a alta potencia podrán ser utilizados de acuerdo con la experiencia del médico, ya sea aislados o en combinación con otros compuestos. Actualmente contamos con los derivados de la vitamina-D-3, el calcipotriol y el tacalcitol; en vehículos para aplicación local son de relativo beneficio.

Se ha usado también la acitretina (otro retinoide) con resultados satisfactorios en ocasiones, tanto en niños como en adultos con formas graves de la enfermedad. En la mujer que desee embarazarse es necesario que espere al menos cuatro años después de la última toma del retinoide, ya que tiene un alto efecto teratogénico.

El tratamiento conocido como *PUVA* (por sus iniciales de psoralenos con luz ultravioleta de onda larga) es muy útil y con cierta frecuencia brinda resultados favorables; dado que la mayor parte de nuestra población no tiene acceso a las cabinas de luz ultravioleta artificial, se recomienda su exposición a la luz natural; es decir, a la luz del sol ("*PUVAsol*"), al medio día (entre las 11 y las 13 horas), 2 horas después de haber ingerido el 8-metoxipsoraleno por vía oral, en dosis de 0.4 mg/kg/día, 2 o 3 días separados de la semana.

El uso de la luz ultravioleta de onda media (UVB) de banda angosta, denominado también "fototerapia ultravioleta selectiva" (por sus siglas en inglés, *SUP*), es también de utilidad.

Los esteroides sistémicos en general no se recomiendan para la psoriasis, excepto en algunos casos, como la psoriasis eritrodérmica o la artropática con incapacidad funcional grave.

Otros, como el metotrexato y la ciclosporina, se han usado en las formas moderadas y graves, principalmente el primero, que ya ha pasado la prueba del tiempo y ha demostrado su beneficio, no sólo en la psoriasis artropática; aunque no debe perderse de vista que es hepatotóxico y mielotóxico. La ciclosporina se usa en el adulto, aún no se recomienda en el niño.

De gran beneficio y amplio impacto ha sido la llegada de los denominados agentes biológicos; son un grupo de proteínas elaboradas por tecnología recombinante, dirigidas específicamente en contra de alguna de las moléculas involucradas en la patogenia de la enfermedad, como el factor de necrosis tumoral (FNT=*TNF*), citocina identificada como central en el desarrollo de la psoriasis, no sólo la psoriasis artropática; o bien en contra de algunas interleucinas (IL-13, IL-20).

Es factible su uso también en niños con psoriasis graves y refractarias a otros medicamentos; en particular el etanercept, que ha sido aceptado para su uso en este grupo de edad.

A la fecha existen los siguientes: etanercept, que está formado por el Fc de la IgG1 con el dominio del receptor del FNT y neutraliza la fracción soluble del propio FNT-α; el alefacept también está formado por el Fc de la IgG1 con el dominio extracelular del antígeno-3-de función leucocitaria (LFA-3), bloqueando así la sinapsis inmune. Estos dos productos biológicos se conocen como proteínas de fusión.

El efalizumab es un anticuerpo monoclonal humanizado que interfiere con la activación del linfocito, citotoxicidad y tráfico en la piel. El infliximab es un anticuerpo quimérico que neutraliza al FNT-α, tanto soluble como membranal.

El adalimumab es ya un anticuerpo monoclonal humano que neutraliza también al FNT-α en sus dos fracciones.

Generalidades. La psoriasis es una enfermedad que aunque no lleva a la muerte, sí es desgastante y desesperante, no sólo para quien la sufre, sino también para la familia y para el dermatólogo comprometido con su paciente, pues con frecuencia recurre a todas las medidas terapéuticas, en ocasiones sin mayor beneficio. La calidad de vida del enfermo con psoriasis se llega a ver muy deteriorada.

La psoriasis es muy antigua, pues las primeras descripciones se reconocen en el *Corpus hippocraticum*, valioso documento aparentemente escrito por el propio Hipócrates, quien vivió 400 años antes de Cristo y usó los términos psora y lepra para referirse a trastornos que pudieran corresponder a la misma enfermedad, psoriasis.

Más tarde, en el primer siglo de nuestra era, Aurelio Cornelio Celso, quien escribió un tratado sobre arte militar, retórica, medicina y otros temas, identificó alrededor de 40 diferentes dermatosis, una de las cuales fue caracterizada por Robert Willan (1757-1812, considerado el padre de la dermatología británica) como psoriasis.

Willan interpretó dos entidades psoriasiformes: una forma discoide o *lepra Graecorum*, y una forma policíclica y confluente o psora leprosa. Más tarde, Ferdinand von Hebra (1816-1880), maestro de la escuela vienesa, uno de los grandes precursores de la dermatopatología y discípulo de Karl von Rokitansky, en correlación clínico-patológica demostró que las formas descritas por Willan eran una sola enfermedad, con diferencias sutiles en su topografía y morfología clínicas.

14.2 Pitiriasis rosada

Conceptos clave

- La pitiriasis rosada (PR) de Gibert (1860) es una enfermedad inflamatoria de la piel, de causa desconocida, hipotéticamente condicionada por el herpesvirus humano 7.
- Se caracteriza por placas ovales o circulares, de 0.5 a 2 cm, de color rosado y fina escama, que surgen en el tronco y raíces de miembros; excepcionalmente involucra la cara.
- El diagnóstico es clínico y debe encontrarse el collarete periférico de escama con la parte central resolutiva en al menos dos placas.
- La placa "madre" o heraldo, que no siempre es la de mayor tamaño, aparece al menos dos días antes de la erupción generalizada en 40 a 60% de los pacientes.
- En la histopatología hay espongiosis con un infiltrado linfocitario perivascular superficial con eritrocitos extravasados. En la placa heraldo el infiltrado también es profundo.
- El tratamiento no se requiere o es sintomático.

Definición. Enfermedad inflamatoria de la piel, de causa desconocida, caracterizada por la aparición súbita de lesiones en forma de placas eritematoescamosas, de color rosado, ovales o circulares, que miden de 0.5 a 2 cm, que se asientan en el tronco y las raíces de los miembros y que autoinvolucionan en 6 a 8 semanas como promedio (**figura 14.2.1 y 14.2.2**).

Etiopatogenia. Su causa no se conoce, pero existe la hipótesis viral desde hace muchos años, mencionando quizá el herpesvirus 7, sin poderse demostrar. Ciertos caracteres, como el que muy raramente repita en la misma persona, que ocasionalmente la presente más de un miembro de la familia, su morfología y su curso clínico, semejan una enfermedad exantemática. Sin embargo, el hecho de que excepcionalmente se presente de manera simultánea o sucesiva en diversas personas de un grupo o familia y la falta de evidencia plena, como la incapacidad para aislar el virus, no apoyan esta hipótesis.

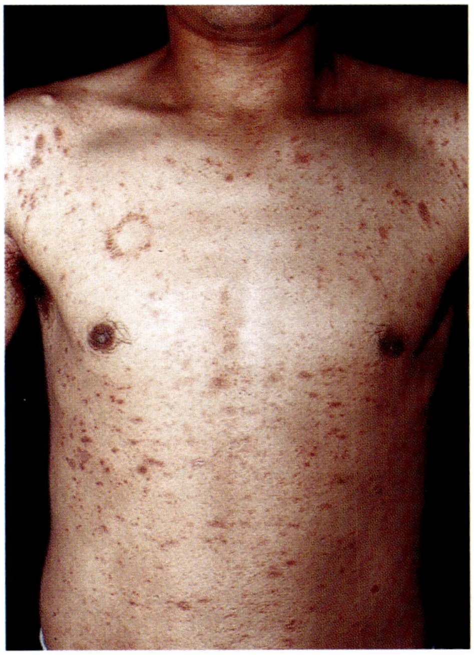

Fig. 14.2.1 Pitiriasis rosada florida: incontables placas ovales eritematoescamosas que fueron precedidas por una de mayor tamaño en la zona pectoral derecha: lesión "madre" o "heraldo".

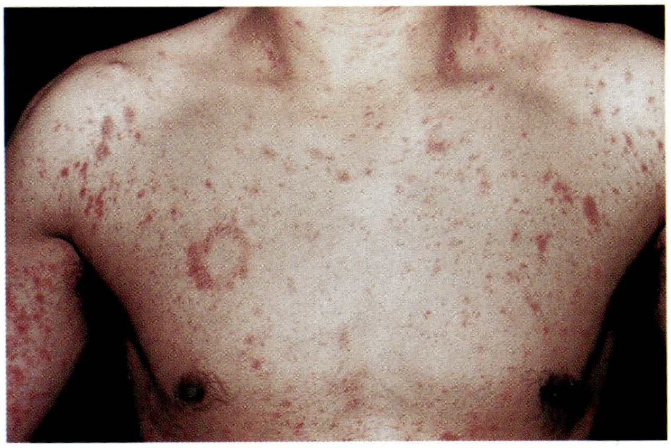

Fig. 14.2.2 Acercamiento de la figura anterior, en la que es posible observar con mayor detalle los caracteres morfológicos de la pitiriasis rosada; resalta la placa "heraldo".

Otros factores, como algunos medicamentos, pueden producir erupciones con morfología similar. Su ocasional coexistencia con el acné, la dermatitis atópica y la dermatitis seborreica, probablemente son más anecdóticos, ya que no hay evidencia de su asociación causal.

La erupción de la PR en general dura de 2 a 12 semanas como regla y las lesiones en particular de 6 a 8 semanas; por lo mismo no es necesario el tratamiento.

Caracteres clínicos. Es más frecuente en la mujer (de la primera a la cuarta década) que en el hombre; su topografía característica es en la piel del tronco y en las raíces de los miembros; es decir, rara vez involucra la piel de la cabeza aunque sí la del cuello; no va más allá de los codos y casi nunca rebasa la cintura pélvica (**figura 14.2.1**).

Sin embargo, hay formas atípicas; por ejemplo, aquella con lesiones en distribución acral. La pitiriasis rosada es muy versátil en su expresividad clínica y no pocas veces representa un reto diagnóstico, aun para el clínico avezado.

Las placas eritematoescamosas son de color rosado, aun en nuestra población de piel morena; de manera característica son de forma oval y miden de 0.5 a 1 o 2 cm de eje mayor. Sólo la lesión "madre" o lesión "heraldo", que es la primera en surgir y que el paciente usualmente identifica con precisión, llega a medir varios centímetros y se palpa más infiltrada (**figura 14.2.2**). Ésta también es un signo de ayuda en el diagnóstico. Las lesiones de la pitiriasis rosada exhiben una escama fina en su superficie; ocasionalmente exhiben un puntilleo purpúrico.

Hay presentaciones atípicas: de distribución acral, de aspecto purpúrico y de tipo vesiculoso, principalmente en niños.

La erupción es totalmente benigna; usualmente dura unas ocho semanas y autoinvoluciona, para repetir sólo de manera excepcional; el inicio por lo regular es súbito, de manera tal que en las dos primeras semanas el número de lesiones se incrementa con rapidez y es usualmente el momento en que el paciente se presenta a consulta.

Por lo general es asintomática, pero algunos pacientes manifiestan prurito, que llega a ser muy intenso.

En un estudio de 247 pacientes con PR, 18% tuvieron prurito intenso, 36% tuvieron prurito moderado, 23% tuvieron prurito mínimo y 22% no lo tuvieron.

Diagnóstico. La forma y topografía de las placas de eritema y escama permiten sospechar el diagnóstico. Al examinar la parte posterior del tronco del paciente es posible apreciar que las lesiones se disponen simétricamente en líneas oblicuas (como "árbol de navidad"). Si se identifica la lesión "heraldo", entonces el diagnóstico está establecido.

El color rosado de las lesiones y el curso rápido de la enfermedad son datos de gran ayuda diagnóstica. La biopsia de piel está indicada en aquellos casos dudosos, en los casos de repetición y en los muy pruriginosos.

El diagnóstico diferencial debe hacerse con la psoriasis, con la rubéola y con el secundarismo luético (pápulas eritomatoescamosas). En la etapa inicial de la pitiriasis rosada, la lesión "madre" o lesión "heraldo" debe diferenciarse de la tiña del cuerpo.

Histopatología. Es bastante característica: se observa una dermatitis espongiótica con grados variables de hiperplasia epidérmica, zonas de paraqueratosis en asociación con plasma en la capa córnea; en la dermis un moderado infiltrado inflamatorio linfocitario perivascular superficial, frecuentemente con eritrocitos extravasados.

Tratamiento. Debe ser conservador; de hecho no se requiere, ya que la erupción remite de modo espontáneo. Si hubiera prurito, se puede prescribir un antihistamínico por vía oral (hidroxicina, clorfenamina, cetirizina, loratadina, etc.) y un queratolítico suave por vía tópica, como por ejemplo la urea a 10 o 20% en crema o en loción.

Aunque no se requiere tratamiento, se ha encontrado de utilidad el sistema PUVA, así como la eritromicina y el aciclovir, ambos por vía oral.

La exposición a la luz solar (ultravioleta) es benéfica y a veces en combinación con psoralenos por vía oral (PUVA). No recomendamos el uso de esteroides tópicos, porque se retrasa la involución de las lesiones.

Generalidades. Esta enfermedad fue descrita desde hace más de 150 años; se denomina también "pitiriasis rosada de Gibert", y es bien conocida por el dermatólogo, pero el médico general fácilmente la confunde con rubéola, con tiñas, con reacciones a medicamentos y otras, precisamente sus diagnósticos diferenciales.

14.3 Dermatitis seborreica

Conceptos clave

- La DS se caracteriza por placas de eritema, escama y finas pápulas que se sitúan en la cabeza y el tórax.
- En su etiopatogénesis están involucradas una o más especies del género *Malassezia sp.*
- Es muy común en el primer año de la vida y en el adulto de edad media y en el anciano.
- El diagnóstico es clínico aunque el estudio micológico puede ayudar; la histopatología es más rápida y útil.
- El tratamiento es con antimicóticos tópicos y/o por vía oral.

Definición. La dermatitis seborreica (DS) es una erupción caracterizada por placas de eritema, escama y finas pápulas que se sitúan en las áreas ricas en glándulas sebáceas, como la cabeza y el tórax, y en cuya etiopatogénesis se encuentra involucrada la *Malassezia sp*.

La "falsa tiña amiantácea" es una antigua denominación para la dermatitis seborreica, principalmente en la edad pediátrica, con gran expresividad clínica a expensas de escamas grandes y adheridas ("costra de leche").

Etiopatogenia. Tanto en niños como en el adulto, la DS está estrechamente relacionada con la proliferación de *Malassezia sp.*

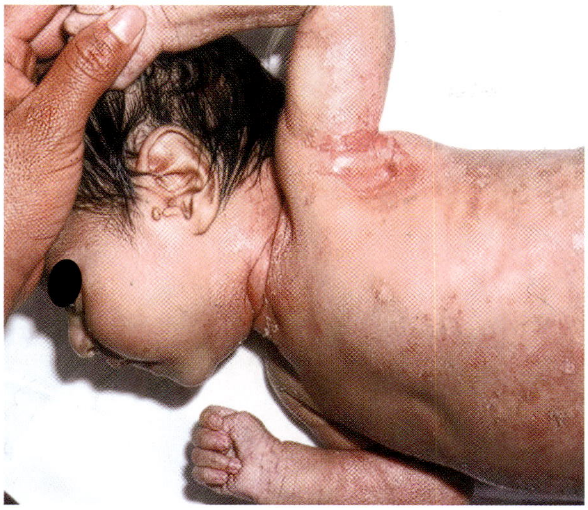

Fig. 14.3.1a Dermatitis seborreica en un lactante menor; las lesiones involucran el cuello y el tronco.

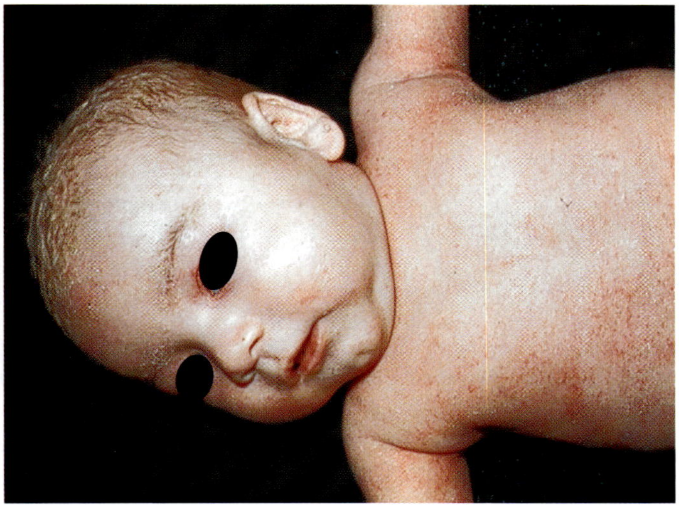

Fig. 14.3.1b Dermatitis seborreica casi eritrodérmica en un lactante; la escama es gruesa, amarilla, muy adherida al pelo ("costra de leche").

La DS se presenta más frecuentemente durante el primer año de vida y en el adulto, en la cabeza y/o tórax, condicionada por *Malassezia sp.*, y se trata con antimicóticos.

Caracteres clínicos. En la consulta de dermatología pediátrica ocupa el décimo lugar, con 2.24% del total de los diagnósticos de primera vez. Casi por igual en ambos sexos (54.2% en la mujer); asimismo, 47.4% son pacientes en su primer año de vida, 18.6% en el grupo de 1 a 4 años y el resto son mayores de 4 años de edad. En el adulto también es frecuente, pero no está dentro de los primeros diez motivos de consulta.

Con similar afección en ambos sexos, la dermatitis seborreica es observada con mayor frecuencia durante el primer año de vida; se inicia durante los primeros tres meses y su curso es oscilante, es decir, mejora y reincide, para remitir espontáneamente alrededor del primer año. Es rara en la niñez, y ya en la vida adulta se vuelve a presentar (**figura 14.3.1 a**).

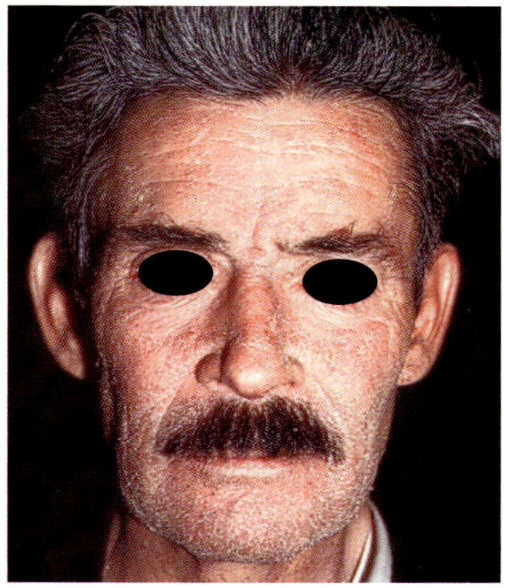

Fig. 14.3.2 Aspecto característico de la dermatitis seborreica en el adulto; obsérvese la descamación fina sobre una piel eritematosa.

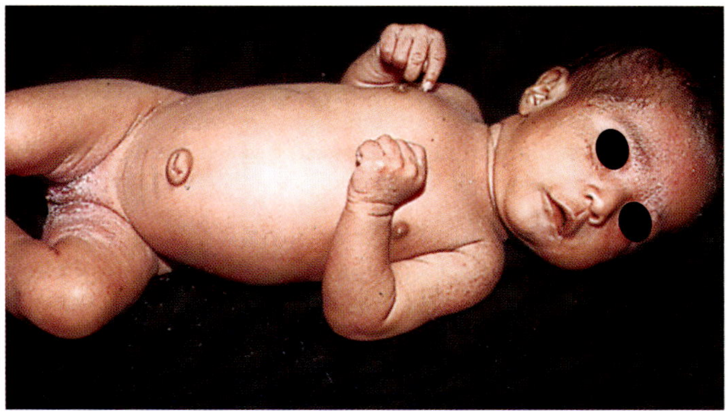

Fig. 14.3.3 Lactante menor con dermatitis seborreica en la piel de la cabeza, cuello y tórax; coexiste con dermatitis de la zona del pañal complicada con *C. albicans*.

La dermatitis seborreica es una enfermedad que se manifiesta por placas de eritema, escamas y finas pápulas. Recordemos que escama se define como el desprendimiento en bloque de las células de la capa córnea y, por consiguiente, la forma y el tamaño de las escamas es muy variable.

Localizaciones características de la DS: glabela, ciliares, pliegues alares de la nariz y piel vecina, orejas y piel circundante, línea de implantación del pelo, zona esternal y curiosamente zona del pañal en el lactante.

En la dermatitis seborreica la escama usualmente es muy fina y pequeña, blanca; pero bien puede ser gruesa, de tamaño tan grande que se hace muy evidente y adquiere un color blanco-amarillo. Puede ser laxa o estar firmemente adherida al pelo, como se observa en algunos pacientes en los que forma una capa gruesa y difícil de desprender, conocida como costra de leche (**figura 14.3.1 b**). En el niño usualmente involucra la piel cabelluda (pitiriasis capitis) (**figura 14.3.2 y 14.3.3**).

No es raro observar esta misma morfología en la zona del pañal, por lo que algunos autores consideran que estos casos son formas de DS en esta peculiar localización, concepto que va a favor de considerar a la dermatitis de la zona del pañal como un grupo de enfermedades (**figura 14.3.4**).

En los niños mayores, como los preescolares, se observa como placas de eritema y escama en zonas circunscritas de la piel cabelluda, principalmente en la línea de implantación del pelo de las regiones frontal y temporales. Esta topografía de la DS en la piel cabelluda, así como en la región de la glabela y la porción medial de las cejas, los pliegues nasogenianos y, en ocasiones, la zona esternal y los pliegues, son claves para orientar el diagnóstico, principalmente en el adulto.

Histopatología. En la biopsia se observa hiperplasia epidérmica con focos de espongiosis y paraqueratosis; esta última con polimorfonucleares, principalmente en el borde de los ostia infundibulares, en asociación con un infiltrado linfocitario perivascular superficial con algunos neutrófilos y los vasos ampliamente dilatados. En las fases crónicas la epidermis desarrolla hiperplasia psoriasiforme (**figura 14.3.5**).

Diagnóstico. La edad del paciente (usualmente menor de 3 meses), la topografía ya descrita y el aspecto descamativo, o bien escamas ostensibles y adherentes sobre una piel eritematosa y no pruriginosa, son datos para un diagnóstico relativamente fácil, el cual se dificulta cuando estas lesiones adoptan otra localización, como en la zona del pañal.

Las escamas de la dermatitis seborreica son de aspecto grasoso y con cierta frecuencia adoptan un color rosado salmón por estar situadas sobre piel eritematosa.

Estos datos son relevantes y deben buscarse en la glabela y piel perinasal, de las regiones malares y línea de implantación del pelo en el adulto.

El análisis micológico con la finalidad de aislar el hongo es conveniente y complementa el estudio del paciente si es accesible un laboratorio confiable, aunque no es necesario.

Cuando la erupción sea muy extensa, resistente al tratamiento o las pápulas persistan, en el diagnóstico diferencial debe considerarse aquella forma de histiocitosis de células de Langerhans (antes llamada "histiocitosis X"), de Hand-Schuller-Christian, que puede cursar con lesiones cutáneas tipo dermatitis seborreica, además de exoftalmos y diabetes insípida. Sin embargo, la ausencia de púrpura, nódulos, síndrome infiltrativo, anemia, trombocitopenia u osteólisis, permiten hacer más firme el diagnóstico clínico. Ante la duda deberá tomarse biopsia de las pápulas y los nódulos.

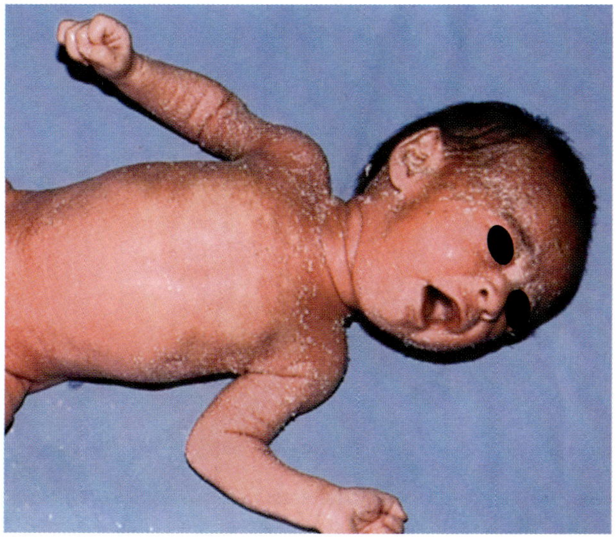

Fig. 14.3.4 Dermatitis seborreica eritrodérmica en un niño. Su asociación con infecciones bacterianas repetitivas, anemia, vómito y diarrea constituyen el síndrome de Leiner.

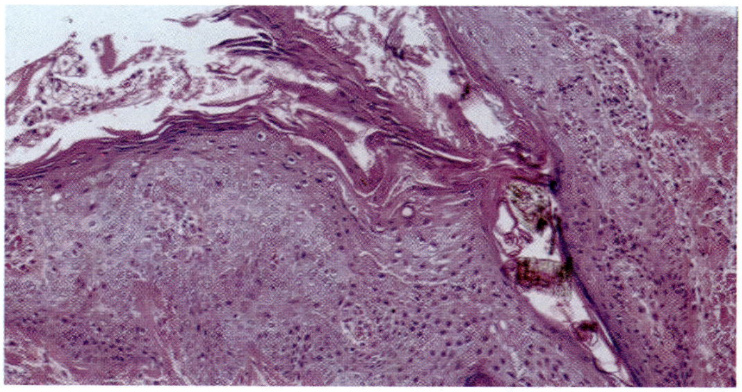

Fig. 14.3.5 Histopatología de la dermatitis seborreica: paraqueratosis en el ostium folicular en asociación con espongiosis e hiperplasia psoriasiforme; en la dermis un infiltrado linfocitario perivascular superficial.

Asimismo, la dermatitis atópica con frecuencia se inicia en el lactante con eritema y descamación fina de la piel de la cabeza, principalmente de la región frontal, por lo que también éste es otro diagnóstico diferencial y, por lo tanto, deberán buscarse datos de atopia: placas de dermatitis en las mejillas, la no afección de la zona central de la cara y el intenso prurito.

> Se caracteriza por placas de eritema, escamas de diversos tamaños y finas pápulas; en el niño (más que en el adulto) puede desarrollar eritrodermia; también puede ser marcador de enfermedades generalizadas graves como la histiocitosis de células de Langerhans y el síndrome de Leiner.

Tratamiento. Depende de la extensión de la erupción; por lo general, el uso de algún champú con sulfuro de selenio, con ácido salicílico, ciproxolamina, o aún mejor con ketoconazol, serán de gran utilidad; el tiempo que se le indique se decidirá en relación con la respuesta del paciente. Este champú debe extenderse también hacia las zonas de piel no pilosa, como la cara.

Se podrá usar también alguno de los azoles en forma de crema, como el miconazol, el clotrimazol, el sulconazol, el ketoconazol y similares. En casos graves o recurrentes conviene el uso de antimicóticos por vía oral.

El pronóstico en general es muy bueno y la respuesta a estos medicamentos se deja ver en pocos días tratándose del lactante. En el adulto las recidivas son la regla, con períodos de remisión más o menos prolongados, pero es muy difícil hablar de curación de la dermatitis seborreica en el adulto.

Generalidades. Está muy extendida la idea de que la "dermatitis seborreica precede o se relaciona" con la dermatitis atópica. En nuestra opinión, la asociación de estas enfermedades se debe única y exclusivamente al hecho de que ambas son frecuentes en la edad pediátrica; por lo tanto, es coincidente y no hay evidencia científica de que su relación sea otra.

También hay autores que favorecen el concepto de que la DS en el lactante realmente no existe como entidad y la consideran bajo un rótulo general que abarca varias enfermedades distintas, como la dermatitis atópica y la psoriasis; esta opinión debe tomarse con reservas, pues desde luego la DS existe como entidad nosológica en el niño y también en el adulto.

Conviene señalar que el síndrome de Leiner (Carl Leiner, 1908, Viena), caracterizado por una dermatitis exfoliativa generalizada en asociación con vómito, diarrea refractaria, anemia y grave ataque al estado general, con infecciones localizadas o generalizadas (por gramnegativos) y alta mortalidad, tradicionalmente relacionado con la DS, es quizá manifestación de varias inmunodeficiencias primarias y no necesariamente por deficiencia en el componente 5 del complemento.

Es entonces de la mayor importancia que el médico piense en estas posibilidades diagnósticas cuando se encuentra ante un paciente con eritrodermia o dermatitis exfoliativa (veáse el apartado correspondiente).

14.4 Eritrodermia o dermatitis exfoliativa

Conceptos clave

- Síndrome caracterizado por eritema y descamación en al menos 90% del tegumento.
- Su origen es heterogéneo: i) otras dermatosis que en su historia natural cursan con eritrodermia, ii) por medicamentos, iii) infiltración por linfomas, y iv) evento paraneoplásico.
- Un quinto (v) grupo "idiopático" será menor cuanto mayor sea la experiencia del clínico para identificar el origen de la eritrodermia.
- El primer recurso de ayuda en el diagnóstico es la biopsia de piel; el patólogo conocedor podrá precisar el diagnóstico y frecuentemente la naturaleza de la eritrodermia.
- Lleva a un trastorno en la termorregulación, con grandes pérdidas de líquidos, de electrólitos y de proteínas.
- El enfermo con eritrodermia requiere del diagnóstico preciso y tratamiento oportuno.

Definición. Es un síndrome caracterizado por eritema y descamación universal, es decir, de todo o al menos 90% del tegumento, que puede ser condicionado por una amplia variedad de estímulos, externos o internos (**figura 14.1.5, 14.3.1 b, 14.3.4, 14.4.1 a 14.4.7**)

> En la eritrodermia se pierden componentes cutáneos que en condiciones fisiológicas son metabolizados o absorbidos; se calcula que son 30 g en escama lo que se pierde cada día.

Etiopatogenia. Aunque aún no se conoce cuál es el mecanismo molecular que genera la eritrodermia, se sabe que existe un incremento en la velocidad del recambio celular epidérmico, con un índice mitósico elevado, no sólo en el estrato basal y un acortamiento del tiempo (12 días) que normalmente toman los queratinocitos para llegar desde dicho estrato basal al estrato córneo (en el que permanecen unos 12 a 14 días); en consecuencia, se pierden componentes que en condiciones fisiológicas son metabolizados o absorbidos; se calcula que son unos 30 g en escamas lo que se pierde cada día en esta enfermedad (cuando lo normal es hasta 1 g).

Las células que constituyen la descamación en la eritrodermia contienen mayores cantidades de ácidos nucleicos y de proteínas, inclusive queratina, aunque menor cantidad de aminoácidos. Esta pérdida de proteínas tiene efectos sobre el metabolismo general; una de sus repercusiones es la hipoalbuminemia, menor cantidad de elementos para la síntesis de globulinas, de anticuerpos y así otra forma de susceptibilidad a las infecciones.

El efecto de la eritrodermia en el metabolismo general depende lógicamente de la gravedad y duración de la enfermedad; algunos pacientes pueden desarrollar los estigmas de un balance nitrogenado negativo: hipoalbuminemia, edema, pérdida de masa muscular. Hay balance negativo de nitrógeno y de potasio cuando se llegan a perder más de 17 g por m^2 de superficie corporal en 24 horas. El tracto gastrointestinal no está involucrado, ya que la pérdida de nitrógeno en las heces es normal.

> Las células que constituyen la descamación contienen mayores cantidades de ácidos nucleicos y de proteínas, con repercusiones sobre el metabolismo general.

No obstante, sí hay un significativo aumento en la pérdida extrarrenal de agua (lo normal es de 400 mL/día, 2/3 de ello son transepidérmicos), ya que hay importante incremento en la pérdida transcutánea. También se pierde proteína insoluble, queratina, membranas celulares y otras, en aproximadamente 500 a 1 000 mg/día.

Caracteres clínicos. Aunque se puede encontrar en la edad pediátrica, es mucho más común en el adulto, y es al menos cinco veces más común en el hombre que en la mujer.

Al igual que otros síndromes, por ejemplo la fiebre de origen indeterminado, la eritrodermia representa un reto diagnóstico (y terapéutico) para el clínico y para el patólogo; de hecho, la inmensa mayoría de las eritrodermias pueden ser claramente identificadas si el clínico es sagaz, el patólogo es avezado y además conocen esta enfermedad. Podemos asegurar que las eritrodermias "idiopáticas" son menos frecuentes en la medida en que el dermatólogo a cargo del paciente y el patólogo que estudia estas biopsias son más experimentados.

En un principio hay eritema condicionado por la vasodilatación; más adelante, aparece la descamación, con escama grande en un principio y fina posteriormente; desde luego, la topografía es universal. La piel se palpa adelgazada en las etapas tempranas, pero con el tiempo se hace gruesa e hiperpigmentada. El enfermo siente frío, aun cuando el ambiente no lo sea, y un prurito con frecuencia desesperante. Se pierde el pelo en una proporción de 25% de los pacientes aproximadamente; las uñas se tornan brillantes y gruesas.

Se inicia con eritema por la vasodilatación, aparece la descamación, gruesa en un principio y fina posteriormente, de topografía universal; el enfermo siente frío y un prurito desesperante.

En el interrogatorio podremos obtener antecedentes de lesiones previas que nos orienten hacia la dermatosis subyacente, o bien hacia la administración de medicamentos potencialmente causantes; en el caso de las formas idiopáticas esto es precisamente lo difícil de lograr. En nuestro medio, algunos colegas creen que el uso de esteroides tópicos o de administración general en enfermedades como la psoriasis o la dermatitis atópica son los causantes de eritrodermia; nosotros no compartimos esa creencia, ya que no existe evidencia científicamente comprobada de que así suceda.

En términos generales, la eritrodermia puede ser considerada en cinco grandes grupos según su origen: I) como parte de la historia natural de otras enfermedades cutáneas de naturaleza inflamatoria (p. ej.: psoriasis, dermatitis atópica, dermatitis seborreica); II) como parte de la historia natural de otras enfermedades cutáneas de naturaleza neoplásica (p. ej.: algunos linfomas); III) por medicamentos; IV) por enfermedades neoplásicas no cutáneas y V) por causas no conocidas, lo que se ha denominado "eritrodermia idiopática" o "síndrome del hombre rojo" por algunos autores.

I) En el caso de la eritrodermia secundaria a otras enfermedades de la piel, la exploración cuidadosa podrá brindar datos útiles: la forma de inicio; la topografía (p. ej., los pliegues de flexión liquenizados en la dermatitis atópica); el tipo de lesión preexistente: alguna placa mayormente escamosa o las uñas distróficas en la psoriasis; áreas denudadas en el pénfigo; las pápulas foliculares en la pitiriasis *rubra pilaris;* el aspecto de las piernas en la dermatitis por estasis (**figura 14.4.1 a 14.4.3**).

Entre las enfermedades inflamatorias de la piel condicionantes de eritrodermia están: trastornos de la queratinización, como la pitiriasis *rubra pilaris*, la psoriasis, la eritrodermia ictiosiforme congénita ampollosa (hiperqueratosis epidermolítica) y no-ampollosa (**figura 14.4.4**).

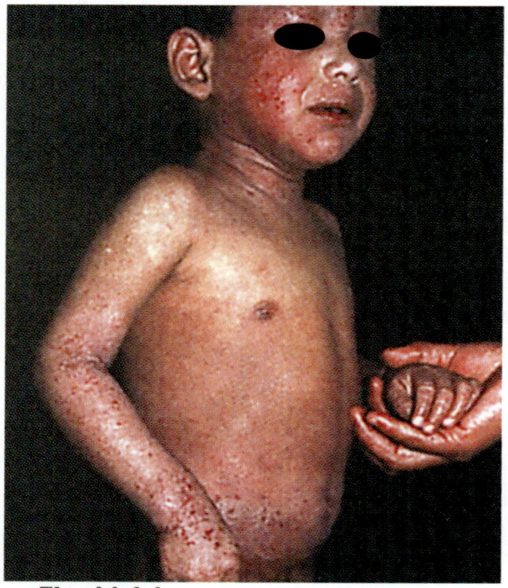

Fig. 14.4.1

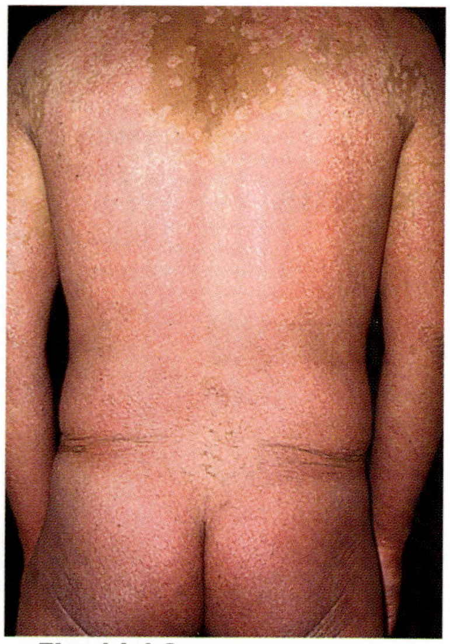

Fig. 14.4.2

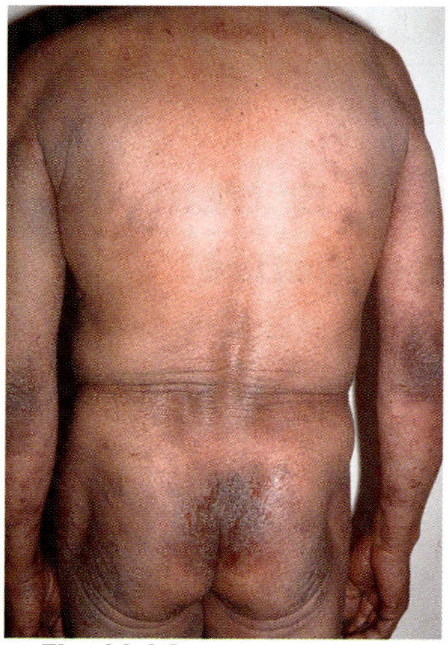

Fig. 14.4.3

Fig. 14.4.1 Dermatitis atópica en estado eritrodérmico como parte de su historia natural. Este niño nunca ha recibido esteroides. **Fig. 14.4.2** Psoriasis eritrodérmica; sólo la porción alta de la espalda es aún normal, excepto por las placas de psoriasis que permiten establecer el diagnóstico. **Fig. 14.4.3** Eritrodermia por dermatitis por contacto crónica; obsérvense las placas bilaterales y casi simétricas sobre los hombros, extremidades superiores y muslos.

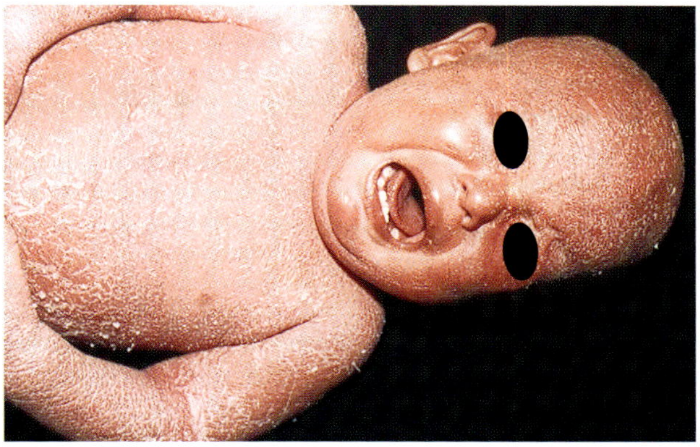

Fig. 14.4.4 Este niño presenta una forma de eritrodermia denominada ictiosiforme congénita no-ampollosa.

Asimismo, de causa infecciosa: dermatitis seborreica y enfermedad de Leiner, enfermedad de Ritter o síndrome estafilocócico de la piel escaldada, escarlatina, choque tóxico, eritrodermia por *Candida sp.*, dermatofitosis, escabiasis costrosa, infección por VIH; las dermatitis por contacto, numular, atópica, por estasis; enfermedad de injerto contra huésped, liquen plano, pénfigos y penfigoides, mastocitosis, enfermedad de Kawasaki.

II) Por enfermedades neoplásicas primarias de la piel: linfomas de células-B o T que cursen o sean precedidos por eritrodermia, como la micosis fungoide y el síndrome de Sézary (**figura 14.4.5**).

III) Eritrodermias asociadas con neoplasias internas, como las del colon, pulmón, próstata, ovario, leucemias (**figura 14.4.6**).

IV) Un lugar muy importante lo ocupan los medicamentos: carbamazepina, difenilhidantoína, codeína, barbitúricos, antibióticos y sulfas, así como retinoides, entre otros (**figura 14.4.7**).

V) Sólo después de una buena historia clínica y un detallado estudio que hayan eliminado razonablemente los factores señalados, podremos considerar que un paciente cursa con eritrodermia "idiopática", también conocida como "síndrome del hombre rojo", cuya frecuencia varía de acuerdo con las posibilidades técnicas para estudiar al enfermo. Dentro de este grupo, es precisamente el adulto masculino, en la sexta década de la vida, quien más frecuentemente presenta este tipo de eritrodermia. Se sabe que tras un seguimiento de meses o años, una proporción de estos pacientes van a desarrollar algún tipo de linfoma, principalmente cutáneo de células-T; algunos otros remiten y otros persisten tal cual.

Manifestaciones generales. Además de la intolerancia al frío (con hipertermia hasta de 38°C) y el prurito, las adenomegalias son una asociación frecuente, al menos en uno de cada dos pacientes con eritrodermia; es necesario buscarlas en el cuello y las zonas axilares; en las regiones inguinales no son tan confiables en el adulto. Es posible palpar hepatomegalia hasta en una tercera parte de los enfermos y esplenomegalia hasta en 15 a 20%. Con frecuencia encontramos edema en las extremidades inferiores, como consecuencia de la hipoalbuminemia usual en el enfermo crónico. Puede haber taquicardia y gasto cardiaco aumentado. El metabolismo basal está incrementado, pero no hay hipertiroidismo.

Histopatología. La biopsia de piel es de la mayor importancia y las más de las veces es posible hacer el diagnóstico preciso de la enfermedad subyacente si se conocen los criterios propios de cada enfermedad condicionante. Nosotros somos partidarios del mapeo, es decir, tomar tres o cuatro biopsias con sacabocados de 4 mm de diferentes áreas; por ejemplo, caras anterior y posterior del tronco, una extremidad superior y otra inferior.

En la histopatología se podrá reconocer la enfermedad subyacente; conviene tomar al manos tres biopsias (de 4mm): una de las extremidades superiores, otra del tronco y otra de las extremidades inferiores.

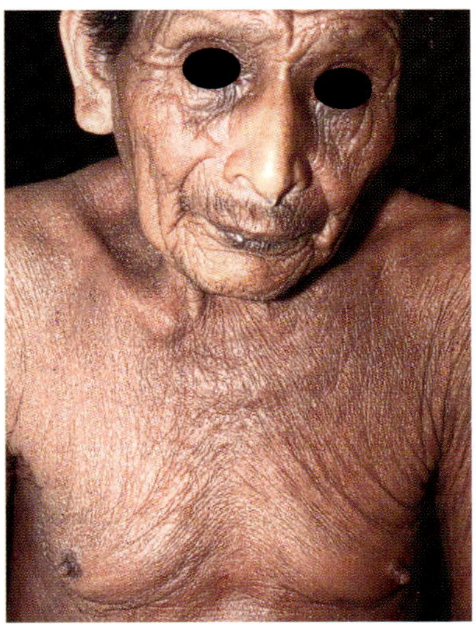

Fig. 14.4.5

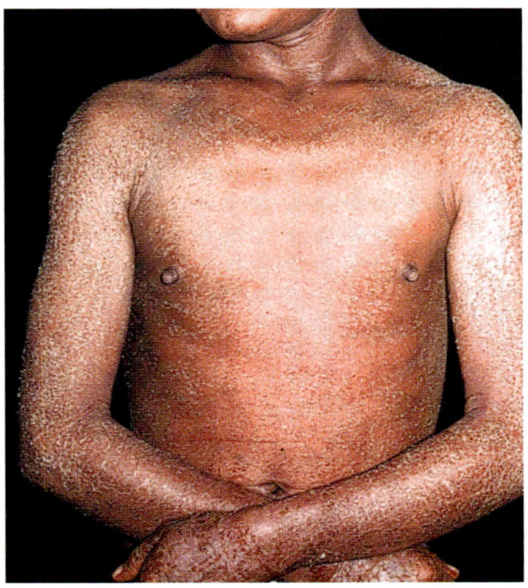

Fig. 14.4.6

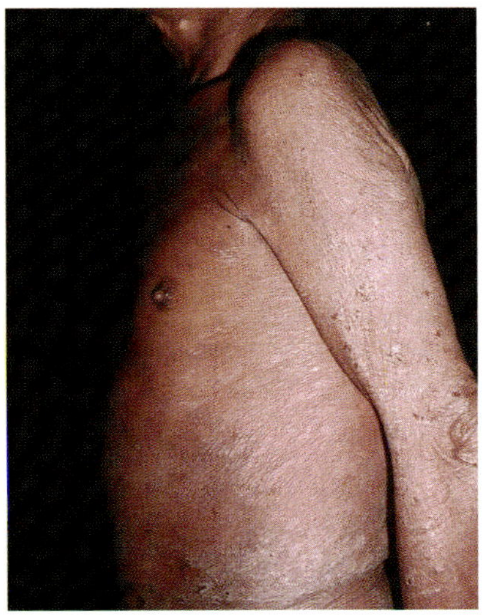

Fig. 14.4.7

Fig. 14.4.5 Síndrome de Sézary, este hombre con eritrodermia presenta también adenopatía y células-T atípicas en la sangre. **Fig. 14.4.6** Eritrodermia o dermatitis exfoliativa como manifestación de adenocarcinoma de la próstata. **Fig. 14.4.7** Eritrodermia por carbamazepina.

En el ganglio linfático comúnmente se encuentran datos de lo que conocemos como linfadenitis dermatopática; pero también puede estar involucrado por un linfoma.

Otros estudios. El enfermo con eritrodermia usualmente cursa con leucocitosis y eosinofilia, anemia, hipoalbuminemia, elevación de IgE.

En aquellos casos en que se sospeche que la eritrodermia sea de carácter paraneoplásico, será conveniente estudiar algunos marcadores de neoplasia interna, como el antígeno prostático (que es uno de los más fidedignos), el antígeno carcinoembrionario, la α-fetoproteína, la microglobulina-β, etcétera.

Será muy importante efectuar estudios de imagenología en el enfermo con eritrodermia en quien se sospeche la presencia de neoplasia interna.

Tratamiento. Depende de los factores subyacentes asociados, como retirar el fármaco causante, tratar la enfermedad primaria, ya sea cutánea o extracutánea, inflamatoria o neoplásica (extirpación de neoplasias, quimioterapia, radioterapia).

No siempre es necesario hospitalizar al paciente, pero deberá prevenirse la deshidratación y medir la ingestión y pérdida de líquidos; prescribir baños coloides y lubricación; los antihistamínicos sedantes podrán usarse para disminuir el prurito y mejorar la calidad del sueño, así como los esteroides tópicos. Los esteroides de administración general pueden ser útiles en las formas idiopáticas; su asociación con metotrexato a dosis bajas semanales es muy útil para su ahorro y para lograr un control más temprano de la enfermedad. Debemos tener en cuenta que estos pacientes son seniles, debilitados, diabéticos, osteoporóticos.

Generalidades. Tradicionalmente se ha empleado la denominación hombre rojo de Hallopeau para hacer referencia al enfermo con eritrodermia; algunos colegas usan tal denominación para el enfermo con linfoma del tipo micosis fungoide o síndrome de Sézary; otros autores (Thestrup-Pedersen) la usan para aquellos pacientes en quienes el origen de la dermatitis exfoliativa no se llega a conocer: síndrome del hombre rojo.

Conviene señalar que Hallopeau y Besnier, en 1892, durante el Congreso de Viena, llamaron la atención hacia la presentación eritrodérmica de la micosis fungoide, que el propio Hallopeau describe con mayor detalle con Leredde, en su libro publicado en 1900. Korting y Denk, en su texto traducido al español (1975), mencionan al "hombre rojo" y al "hombre anaranjado" en el capítulo sobre la micosis fungoide, para señalar su forma eritrodérmica, pero no hacen referencia ni citan a Hallopeau.

Es nuestra opinión, por lo tanto, que la denominación hombre rojo de Hallopeau puede ser razonablemente empleada de manera genérica o como diagnóstico sindromático, igual que como usamos los términos eritrodermia y dermatitis exfoliativa, pero no está justificada como diagnóstico nosológico.

14.5 Pelagra

Conceptos clave

- Es un síndrome carencial por deficiente ingestión, absorción o metabolismo de la niacina, o ácido nicotínico, o de sus aminas.
- Usualmente en asociación con una inadecuada ingestión de proteínas que contienen triptófano, su precursor, y de sulfato de piridoxal.
- Es predominantemente del adulto del sexo masculino y se le ha descrito como de las cuatro "D": dermatitis, diarrea, demencia y defunción.
- La histopatología es peculiar: la epidermis exhibe hiperplasia psoriasiforme con necrosis de queratinocitos, con una amplia zona pálida que abarca el estrato granuloso y parte del espinoso, con neutrófilos aislados o confluentes.
- El tratamiento es mejorar la alimentación y la administración de niacinamida.

Definición. Del latín *pellis*, piel y del griego *agra*, rugoso; la pelagra es un síndrome carencial por deficiente ingestión, absorción o metabolismo de la niacina, o ácido nicotínico, o de sus aminas (niacinamida, nicotinamida); usualmente está en asociación con una inadecuada ingestión de proteínas que contienen triptófano, su precursor, y de sulfato de piridoxal (coenzima de la vitamina B6 o piridoxina). Está caracterizado por lesiones dermatológicas, trastornos gastrointestinales y neurológicos. Fue descrito por el médico español Gaspar Casal, en 1735, como el "mal de la rosa"; también se conoce como "mal del sol" y "escorbuto alpino".

Etiopatogenia. La célula humana es capaz de sintetizar ácido nicotínico a partir del triptófano, un aminoácido esencial (presente en las proteínas de la carne, leche, levaduras, granos, cereales, vegetales en forma de hojas), en presencia de sulfato de piridoxal.

Por lo tanto, la pelagra resulta de la deficiencia no sólo de niacina, sino también de triptófano y de piridoxina en la dieta. Se ha postulado la teoría que las manifestaciones de la pelagra son consecuencia de la deficiencia en la niacina, la cual mantiene múltiples reacciones energéticas en la célula, y que los tejidos con altos requerimientos, como el cerebro, o con alto recambio celular, como la piel o el tubo digestivo, son particularmente afectados.

La pelagra resulta de la deficiente ingestión no sólo de niacina, sino también de triptófano y de piridoxina. En México la pelagra no es tan común debido a la forma en que se procesa la harina del maíz; se libera niacina a partir de la niacitina, su forma insoluble.

El maíz es muy pobre en triptófano, por lo que en las sociedades cuyas dietas son predominantemente maiceras, es relativamente común el desarrollo de la pelagra, en particular cuando el maíz es cocido al vapor. En México, debido a la forma en que se procesa la harina del maíz para hacer las populares tortillas,

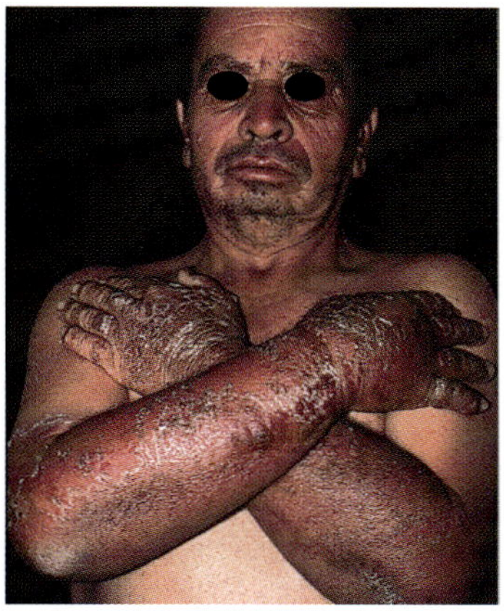

Fig. 14.5.1

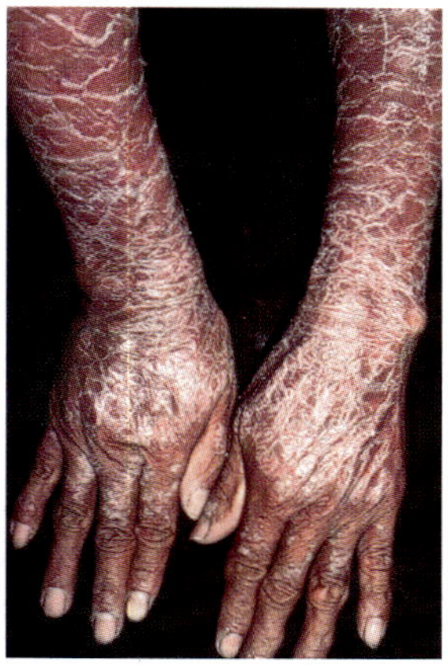

Fig. 14.5.2

Fig. 14.5.1 Pelagra, aspecto florido y característico. Las zonas expuestas están afectadas; se advierte el edema, el eritema, la descamación que se inicia y los cambios de coloración.
Fig. 14.5.2 Fase tardía, de hiperpigmentación y descamación de la pelagra.

se libera niacina a partir de su forma insoluble denominada niacitina, hecho que permite su ingestión y absorción y explica por qué la pelagra no es tan frecuente como en otras regiones.

Caracteres clínicos. Esta es una enfermedad predominantemente del adulto; en la edad pediátrica existe en menor proporción. En cuanto al sexo, es más frecuente en el masculino; de hecho, nosotros sólo la hemos observado en el hombre y usualmente en asociación con alcoholismo y deficiente alimentación.

De manera tradicional se ha descrito esta enfermedad como de las cuatro "D": dermatitis, diarrea, demencia y defunción. En efecto, la evolución natural de la enfermedad tiene este curso, pero también puede variar la secuencia de los signos y síntomas.

Las lesiones dermatológicas se sitúan de manera simétrica hacia las zonas expuestas: la cara, el cuello y la zona esternal (que dibujan el *collar de Casal*), el dorso de las manos (en guante) y los antebrazos, las cuales evolucionan por fases: eritema con edema, hiperpigmentación y descamación; hay prurito y sensación de quemadura. Todo esto en conjunto permite hacer el diagnóstico con relativa facilidad y es su característica *sine qua non*, pues sin lesiones cutáneas, por definición, no habría pelagra, pero sin duda existen estos enfermos. En casos raros las lesiones surgen en los sitios de roce o fricción (**figura 14.5.1 y 14.5.2**).

Al progresar la enfermedad, la mucosa oral se altera también; los labios se ven secos y fisurados, la lengua enrojecida, lisa, dolorosa: glositis y estomatitis; cambios que pueden extenderse hasta la faringe y laringe.

Entre las manifestaciones digestivas que, como ya se dijo, pueden preceder a las cutáneas, tenemos: anorexia, ptialismo, disfagia, pirosis, náusea, gastralgias, vómitos matinales (pituitas), diarrea con evacuaciones que pueden contener sangre, meteorismo y dolores abdominales.

En casos leves, las alteraciones neurológicas pueden pasar inadvertidas; el individuo se muestra apático o deprimido; puede haber franca desorientación, inquietud, psicosis, coma o encefalopatía, así como mielitis y neuritis periféricas.

Histopatología. Es característica; se observa edema de la dermis papilar, dilatación de capilares, hiperplasia psoriasiforme de la epidermis con necrosis de queratinocitos; una amplia zona de la epidermis en el estrato granuloso y parte superior del espinoso exhibe palidez, neutrófilos diseminados o formando pústulas espongiformes, paraqueratosis confluente y escamo-costras con neutrófilos. Se deberá hacer el diagnóstico diferencial con el eritema necrolítico migratorio y con la acrodermatitis enteropática por deficiencia de zinc.

Tratamiento. Si no se ha llegado a los extremos, el paciente responde bien a la administración de niacinamida, 100 a 300 mg/día en 2 o 3 dosis, en asociación con una dieta bien balanceada, rica en proteínas y suplementos vitamínicos del complejo B, en particular piridoxina o B6. Si el estado general se ha deteriorado, será necesario hospitalizar al enfermo, administrar alimentación parenteral y niacinamida por vía subcutánea.

Generalidades. La enfermedad autosómica recesiva de Hartnup se caracteriza por la deficiencia para absorber triptófano; consecuentemente estos pacientes desarrollan una erupción similar a la pelagra.

En el síndrome carcinoide se presenta una erupción similar a la pelagra, debido a que el triptófano absorbido se metaboliza para la síntesis de la serotonina, desviándolo así de la síntesis de niacina.

Algunos medicamentos, como la isoniazida, las sulfonamidas, el 5-fluoruracilo, la 6-mercaptopurina y otros, como los anticonvulsivos, pueden inducir una erupción similar a la pelagra.

14.6 Dermatitis plantar juvenil

Conceptos clave

- La DPJ está caracterizada por placas de eritema, fisuras, engrosamiento y descamación de la piel de las plantas con intenso prurito.
- Aparentemente está condicionada por el extenso y frecuente uso de calzado hecho de material sintético.
- Es casi exclusiva de la edad pediátrica, 65% de nuestros pacientes tiene entre 5 y 14 años de edad.
- Puede ser uni o bilateral y característicamente en la piel plantar, aunque se extiende a la piel dorsal, pero no involucra la piel interdigital o lateral de los dedos.
- Las uñas llegan a deformarse y exhiben un aspecto rugoso u ondulado.

Definición. La dermatitis plantar juvenil (DPJ) es una erupción caracterizada por placas de eritema, fisuras, engrosamiento y descamación de la piel de la planta del pie (y con frecuencia también del dorso), acompañados de intenso prurito (**figura 14.6.1 y 14.6.2**).

Como sinónimos se conocen los siguientes: "eccema del antepie", "dermatitis del zapato en el niño", "pie atópico de invierno".

No es habitual que este tema se trate de manera individual en los textos, ya que es considerado por algunos autores como un criterio menor de Hanifin en el diagnóstico de la dermatitis atópica (véase dermatitis atópica); pero en nuestra opinión es muy común observarlo de manera aislada; por otro lado, los criterios menores de Hanifin son ampliamente cuestionados como tales.

Etiopatogenia. La DPJ fue descrita recientemente, en 1976, por autores británicos. Parece ser un problema frecuente y en apariencia condicionado por el uso de calcetines y zapatos de material no biológico, como algodón o piel, sino de materiales sintéticos (hule, nailon, etc.) que los van reemplazando progresivamente. Aparentemente, tales materiales sintéticos contribuyen a un progresivo bloqueo de la sudación, lo cual, de manera no bien comprendida aún, provoca los cambios ya descritos.

Caracteres clínicos. Ocupa el lugar 21 (0.74%) de frecuencia en nuestra consulta, en donde figura como más común en el sexo femenino (70%), aunque en la literatura se refiere a la inversa; afecta a los niños entre 5 a 14 años (65%) de edad. Es una afección propia y casi exclusiva de la edad pediátrica, usualmente bilateral, pero puede ser unilateral; involucra de manera característica la parte anterior del pie en su cara plantar (en la cabeza de los primeros metatarsianos y dedos) y se llega a extender a la cara dorsal, pero no hacia las caras laterales de los dedos, ni los surcos; parece involucrar las zonas de presión. Es intensamente pruriginosa (**figura 14.6.1 y 14.6.2**).

Como ya se ha mencionado en la definición, las lesiones de eritema y escamas son grandes y muy evidentes; es decir, no es la escama pitiriásica o fina, sino la escama en láminas, de varios milímetros y aun hasta de 1 cm o más, con fisuras y prurito muy intenso.

Las uñas se llegan a afectar y exhiben un aspecto rugoso, pero no hay cambios de color, ni fragmentación o desprendimiento ungueal.

Con frecuencia se acompañan de un aspecto similar en las manos, en las que se aprecia acentuamiento de los pliegues de flexión de las palmas.

La DPJ se observa usualmente en el antepié, cara plantar, como eritema con escamas grandes y muy evidentes, hasta de 1 cm o más, con fisuras y prurito intenso; no afecta las caras laterales de los dedos característicamente.

Histopatología. Se observa hiperplasia de la epidermis con zonas de paraqueratosis en asociación con un leve infiltrado linfocitario perivascular superficial.

Diagnóstico. Es relativamente fácil, pues siempre se trata de un niño y el motivo de consulta usualmente es el prurito, más que las lesiones cutáneas. La dificultad reside en que, no obstante ser un problema frecuente, se le conoce poco y por lo regular se le confunde con tinea pedis (véase dermatofitosis). Ante la duda, se debe efectuar un examen micológico directo para la búsqueda de dermatófitos, pues obviamente no los hay. Sin embargo, teóricamente podrían existir ambas dermatosis, lo cual es excepcional.

Tratamiento. Debe recomendarse el uso de calcetín de algodón y evitar en la medida de lo posible el calzado de plástico o de

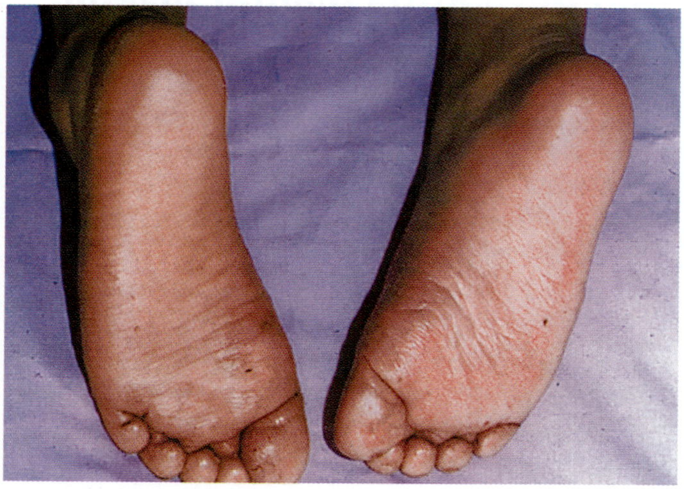

Fig. 14.6.1 Dermatitis plantar juvenil, aspecto característico: eritema, descamación y excoriaciones en la zona plantar del antepié en un niño.

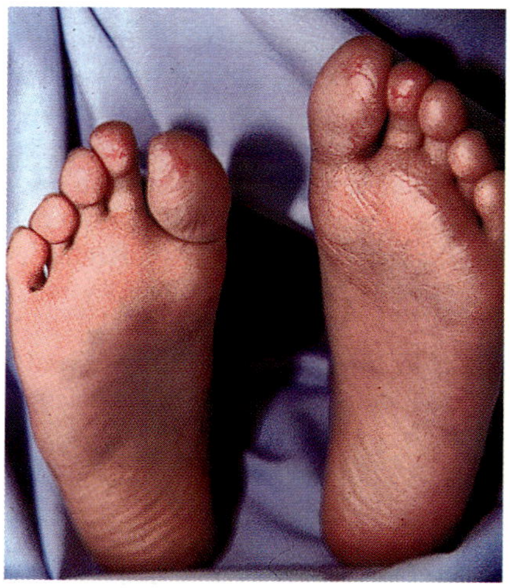

Fig. 14.6.2 Este niño con dermatitis plantar muestra eritema de la cara plantar de ambos pies, en la zona de los dedos y metatarsiana.

hule (tenis, sandalias); se puede prescribir un glucocorticoide tópico y un emoliente, con lubricación frecuente, como la urea al 10 o 20% en crema; es de ayuda, pero no existe un recurso terapéutico realmente útil. En caso de coexistir con la dermatitis atópica, su tratamiento formará parte de ésta.

14.7 Liquen plano

Conceptos clave

- También conocido como liquen plano ruber, es una enfermedad inflamatoria crónica de la piel y las mucosas oral y genital, de causa no conocida.
- Característicamente se presenta con pápulas planas, pruriginosas, poliédricas y purpúricas.
- Poco común en la niñez, más en el adulto, de localización preferente en caras anteriores de muñecas, antebrazos y piernas; en los muslos y en el glande.
- Las formas graves exhiben áreas erosivas y denudadas.
- La histopatología es característica y diagnóstica: hiperplasia epidérmica "en sierra", con ortoqueratosis, hipergranulosis e infiltrado linfocitario "en banda" que borra la interfase.
- El tratamiento requiere de inmunosupresores y/o inmunomoduladores, tópicos y/o por vía general.

Definición. También conocido como liquen plano ruber (que significa rojo), es una enfermedad inflamatoria crónica de la piel y las mucosas oral y genital, caracterizada por pápulas planas, pruriginosas, poliédricas y purpúricas, de causa desconocida. (**figura 14.7.1 a 14.7.4**).

Su denominación se debe a la similitud que los antiguos clínicos le encontraban con el liquen, que surge en la corteza de algunos árboles y representa la simbiosis de un alga con un hongo.

Etiopatogenia. La causa del liquen plano (LP) no se conoce, pues aunque se han generado hipótesis sobre un origen viral, esto no se ha demostrado. Aparentemente existe un mecanismo de autoinmunidad en el que los linfocitos-T reaccionan en contra de la membrana basal. Se detectan inmunorreactantes como IgM, IgA, IgG y C3 (cuerpos coloides) en la zona subepidérmica, cuyo significado no está aclarado. El LP se ha relacionado con la hepatitis C en algunas regiones de Europa y, aunque clínicamente las lesiones cutáneas de LP no difieren, sí es más común que el paciente con hepatitis C desarrolle LP erosivo en las mucosas (*vide infra*).

Caracteres clínicos. Afecta por igual a ambos sexos; es poco común en la niñez (no más de 5% de los pacientes con LP), edad en que usualmente es atípica. Afecta al hombre desde la tercera década de la vida, mientras que en la mujer surge más adelante, en sus años sesenta.

La topografía de predilección es en la cara anterior de los antebrazos y las muñecas, en los muslos, las caras anteriores de las piernas y el glande (**figura 14.7.1 a 14.7.3**).

El LP representa un arquetipo clínica e histopatológicamente; porque existen otras enfermedades que lo simulan y que se conocen con el término genérico de liquenoides.

La lesión elemental en el LP es la pápula, plana, poliédrica, roja purpúrica y muy pruriginosa; su superficie es brillante, pero seca, no exudativa, con cierta frecuencia exhibe escama adherente. También con alguna asiduidad se identifican líneas blancas en la superficie de las pápulas, principalmente en aquellas que surgen en la mucosa oral (ya que la capa córnea se hidrata con la saliva y se hacen más aparentes), que se conocen como estrías de Wickham y llegan a dar un aspecto blanco nacarado y brillante a dichas pápulas. A la exploración física las pápulas del LP se encuentran de diversos tamaños, desde 2 hasta 9 mm, tienden a confluir y en consecuencia forman así pápulas mayores, o bien, placas.

El prurito es extremadamente intenso; puede preceder a las lesiones papulares o acompañarlas, se presenta en forma episódica; las crisis duran de minutos a horas, en que el paciente se rasca desesperadamente, luego desaparece.

El curso del LP es muy variable; dejado a su historia natural remite durante el primer año en la mayoría (70%) de los pacientes y en el resto durante los siguientes meses. Las recidivas son comunes en aproximadamente la mitad de los pacientes. Las lesiones en las mucosas son más persistentes.

Precisamente, el LP sobre las mucosas es muy frecuente: oral (mucosa yugal, paladar, lengua); genital (glande, vulva) y ano, alrededor de una cuarta parte de los pacientes las presentan en algún momento de la evolución de la enfermedad, tendiendo a ser más persistentes. Se presentan como pápulas que se disponen de forma reticulada, como zonas de atrofia o de ulceración; esta presentación es la más frecuente (50%), el patrón reticulado clásico aparece en una tercera parte.

La sospecha de LP en las mucosas, en ausencia de lesiones cutáneas, debe confirmarse por medio de la biopsia, ya que en el diagnóstico diferencial se incluyen diversas formas de carcinomas, psoriasis y otras.

Las uñas se involucran en 10% de los pacientes con LP, siendo el cambio más característico la formación de pterigiones, que se forman a manera de bandas longitudinales desde la zona de la cutícula, cuya delimitación con la lámina ungueal se pierde, pues la matriz se destruye a consecuencia del denso infiltrado inflamatorio y se reemplaza por fibrosis. Otras formas de afección son las pápulas subungueales, los pliegues longitudinales, el plegamiento, el puntilleo y la onicólisis, distal o proximal.

La afección ungueal por LP en ausencia de lesiones cutáneas o mucosas es difícil de establecer y deberá recurrirse a la biopsia. Asimismo, el síndrome de las veinte uñas (ver el capítulo sobre trastornos ungueales) puede estar determinado por el LP.

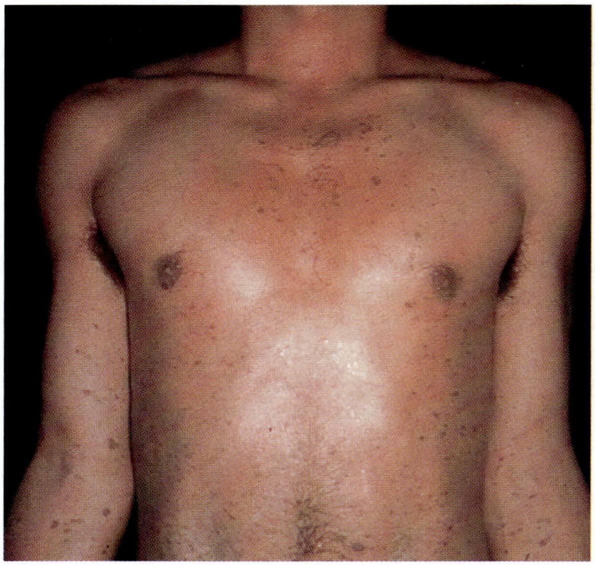

Fig. 14.7.1 Liquen plano ruber, presentación característica en el tronco y las caras anteriores de brazos y antebrazos.

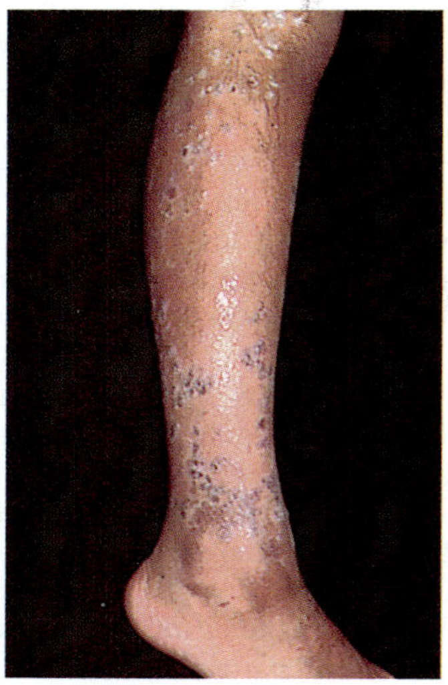

Fig. 14.7.2 Las pápulas planas, poliédricas y pruriginosas también exhiben hiperpigmentación, en la pierna de esta mujer con liquen plano.

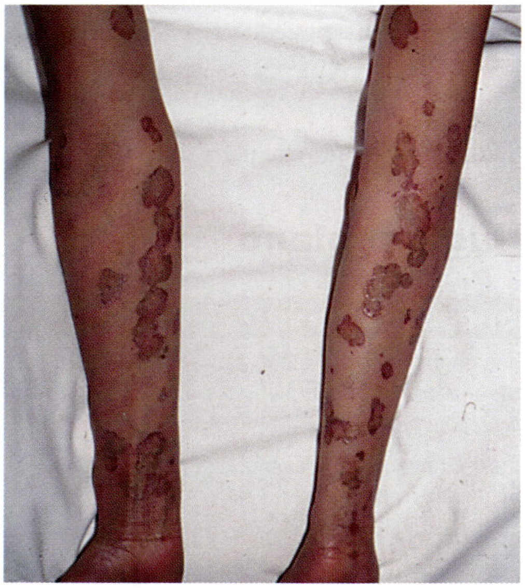

Fig. 14.7.3 Disposición circinada del liquen plano.

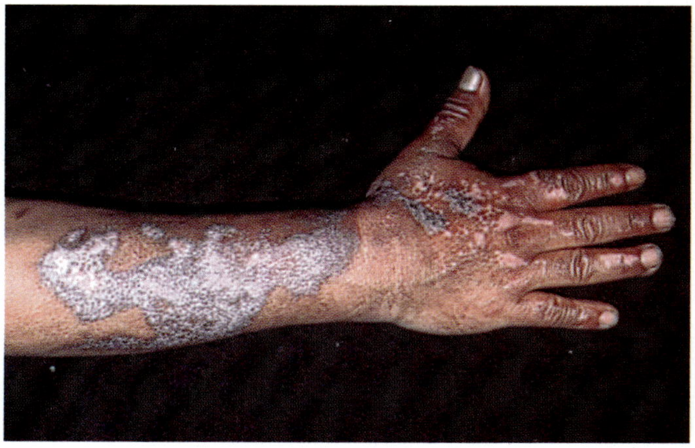

Fig. 14.7.4 Liquen plano hipertrófico; las pápulas han confluido para formar placas verrugosas.

Existe una amplia gama de variedades clínicas del LP, las que bajo el microscopio exhiben los cambios propios de la enfermedad (*vide infra*). Entre otras están las siguientes:

LP hipertrófico, que en realidad representa la hiperplasia de los cambios epiteliales; puede ser visto como LP asociado con liquen simple crónico. Adopta un aspecto verrugoso, por lo que también se le conoce como LP verrugoso; surge usualmente en las zonas tibiales, de tobillos y otras prominencias óseas, pero puede encontrarse en cualquier sitio, como una placa verrugosa que recuerda a otras enfermedades (tuberculosis, leishmaniasis, esporotricosis, carcinoma), con las que se debe establecer diagnóstico diferencial. En la periferia de la placa verrugosa es posible identificar pápulas planas y poligonales propias del LP (**figura 14.7.4**).

LP lineal o zoniforme, es la disposición que adoptan las pápulas, probablemente condicionadas por el rascado (fenómeno de *Köbner*), y en consecuencia exhiben una o más líneas o estrías. Recientemente se ha postulado que van en relación con las líneas de Blaschko.

LP anular, en el que las pápulas se disponen formando anillos o arcos que pueden confluir o no; con predilección por las regiones genitales, en particular el glande (**figura 14.7.3**).

LP ampolloso, es raro y representa el desprendimiento de la unión dermo-epidérmica por el infiltrado inflamatorio que borra dicha unión en forma exagerada. Además, existe otra forma de ampollamiento en el LP, que es su asociación con ampollas tensas propias del penfigoide; interesantemente la histopatología revela los cambios del penfigoide en las ampollas y los cambios del LP en las pápulas; los autoanticuerpos van dirigidos contra el autoantígeno de 180 kD del penfigoide ampolloso (BPAg2).

Lupus eritematoso liquenoide, es otro ejemplo de la combinación de caracteres, tanto clínicos como histopatológicos, de LP y de lupus eritematoso discoide.

LP ulcerativo o erosivo, por fortuna es muy raro. Se llega a observar en las mucosas; también se presenta en los pies, de los que involucra las plantas y las uñas, causando una gran incapacidad física e intenso dolor.

> Existen variedades clínica del LP: hipertrófico, lineal o zoniforme, anular, ampolloso, el lupus eritematoso liquenoide, el liquen plano erosivo.

Histopatología. Es de lo más interesante e importante, ya que en dermatopatología se le considera un arquetipo, pues otras muchas enfermedades no relacionadas con el LP llegan a exhibir cambios que lo simulan.

Característicamente se observa hiperqueratosis ortoqueratósica, hiperplasia epidérmica con hipergranulosis "en cuña" y cuyos procesos interpapilares desarrollan un aspecto angulado o "en dientes de sierra"; se identifica disqueratosis (queratocitos que queratinizan prematuramente) de manera aislada; la dermis exhibe un denso infiltrado linfocitario superficial que adopta una disposición "en banda" y al infiltrar la epidermis borra la unión dermo-epidérmica, que en condiciones normales es muy nítida (**figura 14.7.5**).

Tratamiento. La inmensa mayoría de los pacientes con LP, es decir, aquellos con afección localizada, responde muy bien a los glucocorticoides tópicos, cada 12 horas por 4 a 6 semanas, al tacrolimus y al pimecrolimus. En casos de enfermedad diseminada, o resistente a estos productos, podremos optar por la terapéutica general, es decir, glucocorticoides, azatioprina, metotrexato, micofenolato de mofetilo, ciclosporina, o bien PUVA (psoralenos con luz ultravioleta de onda larga).

14.8 Reacciones liquenoides

Fueron estudiadas, entre otros, por Pinkus, quien contribuyó a desarrollar este concepto, que alude a una serie de enfermedades que histopatológicamente semejan el LP, debido a la disposición del infiltrado inflamatorio y al borramiento que éste provoca de la interfase o unión dermo-epidérmica. El término liquenoide también se emplea en la clínica, para hacer referencia a una erupción cuyas pápulas (planas) o placas recuerdan al LP.

Son enfermedades muy diversas, clínicamente muy variadas, y simulen o no al LP, histopatológicamente comparten al

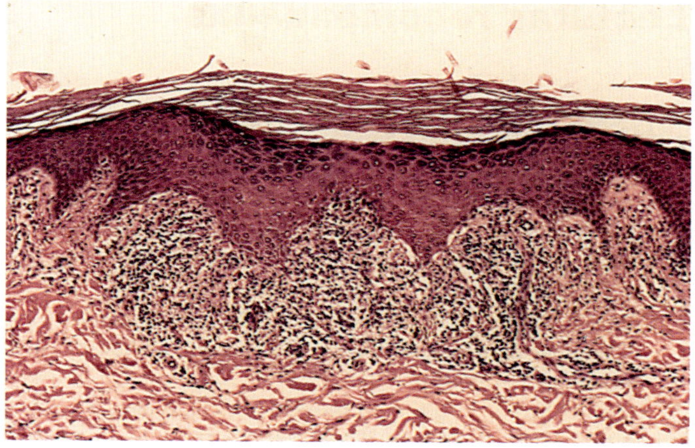

Fig. 14.7.5 Histopatología del liquen plano: hiperqueratosis ortoqueratósica, hiperplasia de la epidermis "en dientes de sierra" muy bien representada y el infiltrado "en banda" que borra la unión dermo-epidérmica.

menos los dos criterios mencionados: el perfil del infiltrado y el borramiento de la interfase, aunque el patólogo conocedor las distingue muy bien del LP, ya que exhiben cambios sutiles en la epidermis, en el tipo celular y en la disposición del infiltrado.

Algunos ejemplos son los siguientes:

- ***Reacciones liquenoides a medicamentos,*** como en la terapéutica con oro.
- ***Pitiriasis liquenoide crónica (de Juliusberg),*** que se observa con mayor frecuencia en personas jóvenes, se caracteriza por pápulas planas, con una fina escama, pitiriásica precisamente; de causa desconocida.
- ***Pitiriasis liquenoide varioliforme aguda (PLEVA) o enfermedad de Mucha-Haberman,*** que también se manifiesta por pápulas, pero de mayor tamaño, en ocasiones con zonas puntiformes de necrosis. En realidad son variaciones del mismo tema y encontramos lesiones clínicas e histopatológicas de ambas, simultáneamente, en un mismo enfermo.
- ***Queratosis liquenoides,*** es decir, queratosis seborreicas o solares que desarrollan un intenso infiltrado de tipo precisamente liquenoide y clínicamente parecen carcinomas.
- ***Melanodermatitis liquenoide,*** también conocida como liquen trópico, es relativamente común en nuestro medio; se presenta en la cara y otras zonas expuestas, en niños y jóvenes principalmente.
- ***Liquen estriado,*** que se presenta por lo general en alguna de las extremidades de niños y de jóvenes, en forma de bandas o estrías, constituidas por incontables pápulas de 2 mm como promedio.
- ***Reacciones de injerto contra hospedero.*** Agudas, pero también crónicas, se presentan en enfermos de leucemia que reciben trasplante de médula ósea.

Lecturas recomendadas

1. Ackerman AB. Histologic diagnosis of inflammatory skin diseases. 2a. ed. Baltimore, Williams & Wilkins. 1997.
2. Bonifazi E. "Dermatitis seborreica infantil." En: Gelmetti C. Dermatología Pediátrica: debates y conceptos actuales, pp. 13-16. Nueva York, DM Medical Publish. 1994.
3. Botella-Estrada R, Sanmartin O, Oliver V, et al. "Erythroderma. A clinicopathological study of 56 cases." Arch Dermatol 130:1503-1507. 1994.
4. Chuh AA: Pediatric viral exanthems. En: Thiers BH, Lang PG (eds): Year Book of Dermatology and Dermatologic Surgery. Philadelphia: Elsevier 2005:16-43.
5. Christophers E. Explaning phenotype heterogeneity in patients with psoriasis. Br J Dermatol 2008; 158: 437-441.
6. Hasan T, Jansen CT. "Erythroderma: a follow up of fifty cases." J Am Acad Dermatol 8:836-840. 1983.
7. Henseler T. "The genetics of psoriasis." J Am Acad Dermatol 37:S1-S11. 1997.
8. Henseler T. Christophers E. "Psoriasis of early and late onset: characterization of two types of psoriasis vulgaris." J Am Acad Dermatol 13:450-456. 1985.
9. Krueger JG. "The immunologic basis for the treatment of psoriasis with new biologic agents." J Am Acad Dermatol 46:1-23. 2002.
10. Miller SJ. "Nutritional deficiency and the skin." J Am Acad Dermatol 21:1-30. 1989.
11. Mackie RM, Husain SL. "Juvenile plantar dermatosis: a new entity?" Clin Exp Dermatol 1:253-257. 1976.
12. Magaña GM. Guía de Dermatología Pediátrica. México, Editorial Médica Panamericana-UNAM. 1998.
13. Mahmood A, Ackerman AB. "Reiter's syndrome is psoriasis!" Dermatopathol Pract & Conc 6(4):337-339. 2000.
14. Nicolis GE, Helwig EB. "Exfoliative dermatitis: a clinicopathologic study of 135 cases." Arch Dermatol 108:788-797. 1973.
15. Nyfors A, Lemholt K. "Psoriasis in children: a short review and a survey of 245 cases." Br J Dermatol 92:437-442. 1975.
16. Paller AS, Siegfried E, Langley RG, et al. Etanercept treatment for children and adolescents with plaque psoriasis. N Engl J Med 2008; 358:241-251.
17. Panizzon R, Bloch PH. "Histopathology of pityriasis rosea (Gibert): qualitative and quantitative light-microscopic study of 62 biopsies of 40 patients." Dermatologica 165:551-556. 1982.
18. Parsons JM. "Pityriasis rosea update: 1986." J Am Acad Dermatol 15:159-167. 1986.
19. Pinkus H. "Lichenoid tissue reaction. A speculative review of the clinical spectrum of epidermal basal cell damage with special reference to eryhtema dyschromicum perstans." Arch Dermatol 107:840-847. 1973.
20. Ravelli A, Matini A. Juvenile idiopathic arthritis. Lancet 2007; 369(9563):767-778.
21. Schwartz RA, Janusz CA, Janniger CK. Seborrheic dermatitis: an overview. Am Fam Physician 2006;74:125-130.
22. Sigurdsson V, Toonstra J, Hezemans-Boer M, Volten WA. "Erythroderma, a clinical and follow-up study of 102 patients, with special emphasis on survival." J Am Acad Dermatol 35:53-57. 1996.
23. Sigurdsson V, Steegmans PHA, Volten WA. "The incidence of erythroderma: a survey among all dermatologists in the Netherlands." J Am Acad Dermatol 45:675-678. 2001.
24. Shrank AB. "The etiology of juvenile plantar dermatosis." Br J Dermatol 100:641-648. 1979.
25. Stratigos JD, Katsambas A. "Pellagra: a still existing disease." Br J Dermatol 96:99-106. 1977.
26. Telfer NR, Chalmers RJ, Whale K, Colman G. "The role of streptococcal infection in the initiation of guttate psoriasis." Arch Dermatol 128:39-42. 1992.
27. Thestrup-Pedersen K, Halkier-Sorensen L, Sogaard H, Zacharie H. "The red man syndrome. Exfoliative dermatitis of unknown etiology, a description and follow up of 38 patients." J Am Acad Dermatol 18:1307-1312. 1988.

Capítulo

15

Trastornos de la pigmentación

Sección III

Contenido

Con este título denominamos el presente capítulo, que se refiere, naturalmente, al pigmento melánico (ya que otros pigmentos también intervienen en la coloración de la piel). Estos trastornos son muy numerosos y variados, por virtud del tono de la piel en una gran proporción de nuestra población; los padecimientos en los que hay exceso, pero especialmente cuando hay falta de la melanina son muy notorios, y por lo mismo, un motivo de consulta muy frecuente.

El impacto que estos trastornos tienen en la imagen de la persona repercute gravemente en su autoestima, por lo que representan un doble reto, para la salud física y la emocional.

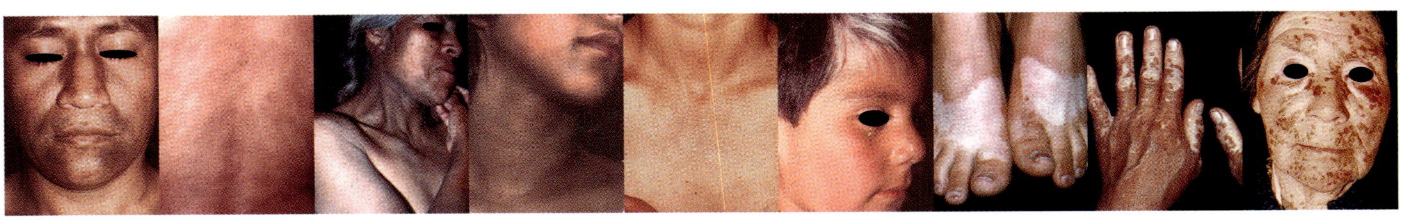

15.1 Vitíligo

▶ Conceptos clave

- Es un trastorno de la pigmentación adquirido, genéticamente determinado, de etiología no conocida.
- Está caracterizado por la pérdida del color de la piel, del pelo y de algunas mucosas, debido a la suspensión en la síntesis de melanina y eventualmente a la desaparición de los melanocitos.
- La causa no se conoce; existen tres hipótesis, la predominante es la autoinmune.
- La lesión elemental y *sine qua non* es la mancha acrómica, bien delimitada.
- La topografía puede ser cualquiera, no obstante se reconocen cuatro perfiles.
- La histopatología se define como la ausencia de melanocitos en la unión dermo-epidérmica.

Definición. La palabra vitíligo proviene del latín *vitium*, falta; no obstante, existe la especulación de que otra palabra latina, *vitulus*, becerro, da origen a la denominación de esta enfermedad debido a la presencia de manchas blancas en ese animal.

El vitíligo es un trastorno adquirido, genéticamente determinado, de etiología no conocida, caracterizado por la pérdida del color de la piel, del pelo y de algunas mucosas, debido a la suspensión en la síntesis de la melanina y eventualmente a la desaparición de los melanocitos del estrato basal de la epidermis, su localización normal.

Etiopatogenia. Ya decíamos que la causa del vitíligo no se conoce; sobre su patogenia existen al menos tres hipótesis, pero definitivamente no es una enfermedad psicosomática, como aún sostienen en nuestros días algunos médicos; desde luego que la persona con vitíligo, que ve cómo su piel pierde el color normal, lógicamente estará muy angustiada, deprimida, con baja autoestima y en ocasiones con ideas suicidas, pero todo esto es la consecuencia, y no la causa, del vitíligo.

Las hipótesis son tradicionalmente tres. La inmunológica, que es la predominante, se apoya en la asociación con reacciones celulares de autoinmunidad celular asociadas, como el nevo de Sutton; y en enfermedades autoinmunes concomitantes, como la tiroiditis de Hashimoto, la diabetes mellitus autoinmune, la artritis reumatoide. Por la presencia de linfocitos-T citotóxicos en los infiltrados dérmicos y de anticuerpos circulantes en contra de antígenos de superficie de 40, 45, 75 y 90 kDa de melanocitos y la tirosinasa. Ciertas moléculas, como el factor de necrosis tumoral alfa (FNT-α), el interferón gamma y la molécula de adhesión intercelular 1 (ICAM-1), se han identificado en la piel perilesional.

La hipótesis neurogénica encuentra apoyo en ciertos hechos clínicos, como el de surgir en piel neurológicamente comprometida, miembros paralizados, síndrome de Horner (miosis, ptosis parcial, enoftalmos, anhidrosis ipsilateral), y se refiere a la liberación, a partir de las terminaciones nerviosas vecinas, de un neurotransmisor que resulta tóxico para los melanocitos. Se ha observado que la acetilcolina tiene un efecto inhibitorio sobre los melanocitos y que causa despigmentación en pacientes con vitíligo; más aún, se ha demostrado que la actividad de la esterasa de acetilcolina está ausente en la piel despigmentada, pero está presente en la piel repigmentada. La epinefrina podría también estar implicada, ya que su inyección experimental en ratas causa despigmentación.

> Ciertas moléculas, como el factor de necrosis tumoral-α (TNF-α), el interferón-γ y las moléculas de adhesión intercelular 1 (ICAM-1) se han identificado en la piel perilesional..

La teoría de la autodestrucción se basa en que ciertos compuestos intermediarios (catecoles y fenoles) y análogos de la tirosina en la vía de la síntesis de la melanina, son tóxicos para el melanocito al acumularse en exceso.

Caracteres clínicos. Es uno de los motivos de consulta más frecuentes en nuestro medio, en la edad pediátrica particularmente; ocupa el quinto lugar, con 4.2%, en la Clínica de Dermatología Pediátrica del Hospital General de México. En este mismo hospital, hace 50 años Escalona lo encontró en el séptimo lugar, con 3.4%, de la consulta dermatológica general. En nuestros días se ha observado que en los E.U.A. afecta a 1% de la población.

Afecta a ambos sexos, aunque la mujer consulta más y se ha observado en todos los grupos etarios (pero es más común entre los 10 y los 30 años), inclusive desde los primeros días de edad, aunque no está bien demostrado que existan formas congénitas. Sin embargo sí hay presentación familiar; en el interrogatorio encontramos que una tercera parte de los pacientes informan tener un familiar con vitíligo.

Se puede asociar con otras enfermedades de carácter autoinmune, como la de Graves, tiroiditis de Hashimoto, alopecia areata, diabetes mellitus de tipo I, anemia perniciosa, alteraciones oculares pigmentarias (de la retina, peripapilar y poliosis) y también con la enfermedad de Addison, nevos melanocíticos con halo (nevos de Sutton) y otras.

> Se puede asociar con otras enfermedades de carácter autoinmune, como Graves, Hashimoto, alopecia areata, diabetes mellitus tipo I, anemia perniciosa.

La topografía del vitíligo puede ser cualquiera; no obstante se reconocen cuatro perfiles o patrones: focal, segmentario, diseminado (antes denominado generalizado) y universal. El focal se refiere a una mancha aislada, o algunas (sin que haya consenso para delimitar su número) esparcidas en una zona anatómica restringida, pero no dermatomérica; por ejemplo, la mano. Una cuarta parte de los niños presentan esta forma. Rara vez se asocia con otras enfermedades **(figura 15.1.1 y 15.1.2)**.

El vitíligo segmentario es unilateral y adopta una disposición casi dermatomal; tiene un curso estable, es decir, que tiene

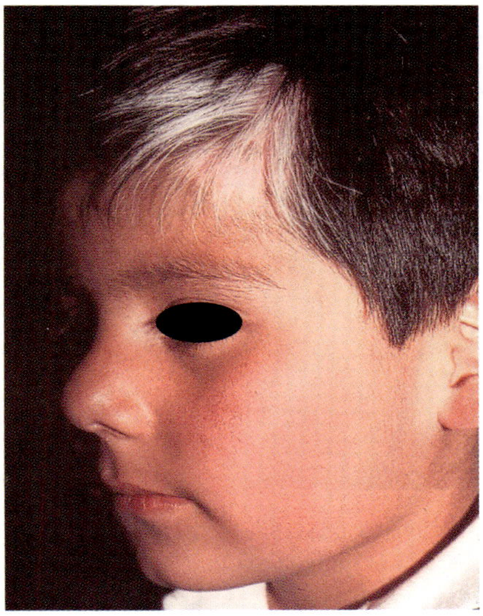

Fig. 15.1.1 Niño con vitíligo localizado y poliosis en la región frontal izquierda; se presta al diagnóstico diferencial con el piebaldismo por la forma triangular con el ápex hacia atrás, pero es de reciente aparición y los límites son convexos.

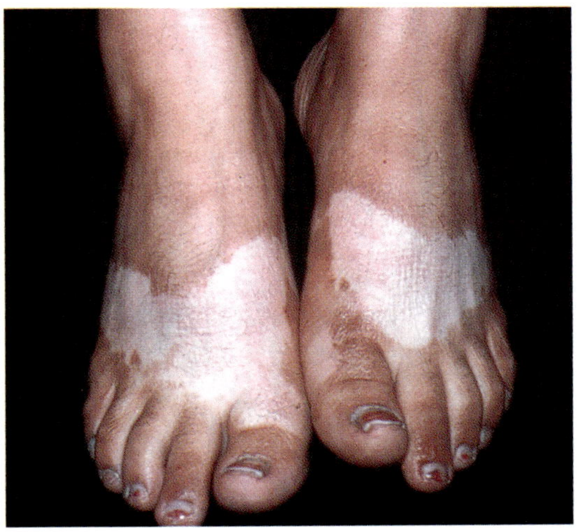

Fig. 15.1.2 Vitíligo localizado de manera simétrica en ambos pies; fue desencadenado por el contacto con el hule del calzado.

mayores posibilidades de no extenderse. Es la segunda forma más común en nuestra consulta. No es de presentación familiar y no se relaciona con otras enfermedades (*vide infra*). Un 20% de los niños y 5% de los adultos cursan con esta forma de la enfermedad. No desarrolla el fenómeno de Köbner.

El vitíligo *segmentario* es unilateral y adopta una disposición casi dermatomal; tiene un curso estable, es decir, que tiene mayores posibilidades de no extenderse. Es la segunda forma de vitíligo más común en nuestra consulta.

La zona del trigémino es la más común, con más de 50%, el cuello en 23% y el tronco en 17%. Hasta 13% tiene varios sitios involucrados (ya no fue segmentario); la mitad de los casos se asocia con poliosis **(figura 15.1.3)**.

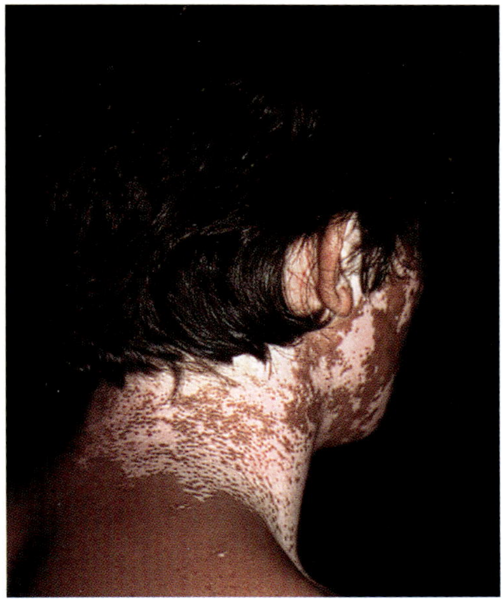

Fig. 15.1.3 Vitíligo segmentario que involucra la mitad derecha de cara y cuello; los múltiples puntos dentro de las manchas acrómicas representan zonas de repigmentación.

El vitíligo diseminado es la forma más común de presentación en nuestra consulta (47%); son múltiples o incontables manchas que se disponen de manera bilateral y simétrica, o casi simétrica, frecuentemente en el dorso de las manos y dedos, codos, rodillas. Otros sitios usualmente afectados son: pliegues axilares, muñecas, maleolos, ombligo y caras anteriores de piernas **(figura 15.1.4)**.

Lo observamos en disposición periorificial: en los párpados, alrededor de los oídos, de la nariz, de la boca, del ano y en la vulva. Al involucrar los pulpejos y zonas faciales periorificiales, constituye la presentación acrofacial.

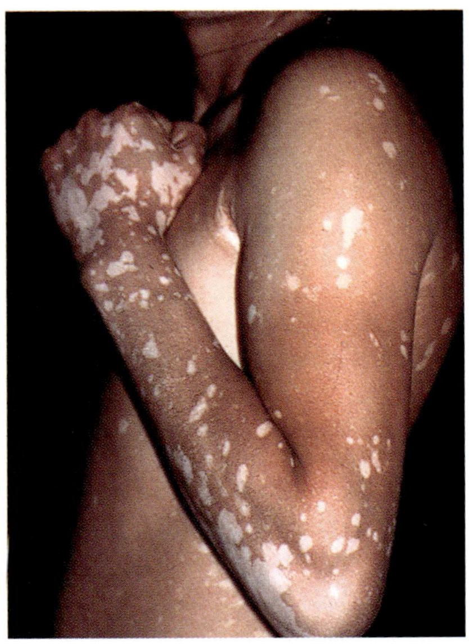

Fig. 15.1.4 Vitíligo diseminado, el tronco y las extremidades están involucrados.

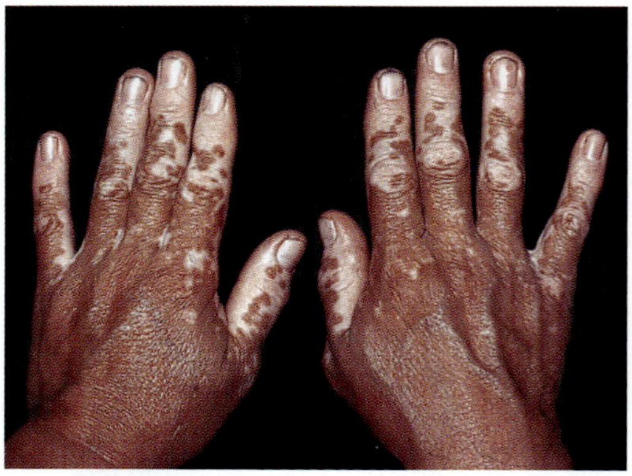

Fig. 15.1.5 El vitíligo de localización acral es muy llamativo y también muy pobre su respuesta al tratamiento.

La presentación acral periungueal con frecuencia es el sitio de inicio y puede ser único, o asociarse con otros sitios, como labios orales, pezones y pene, para constituir la presentación "labios y puntas" o "*lip-tip*" de los autores de habla inglesa **(figura 15.1.5)**.

El vitíligo universal es aquel que ha involucrado una extensión tan amplia del tegumento que se ha perdido todo el color normal, o quedan algunas pequeñas zonas remanentes; es la forma menos común; se ha asociado al síndrome endocrino múltiple (o síndrome de neoplasia endocrina múltiple, un trastorno familiar autosómico dominante en que coexisten más de una glándula endocrina con alguna proliferación y se reconocen tres tipos). Por fortuna es poco común, sólo 0.6% en nuestra casuística **(figura 15.1.6)**.

El vitíligo universal es aquel que ha involucrado una extensión tan amplia del tegumento que se ha perdido todo el color normal, o quedan algunas pequeñas zonas remanentes; es la forma menos común y se ha asociado al síndrome endocrino múltiple.

La morfología del vitíligo es la mancha acrómica, oval o circular, de tamaño muy variable, desde unos milímetros a varios centímetros, que puede confluir y dar paso a manchas mayores con ausencia de color, de límites bien precisos con la piel sana. En ocasiones es irregular y sus límites pueden tener un aspecto cartográfico, pero el lado cóncavo siempre está en la mancha acrómica.

En ocasiones se podrá encontrar un tono intermedio entre la piel sana y la mancha acrómica, situado ya sea entre ellas dos o a cierta distancia; es temporal, porque en breve será acrómico; a este fenómeno se le denomina "vitíligo tricrómico".

El término "vitíligo cuadrícromo" se refiere a la presencia de una zona de hiperpigmentación mayor, que se presenta entre la mancha primaria y la piel normal durante el tratamiento; excepcionalmente puede haber cinco tonos: piel normal, la mancha acrómica, la intermedia, la hiperpigmentada y un tono gris-azul.

El vitíligo es asintomático; aunque algunos pacientes acusan prurito, en realidad no lo hay, salvo en aquellos casos en que ha habido exposición al sol; la ausencia de melanina condiciona eritema solar; si tal exposición es mayor, se desarrolla ampollamiento.

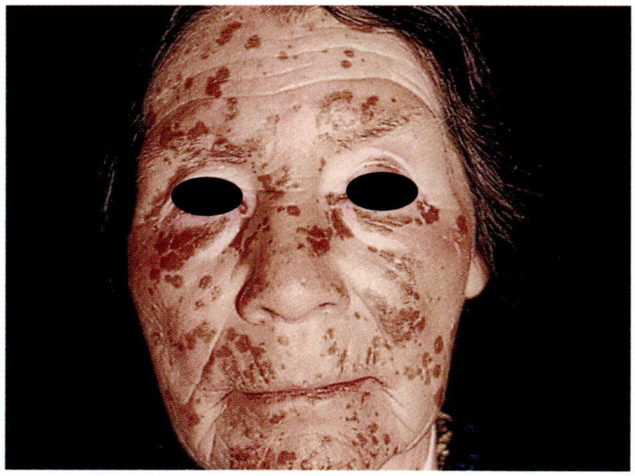

Fig. 15.1.6 Vitíligo universal, son tan escasas las zonas del color normal que el tratamiento más lógico sería despigmentar esos reductos.

El vitíligo inflamatorio es observado excepcionalmente; se caracteriza por una zona de eritema entre la mancha acrómica en evolución y la piel sana.

El fenómeno de Köbner (la reproducción isomórfica de las lesiones), que se presenta en diversas enfermedades, lo observamos en el vitíligo generalizado y universal en las zonas que corresponden a las salientes óseas: cara anterior de piernas, maleolos, etcétera.

Histopatología. En la fase temprana se observa un infiltrado linfocitario perivascular superficial en exocitosis focal hacia los estratos inferiores de la epidermis; en manchas ya plenamente establecidas, se observa un infiltrado linfocitario perivascular superficial con disminución o ausencia de melanocitos y de melanina en la epidermis, lo que con tinciones como la de Fontana-Masson es más evidente.

El punto álgido de estos criterios histopatológicos es la imposibilidad de saber cuándo está "plenamente establecida" la enfermedad; no es posible responder, y los diversos expertos en dermatopatología no lo precisan en sus textos. Nosotros hemos tenido la oportunidad de estudiar al microscopio múltiples ejemplos de vitíligo con meses y aun años de evolución, y aún observamos melanocitos y melanina. Cabría entonces asumir que estos melanocitos son ya disfuncionales.

Debido a la tonalidad de la piel en nuestro medio, las manchas hipocrómicas y acrómicas resultan ser muy notorias y, por lo mismo, son motivo de consulta muy frecuente. En consecuencia, conviene revisar someramente los diagnósticos diferenciales que estamos obligados a hacer con el vitíligo.

En el diagnóstico diferencial se debe tener en mente a la pitiriasis alba, muy común en nuestro medio; se sitúa en la cara, brazos y antebrazos; los límites son difusos y tiene fina escama. La hipopigmentación poslesional, en la que hay historia de erupción previa en el sitio y las manchas no son de límites precisos. La pitiriasis versicolor tiene fina escama y el examen micológico es positivo. El antecedente de leucodermia o piel blanca, por efecto de productos químicos, es de gran utilidad. La lepra indeterminada es poco común; son manchas hipocrómicas, anestésicas, anhidróticas y alopécicas. La micosis fungoide puede presentarse como manchas hipocrómicas y en su etapa temprana debe diferenciarse del vitíligo. El síndrome de Waardenburg tiene heterocromía del iris, sordera, puente nasal ancho e hipertelorismo ocular.

> En el diagnóstico diferencial deberá tenerse en consideración: la pitiriasis alba, la hipopigmentación postlesional, la pitiriasis versicolor, la leucodermia por químicos, la micosis fungoide en fase de mancha acrómica o hipocrómica, el piebaldismo, el síndrome de Waandenburg, la esclerosis tuberosa, el nevo acrómico y la hipomelanosis de Ito.

También deberá diferenciarse de la esclerosis tuberosa y del nevo acrómico, especialmente en el lactante, en quien éstos son los diagnósticos por considerar primeramente.

Tratamiento. Lo hay tópico y por vía oral (en mayores de ocho años). Los psoralenos (8-metoxipsoraleno y trimetilpsoraleno) son los medicamentos que, en asociación con la luz ultravioleta de onda larga (PUVA) o de onda media (UVB, sin psoralenos), ya sea natural o artificial, se usan para inducir la pigmentación; a menor tiempo de establecida la enfermedad mejor será la respuesta. Pero aun así la repigmentación tarda varios meses en observarse.

Si la enfermedad es focal o segmentaria, se podrá usar una presentación tópica o tintura, la que se aplica dentro de las manchas y se expone treinta minutos después a la luz ultravioleta (UV), inicialmente por algunos segundos, y se incrementan los tiempos en forma paulatina. Cuando la enfermedad es generalizada, está indicado administrar el psoraleno por vía oral a razón de 0.4 mg/kg y dos horas después efectuar la exposición a la luz UV; la intensidad de la luz UV se podrá ir aumentando de acuerdo con la tolerancia y la respuesta, ya sea con lámparas de luz ultravioleta artificial o con exposición a la luz ultravioleta natural del sol. En la forma universal resulta más práctico despigmentar la piel sana remanente con monobenziléter de hidroquinona.

Otros medicamentos útiles son los glucocorticosteroides tópicos, y en casos excepcionales (rápidamente progresivos y diseminados) por vía oral y por períodos no mayores de cuatro semanas, ya que sus efectos secundarios limitan su uso y se deberán tener en consideración al emplearlos.

Fármacos tópicos de más reciente introducción son los derivados de la vitamina D, como el calcipotriol y el tacalcitol; sin embargo, su utilidad no ha sido aún plenamente demostrada. El tacrolimus y el pimecrolimus se han usado con buenos resultados, en especial el primero. La pseudocatalasa y la fenilalanina no han demostrado su utilidad.

Otros productos, como los maquillantes para las zonas visibles que no responden al sol, pueden ser de utilidad, y los protectores solares sirven para las manchas en zonas expuestas.

El autotrasplante de melanocitos es de utilidad para la forma segmentaria, en manos expertas.

No debe faltar el trato amable y la explicación gentil, en lenguaje sencillo, pues no es fácil aceptar un diagnóstico como éste ni su tratamiento, largo, lento y con frecuencia infructuoso.

15.2 Pitiriasis alba

▶ Conceptos clave

- Afección inflamatoria crónica de la piel, de causa desconocida, asintomática, caracterizada por manchas hipopigmentadas, ovales o circulares, de límites difusos, con fina escama.
- Usualmente sobre la cara y superficies externas de brazos y antebrazos; excepcionalmente involucra el tronco o las extremidades inferiores.
- Es muy frecuente en México, ocupa el tercer lugar como motivo de consulta con 7.1% de la consulta pediátrica en nuestra institución.
- En la histopatología se encuentra hiperqueratosis con paraqueratosis, espongiosis y un infiltrado linfocitario perivascular superficial.
- Su tratamiento es con queratolíticos.

Definición. Afección inflamatoria crónica de la piel, de causa desconocida, asintomática, que habitualmente afecta cara y extremidades superiores; caracterizada por manchas hipopigmentadas, ovales o circulares, de límites difusos, con fina escama (escama pitiriásica) y frecuentemente pequeñas pápulas foliculares.

Etiopatogenia. No se sabe su etiología, pero se ha descartado la hipótesis de la etiología bacteriana que daba paso al inadecuado término de "impétigo seco de Sabouraud". Tampoco conocemos su patogenia, pero su histopatología explica la incapacidad de los queratinocitos para captar la melanina, al haber espongiosis y una capa córnea engrosada y paraqueratósica, que actúan en cierto modo como una barrera.

Algunos autores opinan que la pitiriasis alba es una manifestación de la dermatitis atópica, idea que no compartimos, pues consideramos simplemente que, al ser ambas afecciones tan comunes en la edad pediátrica, lo usual es observarlas asociadas.

El hecho de que las lesiones se sitúen en las zonas expuestas a la luz solar ha llevado a la idea de que la pitiriasis alba tiene alguna influencia solar; esto es cierto en el sentido de que la piel sana circundante se broncea normalmente tras la exposición al sol y, en consecuencia, las zonas hipopigmentadas son más notorias. Sin embargo no existe evidencia de que la radiación solar sea la causa.

Por lo mismo, en nuestra opinión la llamada "dermatitis solar hipocromiante" no existe como tal; es un mito, se trata simplemente de la misma pitiriasis alba, exacerbada por la exposición al sol. Como en todo mito, hay algo de cierto.

Por estas mismas razones preferimos usar el término de pitiriasis alba (que significa "escama blanca"), ya que es descriptivo de la morfología y tiene amplia aceptación. Otras denominaciones, como "dartre volante" y las ya anotadas, han sido abandonadas.

La así llamada "dermatitis solar hipocromiante" no existe como tal; es un mito, ya que se trata simplemente de la misma entidad pero mal interpretada décadas atrás y sólo en nuestro medio, como se ha demostrado fehacientemente. Por tanto tal denominación debe abandonarse para evitar la confusión.

Caracteres clínicos. Es sumamente común; en cuanto a niños, ocupa el tercer lugar, con 7.1%, en la Clínica de Dermatología del Hospital General de México. Se presenta con mayor frecuencia en el escolar, 72% comprende las edades de 5 a 14 años, 23% incluye niños de uno a cuatro años, y se presenta por igual en ambos sexos. Por su larga evolución puede observarse hasta en la adolescencia, o bien instalarse a esta edad y aun en el adulto, particularmente en la mujer (**figura 15.2.1 a 15.2.3**).

Adopta la topografía facial, habitualmente las mejillas y pómulos, así como las caras externas de brazos y antebrazos. En raras ocasiones puede presentarse en otras zonas, como el tronco, lo que se conoce como "pitiriasis alba de Adamson", forma que es casi exclusiva de los niños (**figura 15.2.3**).

Se puede encontrar una sola lesión o pueden ser múltiples, de formas ovales o circulares, de milímetros a varios centímetros de diámetro. La superficie es áspera por la presencia de escama fina, blanca y frecuentemente con pequeñas pápulas foliculares.

Como ya se mencionó arriba, esta dermatosis es particularmente común en nuestro medio, donde predomina la población mestiza, con tonalidades de piel de morena a morena clara, lo que la hace más notoria y llamativa. También se presenta en personas de piel blanca pero, por lo mismo, es menos aparente.

Es importante señalar que existe una variedad hiperpigmentada de la pitiriasis alba, en la que las manchas hipocrómicas exhiben una zona central café oscura, lo que Escalona y Magaña denominaron de manera acertada "pitiriasis nigricante", que usualmente resulta como complicación por la aplicación de diversos remedios caseros y "naturistas", comúnmente vegetales (**figura 15.2.1**).

Las lesiones son asintomáticas y el motivo de consulta es principalmente por estética, o bien por la preocupación de los padres derivada de los múltiples mitos en relación con su presencia: por "anemia", por "parásitos", por "avitaminosis", por "radiación solar", etcétera. En realidad, como ya se mencionó, no se conoce su causa. La antigua hipótesis de que correspondía a una infección bacteriana, y de ahí el término de "impétigo seco de Sabouraud", se ha descartado.

Histopatología. Es, de manera característica, una dermatitis espongiótica en asociación con zonas de hiperqueratosis y para-

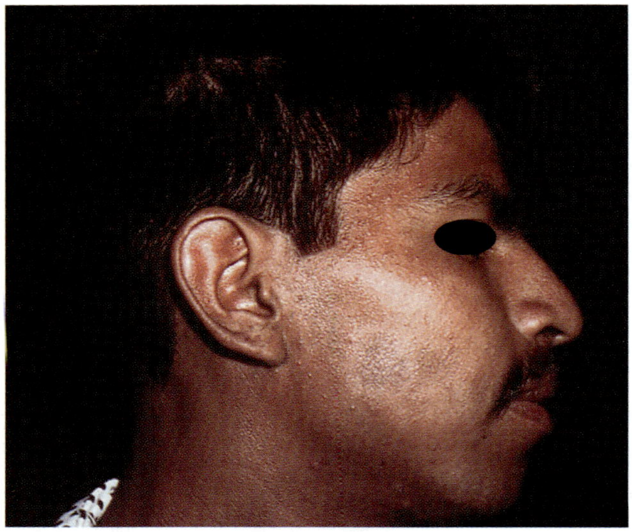

Fig. 15.2.1 Aspecto usual de la pitiriasis alba, variedad nigricante, en la cara.

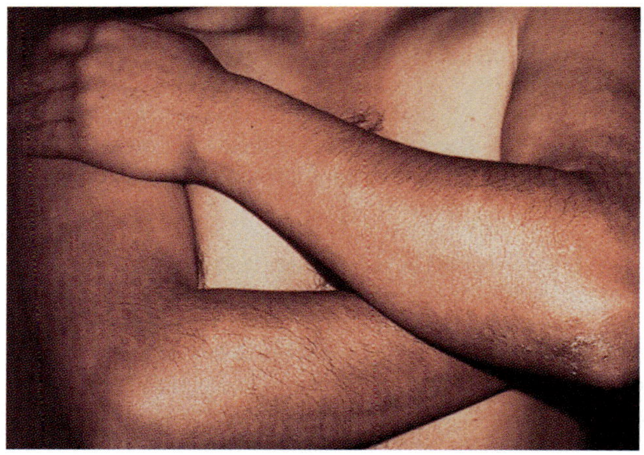

Fig. 15.2.2 Múltiples manchas hipocrómicas con fina escama, propias de la pitiriasis alba, en los antebrazos, otra de sus localizaciones usuales.

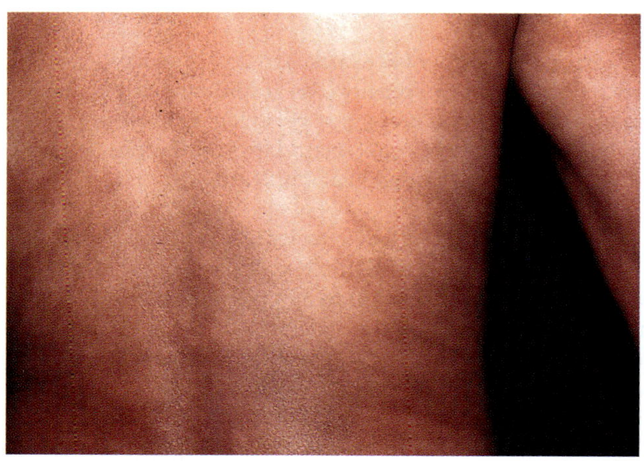

Fig. 15.2.3 Numerosas manchas hipocrómicas de pitiriasis alba diseminada de Adamson en el tronco.

queratosis, con un infiltrado linfocitario perivascular superficial y a veces tapones córneos. En el caso de las formas nigricantes se identifica melanina dentro y fuera de los melanófagos en la dermis papilar.

Diagnóstico. Es eminentemente clínico; la edad del paciente, la topografía y el aspecto hipopigmentado que se continúa paulatinamente con la piel normal, así como la fina escama, son elementos para el diagnóstico.

Dentro del diagnóstico diferencial debe tenerse en mente la posibilidad de la lepra indeterminada. En los casos del tipo nigricante o pigmentado, será necesario hacer el diagnóstico diferencial con el liquen plano tropical. En tales situaciones deberá recurrirse a la biopsia de piel.

No se ha comprobado que la pitiriasis alba tenga relación alguna con bacterias, avitaminosis o parasitosis o sea parte de las manifestaciones de la dermatitis atópica.

Tratamiento. No existe alguno que sea totalmente eficaz, pero por fortuna es frecuente la remisión espontánea. No obstante, se pueden emplear queratolíticos, como la urea a 10 o 20% y el ácido salicílico a 3% en forma de crema. Es útil el uso de glucocorticoides tópicos y algunos dermatólogos usan filtros solares, pero el beneficio de éstos últimos no está comprobado. Su efecto es sobre la capa córnea paraqueratósica, la que se eliminará para permitir que el estímulo luminoso del sol actúe sobre el melanocito y promover una mejor distribución del pigmento para ser captado por los queratinocitos.

En nuestra opinión, otros productos, como el clioquinol y el alquitrán de hulla, no tienen justificación (excepto por el efecto queratolítico del segundo) y su uso es incómodo para el paciente, a más de su potencial efecto fotosensibilizante.

Generalidades. Los mitos en dermatología son muy comunes, particularmente en nuestro medio, en que se han ido adoptando "ideas" basadas en anécdotas y en la "experiencia personal", sin la actitud crítica y razonable que se requiere para el progreso del conocimiento. La supuesta "dermatitis solar hipocromiante" no se describe en textos extranjeros y menos aún en los tratados de carácter internacional ampliamente aceptados; sólo se describe, y mal, en dos textos mexicanos, en los que sus autores no brindan criterios precisos para su diagnóstico, ni ofrecen elementos para establecer su diagnóstico diferencial con la pitiriasis alba. Porque tal diferencia no existe.

Encontramos su primera mención en las Memorias del Centenario de la Academia Nacional de Medicina, pero no existe su descripción clara, no se observó en una cohorte de sujetos, no se hicieron estudios fotobiológicos, ni histopatológicos, ni epidemiológicos; no se puede aceptar. Éste es un ejemplo flagrante de la mitología en la dermatología.

15.3 Melasma

▶ Conceptos clave

- Hiperpigmentación adquirida de la cara determinada por incremento en la producción de melanina y su depósito en la epidermis y dermis papilar.
- Muy común en nuestro medio debido al tipo de piel que predomina y a la luz solar continua durante el año, pero también por otros factores aún no precisados.
- Es propia del adulto, más frecuente en la mujer que en el hombre en proporción de 9 a 1.
- Conforme más crónico es el melasma, más difícil es su tratamiento por la producción de melanina que rebasa la epidermis y se deposita en la dermis.
- El tratamiento es despigmentantes y fotoprotectores.

Definición. Es una hiperpigmentación adquirida de la piel de la cara, determinada por un incremento en la producción de melanina y su depósito en la epidermis y dermis papilar.

Etiopatogenia. No se conoce su causa; entre los factores implicados en su desarrollo están: la raza, pues es muy común en nuestra población y en otras zonas de Latinoamérica, como Puerto Rico y Ecuador, así como en países de Asia; en estas regiones predomina un tono de piel moreno claro a oscuro, que reacciona fácilmente a la luz solar. La luz solar, precisamente, es el factor ambiental de mayor influencia, pues es evidente la aparición o exacerbación del melasma después de la exposición al sol. El embarazo y la ingestión de anticonceptivos son otros factores muy asociados con el melasma, pero no todas las mujeres en estas circunstancias lo desarrollan; las mujeres posmenopáusicas que reciben estrógenos no hacen melasma, o lo hacen en mínima proporción. Más aún, 10% de las personas con melasma son del sexo masculino, lo que debilita un tanto la hipótesis de los factores hormonales estrogénicos, por lo que deben coexistir otros factores que aún no conocemos.

Conviene aclarar que el melasma no se relaciona con trastornos renales, hepáticos u otros popularmente mencionados.

Caracteres clínicos. No se presenta en niños, es propia del adulto, de 9 a 1 más frecuente en la mujer que en el hombre. Es particularmente común en nuestro medio; el tipo de piel (V-VI) propio de la población mexicana desarrolla fácilmente diversas formas de hiperpigmentación y el melasma es la más común. Es uno de los diez motivos de consulta más comunes en el ámbito hospitalario.

Observamos manchas cafés, más o menos oscuras, dependiendo del tono normal de la piel de la persona y de la profundidad en la que exista la melanina excedente dentro de la piel (*vide infra*); son bien delimitadas, por lo general involucran la nariz, las mejillas, la frente, el labio superior y el mentón; no trasciende a los párpados. Otras formas de presentación menos comunes son sólo en la nariz y mejillas, o bien sólo en las zonas mandibulares. En las manos y antebrazos es excepcional. Es asintomática **(figura 15.3.1 a 15.3.3)**.

Las manchas son cafés cuando la melanina está sólo en la epidermis (que se hace más evidente en la exploración con la luz de Wood) y adoptan otras tonalidades del café cuando la melanina está en la dermis papilar, dentro y fuera de los macrófagos.

Se ha considerado que frecuentemente surge durante el embarazo, durante la terapia con anticonceptivos, o asociada con trastornos endocrinos. Sin embargo, la gran mayoría de las mujeres con este padecimiento no cursan con tales condiciones; por lo tanto, la radiación solar es considerada como la principal causa del melasma.

Histopatología. En un principio la hipermelanosis es sólo en la epidermis, de la que ocupa sólo los estratos basal y suprabasal; con el tiempo, la melanina en constante incremento pasa a ocupar la dermis papilar, donde se le observa dentro y fuera de los melanófagos. No hay aumento del número de melanocitos, sólo lo hay en su producción y en la transferencia de los melanosomas a los queratinocitos.

Tratamiento. En aquellos casos de poca evolución, que son los puramente epidérmicos, el tratamiento es más exitoso. Los casos en que ya hay depósito de melanina en la dermis papilar son de muy difícil respuesta. Desde luego, habrá que retirar el factor precipitante, de ser posible.

Tenemos dos tipos de medicamentos para el melasma, todos de uso tópico: despigmentantes y fotoprotectores. Entre los primeros están la hidroquinona a 2% y 4%, y el ácido kojico y en particular los productos combinados. Entre los segundos son más útiles las pantallas solares con dióxido de titanio y/u óxido de zinc, pero de uso limitado por antiestéticos. El rayo láser se ha empezado a emplear, pero aún se requiere de mayor experiencia.

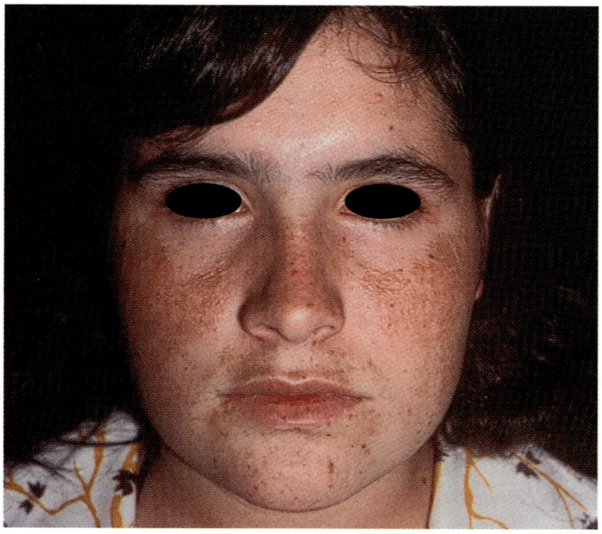

Fig. 15.3.1 Melasma en su presentación más frecuente: mejillas, nariz y labio superior de una mujer.

Es importante aclarar que el melasma no se relaciona con trastornos renales, hepáticos o de otros órganos internos.

Por desgracia, no es un problema fácil de erradicar; a pesar de ser inocuo, el melasma es antiestético y se relaciona con una serie de mitos populares, que provocan mayor incomodidad a la persona que lo padece.

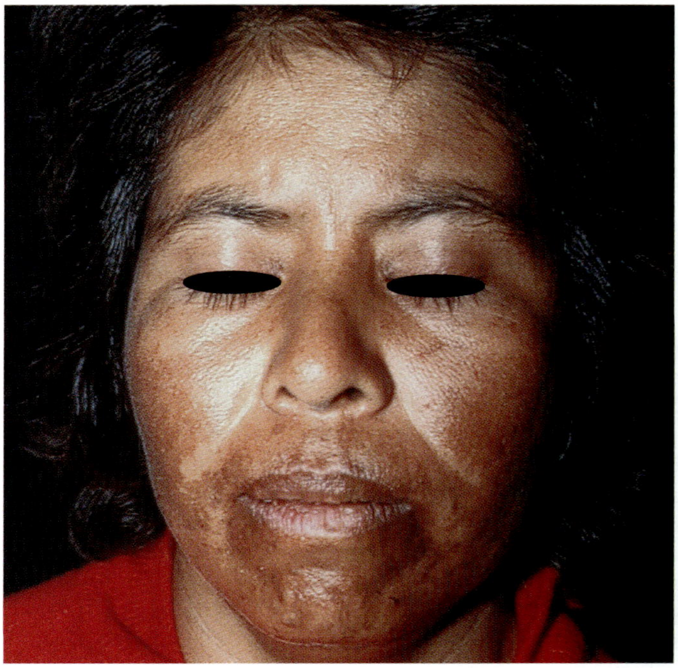

Fig. 15.3.2 Melasma muy extenso, ya son escasas las zonas de piel normal.

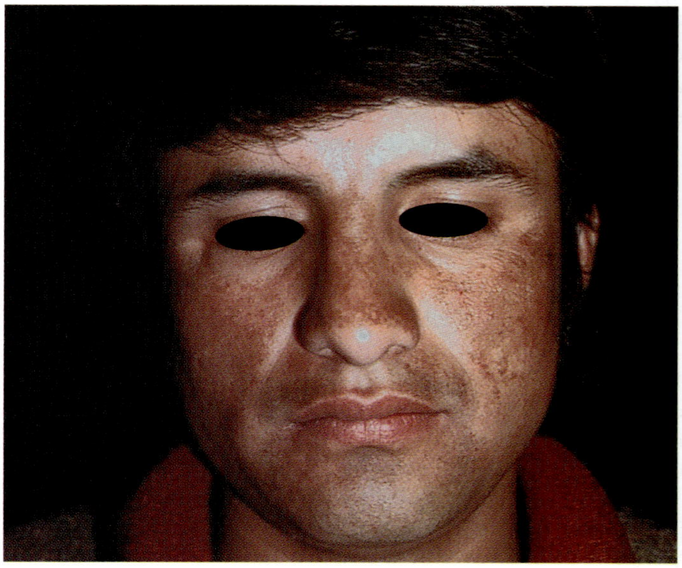

Fig. 15.3.3 El melasma en el hombre se observa en uno de cada diez casos.

15.4 Melanosis por fricción

▶ Conceptos clave

- Es una hiperpigmentación generada por la fricción repetitiva sobre la piel.
- Se produce hiperpigmentación inicialmente del epitelio, con cambios vacuolares de la interfase y depósito del pigmento melánico en la dermis papilar, dentro y fuera de los melanófagos.
- Conforme más se sostiene la fricción y más crónico se hace el proceso, se produce amiloide, que se deposita en las papilas dérmicas.
- Es más común en el adulto y más en la mujer.
- La topografía es predominante en las salientes óseas: regiones claviculares, escapular, de brazos y antebrazos, rodillas y superficies tibiales.
- El tratamiento consiste en suspender la fricción.

Definición. Es una forma de hiperpigmentación debida al incremento de melanina en la epidermis y su depósito en la dermis, como respuesta a la fricción repetitiva de la piel.

Etiopatogenia. La fricción constante sobre la piel genera hiperpigmentación; primero en el epitelio, como una respuesta tisular ante el estímulo traumático, se genera mayor cantidad de melanina, que llena la epidermis y posteriormente pasa a la dermis papilar, en donde es identificada claramente con el microscopio, ya sea libre o dentro de los macrófagos (melanófagos); está demostrado que inicialmente se presentan cambios vacuolares de la interfase dermoepidérmica, lo que probablemente facilita el paso o "caída" del pigmento de la epidermis a la dermis.

Se ha documentado que la persistencia de la fricción da paso a otro evento, el depósito de amiloide en las papilas dérmicas, que es fácilmente identificable en la clínica como manchas hiperpigmentadas (muy similar a la propia melanosis por fricción), lo cual al microscopio es evidente; esto se conoce como amiloidosis macular. De proseguir el trauma, continúa el depósito de amiloide en asociación con hiperplasia de la epidermis.

La melanosis por fricción y sus consecuencias son extremadamente comunes en nuestro medio debido a razones culturales; la educación hacia la población por parte del médico puede ser de gran ayuda para resolver este problema.

Caracteres clínicos. Éste es un padecimiento del adulto, es excepcional en la edad pediátrica, siendo más común en la mujer que en el hombre. Es un problema usual en nuestro medio, por el tipo de piel y por razones culturales, ya que es muy común frotarse la piel durante el baño con diversos objetos: estropajos, zacates, cepillos y recientemente con toallas de nailon fabricadas para este fin, y que han venido a ser muy populares en los últimos quince años, principalmente entre nosotros y en países asiáticos **(figura 15.4.1 a 15.4.3)**.

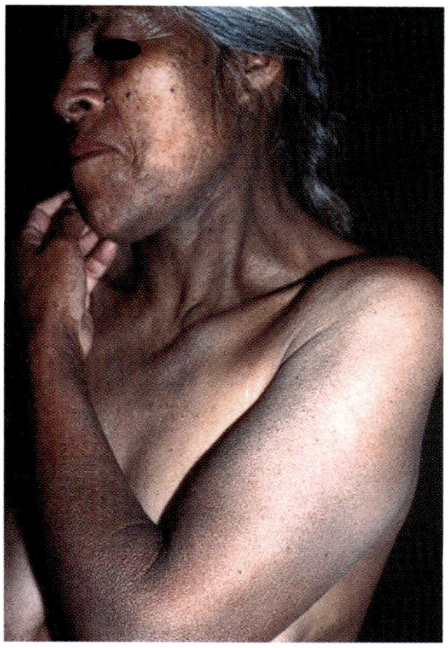

Fig. 15.4.1 Extensas zonas de melanosis por fricción.

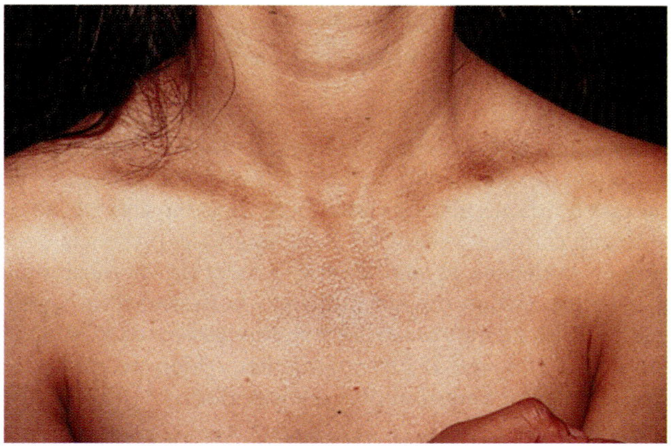

Fig. 15.4.2 La presentación de la melanosis por fricción más frecuente en nuestro medio es en las zonas claviculares.

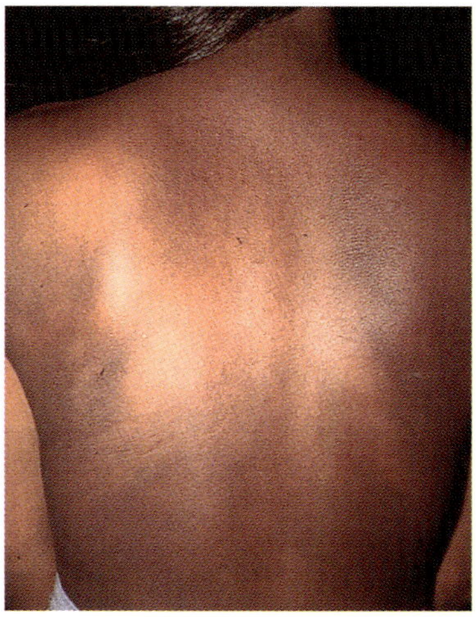

Fig. 15.4.3 Melanosis por fricción en el tórax, provocada por el uso de toallas de nylon.

Los sitios más frecuentemente involucrados son el cuello, las zonas claviculares (característicamente en la mujer joven), la espalda, las caras externas de los brazos y antebrazos y las caras anteriores de las piernas; en general, los sitios en los que existen prominencias óseas **(figura 15.4.2)**.

Está constituida por manchas cafés, de tamaños variables según el sitio en que se encuentren, muy amplias en la espalda y menores en otras zonas, como las claviculares, pero pueden confluir las manchas de una a otra zona, como brazo y antebrazo **(figura 15.4.3)**.

Al progresar la hiperpigmentación y sostenerse el traumatismo de la fricción, continúa la producción de melanina y, como ya se mencionó líneas arriba, se provoca daño en la interfase dermo-epidérmica, con lo que el pigmento se sitúa tanto en la epidermis como en la dermis.

Según se describió, se produce amiloide, que se deposita en las papilas dérmicas, y todo esto da paso a la amiloidosis macular. Ésta, clínicamente puede ser indistinguible de la melanosis por fricción, puede ser una etapa más avanzada de la misma enfermedad, y se tendrá que recurrir a la biopsia de piel con tinciones especiales (la de cristal violeta, o de rojo Congo con luz polarizada), y aun a la microscopia electrónica para demostrar el amiloide.

Histopatología. Se observa hiperpigmentación, sin incremento del número de melanocitos, necrosis de queratinocitos, que puede ser en unidades aisladas o en focos de extensión variable, se identifican cambios vacuolares de la interfase, presencia de melanina en la dermis papilar, dentro y fuera de los melanófagos que están asociados con un infiltrado linfocitario perivascular superficial. En las etapas tardías remiten las vacuolas de la interfase, la epidermis queda hiperpigmentada y los melanófagos en la dermis papilar persisten por largos períodos.

Tratamiento. Suspender el traumatismo a la piel, convencer a la persona de que no tiene sentido hacerlo, pues no trae beneficios; si no se ha depositado el amiloide, la coloración de la piel puede volver a la normalidad en tiempos variables, generalmente breves si el proceso no es muy antiguo. No hay medicamentos verdaderamente de utilidad.

Generalidades. Desde su descripción, en la década de 1981 a 1990, se han reconocido diversos perfiles o variantes topográficas de esta enfermedad, pero el mecanismo de daño, la respuesta tisular y la histopatología son iguales.

15.5 Eritema discrómico persistente o dermatosis cenicienta

▶ Conceptos clave

- Es una forma de hiperpigmentación adquirida de causa desconocida
- Caracterizada por manchas de tono gris-azul, que involucra cara, tronco y las raíces de los miembros; asintomática.
- No es común y se presenta en personas de piel tipos V-VI, usualmente latinoamericanos en la edad adulta; es excepcional en niños.
- En la histopatología se encuentran cambios vacuolares de la interfase con depósito de la melanina en la dermis papilar, dentro y fuera de los macrófagos.
- No existe un tratamiento satisfactorio.

Definición. También conocida como *erythema dyschromicum perstans*, es una forma de hiperpigmentación adquirida, de causa desconocida, caracterizada por manchas de tono gris-azul, que involucra la cara, el tronco y las raíces de los miembros.

Etiopatogenia. La causa no se conoce; algunos autores opinan que es necesariamente precedida por otra enfermedad, que al remitir deja estas manchas hiperpigmentadas. Sin embargo, en realidad no ha sido posible identificar la supuesta enfermedad previa; de hecho, la dermatosis cenicienta se presenta *de novo* con manchas hiperpigmentadas, un tanto gris-pizarra (lo que dio origen a su denominación).

En su sustrato microscópico predominan los linfocitos-T cooperadores y se han identificado una serie de citocinas que podrían desempeñar algún papel en su patogenia.

Caracteres clínicos. Es muy rara en la primera década de la vida, predomina en el adulto, pero la observamos desde la segunda década; afecta de manera similar a ambos sexos.

Como ya se mencionó, la topografía es hacia la cara, el cuello, el tronco y las porciones proximales de brazos y muslos; puede involucrar hasta los antebrazos. Son manchas ovales y circulares que confluyen para dar un aspecto verdaderamente "ceniciento" al individuo, ya que la hiperpigmentación toma esa coloración gris-azul característica del depósito dérmico de melanina y deja algunas zonas de piel sana; ocasionalmente, y en las primeras semanas de establecida la enfermedad, es posible observar un leve eritema lineal en la periferia de las manchas.

Aunque algunos pacientes refieren prurito, en general es asintomática **(figura15.5.1 y 15.5.2)**.

Histopatología. Es de lo más interesante, pues representa un arquetipo de la enfermedad vacuolar de la interfase dermoepidérmica; por lo tanto, además de dichos cambios, observamos un infiltrado linfohistiocitario perivascular, superficial, con abun-

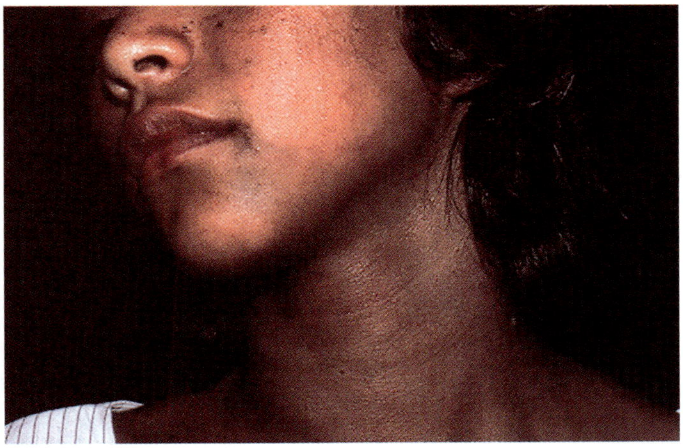

Fig. 15.5.1 Eritema discrómico persistente o dermatosis cenicienta, aspecto usual.

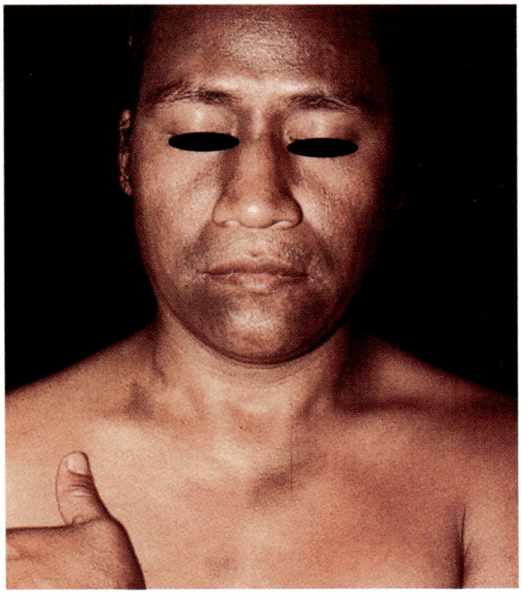

Fig. 15.5.2 Dermatosis cenicienta de reciente instalación, en la cara, el cuello y el tórax.

dante melanina en la epidermis, pero principalmente en la dermis, dentro y fuera de los melanófagos.

La coloración de las manchas en esta enfermedad, por el depósito de la melanina en la dermis papilar y el tipo de piel de las personas usualmente afectadas, confiere precisamente ese aspecto "ceniciento" con que este padecimiento fue descrito originalmente.

Tratamiento. No existe tratamiento exitoso para esta enfermedad, que por fortuna no afecta el estado general de quien la padece, aunque ciertamente deteriora su imagen y su calidad de vida.

Generalidades. La dermatosis cenicienta fue descrita en El Salvador, por el doctor Oswaldo Ramírez, en 1957, quien usó el término "los cenicientos"; es particularmente común en otros países de Centroamérica, en México, en Colombia, en Venezuela; se ha observado también en Estados Unidos y Europa.

Posiblemente por manifestarse clínicamente por hiperpigmentación y ser histopatológicamente una enfermedad de la interfase, ha sido malinterpretada o confundida por algunos con otra enfermedad, el liquen plano pigmentado, que en realidad no tiene ninguna relación.

Lecturas recomendadas

1. Ackerman AB. Histologic diagnosis of inflammatory skin diseases. 2nd ed. Baltimore; Williams & Wilkins; 1997.
2. Bassaly M, Miale A. Studies on pityriasis alba. Arch Dermatol 1963;88:272-275.
3. Baranda L, Torres-Álvarez B, Moncada B, et al. Presence of activated lymphocytes in the peripheral blood of patients with halo nevi. J Am Acad Dermatol 1999;41:567-572.
4. Convit J. Erythema dyschromicum perstans, a hitherto undescribed skin disease. J Invest Dermatol 1961;36:457.
5. Drake LA, Dinehart SM, Farmer ER, et al. Guidelines of care for vitiligo. J Am Acad Dermatol 1996;35:620-626.
6. Kovacs SO. Vitiligo. J Am Acad Dermatol 1998;38:647-666.
7. Magaña GM, Herrera GR, Pueblitz S, et al. Hyperpigmentation of the clavicular zone: a variant of friction melanosis. Int J Dermatol 1989;28:118-122.
8. Magaña M, Herrera GR. Friction melanosis: other variants. J Am Acad Dermatol 2002;47:454.
9. Magaña M, Cazarín J, Magaña LM. ¿Pitiriasis alba vs Dermatitis solar hipocromiante? Ejemplo de la mitología en la dermatología. Actas Dermatol & Dermatopatol (Mex) 2003;3:11-14.
10. Magaña M (editor). Intercambio de opiniones ¿Dermatitis solar hipocromiante? Actas Dermatol & Dermatopatol (Méx) 2003;3:29-30.
11. Magaña GM. Guía de dermatología pediátrica. 2ª ed. México: Editorial Médica Panamericana; 2011.
12. Lapeere H, Boone B, DeSchepper S, et al. Hypomelanoses and hypermelanoses. En: Wolff K, Goldsmith LA, Katz SI, et al (eds). Fitzpatrick's Dermatology in general medicine 7th. Ed. New York: McGraw-Hill; 2008. p. 622-640.
13. Román D, Sánchez E, Valerio J, Mateo A, Villegas O, Cazarín J, Magaña M. Vitíligo, caracteres clínicos en una muestra de niños mestizos mexicanos. Actas Dermatol & Dermatopatol 2001;1:67-68.
14. Sánchez NP. Melasma: a clinical, light microscopic, ultrastructural and immunofluorescence study. J Am Acad Dermatol 1981;4:698.
15. Torres-Álvarez B, Moncada B, Fuentes-Ahumada C, González AR, Baranda L. The immunopathogenesis of vitiligo. Arch Dermatol 1994;130:3876-3886.
16. Tschen JA. Erythema discromicum perstans. J Am Acad Dermatol 1980;2:295.
17. Vargas-Ocampo F. Pityriasis alba. A histologic study. Int J Dermatol 1993;32:870-873.

Capítulo

16

Enfermedades del complejo pilo-sebáceo-apocrino

Sección III

Contenido

En este capítulo se revisan aquellas entidades inflamatorias cuyo sustrato anatomopatológico es el complejo pilo-sebáceo-apocrino, en alguno de sus componentes.

Los factores etiológicos son diversos, pero su patogénesis reside fundamentalmente en el bloqueo del flujo de la secreción glandular, dejando al factor microbiano como uno más, y no como único o principal.

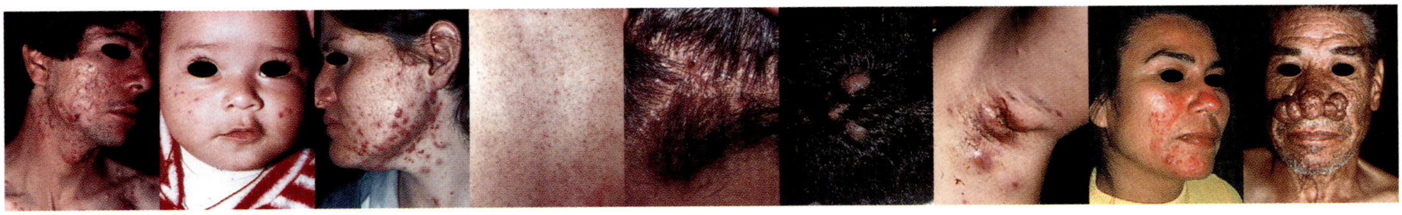

16.1 Acné

▶ Conceptos clave

- El acné es una enfermedad del complejo pilosebáceo.
- Es la enfermedad de la piel más común, al grado de que es posible afirmar que todo ser humano en su pubertad la ha padecido, en mayor o menor magnitud.
- Se presenta con comedones, pápulas, pústulas, abscesos y cicatrices en la cara y en el tórax.
- Hay cuatro factores principales: producción excesiva de sebo, comedogénesis debida a la hiperproliferación epidérmica del folículo pilosebáceo, la presencia del *Propionibacterium acnes* y fenómenos inflamatorios.
- Existen diversas formas clínicas de acné.
- El tratamiento consiste en antimicrobianos, antiinflamatorios, retinoides y hormonales, ya sea aislados o combinados, tópicos u orales.

Definición. Padecimiento crónico, propio de la adolescencia, caracterizado por la presencia de lesiones que involucran el folículo pilosebáceo, que se inician como comedones y originan pápulas, pústulas, nódulos, abscesos y cicatrices en la piel de la cara y el tórax **(figura 16.1.1 a 16.1.7)**.

El término proviene del griego *akme* y del latín *acme*, que significa el punto más alto, para hacer referencia a las lesiones de morfología acuminada en esta afección.

Etiopatogenia. El acné es una enfermedad de origen multifactorial; los factores más importantes son: primeramente el estímulo hormonal androgénico, la excesiva producción de sebo, la descamación anormal del epitelio del folículo pilosebáceo (comedogénesis) y la proliferación del *Propionibacterium acnes*.

El *principal estímulo hormonal* es la dehidrotestosterona (DHT), que es tres veces más potente que la testosterona (T), treinta veces más que la androstendiona (A) y sesenta veces más que la dehidroepiandrosterona (DHEA). El estímulo androgénico es sobre el epitelio folicular y sobre el sebocito, éste posee las enzimas necesarias para su transformación de una a otras.

Producción de sebo. Recordemos que toda la piel, excepto palmas y plantas, posee una gran cantidad de glándulas sebáceas o complejos pilosebáceos. La piel de la cara, cuello y parte alta del tórax son regiones ricas en estas glándulas; se calculan 900 glándulas sebáceas por centímetro cuadrado, en el resto del cuerpo la densidad es menor de 100.

La composición del sebo cutáneo en la superficie de la piel es diferente al de la glándula en cuanto a la proporción de triglicéridos, que es mayor en ésta. En la superficie, es mayor la proporción de ácidos grasos libres debido al efecto de las lipasas de *P. acnes*, que además produce hialuronidasas y proteasas. Se sabe también que las personas con acné tienen menor concentración de ácido linoleico en la superficie de la piel que las que no tienen esta enfermedad.

La DHEA es producida principalmente en las glándulas suprarrenales, la T, la A y los estrógenos en el ovario.

También sabemos que hay una relación directa entre la sobreproducción de lípidos por la glándula sebácea y la gravedad del acné, así como la hay también entre la gravedad del acné y la cantidad de sebo excretada.

Está demostrado que la actividad de la glándula sebácea es regulada por las hormonas androgénicas: testosterona y androstenediol (de origen testicular); además de otras, como la androstenediona y el androstenediol (de origen suprarrenal). Aunque los ovarios también pueden producir testosterona, androstenediona y dehidroepiandrosterona, las suprarrenales son la fuente importante de andrógenos circulantes en la mujer.

Ésta es una explicación del por qué el acné es usualmente más grave y más duradero en el hombre que en la mujer. Así, la testosterona se convierte en dehidrotestosterona, la cual se une a su receptor específico, constituido por proteínas y situado en el citoplasma del sebocito dérmico, el que ya como un complejo hormona-receptor es transportado al núcleo celular, donde se inician los eventos controlados por el ADN de este sebocito.

A pesar de conocer con detalle la generación del sebo cutáneo y la dependencia de la glándula sebácea de los andrógenos, no se sabe por qué hay sobreproducción de sebo en muchas personas con acné. En los diversos estudios se encuentran resultados variables; por ejemplo, esa pequeña proporción de mujeres que cursan con acné y que exhiben hiperandrogenismo, hirsutismo, alopecia androgenética y evidentes alteraciones menstruales, probablemente padezcan síndrome de ovarios poliquísticos (SOP).

Comedogénesis. Este término se refiere a la formación del comedón, que no sólo es la lesión elemental propia y característica del acné, sino la lesión más temprana y génesis de las pápulas y las pústulas. El comedón es un tapón de queratina que se forma en la luz del conducto pilosebáceo o infundíbulo; es un elemento central en la patogénesis del acné y, en consecuencia, los tratamientos dirigidos a su eliminación o a impedir su formación son los idóneos y más exitosos.

La DHEA es transformada a androstendiona por la enzima deshidrogenasa 3-beta-hidroxiesteroidea, la androstendiona a su vez es transformada a testosterona por la enzima deshidrogenasa 17-beta-hidroxiesteroidea y la testosterona es transformada a dehidrotestosterona por la 5-alfa-reductasa. La T y la DHT se acoplan cada una a su receptor y ambos complejos hormona-receptor ingresan al núcleo celular.

Se origina por un defecto en el proceso de descamación del infundíbulo; inicialmente no se percibe en la exploración clínica, pero es evidente al microscopio (microcomedón). La oclusión del canal folicular o infundíbulo permite que se acumule mayor cantidad de escamas de queratina, las cuales se mezclan con bacterias; el comedón puede dilatar el orificio infundibular y depositar melanina, con lo que se forma el comedón "negro" o "abierto". De otra forma, el orificio infundibular puede no dilatarse y entonces se observa "blanco" o "cerrado".

Como ya se mencionó, los términos "abierto" y "cerrado" son inadecuados, pues el orificio infundibular siempre está abierto y así se demuestra bajo el microscopio.

Factores bacterianos y factores inflamatorios. De la mayor importancia son las consecuencias tanto físicas (cicatrices) como emocionales del acné, las cuales son paralelas a la gravedad del mismo; es decir, al número y magnitud de las lesiones inflamatorias: pápulas, pústulas y pseudoquistes.

En las fases tempranas existe un infiltrado predominantemente por neutrófilos, tardíamente por linfocitos, que son T-cooperadores, y a veces el infiltrado llega a ser mixto, con reacción a cuerpo extraño: pseudoquistes con lípidos, pelo, bacterias, fragmentos de epitelio y escamas.

Desde principios del siglo pasado (1905) se consideraba que el acné era producido por una bacteria, el "bacilo del acné". Más adelante se demostró que tal bacteria, *Propionibacterium acnes*, también se aislaba de sujetos sin acné; por lo tanto, la teoría microbiana quedó un tanto relegada; pero resurgió tiempo después (1965), con las observaciones del efecto tan favorable que las tetraciclinas demostraron en el tratamiento de esta afección.

La flora cutánea de las personas con y sin acné es una tríada de microorganismos aeróbicos: *Staphylococcus epidermidis, Pityrosporum ovale* y *Pityrosporum oribiculare*, y un bacilo difteroide anaeróbico denominado *Propionibacterium acnes*, conocido anteriormente como *Corynebacterium acnes*.

S. epidermidis reside en la superficie de la piel y no en los infundíbulos; no está relacionado con la patogenia del acné. Asimismo, *P. orbiculare* y *P. ovale* no son sensibles a los antimicrobianos.

Por lo tanto, *P. acnes* desempeña un papel central en la patogenia del acné, ya que la terapéutica con antibacterianos ejerce una significativa supresión de este bacilo y reducción del número de lesiones inflamatorias, mientras que otros tratamientos, por ejemplo la penicilina, no suprimen al bacilo y clínicamente es ineficaz en el acné.

Se ha demostrado que *P. acnes* produce una sustancia dializable, de bajo peso molecular, que es quimiotáctica para los leucocitos y no requiere de suero o del complemento; es capaz de emigrar del epitelio folicular intacto a la dermis y atraer a los neutrófilos polimorfonucleares (PMN); éstos liberan enzimas lisosomales, que a su vez contribuyen a la ruptura del epitelio folicular.

También se sabe que *P. acnes* es ingerido por los PMN en la luz del epitelio folicular, lo que produce liberación de enzimas lisosomales también, aunque no destruye al bacilo.

Como se ha descrito, con la ruptura del epitelio folicular, los lípidos de la glándula sebácea, el pelo, *P. acnes*, las escamas y los fragmentos de epitelio, son excretados hacia la dermis, causando inflamación. Estos elementos provocan una reacción inflamatoria a cuerpo extraño en la que participan los PMN, linfocitos, macrófagos y células gigantes. *P. acnes* genera una serie de reacciones inflamatorias inmunes y no inmunes. Su ingestión por los PMN causa liberación de enzimas hidrolíticas que provocan mayor destrucción tisular. *P. acnes* activa el complemento por ambas vías, la clásica y la alterna, para producir el factor quimiotáctico C5a, el cual a su vez genera mayor afluencia de PMN y mayor inflamación.

De esta manera, el acné se hace crónico y en algunas personas se establece por años si no reciben tratamiento adecuado, aunque es innegable la existencia de casos en los que el acné remite en forma espontánea.

Caracteres clínicos. Es el motivo de consulta más frecuente en la dermatología; en el adolescente es el padecimiento de la piel más común. En el Departamento de Dermatología Pediátrica del Hospital General de México ocupa el séptimo lugar en frecuencia (3%), principalmente alrededor de los 15 años de edad; 60% comprende al sexo femenino.

La topografía del acné lógicamente se presenta hacia la piel de la cara, de la que afecta la frente, la nariz y las mejillas, que usualmente presentan lesiones; el mentón y el labio superior no siempre se afectan. El cuello, en sus caras laterales. El tórax, cuando está involucrado, exhibe lesiones en sus caras anterior y posterior; en casos graves se observan lesiones hasta en las regiones glúteas. Como veremos más adelante, existen variaciones de acuerdo con el tipo de acné **(figura 16.1.1 a 16.1.6)**.

La morfología está constituida por el comedón, que es la lesión elemental, identificada como una pápula de 1 a 2 mm, situada exactamente en el folículo y que contiene un tapón de queratina justo en el infundíbulo, es decir, en la desembocadura del complejo pilosebáceo.

El acné se presenta con igual frecuencia en mujeres que en hombres, aunque en éstos suele ser más grave, inicia entre los 10-14 años de edad y cede entre los 20-25 años en términos generales.

Dicho tapón infundibular está constituido por queratina y puede ser de color café oscuro o negro por la presencia de melanina, o bien, ser del color de la piel. A estos comedones se les ha clasificado como "comedón abierto" y "comedón cerrado" respectivamente; desde luego, tales denominaciones son inadecuadas porque los comedones siempre están abiertos, es decir, el orificio del infundíbulo permanece.

A veces se desarrollan la pápula y la pústula, esta última característica del acné y, por definición, su contenido es de polimorfonucleares. Estas lesiones pueden desarrollar mayores fenómenos inflamatorios, crecer y formarse verdaderos abscesos.

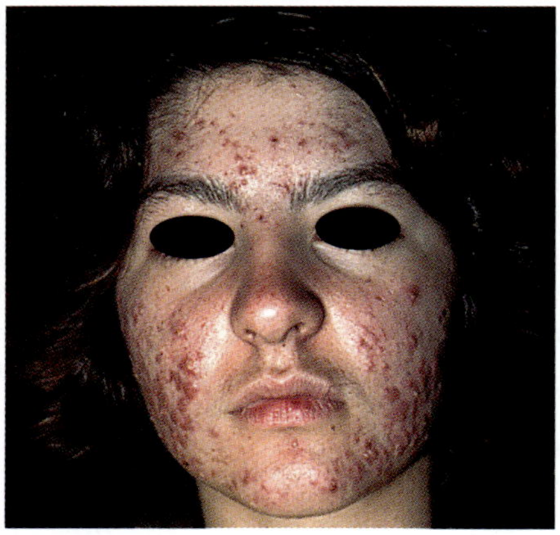
Fig. 16.1.1

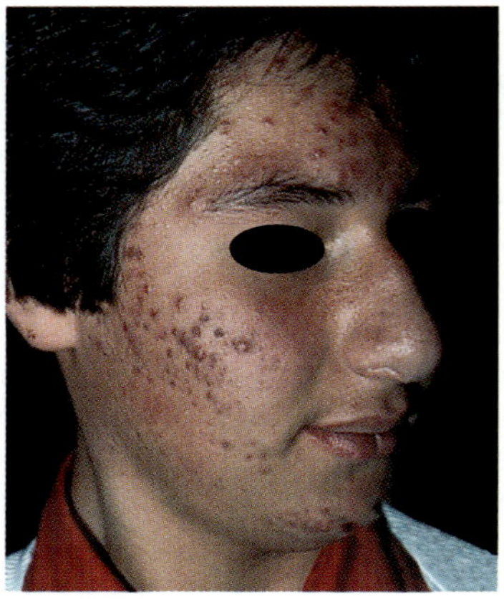
Fig. 16.1.2

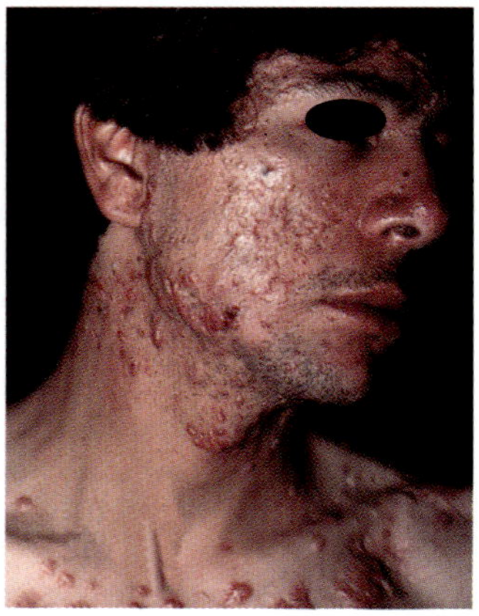
Fig. 16.1.3

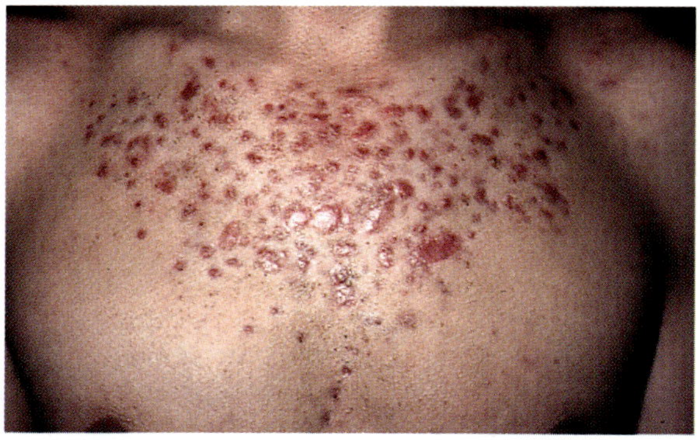
Fig. 16.1.4

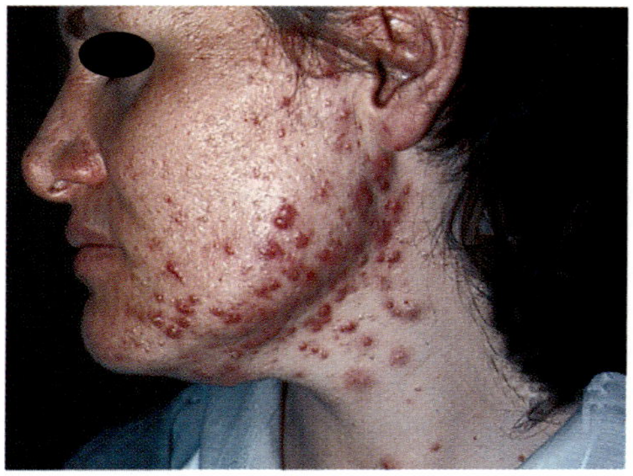
Fig. 16.1.5

Fig. 16.1.1 Acné pápulo-pustuloso de gravedad moderada en una mujer de 18 años, aspecto comúnmente observado. **Fig. 16.1.2** Adolescente de 15 años con pápulas, pústulas y comedones; ésta es la forma de presentación usual del acné. **Fig. 16.1.3** Acné grave y de larga evolución que ha dejado cicatrices retráctiles que deforman la cara, el cuello y el tórax, en el cual predominan las de tipo queloidal. **Fig. 16.1.4** Pápulas y cicatrices queloideas en el tórax de un hombre joven con acné. **Fig. 16.1.5** Mujer en sus años 30 con acné; es un motivo de consulta frecuente.

La presencia de quistes es excepcional; no obstante comúnmente se les menciona como parte del acné y de hecho se habla de un tipo de "acné quístico"; esto tampoco es correcto porque el quiste se define como una cavidad delimitada y revestida por una pared de epitelio, el cual puede ser de diversos tipos. En realidad, tales quistes se presentan muy rara vez en el paciente con acné.

Como podemos ver, el acné es polimorfo y habitualmente la piel exhibe un aspecto grasoso, lo que se conoce como seborrea.

Con objeto de graduar la intensidad del acné entre un grupo de pacientes, o bien la evolución de un mismo individuo, se han desarrollado múltiples clasificaciones y graduaciones del acné.

Dado que las lesiones elementales del acné son comedones, papulopústulas y abscesos (no quistes), se justifica hablar de acné comedónico, acné papulopustuloso, o acné pseudoquístico, los que a su vez se pueden graduar como leve, moderado y grave. Éste es el sistema de clasificación y graduación usado por nosotros. Otro sistema útil es el de Kligman, que lo califica del 1 al 4, de acuerdo con la abundancia de lesiones.

▶ Tipos de acné

Se han descrito diversos tipos de acné de acuerdo con la edad y el modo de presentación; se denomina, por lo tanto, a la forma más común como *vulgaris*.

Existen diversos tipo de acné además del común o vulgaris: conglobata o conglobado, fulminante, por medicamentos, ocupacional, tropical, estival, por cosméticos, con edema facial, por detergentes, por pomada, mecánico, queloidal de la nuca, neonatal e infantil.

Acné vulgaris. Es la forma usual o común, como su nombre lo indica. Es tan común, que algunos autores consideran al acné leve como un fenómeno "normal" o fisiológico que acompaña al desarrollo del ser humano **(figura 16.1.1 a 16.1.5)**.

Es más frecuente en el hombre; incluso se acepta que 100% de los varones lo presenta, debido a su mayor producción androgénica, principalmente en la pubertad, etapa de la vida en que el acné invariablemente se presenta; de hecho, señala su advenimiento. En la mujer es un poco menos común y precede

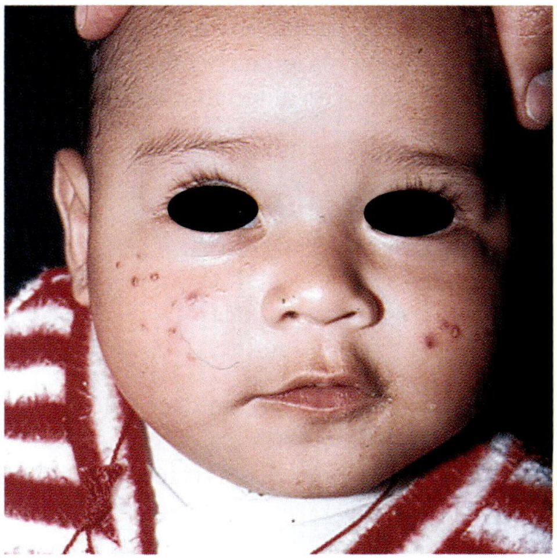

Fig. 16.1.6 Acné en un niño, también conocido como "acné infantil", es poco común.

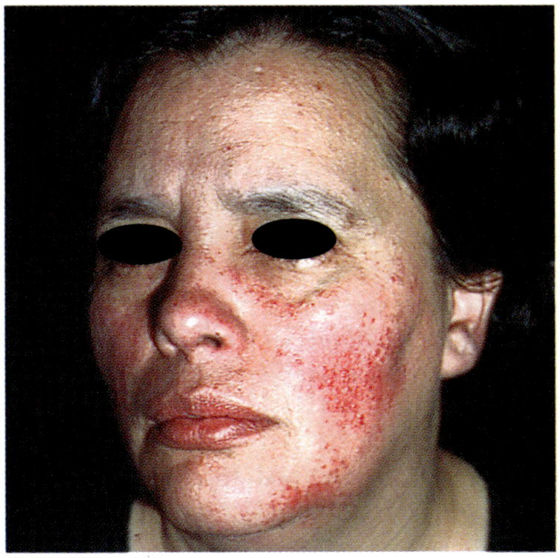

Fig. 16.1.7 Acné por el uso continuo y prolongado de esteroides tópicos; nótese lo monomorfo de las lesiones: eritema y pápulas.

o acompaña a la menarquia. Después de la adolescencia, la incidencia del acné es menor. En los adultos también se observa acné con menor frecuencia; se calcula que 8% de las personas de 25 a 34 años de edad padecen alguna forma de acné; en personas de mayor edad, como son las de 35 a 44 años de edad, se encuentra acné hasta en 3%.

En particular, las mujeres mayores de 30 años de edad con acné deben hacernos pensar en la posibilidad de hiperandrogenismo u ovarios poliquísticos; debemos interrogar y explorar por si existe hirsutismo, alopecia androgénetica o trastornos menstruales.

El acné comedónico del viejo, también conocido como acné comedónico o de Favre-Racouchot o elastosis cutánea nodular con quistes y comedones, se observa en la frente y mejillas pero más frecuentemente en las zonas de los pómulos en 6% de sujetos de la tercera edad, usualmente del sexo masculino. Se desconoce su patogénesis pero se cree que es debido a una excesiva exposición a la luz ultravioleta.

La evolución del acné es muy variable en muchas personas, sobre todo en mujeres; hay una involución espontánea, mientras que en otras el acné es persistente por años y hasta resistente a los tratamientos. Esto último frecuentemente se observa con presentación familiar, donde el padre o la madre exhiben huellas extensas de acné, como son las cicatrices deprimidas y queloidales, y los hijos cursan ya con formas de acné graves, extensas y difíciles de tratar.

Se calcula que 45% de los adolescentes con acné tienen historia familiar de esta afección.

Existe una serie de ideas sin fundamento, que la gente dice sin la menor precaución y repercuten negativamente sobre el adolescente: "las impurezas de la piel", que motivan al paciente a un excesivo lavado de la cara, lo que, de hecho, es contraproducente porque trastorna la flora normal; "no comer chocolates y alimentos ricos en grasas", lo cual no ha sido comprobado científicamente y, en cambio, se ha observado que estos alimentos no influyen sobre el curso del acné; "la mala digestión", está por completo fuera de la realidad; "la sexualidad", en que se les hacen comentarios sobre la masturbación o la actividad sexual, también está fuera de proporción.

Son numerosas las jovencitas (70%) que refieren percibir un cierto agravamiento de su acné unos días antes de la menstruación, lo que puede deberse a una mayor influencia androgénica al descender los estrógenos y la progesterona. También es común escuchar por parte de numerosos pacientes que su acné se agrava por la tensión emocional, en vísperas de exámenes o por otra situación similar; esto es posible a través de la liberación de neuropéptidos. También es cierto que dicha tensión emocional, en algunos pacientes, provoca el rascado y manipulación de sus lesiones, lo que da como resultado que su aspecto empeore por la presencia de ulceraciones y de costras; esto corresponde a aquello que los dermatólogos franceses denominaron *acné excorieé des jeunes filles*.

Acné conglobata. Se diferencia del acné vulgar por sus lesiones extremadamente inflamatorias y su más prolongada evolución y persistencia en edades mayores (generalmente entre los 30 y 40 años), ya que no tiende a remitir como el acné vulgar. Es más común y casi exclusivo del hombre; también inadecuadamente llamado "acné quístico", se caracteriza clínicamente por la presencia de las lesiones elementales agrupadas: dos, tres o más comedones fusionados, grandes abscesos o pseudoquistes con formación de tractos sinuosos y fenómenos inflamatorios sobresalientes, con notables lesiones cicatrizales **(figura 16.1.3 y 16.1.4)**.

Se considera el acné conglobata, junto con la hidrosadenitis, la perifoliculitis decalvante y supurativa y el seno pilonidal, como las cuatro enfermedades por oclusión folicular.

Acné fulminante. Es una forma de acné afortunadamente muy rara, caracterizada por la aparición súbita de nódulos, abscesos y papulopústulas en forma masiva y particularmente en el tronco; la cara rara vez está involucrada. Los signos y síntomas generales distinguen esta forma de acné: síndrome febril, con hipertermia, artralgias, ataque al estado general, leucocitosis y lesiones osteolíticas focales. El acné fulminante es casi exclusivo de los hombres y se presenta entre los 15 y los 20 años de edad; el microorganismo involucrado es *P. acnes*.

Acné inducido por medicamentos. Múltiples medicamentos han sido identificados en esta forma de acné: esteroides anabólicos, bromuros, glucocorticoesteroides (tópicos y sistémicos), yoduros, isoniazida y litio son los más frecuentemente involucrados. Es posible hacer el diagnóstico al observar que la totalidad de las lesiones están en el mismo estadio; por ejemplo, pápulas eritematosas, o pústulas, en lugar de la combinación de ellas, como se presenta en el acné natural **(figura 16.1.7)**.

Acné ocupacional. Lo observamos en quienes trabajan en ciertas industrias en que se emplean derivados del alquitrán, del petróleo, aceites e hidrocarburos en general. Es poco inflamatorio, predominan los comedones, grandes, muy ostensibles, a más de las pápulas, pústulas, nódulos y verdaderos quistes foliculares; las lesiones se sitúan en otras áreas además de la cara y el tórax, en particular las cubiertas por la ropa impregnada de dichos materiales, como las extremidades inferiores.

Acné tropical. Es el agravamiento de un acné *vulgaris* en condiciones geográficas inusuales para esa persona; aparentemente se debe a una sobreinfección por estafilococo coagulasa positivo y se desarrolla una foliculitis muy grave, así como abundantes nódulos y quistes inflamatorios en el tronco y las nalgas, que lo asemejan al acné conglobata.

Acné estival. Se ha observado en europeos del norte que viajan al sur y se exponen al sol; no se conoce el mecanismo, pero se caracteriza por monomorfismo de lesiones, como en el acné por esteroides; se identifican pápulas eritematosas en el cuello, tórax y brazos de mujeres jóvenes.

Acné por cosméticos. Ya se observa poco, porque los cosméticos responsables de estos cambios han sido depurados; no obstante, es factible que algunos productos grasos en exceso generen este tipo de acné.

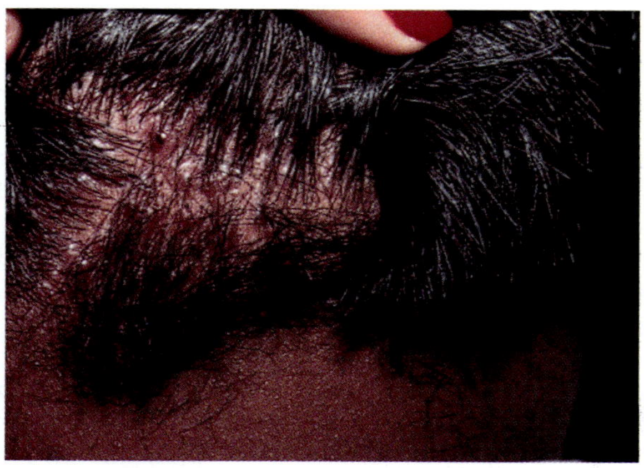

Fig. 16.1.8 Éste es el llamado "acne queloidal nucal"; en realidad se trata de una foliculitis que destruye el folículo y genera cicatrices, que con frecuencia son queloides

Acné con edema facial. Lo hemos visto únicamente en varones adolescentes; no exhiben pápulas o pústulas, ni comedones, sino edema de predominio en el tercio medio de la cara, que no cede a la terapéutica.

Algunos de los medicamentos capaces de generar acné son: vitaminas B-6 y B-12, actinomicina-D, andrógenos, disulfiram, glucocorticoides, ACTH, isoniazida, litio, fenitoína, hidrato de cloral, tetraciclinas y el sistema PUVA (con 8-metoxipsoraleno).

Acné por detergentes. Es muy raro; se describió en jóvenes que tenían la compulsión de lavar su cara de manera repetitiva y se demostró que los jabones por ellos empleados tenían la capacidad de producir comedones.

Acné por pomada. Se describió en personas de color que empleaban pomadas y fijapelo a base de vaselina, que al ser aplicados sobre el pelo generaban comedones en la línea de implantación del pelo de la frente y zonas temporales.

Acné mecánico. Se trata de erupciones acneiformes tras el frote continuo, ya sea con las manos, con la ropa o con otros objetos, como cinturones y equipo deportivo.

Acné queloidal de la nuca. Se menciona aquí porque en su denominación lleva el término acné, pero en realidad es una foliculitis que lleva a la alopecia cicatrizal, precisamente en la zona occipital, usualmente en los hombres y más frecuentemente de raza negra, por lo que se conoce también como foliculitis esclerosante de la nuca **(figura 16.1.8)**.

Y, finalmente, en la edad pediátrica también es posible observar acné; las dos formas de presentación son:

Acné neonatal. Un grado leve de acné se observa hasta en 20% de los recién nacidos; el acné neonatal florido se encuentra con menos frecuencia, alrededor de 1 a 3%. Se caracteriza por escasos comedones blancos o "cerrados" en la nariz y mejillas, que dan paso a comedones negros o "abiertos", a pápulas y a pústulas. Estas lesiones autoinvolucionan en el curso de dos a tres meses y no dejan cicatrices.

La causa del acné neonatal no se conoce con precisión, pero parece deberse a la estimulación androgénica de la madre y/o del propio niño (en particular aquellos con suprarrenales hiperactivas) sobre las glándulas sebáceas neonatales.

Acné infantil. Se diferencia del acné neonatal porque surge a mayor edad (alrededor de los 6 meses) y por la presencia de mayor número de lesiones pápulo-pustulosas y frecuentemente con cicatrices, seguramente por la posibilidad del rascado que el niño ya efectúa. Es más común en el varón y tiende a remitir hacia los 5 años de edad. Es poco común **(figura 16.1.6)**.

Su causa también parece ser debida al efecto androgénico propio del niño, pero a partir de las gónadas y, por lo mismo, debe alertar al médico sobre la causa subyacente, como pudiera ser una neoplasia gonadal virilizante, aunque también una hiperplasia suprarrenal, particularmente en aquellos casos resistentes al tratamiento.

Se han reconocido síndromes poco frecuentes en los que el acné es uno de sus datos relevantes: *SAPHO* es un síndrome raro caracterizado por la asociación de *S*inovitis con *A*cné, *P*ustulosis palmo-plantar con hidrosadenitis supurativa, *H*iperostosis del tórax y *O*steítis. *PAPA* es un trastorno autosómico dominante que consiste en la asociación de Artritis Piógena (*PA*) con *P*ioderma gangrenoso y *A*cné.

Diagnóstico. La topografía del padecimiento es hacia la cara y el tórax, en donde se identifican los elementos propios del padecimiento: comedones, pápulas y pústulas, que son datos básicos y elementales para establecer el diagnóstico.

Hay que tener en mente la posibilidad de otras enfermedades con similar topografía y morfología, pero no iguales: la foliculitis de la barba, que se puede observar desde la adolescencia, está constituida por pústulas superficiales porque involucran el infundíbulo y están centradas por el pelo, precisamente de la barba. La rosácea, también mal llamada "acné rosácea", se presenta en ausencia de comedones y en asociación con eritema y telangiectasias, pero no es del adolescente, sino de la mujer perimenopáusica principalmente. La foliculitis por bacterias gramnegativas (*Escherichia coli, Klebsiella pneumoniae*, etc.) puede verse en el adolescente. La foliculitis esclerosante o queloidea de la nuca se inicia con pústulas foliculares precisamente en esa localización y puede coexistir con el acné. Muy señaladamente está la dermatitis perioral, que se caracteriza por pápulas y pústulas en el mentón y las porciones laterales de la boca, por lo general en mujeres de 30 a 50 años de edad, que frecuentemente se trata mal con esteroides tópicos, que la agravan y la perpetúan.

Todas estas entidades representan erupciones acneiformes y no formas auténticas de acné.

Histopatología. El comedón representa un infundíbulo dilatado y ocupado por queratina; la pápula está determinada por un infiltrado inflamatorio mixto alrededor y dentro del infundíbulo; al predominar los polimorfonucleares en el infundíbulo, se constituye la pústula. Si el proceso avanza y se intensifica los polimorfonucleares pueden ocluir no sólo el infundíbulo sino el folículo, que a veces se rompe y se manifiesta clínicamente por abscesos y rara vez por quistes. Esta misma serie de eventos se presenta con menor o mayor actividad en las diversas variedades de acné y en otras enfermedades del complejo pilo-sebáceo-apocrino revisadas dentro del presente capítulo.

Tratamiento. Antes de prescribir los medicamentos de ayuda para el acné, es conveniente dar una explicación muy breve y sencilla al paciente sobre lo que su padecimiento representa; mencionar el hecho de que no se resuelve a corto plazo y, sobre todo, aclarar una serie de ideas sin fundamento, ya mencionadas líneas arriba, que sólo generan mayor incomodidad o angustia en el paciente: como el uso de "mascarillas", las "dietas", que incluyen el inútil uso de laxantes, o el abstenerse de ingerir ciertos alimentos.

En el tratamiento del acné, debe tenerse en cuenta su gravedad y qué lesión es la que predomina; si es seudoquística, o bien es prominentemente pustulosa o comedónica.

Existen medicamentos de uso tópico y medicamentos de uso general por vía oral. Muchos pacientes responden al tratamiento exclusivamente tópico; otros requieren ambas formas terapéuticas.

1. Medicamentos de uso tópico. Los antibióticos tópicos son de gran utilidad; se aplican una o dos veces al día; la clindamicina a 1% en gel o en solución alcohólica; la eritromicina a 2 y a 4% en las mismas presentaciones, son de gran eficacia y cosméticamente muy aceptables.

El peróxido de benzoilo a 5 y 10% no es antibiótico, sino antiséptico y es, asimismo, muy eficaz. Otros productos, como el ácido azelaico a 20% son también de utilidad. El ácido retinoico a 0.01, 0.025, 0.050 y 0.1% en presentaciones de geles, cremas y lociones es muy eficaz, y por su efecto queratolítico constituye un recurso de carácter fisiológico y de gran utilidad. Actualmente contamos con la isotretinoína también para uso tópico. Existen combinaciones más eficaces tambien para uso local.

El inconveniente de estos medicamentos es que tienen el efecto secundario de producir irritación de la piel, en particular el peróxido de benzoilo y el ácido retinoico. También hay combinaciones, por ejemplo, eritromicina con peróxido de benzoilo.

2. Medicamentos de uso general. Es decir, fármacos que al ser administrados por vía oral tienen un efecto general en el organismo; su mecanismo de acción está dirigido en contra de *P. acnes* y otros microorganismos involucrados en la patogenia del acné. Éstos son: las tetraciclinas (oxitetraciclina y clorhidrato de tetraciclina), que se deben prescribir de 1 a 2 g en tres o cuatro tomas al día; el clorhidrato de minociclina, de 50 a 200 mg en dos tomas por día; la doxicilina, 50 a 100 mg en una o dos tomas al día; la limeciclina en dosis de 150 mg cada 12 horas, o 300 mg una vez al día; y la clindamicina en dosis de 300 mg cada 8 a 12 horas. La eritromicina es asimismo útil en dosis de 500 mg cada 8 horas. Estos medicamentos pueden ser usados en forma aislada o combinada por 2 a 4 semanas.

Actualmente podemos recurrir a la isotretinoína (un retinoide derivado de la vitamina A), que ha superado a los fármacos precedentes para el manejo del acné, de manera eficaz y en lapsos de cuatro a seis meses de tratamiento; se administran de 0.5 a 2 mg/kg/día vía oral para llegar a una dosis acumulada de al menos 120 mg/kg de peso; usualmente sólo se requiere de un lapso o ciclo de 20 semanas para inducir la remisión del acné. Es un producto teratogénico y puede ser hepatotóxico; por lo tanto, su uso se limita al especialista. Es necesario efectuar pruebas de funcionamiento hepático y perfil de lípidos antes de iniciarlo, así como a las 4 o 6 semanas de tratamiento; tiene varios efectos secundarios que pueden limitar su uso. Está absolutamente proscrito (si no es con simultáneo control de la concepción) en la mujer joven que tiene riesgo de embarazarse al estar tomando este medicamento.

Generalidades. De la mayor importancia es el hecho innegable de que el acné involucra a la mayoría de las personas entre los 13 y 30 años de edad, principalmente a los adolescentes. Asimismo, es cierto que el aspecto estético sobre el que influye una enfermedad crónica que se asienta en la cara, y la desfigura, que afecta grandemente la relación interpersonal, como lo es el acné, son algunos de los puntos que debemos considerar en cuanto a nuestra atención hacia el paciente con esta afección; pues, aunque usualmente no afecta su estado general de salud, definitivamente sí deteriora su calidad de vida. Conviene señalar que ya en la época actual todo tipo de acné y de cualquier gravedad, es susceptible de ser tratado y controlado.

16.2 Queratosis pilar

▶ Conceptos clave

- Condición muy común caracterizada por taponamiento folicular queratósico con grados variables de eritema.
- Se presenta en brazos, antebrazos, mejillas, nalgas y muslos.
- Tiene dos formas de presentación: en la niñez temprana y en la adolescencia.
- Por lo general mejora con la edad, pero excepcionalmente remite.
- No hay tratamiento que lo resuelva; de relativa ayuda son los queratolíticos tópicos; la acitretina no modifica su historial natural.

Definición. La queratosis pilar (QP) es una variante de la queratinización que involucra el infundíbulo, es decir, la porción superior del folículo piloso, en donde la queratina se torna compacta en vez de laxa y permanece adherida, formando tapones córneos que se manifiestan clínicamente como finas pápulas queratósicas foliculares **(figura 16.2.1 y 16.2.2)**.

Etiopatogenia. La causa no se conoce; las lesiones se generan por un defecto en la queratinización al nivel del infundíbulo del folículo piloso, que produce un auténtico tapón de queratina y dificulta la emergencia del pelo.

Caracteres clínicos. Ocupa el undécimo lugar (1.98%) como motivo de consulta dermatológica pediátrica en el Hospital General de México y es más común en pacientes entre los 5 y los 14 años de edad (67%); el 58% comprende pacientes del sexo femenino; en la consulta dermatológica general es asimismo muy común. Usualmente se inicia alrededor de los 2 a 3 años de edad y continúa hasta la adolescencia o aun hasta la edad adulta, particularmente, y con mayor frecuencia, en la mujer.

La topografía es en las mejillas, en las que con cierta frecuencia la piel es eritematosa; las caras posteroexternas de los brazos y de los muslos son las zonas más frecuentemente involucradas y, a veces, pueden estarlo con menor frecuencia los antebrazos, las nalgas y las piernas.

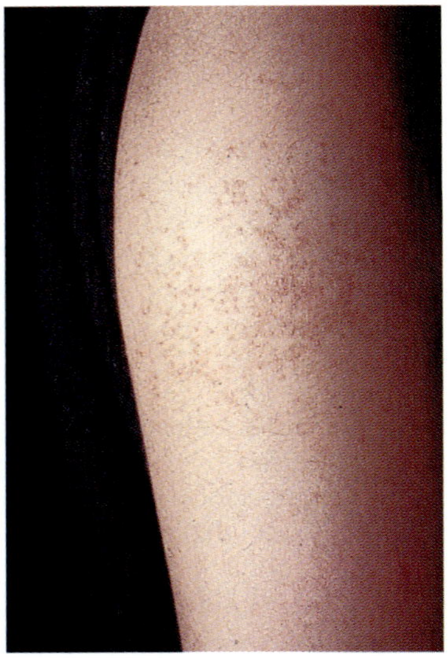

Fig. 16.2.1 Queratosis pilar, aspecto característico de incontables finas pápulas situadas justo en el infundíbulo del complejo pilosebáceo.

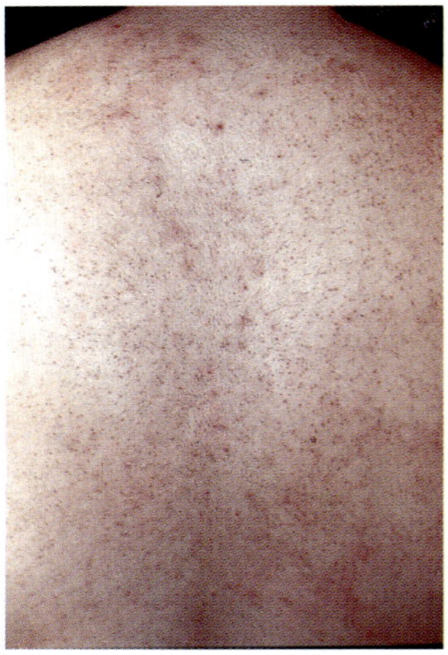

Fig. 16.2.2a

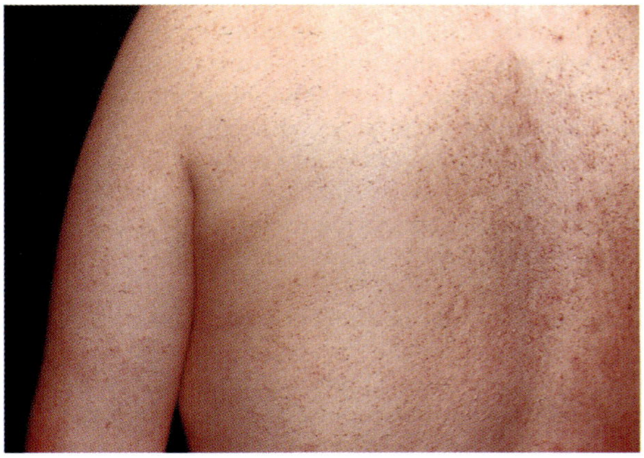

Fig. 16.2.2b

Fig. 16.2.2a y b . Las pápulas de la queratosis pilar confieren el aspecto de "espinulosis" a la piel.

La morfología está determinada por pápulas firmes, pequeñas, de 1.3 mm, constituidas por queratina y se localizan en la emergencia del vello, debido a que se forman en el infundíbulo folicular. Dan, por lo tanto, un aspecto visual y táctil de "espinulosis" o "piel de gallina" muy característico **(figura 16.2.1 y 16.2.2)**.

Como evento aislado, es tan común que hasta 50% de la población pediátrica la presenta; se observa en individuos sanos y frecuentemente es de presentación familiar. Habitualmente, pero no siempre, la afección mejora con la edad; así, al llegar el niño a la adolescencia o a la edad adulta, las manifestaciones son muchos más discretas o remiten.

Histopatología. Se observa el infundíbulo dilatado y ocupado por queratina ortoqueratósica y ocasionalmente paraqueratósica, que lo llena y lo distiende; a veces se identifican pelos. Los tapones infundibulares así constituidos pueden protruir sobre la superficie de la piel; el infiltrado linfocitario en la dermis es muy leve.

Diagnóstico. Es relativamente fácil, ya que la topografía es característica; a la inspección se identifican las ya descritas pápulas foliculares y a la palpación se advierte la superficie de la piel "como lija". El pronóstico es en general muy bueno, sólo queda el factor estético que, como ya se dijo, mejora con la edad.

El diagnóstico diferencial debe hacerse con el liquen espinuloso o queratosis espinulosa, ya que clínicamente también exhibe pápulas queratósicas foliculares, las cuales se distribuyen formando placas circulares u ovales de unos 5 cm de diámetro y se presentan en el cuello, el tronco y las extremidades en sus pliegues de flexión o de extensión. En realidad las pápulas de la QP y las del liquen espinuloso son idénticas entre sí, clínica e histopatológicamente, y algunos autores las consideran parte del mismo proceso.

La *eritromelanosis follicularis faciei et colli* es una condición probablemente relacionada con la QP, observada principalmente en adolescentes y adultos jóvenes, más comúnmente del sexo masculino; hay eritema bien delimitado, hiperpigmentación y pápulas foliculares que involucran las zonas maxilares y preauriculares, con extensión a la regiones temporales y del cuello, simétricamente, sin atrofia.

Asimismo con la *pitiriasis rubra pilaris*, genéticamente determinada en algunas formas y de la que existen al menos cinco tipos. También presenta pápulas queratósicas foliculares que se disponen en placas y usualmente se asocian con queratodermia palmar y plantar, con afección de las uñas, y su curso es independiente de la edad.

Otro diagnóstico diferencial importante es con la queratosis pilar atrofiante, de la que existen al menos tres variantes, cuya característica es dejar zonas puntiformes de atrofia por destrucción del folículo (*vide infra*).

Tratamiento. No hay mucho que ofrecer; en sentido práctico se puede recomendar una crema con un agente queratolítico, como la urea a 10 o a 20%. El ácido salicílico a 2 o 3% en crema también puede ser de utilidad, pero no debe usarse en zonas amplias en el niño pequeño, ya que existe la posibilidad de absorción y conlleva el riesgo de intoxicación por salicilatos.

Otros agentes, como el ácido retinoico en crema (a 0.025%) o en loción (a 0.050%), pueden brindar resultados favorables.

El retinoide por vía oral (acitretina) de 0.5 a 2 mg/kg/día puede ser útil, pero su alto costo, su posibilidad teratogénica, de daño hepatocelular y otros efectos secundarios, así como el hecho de que al suspenderse la afección recidivará, no nos permiten recomendarlo para la QP.

Generalidades. Ante tantos nombres relacionados entre sí, conviene mencionar, al menos de manera breve, cuáles son las diversas afecciones.

En principio, el término queratosis foliculares se refiere a un grupo de condiciones con origen muy variado, en las que existe una anormalidad en la queratinización que involucra al folículo piloso y su causa se desconoce. Podemos reconocer tres grupos:

I. La queratosis pilar (QP), con mucho la más frecuente, y que ya ha sido revisada en los párrafos precedentes. Ya hemos mencionado que usualmente se presenta como un evento aislado y dudosamente forma parte de otras enfermedades. Como dato interesante señalaremos que existen formas excepcionales, como la que se asocia con la displasia epifisaria y múltiple, distrofia corneal subepitelial, cataratas y distrofia ungueal, lo que se conoce como síndrome de Fairbank.

II. El liquen espinuloso, también conocido como queratosis espinulosa, es en realidad una variante de la QP. Sus caracteres morfológicos ya han sido señalados; es más común en niños del sexo masculino y remite espontáneamente; es muy raro en los adultos.

III. La queratosis pilar atrofiante (QPA), como ya se mencionaba en la sección de diagnóstico diferencial, tiene como característica fundamental la de producir atrofia del folículo piloso y se conocen tres variedades clínicas.

1. QPA facial o uleritema ofriógenes, que involucra las cejas.

2. QPA decalvante, que involucra la piel cabelluda.

3. Atrofodermia vermiculada, que involucra las mejillas y puede extenderse hacia el cuello y tórax.

Aparentemente existen transiciones de una a otra de estas variedades, por lo que se estudian en grupo. Son muy raras y su causa no se conoce; ya se mencionó su naturaleza hereditaria.

16.3 Rosácea

▶ Conceptos clave

- Se presenta en todo tipo de piel, pero es más común en el blanco.
- Hay factores precipitantes: calor, frío, exposición solar, bebidas calientes, alcohol, ejercicio, comidas condimentadas, algunos cosméticos y el climaterio.
- Se reconocen al menos cuatro formas de rosácea: eritemato-telangiectásica, papulopustulosa, fimomatosa y ocular.
- Las primeras manifestaciones son: el eritema, las pápulas y pústulas, las telangiectasias.
- Las manifestaciones secundarias son: sensación quemante y punzante, edema, "bochornos" y fimas.
- Su tratamiento incluye evitar los factores precipitantes, fotoprotección, antimicrobianos tópicos y/o generales, retinoides, luz pulsada intensa y láser.

Definición. Es una afección inicialmente vasomotora, caracterizada por eritema, telangiectasias, pápulas y pústulas, que involucra al complejo pilosebáceo, con cambios inflamatorios, frecuentemente granulomatosos y que se presenta más frecuentemente en la cara de personas de edad media en adelante **(figura 16.3.1 a 16.3.3)**.

La denominación "acné rosácea" es inadecuada, porque no es una forma de acné; confunde al estudiante y por lo mismo ha sido abandonada. El nombre es un término latino que significa "hecho de, o parecido a, las rosas".

Algunas autoridades en el tema no consideran a la rosácea como una enfermedad primariamente del folículo pilosebáceo, pero como no se conoce el mecanismo que explique los cambios clínicos e histopatológicos propios de la enfermedad, nosotros la incluimos en este capítulo, porque dichos cambios anatómicos ulteriormente involucran a dicho complejo pilosebáceo.

Etiopatogenia. No hay una causa conocida en la rosácea. El ácaro *Demodex folliculorum*, por mucho tiempo considerado como causa de la rosácea, en realidad tiene un papel irrelevante en la génesis de esta enfermedad. Otros factores, como la predisposición genética, los trastornos gastrointestinales, psicógenos, etcétera, no han sido comprobados. La producción de sebo cutáneo y la piel seborreica no tienen relación con la rosácea.

Se ha demostrado que la migraña es tres veces más común en pacientes con rosácea que en grupos de control; se propone hipotéticamente que exista un factor degenerativo precedente en el tejido colágeno y elástico perivascular, que lleva a la dilatación vascular (eritema y telangiectasias) con liberación de mediadores de la inflamación.

La reacción inflamatoria granulomatosa parece ser secundaria a la presencia de queratina y otros componentes del epitelio folicular, que quedan depositados en el estroma como consecuencia del daño a dicho folículo por la reacción inflamatoria.

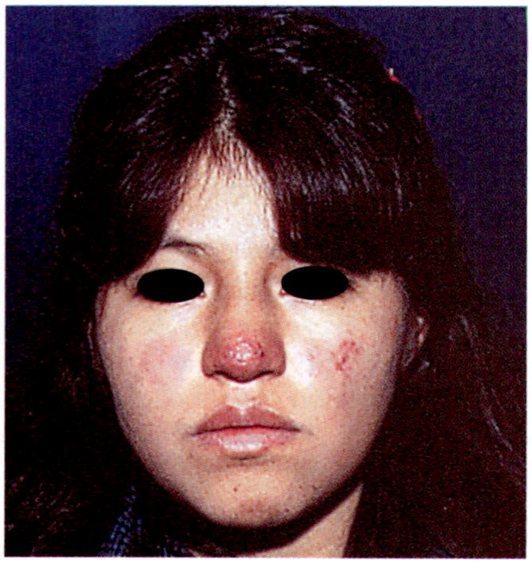

Fig. 16.3.1

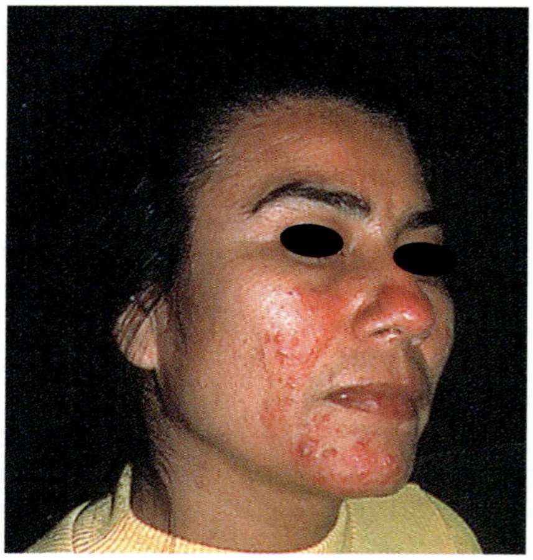

Fig. 16.3.2

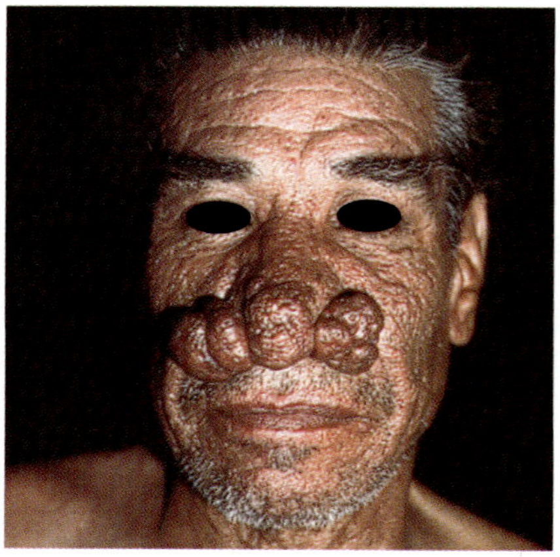

Fig. 16.3.3

Fig. 16.3.1 Rosácea: pápulas, pústulas y eritema en el tercio medio de la cara. **Fig. 16.3.2** En la rosácea no hay comedones, hay pápulas y pústulas sobre una base de eritema y telangiectasias, como en esta mujer, en la que coexiste con dermatitis perioral. **Fig. 16.3.3** Rinofima de magnitud extrema; se debe a la proliferación del tejido conjuntivo de la nariz como consecuencia de la inflamación y ruptura repetitiva de los complejos pilosebáceos de la nariz.

Caracteres clínicos. Afecta más a la mujer que al hombre y por arriba de los 30 años de edad, particularmente en la mujer en edad perimenopáusica; rara vez se le ve en la niñez y adolescencia. Involucra la piel de la cara, de manera característica su zona central, nasal y perinasal, pero también toma una distribución medial vertical y horizontal; en casos graves y avanzados puede involucrar toda la cara y aun el tórax. Se observan eritema, telangiectasias, pápulas y pústulas, pero no hay comedones (**figura 16.3.1 y 16.3.2**).

Como complicaciones se reconoce a los fimas (rinofima, natofima, netofima, otofima, blefarofima), que son las deformaciones de cada región como consecuencia de la formación de quistes infundibulares que se rompen y generan reacción inflamatoria granulomatosa y fibrosis; otras son la queratitis y la conjuntivitis (**figura 16.3.3**).

Histopatología. Fundamentalmente es un proceso inflamatorio del infundíbulo folicular en la fase de pústula, mientras que las lesiones pápulo-nodulares son foliculitis supurativas profundas que progresan a la foliculitis granulomatosa. Se observa infiltrado inflamatorio mixto, linfohistiocitario perivascular, perifolicular y folicular con polimorfonucleares y formación de granulomas parafoliculares, por lo general con células de tipo Langhans, telangiectasias y usualmente elastosis solar.

Es de la mayor importancia que el estudiante aprenda que las antiguamente consideradas y denominadas "tuberculides" no son otra cosa que formas de rosácea, usualmente con granulomas parafoliculares, mal interpretadas en las primeras décadas del siglo XX.

Tratamiento. Las tetraciclinas orales y los antibióticos tópicos, inclusive el metronidazol, son de ayuda, pero requieren ser administrados por largos períodos; la istretinoína brinda mejores resultados; sin embargo, estos fármacos no modifican las telangiectasias ni el rinofima, que requieren de cirugía reconstructiva y/o láser.

Generalidades. La presencia de granulomas parafoliculares, usualmente con células gigantes de tipo Langhans, ha sido un distractor histopatológico desde hace más de cien años, ya que la rosácea ha sido, y sigue siendo, mal interpretada por algunos colegas como formas de tuberculosis (tubercúlides, ver Capítulo 4.5), denominadas de Lewandowsky, o *acnitis*, o *lupus miliaris disseminatus faciei*. Las técnicas actuales de biología molecular, como la reacción en cadena de la polimerasa, han demostrado la presencia de ADN de *Mycobacterium tuberculosis* en algunos casos; ahora falta decidir si tal hallazgo tiene un papel patogénico y precisar los caracteres clínicos e histopatológicos de estos casos con respecto de la rosácea.

16.4 Dermatitis perioral o periorificial

▶ Conceptos clave

- Trastorno inflamatorio propio, pero no exclusivo, de niños y mujeres jóvenes.
- Se caracteriza por pápulas y pústulas en distribución perioral, periorbitaria y perinasal.
- Frecuentemente está sostenida o agravada por el uso de glucocorticoides tópicos.
- En su tratamiento se requiere: suspender los glucocorticoides y administrar alguna tetraciclina y antimicrobianos tópicos por 10 semanas.

Definición. Es una inflamación del complejo pilosebáceo que se caracteriza por pápulas eritematosas alrededor de la boca, de la nariz y de los ojos, y en cuyo substratum microscópico existe una reacción inflamatoria granulomatosa; la forma perioral es la más común.

Etiopatogenia. La causa no se conoce. Entre los factores implicados están los infecciosos; se ha demostrado la presencia de bacterias grampositivas en las lesiones, lo que en nuestra opinión es la teoría más lógica por su buena respuesta a los antimicrobianos y su agravamiento con el uso de esteroides tópicos. Los cosméticos son otro factor que podría estar favoreciendo la proliferación bacteriana. El *Demodex folliculorum* no tiene influencia en su génesis.

Caracteres clínicos. Lo usual es encontrarla en mujeres de 30 a 50 años de edad; por lo general hay pápulas, ocasionalmente pústulas y eritema, característicamente en el mentón y hacia ambos lados de la boca. Casi siempre la persona se automedica con algún glucocorticoide tópico, o aun por prescripción médica. Esto hace la erupción cada vez más extensa y más grave, al grado que puede involucrar hasta el tercio medio de la cara y otras áreas. Se le considera como una variante de la rosácea (**figura 16.4.1**).

Los diagnósticos diferenciales son: rosácea, acné común, dermatitis seborreica, foliculitis por gramnegativos, dermatitis por contacto; esta última, a la saliva sobre la piel, principalmente en lactantes y niños durante la dentición.

Histopatología. Se observa un infiltrado linfohistiocitario perivascular, perifolicular y folicular con granulomas parafoliculares, similar al de la rosácea, aunque es menos común la presencia de telangiectasias y de elastosis solar.

Tratamiento. Responde bien a las tetraciclinas y en particular a la minociclina por vía oral; por vía tópica a la clindamicina, a la eritromicina y a los inhibidores de la calcineurina. La isotretinoína puede ser útil.

Es de la mayor importancia retirar el uso de glucocorticoides tópicos en esas zonas.

Generalidades. Algunos dermatólogos en nuestro medio creen que la dermatitis perioral es causada por el uso de glucocorticoides tópicos; nosotros diferimos de esta opinión, porque la dermatitis perioral fue descrita desde 1957 como "seborroide sensible a la luz"; por lo tanto, la enfermedad existe desde antes de esa fecha y, por lo mismo, mucho antes del uso en la clínica de los esteroides tópicos. Otra cosa es que éstos la agraven o la perpetúen, como hemos señalado líneas arriba.

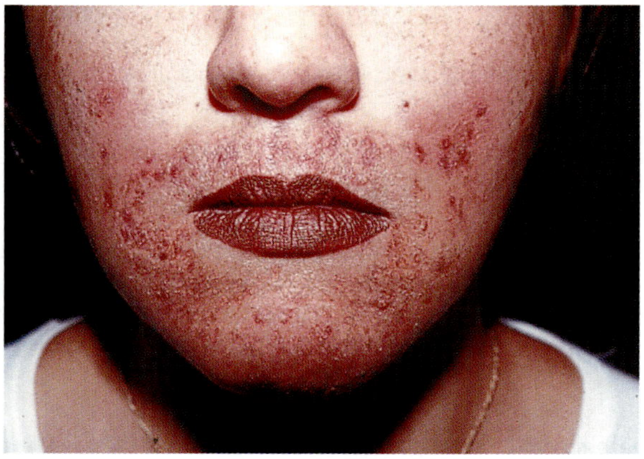

Fig. 16.4.1 Dermatitis perioral agravada por el uso de glucocorticoides tópicos en una mujer joven.

16.5 Hidrosadenitis supurativa

▶ Conceptos clave

- Es un trastorno en el drenaje del complejo pilo-sebáceo-apocrino, más común en el sexo femenino, se inicia en la pubertad y se agrava en la edad adulta.
- De evolución crónica y recurrente, con predominio de las regiones inguinales, interglútea y axilares.
- Se presenta con abscesos, fístulas y cicatrices retráctiles.
- En su tratamiento se usan antibióticos, isotretinoína, antiinflamatorios, hormonales y productos biológicos, eventualmente la cirugía.

Definición. Es un trastorno del complejo pilosebáceo apocrino, caracterizado por la presencia de pústulas, quistes, abscesos y cicatrices en las zonas apocrinas, es decir, axilares, inguinales, periné y pliegue interglúteo. Su denominación obedece al carácter supurativo de las glándulas sudoríparas apocrinas **(figura 16.5.1 a 16.5.3)**.

En Europa se conoce también como enfermedad de Verneuil, quien la describió en 1864. Conjuntamente con el acné conglobata, la foliculitis decalvante y el seno pilonidal constituyen la tetrada por oclusión folicular.

Etiopatogenia. Antiguamente se le estudiaba dentro de las enfermedades bacterianas, por la presencia de diversas bacterias en los abscesos, principalmente *Staphylococcus aureus* y *Streptococcus sp.* (pero también pueden coexistir *E. coli, Pseudomonas* y otros); sin embargo, ahora se sabe que la presencia de tales microorganismos obedece al trastorno en el drenaje de las secreciones apocrina y sebácea a través de su conducto común, que es el infundíbulo del complejo pilo-sebáceo-apocrino y en consecuencia se genera una intensa reacción inflamatoria que involucra las glándulas apocrinas de manera secundaria. El origen de tal obstrucción no se conoce.

Hay evidencia de presentación familiar (en madre e hija), lo que sugiere un factor genético; el papel hormonal, en particular los andrógenos, se ha estudiado, pero no hay evidencia de una alteración endocrina precisa.

Caracteres clínicos. Afecta más frecuentemente a la mujer; es excepcional o nula en la edad pediátrica, por lo tanto, es propia del adulto; es más común en personas de raza negra y en personas obesas. Otras entidades de la tétrada por oclusión folicular ya descrita se asocian en la misma persona **(figura 16.5.1 a 16.5.3)**.

La hidrosadenitis no es una enfermedad primariamente bacteriana; las bacterias sólo se agregan al defecto en el drenaje glandular y la entidad forma parte de la *tétrada de oclusión folicular* con el acné conglobata, la foliculitis decalvante y el seno pilonidal.

La enfermedad se inicia con un absceso o un quiste folicular (o epidermoide) inflamado, que rompen hacia la superficie y descargan material purulento, o bien rompen hacia la dermis o hipodermis generando aún mayor reacción inflamatoria, para posteriormente drenar hacia el exterior; si no hay tratamiento, estos fenómenos remiten lentamente para volverse a presentar; en consecuencia, se produce un mayor número de abscesos, fibrosis y cicatrización en forma crónica y repetida; en algunos pacientes hay asociación con enfermedad inflamatoria intestinal **(figura 16.5.2 y 16.5.3)**.

Diagnósticos diferenciales: abscesos, furúnculos, carbunclo, actinomicosis, enfermedad por arañazo de gato, linfogranuloma venéreo, bartholinitis, lesiones cutáneas por enfermedad de Crohn y por colitis ulcerativa crónica idiopática (CUCI).

Histopatología. Se observa una foliculitis profunda con ruptura del epitelio folicular y formación de abscesos, con intentos de reepitelización, reacción granulomatosa en respuesta a estructuras epiteliales liberadas del folículo, formación de senos y fibrosis.

Al analizar un amplio número de biopsias de hidradenitis supurativa, se observó una variedad de cambios: foliculitis con y sin oclusión, tractos sinusales, quistes, abscesos, apocrinitis e infiltrados difusos. Cambios similares se presentan en el acné conglobata y en la foliculitis decalvante.

Tratamiento. Son útiles los antibióticos, principalmente por vía oral, en combinación con los antiinflamatorios no esteroideos y a veces será necesario o conveniente algún procedimiento quirúrgico, como la desbridación, la extracción del pus y aun la extirpación de las zonas mayormente dañadas y su reconstrucción. La isotretinoína es de gran ayuda, así como el uso de los agentes biológicos (etanercept, infliximab, adalimumab) que han demostrado gran beneficio.

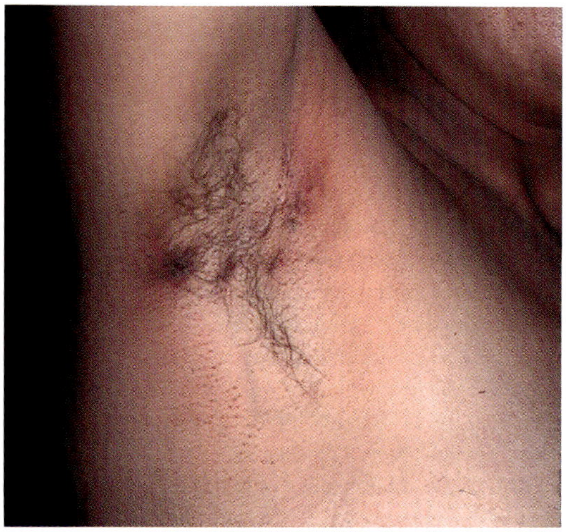

Fig. 16.5.1 Hidrosadenitis supurativa; forma parte de la tétrada por oclusión folicular; el estafilococo y otras bacterias juegan un papel secundario.

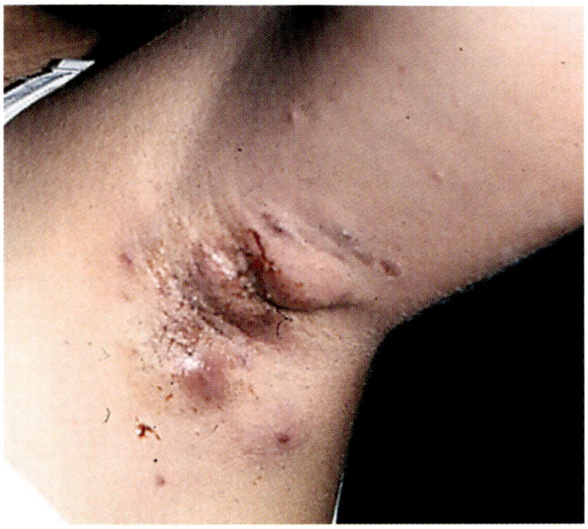

Fig. 16.5.2 Hidrosadenitis más grave que la figura anterior; los abscesos son evidentes entre las pápulas, pústulas y nódulos.

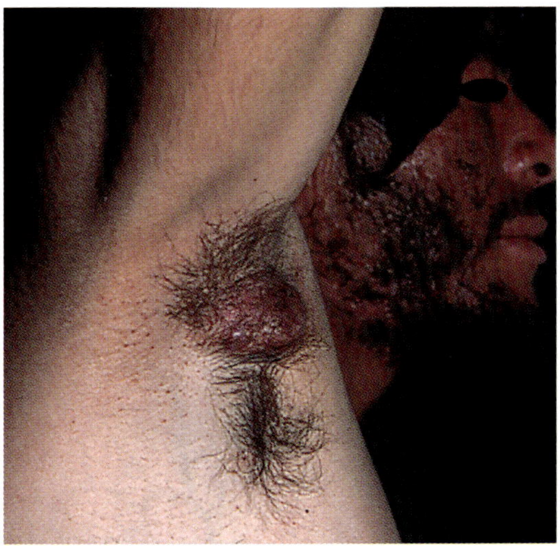

Fig. 16.5.3 Hidrosadenitis y foliculitis de la barba en un mismo individuo.

16.6 Foliculitis decalvante o *perifolliculitis capitis abscedens et suffodiens*

▶ Conceptos clave

- La foliculitis decalvante es una enfermedad inflamatoria de causa desconocida.
- Se presenta como pústulas foliculares que llevan a la alopecia cicatrizal dejando mechones o penachos de pelos alternados con áreas alopécicas.
- Se inicia en la región occipital con pápulas, pústulas y nódulos.
- El papel del *Staphyloccocus aureus* no se ha precisado, pero parece ser sólo una complicación.
- El proceso lleva a la pérdida definitiva del pelo por alopecia cicatrizal.
- La combinación oral de antibióticos como rifampicina con glucocorticoides y retinoides puede ser benéfica.

Definición. Es una foliculitis superficial y profunda que destruye el folículo piloso y produce alopecia cicatrizal en la piel cabelluda.

En la histopatología de una lesión reciente hay dilatación folicular y un infiltrado peri-infundubular mixto, con neutrófilos, linfocitos, plasmocitos, eosinófilos, que lleva a ruptura del folículo y granulomas a cuerpo extraño, pérdida de las glándulas sebáceas y fibroplasia laminar.

En nuestra opinión, la foliculitis disecante o la *perifolliculitis capitis abscedens et suffodiens de Hofmann* son la misma enfermedad con diferentes nombres. Forma parte de la tétrada por oclusión folicular con el acné conglobata, la hidrosadenitis supurativa y el seno pilonidal.

Caracteres clínicos. Es más frecuente en el adolescente y el adulto joven del sexo masculino. La piel cabelluda exhibe pápulas, nódulos y abscesos, alternando con zonas de alopecia; todo esto le confiere un aspecto irregular o anfractuoso. Con cierta frecuencia es posible detectar adenopatía regional occipital y cervical **(figura 16.6.1 y 16.6.2)**.

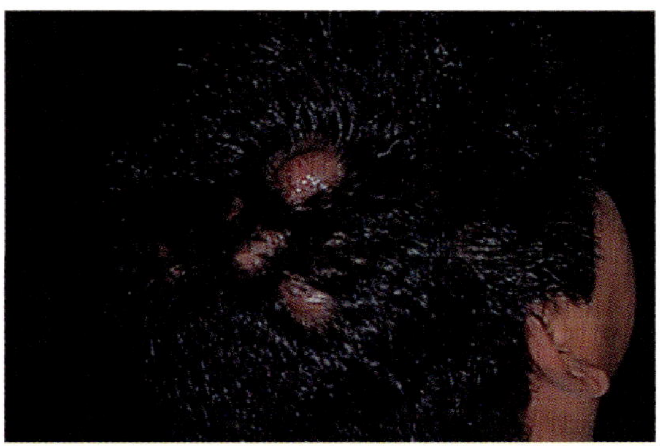

Fig. 16.6.1 Foliculitis decalvante en un hombre joven; es posible advertir al menos tres zonas con ausencia de pelo.

Si se extrae el pus del interior de las lesiones para su cultivo, es posible obtener desarrollo de *Staphyloccocus aureus*, pero no siempre, y no parece que esta bacteria sea la causa, sino quizá un evento secundario a la foliculitis.

Histopatología. Ver lo descrito en hidrosadenitis supurativa.

Tratamiento. No existe uno que sea satisfactorio; el uso de antibióticos por vía oral y de antiinflamatorios no esteroideos puede ser de alguna utilidad.

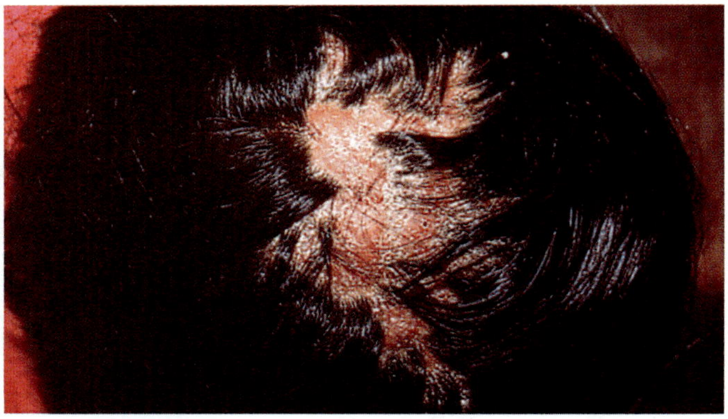

Fig. 16.6.2 Foliculitis decalvante; en este paciente masculino de 20 años aún se observan los abscesos, en asociación con zonas de alopecia.

Lecturas recomendadas

1. Ackerman AB. Histologic diagnosis of inflammatory skin diseases. 2a. ed. Baltimore: Williams & Wilkins; 1997.
2. Ackerman AB, Kerl H, Sánchez J, et al. A clinical atlas of 101 common skin diseases. Nueva York: Ardor Scribendi; 2000.
3. Cazarín BJ, Mateo A, Sánchez E, Magaña M. Edema sólido facial persistente asociado a acné, informe de los primeros dos casos en México. Actas Dermatol & Dermatopatol (Mex) 2001;1:63-66.
4. Chamlin SL, Lawley LP. Perioral dermatitis. En: Wolff K, Goldsmith LA, Katz SI, et al. (eds). Fitzpatrick's Dermatology in general medicine. 7th ed. New York: McGraw-Hill; 2008. p. 709-712.
5. Degitz K, Placzek M, Borelli C, Plewig G: Pathophysiology of acne. J Germ Soc Dermatol 2009; 7 (special issue): 32-39.
6. Jemec GBE, Hansen U. Histology of hidradenitis supurativa. J Am Acad Dermatol 1996;34:994-999.
7. Kaminer MS, Gilchrest BA. The many faces of acne. J Am Acad Dermatol 1995;32 (part 3):S6-14.
8. Leyden JJ. New understandings of the pathogenesis of acne. J Am Acad Dermatol 1995;32 (part3):S15-25.
9. Magaña GM, Vázquez R, González CN. Dermatología pediátrica en el Hospital General. Frecuencia de las enfermedades de la piel en el niño en 10 000 consultas. Rev Med Hosp Gral Mex 1995;58:124-130.
10. Marks P, Plewig G. Acne and related disorders. London: Dunitz; 1989.
11. Pelle MT. Rosacea. En: Wolff K, Goldsmith LA, Katz SI, et al. (eds). Fitzpatrick's Dermatology in general medicine. 7th ed. New York: McGraw-Hill; 2008. p. 703-709.
12. Zaenglein AL, Grtaber EM, Thiboutot DM, Strauss JS. Acne vulgaris and acneiform eruptions. En: Wolff K, Goldsmith LA, Katz SI, et al. (eds). Fitzpatrick's Dermatology in general medicine. 7th ed. New York: McGraw-Hill; 2008. p. 690-703.

Capítulo

17

Complejo cutáneo-vascular de la pierna

Sección III

Contenido

También se conoce como *complejo de pierna* (CP); ambos términos, introducidos en la literatura nacional por Escalona y Magaña en la segunda edición de su libro en 1959, han sido adoptados por la comunidad dermatológica en nuestro medio.

En este capítulo no se incluyen las lesiones cutáneas conocidas como vasculitis, que son consecuencia de mecanismos inmunológicos en las que también se generan lesiones que, en ocasiones, son muy similares a las del CP.

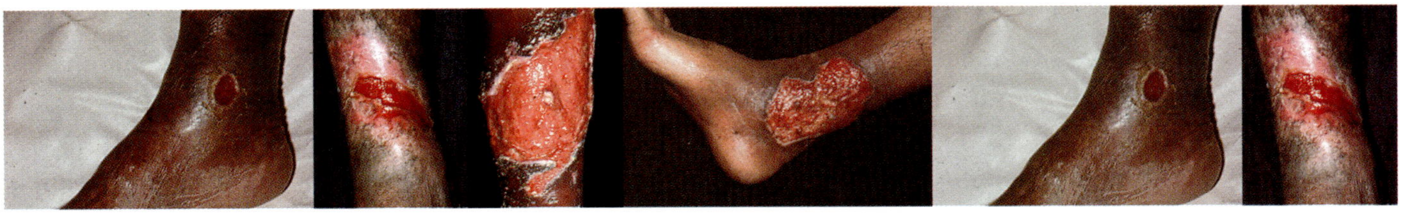

17.1 Complejo cutáneo-vascular de la pierna

▶ Conceptos clave

- El complejo cutáneo-vascular de la pierna (CCVP) es uno de los motivos más frecuentes de consulta.
- El CCVP es la primera causa de úlceras cutáneas en el adulto.
- Los factores de riesgo incluyen lo siguiente: genética, obesidad, embarazo, ocupaciones que exigen trabajar de pie, cirugía, trauma y, principalmente, tromboflebitis previa.
- El CCVP se presenta debajo de la rodilla, usualmente del lado izquierdo, en el tercio inferior y en la zona del maléolo interno.
- El tratamiento incluye elevación de la pierna, vendaje compresivo, flebodinámicos, antibióticos y antiinflamatorios.

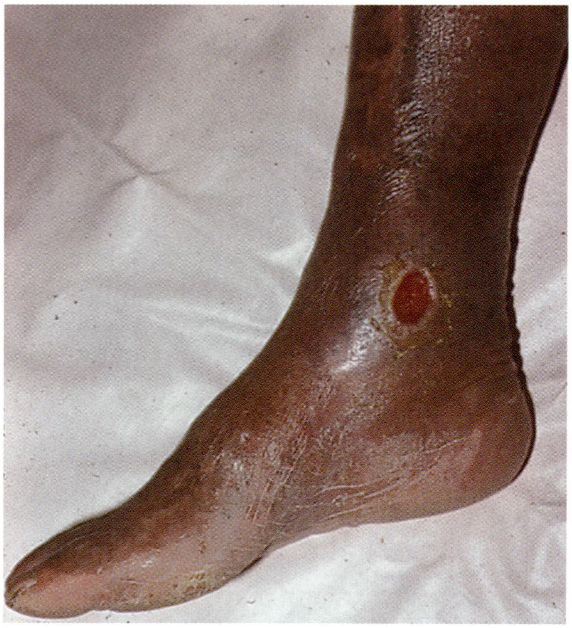

Fig. 17.1.1 Complejo cutáneo-vascular de la pierna; nótese el edema de la región, la hiperpigmentación y la úlcera, justo en el maléolo interno, su localización más común.

Definición. Con esta denominación agrupamos a una variedad de alteraciones vasculares (venosas, arteriales, linfáticas), que dan por resultado una serie de lesiones en la piel y tejidos subyacentes, que van desde manchas ocre hasta úlceras, en una o en ambas piernas **(figura 17.1.1 a 17.1.4)**.

Debido a que el tema es muy amplio, nos concentraremos en el complejo de pierna relacionado con los trastornos venosos y en particular en el síndrome postromboflebítico, ya que es lo más frecuentemente observado en la clínica, aunque la mayoría de estos pacientes no lo recuerden o desconozcan este antecedente.

▶ Complejo de pierna secundario a factores venosos

Etiopatogenia. El evento de la tromboflebitis, que sucede en una proporción de los pacientes, puede haber ocurrido recientemente, o bien muchos años antes de las manifestaciones cutáneas. Ya decíamos que con frecuencia pasa desapercibido por el paciente y, en consecuencia, este dato no se logra obtener durante el interrogatorio, hasta en 70% de los casos.

La tromboflebitis sucede usualmente en las venas profundas de las piernas (90% de las veces); el plexo periprostático en el hombre y las venas pélvicas en la mujer son otros sitios, aunque también ocurre en las venas superficiales; se define como la oclusión en el flujo sanguíneo de dichas venas debido a la presencia de un trombo en su luz.

Predisponen a la tromboflebitis la insuficiencia cardiaca, el embarazo, la obesidad, los estados postoperatorios, algunas neoplasias (páncreas), las venas varicosas, el sedentarismo y el reposo prolongado en cama.

El proceso se inicia en las venas de flujo lento o sin flujo; se constituye el trombo y se bloquea el retorno sanguíneo, con la consecuente hipertensión venosa y edema en la región distal al sitio del trombo; en éste se desarrolla el fenómeno de la inflamación con la posible destrucción de las valvas, lo que lleva al síndrome postromboflebítico. Un fragmento del trombo puede desprenderse, viajar hacia la circulación pulmonar y producir tromboembolia pulmonar.

Las manifestaciones clínicas se deducen del proceso: edema de grado variable, calor, eritema y venas distales dilatadas en diversos segmentos de la extremidad inferior.

Las valvas se destruyen por la tromboflebitis y, en consecuencia, éste es el principal factor que condiciona el aumento de la presión hidrostática en el sistema venoso de las extremidades inferiores, sobrepasando la presión oncótica intravascular con la consecuente salida de células, líquidos y otras moléculas hacia el intersticio, como el fibrinógeno, que se polimeriza, formando capas de fibrina alrededor de las paredes de las diversas estructuras vasculares, interfiriendo más aún en el recambio de nutrientes y detritus. Tardíamente hay afección mecánica por el edema y la presión sobre los vasos linfáticos, lo que condiciona o lleva al linfedema.

Venas varicosas. Se desarrollan en las venas superficiales y se definen como la incapacidad de éstas para hacer retornar el flujo venoso, como consecuencia del incremento en la presión hidrostática intraluminal, lo que se manifiesta clínicamente por trayectos venosos dilatados y tortuosos de las piernas.

Esta condición es más frecuente en la mujer que en el hombre, como consecuencia de los cambios físicos (aumento del volumen circulante y de la presión hidrostática por efecto del útero grávido) y hormonales que se dan durante el embarazo.

La incompetencia en el retorno sanguíneo lleva a una mayor presión hidrostática en el árbol venoso y, en consecuencia,

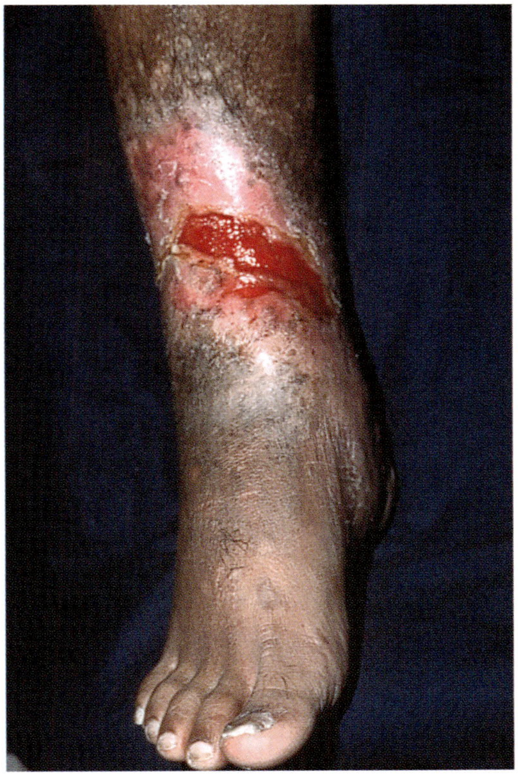

Fig. 17.1.2 Complejo de pierna que específicamente corresponde al síndrome postromboflebítico.

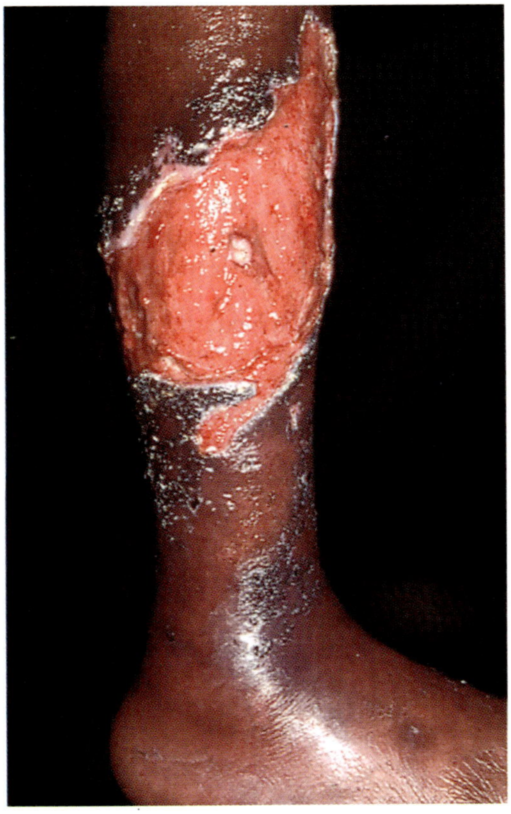

Fig. 17.1.3 Complejo de pierna ya en tratamiento con una úlcera en vías de cicatrización.

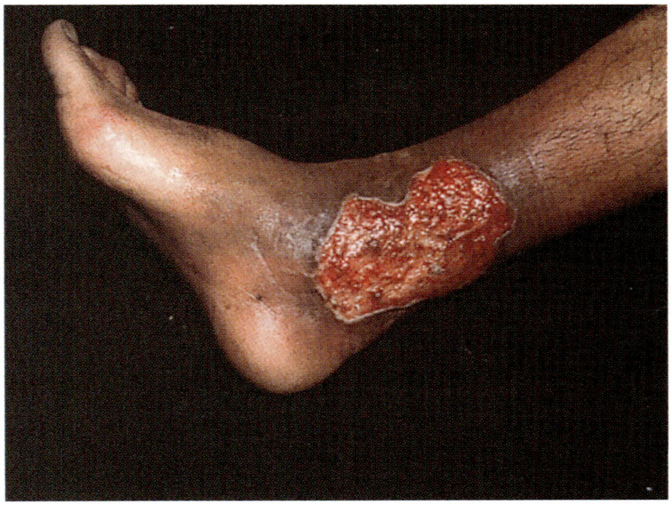

Fig. 17.1.4 Síndrome postromboflebítico: edema, hiperpigmentación y una amplia úlcera cuyo fondo exhibe tejido de granulación.

mayor insuficiencia valvular, lo que conlleva a la salida de líquidos y elementos celulares del lecho capilar hacia el intersticio, formando así al edema.

Es común que el paciente tenga en su historia clínica antecedentes familiares del mismo problema; por lo general, cursa con obesidad y las extremidades inferiores claramente exhiben edema; las venas de éstas se aprecian dilatadas, tortuosas y distendidas. Por lo general, las piernas de personas con venas varicosas no se ulceran, pero pueden complicarse con tromboflebitis y en consecuencia desarrollar el síndrome postromboflebítico, de manera que encontraremos ya caracteres clínicos combinados.

Caracteres clínicos. Como su nombre lo dice, la afección es en las piernas; pueden ser ambas, pero lo más común es que sea la izquierda en 2/3 de los casos; también es más común que los 2/3 inferiores de las piernas sean los involucrados; asimismo, 2/3 de los casos son pacientes del sexo masculino. Usualmente se trata de personas que trabajan de pie, como tenderos, panaderos, cantineros, empleados de ventanilla, etcétera **(figura 17.1.1 a 17.1.4)**.

El CCVP se caracteriza inicialmente por edema, dolor, hiperpigmentación e inflamación ("dermatitis ocre"), así como por la presencia de trayectos varicosos.

En la clínica existe una variedad de cambios que tienen la siguiente cronología:

- *Edema*, consecuencia de la salida de líquidos al intersticio.
- *Hiperpigmentación*, que se ha denominado acertadamente "ocre", consecuencia de la extravasación eritrocitaria en la dermis y el subsecuente depósito de hemosiderina; mientras más crónico es el proceso, más oscura se torna la piel.

- *Dermatitis,* es decir, se desarrollan fenómenos inflamatorios provocados por el depósito de hemoglobina y otras moléculas en la dermis; observamos en consecuencia placas de eritema, descamación, prurito y huellas de rascado.
- *Úlcera,* no es obligada su presencia para establecer el diagnóstico, generalmente es una, pero pueden ser más; lo usual es observarla en la cara anterointerna y sobre los maléolos; al inicio lógicamente es pequeña, de bordes precisos; al crecer puede adoptar las más diversas formas y abarcar el perímetro de la pierna a manera de "manguillo", con profundidad variable, incluso con la exposición de los tendones y el hueso.
- *Otros cambios* son variables, como el exudado en el fondo de la úlcera, la presencia de bandas de fibrosis por cambios reparativos, hipopigmentación y otros, como consecuencia de terapéuticas previas, médicas o quirúrgicas. Usualmente hay dolor.
- *Várices,* es un hallazgo común, en mayor o menor proporción.
- *Lipodermatosclerosis,* caracterizada por edema sólido, de consistencia leñosa y cambios pigmentarios que preceden a la ulceración; se desarrolla sólo en algunos pacientes.

En su fase tardía el CCVP se caracteriza por presentar úlceras, atrofia blanca (zonas de piel con formas "estelares" deprimidas y de color blanco nacarado) y lipodermatosclerosis, todo ello añadido a lo observado en las fases tempranas.

Histopatología. Si quedara aún epidermis, ésta se observa adelgazada e hiperpigmentada; la dermis exhibe proliferación de los pequeños vasos, principalmente del plexo superficial, pero también del profundo; dichos vasos son de pared gruesa y endotelio prominente; vemos extravasación de eritrocitos, hemosiderina y fibrosis. La úlcera se identifica por ausencia de la epidermis y de magnitud variable en la dermis, pero puede haber pérdida de tejido aun hasta los planos musculares o más allá.

Diagnóstico. Se debe hacer sobre la base de los caracteres clínicos ya descritos: el edema, la pigmentación ocre y la úlcera. Podremos auxiliarnos de la prueba del torniquete o de Trendelenburg, que se usa en los casos de venas varicosas y consiste en: 1) elevar la extremidad para vaciar la red venosa y se aplica el torniquete en el tercio medio del muslo; 2) con el paciente de pie se aprecia que las venas del muslo permanecen vacías hasta que se retira el torniquete y entonces las venas se llenan como consecuencia del reflujo desde la safena; 3) con el paciente de pie y con torniquete, se aprecia que las venas de la pierna se llenan desde los vasos comunicantes y además se agrega el reflujo desde la safena al retirar el torniquete. Esta prueba demuestra el deterioro valvular.

Asimismo será de gran utilidad el uso del "Doppler" de color, la pletismografía y la flebografía para demostrar la insuficiencia valvular o la presencia de trombosis. Aunque es común observar linfedema en las etapas tardías como complicación, se deberá diferenciar del linfedema primario, en el que no hay la pigmentación ocre ni la úlcera.

El diagnóstico diferencial del CCVP incluye: gota, pioderma gangrenoso, necrobiosis lipoídica *diabeticorum*, piodermias, micosis, vasculitis por hipersensibilidad, trastornos de la coagulación, carcinomas, traumatismos y quemaduras, entre otras.

Tratamiento. Consiste en medidas generales y medicamentos. Las primeras consisten en: vendaje compresivo durante el día para evitar la estasis, ya sea con vendas elásticas de 10 cm en el pie, tobillo y pierna, o bien el calcetín elástico, o mejor aún las medias elásticas que lleguen hasta la cintura, para así evitar el efecto de torniquete que se forma con la presión justo por debajo de la rodilla. También son muy útiles los aparatos de compresión externa; por la noche se retiran y se debe proporcionar la elevación de las piernas en la cama unos 15 a 20 cm por arriba del nivel del tórax, con el fin de mejorar el retorno venoso. Durante el día, efectuar un descanso en la misma posición dos horas por la mañana y dos por la tarde aproximadamente.

La movilización es de la mayor importancia, así que deberá animarse al paciente a hacer ejercicio en la medida de lo posible, con la finalidad de estimular la contracción muscular y su efecto de bomba. El caminar es de lo más conveniente y se deberá evitar la inmovilización, la postración, o la bipedestación del enfermo por tiempos prolongados.

Deberá hacerse curación de las úlceras cada doce horas, es decir, lavarse con agua y jabón; luego aplicar un preparado que contenga un antibiótico tópico eficaz, como la mupirocina, el ácido fusídico, o la rifampicina, alternando con estimulantes de la cicatrización, como la quetanserina y materiales hidrocoloides; en seguida se cubre con gasa y esponja encima, para después colocar el vendaje o la media elástica.

Todo esto en asociación con antibióticos sistémicos del tipo de los betalactámicos y/o macrólidos, con flebodinámicos y flebotónicos, como la pentoxifilina o la hidrosmina.

Se puede obtener la colaboración del angiólogo para ocluir o esclerosar los vasos varicosos que complican la úlcera, para la aplicación de colgajos o injertos, así como para la valvuloplastia, cirugía de la safena y otros recursos que pueden ser de ayuda.

El uso de la bota de Unna (Paul G. Unna, Hamburgo, 1850-1929), que consiste en el vendaje elástico impregnado en una mezcla con óxido de zinc, es un procedimiento antiguo muy útil, económico y fácil de aplicar. Se disuelven 30 g de óxido de zinc con 30 g de grenetina y 30 mL de glicerina en 90 mL de agua, todo en baño María; se impregnan las vendas y se aplican como un vendaje usual de las piernas; al secarse se forma una bota, que puede dejarse durante algunos días para recambiar, por ejemplo, cada semana.

Otros factores asociados con el complejo de pierna

Obstrucción arterial

El complejo de pierna debido a la obstrucción parcial o total del flujo arterial puede tener diversos orígenes, pero el evento final es el daño isquémico de los tejidos. Es menos frecuente que el complejo de pierna por factores venosos.

Los orígenes son múltiples y van desde la arteriosclerosis, a menudo asociada con diabetes mellitus de tipo II, hasta malformaciones vasculares, de manera tal que las manifestaciones clínicas son muy variadas y se requiere del estudio médico general del enfermo para precisar el diagnóstico.

Úlcera de la hipertensión. La llamada úlcera de la hipertensión (de Martorell), que se atribuía a mujeres mayores de 50 años e hipertensas, realmente coexiste con otros factores como la aterosclerosis y quizá traumatismos que precipitan la ulceración, que generalmente se presenta en las porciones posterolaterales de las piernas, en sus tercios inferiores y sobre los tobillos.

Obstrucción linfática

Es afortunadamente la menos común dentro de las causas del complejo de pierna. Conocida como linfedema, se debe a un inadecuado drenaje de los líquidos intersticiales hacia los vasos linfáticos y se presenta con edema que puede llegar a ser de proporciones monstruosas.

Las causas son muy variadas; se reconocen dos grupos: linfedema primario, en el que no se conoce el origen del defecto (idiopático); es congénito o familiar (enfermedad de Milroy).

Linfedema secundario, en el que es posible identificar la causa, como en la filariasis, o tras una cirugía radical en la que se extirparon los ganglios linfáticos regionales, o bien por el bloqueo mecánico de éstos a consecuencia de un traumatismo, fibrosis, etcétera.

Clínicamente observamos edema, que puede ser monstruoso, y ulteriormente se desarrollan cambios cutáneos de tipo hipertrófico e hiperplásicos, como la elefantiasis verrugosa.

Generalidades. Conviene tener en mente otras entidades que forman parte del complejo de pierna y están condicionadas por otros mecanismos; entre las más comúnmente observadas por nosotros está la *atrofia blanca (atrophie blanche) de Millian* y la *vasculopatía livedoide*, que son entidades independientes (formas primarias), pero en una proporción de enfermos se acompaña del complejo de pierna (de cualquier origen) y en múltiples casos está asociada con el síndrome de antifosfolípidos.

Usualmente se presenta en mujeres de edad media y mayores, en el tercio inferior de la pierna y/o pie; son placas de aspecto reticulado, atróficas, en las que alternan zonas de color blanco nacarado como un puntilleo, con zonas rojas y telangiectasias, en asociación con varicosidades y ulceración, hasta en 9 de cada 10 pacientes.

Histopatológicamente observamos infiltrado perivascular superficial y profundo, linfocitario con neutrófilos; la presencia de material eosinófilo que engrosa las paredes y las luces de los vasos de manera característica, corresponde a fibrina, fracciones del complemento e inmunoglobulinas. Otros cambios son telangiectasias, extravasación de eritrocitos y fibrosis en la porción superior de la dermis, en los casos ya crónicos. No se trata de una vasculitis en el sentido de ser condicionada por mecanismos inmunológicos, sino más bien de una vasculopatía obliterante a consecuencia de un defecto en la fibrinólisis u otros factores locales.

Lecturas recomendadas

1. Ackerman AB. Histologic diagnosis of inflammatory skin diseases. 2a. ed. Baltimore: Williams & Wilkins; 1997.
2. Escalona PE, Magaña LM. Dermatología, lo esencial para el estudiante. 2a. ed. México: Impresiones Modernas; 1959.
3. Miller OF, Philips TJ. Leg ulcers. J Am Acad Dermatol 2000;43:91-95.
4. Valencia I, Falabella A, Kirsner RS, Eaglstein WH. Chronic venous insufficiency and venous leg ulceration. J Am Acad Dermatol 2001;44:401-424.

Capítulo
18

Enfermedades autoinmunes del tejido conjuntivo

Sección III

Contenido

En este capítulo estudiamos un grupo de padecimientos anteriormente denominados "enfermedades colagenovasculares o enfermedades de la colágena", términos derivados del concepto de que las fibras de colágena eran el substrato antigénico indispensable para el desarrollo del proceso inflamatorio.

Sin embargo, con el advenimiento de la inmunología moderna, en la actualidad se ha reconocido que las fibras de colágeno no son el órgano blanco, además de que son diferentes y múltiples los autoantígenos hacia los cuales se pierde la tolerancia y se inicia el proceso de autoinmunidad; un proceso complejo que ha estimulado la investigación y ha permitido una mejor comprensión. En la actualidad este conjunto de enfermedades ha sido agrupado bajo el nombre de enfermedades autoinmunes del tejido conjuntivo, el cual tampoco es del todo adecuado; sin embargo, es más aceptable que el de "enfermedades de la colágena".

Es importante resaltar que, aunque las manifestaciones cutáneas están presentes en casi todos los pacientes con estas enfermedades, e incluso pueden ser la manifestación inicial o la más llamativa para los enfermos, generalmente en la mayoría de estos padecimientos (con excepción de las formas localizadas en la piel) la morbimortalidad es secundaria al compromiso visceral, por lo que es indispensable la evaluación de estos enfermos por médicos con una visión más integral, como el reumatólogo, mientras que el dermatólogo, si no tiene preparación específica en esta área, sólo participará en el diagnóstico y el tratamiento del componente cutáneo.

En este apartado se analizarán únicamente aquellos padecimientos con manifestaciones cútaneas como características relevantes, ya sea iniciales o durante la evolución.

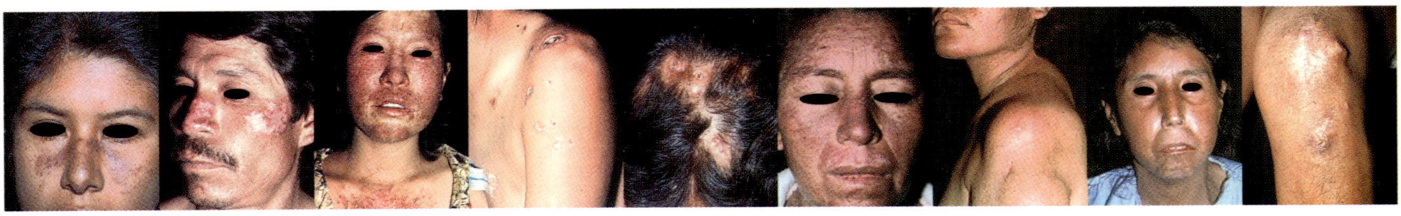

18.1 Lupus eritematoso generalizado y localizado

▶ **Conceptos clave**

- Es un grupo de enfermedades inflamatorias cuyo común denominador es el desarrollo de mecanismos de inmunidad en contra de partículas de ADN propio, que pueden ser sólo en la piel o bien en diversos órganos y sistemas.
- Es mucho más común en la mujer que en el hombre.
- Su etiología se desconoce, pero en su patogenia participa una serie de factores.
- Las manifestaciones cutáneas frecuentemente son específicas de lupus, como el eritema en mariposa agudo; usualmente es indicativo de enfermedad generalizada.
- El lupus eritematoso cutáneo subagudo llega a asociarse con la enfermedad generalizada en aproximadamente 50% de los pacientes.
- El lupus eritematoso cutáneo crónico frecuentemente, pero no siempre, se limita a la piel como: lupus discoide, paniculitis lúpica, lupus tumido, lupus eritematoso pernio.
- Otras manifestaciones no son específicas, como: vasculitis, fenómeno de Raynaud y la fotosensibilidad.
- El tratamiento debe ser en conjunto con el reumatólogo, el nefrólogo y el internista.

Definición. El lupus eritematoso es un padecimiento generalizado, inflamatorio, crónico, prototipo de la enfermedad por autoinmunidad, caracterizado por signos y síntomas en diferentes órganos y sistemas, entre ellos la piel, así como por una amplia variedad de autoanticuerpos.

Etiopatogenia. La patogenia del lupus eritematoso generalizado (LEG) no está totalmente aclarada, pero existen diversos factores cuyo estudio ha demostrado que desempeñan un importante papel en su desarrollo y evolución, como son: la predisposición genética, la influencia hormonal, la luz ultravioleta, las infecciones virales y algunos medicamentos.

El concepto de una predisposición genética subyacente inicialmente surgió con base en las observaciones clínicas, tales como la existencia de uno o más familiares afectados con lupus eritematoso u otras enfermedades autoinmunes, la importante coexistencia (14 a 57%) en gemelos idénticos y la presencia de alteraciones inmunológicas en algunos familiares asintomáticos de los enfermos con LEG (anticuerpos antinucleares, factor reumatoide, VDRL falso-positivo). La predisposición parece ser poligénica; los estudios realizados con los antígenos del complejo mayor de histocompatibilidad han mostrado asociación con HLA-DR2, HLA-DR3, que le confieren un riesgo relativo de dos a cinco veces para desarrollar este padecimiento. Las deficiencias hereditarias del complemento, en particular de C4a y C4b, también predisponen a esta enfermedad. El haplotipo más frecuentemente observado es HLA-B8, DR2, DR3, DQW1 y alelos nulos para C4.

Asimismo, existe una importante participación hormonal estrogénica en la inducción y la modulación del padecimiento, como lo sugieren el evidente predominio por el sexo femenino, el inicio de la enfermedad durante la etapa de mayor producción hormonal, el inicio y/o exacerbación durante el embarazo y el desarrollo de la enfermedad asociado con la ingestión de anovulatorios orales. Los datos obtenidos en el modelo de lupus murino han confirmado el importante papel de las hormonas, ya que la manipulación de los estrógenos y/o testosterona influyen en la evolución de la enfermedad; la inyección de andrógenos en la rata hembra retrasa el desarrollo y la gravedad de la enfermedad, mientras que el uso de estrógenos en el macho exacerba el padecimiento.

La luz ultravioleta es un factor predisponente y agravante, en forma primordial para las lesiones cutáneas, que se ven exacerbadas cuando ha habido exposición a los rayos solares. De hecho, experimentalmente se ha logrado provocar lesiones cutáneas con luz ultravioleta que clínica e histopatológicamente son características del lupus eritematoso; los mecanismos de esta asociación incluyen el daño a la molécula del ácido desoxirribonucleico del queratinocito, la translocación de algunos antígenos nucleares y citoplasmáticos (Ro, La) a la superficie celular, la subsecuente formación y unión de los autoanticuerpos correspondientes y el daño celular, los cuales además pueden ingresar al torrente circulatorio ocasionando daño visceral, en especial a nivel renal.

La hipótesis a favor de las infecciones virales como desencadenantes del lupus eritematoso generalizado se basó en el hallazgo de estructuras tubulares morfológicamente sugestivas de partículas virales dentro del citoplasma de diferentes células, incluidas las células endoteliales del riñón y de la piel (no obstante, recientemente estas estructuras han sido atribuidas a organelos degenerados) y en la demostración de títulos elevados de anticuerpos contra los virus del sarampión, de la rubéola, virus de Epstein-Barr y parainfluenza (lo cual demuestra la activación proliferativa policlonal de los linfocitos B). Un dato de mayor apoyo para la posible participación de algunos virus en la etiopatogénesis es la demostración de anormalidades inmunológicas séricas (ANA +, antiADN +, etc.) en el personal de laboratorio que trabaja con productos biológicos de estos pacientes, y también en los animales domésticos que conviven con los pacientes de lupus eritematoso.

El LEG puede exhibir manifestaciones cutáneas específicas o inespecíficas; entre las específicas están: A) agudas: localizadas (eritema malar o en "mariposa") y generalizadas (erupción máculo-papular, fotosensibilidad); B) subagudas: lupus eritematoso subagudo anular y pápulo-escamoso; C) crónicas: lupus eritematoso (LE) discoide localizado y generalizado; LE hipertrófico/verrugoso; paniculitis lúpica; LE de mucosa oral y conjuntival; LE tumido, LE pernio; LE liquenoide.

Algunos medicamentos, en especial la hidralazina o la procainamida, se han identificado como desencadenantes de cuadros clínicos e histopatológicos idénticos al lupus eritematoso idiopático, aunque en general de menor gravedad; usualmente las manifestaciones remiten al suspender el fármaco y existen autoanticuerpos, en especial contra el complejo de las histonas. En estos casos, las lesiones dermatológicas se presentan en menor porcentaje (18%) que en el lupus eritematoso idiopático (72%) y hay menor incidencia de lesiones viscerales, en especial las renales. Otros medicamentos que se han informado con este potencial son: griseofulvina, difenilhidantoína, penicilina, tetraciclina, metildopa, estreptomicina, terbinafina.

El LEG es considerado como el prototipo de las enfermedades autoinmunes, en las que existe una deficiencia en los mecanismos reguladores de la inmunidad, con una alteración funcional en los linfocitos-T supresores e incremento de la actividad de los linfocitos-T cooperadores, asociados a una hiperreactividad de algunas poblaciones de linfocitos-B, con la producción de múltiples autoanticuerpos con diversas especificidades. Los complejos inmunes así formados, al depositarse en los tejidos (piel, riñón, pulmón, bazo, sistema nervioso), provocan en ellos respuestas inflamatorias que se traducen en manifestaciones clínicas e histopatológicas reconocibles; algunos de los autoanticuerpos identificados en el lupus eritematoso generalizado incluyen: anticuerpos antilinfocitos, anticuerpos antieritrocitos, anticuerpos antiplaquetarios, antiRo (relacionado con fotosensibilidad, con lupus neonatal y lupus eritematoso cutáneo subagudo), pero en especial los autoanticuerpos antiADN de doble cadena que se detectan en más de 80% de los casos, los cuales son rara vez encontrados en otras enfermedades autoinmunes y además están relacionados con la actividad clínica, en especial el daño renal. El anticuerpo antiSm representa el marcador más específico y se encuentra presente hasta en el 30% de los enfermos.

Recientemente se ha identificado, como trastorno inicial, una alteración en la apoptosis o muerte celular programada, lo que resulta en una deficiente eliminación de linfocitos-T autorreactivos, con la consecuente pérdida de la tolerancia y liberación de múltiples citocinas con efecto proinflamatorio y selección de linfocitos-B productores de autoanticuerpos. Asimismo, se han detectado anormalidades en la eliminación de las células apoptósicas, con persistencia de material antigénico y formación de autoanticuerpos, inicialmente contra los nucleosomas, incluso antes que los antiADN.

Entre las manifestaciones inespecíficas del LE están: A) cutáneovasculares (vasculitis, telangiectasias, livedo reticular, tromboflebitis, Raynaud, eritromelalgia/eritermalgia); B) alopecias no cicatriciales (pelo lúpico, efluvio telógeno, alopecia areata); C) esclerodactilia. D) nódulos reumatoides; E) calcinosis cutis; F) ampollas no-específicas y otras.

Caracteres clínicos e histopatología. Se presenta en cualquier edad, pero es más frecuente durante la segunda a la cuarta décadas de la vida, con un importante predominio por el sexo femenino, de 10:1, observándose en todas las razas. En los Estados Unidos la incidencia anual es de 27.5 y de 75.4 por millón de mujeres blancas y negras, respectivamente. El número de casos diagnosticados se ha incrementado en las últimas décadas, lo cual seguramente se debe a un mejor conocimiento y difusión de las características clínicas y de los estudios de laboratorio, así como a un aumento real de la enfermedad.

Como enfermedad multisistémica, el LEG puede manifestarse de forma muy variada: con lesiones cutáneas, como un síndrome nefrótico, con sintomatología articular o neurológica, etcétera. Desde 1964, Dubois y Tuffanelli analizaron un extenso número de enfermos con lupus eritematoso y encontraron que las manifestaciones más frecuentes fueron: artritis y artralgias (91.6%), fiebre (83%) y las lesiones dermatológicas en conjunto en el cuarto lugar, con 71.5% **(cuadro 18.1.1)**.

Cuadro 18.1.1 Manifestaciones más frecuentes de LEG.

Manifestaciones	Porcentaje
Fatiga	80 a 100
Pérdida de peso	> 80
Artritis, artralgias	> 60
Lesiones cutáneas	> 80
Eritema malar y fotosensibilidad	50
Afección de mucosas	27 a 41
Lupus eritematoso discoide	20 a 40
Nefropatía	50 a 60
Afección cardiaca	50
Neurológica	25 a 75

Manifestaciones cutáneas

El eritema malar, o "en alas de mariposa", recibe esta denominación por su distribución sobre las mejillas y el dorso de la nariz, sin involucrar los surcos nasogenianos, aunque en ocasiones puede extenderse a la frente y mentón; es la manifestación cutánea más específica del LEG. El eritema "en alas de mariposa" está constituido por placas de eritema y edema, así como en algunas ocasiones por necrosis y ulceraciones; se inicia o se exacerba después de la exposición al sol y puede ser la primera manifestación de la enfermedad; puede estar presente hasta en 40 a 60% de los pacientes. Al remitir no es raro observar hiperpigmentación residual, en especial en los pacientes mestizos o negros, en ocasiones semejante a la del melasma, pero habitualmente no produce cicatrices **(figura 18.1.1 y 18.1.2)**.

El término lupus (del latín: lobo) se utilizó inicialmente para designar algunas de las lesiones cutáneas de la tuberculosis (*lupus vulgaris*) y posteriormente fue empleado para referirse a

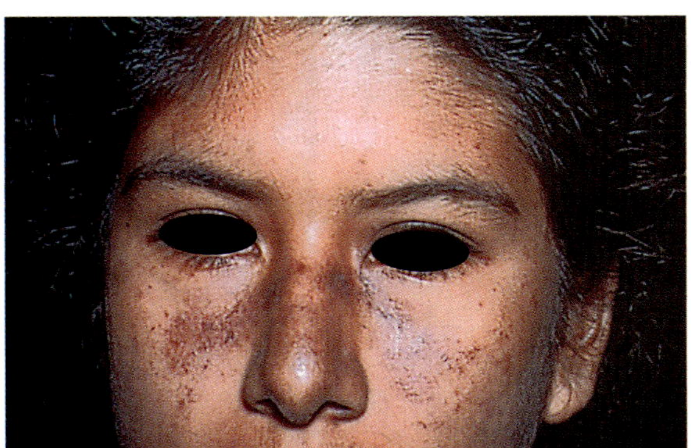

Fig. 18.1.1 Lupus eritematoso generalizado con el característico eritema malar o "en alas de mariposa" (donde la nariz representa el cuerpo de la mariposa y las mejillas, las alas).

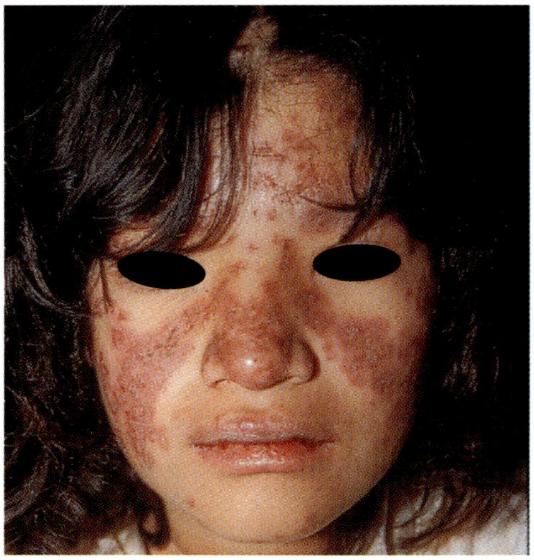

Fig. 18.1.2 Eritema en "alas de mariposa", pero además lesiones de lupus discoide en la frente y úlceras puntiformes en el labio inferior.

las lesiones cutáneas conocidas como lupus eritematoso discoide. Fue Alphée Cazenave (Francia, 1795-1877) quien describió y denominó así, en 1851, esta enfermedad en un paciente de 38 años de edad, internado en el Hospital San Luis, en París.

El lupus eritematoso crónico fijo, o discoide (porque las lesiones semejan discos), es característico y está presente en 20% de los enfermos; clásicamente se asienta sobre la piel expuesta, principalmente la cara, pero también se le observa en la piel cabelluda, el tronco y las extremidades; morfológicamente está constituido por una o varias placas circulares u ovales, de diversos tamaños, eritematosas y edematosas, bien limitadas y con un puntilleo folicular característico; por lo general hay escama fina, otras veces es gruesa; durante su evolución tiende a atrofiarse y se acompaña de hiper y/o hipopigmentación; en algunas ocasiones puede adoptar la distribución y morfología en "alas de mariposa". El lupus eritematoso discoide es parte del espectro de las lesiones cutáneas del lupus eritematoso generalizado y también puede ser inducido o exacerbado por la exposición a los rayos ultravioleta. En algunos pacientes es la manifestación inicial de la enfermedad y puede permanecer como tal por tiempos muy variables, antes de que el enfermo desarrolle actividad lúpica o afección en otros sistemas y, en consecuencia, la enfermedad generalizada (LEG); en muchos otros casos el lupus discoide permanece como única manifestación de la enfermedad. **(figura 18.1.3 a 18.1.6)**.

En otras palabras, es importante resaltar que el lupus eritematoso discoide (LED) puede presentarse en forma aislada, sin asociación con manifestaciones viscerales o serológicas, como una forma crónica y benigna localizada en la piel, que en un momento dado puede ser la única manifestación de la enfermedad y mantenerse como tal por períodos variables, incluso por décadas, durante las que existen lapsos de inactividad o bien hay recaídas. Este grupo de pacientes con LED sin afección visceral en general está constituido por mujeres en su cuarta o quinta décadas de la vida. Se ha observado que hasta en 5% de estos pacientes aparecerán alteraciones generalizadas, en especial en aquellos con lupus eritematoso discoide diseminado (lesiones por arriba y por abajo del mentón), por lo que es necesaria la exploración clínica y vigilancia adecuada periódicamente, complementada con los estudios de laboratorio pertinentes.

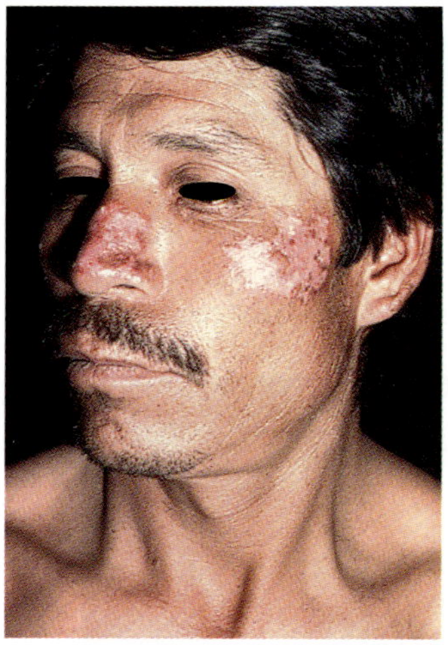

Fig. 18.1.3

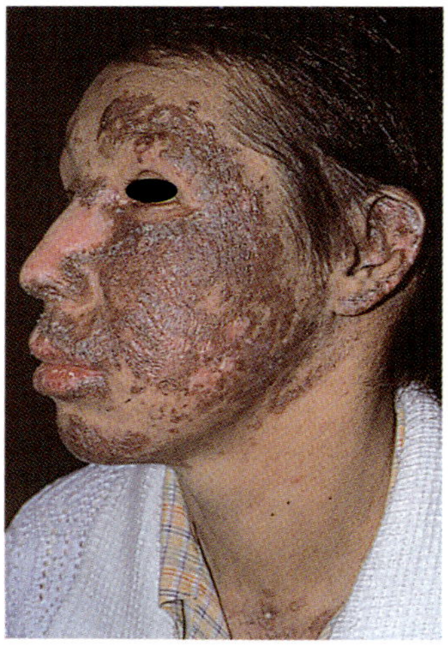

Fig. 18.1.4

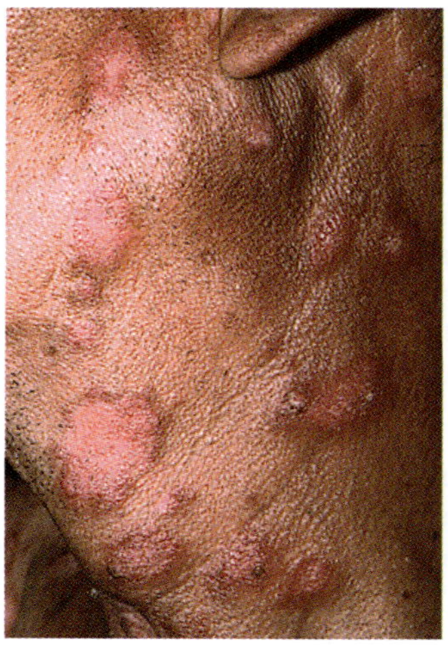

Fig. 18.1.5

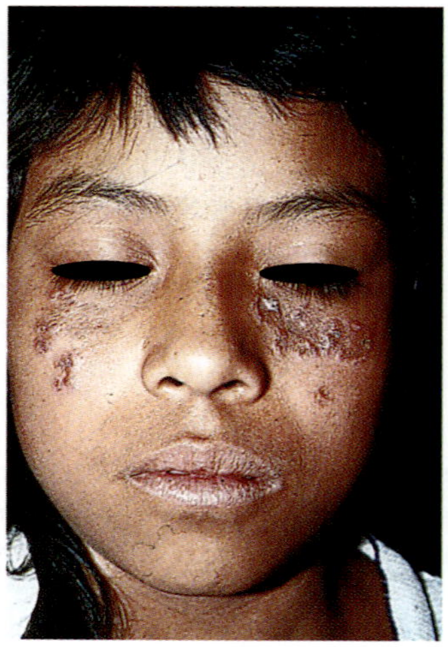

Fig. 18.1.6

Fig. 18.1.3 Hombre con lupus discoide, ejemplo poco usual.

Fig. 18.1.4 Mujer con amplias placas de lupus discoide diseminado (por arriba y por abajo del mentón). Además de los criterios mencionados existe hiperpigmentación.

Fig. 18.1.5 Lupus eritematoso discoide característico, múltiples lesiones ovales y circulares (como discos) en la cara y cuello de una mujer; eritema, atrofia en la parte central y fina escama en la periferia de cada lesión.

Fig. 18.1.6 Niña de 12 años con lupus discoide, mismos caracteres clínicos, pero es un caso excepcional, ya que son pocos los niños que presentan esta enfermedad.

En el estudio histopatológico de la piel es factible hacer el diagnóstico de lupus eritematoso, pero no es posible saber con la sola información microscópica si la enfermedad está limitada a la piel o es generalizada, a menos que haya vasculitis. El cuadro histológico característico muestra grados variables de atrofia epidérmica, tapones córneos en los infundíbulos, vacuolación de la interfase dermoepidérmica y engrosamiento de la membrana basal; asimismo, en la dermis existe un infiltrado inflamatorio linfocitario perivascular superficial y profundo y perianexial. El diagnóstico diferencial debe hacerse con la erupción polimorfa a la luz (muy rara en México), con el prurigo solar (muy común en México y Latinoamérica), con reacciones fotoalérgicas y con la rosácea.

En la inmunofluorescencia directa se observa la denominada banda lúpica en la unión dermo-epidérmica, que representa el depósito de complejos inmunes, en donde el anticuerpo predominante es la inmunoglobulina G y en menor proporción IgM, IgA, C3. En la actualidad existe un consenso en cuanto a la falta de sensibilidad y en especial de especificidad de la banda lúpica (en piel sana expuesta y no expuesta al sol) como un estudio indicativo de afección visceral, por lo que su realización está en desuso.

La fotosensibilidad es tan común como importante en los enfermos con LEG y puede ser la manifestación inicial; las lesiones caracterizadas por eritema se observan en las regiones francamente expuestas: la cara, la "V" del escote, las superficies extensoras de las extremidades superiores y en el dorso de las manos, pero cualquier zona puede verse afectada. Su frecuencia es aproximadamente del 50%, aunque es mayor en algunos subtipos, en especial en el lupus eritematoso cutáneo subagudo y en los pacientes con autoanticuerpos antiRo positivos (figura 18.1.7).

El lupus eritematoso ampolloso se presenta en una proporción menor de enfermos, como vesículas y ampollas que al microscopio son subepidérmicas y exhiben microabscesos en las papilas dérmicas, los autoanticuerpos van dirigidos en contra dela colágena VII de las fibras de anclaje. No se considera como específico ya que sus caracteres clínicos, histopatológicos e inmunológicos se sobreponen con otras enfermedades como la dermatitis herpetiforme y como la epidermólisis ampollosa adquirida.

La paniculitis lúpica (mal llamada "lupus profundo") es una forma de paniculitis lobular que se observa aproximadamente hasta en 2% de los pacientes con LEG; son nódulos y hundimientos que forman placas más o menos firmes, de uno a varios centímetros de diámetro, generalmente asintomáticas; la piel suprayacente puede observarse normal o mostrar lesiones discoides típicas y en ocasiones ulcerarse. La topografía más frecuente es sobre la cara, brazos, glándulas mamarias y nalgas, lo que contrasta con otros tipos de paniculitis que habitualmente involucran las piernas. Al remitir las lesiones, dejan zonas de atrofia y hundimiento (por lipoatrofia), así como en ocasiones áreas de calcificación (figura 18.1.8 a 18.1.11).

Histopatológicamente puede o no coexistir el mismo tipo de infiltrado inflamatorio linfocitario en disposición perivascular y perianexial en la dermis; en la hipodermis se sitúa especialmente en el lobulillo que evoluciona a la necrosis hialina con denso infiltrado linfocitario y polvo nuclear. La epidermis también puede o no estar afectada; de estarlo, presenta vacuolización en la unión dermoepidérmica y adelgazamiento del epitelio.

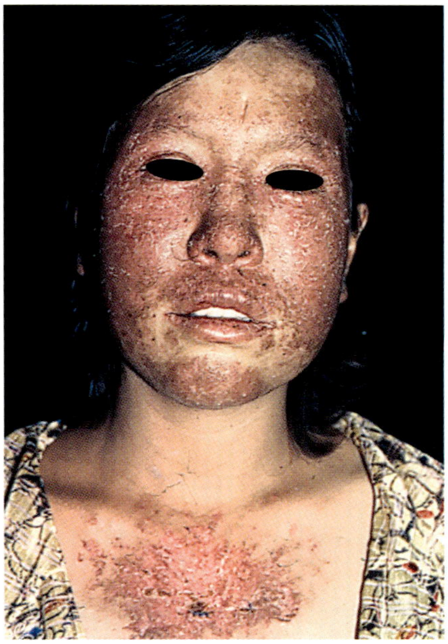

Fig. 18.1.7 Acentuada fotosensibilidad y lesiones de lupus discoide en esta paciente con la forma generalizada de la enfermedad.

La paniculitis lúpica, como el LED, puede presentarse en ausencia de manifestaciones viscerales, es decir, como patología exclusivamente cutánea, lo que le confiere un mejor pronóstico. Por otro lado, algunos investigadores han observado una mejor evolución en pacientes con lupus eritematoso generalizado y lesiones cutáneas de este tipo.

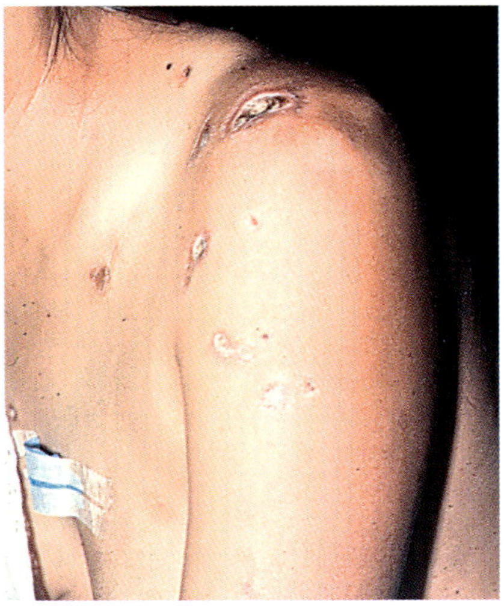

Fig. 18.1.8 Aspecto característico de la paniculitis lúpica, también conocida como enfermedad de Kaposi-Irgam, en una paciente con lupus generalizado.

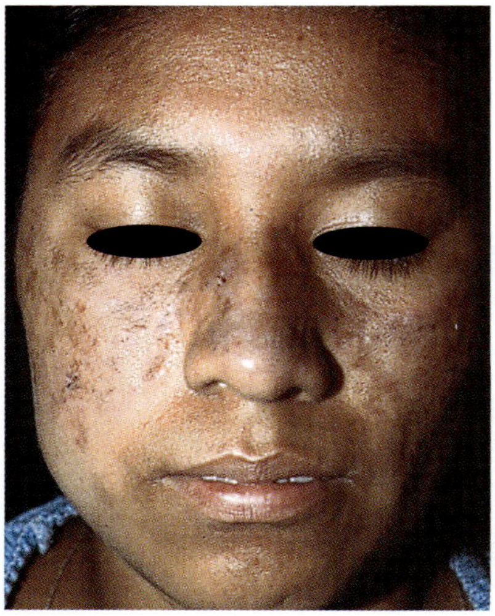

Fig. 18.1.9 Lesiones de paniculitis lúpica en la cara, única manifestación de la enfermedad.

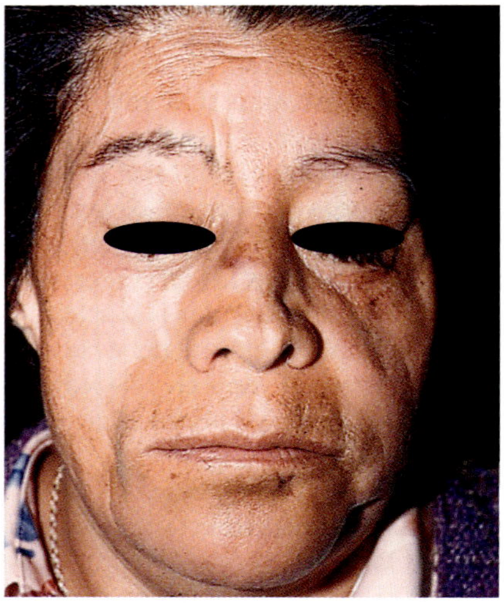

Fig. 18.1.11 Paniculitis lúpica en fase tardía, exhibe zonas de atrofia de la hipodermis.

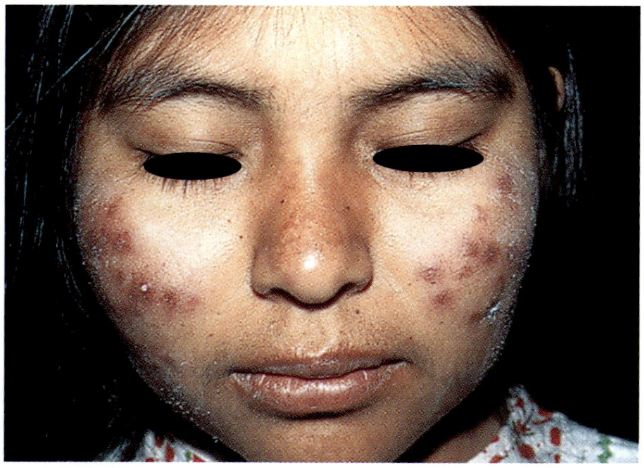

Fig. 18.1.10 Paniculitis lúpica que involucra la cara de esta mujer joven con lupus generalizado; puede prestarse a confusión con acné o con secundarismo luético.

Con el término de lupus eritematoso cutáneo subagudo se hace referencia a la existencia de un subtipo de lupus eritematoso con lesiones cutáneas caracterizadas por placas eritematoescamosas de aspecto psoriasiforme o lesiones eritematosas anulares, policíclicas o cartográficas, localizadas principalmente en hombros, espalda, "V" del escote, caras externas de los brazos y antebrazos, menos frecuentemente en la cara. Existe una importante fotosensibilidad (> 70% de los pacientes) a la luz UVB y UVA, así como asociación con la presencia de los autoanticuerpos antiRo. No deja cicatriz, pero son frecuentes la discromía y las telangiectasias residuales. En aproximadamente la mitad de los casos existe afección visceral, pero en general no es grave, por lo que el pronóstico es favorable. Este tipo de lesiones cutáneas puede estar presente en pacientes con lupus eritematoso generalizado hasta en 10%.

En el estudio histopatológico se observan alteraciones semejantes a las del lupus eritematoso discoide, aunque de menor intensidad y en especial con ausencia de atrofia epidérmica. En la inmunofluorescencia directa es característica la presencia de un patrón moteado intracelular en los queratinocitos basales, además de la banda lúpica.

Las lesiones vesiculo-ampollosas en los pacientes con lupus eritematoso generalizado pueden tener múltiples orígenes: 1) prominente vacuolación de la capa basal epidérmica con separamiento dermoepidérmico; 2) reacciones adversas a fármacos, incluido el síndrome de Stevens-Johnson y la necrólisis epidérmica tóxica de Lyell (figura 9.2.2); 3) complicaciones infecciosas, especialmente virales (herpes simple y zóster diseminado) o parasitarias y 4) el lupus eritematoso generalizado vesículo-ampolloso, variedad extremadamente rara, con vesículas y/o ampollas tensas, diseminadas, de predominio en las áreas fotoexpuestas, con afección de las mucosas, incluida la bucal; clínicamente muy semejante a la dermatitis herpetiforme o al penfigoide ampollar.

Estas ampollas o vesículas histopatológicamente exhiben separación de la unión dermoepidérmica, con un denso infiltrado en las papilas dérmicas a expensas de neutrófilos y rara vez vasculitis. La inmunofluorescencia directa demuestra depósitos de inmunoglobulinas y complemento en la unión dermoepidérmica, los cuales pueden estar en el techo pero usualmente en el piso de la ampolla (utilizando la técnica de cloruro de sodio para inducir separamiento en la membrana basal a nivel de la lámina lúcida y densa). En la mayoría de estos pacientes se han detectado autoanticuerpos circulantes contra la colágena VII, siendo el epítope la porción no colagenosa de las fibras de anclaje y por lo tanto los inmunorreactantes aparecen en la parte dérmica de la ampolla; recientemente se han descrito otros autoantígenos, como las lamininas V y VI. En algunos casos se ha informado de una respuesta satisfactoria al tratamiento con la diamino-difenil-sulfona.

Otras variedades descritas en esta enfermedad, pero especialmente como subgrupos de lupus eritematoso cutáneo sin afección visceral, incluyen al lupus eritematoso pernio o de Hutchinson, con lesiones eritematoescamosas, discoides, distribuidas acralmente en las manos, pies y pabellones auriculares (figura 18.1.19). Para algunos autores estos pacientes pueden tener un riesgo mayor de desarrollar afección visceral. El lupus eritematoso queratósico o hipertrófico (un subtipo de lupus eritematoso discoide), presenta lesiones semejantes a prurigo nodular o verrugas virales, localizadas a nivel de las extremidades superiores y la cabeza. Una variedad rara vez identificada y reconocida es el lupus eritematoso tumido, descrito por Hoffman hace más de 50 años; se caracteriza por placas eritematoedematosas, de límites precisos, circulares u ovales, de predominio en la cara y asociadas con fotosensibilidad, sin escamas ni atrofia y ocasionalmente con cambios pigmentarios residuales.

Histopatológicamente en el lupus tumido no hay afección epidérmica ni de la interfase; destacan los depósitos de mucina en la dermis reticular, en asociación con densos infiltrados linfocitarios perianexiales y perivasculares superficiales y profundos. Algunos investigadores han sugerido que la infiltración linfocítica de Jessner en realidad corresponde a este subtipo de lupus eritematoso, con lo que estamos de acuerdo.

Alopecia. Es una manifestación que se observa hasta en 70% de los casos, especialmente en la piel cabelluda, rara vez en otros sitios. En la mayor parte de los pacientes se presenta como alopecia difusa (efluvio telógeno) secundaria a la actividad previa de la enfermedad y se recupera íntegramente. Es considerada como un dato clínico de actividad, e incluso puede preceder a otras manifestaciones de actividad visceral. El "cabello lúpico" se ha descrito en las fases de actividad; en la región frontal se observa el pelo delgado, corto, fracturado; desaparece con el control de la enfermedad. La alopecia cicatrizal se presenta en aquellos pacientes con lesiones de lupus eritematoso discoide localizadas en la piel cabelluda y debe diferenciarse de la alopecia cicatrizal secundaria a liquen plano pilar, a la esclerodermia y a la foliculitis decalvante, por medio de la biopsia (figura 18.1.12 y 18.1.13).

Cambios vasculares. Entre éstos se incluyen el eritema y las telangiectasias periungueales y cuticulares, las cuales pueden ser mejor observadas a través de la capiloroscopia con un patrón diferente al de la esclerodermia y la dermatomiositis. El fenómeno de Raynaud se presenta hasta en 30% de los pacientes; es el vasoespasmo de las arterias digitales secundario a la exposición al frío o en situaciones de tensión; puede ser una de las manifestaciones iniciales y se caracteriza por palidez y cianosis o eritema digital, acompañado de dolor o parestesias e hipotermia, predominantemente en los dedos de las manos, pero también observado en los pies, orejas o punta nasal, con duración de minutos u horas; excepcionalmente evoluciona a la gangrena. Es importante no confundir este fenómeno de Raynaud con la vasculitis en las manos, que son lesiones purpúricas o necróticas persistentes (figura 18.1.14 a 18.1.16).

El aspecto reticulado, rojizo-azul o cianótico de la piel, en especial de las piernas, pero también en el tronco y brazos, se denomina *livedo reticularis* (puede ser observado también en personas sanas de piel blanca); es común en las pacientes lúpicas y es considerado como un marcador cutáneo para la presencia de los autoanticuerpos antifosfolípidos, incluyendo los anticardiolipina, los cuales están asociados con el síndrome antifosfolípido; se caracteriza por trombosis arteriales y/o venosas, pérdidas fetales de repetición y trombocitopenia.

Las lesiones por vasculitis necrosante, consecuencia del depósito en la pared vascular de complejos antígeno-anticuerpo que fijan complemento y cuyos constituyentes C3a, C5a, atraen polimorfonucleares que contribuyen al daño al liberar sus enzimas lisosomales, se presentan en un tercio de los casos y se manifiestan por un amplio espectro de lesiones, incluidas úlceras, ampollas hemorrágicas o, más frecuentemente, por púrpura palpable a nivel de las piernas (figura 18.1.17 y 18.1.18). En las palmas y plantas son un signo característico del LEG y con frecuencia coexisten con lesiones de vasculitis visceral (figura 18.1.14 a 18.1.16).

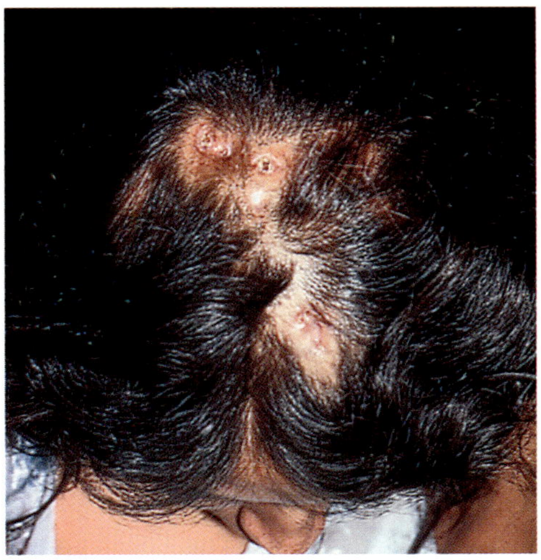

Fig. 18.1.12 Alopecia cicatrizal por lupus discoide y paniculitis lúpica en la piel cabelluda.

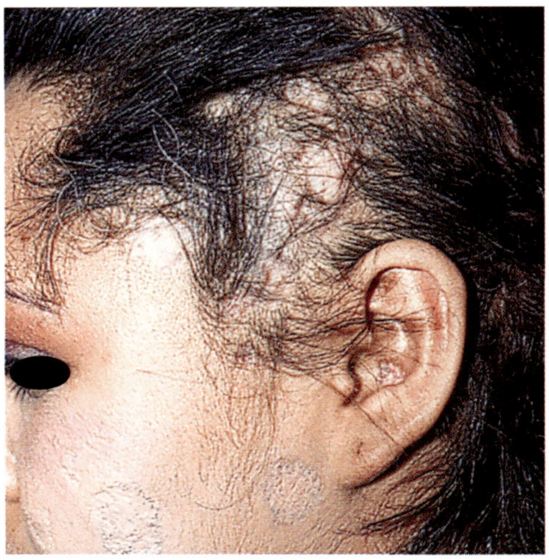

Fig. 18.1.13 Alopecia por lupus discoide; obsérvese otra lesión discoide en la concha del pabellón auricular.

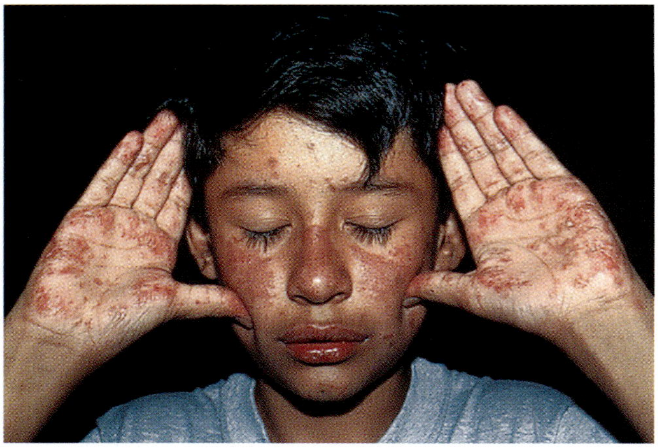

Fig. 18.1.14 Niño con lupus eritematoso generalizado que exhibe lesiones de vasculitis en las palmas, así como fotosensibilidad y lesiones discoides en la cara.

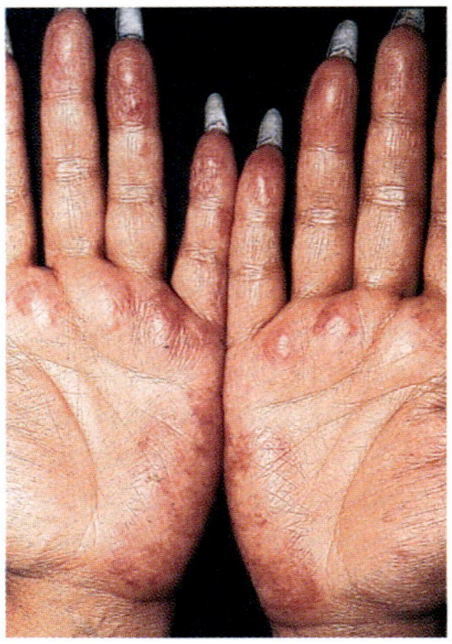

Fig. 18.1.15

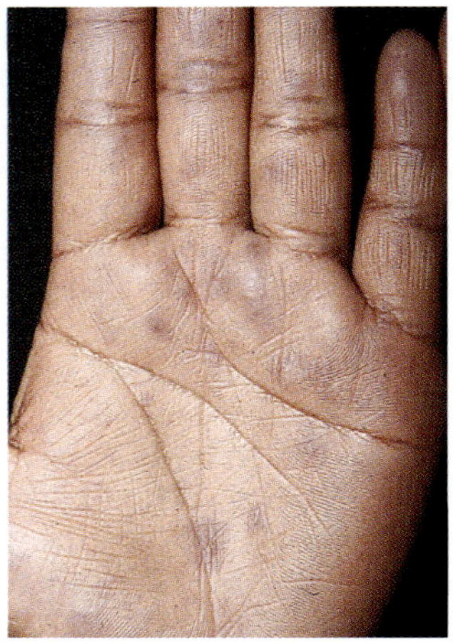

Fig. 18.1.16

Fig. 18.1.15 Esta enferma muestra sus palmas con lesiones eritematosas características de vasculitis.
Fig. 18.1.16 Otro ejemplo de lesiones incipientes de vasculitis en la palma: pápulas eritematosas.

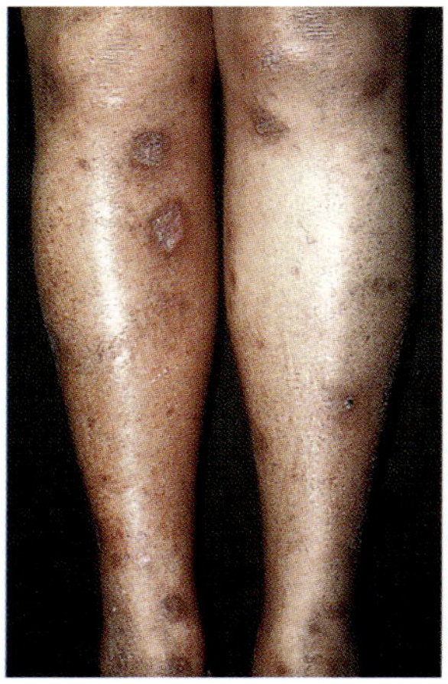

Fig. 18.1.17

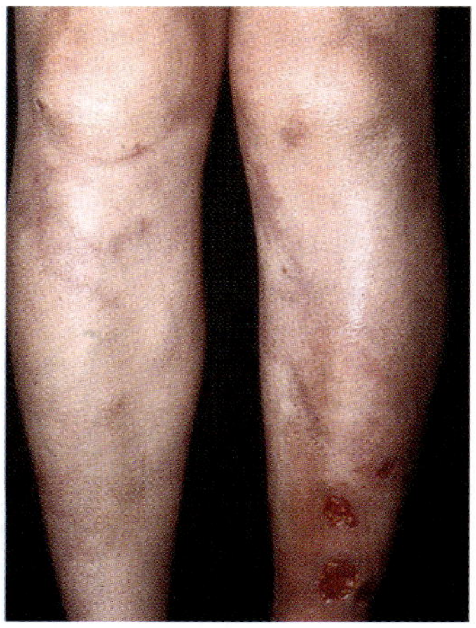

Fig. 18.1.18

Fig. 18.1.17 Vasculitis en las piernas, se aprecian lesiones tempranas (úlceras) y tardías (cicatrices deprimidas).
Fig. 18.1.18 Cambios por vasculitis leucocitoclástica en el lupus eritematoso generalizado.

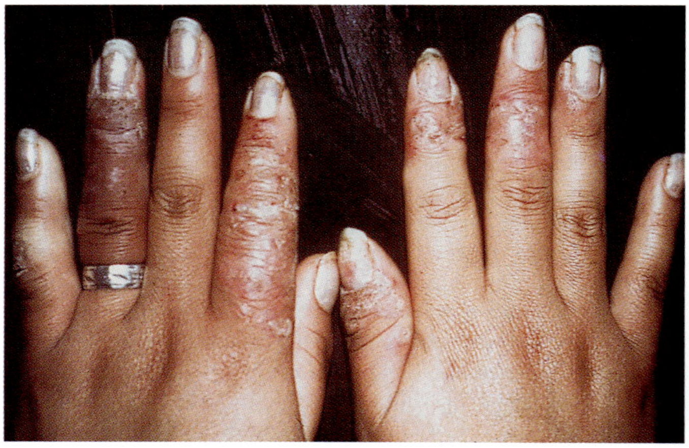

Fig. 18.1.19 Lupus eritematoso pernio o de Hutchinson en los dedos de las manos.

Las lesiones urticariales no son raras en los pacientes con LEG; pueden ser del tipo roncha o habón, pruriginosas, que desaparecen en horas, recurrentes, no dejan lesión residual, acompañadas o no por angioedema y pueden ser parte de la actividad de la enfermedad o secundarias a otros factores, incluidos los fármacos. Más importante por su trascendencia es la vasculitis urticarial, con lesiones semejantes a las de la urticaria, pero con notables diferencias: duración mayor (de 48 a 72 horas), dolorosas, con equimosis residual y frecuentemente se acompaña de vasculitis renal o pulmonar. La biopsia de las lesiones revela infiltrado inflamatorio en la pared vascular y grados variables de destrucción vascular, i.e., vasculitis.

En algunos pacientes pueden presentarse nódulos subcutáneos clínica e histopatológicamente semejantes a los nódulos reumatoides. Se ha documentado la presencia de calcinosis localizada y generalizada en muy raras ocasiones.

Lesiones mucosas. Es posible observarlas en la nariz y la boca habitualmente, como exulceraciones, asintomáticas, recurrentes. A nivel del paladar son frecuentes las lesiones de tipo purpúrico, por vasculitis. En algunos pacientes se presentan placas de lupus eritematoso discoide en los labios y / o carrillos, en ocasiones clínicamente semejantes al liquen plano. Rara vez ocurre perforación del septum nasal, aunque ésta es más frecuente en la enfermedad mixta del tejido conectivo. Hasta en un tercio de los pacientes existe xerostomía, por coexistencia con el síndrome de Sjögren. Es frecuente la presencia de lesiones blanquecinas con base eritematosa que corresponden a candidosis (en ocasiones con afección esofágica) como complicación de la inmunosupresión de base, o inducida por los esteroides y / o citotóxicos.

Es muy importante destacar que la fotosensibilidad, el eritema malar, las lesiones de lupus eritematoso discoide y las úlceras en mucosas oral y nasal, son cuatro de los once criterios de clasificación para el LEG propuestos por el Colegio Americano de Reumatología **(figura 18.1.20)**.

Manifestaciones generales

Articulares. Son la sintomatología más frecuente, tanto al inicio como durante la evolución (> 90 %). Puede manifestarse con artralgias o artritis de pequeñas o de grandes articulaciones, en especial las metacarpofalángicas, interfalángicas proximales, carpos y rodillas, las que, en sus etapas iniciales y en ausencia de otra sintomatología, podrían confundirse con artritis reumatoide. En general es una artropatía transitoria, no deformante ni erosiva, con respuesta satisfactoria a los AINES o cloroquina. En algunas ocasiones (< 5%), el proceso inflamatorio es más grave y persistente, produciendo erosiones.

La artropatía de Jaccoud consiste en una artropatía deformante no erosiva, que puede observarse en diferentes padecimientos, incluidos el lupus eritematoso y la fiebre reumática; es causada por laxitud de la cápsula, ligamentos y tendones periarticulares.

Entre las manifestaciones neuro-psiquiátricas del LEG figuran: neuropatía periférica, síndrome de Guillian-Barré, corea, coreoatetosis, convulsiones, cefalea y migraña, infartos, síndrome orgánico-cerebral y depresión.

La presencia de una monoartritis con o sin fiebre deberá hacer sospechar, hasta no demostrar lo contrario, la presencia de una artritis séptica. Excepcionalmente se ha descrito la asociación de artritis reumatoide con lupus eritematoso, el así designado RUPUS. La artritis periférica no erosiva es un criterio de clasificación del Colegio Americano de Reumatología (ACR) para el LEG.

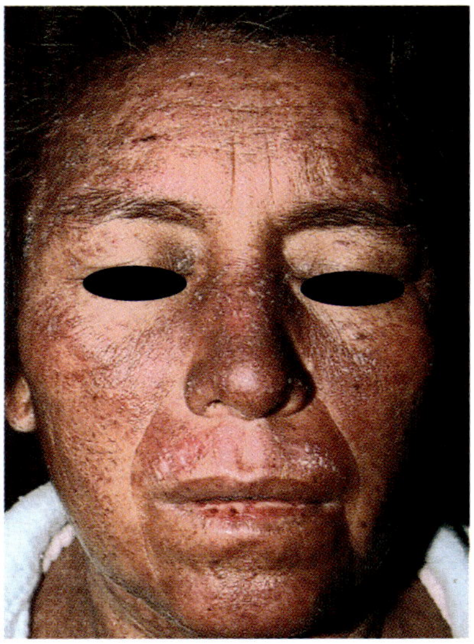

Fig. 18.1.20 Lupus eritematoso generalizado; esta paciente muestra fotosensibilidad, lesiones discoides y úlceras en los labios.

La presencia de debilidad muscular y mialgias es frecuente (> 60%), lo que, aunado a la afección articular, limita en forma importante la clase funcional de estos pacientes. La inflamación muscular (miositis) se presenta en menos de 10% y se manifiesta con un cuadro clínico similar al de las miopatías inflamatorias idiopáticas: debilidad muscular proximal, simétrica y progresiva, con elevación sérica de la creatinfosfocinasa y de la aldolasa, patrón miopático en la electromiografía, y en la biopsia muscular la presencia de infiltrado mononuclear perivascular y perifascicular, con daño a la fibra muscular. En general su gravedad es menor que en la dermatomiositis y presenta una más rápida respuesta a los glucocorticoesteroides.

La participación renal es una de las complicaciones más graves y más comunes, clínicamente presente en 60% de los casos; sin embargo, los estudios realizados en material de biopsia renal o de necropsia han sugerido que el porcentaje de afección renal es muchor mayor (casi de 100%). Similar a lo que ocurre en otros tejidos, el daño renal puede adoptar diferentes patrones. La clasificación histológica de la nefropatía lúpica más utilizada es la propuesta por la Organización Mundial de la Salud en 1995, que incluye los siguientes tipos: 1) histopatología sin cambios, 2) nefritis lúpica mesangial, 3) nefritis lúpica proliferativa focal, 4) nefritis lúpica proliferativa difusa, 5) nefritis lúpica membranosa, 6. nefritis esclerosante (etapa terminal).

Desafortunadamente la nefritis proliferativa difusa es la más frecuente (30 a 40%) y la que está asociada a un mayor riesgo de insuficiencia renal terminal, refractariedad al tratamiento y múltiples recaídas. En los varones su frecuencia es mayor que en el sexo femenino y esto es uno de los factores que explican su peor pronóstico.

Desde hace más de tres décadas se ha insistido en la importancia de los índices de actividad y cronicidad en la nefropatía proliferativa difusa, ya que tienen un significado pronóstico y terapéutico. El índice de actividad se refiere a la presencia de lesiones inflamatorias: proliferación celular, necrosis fibrinoide, cariorrexis, medias lunas celulares, trombos hialinos, asas de alambre, infiltración leucocitaria glomerular y tubulointersticial, susceptibles de mejorar con el tratamiento inmunosupresor. Mientras que el índice de cronicidad se refiere a las alteraciones irreversibles: esclerosis glomerular, medias lunas fibrosas, atrofia tubular y fibrosis intersticial, sin respuesta a la terapia inmunosupresora y con un pronóstico desfavorable para la función renal.

La nefropatía lúpica por lo general se presenta en los primeros cinco años de evolución, e incluso puede ser la manifestación inicial en un bajo porcentaje. Las manifestaciones clínicas están en relación con el tipo histopatológico de nefropatía. En la nefropatía proliferativa difusa es común el síndrome nefrítico: hipertensión arterial, retención hídrica, disminución en los volúmenes urinarios, hematuria macroscópica y anormalidades en las pruebas de laboratorio: hematuria, eritroleucocituria, cilindros y proteinuria, incremento en los azoados y disminución del filtrado glomerular. El síndrome nefrótico se asocia en especial al tipo 5 (nefritis membranosa) y menos frecuentemente a la forma proliferativa difusa o focal.

En general, la nefropatía mesangial se detecta por las anormalidades en el uroanálisis. Se han considerado como factores de mal pronóstico para la función renal los siguientes: inicio en edades tempranas (niños y adolescentes), sexo masculino, nefritis proliferativa difusa, alto índice de cronicidad, retraso en el diagnóstico y en el tratamiento, múltiples recaídas. También es posible observar trombosis glomerular y arteriopatía oclusiva no inflamatoria secundaria a la presencia de los autoanticuerpos antifosfolípidos. La presencia de proteinuria mayor de 0.5 g al día o los cilindros celulares forman parte de los criterios de clasificación del ACR.

Las manifestaciones neuropsiquiátricas se observan en un alto porcentaje de los pacientes, habitualmente durante los primeros años de la evolución y en ocasiones pueden ser la manifestación inicial de la enfermedad, dificultándose el diagnóstico de la misma. Estas alteraciones le confieren una alta morbimortalidad. El espectro clínico es amplio, e incluye desde crisis convulsivas generalizadas, hasta eventos regionales o focales. Las crisis convulsivas generalizadas y el síndrome orgánico cerebral son la sintomatología más común. Las crisis convulsivas generalizadas tónico-clónicas son la regla, pero también se pueden observar crisis parciales, o crisis jacksonianas.

El síndrome orgánico cerebral está caracterizado por alteración en la orientación, percepción y la capacidad para realizar actividades aritméticas sencillas, del tipo de la suma y el cálculo. También se han descrito cuadros de mielitis transversa y trastornos vaso-oclusivos (ambos relacionados con los autoanticuerpos antifosfolípidos), corea, atetosis, síndrome de Guillain-Barré, esclerosis múltiple, seudotumor cerebral, meningitis aséptica y cefalea refractaria. Durante años prevaleció el concepto de que estas manifestaciones eran secundarias a vasculitis cerebral; sin embargo, los estudios *post mortem* rara vez han apoyado esta posibilidad. Actualmente se acepta que existen diferentes mecanismos, incluida la presencia de anticuerpos antineuronales y/o contra otros constituyentes cerebrales, anticuerpos anti-P-ribosomal, el efecto nocivo de los anticuerpos antifosfolípidos con una vasculopatía trombótica, embolización a partir de las vegetaciones valvulares de Libman-Sacks y la propia vasculitis **(figura 18.1.21)**.

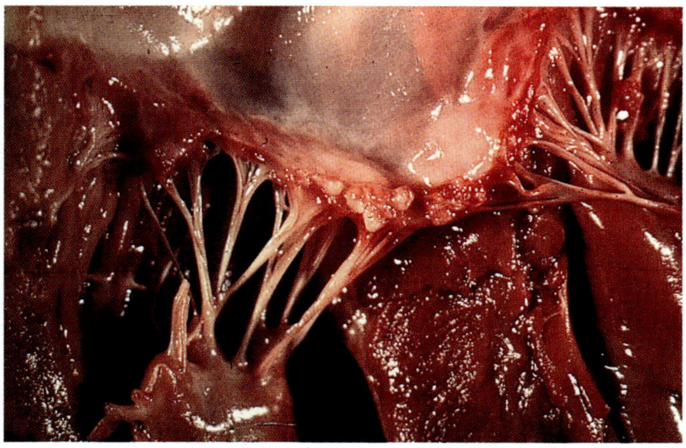

Fig. 18.1.21 Endocarditis de Libman-Sacks en el lupus eritematoso generalizado; se puede advertir el engrosamiento en los bordes libres de las valvas aurículo-ventriculares.

Un 20% de los pacientes presenta neuropatía periférica, en especial mononeuritis múltiple, principalmente en los primeros años de iniciada la enfermedad y generalmente secundaria a vasculitis de los *vasa nervorum*. El daño a los nervios craneales se observa rara vez, siendo el trigémino y el facial los más frecuentemente involucrados. Es imperativo descartar en los pacientes lúpicos con manifestaciones cerebrales otra causa ajena a la actividad lúpica, primordialmente los procesos infecciosos, inclusive microorganismos oportunistas, haciendo uso de los estudios de líquido cefalorraquídeo y de imagenología. Otras causas de alteraciones cerebrales en el LEG son la hipertensión arterial (encefalopatía hipertensiva), síndrome urémico y toxicidad por fármacos (meningitis aséptica, pseudotumor cerebral).

Utilizando una tecnología más sofisticada se pueden detectar anormalidades cerebrales en un porcentaje mayor de los pacientes, aun en aquellos sin manifestaciones a este nivel. La psicosis y las crisis convulsivas en ausencia de otra etiología son los criterios neurológicos del ACR para la clasificación del LEG.

Las complicaciones pulmonares se presentan hasta en 70 a 90%. La más frecuente es la pleuritis, manifestada con dolor torácico, agravado por los movimientos respiratorios; y a la exploración física, en las etapas iniciales frote pleural, transitorio; posteriormente puede desarrollarse un síndrome de derrame pleural. En general los derrames son de pequeña cantidad, pero en ocasiones pueden ser masivos y requerir toracocentesis; en ellos se han detectado complejos inmunes, ANA, niveles disminuidos del complemento.

La neumonitis aguda lúpica es una manifestación grave, con fiebre, dolor torácico, disnea, tos (algunas veces con hemoptisis) e infiltrados intersticiales en la telerradiografía de tórax. La tomografía computarizada de alta resolución es más sensible para su detección. Las alteraciones son muy similares a las de un proceso infeccioso pulmonar, por lo que es necesario descartar esta posibilidad a la mayor brevedad posible. El estudio histopatológico revela edema y hemorragia alveolar, daño a la pared de los alvéolos, formación de membrana hialina y depósitos de inmunoglobulinas y complemento. Su pronóstico es desfavorable, en especial cuando se retrasa el diagnóstico y el tratamiento (con pulsos de metilprednisolona y citotóxicos).

La neumonitis crónica lúpica (10%) se presenta con disnea progresiva y tos, infiltrados intersticiales difusos o un patrón en "panal de abeja" a los rayos X, patrón restrictivo en las pruebas de función pulmonar y reducción en la capacidad de difusión del monóxido de carbono; histopatológicamente con infiltrados de células mononucleares y posteriormente grados variables de fibrosis; sus características son similares a las de la fibrosis pulmonar idiopática, pero en general con un pronóstico más favorable.

La hemorragia pulmonar masiva afortunadamente es un evento poco frecuente, pero con una elevada tasa de mortalidad, que puede ser secundaria a una vasculitis de la microcirculación pulmonar, a un proceso infeccioso, o a un síndrome urémico; está caracterizado por el inicio súbito de disnea, tos con esputo hemoptoico o hemoptisis, dolor torácico, palidez mucocutánea y disminución de la hemoglobina mayor de 3g (BH) e infiltrados intersticiales en la radiografía pulmonar. En general la mortalidad es elevada, a pesar de un diagnóstico temprano y un tratamiento agresivo; sin embargo, recientemente se han publicado resultados con una mayor supervivencia utilizando tratamientos que incluyen inmunosupresores y plasmaféresis. En algunas ocasiones estos pacientes pueden desarrollar hipertensión arterial pulmonar "primaria", o secundaria a tromboembolia pulmonar, ambas relacionadas con el papel patogénico de la anticardiolipina o el anticoagulante lúpico **(figura 18.1.22)**.

El síndrome del "pulmón retraído" se refiere a aquellos pacientes con disnea en ausencia de infiltrados intersticiales, pero con retracción de los hemidiafragmas. Son pacientes con miopatía del diafragma, en ocasiones relacionada con una miopatía periférica.

De la afección cardiaca, la más común es la pericarditis en casi la mitad de los casos; se manifiesta con dolor retroesternal agravado por los movimientos, fiebre y taquicardia, con frote pericárdico y alteraciones electrocardiográficas (complejos de bajo voltaje) y con cardiomegalia e imagen de doble contorno en la telerradiografía de tórax. Rara vez produce tamponade cardiaco, lo cual requiere la realización urgente de pericardiocentesis o pericardiotomía. La miocarditis (50%) deberá sospecharse en aquellos pacientes con taquicardia, cardiomegalia, insuficiencia cardiaca. En el estudio histopatológico se observa infiltrado inflamatorio mononuclear y fibrosis. Los trastornos en la conducción (30%) pueden ser secundarios a una pericarditis o miocarditis, siendo más frecuentes los bloqueos de primer grado.

La endocarditis verrugosa de Libman-Sacks es común y está relacionada con la presencia de los autoanticuerpos antifosfolípidos; es asintomática y en general es un hallazgo de necropsia, aunque con los equipos actuales de ecocardiografía no es rara su detección; en ocasiones puede ser el asiento para una endocarditis aguda en estos pacientes inmunodeprimidos **(figura 18.1.21)**.

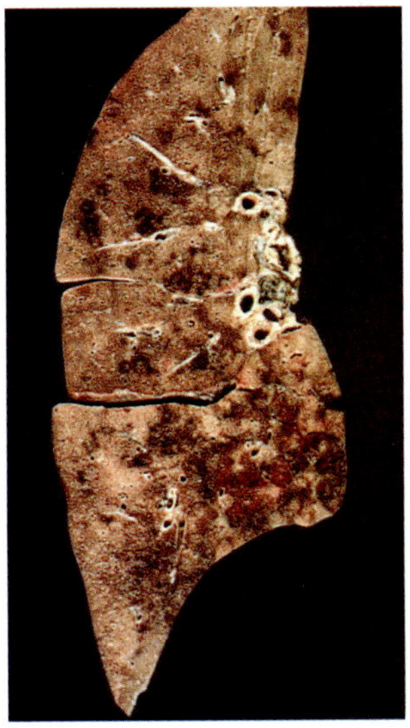

Fig. 18.1.22 Múltiples zonas de hemorragia pulmonar en el lupus eritematoso generalizado.

Recientemente se ha observado un incremento en la incidencia de enfermedad coronaria en estos pacientes, aun en individuos jóvenes (de hecho, siendo una causa importante de mortalidad tardía), la cual puede ser asintomática o manifestarse a través de angina de pecho o infarto del miocardio. En su etiopatogénesis intervienen, entre otros factores: vasculitis, anticuerpos antifosfolípidos, hipertensión arterial, dislipidemias secundarias a la enfermedad y al uso de glucocorticoides. La repercusión en la tasa de mortalidad por esta complicación ha sido demostrada en los últimos estudios *post mortem*. Algunos investigadores han mencionado la posible utilidad de los antimaláricos en esta complicación a través de su efecto hipolipemiante, antiinflamatorio y por reducir la incidencia de eventos trombóticos. Las serositis, en forma de pleuritis o pericarditis, son incluidas como criterios de la clasificación del ACR.

El aparato gastrointestinal no está exento del daño y en especial se presentan lesiones por vasculitis intestinal manifestada por dolor abdominal anginoso (agravado con la ingesta de alimentos) y en ocasiones ocurre perforación, con la consecuente peritonitis bacteriana. En otras ocasiones, los marcadores de la afección intestinal pueden ser un síndrome de malabsorción o una enteropatía perdedora de proteínas. La vasculitis también puede involucrar al páncreas, con la correspondiente pancreatitis aguda, la que habitualmente se presenta en pacientes con actividad generalizada, aunque en ocasiones puede ser la única manifestación de actividad. La inflamación pancreática puede ser secundaria a los fármacos, en especial a la azatioprina. La peritonitis lúpica aguda y la crónica son poco frecuentes y es obligatorio diferenciarlas de las sépticas, neoplásicas, etcétera, para lo cual es necesario realizar múltiples estudios, incluyendo cultivos del líquido obtenido en la paracentesis.

Las alteraciones hematológicas son un componente frecuente en los pacientes lúpicos, incluso puede ser la forma de debut o inicio. Es común la anemia normocítica normocrómica (anemia de las enfermedades inflamatorias crónicas), pero tampoco es rara la anemia ferropénica de etiología multifactorial y la anemia hemolítica autoinmune (con prueba de Coombs directa e indirecta positiva) y rara vez anemia por aplasia pura de células eritrocitarias. La leucopenia y linfopenia son constantes y producto de los autoanticuerpos antileucocitos, pero también pueden ser secundarias a la citotoxicidad por fármacos o por procesos infecciosos intercurrentes, aunque en este último caso es más frecuente la presencia de leucocitosis con bandemia. La trombocitopenia es encontrada en 30%, en general leve o moderada, pero en ocasiones con cuentas plaquetarias menores de 10,000 con el inminente riesgo de sangrado, en particular a nivel cerebral. La anemia hemolítica autoinmune y la trombocitopenia están relacionadas con la presencia de los anticuerpos antifosfolípidos; se pueden presentar independientemente o asociadas (síndrome de Evans).

En 20 a 30% de los enfermos está presente el anticoagulante lúpico, que se caracteriza por prolongar las pruebas laboratoriales de la coagulación dependientes de fosfolípidos, pero paradójicamente son autoanticuerpos con potencial para generar fenómenos trombóticos en múltiples órganos. La anemia hemolítica autoinmune con reticulocitosis, leucopenia y linfopenia menor de 4,000 y 15,000, respectivamente, en más de dos determinaciones, y la trombocitopenia menor de 100 000 son las anormalidades hematológicas incluidas en los criterios del ACR.

Examenes de laboratório. Los de mayor utilidad en el diagnóstico de este padecimiento son la detección de los siguientes autoanticuerpos: antiADN nativo o de doble cadena, en especial en títulos elevados, los cuales rara vez se observan en otros padecimientos, están presentes en 80% y son marcadores de actividad renal. Los antiSM son más específicos que los antiADN, pero menos sensibles, ya que únicamente se pueden detectar en 20% de los casos. Los anticuerpos antinucleares son los más frecuentemente encontrados (90%), en diferentes titulaciones y patrones, siendo el patrón periférico el más sugestivo. Las fracciones del complemento, especialmente C3, C4 y CH50, por lo general están disminuidas en las etapas de actividad; sin embargo, debido a su alto costo resulta poco útil su determinación rutinaria, en especial cuando se tienen otros estudios para rastrear el proceso inflamatorio. La búsqueda de las células LE ha quedado en desuso, principalmente por su alto costo, dificultades técnicas y baja sensibilidad.

En pacientes con la sospecha clínica de lupus eritematoso cutáneo subagudo, lupus neonatal o pacientes con importante fotosensibilidad, deberán solicitarse los antiRo y antiLA, que es posible detectar en más de 60%. En caso de manifestaciones del síndrome antifosfolípidos, se incluirán en el estudio los anticardiolipinas, anti-β2-glicoproteína 1, anticoagulante lúpico y el VDRL (falso positivo biológico). Hasta en 30% existe factor reumatoide, el cual puede ser un factor confuso en aquellos pacientes con manifestaciones articulares prominentes. Los anti DNA, antiSM, y recientemente los anticuerpos anticardiolipina y el anticoagulante lúpico (sustituyendo al VDRL), son las anormalidades inmunológicas que forman parte de los criterios de clasificación del ACR.

De utilidad en el diagnóstico y en el seguimiento de estos enfermos son los siguientes exámenes: biometría hemática, en la cual se puede encontrar leucopenia y linfopenia, la disminución de la hemoglobina y la reducción de la cuenta plaquetaria, así como la velocidad de sedimentación globular aumentada en relación con las etapas de actividad.

En la química sanguínea no es raro encontrar incremento de la urea y la creatinina (daño renal), o hiperglicemia secundaria al uso de los esteroides. De gran importancia es el examen general de orina, con la presencia de eritroleucocituria, proteinuria, hematuria y cilindruria como indicadores de la afección renal. Este estudio deberá complementarse con el filtrado glomerular, proteinuria de 24 horas y, en algunos casos, con ultrasonido renal y nefrotomograma.

Otros estudios deberán realizarse de acuerdo con la sintomatología y los hallazgos de la exploración física.

Diagnóstico. En general el diagnóstico de lupus eritematoso generalizado está basado en las características clínicas, laboratoriales y, en algunos casos, también en los hallazgos histopatológicos. Sin embargo, por la importante sobreposición en los datos clínicos y de laboratorio entre las enfermedades que forman parte de este grupo de padecimientos, el ACR (anteriormente denominado ARA por las iniciales de Asociación Americana de Reumatología) asignó a un comité de expertos la elaboración de unos criterios que fueran capaces de diferenciar entre ellas; en 1971 se publicaron los llamados criterios preliminares de clasificación, los cuales fueron modificados y publicados en 1982 **(cuadro 18.1.2)**. El objetivo de estos criterios es uniformar las cohortes de pacientes incluidos en los diferentes estudios; el paciente con cuatro o más de estos criterios, en forma sucesiva o simultánea, cumple con los criterios de la clasificación para el LEG. Aunque no fueron diseñados con fines de diagnóstico, éstos han sido aplicados con esta finalidad, lo que no es totalmente aceptado, ya que no está incluido todo el espectro de manifestaciones de la enfermedad.

Cuadro 18.1.2 Criterios modificados de clasificación para el lupus eritematoso generalizado.

Criterio	Sensibilidad (%)	Especificidad (%)
Eritema malar	57	96
Lupus discoide	18	99
Fotosensibilidad	43	96
Úlceras orales	27	96
Artritis	86	37
Serositis	56	86
Afección renal	51	94
Alteración neurológica	20	98
Trastorno hematológico	59	89
Alteración inmunológica	85	93
Anticuerpos antinucleares	99	49

En la evaluación de estos enfermos es necesario e indispensable determinar si existe o no actividad lúpica, así como la presencia de lesiones orgánicas irreversibles, de lo cual dependerá la terapéutica. Desde hace más de una década se han publicado diferentes instrumentos específicos y validados para determinar la actividad, incluido el SLEDAI, BILAG, y otros, así como una adaptación del SLEDAI (índice de actividad del lupus eritematoso generalizado) para los pacientes mexicanos, el cual es ampliamente utilizado en los servicios de reumatología del país y denominado nemotécnicamente *MEX-SLEDAI* **(cuadro 18.1.3)**. Este instrumento resulta sencillo de aplicar y a un bajo costo, ya que no se incluyen estudios de laboratorio o gabinete sofisticados.

También fue elaborado el índice de cronicidad por el grupo *Systemic Lupus International Collaborating Clinics*, conocido como SLICC/ACR (por sus siglas en inglés), identificando alteraciones irreversibles (presentes por más de 6 meses), secundarias al LEG, al tratamiento, o algunas complicaciones (p. ej.: infecciones).

Tratamiento. La terapéutica va dirigida a suprimir las manifestaciones clínicas, evitar las exacerbaciones y el daño residual, mantener la funcionalidad de los órganos y mejorar la calidad de vida. Una vez valorada la extensión de la actividad lúpica, el tratamiento deberá ser interdisciplinario y dirigido por el reumatólogo.

Cuadro 18.1.3 Índice de actividad del lupus eritematoso generalizado para pacientes mexicanos (MEX-SLEDAI).

Peso	Descripción
8	Trastorno neurológico: psicosis, accidente cerebrovascular, convulsiones, síndrome orgánico cerebral, mononeuritis de pares craneales o nervios periféricos, mielitis, en ausencia de otras etiologías.
6	Trastorno renal: cilindros hemáticos, granulosos o eritrocíticos. Hematuria > 5 eritrocitos por campo (en ausencia de otras causas: litiasis, infección). Proteinuria (reciente) > 0.5 g/L. Incremento de la creatinina sérica > 5 mg/100 mL.
4	Vasculitis: ulceración, gangrena, nódulos en los dedos, infarto periungueal, hemorragias en astilla. Biopsia o angiografía con datos de vasculitis.
3	Hemólisis: hemoglobina < 12 g/100 mL, reticulocitos > 3%. Trombocitopenia con plaquetas < 100 000/mm³ (no por fármacos).
3	Miositis: dolor o debilidad muscular proximal e incremento de la creatinfosfocinasa.
2	Artritis: más de dos articulaciones con hinchazón o derrame.
2	Trastornos mucocutáneos: eritema malar, úlceras mucosas orales o nasofaríngeas, alopecia en placas, o pérdida difusa, o caída fácil del pelo.
2	Serositis: pleuritis, pericarditis, peritonitis.
1	Fiebre: mayor de 38°C en ausencia de infección.
2	Fatiga, fatiga inexplicable.
1	Leucopenia: menor de 4 000 no debida a fármacos.
2	Linfopenia: menor de 1 200 no debida a fármacos.

Existen medidas generales de primera importancia, como el reposo, el cual irá de acuerdo con la gravedad del cuadro. Se deberá evitar la exposición al sol y se procurará protección con la ropa, sombrilla o sombrero, así como el uso de filtros y pantallas solares.

Para las manifestaciones mucocutáneas los esteroides tópicos son útiles, así como la hidrocloroquina o la cloroquina en dosis de 6 y 3 mg / kg de peso al día, respectivamente, realizando un examen oftalmológico cada seis meses para detectar maculopatía por estos fármacos, aunque es un evento raro. En casos refractarios, o con efectos tóxicos por los antimaláricos, se puede utilizar la talidomida en dosis de 100 a 200 mg diarios por varios meses; es importante recordar el efecto teratogénico, por lo que su prescripción a pacientes del sexo femenino en edad fértil se realizará únicamente asociada a un adecuado método anticonceptivo. La neurotoxicidad por talidomida no es un efecto raro, por lo que se recomienda realizar velocidades de conducción neural basales y cada seis meses.

Las alteraciones musculoesqueléticas en general responden adecuadamente a los antiinflamatorios no esteroideos y a los antimaláricos; en algunas ocasiones se requieren dosis de prednisona de 10 mg al día. En caso de miositis habitualmente la dosis de prednisona es de 0.5 a 1 mg por kg de peso al día. El metotrexato en dosis de 7.5 a 15 mg una vez a la semana, es eficaz para las manifestaciones musculoesqueléticas y mucocutáneas refractarias a los fármacos antes mencionados. Su uso en general está contraindicado en pacientes con nefropatía avanzada.

La prednisona, en dosis de 0.5 a 1 mg por kg de peso al día, o sus equivalentes, están indicados en caso de daño renal, afección pulmonar, cardiaca o neurológica. Esta dosis habitualmente se mantiene durante cuatro o seis semanas y posteriormente se reduce en forma gradual hasta la suspensión o hasta alcanzar la dosis mínima. La afección grave de algún órgano vital debe ser tratada con un esquema de pulsos o bolos de metilprednisolona, 1 g diario durante tres días y ciclofosfamida intravenosa, 1 g por metro cuadrado de superficie corporal.

La ciclofosfamida se administra mensualmente durante seis meses, posteriormente bimensual por seis meses y finalmente trimestral, hasta alcanzar los tres años de tratamiento, en los casos de nefropatía proliferativa difusa. La duración del tratamiento con bolos de ciclofosfamida mensual en general es más corto cuando se utiliza en pacientes con afección neurológica y pulmonar. Es indispensable monitorizar los efectos colaterales de este medicamento, en especial la toxicidad medular (con incremento en la susceptibilidad a los procesos infecciosos), la disfunción gonadal y la cistitis hemorrágica, entre otras.

La azatioprina en 1 a 3 mg por kg de peso / día es de beneficio en diversas manifestaciones de la actividad, incluidas las renales; incluso puede mantener la remisión alcanzada con los esquemas de ciclofosfamida i.v. En pacientes refractarios se ha recomendado agregar la azatioprina a los esquemas de glucocorticoides y otros citotóxicos. Este medicamento en general es bien tolerado, aunque puede producir toxicidad hepática y medular; además tiene un elevado costo. La ciclosporina, la plasmaféresis, las inmunoglobulinas intravenosas, el micofenolato de mofetilo y otras terapias, también pueden ser eficaces en algunos enfermos.

El pronóstico ha mejorado en las últimas décadas, con una importante disminución en la mortalidad y un incremento en la sobrevida, en promedio de 80 a 90% a diez años. La preservación de la función renal ha sido favorable con los regímenes de ciclofosfamida i.v. Sin embargo, las recaídas de diversa magnitud son frecuentes, por lo que es necesaria una estricta vigilancia.

18.2 Dermatomiositis

▶ Conceptos clave

- Es un grupo de enfermedades inflamatorias autoinmunes en las que el tejido blanco es el músculo estriado.
- Se considera que lleva una secuencia: susceptibilidad inmunogenética, inducción por estímulos ambientales (virus, luz solar), pérdida de tolerancia a autoantígenos con expansión autoinmune y daño celular-tisular.
- Las manifestaciones predominantes son cutáneas y musculares, en ambos sexos y en cualquier edad.
- En 60% de los pacientes las manifestaciones cutáneas y musculares se presentan simultáneamente, en 30% las cutáneas preceden a las musculares y en 10% la debilidad muscular es el inicio.
- Destacan el eritema en heliotropo, las pápulas de Gottron, el eritema en "chal", la poiquilodermatomiositis y la atrofia deltoidea "en charretera".
- Otras manifestaciones son: disfagia, artritis y artralgias, y las alteraciones cardio-pulmonares y neurológicas.
- El tratamiento debe ser desde el inicio agresivo con inmunosupresores.

Definición. La dermatomiositis pertenece al grupo de las miopatías inflamatorias idiopáticas, que se caracterizan por inflamación no supurativa del músculo esquelético, con lesiones cutáneas características y afección a otros sitios, como pulmón, corazón, articulaciones y otros **(figura 18.2.1 a 18.2.8)**.

Etiopatogenia. Su causa se desconoce. En su patogenia indudablemente existe una predisposición genética para este grupo de padecimientos. Se ha demostrado en algunos enfermos la presencia de dermatomiositis o alguna otra enfermedad autoinmune entre sus familiares de primer grado. También existen descripciones de su asociación con algunos antígenos del complejo principal de histocompatibilidad, HLA-B8, HLA-DR3 y HLA-DRW52 en niños y adultos con dermatomiositis y polimiositis. La asociación con este haplotipo es más frecuente en los pacientes con autoanticuerpos anti Jo-1. El HLA-DQA1*0501 está asociado con polimiositis en los blancos, mientras que el *0501 o *0401 en la población negra. La miositis con cuerpos de inclusión con el HLA-DR1, HLA-DR6 y HLA-DQ1.

Con una predisposición genética de fondo, aunada a la interacción con factores ambientales, especialmente agentes infecciosos de tipo viral, es factible iniciar el desarrollo de la enfermedad. Esta probable participación viral está apoyada por las siguientes observaciones: a) variación estacional en el inicio de los diferentes subgrupos de las miopatías; b) algunos picornavirus pueden ser el sustrato para las aminoacil-tRNA sintetasas, incluida la incorporación del aminoácido correspondiente; c) algún grado de homología entre secuencias de aminoácidos de las proteínas del músculo y proteínas de la cápside del virus de la encefalomiocarditis (picornavirus que produce miositis en el ratón); d) títulos elevados de anticuerpos contra coxsackievirus en algunos casos de dermatomiositis infantil; e) en algunos pacientes se han cultivado virus e identificado genoma enteroviral en los músculos afectados y f) los modelos animales de miositis crónica después de una infección con picornavirus, aun cuando los elementos virales ya no se detecten.

Es probable que los anticuerpos, inicialmente dirigidos contra un virus o un complejo enzima-virus, reaccionen con secuencias homólogas en las proteínas del huésped, resultando en la producción de autoanticuerpos (mimetismo molecular).

Los datos actuales apoyan la hipótesis de autoinmunidad en este grupo de miopatías inflamatorias; por otro lado, los hallazgos histopatológicos a nivel muscular demuestran la participación del sistema inmune en el daño tisular. Las anormalidades en polimiositis y miositis con cuerpos de inclusión parecen ser secundarias a la citotoxicidad específica de antígeno. Los linfocitos T CD8+ circundan e invaden a las fibras musculares; estos linfocitos son HLA-DR+, CD45RO y presentan la molécula de adhesión (el antígeno asociado a la función), mientras que las fibras musculares expresan moléculas HLA clase I y clase II aberrante, así como de adhesión intercelular 1 (ICAM-1).

Utilizando microscopia electrónica, se ve que los linfocitos T CD8+ se adhieren al sarcolema, a través de proyecciones semejantes a dendritas; finalmente el daño a la fibra podría llevarse a cabo por la liberación de la perforina o granzima, o por apoptosis (fas-ligando-fas). Los linfocitos-B y las células asesinas naturales no parecen tener un papel significativo.

En contraste, en la dermatomiositis la inmunidad humoral es probablemente la mediadora del daño; los infiltrados celulares son predominantemente perivasculares, compuestos por linfocitos-T CD4+ y linfocitos-B; algunas moléculas HLA clase II son expresadas por las fibras musculares. El daño a los capilares puede ser la lesión inicial y producir atrofia perifascicular; los vasos muestran incremento en la presencia de moléculas de adhesión ICAM-1 y contienen depósitos de inmunoglobulinas y el complejo ataque de la membrana del complemento.

La presencia de autoanticuerpos específicos de miositis también apoya la participación de la inmunidad humoral en la etio-

Cuadro 18.2.1 Clasificación de las miopatías inflamatorias idiopáticas según Bohan y Peter

1. Polimiositis primaria idiopática
2. Dermatomiositis primaria idiopática
3. Dermatomiositis o polimiositis asociada con neoplasias malignas
4. Dermatomiositis o polimiositis de la infancia asociada a vasculitis
5. Dermatomiositis o polimiositis asociada con otra enfermedad autoinmune del tejido conjuntivo

Cuadro 18.2.2 Clasificación de las miopatías-minflamatorias idiopáticas.

I. Polimiositis del adulto.
II. Dermatomiositis del adulto.
III. Miositis asociada con neoplasia maligna.
IV. Dermato o polimiositis de la infancia.
V. Miositis asociada con otra enfermedad autoinmune del tejid conjuntivo (síndrome de sobreposición).
VI. Miositis con cuerpos de inclusión..
VII. Miositis con eosinofilia..
IX. Miositis focal localizada.
X. Miositis con células gigantes.

Cuadro 18.2.3 Clasificación de las miopatías inflamatorias idiopáticas en grupos clínicos.

Polimiositis
Dermatomiositis
Síndromes de sobreposición
Miositis asociada con cáncer
Miositis con cuerpos de inclusión
Grupos serológicos
Antisintetasa
AntiSRP
AntiMI-2
AntiMAS
AntiMAS negativo

patogénesis. Estos anticuerpos reconocen diferentes autoantígenos, entre los cuales se incluyen las aminoacil- tRNA sintetasas (enzimas que intervienen en la unión del aminoácido con su ARN de transferencia), SRP (partícula reconocedora de señales) y Mi-2.

Caracteres clínicos. Las miopatías inflamatorias idiopáticas son enfermedades poco frecuentes; su incidencia varía desde 0.5 a 8.4 casos por millón; se reconocen diferencias raciales: hay mayor incidencia en los negros y es menos común en los japoneses. Aunque se observa en todas las edades, la edad de inicio muestra una distribución bimodal, con un pico entre los 10 y 15 años y el segundo (más frecuente) entre los 45 y 54 años. Afecta a la mujer más frecuentemente que al hombre, con excepción de la miositis con cuerpos de inclusión en la que ocurre lo contrario; este predominio por el sexo femenino es de 3:1; es más acentuado cuando el inicio es entre los 15 y 44 años, en miositis asociada a enfermedades autoinmunes del tejido conjuntivo y en la raza negra. Cuando este cuadro se asocia con alteraciones características en la piel entonces se denomina dermatomiositis.

A pesar de que la dermatomiositis y la polimiositis fueron descritas hace más de 100 años, fue hasta 1975 cuando Bohan y Peter propusieron criterios para el diagnóstico y clasificación de las miopatías inflamatorias idiopáticas. La clasificación propuesta por ellos es didáctica y ampliamente aceptada **(cuadro 18.2.1)**. Sin embargo, recientemente han surgido otros sistemas de clasificación para incluir ciertos padecimientos no descritos o reconocidos previamente **(cuadro 18.2.2)**.

Tipo I. Polimiositis idiopática primaria del adulto. Se presenta entre los 30 y 60 años, es de inicio insidioso, con fiebre, pérdida de peso, mialgias y debilidad, inicialmente afectando los músculos de la cintura escapular y pélvica principalmente. Los músculos del cuello, en especial los flexores, están involucrados en más de 50%. La musculatura distal se puede comprometer en etapas tardías, o inicialmente en casos graves. El paciente tiene limitación en su clase funcional, con dificultad y posteriormente incapacidad para levantar objetos, peinarse, subir escaleras, incorporarse de la cama y, en algunos pacientes, dependencia total de sus familiares; están limitados a una silla de ruedas o a la cama (clase funcional IV), con atrofia muscular grave y contracturas en flexión.

En general no se afecta la musculatura facial y extraocular; en resumen, se trata de una miopatía proximal, simétrica y progresiva. Concomitantemente existe disfagia alta y disfonía secundaria a la afección esofágica y faríngea respectivamente, lo que predispone a episodios de broncoaspiración y neumonías. Son frecuentes las artralgias y menos común la artritis de pequeñas y grandes articulaciones; esta afección es más frecuente en los pacientes con autoanticuerpos antisintetasa, e incluso pueden desarrollar una artropatía deformante y rara vez erosiva.

Tipo II. Dermatomiositis del adulto. Las lesiones musculares son similares a las de la polimiositis, pero en asociación con lesiones cutáneas características **(figura 18.2.1)**. En casi la mitad de los pacientes, la dermatosis precede a la debilidad muscular por meses y más rara vez, incluso por años (dermatomiositis amiopática o sin miositis). El eritema en "heliotropo", con distribución predominantemente periorbitaria y en especial palpebral, pero también presente en la frente y mejillas, es una de la lesiones más características, por su aspecto eritematoviolaceo acompañado de edema de grado variable **(figura 18.2.2 y 18.2.3)**. La lesión considerada patognomónica son las pápulas o signo de Gottron, el cual consiste en pápulas o placas eritematoviolaceas, levemente escamosas, a nivel de las articulaciones metacarpofalángicas, interfalángicas proximales, codos, y menos frecuentemente en las rodillas o tobillos, evolucionando a grados variables de atrofia **(figura 18.2.4 y 18.2.5)**.

En estos pacientes también es común el eritema en las caras posterior y lateral del cuello y parte superior de la espalda, denominado el "signo del chal" y el eritema en la cara anterior del cuello y el tórax anterior ("signo de la V"), los cuales pueden ser marcadores cutáneos para la presencia de anticuerpos anti-Mi-2 **(figura 18.2.3 y 18.2.6)**. Otras lesiones que se observan con frecuencia son el eritema y las telangiectasias periungueales (con una morfología semejante a la del lupus eritematoso a través de la capilaroscopia). El término "manos de mecánico" se utiliza

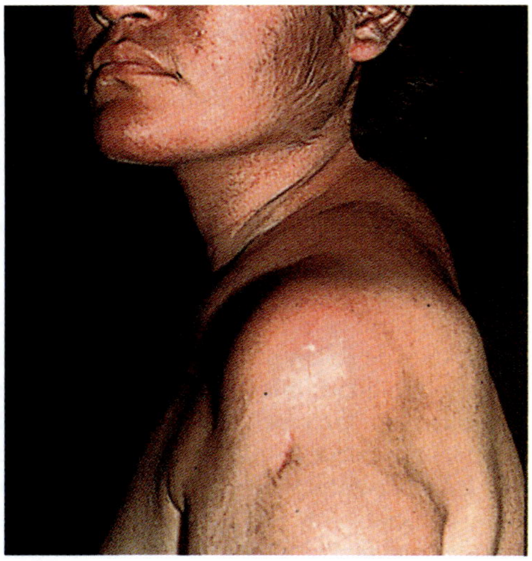

Fig. 18.2.1 Dermatomiositis; marcada atrofia deltoidea que da paso al "signo de la charretera" en esta mujer, quien además exhibe el eritema característico en la cara y en el hombro.

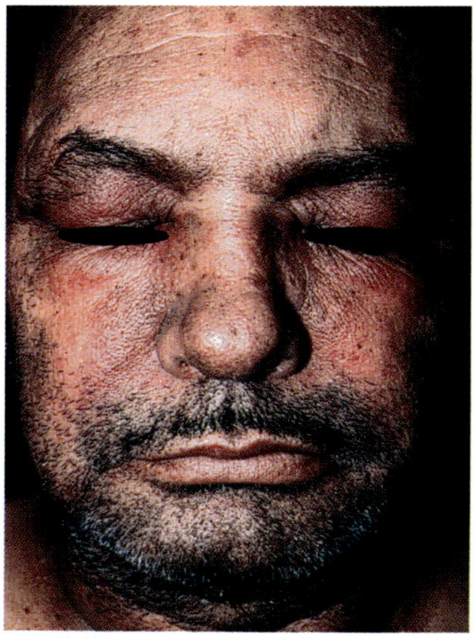

Fig. 18.2.2 Eritema en "heliotropo" propio de la dermatomiositis en este hombre, quien además exhibe fotosensibilidad en la frente y en la cara anterior del cuello.

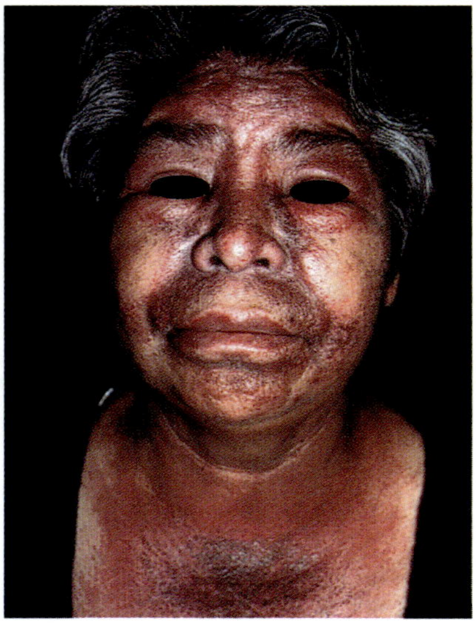

Fig. 18.2.3 Eritema en "heliotropo" sobre la cara en esta mujer con dermatomiositis tipo III, ya que cursaba con un cistadenocarcinoma mucinoso del ovario. Coexiste la hiperpigmentación (muy común en nuestra población) y la atrofia: los tres componentes de la poiquilodermia.

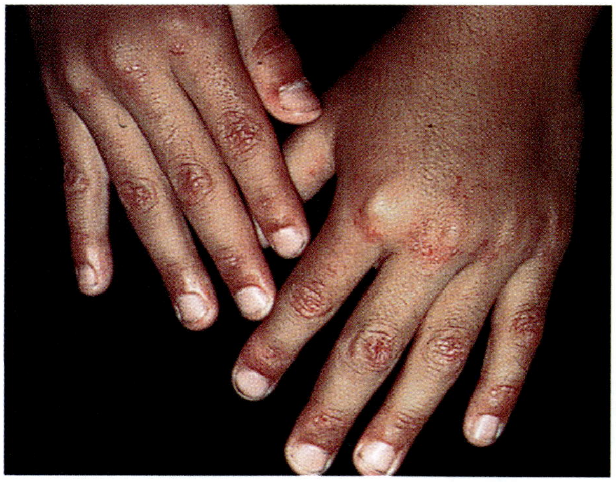

Fig. 18.2.4 Signo de Gottron en la dermatomiositis; son pápulas y placas eritematosas sobre los nudillos.

para designar el aspecto de queratosis e hiperpigmentación de las manos, en especial de los pliegues palmares y digitales, que se presenta en un porcentaje reducido de los casos, pero que es un dato importante de la presencia de los autoanticuerpos antisintetasa. La vasculitis cutánea se presenta con menor frecuencia que en los niños y puede expresarse con lesiones de púrpura palpable en las piernas, *livedo reticularis* o infartos digitales. En algunos pacientes su manifestación cutánea predominante es un aspecto poiquilodérmico (atrofia, hiper e hipopigmentación y telangiectasias) que recibe el término de poiquilodermatomiositis **(figura 18.2.5 y 18.2.6)**. El fenómeno de Raynaud se encuentra en una tercera parte de los casos. La actividad inflamatoria cutánea y la muscular no siempre siguen un curso paralelo; no es raro encontrar lesiones cutáneas activas en pacientes asintomáticos muscularmente, o viceversa.

> Las manifestaciones cutáneas de la dermatomiositis pueden ser:
> A) patognomónicas: pápulas de Gottron y signo de Gottron (eritema con o sin edema sobre el dorso de las articulaciones interfalángicas y/o metacarpo-falángicas, rótula, olécranon, maléolo).
> B) características: eritema en heliotropo, telangiectasias periungueales, eritema en el dorso de las manos, signo del "chal", eritema en la "V" del escote y las "manos de mecánico".
> C) compatibles: poiquilodermia y *calcicosis cutis*.

La dermatomiositis amiopática, o sin miositis, hace referencia a un subgrupo de pacientes con las lesiones cutáneas patognomónicas o características, pero sin evidencia clínica de miositis, ni histopatológica ni de laboratorio, al menos durante dos años. Sin embargo, con técnicas más sensibles (resonancia

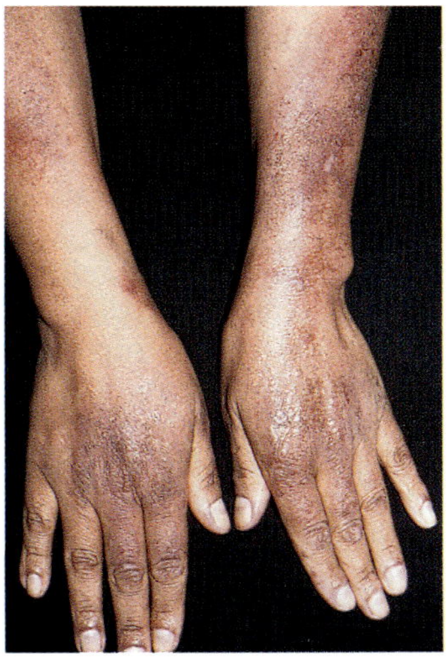

Fig. 18.2.5 Poiquilodermatomiositis en el dorso de las manos y los antebrazos.

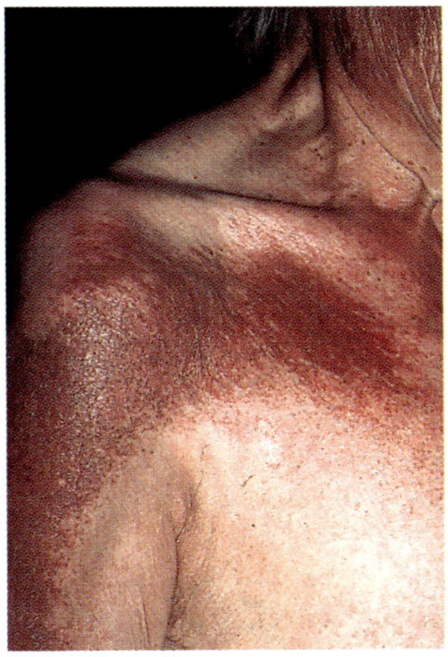

Fig. 18.2.6 En este paciente con el "signo del chal" no sólo existe el eritema, sino también hay atrofia deltoidea e hiperpigmentación de tórax y hombros.

magnética), en algunos casos se pueden detectar anormalidades musculares asintomáticas. De un tercio a la mitad de estos enfermos se mantendrá sin datos de miositis, incluso puede mejorar el componente cutáneo, mientras que el resto desarrollará miositis y debilidad muscular. Esta variedad también se ha asociado con neoplasias malignas.

Tipo III. Asociada a neoplasia. Ha despertado gran interés; la primera asociación de miositis y malignidad fue informada en 1916; hoy día ya es bien aceptada como enfermedad paraneoplásica. La probabilidad de una malignidad es superior a la dermatomiositis cuando la edad de inicio es mayor de 40 años en el sexo masculino y en aquellos pacientes sin incremento en los niveles séricos de CPK; la relación temporal entre el desarrollo de la miositis y la neoplasia se ha informado que es de entre uno y dos años, en algunos casos con un curso paralelo entre ambas. Los hallazgos iniciales sugirieron una mayor frecuencia de ciertas neoplasias; sin embargo, los datos actuales muestran

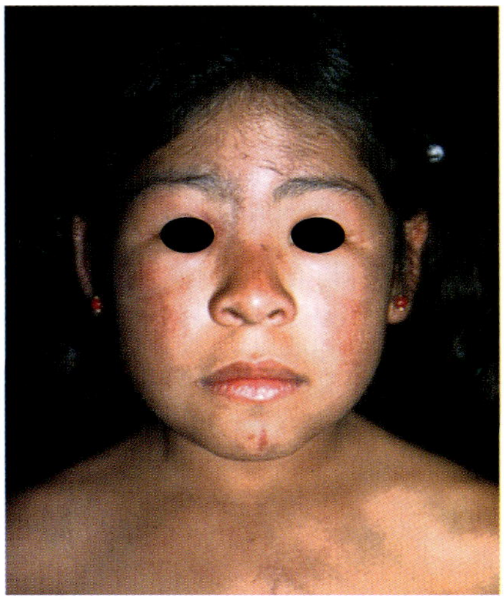

Fig. 18.2.7 Dermatomiositis tipo IV o de la infancia, hay edema y eritema faciales.

que el tipo y los sitios de las neoplasias malignas son similares a lo esperado para la edad y sexo del indivuduo, con excepción de una mayor incidencia de carcinoma de ovario en mujeres con dermatomiositis (**figura 18.2.3**). Ocasionalmente se han descrito neoplasias malignas asociadas con miositis de la infancia, dermatomiositis amiopática y miositis con cuerpos de inclusión.

Tipo IV. Miositis de la infancia. Usualmente se presenta con dermatomiositis, similar a la descrita para los adultos, pero con una mayor frecuencia de vasculitis y calcinosis. Su inicio en general es insidioso, con lesiones de eritema en "heliotropo", pápulas de Gottron y posteriormente hace su aparición el componente muscular, con aumento de volumen e hipersensibilidad de los grupos musculares afectados y limitación de grado variable de su clase funcional, que en no raras ocasiones los limita a una silla de ruedas o a la cama **(figura 18.2.7)**. La vasculitis cutánea y visceral es común, e incluso una importante causa de morbimortalidad, en especial las vasculitis del tracto gastrointestinal. La calcinosis se presenta hasta en 50% de los niños (sobre todo en aquellos con actividad inflamatoria persistente), a nivel de la grasa subcutánea y/o muscular, en ocasiones con ulceración de la piel suprayacente. La discapacidad funcional es debida a diversos factores, incluyendo la miopatía, la sinovitis y la calcinosis muscular, así como las contracturas en flexión (posiciones viciosas).

Tipo V. Coexistencia o sobreposición de miositis con otra enfermedad autoinmune del tejido conjuntivo, ya sea lupus eritematoso, esclerodermia (esclerodermatomiositis), artritis reumatoide, síndrome de Sjögren. Las manifestaciones clínicas y de laboratorio pueden ser similares a las de las formas primarias. Sin embargo, también se han observado diferencias; por ejemplo, algunos investigadores han señalado que la miositis en pacientes con lupus eritematoso generalizado en general es menos grave, con menor deterioro en la clase funcional, los niveles séricos de CPK no son tan elevados y existe una rápida y favorable respuesta al tratamiento con los glucocorticosteroides. También en esclerodermia generalizada puede dominar el déposito de colágeno y un escaso infiltrado inflamatorio mononuclear. En otros padecimientos pueden observarse hallazgos inespecíficos: degeneración, atrofia de las fibras musculares de tipo II y, más rara vez, vasculitis (artritis reumatoide).

Manifestaciones en otros tejidos. A pesar de que el término de miopatías inflamatorias idiopáticas enfoca la afección a la fibra muscular, en realidad son enfermedades generalizadas y recientemente se ha puesto énfasis en el ataque a diversos órganos, en especial pulmonar y cardíaco. Las lesiones pulmonares son más comunes en los pacientes seropositivos a los autoanticuerpos antisintetasa, los cuales se ven hasta en 80% en presencia de daño parenquimatoso. Su espectro incluye neumonitis intersticial, hemorragia y vasculitis (rara vez). Clínicamente el enfermo aqueja disnea progresiva, tos con o sin expectoración (incluyendo hemoptoicos), y a la exploración física con estertores subcrepitantes. En la telerradiografía de tórax se observa la presencia de infiltrados intersticiales difusos y en la TAC de alta resolución, la imagen en "vidrio despulido" en las etapas agudas (actividad) o fibrosis (avanzadas). La patología pulmonar puede incluso ser la primera manifestación de la miopatía y existen casos de insuficiencia respiratoria aguda como manifestación inicial de un síndrome antisintetasa. También puede existir compromiso pulmonar secundario a broncoaspiración por disfunción esofágica y faríngea y frecuentemente neumonías bacterianas, así como por otros microorganismos, debido a la inmunosupresión per se de la enfermedad y/o de la terapia inmunosupresora.

La afección cardiaca habitualmente es asintomática y manifestada por alteraciones inespecíficas en el electrocardiograma, pero en algunos pacientes puede manifestarse por palpitaciones, dolor precordial, síncope e incluso por insuficiencia cardiaca congestiva. El sustrato histopatológico en general es un infiltrado mononuclear con daño a la fibra miocárdica. La presencia de autoanticuerpos antiSRP confiere un riesgo mayor de lesión a este nivel.

> Condiciones que pueden simular a la dermatomiositis/polimiositis: miopatías infecciosas (por virus como Epstein-Barr, hepatitis B, HIV) distrofias musculares, miopatías metabólicas, miastenia gravis, esclerosis lateral amiotrófica, síndrome de Guillián-Barré, hipo e hipertiroidismo, miopatías por alcohol y otras drogas, y por medicamentos.

Tracto gastrointestinal: la manifestación más frecuentemente observada es disfagia alta; sin embargo, datos recientes han mostrado una afección más generalizada de la musculatura esofágica y gástrica. En niños es común la vasculopatía a nivel intestinal, que incluso puede necrosarse y perforar el sitio afectado. Rara vez se observa neumatosis quística intestinal.

Además de la lesión muscular, existe daño sinovial manifestado por artralgias y artritis de grado variable, agravando aún más el deterioro de la clase funcional. En los enfermos con serología positiva para los autoanticuerpos antisintetasa, existe una mayor incidencia de artropatía inflamatoria, deformante e incluso destructiva.

La sospecha clínica de dermatomiositis o de cualquier otro subtipo deberá apoyarse en los siguientes estudios de laboratorio y gabinete. Al existir daño a la fibra muscular se liberan componentes intracelulares al torrente sanguíneo, incluyendo las siguientes enzimas: creatinfosfoquinasa, aldolasa, deshidrogenasa láctica y transaminasas glutámico oxalacética y pirúvica.

La CPK es la más utilizada, tanto al inicio como durante el seguimiento; los niveles son variables, pero en promedio son diez veces mayores que el límite superior normal. Existen tres isoenzimas, siendo la fracción MM la que habitualmente se incrementa. La elevación de la fracción MB puede ser secundaria a la afección miocárdica; cuando los niveles de CPK son normales a pesar de la evidencia de miositis, se considera como un dato desfavorable por el mayor riesgo de asociación con malignidad o daño pulmonar. Asimismo, los niveles normales de CPK pueden ser debidos a la presencia de inhibidores circulantes; en general existe una relación directa entre los niveles de CPK y el grado de deterioro clínico. La mioglobina también es liberada en grandes cantidades y excretada por vía renal, por lo que en ocasiones estos enfermos presentan orina hipercrómica con resultados positivos falsos de hemoglobinuria. Sin embargo, en casos graves de rabdomiólisis, la mioglobina puede precipitarse y lesionar los túbulos renales, con la consecuente necrosis tubular y falla renal.

La realización de la electromiografía es parte del estudio de estos pacientes, ya que permite diferenciar la patología muscular de la neuropática; sin embargo, no existe ningún dato patognomónico para las miopatías inflamatorias idiopáticas, pero un conjunto de datos apoyan el diagnóstico clínico: extrema irritabilidad al insertar el electrodo, fibrilaciones y descargas aberrantes repetidas en reposo, unidades motoras polifásicas de corta duración y amplitud reducida. La electromiografía es útil para elegir el músculo en que se va a hacer la biopsia, pero recordando que por sí misma produce trauma o lesión muscular, por lo que habrá que realizarla en la zona contralateral a donde se insertaron los electrodos.

Histopatología. El músculo afectado es el mejor para la biopsia, pues será más objetivo del daño e incluso podrá sugerir el diagnóstico entre algunos subtipos, incluyendo la miositis con cuerpos de inclusión y descartar otra patología, como en el caso de enfermedades metabólicas; sin embargo, al ser un proceso inflamatorio en parches o zonas, explica el porcentaje no despreciable que resulta sin alteraciones histopatológicas. Este procedimiento puede realizarse utilizando un tru-cut a través de la piel (punción transcutánea) o en forma abierta, sin pizamiento.

En la mayoría existe infiltrado inflamatorio linfocitario, de magnitud variable, con diferente distribución: endomisial para la polimiositis y perimisial en la dermatomiositis, acompañado de fibras en regeneración, degeneración, variación en el tamaño de las fibras, centralización nuclear, necrosis, miofagocitosis, pérdida de las estriaciones, y en la dermatomiositis (principalmente infantil) con vasculopatía y atrofia perifascicular. En las etapas tardías hay sustitución por tejido adiposo, atrofia en especial de las fibras tipo II y fibrosis **(figura 18.2.8)**.

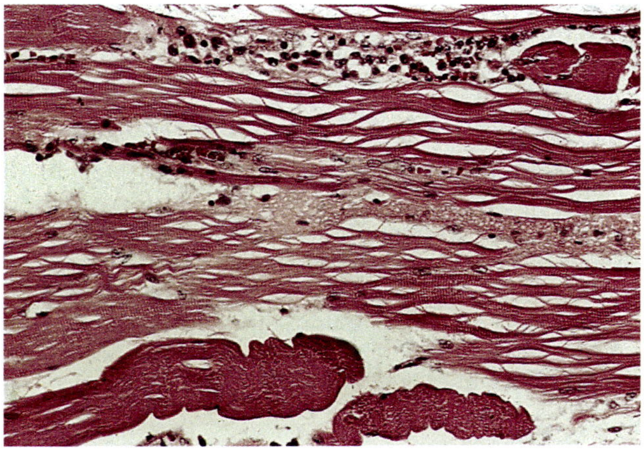

Fig. 18.2.8 Biopsia del cuadríceps, se observan focos de infiltrado linfocitario y variación en el tamaño y grosor de las fibras musculares.

La piel muestra datos muy similares al lupus eritematoso: hay cambios vacuolares de la interfase, con engrosamiento de la membrana basal y un infiltrado linfocitario perianexial, perivascular superficial y profundo; principalmente cuando la biopsia se toma de una pápula de Gottron, pero asimismo los signos cardinales pueden observarse en lesiones de la cara o de las extremidades. Si se ha desarrollado poiquilodermia (conocida también como poiquilodermatomiositis), observamos atrofia epidérmica, telangiectasias y cambios de hipo e hiperpigmentación, con presencia de melanina en la dermis papilar, dentro y fuera de los melanófagos.

La detección de autoanticuerpos varía con el subtipo; por ejemplo, los antinucleares (ANA) se detectan en 30% de las miositis con cuerpos de inclusión y en más de 80% de las asociadas con otra enfermedad autoinmune del tejido conectivo. De mayor utilidad por su significado diagnóstico y en especial por su pronóstico y respuesta al tratamiento, es la búsqueda de los autoanticuerpos específicos de las miositis. Los antisintetasas son un grupo de autoanticuerpos contra las enzimas aminoacil-tRNA sintetasas: antiJo-1 (histidil tRNA), antiPL-7 (treonil tRNA), antiPL-12 (alanil tRNA), antiEJ (glicil- tRNA), antiOJ (isoleucil-tR- NA), siendo el más frecuente el primero.

La presencia de estos anticuerpos define a un grupo de pacientes con poli o dermatomiositis, con incidencia elevada de neumonitis y fibrosis intersticial, artropatía incluso erosiva, fenómeno de Raynaud y el marcador cutáneo de las "manos de mecánico". Estos enfermos tienen en general un mal pronóstico y frecuentemente falla terapéutica. Los autoanticuerpos contra la partícula reconocedora de señales (SRP) también definen a un grupo de pacientes con polimiositis, de inicio súbito, rápida progresión, afección cardiaca y falla terapéutica. En contraste, los enfermos con autoanticuerpos anti-MI-2 se caracterizan por dermatomiositis clásica, con respuesta satisfactoria a los tratamientos. En general, los pacientes tienen únicamente un autoanticuerpo, es decir, rara vez existen dos autoanticuerpos diferentes en un paciente. En la última década se han descrito otros autoanticuerpos específicos de miositis (anti-Mas, anti-Fer, etc.) y otros en asociación con los síndromes de sobreposición; anti-Ku y anti-PM-Scl, entre otros.

Recientemente el ultrasonido, la tomografía computarizada y en especial la imagen por resonancia magnética se han utilizado para documentar la presencia de lesión muscular e incluso para elegir el músculo a biopsiar, y también pueden ser útiles durante el seguimiento, así como para valorar la respuesta a la terapéutica.

En 1975, Bohan y Peter publicaron los criterios para el diagnóstico de las miopatías inflamatorias (cuadro 18.2.4). La presencia en un paciente de cuatro, tres, y dos de los cinco criterios, corresponde a un diagnóstico definitivo, probable y posible, respectivamente.

Tratamiento. Una vez realizado el diagnóstico de miopatía inflamatoria y el subtipo correspondiente, se iniciará el tratamiento con prednisona (u otro glucocorticoide) en dosis de 1 mg/kg de peso al día, durante cuatro a ocho semanas y, en general, se reducirá en forma gradual a la par con la mejoría clínica, que habitualmente se observa durante este período. A pesar de que son escasos los estudios doble ciego que demuestren la eficacia de la prednisona, la experiencia clínica obtenida a través de las décadas apoya su beneficio en la mayoría de estos pacientes. Algunos investigadores han enfatizado la necesidad de un descenso gradual de la prednisona no mayor de 10 mg por mes, con la finalidad de evitar recaídas.

Habitualmente la evaluación clínica en estos pacientes se realiza con el interrogatorio sobre las manifestaciones y con la exploración física, en especial de la fuerza muscular, para lo cual existe una escala que va del grado 0 (sin contracción) hasta el grado 5 (fuerza normal) y con controles séricos de los niveles de las enzimas de escape muscular; no es raro observar inicialmente un descenso importante de las mismas en ausencia de mejoría clínica, la cual en general se registra partir de la cuarta semana de iniciada la terapia.

La conducta terapéutica actual es desde un inicio el empleo agresivo de inmunosupresores combinados. Los medicamentos

Cuadro 18.2.4 Criterios para el diagnóstico de las miopatías inflamatorias idiopáticas.

1. Debilidad muscular proximal (cintura escapular y pélvica), simétrica y progresiva
2. Incremento en los niveles séricos de las enzimas de "escape muscular": aldolasa, creatinfosfoquinasa, deshidrogenasa láctica, transaminasas pirúvica y oxaloacética
3. Estudio de electromiografía con la tríada de: irritabilidad a la inserción del electrodo, fibrilaciones, potencial de unidad motora pequeño
4. Biopsia de músculo con necrosis de fibras musculares tipo 1 y 2, degeneración y regeneración muscular, variación en el diámetro de la fibra muscular, infiltrado inflamatorio
5. Lesiones cutáneas: eritema violáceo (en heliotropo) periorbitario, pápulas eritematosas o eritematovioláceas en dorso de las manos, en especial a nivel de las articulaciones metacarpofalángicas e interfalángicas proximales (signo de Gottron)

más utilizados han sido el metotrexato y la azatioprina. El primero se puede administrar por vía oral en dosis de 7.5 mg hasta 25 mg, por inyección intramuscular (10 a 25 mg), ambas vías en una dosis semanal. La vía intramuscular tiene el inconveniente del potencial de incremento de los niveles séricos de las enzimas musculares por el daño a la fibra muscular. Con las dosis empleadas del metotrexato, éste habitualmente es bien tolerado y sus efectos colaterales son principalmente a nivel gastrointestinal: náusea, vómito, epigastralgia; éstos son menos comunes con la vía intramuscular.

Los eventos hematológicos adversos se observan con escasa frecuencia, al igual que la toxicidad hepática y pulmonar. Sin embargo, es necesario realizar estudios de laboratorio para monitorizarlos, incluyendo la biometría hemática y pruebas de función hepática. La toxicidad hematológica se incrementa cuando se coadministra con otros fármacos antifolatos; tal es el caso de las sulfonamidas. En algunos pacientes pueden administrarse suplementos con ácido fólico en una dosis diaria de 1 a 5 mg, con excepción del día en que se administre el metotrexato.

La azatioprina, en dosis de 1 a 3 mg/kg al día, con una dosis promedio de 150 mg diarios, es un fármaco con perfil de seguridad favorable, aunque puede producir alteraciones hematológicas (leucopenia, anemia, trombocitopenia) o hepáticas y rara vez pancreatitis, u otras reacciones graves o fatales. En general ambos medicamentos son eficaces y su beneficio se detecta después de la cuarta semana de su administración. Su beneficio, además del control de la enfermedad, tiene un efecto ahorrador de glucocorticoides y una menor tasa de recaídas. Recientemente ha sido utilizada la combinación de azatioprina y metotrexato en pacientes refractarios a cada uno de los medicamentos por separado, sin un incremento en la toxicidad medicamentosa.

Otros fármacos que se han usado en algunos pacientes incluyen la ciclosporina por vía oral, en general con resultados satisfactorios y la ciclofosfamida intravenosa, en especial cuando existe daño pulmonar. Las inmunoglobulinas humanas por vía intravenosa han dado resultados favorables, en especial en casos refractarios a otras terapias; sin embargo, su elevado costo limita su utilización. Se ha informado del clorambucil con buenos resultados.

De importancia en el tratamiento de los enfermos son la fisioterapia y la rehabilitación, con la finalidad de conservar los arcos de movimiento, prevenir la atrofia muscular y las contracturas en flexión. Iniciando con movimientos pasivos y posteriormente, con la reducción de la miositis, pasar a los ejercicios activos.

Para el componente cutáneo es necesaria la fotoprotección con ropa adecuada, usar sombrero o sombrilla y evitar en lo posible la exposición al sol. Los antimaláricos son útiles, incluso se ha publicado que el beneficio podría incluir a la miopatía (cloroquina e hidroxicloroquina); ahora contamos también con los productos biológicos en contra del factor de necrosis tumoral (TNF) y en contra de la molécula CD20 (rituximab).

Con un diagnóstico temprano y tratamiento adecuado la mayoría de los pacientes mejoran; sin embargo, se han detectado algunos factores pronósticos desfavorables: raza negra, miositis con cuerpos de inclusión o asociada con malignidad, afección pulmonar, cardiaca y la presencia de autoanticuerpos antisintetasa y antiSRP.

Por otro lado, la dermatomiositis seropositiva a anti-Mi-2 cursa con el mejor pronóstico, así como la miositis de la infancia. Existe un grupo de pacientes con un curso monocíclico, en contraste con los enfermos con actividad permanente o recurrente, lo que obliga a la vigilancia periódica, con el consecuente ajuste de los medicamentos inmunosupresores.

18.3 Esclerodermia

▶ Conceptos clave

- El término esclerodermia se refiere a un grupo de enfermedades caracterizadas por esclerosis de la piel con o sin participación de otros órganos internos.
- La esclerosis generalizada (EG) es el prototipo de enfermedad multiorgánica con manifestaciones cutáneas sobresalientes y con alta mortalidad.
- La piel desarrolla esclerosis muy característica y usualmente se asocia con fenómeno de Raynaud.
- La esclerosis de la EG puede y debe diferenciarse de la esclerodermia cutánea localizada o morfea.
- La extensión de la esclerosis define cada una de las principales formas de la enfermedad.
- Aunque no es curable, los avances terapéuticos son muy alentadores y permiten muy buenas supervivencias, aún más cuando el diagnóstico se hace tempranamente.

Definición. El término esclerodermia describe a un grupo de padecimientos caracterizados por esclerosis cutánea y en ocasiones asociados con fibrosis visceral, la así denominada esclerodermia generalizada progresiva **(figura 18.3.1 a 18.3.12)**.

Existen múltiples clasificaciones, pero ninguna es aceptada universalmente; en el **cuadro 18.3.1** se muestra una de las más ampliamente utilizadas y a la cual nos adaptamos en este texto.

En el presente capítulo revisaremos las formas *localizadas* en la piel y la *generalizada progresiva*.

Esclerodermia localizada

Etiopatogenia. Este grupo de enfermedades de etiología desconocida tiene como característica principal la sobreproducción de matrix extracelular, en especial de fibras de colágena y disfunción del órgano involucrado.

La etiopatogenia de la esclerodermia localizada es aún menos conocida que la generalizada o multisistémica, invocándose factores genéticos aún sin definir. Los factores infecciosos, en particular por la espiroqueta *Borrelia burgdorferi* (especialmente en Europa), también se mencionan; sin embargo los resultados

Cuadro 18.3.1 Clasificación de la esclerodermia.

Esclerosis localizada
Morfea en placa (o múltiples placas)
Morfea generalizada
Esclerodermia lineal
En gotas (liquen escleroso y atrófico)
Nodular
Ampollosa
Esclerosis generalizada
Con esclerodermia difusa cutánea
Con esclerodermia cutánea limitada
Con "sobreposición"

de los estudios realizados son controversiales y en la actualidad se señala que es mínima o nula esta relación en los casos de esclerodermia en el continente americano. Por otro lado, el tratamiento antibiótico utilizado en la enfermedad de Lyme no ha demostrado eficacia en ninguna de las variedades de esclerodermia localizada.

La posibilidad de un proceso por autoinmunidad es la hipótesis más firme para estos padecimientos, apoyada en parte por la presencia en las etapas iniciales del infiltrado linfocitario con marcadores de activación y documentado a través de biopsias de las lesiones.

Los anticuerpos antinucleares (AAN, o en inglés ANA) se detectan en aproximadamente 50% de los enfermos; en la esclerodermia lineal más de 70% de ellos son ANA positivos. Los autoanticuerpos antiDNA de cadena simple están presentes en 59% de los pacientes, en especial en la morfea generalizada.

Caracteres clínicos. La esclerodermia localizada en la piel es relativamente rara, predomina en la raza blanca, en el sexo femenino en una proporción de 3:1, y más frecuentemente entre los 20 y 50 años de edad (75%), con excepción de la variedad lineal, que se observa principalmente en las dos primeras décadas de la vida.

Se reconocen diversas variedades clínicas: placa única o múltiple (morfea), lesiones lineales (esclerodermia lineal), lesiones de unos cuantos milímetros (esclerodermia en "gotas"), con afección predominantemente del tejido subcutáneo (esclerodermia "profunda") y raras veces con lesiones nodulares o ampollosas (esclerodermias queloidea y ampollosa, respectivamente). En todas existe la presencia de esclerosis o endurecimiento y engrosamiento de la piel, en la mayoría con cambios en la coloración, hiper e hipopigmentación y la tendencia a la atrofia después de un lapso de varios meses o años.

La *esclerodermia en placa* o *morfea* es la variedad más común, habitualmente con una o varias placas. La lesión inicial es un área de eritema y edema, con crecimiento periférico y esclerosis progresiva, con mínima adherencia a los planos subyacentes; gradualmente el centro adquiere un color blanco marfil, posteriormente surgen áreas de hiper o hipopigmentación. Frecuentemente existe pérdida del pelo y disminución en la sudoración, y en las etapas activas se observa el borde eritematoviolaceo. El diámetro puede ser de uno a treinta centímetros. El tronco es el sitio preferente de afección, pero pueden involucrarse otros: piel cabelluda, cara, extremidades. La duración es variable, pero en general en el curso de tres a cinco años ocurre la involución, con atrofia y discromía residual **(figura 18.3.1 y 18.3.2)**.

La *morfea generalizada* es un subtipo infrecuente, caracterizado por múltiples placas de esclerosis cutánea, diseminadas en la piel del tronco y las extremidades, bilaterales y con tendencia a la simetría. No existe fenómeno de Raynaud, esclerodactilia ni afección visceral, lo que la diferencia de la esclerosis generalizada progresiva **(figura 18.3.3)**.

La *esclerodermia lineal* es más frecuente en la población menor de los 20 años. Las lesiones, como su nombre lo indica, siguen un trayecto lineal, habitualmente unilateral, de varios centímetros de longitud, con esclerosis, hipo e hiperpigmentación, marcada adherencia a los planos subyacentes y posteriormente formando surcos de profundidad variable. Predomina en las extremidades, en especial las inferiores, pero también es común en la cabeza, al nivel de la región frontal o frontotemporal, que se conoce como esclerodermia en "golpe de sable". La esclerodermia lineal con frecuencia puede ocasionar alteraciones funcionales (contracturas), hipotrofia de la extremidad y hemiatrofia facial; incluso se han descrito alteraciones neurológicas y oculares en los pacientes con lesiones en la piel cabelluda y la cara **(figura 18.3.4 y 18.3.5)**.

La esclerodermia o morfea en gotas se presenta como múltiples lesiones blanquecinas o color marfil, de límites poco precisos, de unos cuantos milímetros de diámetro, principalmente a nivel del cuello y del tronco. Algunos investigadores la consideran una variante del liquen escleroso y atrófico (ya que al microscopio tiene esa estructura), más que un subtipo de esclerodermia; existen informes de la coexistencia de ambas patologías en el paciente (**figura 18.3.6**).

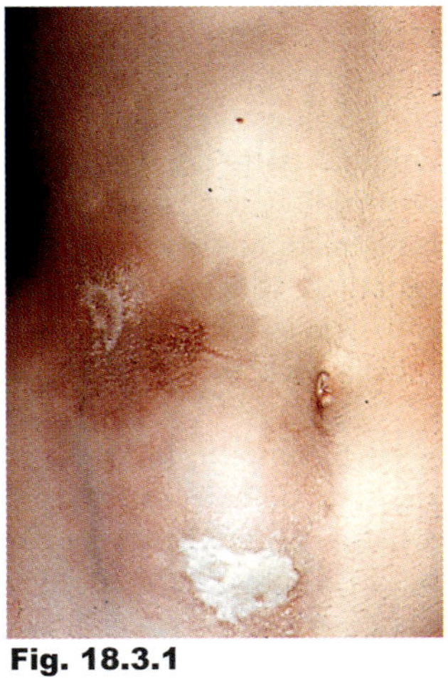

Fig. 18.3.1

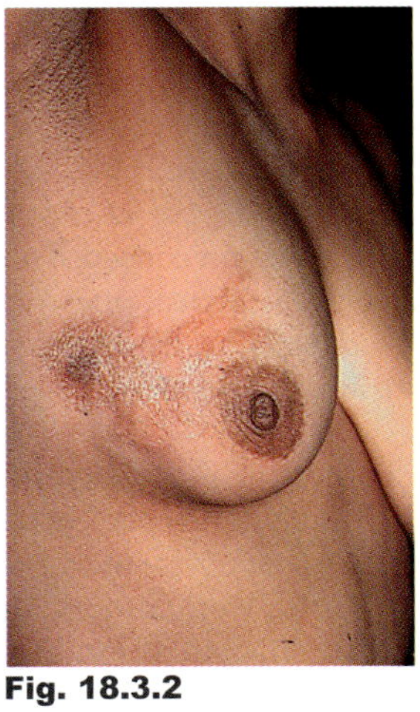

Fig. 18.3.2

Fig. 18.3.1 Morfea o esclerodermia en placas, que involucra la piel del abdomen.

Fig. 18.3.2 Placa única de morfea sobre la piel de la glándula mamaria.

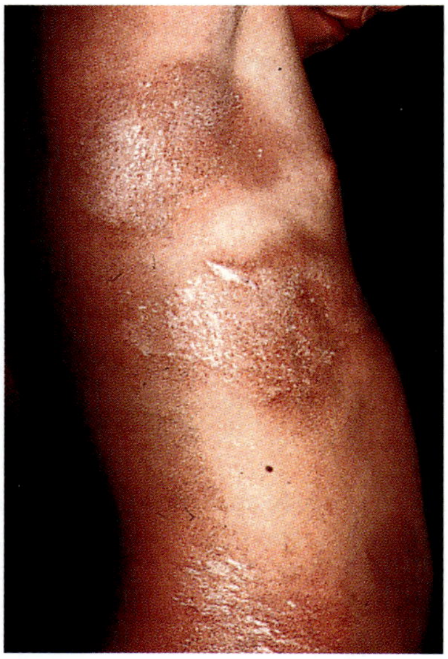

Fig. 18.3.3.Morfea generalizada, caracterizada por múltiples placas de esclerosis.

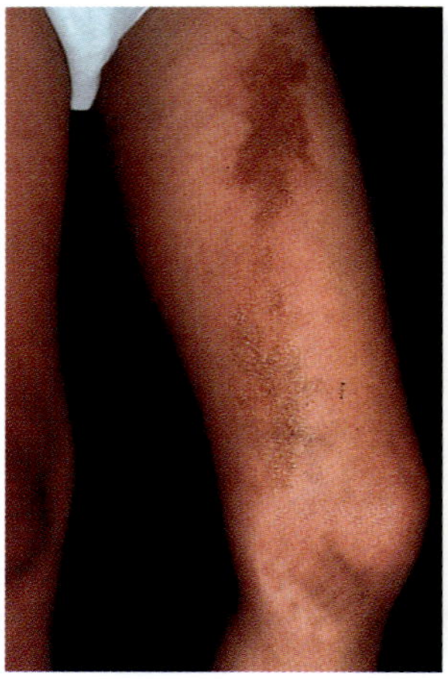

Fig. 18.3.4

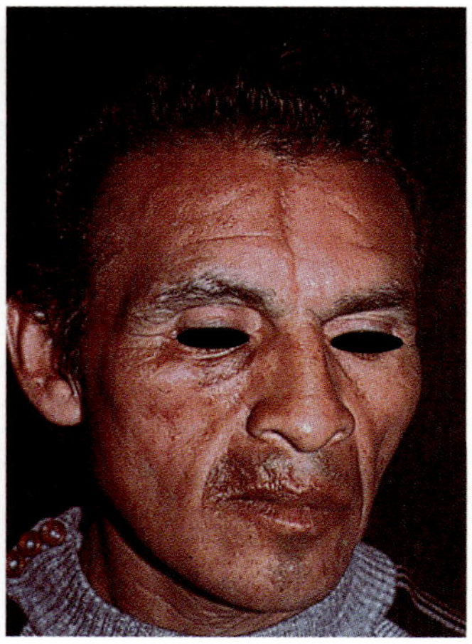

Fig. 18.3.5

Fig. 18.3.4 Morfea lineal en el muslo de una adolescente, aspecto clínico habitual.
Fig. 18.3.5 Morfea lineal sobre la cara, "*coup de sabre*" o "en golpe de sable"; la hemicara derecha exhibe atrofia y hundimiento.

La *morfea subcutánea o morfea profunda* es una variedad rara vez observada y diagnosticada, caracterizada por placas de esclerosis subcutánea, "profundas", con ausencia de cambios en la coloración de la piel. El proceso inflamatorio es principalmente a nivel de la hipodermis y del tejido adiposo subcutáneo, así como en la fascia superficial. Puede ocasionar contracturas o limitación en los arcos de movimiento de la extremidad afectada.

La *morfea nodular o queloidea* es extremadamente rara, con lesiones nodulares semejantes precisamente a las cicatrices queloides. Puede presentarse en forma aislada, o asociada con la morfea clásica, lo cual es una ayuda en el diagnóstico.

Otras patologías que han sido relacionadas con las esclerodermias cutáneas son la atrofodermia idiopática de Passini y Pierini, así como el síndrome de Parry-Romberg. En la primera también se ha utilizado el término de esclerodermia atrófica "d´emblé", y consiste en la presencia de placas hiperpigmentadas, no esclerosas, con bordes bien definidos y el centro deprimido (similar "a un plato"), en cualquier parte del tegumento, con predominio por la cara posterior del tronco, zona lumbar. Aún no existe un consenso entre los investigadores acerca de su posición nosológica, pues para algunos es independiente de la esclerodermia, mientras que otros lo consideran como una variante atrófica dentro del espectro de las esclerodermias.

El síndrome de Parry-Romberg, o hemiatrofia facial progresiva, en algunos pacientes es resultado de una esclerodermia lineal, pero en otros enfermos podría ser secundario a una paniculitis lúpica y en muchos casos la causa subyacente del proceso es desconocida. El síndrome está caracterizado por áreas de atrofia progresiva de la piel, subsecuentemente del tejido adiposo, del músculo y en ocasiones aun del hueso. Habitualmente es unilateral, pero en algunos enfermos puede involucrar la cara en su totalidad, e infrecuentemente sitios extrafaciales en forma uni o bilateral. Es frecuente la coexistencia con múltiples autoanticuerpos circulantes, en especial antinucleares (**figura 18.3.5**).

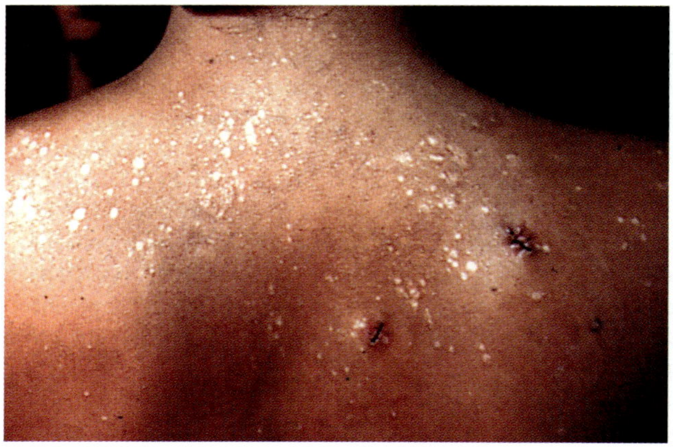

Fig. 18.3.6 Morfea "en gotas" o "gutata"; son múltiples placas circulares de liquen escleroso y atrófico.

El diagnóstico diferencial de las diferentes variedades de esclerodermia localizada en la piel, deberá incluir a las patologías caracterizadas por esclerosis: liquen escleroso y atrófico, escleromixedema, escleredema de Buschke, porfiria cutánea tardía y enfermedad injerto contra hospedero crónica.

Otras causas de esclerosis cutánea son: amiloidosis, escleromixedema, escleredema de Buscke, mixedema, porfiria cutánea tardía, porfirias congénitas, acromegalia, fenilcetonuria, fasciítis eosinofílica, enfermedad injerto contra hospedero crónica.

El curso clínico en la mayoría de los pacientes es hacia la involución en un lapso variable de meses a años, con atrofia y cambios pigmentarios residuales y, en el caso de la esclerodermia lineal, frecuentemente con hipotrofia, contracturas o surcos. Aunque ocasionalmente se ha informado de pacientes con transición a la forma generalizada o multisistémica, para fines prácticos las formas localizadas no progresan al involucro visceral o multiorgánico.

Tratamiento. Para las esclerodermias localizadas es frecuentemente insatisfactorio. Los glucocorticoides tópicos de alta potencia, superpotentes o intralesionales, son los fármacos más utilizados y pueden limitar la actividad de la enfermedad en algunos casos. El uso de otros fármacos como la griseofulvina, la diamino-difenil-sulfona o la colchicina no tiene ningún beneficio.

Recientemente se ha utilizado en las formas cutáneas diseminadas o rápidamente progresivas el metotrexato en dosis semanal de 7.5 a 15 mg asociado a los glucocorticoides orales, con resultados satisfactorios. Similarmente han sido eficaces en algunos casos los derivados sintéticos de la vitamina D (calcipotriol), así como la fototerapia con luz ultravioleta A-1 (UVA1) y el tacrolimus tópico.

La fisioterapia es indispensable en el tratamiento de las formas lineales asociadas con contractura, hipotrofia o limitación en los arcos de movimiento.

Esclerosis (esclerodermia) generalizada progresiva (EGP)

Es un trastorno generalizado del tejido conjuntivo, caracterizado por esclerosis y engrosamiento de la piel y de múltiples órganos, principalmente gastrointestinal, pulmonar, cardíaco y renal. Su etiología es desconocida, pero su patogenia probablemente es autoinmune.

Este padecimiento (con las formas localizadas) puede ser considerado el único que aparentemente justifica que, en años previos, se empleara la denominación inadecuada de "enfermedades colágeno-vasculares" o "enfermedades de la colágena", para agrupar a diversas enfermedades autoinmunes (lupus eritematoso generalizado, dermatomiositis, enfermedad mixta del tejido conjuntivo), ya que existe un incremento en la síntesis y depósito de las fibras de colágeno y anormalidades vasculares (disfunción endotelial e hipertrofia de la íntima); sin embargo, su patogénesis es aún más compleja y la participación del sistema inmune es indiscutible **(figura 18.3.7 a 18.3.16)**.

Etiopatogenia. La etiología es desconocida, sin embargo existen múltiples elementos o factores que intervienen en el inicio, progresión, gravedad y pronóstico. La predisposición genética, como en todas las enfermedades de este grupo, es importante, la tasa de concordancia entre gemelos monocigotos es de 5.9%, aproximadamente 300 veces mayor que lo esperado al azar.

Los familiares en primer grado de los pacientes presentan una mayor frecuencia de positividad para los anticuerpos antinucleares, pero no para los autoanticuerpos específicos (anticentrómero). Los estudios del complejo principal de histocompatibilidad han demostrado una asociación con HLA-A1, B-8, DR-3, DR-52 y recientemente con C4AQ0 y DQA2. Asimismo, se ha documentado la relación entre los alelos clase II y los subtipos clínicos y serológicos.

La hipótesis vascular es apoyada por una variedad de observaciones clínicas, de laboratorio e histopatológicas. El fenómeno de Raynaud está presente en más de 80% de los pacientes y habitualmente es la manifestación inicial, muchos años antes de los otros síntomas. Las anormalidades en los capilares del pliegue proximal ungueal también se presentan en las etapas iniciales, e incluyen capilares dilatados y tortuosos que alternan con áreas avasculares. Las arterias digitales muestran marcada hiperplasia de la íntima, principalmente por colágena y en menor cantidad por sustancia fundamental amorfa, con fibrosis de la adventicia y una reducción grave, de más de 75%, de la luz vascular.

Cambios similares son encontrados en las arteriolas y arterias de pequeño calibre en los órganos afectados, las cuales pueden participar en la genésis de algunas manifestaciones: la crisis renal de la esclerodermia y la hipertensión pulmonar. Existe un incremento en la respuesta a la estimulación de los receptores alfa-2 adrenérgicos y receptores de la serotonina a nivel vascular. Los niveles serológicos de endotelina 1, de activador tisular del plasminógeno, de antígeno del factor Von Willebrand, se detectan incrementados como marcadores de daño endotelial.

Se ha descrito la presencia de un(os) factor(es) tóxico(s) para el endotelio, incluyendo una inmunoglobulina IgG, una proteasa circulante y diversas citocinas. Las células endoteliales presentan incremento en la expresión de selectinas, ICAM 1, CD-34. Es posible que el daño vascular se perpetúe a través de la exposición de moléculas ocultas: autoanticuerpos anticolágeno IV, proliferación de células-T específicas para la laminina subendotelial.

La hipótesis de autoinmunidad en la enfermedad encuentra respaldo por diferentes líneas. No es rara la coexistencia con otras enfermedades autoinmunes en estos pacientes, especialmente dermatomiositis (síndromes de sobreposición), síndrome de Sjögren, cirrosis biliar primaria (constituyendo así el síndrome de Reynolds), tiroiditis de Hashimoto, etcétera. Se han detectado anticuerpos antinucleares en más de 90% de los casos, habitualmente con los patrones homogéneo, moteado y nucleolar. Entre 20 y 40% de los pacientes con esclerodermia generalizada presentan el autoanticuerpo que reconoce a la enzima intracelular ADN-topoisomerasa I (anteriormente denominada antígeno Scl 70), cuya función fisiológica es participar en el desenrollamiento del ADN durante la síntesis del mismo.

El epítope de esta mólecula ha sido identificado como una región de once aminoácidos, seis de los cuales son similares a una secuencia de la proteína p30 de retrovirus de mamíferos; es posible que los anticuerpos formados durante una infección retroviral previa o persistente puedan reaccionar en forma cruzada con la topoisomerasa (mimetismo molecular). Los autoanticuerpos antitopoisomerasa 1 (antiScl 70) definen a un subgrupo de pacientes con esclerosis generalizada cutánea difusa (EGcd) y afección visceral temprana, con una elevada morbimortalidad.

Los autoanticuerpos anticentrómero (ACA) se detectan en 10% de pacientes con EGcd y en 20-30% de aquellos con esclerosis generalizada cutánea limitada (EGcl), siendo frecuentes en otras enfermedades autoinmunes. Los ACA reaccionan con un complejo de proteínas centroméricas (CENP), con al menos seis subunidades polipeptídicas: CENP-A a CENP-F.

Los ACA interfieren con el ensamble de los centrómeros durante la interfase, y los ACA están presentes en pacientes con EGcl, anteriormente denominado síndrome de CREST (calcinosis, Raynaud, disfunción esofágica, esclerodactilia y telangiectasias), con limitada y tardía afección visceral (con excepción de la hipertensión pulmonar) y con un pronóstico más favorable.

Los autoanticuerpos antiRNA-polimerasa, recientemente identificados, reaccionan con las ARNpolimerasas I, II, III.

Los antiRNA-polimerasa III fueron encontrados en 45% de los pacientes con EGcd y en aproximadamente 6% de los enfermos con EGcl. La presencia de estos autoanticuerpos se asocia con afección cutánea difusa, mayor frecuencia de crisis renal y de daño miocárdico y menor incidencia de involucramiento pulmonar. Otros autoanticuerpos incluyen antifibrilarina (U3-RNP), antiTo/Th, antiNOR-90, aún sin definir su frecuencia y significado.

Existe un incremento en los linfocitos-T CD4+ y en la síntesis de diversas citocinas; IL-1, 2, 4, 6, factor de crecimiento derivado de las plaquetas, factor de crecimiento transformador beta, factor de necrosis tumoral y disminución de interferón, especialmente el gamma.

La esclerosis y el engrosamiento de la piel se deben principalmente a la acumulación excesiva de fibras de colágeno y en menor grado de sustancia fundamental extracelular.

Los fibroblastos de la piel de los pacientes con esclerodermia sintetizan mayores cantidades de colágena tipo I, III y IV, glicosaminoglicanos y fibronectina. Los linfocitos-T liberan citocinas con capacidad de quimiotaxis, de proliferación y de síntesis para los fibroblastos. También los factores de crecimiento derivados de las plaquetas presentan un efecto similar.

Los mastocitos incrementados en número y degranulados han sido observados en los pacientes y en los modelos animales de esclerodermia y otras patologías esclerosantes; la secreción de algunas citocinas también estimula la proliferación y síntesis de colágeno. Las investigaciones realizadas han demostrado una selección clonal de fibroblastos con las siguientes características: una mayor capacidad de proliferación y de síntesis de colágeno, resistencia incrementada a la apoptosis y un número mayor de receptores para el factor de crecimiento transformador. No existe deficiencia en la enzima colagenasa, como inicialmente se sugirió.

Los autoantígenos blanco en la esclerosis generalizada, pero no en el lupus eritematoso generalizado, son particularmente sensibles al daño y fragmentación con la presencia de radicales libres del oxígeno, generados durante episodios de isquemia. Esto a su vez favorece la exposición de epítopes crípticos, con la consecuente pérdida de la tolerancia y formación de autoanticuerpos. Una fracción de los autoanticuerpos perpetuaría el daño endotelial. La secreción de diversas citocinas por múltiples células, principalmente linfocitos-T, monocitos y mastocitos, seleccionaría clonas de fibroblastos con las características antes mencionadas.

Caracteres clínicos. La incidencia es de 18 a 20 casos por millón de habitantes, mientras que la prevalencia es de 240 casos anuales por millón en los Estados Unidos. Su tasa de incidencia es de 40% la del lupus eritematoso generalizado y 6% de la correspondiente a la artritis reumatoide.

Mayores incidencias y prevalencias se han informado en algunas regiones, como en Choctaws, en el sureste de Oklahoma. Es probable que un número no despreciable de casos sean diagnosticados equívocamente, como lo demuestran los estudios en pacientes con fenómeno de Raynaud. La esclerosis generalizada (EG) tiene distribución mundial, pero es más frecuente en la raza negra, predomina en el sexo femenino en una proporción de 3 o 4:1, y la edad de inicio más común es entre los 30 y 50 años de edad.

Como en el resto de las enfermedades de este grupo, las manifestaciones iniciales pueden ser variadas y polimorfas, confundiendo al clínico; no es raro que algunos pacientes hayan sido diagnosticados con otra patología de este grupo y durante la evolución se realice el diagnóstico correcto.

El fenómeno de Raynaud es la manifestación inicial en aproximadamente 70% de los pacientes, incluso muchos años antes que las otras manifestaciones, especialmente en los enfermos con EGcl. Este fenómeno está caracterizado por un vasoespasmo transitorio de las arterias digitales, desencadenado por la exposición al frío o a factores emocionales. El fenómeno de Raynaud no es privativo de esta enfermedad, ya que se puede observar, aunque en menor frecuencia, en la dermatomiositis, el lupus eritematoso generalizado y en otros padecimientos no autoinmunes (leucemias, síndromes obstructivos).

> Las alteraciones vasculares son universales en la esclerodermia. Este daño a la microcirculación se refleja en los capilares del lecho ungueal, como vasculopatía digital y en el vasoespasmo del fenómeno de Raynaud, así como en la hipertensión arterial pulmonar y en la crisis renal de la esclerodermia.

También se puede presentar sin aparente asociación con otra patología, denominándose fenómeno de Raynaud primario o idiopático. En la etapa inicial del evento, los dedos son pálidos, con hipotermia (vasoconstricción), seguidos de un tinte violáceo (congestión) y finalmente eritema difuso (vasodilatación). La intensidad, duración y frecuencia de los episodios varía entre los pacientes y aun en el mismo enfermo, por temporadas. Con el tiempo los eventos repetidos de isquemia producirán cicatrices deprimidas en las yemas de los dedos. Existe un pequeño subgrupo de pacientes sin esta manifestación, que están caracterizados por un mayor riesgo para desarrollar afección renal, cardíaca y con un pronóstico desfavorable.

Otra de las manifestaciones iniciales, en particular en los casos con EGcd, es la presencia de edema con godete positivo en los dedos y las manos, similar al observado en otros padecimientos (artritis reumatoide, lupus eritematoso, etc.), el cual gradualmente puede extenderse a los antebrazos, brazos, cara, tronco y extremidades inferiores, y que se ha considerado como la fase edematosa de la esclerodermia. Frecuentes en esta etapa inicial son la rigidez matinal y las artralgias o artritis, lo cual puede ser un factor confuso para el diagnóstico y en ocasiones etiquetarse erróneamente como artritis reumatoide. Ocasionalmente la sintomatología inicial es la del síndrome del túnel del carpo.

Durante la evolución se desarrollará la manifestación cardinal, es decir, la esclerosis cutánea, caracterizada por el endurecimiento difuso, mal limitado (lo cual contrasta con las variedades exclusivamente cutáneas), con pérdida gradual de sus pliegues y anexos **(figura 18.3.7 y 18.3.8)**. Inicialmente la esclerosis ocurre en los dedos de las manos (esclerodactilia), limitando su movilidad y en etapas posteriores con afilamiento y reabsorción de las falanges distales (acroosteólisis) **(figura 18.3.9 y 18.3.10)**. Simultáneamente o tiempo después, la esclerosis involucra las manos, antebrazos y la cara (en la variedad EGcl), e incluso el tronco y las regiones proximales de las extremidades en la EGcd. En esta etapa la esclerosis de la piel de la cara da lugar a la llamada facies inexpresiva o de máscara (con desaparición de los surcos o líneas de expresión) o a la "facies de pajarito" por el afilamiento de la pirámide nasal **(figura 18.3.11)**; con frecuencia se observan múltiples surcos peribucales (signo de la "bolsa de tabaco"), microstomía y reabsorción ósea a nivel mandibular **(figura 18.3.12)**.

Los cambios de hipo e hiperpigmentación son comunes (el signo de "sal y pimienta") **(figura 18.3.13 y 18.3.14)**. En algunos enfermos se observa pigmentación difusa semejante a la de la enfermedad de Addison. Son comunes las telangiectasias en la cara, mucosa oral, labios, tronco y las manos. La calcinosis cutis ocurre con mayor frecuencia en este padecimiento y en la dermatomiositis, y su extensión puede ser localizada, o en algunos casos generalizada; no es infrecuente que los depósitos de calcio se ulceren, con eliminación de material blanquecino semejante al yeso e infección secundaria **(figura 18.3.15)**.

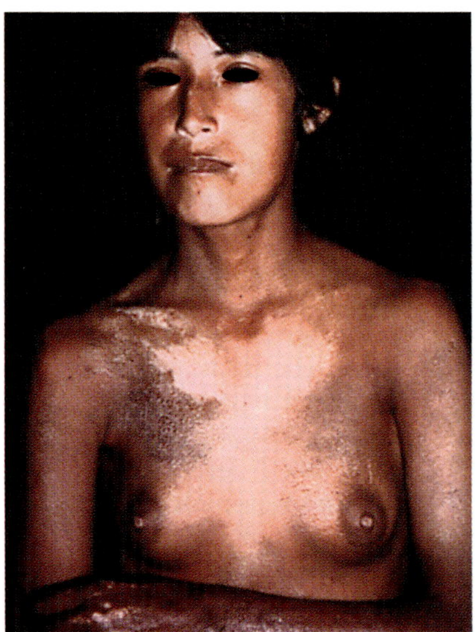

Fig. 18.3.7 Esclerosis generalizada progresiva; los pliegues naturales se han perdido en la cara, el cuello y el tórax.

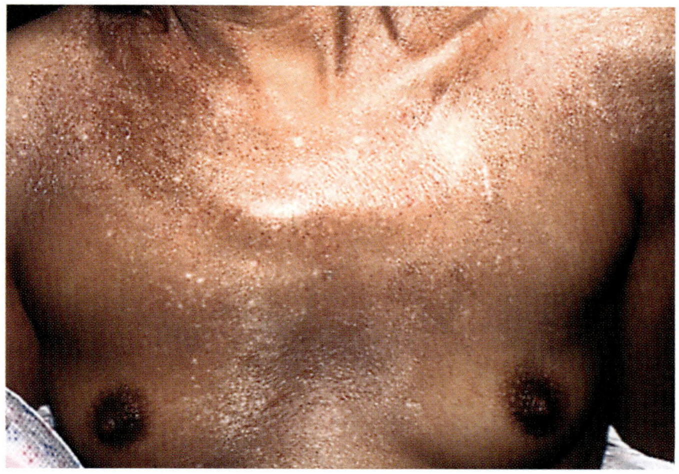

Fig. 18.3.8 Otra paciente con esclerosis generalizada progresiva; surgen manchas hipo e hiperpigmentadas.

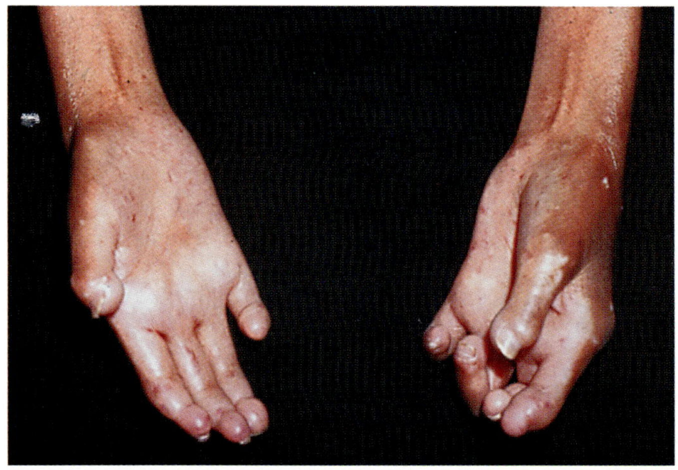

Fig. 18.3.9 Esclerosis generalizada, con afección de las manos y reabsorción ósea.

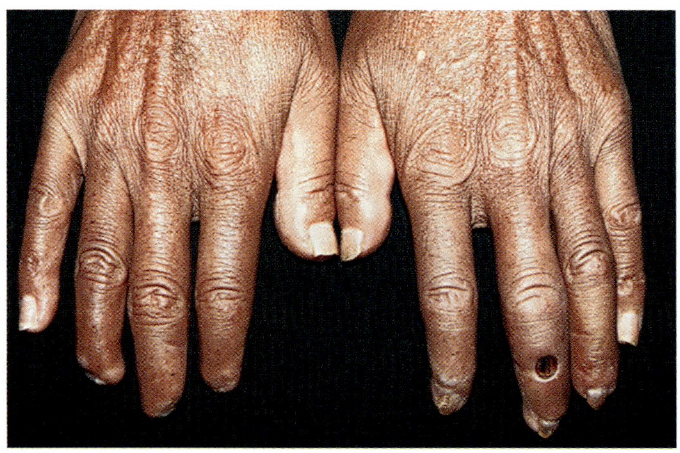

Fig. 18.3.10 Esclerosis generalizada, con afilamiento y reabsorción de las falanges; se observa la huella de la biopsia en el dorso del dedo medio (ahora en desuso) tomada con sacabocados.

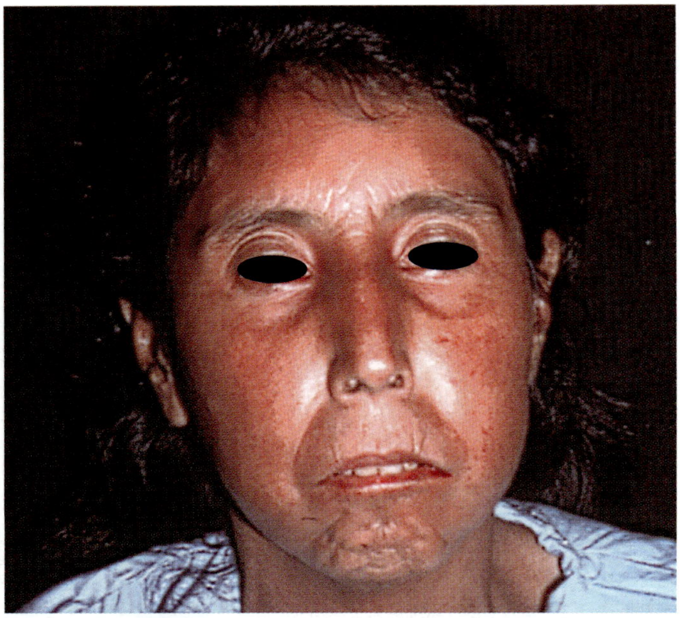

Fig. 18.3.11.Facies "de pajarito" característica de la esclerosis generalizada progresiva.

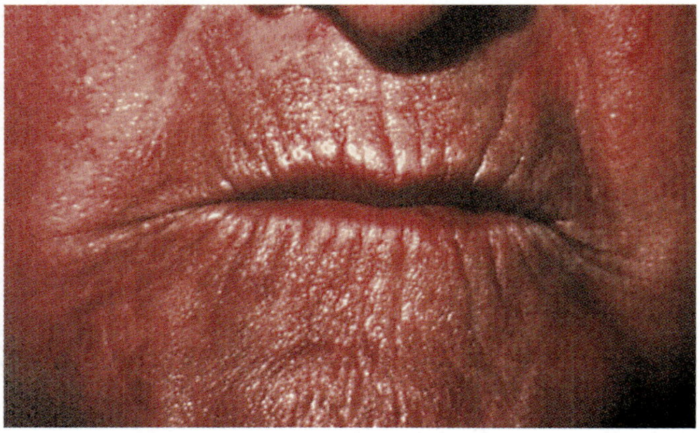

Fig. 18.3.12 Otro signo clínico de ayuda en el diagnóstico de la esclerosis generalizada es la boca "en bolsa de tabaco".

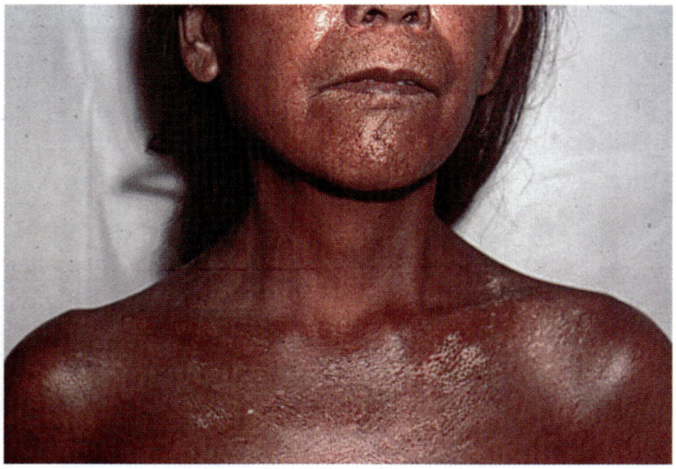

Fig. 18.3.13 Pérdida de los pliegues y cambios pigmentarios en la esclerosis generalizada.

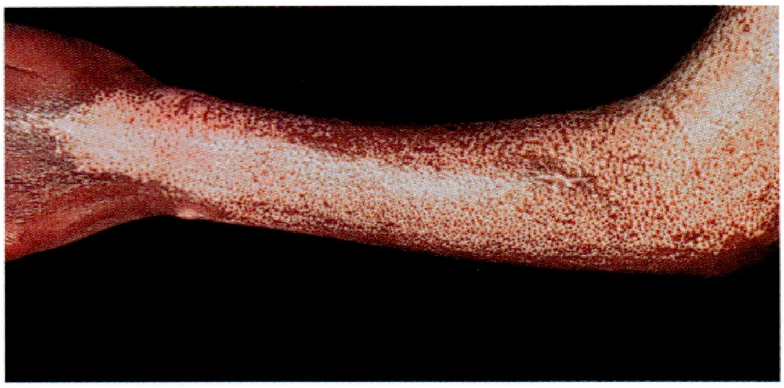

Fig. 18.3.14 Esclerosis y cambios pigmentarios "en sal y pimienta" de la esclerodermia generalizada.

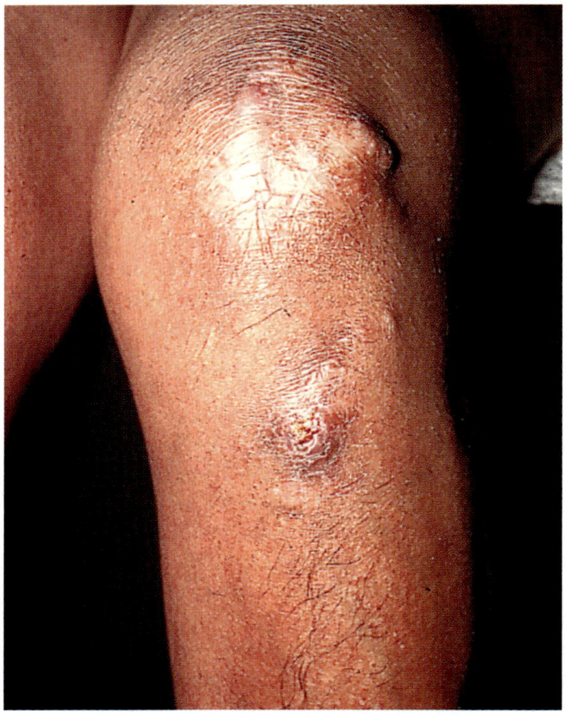

Fig. 18.3.15.Aspecto característico sobre las rodillas de la calcinosis cutis en la esclerodermia; este enfermo inició con fenómeno de Raynaud, esofagitis y telangiectasias.

El aparato gastrointestinal es comúnmente afectado, en especial el esófago. La sustitución gradual del músculo liso por fibrosis ocasiona peristalsis esofágica alterada, manifestándose por odinofagia y disfagia baja, inicialmente a los sólidos y después a los líquidos. La presencia de pirosis o regurgitaciones manifiesta la disfunción del esfínter esofágico inferior, que puede agravarse con el uso de la nifedipina, frecuentemente utilizada en el tratamiento del fenómeno de Raynaud. La incontinencia del esfínter y los reflujos esofágicos de repetición son un factor de riesgo para el desarrollo del esófago de Barrett (lesión precancerosa) y broncoaspiraciones nocturnas, las cuales participan en la lesión pulmonar. El esofagograma presenta la imagen de un esófago dilatado y en etapas tardías semejante al de la acalasia. La manometría esofágica es más sensible para detectar las anormalidades del peristaltismo, aun en pacientes asintomáticos. El daño gástrico se manifiesta por epigastralgia y saciedad temprana.

Episodios de diarrea, alternando con estreñimiento, frecuentemente con sobrecrecimiento bacteriano y síndrome de malabsorción, indican la afección del intestino delgado; ésta es una causa frecuente de la pérdida de peso observada en dichos pacientes. Los divertículos de boca ancha en el borde antimesentérico al nivel del colon son característicos, pero habitualmente asintomáticos. El estreñimiento y en ocasiones episodios de seudooclusión están relacionados con la dismotilidad colónica.

La presencia de prurito, pigmentación difusa y niveles elevados de la fosfatasa alcalina en estos enfermos sugiere la coexistencia con cirrosis biliar primaria (síndrome de Reynolds). Algunos estudios en pacientes con cirrosis biliar primaria han demostrado su frecuente asociación con EG.

El daño pulmonar es común y es la causa principal de la morbimortalidad; su frecuencia es mayor y ocurre en etapas más tempranas en la EGcd. A nivel pulmonar se observa el espectro de anormalidades involucradas en la etiopatogénesis: alteraciones vasculares, inflamación y fibrosis. Durante muchos años se consideró como una "fibrosis no inflamatoria"; sin embargo, los estudios realizados en etapas tempranas han demostrado la presencia de inflamación intersticial y alveolar (alveolitis neutrofílica o linfocítica), y tiempo después la fibrosis. Durante las etapas iniciales el paciente está asintomático; la disnea y la tos no productiva ocurren en las etapas tardías. Rara vez el enfermo presenta dolor de tipo pleurítico o retroesternal. En la exploración física es posible encontrar estertores subcrepitantes durante la inspiración (fibrosis pulmonar) y en ocasiones desdoblamiento del segundo ruido en el foco pulmonar (hipertensión pulmonar).

La telerradiografía puede ser normal o mostrar infiltrado intersticial. Los estudios más sensibles para demostrar el proceso inflamatorio-fibrosis incluyen: la tomografía de alta resolución del tórax, la capacidad de difusión del monóxido de carbono y el lavado broncoalveolar. El primero es el estudio más utilizado, ya que ha demostrado adecuada correlación con la histopatología; la imagen en vidrio despulido indica la presencia de inflamación y la necesidad de un tratamiento agresivo, lo contrario en caso de existir fibrosis. El análisis del lavado broncoalveolar puede mostrar incremento en los neutrófilos, linfocitos y en algunas ocasiones eosinófilos (pronóstico desfavorable). También los niveles de IgG y los complejos inmunes se encuentran aumentados. Un patrón restrictivo es lo habitual en las pruebas de función respiratoria. La capacidad de difusión del monóxido de carbono disminuida es una anormalidad temprana y en ausencia de un patrón restrictivo sugiere hipertensión pulmonar y es considerado un dato de mal pronóstico. En el estudio histopatológico comúnmente existe hiperplasia de la íntima con cambios mixomatosos en la media de las arterias. Aún no se ha definido la frecuencia y significado de la enfermedad obstructiva.

La "crisis renal de la esclerodermia" (CRE) fue durante muchos años la causa principal de la morbimortalidad, sin embargo con el diagnóstico temprano de esta complicación y el tratamiento agresivo, en especial con los inhibidores de la enzima convertidora de la angiotensina, la morbimortalidad ha disminuido en forma espectacular. La crisis renal ocurre con mayor frecuencia en pacientes con las siguientes características: EGcd, rápidamente progresiva, durante los primeros cinco años, en varones y en la raza negra. El uso de glucocorticoides, aun en dosis bajas, se ha considerado como un factor de riesgo para este evento, incluyendo la "crisis renal normotensa", mientras que la D-penicilamina puede tener un efecto protector. La mayoría de los eventos se observan en los meses de invierno.

En la fisiopatología interviene la hipoperfusión de la región cortical renal, habitualmente por un vasoespasmo (fenómeno de Raynaud renal) en las arterias con un daño preexistente (hiperproliferación de la íntima), con la liberación de renina a angiotensina II, lo cual agrava y perpetúa la isquemia cortical, con una mayor secreción de renina-angiotensina II, desencadenando hipertensión arterial maligna e insuficiencia renal rápidamente progresiva.

Otros factores que producen hipoperfusión cortical también están implicados en este evento: pericarditis con tamponade cardíaco, insuficiencia cardíaca, arritmias, deshidratación, etcétera. Clínicamente este evento está caracterizado por el inicio súbito de hipertensión arterial maligna, insuficiencia renal aguda, anemia hemolítica microangiopática con presencia de eritrocitos fragmentados (esquitocitos), trombocitopenia, hiperreninemia, eritrocituria y proteinuria sin cilindruria. Una variante sin hipertensión arterial maligna se ha relacionado con la administración de glucocorticoides. La insuficiencia renal permanente, o la muerte, es la evolución habitual, a menos que se realice el diagnóstico temprano y un rápido control de la hipertensión maligna.

Independientemente de la crisis renal, existen cambios vasculares similares a los del resto del organismo y fibrosis intersticial, que en general no ocasionan disfunción renal.

En la EGP no es infrecuente la presencia de neuropatías por compresión o atrapamiento, incluyendo el síndrome del túnel del carpo, meralgia parestésica, neuropatía del trigémino y la parálisis del nervio facial. Recientemente se ha puesto énfasis en la disfunción autonómica, con frecuencia asintomática. El sistema nervioso central no se involucra en este padecimiento.

Las manifestaciones de xeroftalmía y xerostomía son comunes y la coexistencia del síndrome de Sjögren secundaria en 20 a 30%, lo cual agrava algunas manifestaciones de la EG; incrementa la pérdida de los dientes, la odinofagia, disfagia y la esofagitis por reflujo. En la biopsia del labio existe un predominio de la fibrosis con escaso infiltrado inflamatorio.

En aproximadamente 25% de los pacientes se detecta hipotiroidismo asintomático y en algunos enfermos, tiroiditis autoinmune.

El diagnóstico en las etapas avanzadas del padecimiento con la característica esclerosis cutánea resulta evidente; sin embargo, en las etapas iniciales, cuando el fenómeno de Raynaud o el edema de las manos es la única sintomatología, su diferenciación de otras etiologías puede ser difícil, siendo de utilidad la capilaroscopia del pliegue proximal ungueal (observándose zonas con proliferación capilar y megacapilares alternando con zonas avasculares), así como la búsqueda de los autoanticuerpos específicos, principalmente los anticentrómeros; la positividad de algunos de estos es sugestiva de este padecimiento. También el diagnóstico es un reto para el clínico en aquellos pacientes en quienes la sintomatología inicial o predominante es en la esfera articular, pulmonar o gastrointestinal, no siendo raro que sean diagnosticados equivocadamente como cuadros de artritis reumatoide, fibrosis pulmonar idiopática y otros.

Como ha sido señalado, la importante similitud de algunas manifestaciones clínicas entre los padecimientos de este grupo originó que un comité de la Asociación Americana de Reumatología (actualmente Colegio Americano de Reumatología; ACR) diseñara una serie de criterios preliminares para la clasificación de la esclerosis generalizada progresiva **(cuadro 18.3.2)**.

La esclerodermia proximal es el único criterio mayor para la clasificación de la esclerosis sistémica. El criterio mayor, así como dos o más criterios menores, representan una sensibilidad de 97% y especificidad de 98% contra pacientes con lupus eritematoso generalizado, polimiositis, dermatomiositis y fenómeno de Raynaud.

Histopatología. En las formas localizadas la biopsia debe tomarse de la zona más indurada, o bien, si existen aún fenómenos inflamatorios se recomienda la biopsia radial con bisturí. En la forma generalizada, ya que hay esclerosis de los dedos, se podrá hacer con sacabocados de 4 mm en el dorso del tercer dedo, sobre la primera falange.

En ambas formas de la enfermedad se observan los cambios en la dermis y en la hipodermis; en un principio hay un infiltrado inflamatorio perivascular y en ocasiones intersticial, superficial y profundo, de predominio linfocitario, que en poco tiempo se hace mixto por la presencia de plasmocitos y de eosinófilos; dicho infiltrado se extiende hacia los tabiques de tejido conjuntivo de la hipodermis y en consecuencia hacia los lóbulos de tejido adiposo; hay necrosis de los adipocitos y su reemplazo por tejido conjuntivo en haces de colágena gruesos, no sólo en la hipodermis, sino también alrededor de los anexos, que con el tiempo desaparecen **(figura 18.3.16)**.

Algunas arteriolas de la dermis profunda y de la hipodermis exhiben sus paredes engrosadas y aun obliteradas. En una etapa ya establecida es posible observar un notable incremento en el contenido de colágena, con el consecuente engrosamiento y esclerosis.

Tratamiento. Ningún fármaco o terapéutica ha demostrado modificar la historia natural de la enfermedad, incluyendo retardar la afección visceral o la fibrosis cutánea y disminuir la morbimortalidad. Existen múltiples publicaciones de la posible utilidad de diversos tratamientos, sin embargo la mayoría con defectos evidentes en sus diseños.

Los glucocorticoides sistémicos están indicados en las fases inflamatorias del padecimiento, tal es el caso de la artritis, miositis, tendinitis, alveolitis y la etapa edematosa de la piel. Las dosis utilizadas varían: 5 a 10 mg al día para las manifestaciones articulares o cutáneas y 0.5 a 1 mg/kg/día en miositis y alveolitis. En esta última también se han utilizado los "pulsos" de metilprednisolona, 1 g al día por tres días, asociada a inmunosupresores del tipo ciclofosfamida intravenosa, 1 g por metro cuadrado de superficie corporal.

Cuadro 18.3.2 Criterios preliminares para la clasificación de la esclerosis generalizada progresiva.

Criterio mayor:

Esclerodermia proximal: engrosamiento, tensión e induración de la piel proximal a las articulaciones metacarpofalángicas, otras partes de las extremidades, la cara, el cuello, el tórax y el abdomen (excluyendo las formas localizadas de esclerodermia).

Criterios menores:

Esclerodactilia: esclerosis limitada a los dedos y ortejos

Microinfartos en los dedos: áreas deprimidas de la piel en la punta de los dedos secundarias a isquemia y no por traumatismo o por otras causas exógenas.

Fibrosis pulmonar basal bilateral: patrón reticular bilateral de predominio basal (telerradiografía de tórax con imagen de "panal de abejas").

Algunos investigadores han señalado la relación entre el desarrollo de la crisis renal y la utilización de los glucocorticoides. Es aquí en donde la D-penicilamina tiene un efecto benéfico.

La D-penicilamina es el medicamento más utilizado desde la década de los 70, basado en las observaciones publicadas de su capacidad para disminuir la fibrosis cutánea y mejoría en algunos parámetros del daño pulmonar e incremento en la sobrevida, utilizada en dosis de 750 a 1 000 mg diarios, por meses o años. Su mecanismo de acción es la disminución en la formación de los enlaces cruzados en las fibras de colágena.

Sin embargo, recientemente ha sido reconocida la mínima o nula eficacia de este fármaco en la afección visceral y cutánea, la clase funcional y la sobrevida, ya sea utilizado en dosis de 1 g al día o 125 mg cada 48 horas. Los efectos colaterales se presentan en un tercio de los pacientes, especialmente gastrointestinales y, con menor incidencia, pero con mayor gravedad, las anormalidades hematológicas (leucopenia, agranulocitosis), renales (síndrome nefrótico, hematuria) y el desarrollo de padecimientos autoinmunes: pénfigo vulgar, penfigoide, lupus eritematoso generalizado, miastenia gravis y otros. Por la falta de eficacia y los efectos secundarios, algunos expertos lo han retirado de su arsenal terapéutico.

Los inmunosupresores, incluyendo clorambucil, 5-fluoracilo, azatioprina, no han demostrado su eficacia. Como se ha señalado en líneas anteriores, la ciclofosfamida por vía oral o en "pulsos" intravenosos, asociada con los glucocorticoides, ha sido de utilidad en algunos enfermos con alveolitis o miositis. También la ciclosporina ha mejorado la esclerosis cutánea, sin embargo los efectos adversos, en especial la nefropatía, han limitado su uso.

Existen escasos informes del beneficio potencial del metotrexato semanal, en dosis de 7.5 a 15 mg. Sin embargo, aún se requiere un mayor número de estudios que confirmen su benefi-

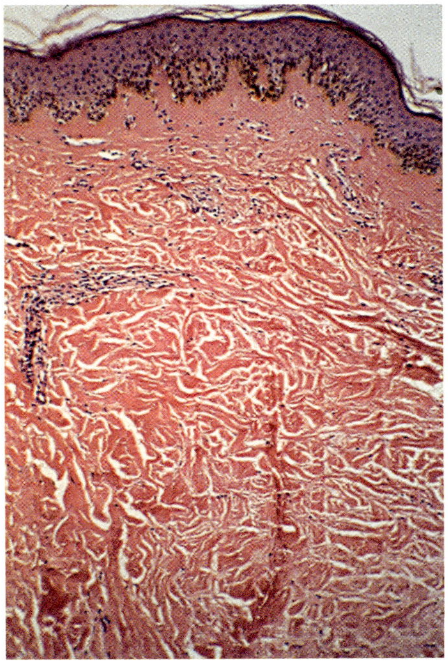

Fig. 18.3.16.Histopatología de la esclerodermia: se han perdido los anexos y el tejido adiposo de la hipodermis ha sido sustituido por tejido conjuntivo, los haces de colágena son gruesos y el infiltrado inflamatorio linfoplasmocitario de las fases tempranas ha remitido.

cio. De manera similar, la eficacia de la fotoféresis es cuestionada por múltiples investigadores.

El interferón gamma ha sido de utilidad en la esclerosis de la piel, pero con un efecto deletéreo en las manifestaciones vasculares. Una promesa terapéutica es la relaxina recombinante humana, la cual ha sido eficaz en las manifestaciones cutáneas, pulmonares y en la clase funcional de los enfermos: se requiere de la confirmación de estos estudios.

El tratamiento del fenómeno de Raynaud incluye la protección con la ropa adecuada, suspender el tabaquismo, disminuir la tensión y la utilización de diversos fármacos: calcio-antagonistas (nifedipina, felodipina, diltiazem, etc.), inhibidores de la enzima convertidora de la angiotensina (captopril), antagonistas alfaadrenérgicos (prazosin), antagonistas de los receptores S2-serotonérgicos (ketanserina). En casos refractarios, o con grave isquemia digital, se ha utilizado simpatectomía o la infusión intravenosa de análogos estables de la prostaciclina (iloprost). La cisaprida y metoclorpramida pueden disminuir la disfagia y el reflujo gastroesofágico. Los antibióticos por vía oral están indicados en caso de síndrome de malabsorción secundario a sobrecrecimiento bacteriano en las asas intestinales.

Pronóstico. Como ha sido mencionado en líneas anteriores, ningún medicamento ha logrado modificar la historia natural de esta enfermedad, por lo que la morbimortalidad sigue siendo elevada, aproximadamente 30 a 40% de sobrevida a diez años, lo cual contrasta en forma notable con la mejoría en las tasas de sobrevida alcanzada en otros padecimientos de este grupo de enfermedades, con los diferentes esquemas terapéuticos utilizados.

18.4 Enfermedad mixta del tejido conjuntivo o enfermedad de Sharp

En 1972, Sharp y colaboradores utilizaron el término de enfermedad mixta del tejido conjuntivo para denominar a un grupo de pacientes con manifestaciones clínicas de lupus eritematoso, artritis reumatoide, esclerodermia y polimiositis, asociado con la presencia de títulos elevados de anticuerpos antinucleares con un patrón moteado y autoanticuerpos contra un antígeno nuclear sensible a la ribonucleasa (ribonucleoproteína), con un pronóstico favorable, debido a la escasa incidencia de afección o daño grave a órganos vitales, particularmente riñón y sistema nervioso, y con buena respuesta a la terapéutica con glucocorticoides sistémicos.

Desde su descripción, esta enfermedad ha sido motivo de controversia; algunos autores niegan su existencia y la consideran como una etapa de "transición" para algunos pacientes, los que finalmente desarrollarán las características definidas de otros padecimientos (esclerodermia, lupus eritematoso, etcétera), mientras que la mayoría de los investigadores la han aceptado como una entidad nosológica.

Indudablemente que existe una predisposición genética para este padecimiento; la mayoría de los estudios han mostrado una asociación con el antígeno HLA-DR4.

Las manifestaciones clínicas más frecuentes son las artralgias, artritis severa, no rara vez deformante y erosiva, edema de las manos y los dedos, fenómeno de Raynaud y, con menor frecuencia, mialgias o miositis, que asociadas a la artropatía, pueden ser la causa principal de discapacidad, con una clase funcional III a IV (limitado a una silla de ruedas o la cama). Aunque inicialmente el involucramiento de órganos vitales no fue una característica en estos enfermos, en la actualidad es aceptado que cualquier órgano o sistema puede ser afectado, incluso con un daño grave o mortal.

La participación pulmonar, ya sea con una neumonitis intersticial o hipertensión pulmonar, se ha informado en más de la mitad de los casos en las últimas series publicadas. Asimismo, no es rara la glomerulonefritis, especialmente del tipo membranoso y en ocasiones la proliferativa. El daño neurológico puede manifestarse a través de diferentes cuadros clínicos, incluyendo meningitis aséptica, neuropatías de los pares craneales o periféricas. El espectro de manifestaciones incluye: síndrome febril, hepatoesplenomegalia, adenopatías generalizadas, serositis, perforación del tabique nasal. Las lesiones cutáneas observadas son, entre otras, el eritema malar, el lupus eritematoso discoide, el eritema en "heliotropo", fotosensibilidad, alopecia, esclerodactilia y calcinosis.

Las anormalidades serológicas incluyen la presencia de anticuerpos antinucleares con un patrón moteado, con títulos elevados, frecuentemente mayores a 10,000. Son característicos la presencia de niveles séricos elevados de autoanticuerpos contra la ribonucleoproteína U 1 RNP, los cuales pueden estar presentes en pacientes con lupus eritematoso, pero habitualmente con títulos bajos. Además, el isotipo de inmunoglobulinas y el epítope reconocidos son diferentes entre la enfermedad mixta del tejido conjuntivo y el lupus eritematoso. El factor reumatoide y los autoanticuerpos contra el antígeno Ro se detectan en la mitad de los casos. Rara vez existen autoanticuerpos contra el ADN o el antígeno Sm.

Se han publicado diferentes criterios de clasificación, incluyendo los de Alarcón-Segovia y Villarreal, que son los más utilizados: edema de las manos, artritis, miositis, fenómeno de Raynaud, esclerodactilia, asociados a la presencia de autoanticuerpos antiRNP con título de > 1: 1 600 (hemaglutinación). La presencia de artritis o miositis, más otras dos manifestaciones y los autoanticuerpos antiRNP, son los criterios necesarios para la clasificación de un paciente.

El **tratamiento** deberá efectuarse sobre la base del tipo y gravedad de la afección. En algunos enfermos la utilización de antiinflamatorios y la cloroquina puede ser suficiente; mientras que en los casos con daño a órganos vitales deberán utilizarse los glucocorticoides por vía general (oral o en forma de pulsos), asociados a inmunosupresores del tipo de la ciclofosfamida IV mensual, o del metotrexato semanal, o la azatioprina. El pronóstico para estos enfermos varía y en general no es tan favorable como inicialmente se consideró.

Lecturas recomendadas

1. Bohan A, Peter JB. Polymyositis and dermatomyositis. N Eng J Med 1975;292:344-347 (first part); 403-407 (second part).
2. Bombardier C, Gladman D, Urowitz MB, et al. Derivation of the SLEDAI. A disease activity index for lupus patients. Arthritis Rheum 1992;35:630-640.
3. Castellanos G, Gil-Beristain J, Magaña M. Lupus eritematoso tumido. Actas Dermatol & Dermatopatol [Mex] 2008;8:13-17.
4. Churg J, Bernstein J, Glasock RJ. Lupus nefritis. En: Churg J, Bernstein J, Glassock RJ (eds.). Renal diseases. Classification and atlas of glomerular diseases. New York: Igaku-Shoin; 1995. Citado en: Berden JHM. Lupus nefritis. Kid Internat 1997;52:538-558.
5. Costner MI, Sontheimer RD: Lupus erythematosus. En: Wolff K, Goldsmith LA, Katz SI, et al (eds.). Fitzpatrick's Dermatology in general medicine 7th. Ed. New York: McGraw-Hill; 2008. p. 1515-1535.
6. Denton CP, Black CM. Scleroderma (systemic sclerosis). En: Wolff K, Goldsmith LA, Katz SI, et al (eds.). Fitzpatrick's Dermatology in general medicine 7th. Ed. New York: McGraw-Hill; 2008. p. 1553-1562.
7. Dubois EL. Differential diagnosis, criteria for diagnosis and classification of systemic lupus erythematosus. En: Dubois EL (ed.). Lupus erythematosus. 2nd ed. Los Angeles, Ca.: University of Southern California Press; 1974. p. 525-533.
8. Gladman D, Glinzler E, Goldsmith C, et al. The development and initial validation of the Systemic Lupus International Collaborating Clinics/ American College of Rheumatology Damage index for systemic lupus erythematosus. Arthritis Rheum 1996;39:363-369.
9. Guzmán J, Cardiel MH, Arce Salinas, et al. Measurement of disease activity in systemic lupus erithematosus. Prospective validation of 3 clinical indices. J Rheumatol 1992;19:1551-1558.
10. Lahita RG. Systemic lupus erithematosus. En: Lahita RG, Cheorazzi N, Reeves WH (eds.). Textbook of the autoimmune diseases. Philadelphia: Lippincott, Williams & Wilkins; 2000.
11. Masi AT, Rodnan GP, Medsger TA, et al. Preliminary criteria for the classification of systemic sclerosis (scleroderma). Arthritis Rheum 1980;23:581-590.
12. Medsger TA. Systemic sclerosis (scleroderma), localized forms of scleroderma, and calcinosis. En: McCarty DJ, Koopman WJ (eds.). Arthritis and allied conditions. 12th ed. Philadelphia: Lea & Febiger; 1993. p. 1253-1292.
13. Miller FW. Classification and prognosis of inflammatory muscle disease. Rheumatic Dis Clin North Am 1994;20:811-826.
14. Petty RE, Cassidy JT. Systemic lupus erithematosus. En: Cassidy JT, Petty RE (eds.). Textbook of pediatric rheumatology. 4th ed. Philadelphia, W.B. Saunders Company; 2001. p. 396-449.
15. Ramos-Niembro F. Enfermedades reumáticas. Criterios y diagnóstico. México: McGraw-Hill Interamericana; 1999.
16. Rider LG, Targoff IN. Muscle diseases. En: Lahita RG, Cheorazzi N, Reeves WH (eds.). Textbook of the autoimmune diseases. Philadelphia: Lippincott, Williams & Wilkins; 2000. p. 429-474.
17. Sarmiento M, Magaña M. Lupus eritematoso ampolloso. Actas Dermatol & Dermatopatol [Mex] 2008;8:23-25.
18. Smith MD. Scleroderma. En: Lahita RG, Cheorazzi N, Reeves WH (eds.). Textbook of the autoimmune diseases, Philadelphia: Lippincott, Williams & Wilkins; 2000. p. 557-567.
19. Sontheimer RD, Costner MI: Dermatomiositis. En: Wolff K, Goldsmith LA, Katz SI, et al (eds.): Fitzpatrick's Dermatology in general medicine 7th. Ed. New York: McGraw-Hill; 2008. p. 1536-1553.
20. Tan EM, Cohen AS, Fries J, et al. The 1982 revised criteria for the classification of systemic lupus erythematosus. Arthritis Rheum 1982;25:1271-1277.
21. Targoff IN. Polymyositis and dermatomyositis in adults. En: Maddison PJ, Isenberg DA, Woo P, et al. (eds.). Oxford Textbook of rheumatology, vol 2; Oxford: Oxford Medical Publications; 1993. p. 794-821.

Capítulo

19

Enfermedades proliferativas o tumores

Sección III

Contenido

En este capítulo revisaremos de manera breve y concisa aquellas enfermedades proliferativas más comunes en dermatología. Éstas se han organizado de acuerdo con su histogénesis o diferenciación celular: melanocítica, epitelial, linfoide, vascular, neural, etcétera. Aunque tal organización no sea muy objetiva clínicamente, es la más lógica y aceptada hoy en día por clínicos y patólogos.

El universo de las enfermedades proliferativas de la piel es mucho mayor que lo presentado aquí; por las razones expuestas en el Prefacio, no se revisan otros temas, como los tumores de los anexos o las proliferaciones de histiocitos o de mastocitos; sólo una proporción menor de los linfomas es incluida, por lo que el lector interesado podrá acudir a las citas recomendadas al final del capítulo.

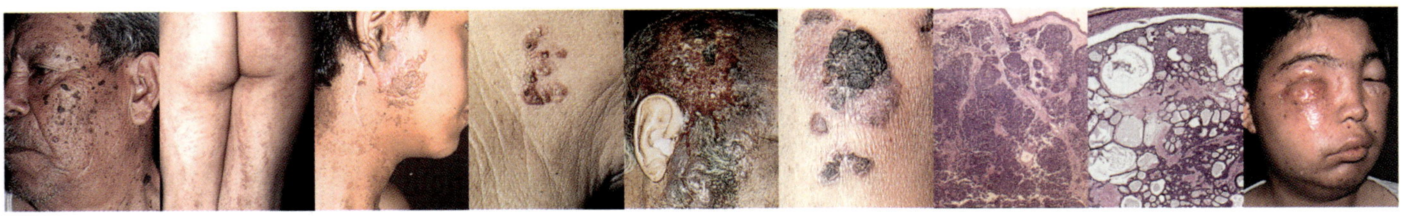

Definición de términos

Hemos decidido utilizar en la denominación de este capítulo el término *proliferativas* porque es más genérico y descriptivo, ya que la nomenclatura y clasificación de estas enfermedades, aun en el presente, continúa siendo motivo de discusión y desacuerdo, tanto entre clínicos como entre patólogos.

Clínicamente, las enfermedades *proliferativas* de la piel se manifiestan como manchas, úlceras, placas, pápulas, nódulos, masas tumorales y la combinación de éstos (el término "neoformación" empleado por algunos es inadecuado semiológicamente). Su estructura histopatológica puede ser también muy variada, pues hay hiperplasias, hamartomas, teratomas, coristomas y neoplasias benignas y malignas.

Por ejemplo: los nevos melanocíticos adquiridos son neoplasias benignas y los nevos melanocíticos congénitos son hamartomas. El sarcoma de Kaposi no es un sarcoma, sino una hiperplasia multicéntrica.

Tumor. Proviene del latín y significa: "hinchazón o bulto que se forma anormalmente en alguna parte del cuerpo del animal" (Diccionario de la Lengua Española).

En consecuencia, tendríamos que pasar a definir otros términos como neoplasia, porque cobra una gran importancia el identificar un *tumor neoplásico*. Pero también existen tumores hamartomatosos, tumores que son hiperplasias, que ameritan ser revisados en cuanto a sus definiciones.

Neoplasia o tumor neoplásico. Es una de la definiciones más difíciles de establecer; existen muchas, una de las más citadas (y ya clásica, 1952) es la de Willis: "Neoplasia es una masa anormal de tejido, cuyo crecimiento excede y no se coordina con aquel del tejido normal y persiste de la misma manera excesiva después de que ha cesado el estímulo que la originó". Es bien aceptada en múltiples textos de patología.

Nosotros preferimos la definición de Pérez-Tamayo (1985): "Neoplasia es un crecimiento nuevo y anormal de tejido con tres características particulares: está fuera de control, no tiene un límite esperado y es agresivo para el huésped." Por ejemplo, el melanoma, el carcinoma basocelular o el angiosarcoma de la piel cabelluda.

Existen *neoplasias benignas* en las que precisamente esas tres características particulares de la definición citada no se cumplen. Por ejemplo, el nevo adquirido, el tricoblastoma o el hemangioma nucal de Unna. Éstas son precisamente las contrapartes benignas de aquellas.

Hiperplasia es un crecimiento nuevo y de aspecto similar al tejido normal, capaz de involucionar al cesar el estímulo que lo originó. Por ejemplo, las verrugas (virales).

Hamartoma es un crecimiento focal de células y elementos propios del órgano en que se encuentran, pero mal organizados y, por lo mismo, no reproducen la arquitectura normal de ese órgano. Por ejemplo, el nevo sebáceo de Jadassohn.

Coristomas son células o tejidos normales situados en una región anatómica anormal. Por ejemplo, el quiste ciliar cutáneo.

Nevo. La raíz de esta plabra es: *–gna* del sánscrito, y *–gen* del latín; que básicamente se refieren al nacimiento. También se le ha dado el significado de "mancha materna", que no nos dice gran cosa. Otra definición de *nevo* es: "Cualquier cosa sobrante, anormal o faltante relacionada con la concepción, la gestación, o el desarrollo posnatal, que surge de defectos, alteraciones o restos heredables embriogénicos."

En nuestra lengua se usa popularmente la palabra "lunar" como su equivalente, que deriva de Luna (porque se consideraba como influjo de este astro), y se define como "pequeña mancha en el rostro u otra parte del cuerpo, producida por una acumulación de pigmento en la piel."

Técnicamente la definición que a juicio nuestro es más aceptable es la que Pinkus y Mehregan (1981) propusieron en su texto, *A guide to dermatohistopathology*: "Nevo es una malformación estable y circunscrita de la piel, no debida a causas externas y por lo tanto considerada como de origen congénito. Consiste en un exceso local de uno o varios de los constituyentes maduros y normales del órgano piel."

Esta definición nos lleva a reconocer que existen nevos de todo tipo: de melanocitos, de queratinocitos, de adipocitos, de miocitos, de vasos sanguíneos, de glándulas sebáceas y ecrinas, de folículos pilosos, de tejido conjuntivo, etcétera. En efecto, así es realmente y en la práctica reconocemos estas lesiones y hacemos los respectivos diagnósticos: nevos melanocíticos, nevos epidérmicos, nevos vasculares o hemangiomas, y otros; son entidades benignas. En otras palabras, el término nevo en el diagnóstico y denominación de una enfermedad lleva implícito que tal enfermedad es benigna, en el sentido clásico con que se usa en patología general, es decir que, aunque sea un crecimiento anormal de tejido, no es incontrolable, no crece indefinidamente y su agresividad es poca o nula para el individuo.

No obstante, un nevo puede condicionar graves problemas estéticos y funcionales en el sujeto, por no mencionar la calidad de vida tan pobre e irremediable que le puede conferir al paciente. Un solo ejemplo: el nevo epidérmico verrugoso que está asociado con alteraciones esqueléticas y neurológicas.

Etiopatogenia. Desde luego, la causa de las enfermedades proliferativas de la piel no se conoce. En cuanto a su patogenia, es posible decir que, además de los factores genéticos inherentes a la célula neoplásica, existen factores ambientales que pueden ser determinantes en estas enfermedades: las radiaciones solar y X, los virus y el arsénico.

La radiación solar, específicamente la porción de rayos ultravioleta (de onda corta 200 a 280 nm, medianas 280 a 320 nm y largas 320 a 400 nm) dentro del espectro fotobiológico, es capaz no sólo de estimular la producción de pigmento por los melanocitos, sino también de provocar daño a la molécula de ADN, generando alteraciones como los dímeros de pirimidina, que en condiciones normales son reparadas por mecanismos enzimáticos efectivos, pero que llegado el momento fallan y se genera una clona neoplásica. Este mecanismo de daño celular afecta no sólo al melanocito, sino también al queratinocito.

Otro factor muy importante es el que desempeñan los virus, en particular los virus del papiloma humano (VPH) y los herpesvirus (HV) como el virus de Epstein-Barr (VEB), demostrados ya en neoplasias de queratinocitos epidérmicos y de los anexos, en células endoteliales y en células linfocíticas, todas propias de la piel, generando así carcinomas, angiosarcomas y linfomas primarios de la piel.

19.1 Proliferaciones de melanocitos

Conceptos clave

- Las proliferaciones de melanocitos representan la alteración más común en la patología cutánea.
- Pueden ser proliferaciones benignas, como los lentigos simples y los nevos, o bien, proliferaciones malignas como el melanoma.
- El lentigo simple puede presentarse en forma aislada o como lesiones múltiples (lentiginosis) en asociación con diversos síndromes.
- Los nevos pueden ser congénitos (hasta en 1% de la población) o adquiridos. Estos últimos existen en todo ser humano en número de 50, como promedio. Se presentan con mayor frecuencia en la piel del tronco y en las raíces de los miembros.
- Los nevos congénitos son de dos tipos: el tipo I es una lesión única, localizada y superficial; el tipo II se presenta con lesiones múltiples, generalizadas y profundas. Son precursores del melanoma.
- Los nevos adquiridos son de diversos tipos; los más comunes son los siguientes: Unna, Miescher, Spitz y Clark; este último es, en algunos sujetos, precursor del melanoma.
- Debido a su naturaleza benigna los nevos adquiridos no requieren tratamiento médico-quirúrgico. Su extirpación puede hacerse obedeciendo a razones meramente estéticas.

Al momento actual está bien aclarado que es el melanocito, en sus múltiples formas microscópicas de expresión, la célula responsable de todas las proliferaciones aquí estudiadas. Términos como "nevocitos" o "célula névica" han quedado en la historia.

Se reconocen por lo menos 11 tipos citológicos de melanocito: el redondo pequeño y grande, el oval, el pagetoide, el fusiforme, el ondulado, el globoso, el poligonal, el multinucleado, el dendrítico y el pseudosebocítico. Los benignos se distinguen de los malignos por sus cambios nucleares.

Las proliferaciones de melanocitos pueden ser benignas o malignas; también existen las asociaciones de ambas en una lesión determinada. Las proliferaciones benignas incluyen al lentigo simple y al amplio grupo de los nevos.

La mancha café con leche se estudia tradicionalmente en este capítulo debido a su aspecto clínico, aun cuando en su estructura microscópica no existe una proliferación de melanocitos.

Las proliferaciones malignas se conocen bajo el término *melanoma*, o melanoma maligno, calificativo innecesario porque no hay melanoma benigno.

Las efélides, o "pecas", que surgen en la cara desde la niñez en las personas de piel blanca no son proliferaciones de melanocitos, sino sólo áreas con aumento del pigmento.

Otro tipo de lesiones hiperpigmentadas, como las efélides y el nevo de Becker, son revisadas en otros apartados (trastornos del pigmento y nevos epidérmicos), ya que en ellas no hay proliferación de melanocitos, sólo aumento de la melanina.

Mancha café con leche

Definición. Con el término de mancha café con leche (MCL) nos referimos a una zona de hiperpigmentación circunscrita de la piel, usualmente presente al nacimiento, condicionada por un incremento en la producción de melanina y un leve aumento del número de melanocitos en el estrato basal de la epidermis por unidad de área.

Caracteres clínicos. Usualmente está presente al nacimiento, aunque ocasionalmente (como en la neurofibromatosis de Von Recklinghausen tipo I) pueden surgir nuevas manchas durante la vida extrauterina. No hay predominio por algún sexo y su topografía puede ser en cualquier parte del cuerpo **(figura 19.1.1)**.

Es de formas diversas y sus dimensiones son también muy variables, desde milímetros hasta abarcar todo un segmento anatómico, como el tronco (la "gran mancha melanótica"), pero característicamente sus límites son precisos y su color es uniforme dentro de la misma mancha, color que varía de persona a persona dependiendo de la tonalidad de su piel, precisamente como el café con leche, que varía de color dependiendo de las proporciones de uno y otra.

Está presente en número menor de 6 hasta en 10 a 20% de los seres humanos normales; al encontrar 6 o más MCL, debemos pensar en la posibilidad diagnóstica de la neurofibromatosis. En esta enfermedad las MCL son menores de 15 mm en prepúberes y mayores de 15 mm en pospúberes.

Además de su presencia en la neurofibromatosis, se observan MCL en otras entidades, como el síndrome de Albright, que incluye displasia fibrosa poliostótica, trastornos endocrinos, precocidad sexual y del desarrollo somático; el síndrome de *NAME*: Nevos, mixoma *A*trial, neurofibroma *M*ixoide, *E*félides; el síndrome de Watson: MCL con estenosis de la pulmonar y baja inteligencia.

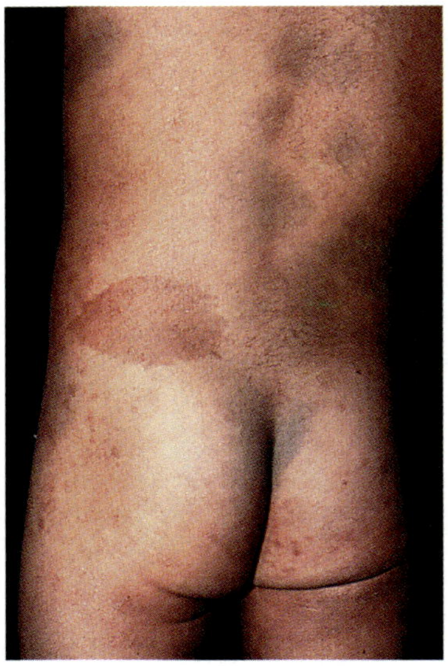

Fig. 19.1.1 Este niño exhibe dos ejemplos de lesiones melanocíticas: su amplia y multifocal mancha mongólica (persistente porque ya es mayor de 2 años de edad) y una mancha café con leche.

Histopatología. Los cambios son muy sutiles, aunque en realidad existe incremento del pigmento melánico con número normal de melanocitos; esto es difícil de valorar y algunos expertos consideran que no puede tomarse como criterio diagnóstico, sino recurrir a otros más constantes, como son la hipermelanosis y la presencia de macromelanosomas, que son un tipo de autofagolisosomas que representan la fusión de autofagosomas que contienen melanina y lisosomas.

Tratamiento. No es necesario en las personas normales que presentan menos de 6 MCL y que no están en sitios anatómicos que impliquen un defecto estético. Cuando así sea, es factible su eliminación con el rayo láser. En las personas con alguno de los síndromes mencionados, las alteraciones en otros órganos o sistemas pueden ser tan importantes que pensar en eliminar las MCL viene a ser de una relevancia muy secundaria.

Las MCL pueden medir más de 20 cm.

Lentigo simple

Definición. El lentigo simple (LS) es la proliferación adquirida, es decir, no presente al nacimiento, benigna, de melanocitos, los cuales se disponen en unidades aisladas en el estrato basal de la epidermis y clínicamente se presentan como manchas hiperpigmentadas, ovales o circulares, de pocos milímetros hasta varios centímetros de diámetro.

Caracteres clínicos. Se presenta desde la niñez en ambos sexos, como una o múltiples manchas de pocos milímetros, excepcionalmente mayores de 1 cm, en la piel de la cara y del tórax. Son particularmente comunes en las personas adultas de piel blanca **(figura 19.1.2)**.

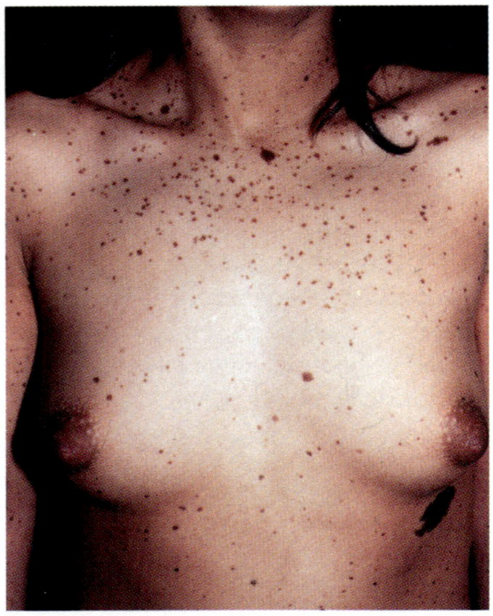

Fig. 19.1.2 Mujer joven con síndrome de LEOPARD, son evidentes los múltiples lentigos simples; coexisten cuatro nevos: en las zonas claviculares, hueco supraesternal y pliegue submamario izquierdo.

Son de forma irregularmente oval o circular, pero la distribución del pigmento dentro de la mancha en particular es uniforme y los límites con la piel sana son precisos.

En la edad pediátrica pueden observarse, pero generalmente esto sucede en asociación con alteraciones en otros órganos o sistemas, constituyendo síndromes. Algunos de éstos son: el síndrome de LEOPARD, que es el acrónimo acuñado para describir la asociación de *L*entiginosis, alteraciones en el *E*lectrocardiograma, hipertelorismo *O*cular, estenosis de la arteria *P*ulmonar, *A*normalidades de los genitales, *R*etraso en el crecimiento y *D*eafness o sordera.

Otro síndrome es el de LAMB, acrónimo que señala *L*entiginosis, mixoma *A*trial, *M*ixomas mucocutáneos, *B*lue nevi o nevos azules.

Este síndrome de LAMB y el anteriormente citado NAME, están ahora incluidos dentro del complejo de Carney, trastorno autosómico dominante que se presenta también con lentiginosis, pero además con múltiples nevos azules epitelioides y schwanomas pigmentados; con cierta frecuencia se desarrollan mixomas de la piel, del corazón y de la glándula mamaria. Este complejo se considera actualmente una forma de neoplasia endocrina múltiple (MEN), en la que las alteraciones endocrinas y los tumores son caracteres comunes, en particular los adenomas pituitarios, tumores de ovarios, de testículos (de Sertoli) y enfermedad adrenocortical nodular pigmentada. Los genes responsables del complejo de Carney se han mapeado en 2p16 y 17q22-24.

El síndrome de DANOFF: Displasia micronodular suprarrenal, lentiginosis, mixoma atrial, tumores de células fusiformes.

Histopatología. Como la definición lo señala, existe un número incrementado de melanocitos en unidades aisladas, morfológicamente normales, en el estrato basal de la epidermis, en asociación con hipermelanosis.

Diagnóstico. Se hace clínicamente; en caso de duda, se podrá recurrir a la biopsia. Se debe diferenciar del lentigo solar y del melanoma en fase temprana, o de mancha: lentigo maligno, o melanoma lentiginoso, o melanoma *in situ*.

Tratamiento. Una vez establecido el diagnóstico de lentigo simple, el tratamiento no es necesario, pues se trata de una lesión benigna; por otro lado, lo usual es que se presente como numerosas manchas y, por lo mismo, su eliminación no resulta práctica, ni útil. Además, estéticamente son bien aceptadas, excepto cuando se trata de alguno de los síndromes descritos.

Las lentiginosis son, por lo tanto, marcadores de enfermedad generalizada y se deberá prestar especial atención a las manifestaciones cardiovasculares.

Nevos melanocíticos

Definición. Los nevos melanocíticos, comúnmente conocidos como "lunares", son proliferaciones (ya sea hamartomas o neoplasias benignas) de melanocitos, que se presentan como manchas o pápulas, nódulos, o bien como placas de diversos tamaños y formas; pueden estar presentes al nacimiento o bien surgir más tardíamente. Es un requisito *sine qua non* microscópicamente la presencia de nidos de melanocitos **(figura 19.1.3 a 19.1.31)**.

Como ya ha quedado señalado en la introducción del presente capítulo, en la patología cutánea existen nevos de diversas estirpes celulares (epiteliales, vasculares, lipomatosos, etcétera); no obstante, se acepta ampliamente que, al hacer uso del término nevo de manera aislada, se da por entendido que se hace referencia al nevo melanocítico.

Aunque los nevos melanocíticos no figuran como uno de los motivos de consulta más frecuentes en las instituciones, sí lo son en la práctica privada y constituyen la anormalidad de la piel más frecuente en el ser humano, al grado de que cada persona, como promedio, presenta entre 10 y 50 nevos adquiridos. El nevo congénito se presenta con una frecuencia de 1%.

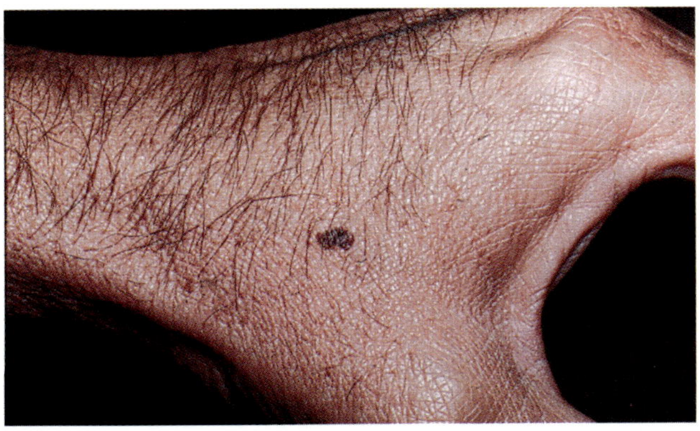

Fig. 19.1.3 Nevo melanocítico adquirido en el dorso de la mano; es una mancha, pero sólo al microscopio podremos asegurar si es de unión o compuesto. Aquellos nevos totalmente intradérmicos por lo general ya hacen la silueta característica que permite su identificación precisa.

Los nevos melanocíticos pueden estudiarse en tres grandes apartados: congénitos, adquiridos y del grupo azul.

Caracteres clínicos. Los nevos adquiridos se muestran como manchas o pápulas, que por regla general no miden más de 6 mm en su eje mayor. En nuestra población usualmente son de color café, más o menos oscuro, según el color de la persona y también los hay del color de la piel normal en el individuo blanco.

Para una mejor comprensión del tema, es conveniente abrir un paréntesis para mostrar la clasificación de los nevos que en nuestra opinión es la más lógica, es reproducible clínica e histopatológicamente y posee implicaciones biológicas de trascendencia.

Los nevos pueden ser estudiados en tres grupos:

1. *Adquiridos.* Son los más frecuentes; todos los tenemos; se reconocen cuatro tipos denominados eponímicamente: de Unna, de Miescher, de Spitz, de Clark.

2. *Congénitos.* Se observan en una de cada 100 personas; se reconocen dos tipos: el I o superficial y el II o profundo.

3. *Grupo del nevo azul.* Así denominado porque exhibe este color en diferentes tonalidades; puede ser congénito o adquirido; hay 4 tipos: nevo azul (común y celular), nevo de Ota, nevo de Ito y la mancha mongólica.

Existe otro grupo, el de los nevos combinados, en que se asocian dos poblaciones de células, pero sólo son identificados al microscopio.

En su historia natural los nevos adquiridos evolucionan por las fases de unión, compuesta e intradérmica, mismas que son reconocibles al microscopio, ya que clínicamente aparecen como mancha o pápula o nódulo.

Nevos adquiridos. Todos los tipos de nevo en este grupo surgen después del primer año de vida y continúan su aparición durante la primera y segunda décadas; a partir de la tercera década, dicha aparición es menor.

Todos los nevos adquiridos progresan de manera natural por las tres fases de: unión-compuesta-intradérmica; lo que se refiere al sitio en que los nidos de melanocitos se sitúan al observarse microscópicamente: la unión dermoepidérmica, dicha unión y la dermis, o totalmente dentro de la dermis, respectivamente **(figura 19.1.4)**.

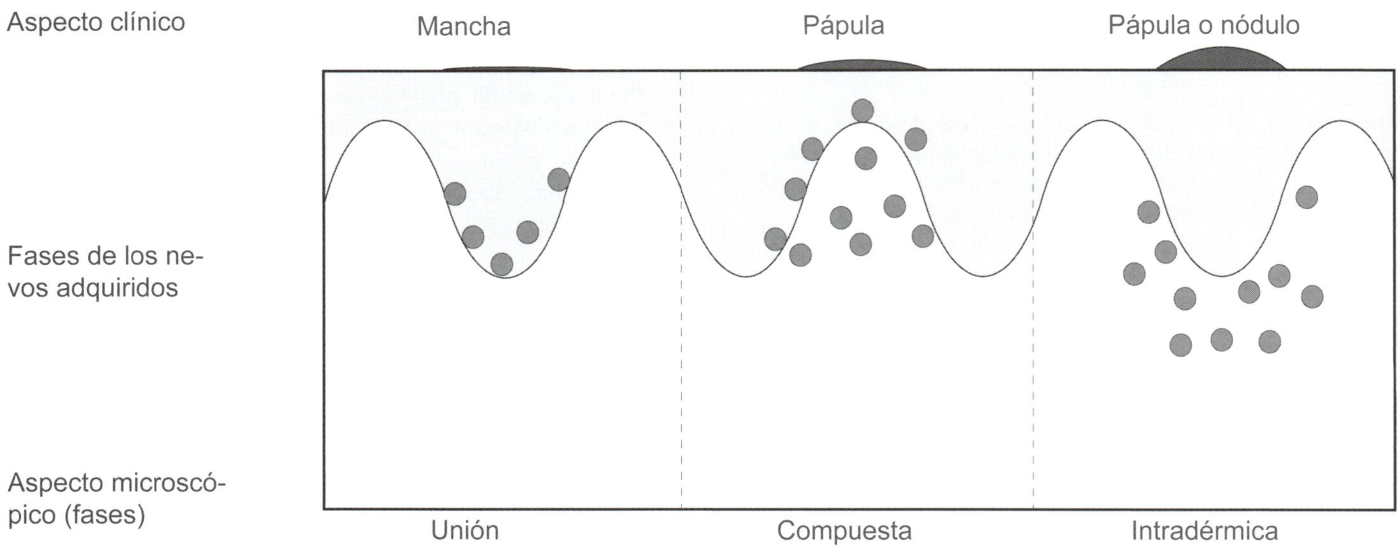

Fig. 19.1.4 Esquema que ilustra las tres fases en la historia natural de los nevos adquiridos: unión, compuesta e intradérmica, concepto histopatológico que se correlaciona con la morfología clínica de mancha y posteriormente de pápula, o bien de nódulo

En la fase de unión, los nevos adquiridos se presentan como manchas circulares u ovales, por lo general no mayores a 6 mm de diámetro, lo que corresponde precisamente a la fase de unión. Con el tiempo, algunos nidos de melanocitos migran a la dermis y por lo mismo el nevo protruye, observándose clínicamente pápula o nódulo, en forma de domo o bien papilado, con o sin pelos. Aún más adelante en la vida del individuo, este proceso continúa y, por lo tanto, es común observar en el adulto viejo nevos con aspecto verrugoso y exofítico (**figura 19.1.5 y 6**).

El nevo de Clark es particularmente común en las personas de piel blanca, por lo que su existencia en ellas no necesariamente significa que exista el riesgo de desarrollar melanoma.

Los cuatro tipos de nevos adquiridos son:

Nevo de Unna (Paul Gerson Unna). Es más frecuente en el tronco, en la piel cabelluda y en el cuello. Son lesiones papulares o nodulares de aspecto verrugoso, papilado, de consistencia blanda, a veces pediculados. No es común en el niño, sino en el adulto **(figura 19.1.5 y 19.1.6)**

Nevo de Miescher (Guido Miescher). Es más frecuente en la cara, principalmente alrededor de la boca. Son lesiones hemisféricas, como domos, muy comunes en nuestra población **(figura 19.1.7)**.

Nevo de Spitz (Sophie Spitz). Anteriormente mal llamado "melanoma juvenil" o "melanoma juvenil benigno", fue descrito por la doctora Spitz en un grupo de pacientes pediátricos. Ella creía que eran melanomas, ya que microscópicamente exhiben cambios atípicos; ahora sabemos que tales cambios fueron mal interpretados y que se trata de una lesión benigna. En realidad no son privativos del niño, también los vemos en el adulto. Son más frecuentes en las extremidades, se presentan como pápulas hemisféricas y con frecuencia un tanto rosadas por su vascularización **(figura 19.1.8)**.

Nevo de Clark (Wallace Clark Jr.). Inicialmente conocido como "lunar B-K" por las iniciales de dos de las familias estudiadas por dicho autor, posteriormente mal llamado "nevo displásico" entre otras múltiples denominaciones poco apropiadas, hasta que se introdujo el epónimo. Es común en el caucásico y poco frecuente

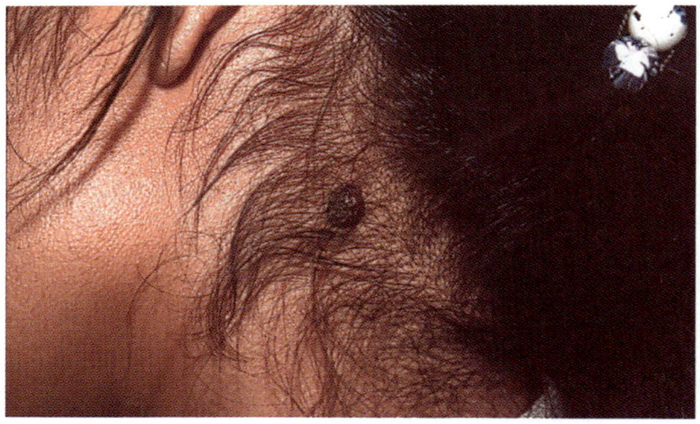

Fig. 19.1.5 Nevo de Unna; pápula exofítica, papilada, blanda, en el cuello.

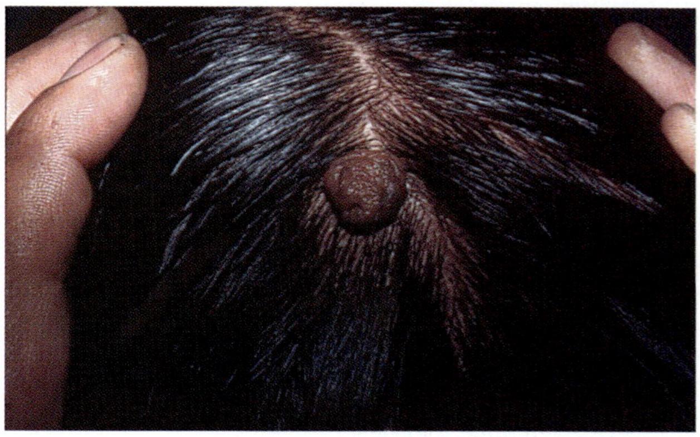

Fig. 19.1.6 Nevo de Unna; nódulo exofítico, papilado y blando en la piel cabelluda.

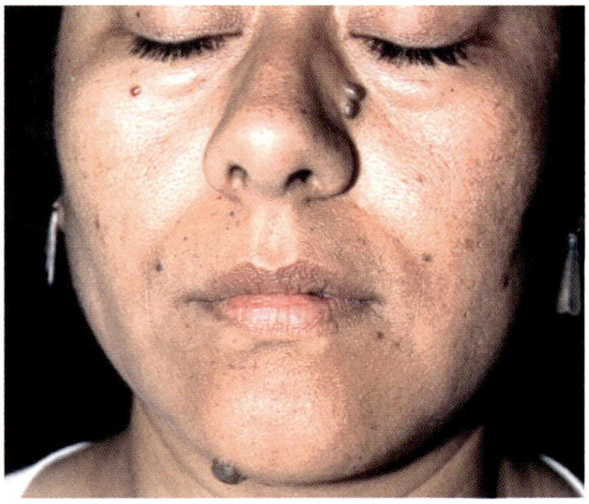

Fig. 19.1.7 Múltiples nevos de Miescher en la cara de esta mujer; adoptan la forma de domo.

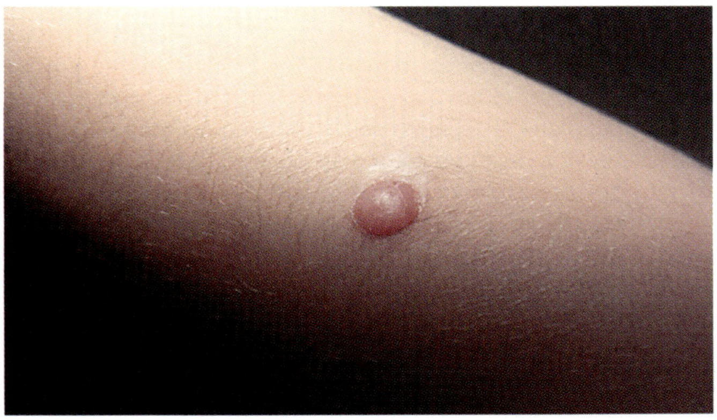

Fig. 19.1.8 Nevo de Spitz (con halo perinévico) en el antebrazo de un niño; el color rosado es común, debido a su vascularización.

en nuestro medio. Generalmente se presenta como múltiples lesiones pigmentadas, en el tronco y raíces de miembros. Su morfología sale un tanto de lo descrito, ya que puede ser mayor de los 6 mm; por lo general es asimétrico, sus bordes pueden no ser precisos, como tampoco la distribución del color, por lo que el sistema ABCD no es aplicable (*vide infra*). Como todo nevo adquirido, en un principio se presenta como mancha; al continuar la evolución natural del nevo (fases compuesta e intradérmica), no siempre hace relieve la totalidad de la lesión, sino sólo la parte central, por lo tanto es posible observar la mancha con un crecimiento papular en su porción central **(figura 19.1.9 y 19.1.10)**.

La denominación de "síndrome de los nevos displásicos" es inadecuada, debido a varias razones: displasia es un término no aceptado ni usado de manera amplia, que fue acuñado para hacer referencia a los cambios atípicos que exhiben las células epiteliales; por lo tanto, no es aplicable en lesiones melanocíticas, menos aún como criterio clínico y, desde luego, improcedente para denominar un síndrome.

Lo que es innegable es la existencia del melanoma familiar, en el que los miembros de estas familias exhiben gran número de nevos de Clark y desarrollan desde jóvenes más de un melanoma, *de novo* y/o en asociación con dichos nevos; el gen

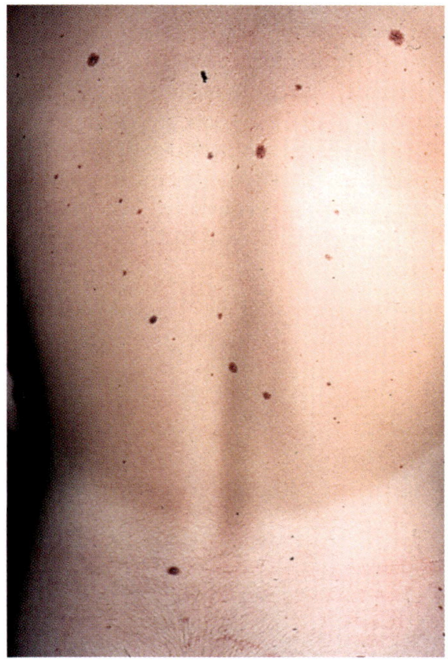

Fig. 19.1.9 Múltiples nevos de Clark, de aspecto usual, en una jovencita de ascendencia caucásica.

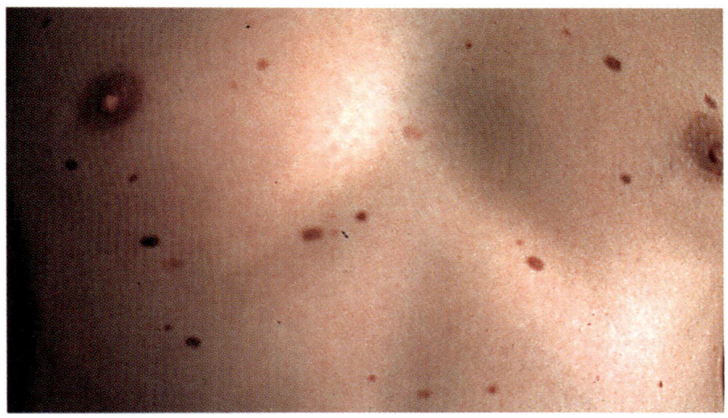

Fig. 19.1.10 Este paciente exhibe múltiples nevos de Clark en el tórax. Obsérvese su asimetría y bordes irregulares, caracteres propios de este tipo de nevo y que pueden simular una lesión maligna.

responsable está en el brazo corto del cromosoma 1, cerca del locus para el Rh sanguíneo. Por lo tanto, el tener nevos de Clark no es un riesgo para desarrollar melanoma; se requiere poseer el gen responsable, aunque hay casos esporádicos. Es un precursor del melanoma.

Los nevos melanocíticos congénitos se presentan en dos formas clínicopatológicas: el tipo I, que es una lesión única, localizada y superficial, y el tipo II, que se caracteriza por lesiones múltiples, generalizadas y profundas.

Nevos congénitos. Por definición, son los que están presentes al nacimiento, aunque también pueden surgir durante el primer año de vida y entonces se denominan congénitos tardíos. Son precursores del melanoma.

Nevo congénito superficial o tipo I. Usualmente es lesión única, mide más de 6 mm de diámetro y puede alcanzar varios centímetros, pero no rebasa el segmento anatómico que ocupa. Es asimétrico; los límites con la piel sana son precisos, pero irregulares; la distribución del pigmento es uniforme; por lo general tiene pelos, lo que no representa signo alguno. Al microscopio, los melanocitos se observan desde la epidermis hasta la dermis profunda, pero no con mayor profundidad (figura 19.1.11 a 19.1.16).

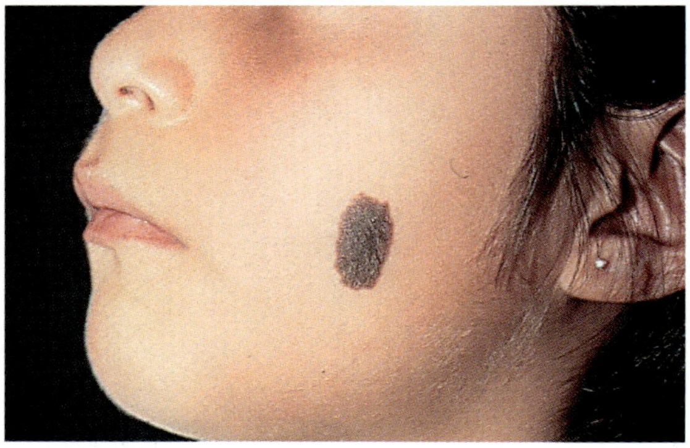

Fig. 19.1.11 Nevo melanocítico congénito tipo I; es mayor de 6 mm.

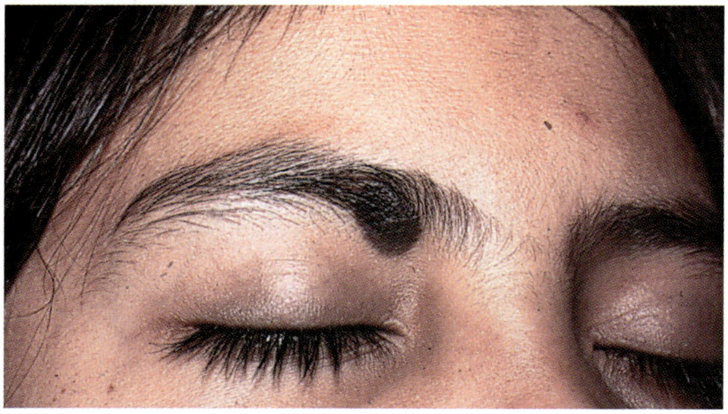

Fig. 19.1.12 Otro ejemplo de nevo congénito tipo I o superficial microscópicamente.

Nevo congénito profundo o tipo II. Generalmente son múltiples lesiones, con una lesión mayor que puede tener la magnitud para involucrar y rebasar el segmento anatómico que ocupa; por ejemplo, un muslo o aun el tronco, por lo que se le ha denominado "en calzón de baño", "en camiseta". Siempre se presenta en asociación con otras múltiples lesiones de menor tamaño (figura 19.1.17 a 19.1.19). Su aspecto es impresionante y como ya se señaló, es un precursor del melanoma maligno, aunque no se sabe con precisión cuál es el porcentaje de probabilidades, es mayor que para el tipo I o superficial

Los nevos del grupo azul, a saber, el de Ota, el de Ito, la mancha mongólica y el azul común y celular exhiben clínicamente este color debido a la presencia intradérmica de sus melanocitos fusiformes entre los haces de colágena.

El grupo del nevo azul se denomina así precisamente porque estos cuatro tipos: el nevo azul (en sus dos formas: común y celular), el nevo de Ota, el nevo de Ito y la mancha mongólica (con sus variantes), reflejan un color azul pizarra, debido a que están constituidos por melanocitos fusiformes que se encuentran entre los haces de colágena, completamente dentro de la dermis; por lo tanto, la melanina no se manifiesta de color café (efecto Tyndall). Los nevos del grupo azul no progresan por las fases de unión-compuesta-intradérmica.

Nevo azul. Presenta dos formas: el común y el celular (éste es un nombre inadecuado porque todas las formas de vida son celulares). El común se denomina así lógicamente porque es más frecuente que el otro; se presenta como una pápula hemisférica, de consistencia muy firme y de color azul oscuro, generalmente en las porciones acrales: dorso de manos y de pies. Aunque puede presentarse en cualquier área. El nevo azul común por lo general surge durante la primera y segunda décadas de vida (figura 19.1.20).

El nevo azul celular generalmente se presenta en la región sacro-lumbar y raramente en otras localizaciones, como una pápula o un nódulo intensamente hiperpigmentado; tal intensi-

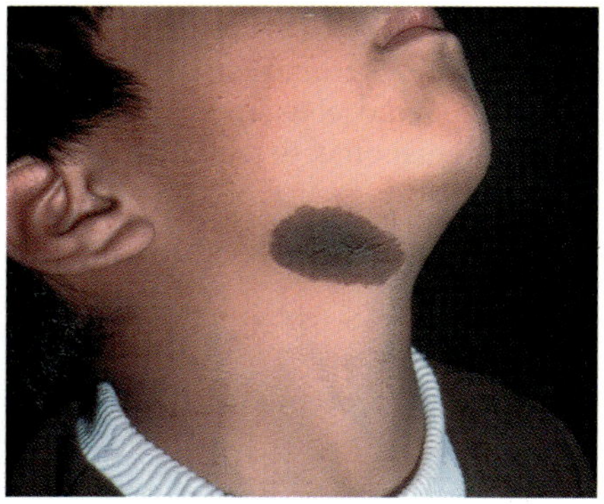

Fig. 19.1.13

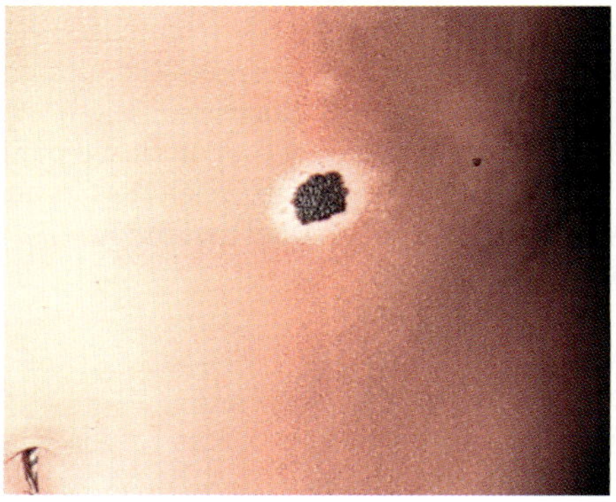

Fig. 19.1.14

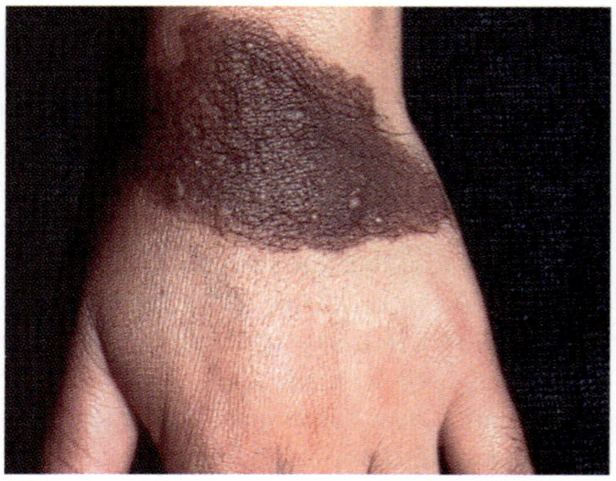

Fig. 19.1.15

Fig. 19.1.13 Nevo malanocítico congénito tipo I, es mayor de 6 mm y asimétrico. **Fig. 19.1.14** Nevo congénito tipo I con halo perinévico, que representa una reacción inmune de tipo celular en contra de los melanocitos; también se conoce como nevo de Sutton. **Fig. 19.1.15** Otro ejemplo de nevo congénito, es asimétrico y los bordes irregulares, pero la distribución del pigmento es uniforme.

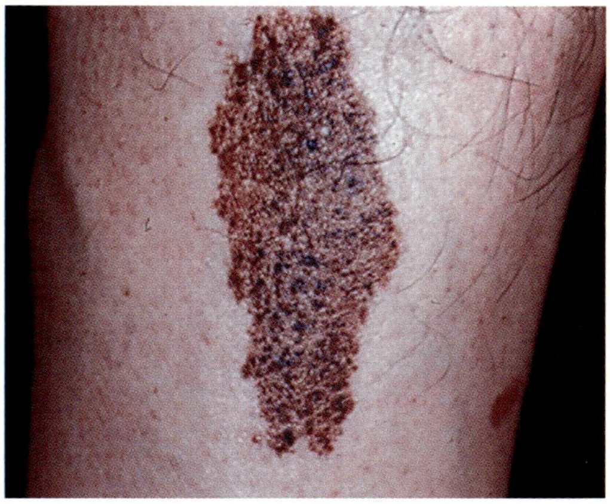

Fig. 19.1.16 Nevo de Spilus, es otra forma de nevo congénito que posee dos fases; microscópicamente la mancha tiene estructura lentiginosa y las pápulas son de nevo compuesto.

dad del pigmento es lo que llama la atención del paciente para consultar. También surge durante la primera y segunda décadas; excepcionalmente es congénito. Es dos veces más frecuente en la mujer **(figura 19.1.21 y 19.1.22)**.

Nevo de Ota o *nevus fuscocaeruleus ophthalmomaxillaris*. Se presenta como una amplia mancha azul pizarra precisamente en esta localización y ocupa las zonas de las ramas oftálmica y maxilar del nervio trigémino: frente, temporal, periorbitaria, malar y ocasionalmente en la nariz; el globo ocular puede estar involucrado, principalmente la esclerótica, y con menor frecuencia es unilateral, pero en aproximadamente 5% es bilateral y llega a involucrar regiones como la laringe y el paladar. Es mayor su frecuencia en la mujer que en el hombre (8 a 2) y en la mitad de los casos es congénito. Existe el riesgo de desarrollar glaucoma **(figura 19.1.23)**.

Nevo de Ito o nevus fuscocaeruleus acromiodeltoideus. Es una amplia mancha azul pizarra idéntica al de Ota, pero que de manera característica se presenta en la región del hombro, porción superior del brazo, región deltoidea o escapular, o cara lateral del cuello. Puede ser congénito o surgir más tarde **(figura 19.1.24)**.

Mancha mongólica. Denominada así por ser común en Asia, principalmente en Mongolia; es asimismo muy frecuente en nuestro medio, en donde más de 90% de los recién nacidos la presenta y, desde luego, constituye un vestigio de nuestra naturaleza étnica. También es una amplia mancha de color azul pizarra, que ocupa la región lumbosacra. Es siempre congénita y es el único nevo de este grupo que autoinvoluciona durante los primeros meses o años de vida. Su tamaño es más o menos grande; en ocasiones rebasa la región lumbosacra y aun la cara posterior del tronco **(fig. 19.1.25 y 19.1.26)**.

La mancha mongólica es tan conocida que no motiva la consulta. Se reconocen tres variedades: la persistente es aquella que sigue presente después de los dos años de edad; la extensa, que rebasa la región lumbosacra; la ectópica es aquella que sale de la cara posterior del tronco y la observamos en las extremidades. En esta variedad se podría hacer el diagnóstico diferencial con los nevos de Ota e Ito, pero éstos no autoinvolucionan.

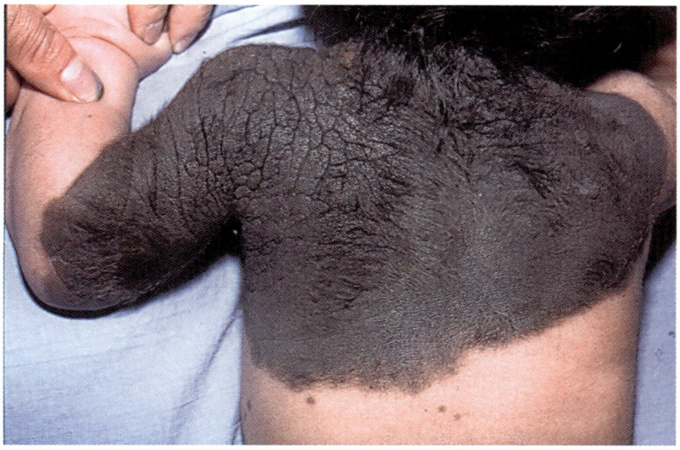

Fig. 19.1.17 Nevo melanocítico congénito tipo II; esa amplia placa pilosa y las pequeñas lesiones vecinas son una misma enfermedad; no es uno “gigante y otros pequeños”.

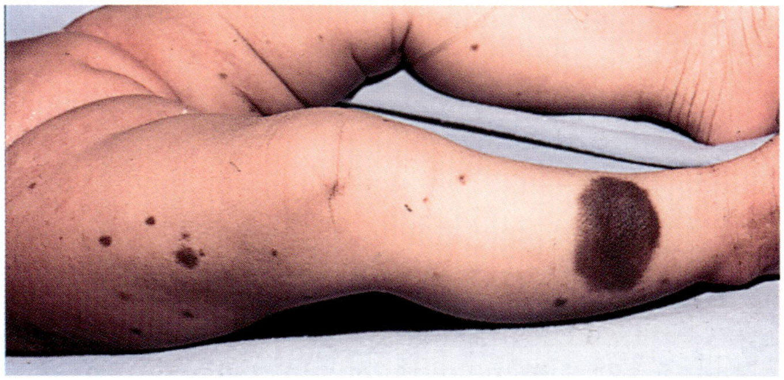

Fig. 19.1.18 Nevo melanocítico congénito tipo II; esa amplia placa pilosa y las pequeñas lesiones vecinas son una misma enfermedad; no es uno “gigante y otros pequeños”.

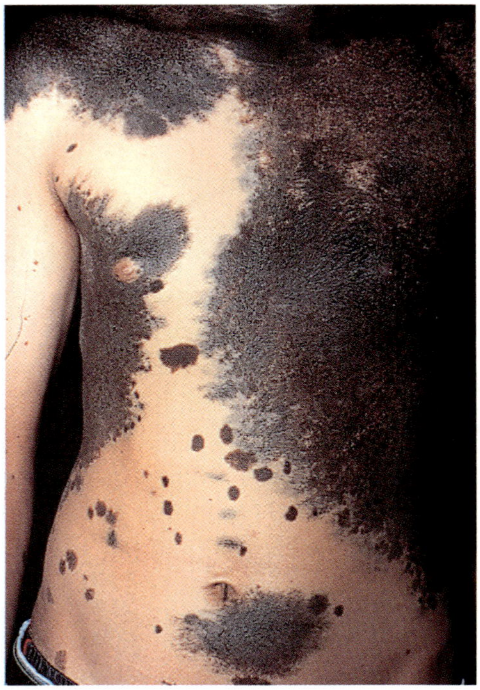

Fig. 19.1.9 adulto con nevo congénito tipo II, exhibe sus lesiones en el tronco.

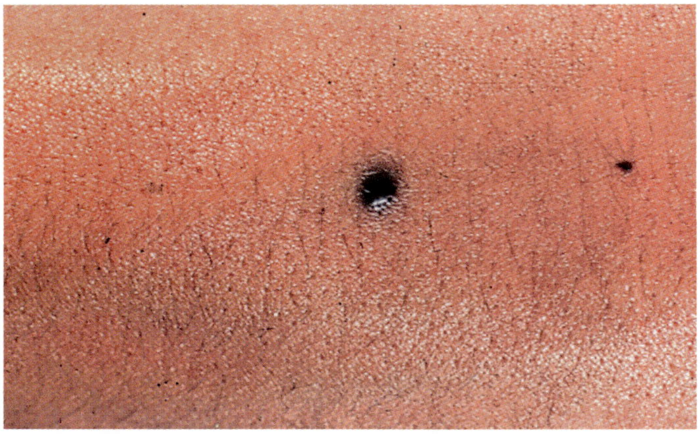

Fig. 19.1.20 Nevo azul común en el dorso de la mano, su topografía usual, pápula única precisamente de ese color.

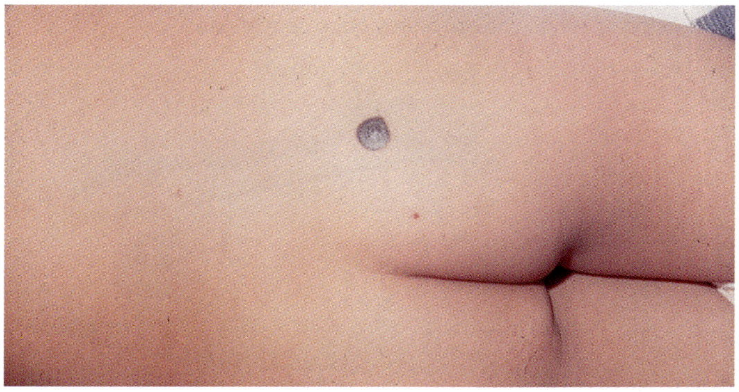

Fig. 19.1.21 Nevo azul "celular" en la cadera, localización habitual.

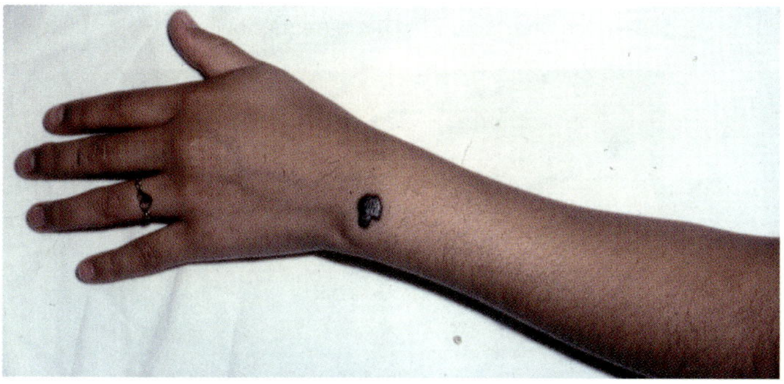

Fig. 19.1.22 Nevo azul "celular" en el dorso de la mano, localización más usual del tipo común.

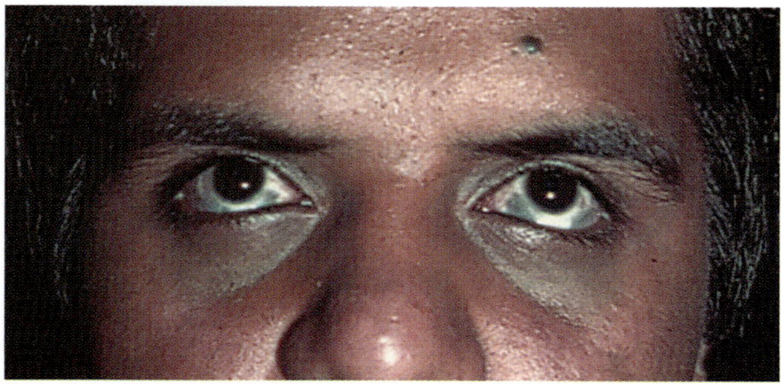

Fig. 19.1.23 Nevo de Ota bilateral, tanto la piel de las zonas orbitarias como las escleróticas están involucradas.

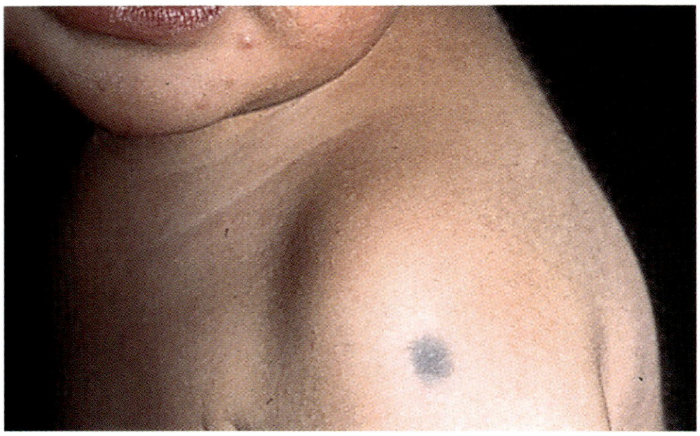

Fig. 19.1.24 Nevo de Ito en un niño, mancha azul pizarra en la zona deltoidea.

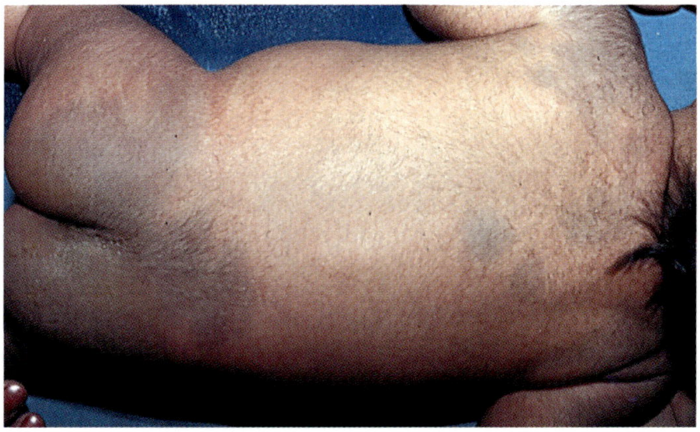

Fig. 19.1.25 Mancha mongólica en la zona sacra de este recién nacido.

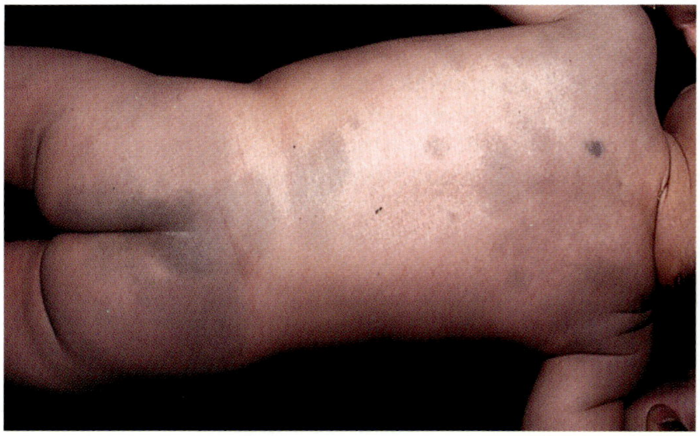

Fig. 19.1.26 Mancha mongólica extensa porque ya ha rebasado la zona sacra y llega al cuello.

Diagnóstico. Como hemos insistido, el clínico debe ser capaz de hacer el diagnóstico de cualquiera de los nevos melanocíticos con los caracteres descritos; ante la duda, se podrá recurrir a la biopsia de piel, la cual debe ser, en cuanto a lesiones pigmentadas, siempre escisional; de no ser esto posible por el tamaño del nevo, se hará biopsia transmedial o bien radial, nunca con sacabocados.

Es importante mencionar el sistema ABCD para el diagnóstico de los nevos versus el melanoma. Este sistema ABCD, a pesar de su amplia difusión, tiene una utilidad muy relativa y aun con experiencia existen sesgos en su correcta aplicación. "A" se refiere a la asimetría de la lesión maligna y la simetría de la benigna; "B" se refiere a los bordes precisos en las lesiones benignas e imprecisos en las malignas; "C" se refiere al color uniformemente distribuido en las benignas e irregular en las malignas; y "D" a la dimensión, que debe ser menor de 6 mm para las benignas. Este sistema ABCD tiene serias limitaciones, no funciona en el nevo de Clark, en los nevos congénitos, ni en los de Ota e Ito, ni, obviamente, en la mancha mongólica.

Algunos opinan que debería incluirse la "E" de elevado para llamar la atención hacia el melanoma; pero otros expertos opinan que habría mejor que incluir la "F" del inglés *flat* que significa plano, con el propósito de detectar mejor las lesiones malignas en etapas tempranas.

Diagnóstico diferencial. Se deberá hacer con respecto de otras lesiones pigmentadas no melanocíticas, como algunos hemangiomas, los angioqueratomas, áreas de hemorragia intraepidérmica, el nevo de Becker (que no es melanocítico), etcétera. Su diagnóstico diferencial con el melanoma en el niño resulta rara vez necesario, ya que es excepcional.

Recientemente ha recobrado importancia el microscopio de superficie o de epiluminiscencia, que es de gran ayuda en el diagnóstico de las lesiones pigmentadas de la piel y su uso se domina con un poco de práctica (ver Capítulo 2).

Histopatología. Obviamente todos estos nevos están constituidos por melanocitos, los cuales adoptan diversas formas y localizaciones. Es criterio microscópico *sine qua non* el identificarlos en nidos para considerar una lesión melanocítica como nevo. A más de disponerse en nidos, los observamos formando hileras o cordones, mantos y, con menor frecuencia, en unidades aisladas ya dentro de la dermis, pero dentro del contexto descrito. En sentido práctico y en lo posible también didáctico, continuamos con su estudio en tres grupos:

El sistema ABCD tiene serias limitaciones y no debe tomarse como definitorio de la naturaleza benigna o maligna de una lesión pigmentada, sino sólo como un recurso inicial durante la exploración de una persona.

Nevos adquiridos. Son simétricos y bien circunscritos; los nidos o grupos de melanocitos en estos cuatro tipos evolucionan por las fases ya descritas: unión-compuesta-intradérmica, por lo tanto, el denominar a una lesión dada como nevo de unión, compuesto o intradérmico sólo corresponde al patólogo, quien es el que observa tales caracteres al microscopio; en cambio, el clínico conocedor bien puede hacer el diagnóstico de nevo de Unna, de Clark, de Miescher o de Spitz, al igual que el patólogo avezado.

En el nevo de Unna observamos una silueta papilada, exofítica, en la que los melanocitos han quedado dentro de esta zona de la dermis y epidermis casi totalmente, dejando ver muy pocos en la dermis reticular subyacente; rara vez se asocian con el melanoma (figura 19.1.27).

En el nevo de Miescher ocurre lo opuesto; la silueta exhibe una porción superficial en forma de domo y otra porción que penetra en la dermis a manera de cono hasta su parte media o profunda, sin involucrar los anexos; su asociación con el melanoma es excepcional (figura 19.1.28).

El nevo de Spitz se muestra con una silueta generalmente en forma de domo, pero los criterios diagnósticos son en relación con las células epitelioides y fusiformes que le caracterizan, que se disponen en nidos predominantemente y muy escasas en unidades aisladas; tales nidos adoptan una disposición perpendicular en relación con la epidermis hiperplásica, forman artificios de separación con ésta y maduración, como toda proliferación melanocítica benigna. No se ha documentado su asociación con el melanoma; tampoco hay nevos de Spitz "metastásicos", aunque hay melanomas cuyas células se asemejan a las del Spitz (melanoma spitzoide) (figura 19.1.29).

En el nevo de Clark usualmente vemos la fase compuesta, ya que es el momento en que la lesión es extirpada con mayor

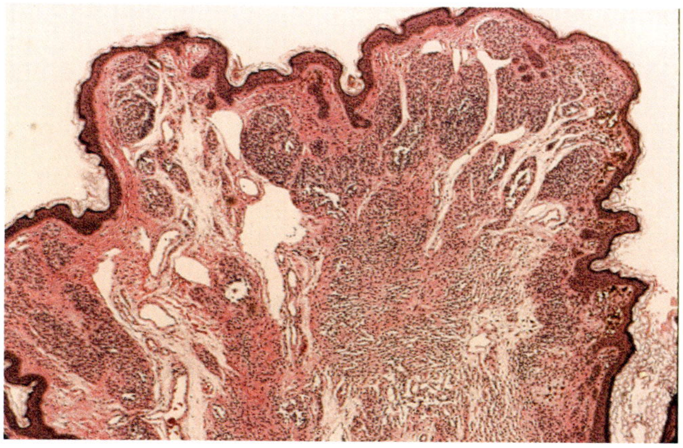

Fig. 19.1.27 Histopatología del nevo de Unna; la silueta es exofítica, papilada; los melanocitos dispuestos en nidos, cordones y mantos están totalmente dentro de la dermis.

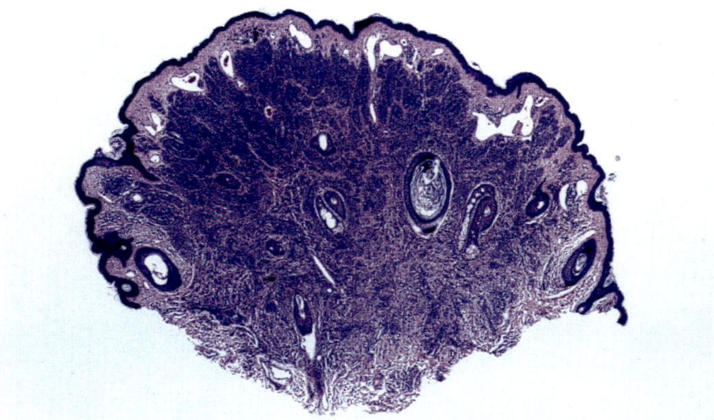

Fig. 19.1.28 Histopatología del nevo de Miescher intradérmico; la silueta es en forma de domo y los melanocitos invaden hasta la dermis reticular profunda.

frecuencia; dentro de la epidermis se observan melanocitos en nidos predominantemente, pero también en unidades aisladas; los nidos se sitúan en la unión dermoepidérmica y van más allá que su contraparte dérmica; las unidades aisladas se sitúan en la unión y ocasionalmente por arriba de ella; es común identificar unión entre procesos interpapilares vecinos; en la dermis también se disponen principalmente en nidos, en asociación con infiltrado linfocitario y fibroplasia. Para la fase de unión del nevo de Clark observamos los cambios intraepidérmicos descritos, para la fase intradérmica aquellos descritos en la dermis (figura 19.1.30).

Nevos congénitos. En ambos tipos, superficial o I y profundo o II, los melanocitos se pueden disponer de manera que microscópicamente se observen compuestos o intradérmicos. En nidos y en unidades aisladas, éstas predominan en la dermis entre los haces de colágena e involucrando los anexos ecrinos y pilo-sebáceos, así como los vasos; se sitúan profundamente dentro de la dermis y aun más allá.

Son estos criterios con los que el patólogo puede hacer el diagnóstico correcto al examinar los cortes histopatológicos de nevos congénitos y desde luego precisar el nivel de profundidad de una lesión determinada. La diferencia fundamental entre los tipos I y II es la magnitud y la profundidad con la que los melanocitos están situados e involucran los tejidos, no sólo la piel (figura 19.1.31 y 19.1.32).

En el nevo congénito superficial o tipo I, los melanocitos no rebasan la unión de la dermis con la hipodermis; en el nevo congénito profundo o tipo II sí la rebasan y se llegan a situar aún más allá: tejido adiposo, músculo, sistema nervioso central, etcétera.

Común y celular, de Ota, de Ito y la mancha mongólica no evolucionan por las fases de unión-compuesta-intradérmica ya descritas, son intradérmicos y están constituidos por melanocitos fusiformes y dendríticos dispuestos entre los haces de colágena, ya que se han detenido ahí en su migración natural desde la cresta neural a la unión dermoepidérmica. La mayor cantidad de melanocitos y su ubicación hasta la parte profunda de ia dermis distinguen al nevo azul celular del común; la silueta de éste es papular y la del celular es nodular (figura 19.1.33 y 19.1.34).

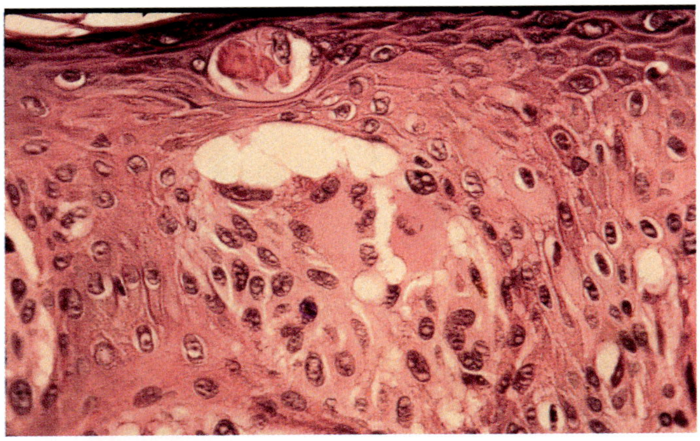

Fig. 19.1.29 Nevo de Spitz compuesto; dentro de una epidermis hiperplásica se observan nidos de células epitelioides y fusiformes, por arriba se identifica un cuerpo de Kamino (Dra. Hideko Kamino, patóloga mexicana).

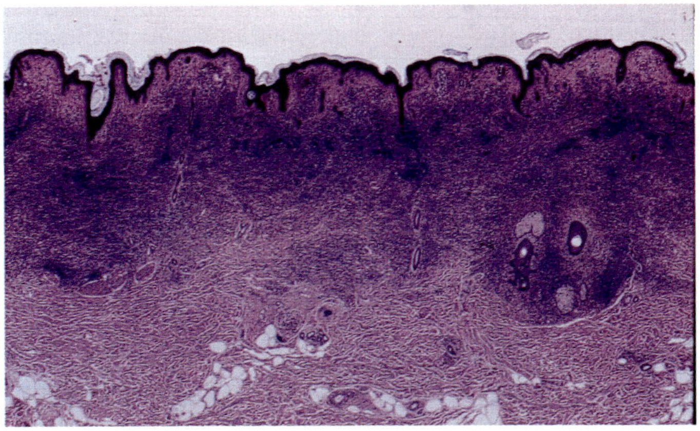

Fig. 19.1.31 Nevo melanocítico congénito tipo I o superficial, porque los melanocitos en nidos, cordones, hileras y en unidades aisladas no rebasan la dermis reticular. Nótese su disposición en relación con los anexos.

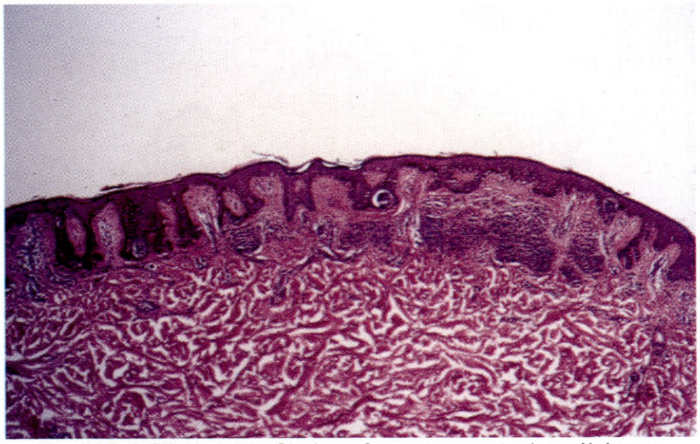

Fig. 19.1.30 Nevo de Clark en fase compuesta; las células se sitúan en nidos y en unidades aisladas; el componente intraepidérmico va más allá que el intradérmico.

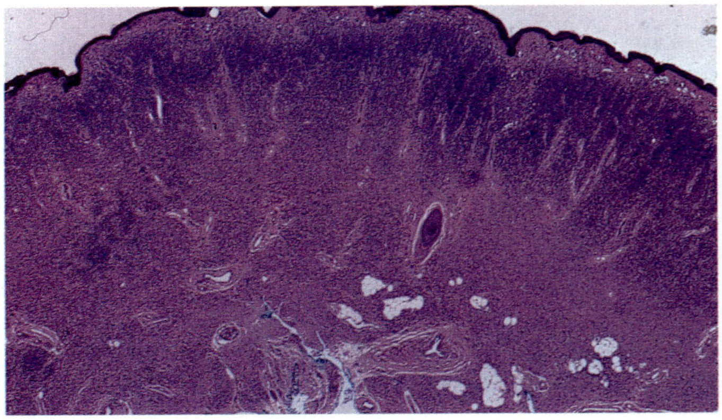

Fig. 19.1.32 Vista panorámica del nevo melanocítico congénito tipo II o profundo; los melanocitos en nidos y en mantos involucran y rebasan no sólo la piel, también la hipodermis y el músculo; eventualmente el hueso y aun el sistema nervioso central.

El resto de los nevos del grupo azul se caracteriza por aún menor cantidad de células y su distribución más espaciada entre los haces de tejido conjuntivo.

Tratamiento. El tratamiento de los nevos (si acaso se requiere) es quirúrgico, y éste en particular para los nevos congénitos, sobre todo del tipo II, en el que debe hacerse biopsia para precisar su profundidad y complementar su diagnóstico; debe tratarse en grupo con el cirujano plástico, pues es quien tiene al alcance los expansores de tejido y demás recursos necesarios.

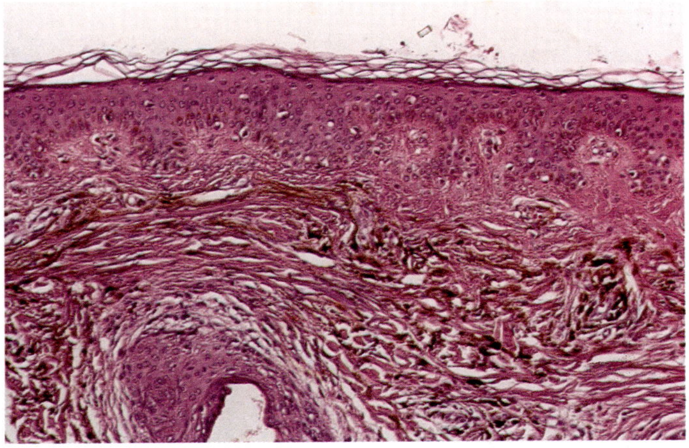

Fig. 19.1.33 Histopatología del nevo azul común; cambios similares son vistos en el nevo de Ota, de Ito y en la mancha mongólica (grupo del nevo azul): melanocitos fusiformes dispuestos entre los haces de colágena; siempre es intradérmico.

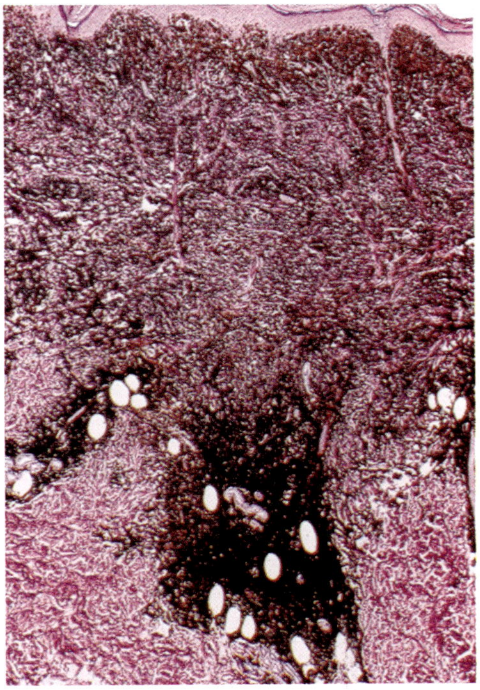

Fig. 19.1.34 Histopatología del nevo azul "celular"; en realidad es hipercelular con respecto del nevo azul común. Obsérvene los melanocitos fusiformes densamente situados en todo el grosor de la dermis, sin involucrar la epidermis; la gran cantidad de pigmento melánico es propia de nuestra población.

Conviene recordar que el nevo melanocítico congénito es un precursor del melanoma, pero no se sabe en qué momento se desarrollará la clona neoplásica.

Debido a su naturaleza benigna, los nevos, excepto el congénito tipo II, no requieren tratamiento médico-quirúrgico. Es necesario que el médico conozca el tema para ofrecer la mejor opción al paciente.

Los excepcionales melanomas en los niños frecuentemente están relacionados con el nevo congénito tipo II; es importante tener en mente que existen los simuladores del melanoma, que en el niño deben ser reconocidos por un patólogo con experiencia en el tema para evitar lamentables e injustificadas mutilaciones.

En el nevo congénito tipo I o superficial, las dificultades para la extirpación son menores y también parece ser mucho menor el riesgo de desarrollar melanoma.

En cuanto a los nevos adquiridos, en realidad no hay necesidad de extirparlos, pues su riesgo, en caso de existir, es mínimo; sólo el nevo de Clark, por su posibilidad de desarrollar melanoma, si es que se trata de un individuo con el antecedente personal o familiar que lo justifique (historia clínica de melanomas familiares), deberá vigilarse por medio de revisiones periódicas, con fotografía, cada 6 o 12 meses.

El nevo azul tampoco requiere extirparse; de ser solicitado esto por el paciente mismo, o bien ante la sospecha clínica, se puede extirpar de manera relativamente fácil.

La mancha mongólica no se trata por ser autoinvolutiva. El nevo de Ito, al estar cubierto por la ropa, puede dejarse sin tratamiento. En cambio, el nevo de Ota sí representa un serio problema estético; se puede usar algún tipo de maquillaje para ocultarlo y recientemente se ha usado el rayo láser.

Melanoma

Conceptos clave

- El melanoma es la neoplasia maligna de melanocitos. Usualmente se origina en el melanocito normal de la unión dermo-epidérmica.
- En otros casos se origina en el nevo de Clark o en el nevo congénito.
- También surge en la conjuntiva y en los tejidos blandos.
- Es una de las neoplasias malignas más agresivas de la patología humana.
- Ante la sospecha de melanoma está indicada la biopsia, que debe ser escisional, o transmedial, o bien, radial, dependiendo del tamaño de la lesión.
- Está contraindicada la biopsia incisional y más aún la que se realiza con sacabocados.
- El tratamiento del melanoma es quirúrgico.

Definición. El melanoma es la neoplasia maligna originada y constituida por melanocitos; se origina en la piel más frecuentemente, pero también puede desarrollarse en el ojo y en los tejidos blandos subcutáneos.

En la piel, la inmensa mayoría de los melanomas surgen *de novo*, es decir, del melanocito normal que está situado en la unión dermo-epidérmica, y sólo una pequeña proporción (alrededor del 20%) surge de los melanocitos situados en otras localizaciones, como algunos nevos melanocíticos preexistentes. Esta enfermedad también se conoce como melanoma maligno, pero dado que no existen "melanomas benignos" el adjetivo resulta redundante.

Caracteres clínicos. Es una de las neoplasias más frecuentes en la población caucásica, por lo que en regiones como Europa, Australia, Estados Unidos y Canadá es particularmente común. En nuestro medio es considerablemente menor como problema de salud, pero no es raro y debemos saberlo reconocer y tratar.

El melanoma tiene múltiples formas de presentación, pero existen comunes denominadores que nos permiten identificarlo y serán analizados en este capítulo **(figura 19.1.35 a 19.1.40)**.

El melanoma afecta igualmente a ambos sexos; en cuanto a la edad, conviene señalar que en la etapa pediátrica es extremadamente raro y son muy pocos los casos de niños con esta neoplasia correctamente documentados. Por lo tanto, el melanoma es una enfermedad del adulto. Asimismo, existe una forma de presentación familiar.

En la mayoría de las series publicadas (en los países con población predominantemente caucásica), el tipo de diseminación superficial es el más común (entre 30 y 60%), en tanto que el menos común es el acral lentiginoso (entre 5 y 10%). Más tarde algunos autores añadieron dos más: el desmoplásico/neurotropo y el grupo misceláneo, que son aún menos frecuentes. Es conveniente señalar la existencia del melanoma de las mucosas (oral y vulvar), que también es muy raro.

Es interesante que en nuestra población indígena existan diferencias respecto de lo observado y publicado en la literatura anglosajona. Esta topografía es el dato que marca la diferencia con la población caucásica y una gran similitud con la población asiática, ya que en más de 70% de los casos el melanoma surge en las regiones acrales, es decir, en manos y pies, principalmente en las palmas y plantas, así como en las regiones ungueales, a diferencia de lo que sucede en la población de raza blanca, en la que el melanoma surge más frecuentemente en la pierna para la mujer y en el dorso para el hombre **(figura 19.1.35 a 19.1.37)**.

Los párrafos precedentes señalan lo más frecuente, pero se debe tener en consideración que el melanoma puede surgir en cualquier región anatómica.

De hecho, las características del melanoma en la población blanca y mestiza de México se parecen más a lo documentado en los anglosajones que a lo observado en la población indígena de nuestro país.

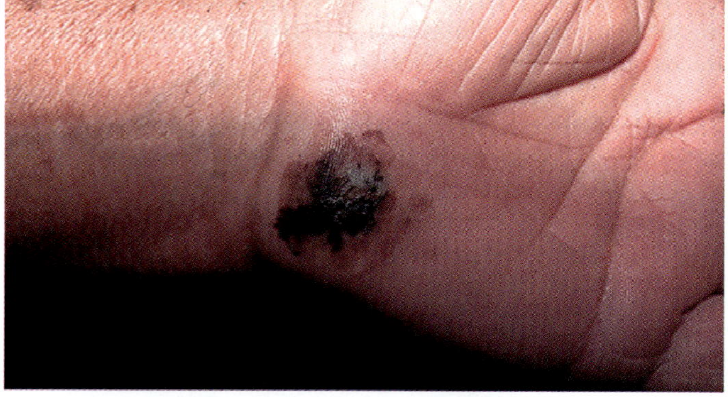

Fig. 19.1.35 Melanoma maligno de localización acral, la eminencia hipotenar exhibe una placa mayor de 6 mm, asimétrica, de límites imprecisos y disposición irregular del pigmento.

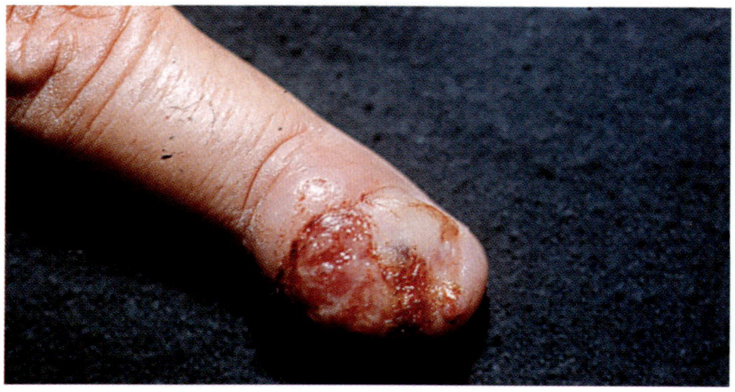

Fig. 19.1.36 Melanoma amelánico de localización acral; ya es un nódulo que ha destruido la uña.

La morfología del melanoma, como la de todas las neoplasias malignas, cambia con el tiempo, lo que en la piel es más accesible de observar. Tenemos entonces la posibilidad de ver y estudiar al melanoma en fase temprana.

Se inicia como una pequeña (unos cuantos milímetros) mancha hiperpigmentada (que fácilmente se puede confundir con un nevo), que crece de manera horizontal dentro de la epidermis inicialmente y en algún momento dicho crecimiento pasa a ser vertical, de manera tal que se forma una pápula, la que al continuar su crecimiento constituye un nódulo y posteriormente un tumor, es decir, en su historia natural puede alcanzar varios centímetros **(figura 19.1.40)**.

Cualquiera que sea la etapa del melanoma (mancha, pápula, nódulo, tumor), debe ser reconocida por el clínico por su asimetría, la distribución irregular del pigmento, y sus límites con la piel sana circundante no son precisos. Esto es de gran ayuda, debido a que el melanoma en nuestra población característicamente es de color café en diversas tonalidades, aun dentro de la misma lesión.

No obstante, también existen los melanomas amelánicos, de manera tal que la presencia del color no representa un signo diagnóstico ni pronóstico, pero, ya presente en una lesión, el analizar su distribución es de la mayor importancia para el diagnóstico **(figura 19.1.36)**.

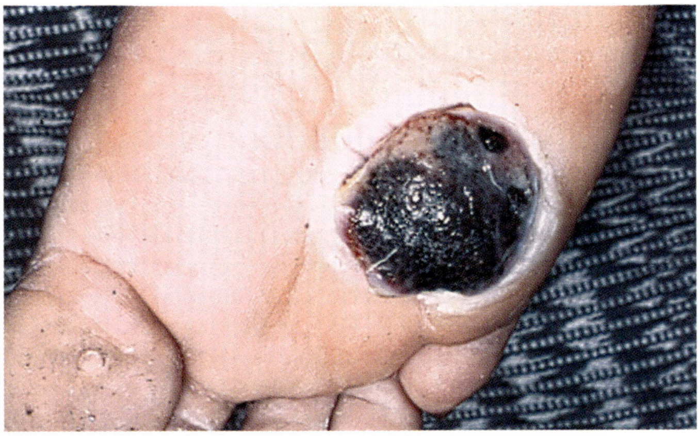

Fig. 19.1.37 Melanoma de topografía acral; la planta exhibe un nódulo que en algún momento fue mancha; aunque es la localización más común (>70%) en la población indígena de México, no representa factor pronóstico alguno. En la población mestiza y criolla de nuestro medio tal carácter se pierde.

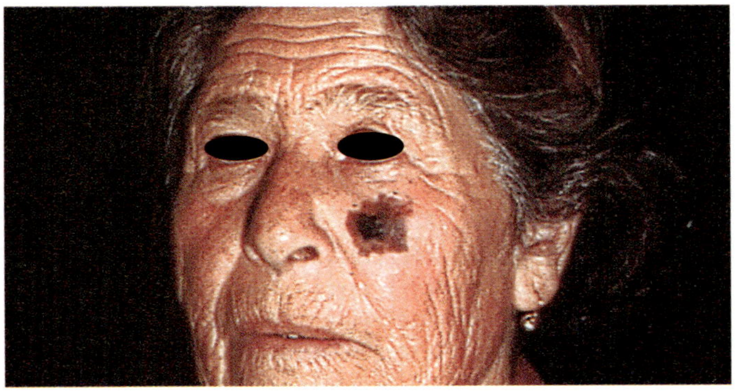

Fig. 19.1.38 Melanoma de la mejilla, aspecto clínico común en la mujer; este tipo de melanoma permanece intraepitelial por largo tiempo, lo que ha generado confusión con otras entidades y "precursores del melanoma".

La asimetría se aprecia trazando una línea imaginaria en la línea media de la lesión y comparando las dos mitades, la diferencia va en favor del diagnóstico de melanoma.

Con relación al tamaño, lo usual es poder identificar o diagnosticar un melanoma cuando ya ha sobrepasado los 6 mm, pero un clínico experimentado podrá detectar lesiones menores (melanomas pequeños). Aunque raramente, en algún momento el melanoma puede ulcerarse **(figura 19.1.37)**.

De hecho, está bien documentado que el melanoma en la población blanca de México presenta caracteres clínicos muy similares a los descritos para la población caucásica; por ejemplo, no hay ese predominio de las regiones acrales (como sucede en la población indígena), sino que predomina en el tronco e involucra a las extremidades en todos sus segmentos. Por otra parte, mientras que en la población indígena y mestiza (que acude a las instituciones del Sector Salud, de donde procede mucha de la información) el melanoma que observamos ya es "grueso", es decir, que rebasa 2 mm en la escala de Breslow, mientras que en la población que acude a la medicina privada la gran mayoría de los melanomas son delgados (menores de 1.5 mm) y aún *in situ*.

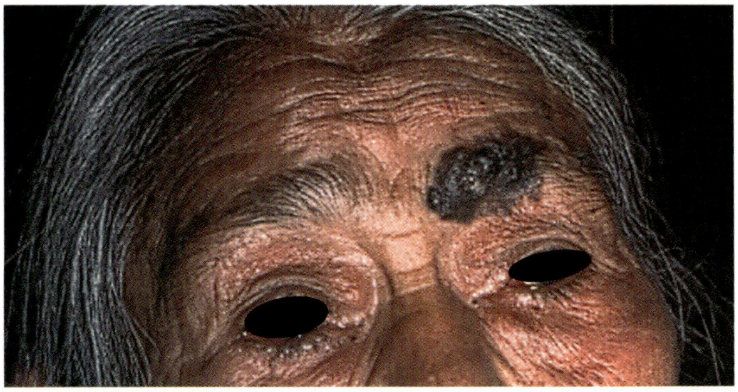

Fig. 19.1.39 Melanoma de la cara, como el de la figura previa, que ha dado paso a eufemismos confusos, como "melanosis precancerosa" o "peca melanótica", y en consecuencia a tratamientos inadecuados.

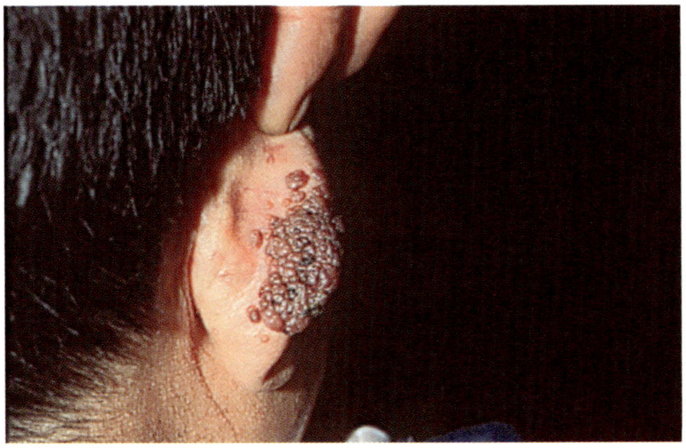

Fig. 19.1.40 Melanoma papilado en el pabellón auricular, presentación poco común.

Tradicionalmente se ha usado la clasificación anatomoclínica del melanoma propuesta por Clark (Wallace Clark, 1924-1998, Estados Unidos) en cuatro tipos: nodular, de diseminación superficial, lentiginoso o lentigo maligno y acral.

El tipo nodular se considera el más agresivo ya que su crecimiento intraepitelial es breve (usualmente no se identifica en el estudio histopatológico) y por lo mismo pasa a la fase de crecimiento vertical o metastásica MUY pronto. Clínicamente es papular o nodular, polipoide, papilado, pediculado, de color café oscuro a negro o bien amelánico; surge en cualquier región anatómica.

El melanoma de diseminación superficial (MDS) surge en cualquier región del cuerpo, aunque usualmente en la espalda del hombre y en la pierna de la mujer; su fase intraepitelial es más larga que la del nodular, pero menor que la del melanoma lentigo maligno.

Melanoma lentigo maligno, también denominado melanoma solar o de Hutchinson, se presenta en la cara u otras regiones de adultos mayores con daño solar crónico; su fase intraepitelial es muy prolongada, y por eso mismo es posible su curación por medio de la resección quirúrgica (y quizá por tal motivo algunos aún creen que es "precursor" del melanoma) si el médico conoce el tema.

El melanoma acral lentiginoso se presenta precisamente en regiones acrales: palmas, plantas y subunguealmente; es la forma más común en asiáticos, población negra y en la comunidad indígena de México. Se inicia como mácula café irregular que más tarde forma pápula o nódulo, frecuentemente se ulcera.

En la mayoría de las series publicadas (en países con población predominantemente caucásica), el tipo do diseminación superficial es el más común (30 a 60%) y el menos común es el acral lentiginoso (5 a 10%). Más tarde algunos autores añadieron dos más: el desmoplásico/neurotropo y el grupo misceláneo, que son aún menos frecuentes.

Es conveniente señalar la existencia del melanoma de las mucosas (oral y vulvar), que también es muy raro.

En la actualidad, la citada clasificación de Clark se usa muy poco porque carece de reproducibilidad y no tiene implicaciones en cuanto al pronóstico. Por estas razones Ackerman (A. Bernard Ackerman, 1936-2008, Estados Unidos), uno de los expertos en el tema, propuso su *concepto unificador*, dejando atrás la clasificación de Clark y señalando en el diagnóstico otros datos de relevancia en el pronóstico *(vide infra)*.

Asimismo, por desgracia aún se usan ciertos términos que ya son arcaicos, tales como "melanosis precancerosa de Dubreuilh", o "peca melanótica de Hutchinson", o "nevo irritado"; son eufemismos que en el pasado sirvieron para hacer referencia a las formas incipientes, *in situ* o intraepidérmicas del melanoma, que hace algunas décadas no se sabían interpretar, no se entendían, o se consideraban (y aún erróneamente algunos consideran) como "precursoras" del melanoma.

Dichas denominaciones deben ser evitadas en la actualidad porque crean confusión. Lo idóneo es que esta fase inicial o temprana (intraepidérmica) del melanoma (melanoma *in situ*), sea reconocida por el clínico y por el patólogo, pues es cuando su oportuno tratamiento permite la mejor sobrevida y aun la curación. No se debe pensar únicamente en el melanoma de grandes dimensiones para sospechar el diagnóstico, pues ya habrá poco que ofrecer al paciente.

Para hacer el diagnóstico de melanoma, el médico debe pensar en él, ante una lesión macular, o papular, o nodular, que sea de forma irregular y asimétrica, que la distribución de su pigmento y sus bordes o límites con la piel vecina sean también irregulares. Puede hacerse uso del sistema ABCD (E y F) descrito en el tema precedente (sobre nevos), pero recordemos que dicho sistema se debe tomar con mucha reserva, ya que hay lesiones benignas, como algunos nevos congénitos o el nevo adquirido de Clark, que no cumplen con estas reglas.

Etiopatogenia. Como en muchas enfermedades neoplásicas, no se sabe la causa del melanoma; no obstante se acepta que, como en toda enfermedad, existen los factores genético y ambiental. Este último para el melanoma es la radiación solar, en particular la luz ultravioleta, que se considera de la mayor relevancia, al menos en algunas formas clínicas.

En cuanto a la genética, la información reciente es de la mayor importancia; el hecho de que 8 a 12% de los melanomas ocurran en familias llevó a estudiar con entusiasmo los factores genéticos de esta enfermedad. La gran mayoría de los estudios cromosómicos apuntan al brazo corto del cromosoma 9, que presenta alteraciones del tipo deleciones en la banda 21 (9p21). En esta banda se localiza el gen *CDKN2A* (del inglés: *cyclin-dependent kinase inhibitor 2A*), que codifica dos ARN mensajeros, uno de ellos se traduce en la proteína p16INK4A, que es inhibidor de una cinasa dependiente de ciclina, y el otro ARN mensajero codifica para la proteína p14ARF (del inglés: *alternative reading frame*). Las alteraciones en este gen se asocian en un 20% con el melanoma familiar y en el 40% al esporádico.

Otros genes de importancia son el *N-RAS* y el *B-RAF*; recientemente Bastian y su grupo encontraron que los melanomas sin daño solar, como son los de mucosas (oral o genital) y los melanomas acrales (palmas y plantas) tienen mutaciones en estos genes.

Asimismo, la identificación de factores de riesgo en personas con melanoma ha estimulado el estudio de éstos y su influencia en el desarrollo del melanoma **(Cuadro 19.1.1)**.

Diagnóstico. Ante una lesión pigmentada, que ha crecido o ha cambiado de forma, de color, o que ha sangrado "por el roce de la ropa", se debe pensar como primera posibilidad en melanoma. Un nevo o "lunar" que sufre cambios similares debe hacernos pensar en melanoma. Con los datos clínicos ya mencionados el clínico debe hacer el diagnóstico, o bien sospecharlo.

La única forma de precisar (o descartar) el diagnóstico es con la biopsia; ésta deberá ser escisional siempre que sea posible. Está totalmente contraindicado efectuar biopsias incisionales en lesiones pigmentadas, y más aún si se piensa en melanoma.

Si la lesión es muy grande para hacer la extirpación-biopsia, se podrá efectuar la biopsia transmedial (tomar un huso con bisturí de lado a lado en la parte media), o bien la biopsia radial (un huso como "rebanada de pastel"); con ambas técnicas se deberá abarcar piel sana también, pues los cambios microscópicos que se suceden de la piel normal a la lesión son de la mayor importancia para el patólogo.

Cuadro 19.1.1 Factores de riesgo en del desarrollo del melanoma.

Piel blanca con numerosas efélides, pelo rubio, ojos claros
Tendencia a quemarse fácilmente y dificultad para broncearse
Antecedente de ampollamientos por exposición al sol
Antecedente de terapia con PUVA
Antecedentes de exposición a camas de bronceado
Presencia de nevos de Clark
Factores genéticos (mutaciones en CDKN2A y CDK4)
Presencia de xeroderma pigmentosa
Inmunosupresión
Trabajadores en aereolíneas y en telecomunicaciones

Por desgracia, aún existe en nuestro medio la creencia de "que no se debe tomar biopsia de una lesión que se piense sea melanoma". Esto es un mito, porque no hay forma de confirmar el diagnóstico, pero deberá hacerse de manera adecuada y enviarla a un buen laboratorio de patología, ya que el diagnóstico no debe tardar más de dos a tres días.

El estudio transoperatorio está contraindicado en las lesiones pigmentadas.

En el estudio médico general del enfermo se deberá poner especial énfasis en la búsqueda de lesiones satélites y de adenopatías.

Estadificación del melanoma. De acuerdo con la Comisión Norteamericana sobre el Cáncer (1992), se estadifica el melanoma con el sistema TNM (*tumor* primario, *node* = ganglios linfáticos, *metástasis*). La nomenclatura aparece en el **cuadro 19.1.2.**

Precursores del melanoma. Existen dos tipos de nevos melanocíticos reconocidos y aceptados como precursores del melanoma por el panel de expertos de los Institutos Nacionales de Salud de los Estados Unidos (1984). Uno adquirido, denominado epónimicamente nevo de Clark (anteriormente mal llamado "nevo displásico"), el otro precursor es el nevo congénito.

Histopatología. También histopatológicamente el melanoma es muy versátil, es decir, existen formas variadas de presentación bajo el microscopio; debido a que éste no es un texto de dermatopatología, nos limitaremos a describir los criterios que son más útiles.

Al originarse de los melanocitos normales del estrato basal de la epidermis, la clona neoplásica prolifera inicialmente en este sitio para ir ocupando todos los estratos epidérmicos, es decir, que la fase inicial tiene un crecimiento horizontal y en consecuencia clínicamente se presenta como una mancha. Esto es lo que denominamos melanoma *in situ*, y corresponde al nivel I de Clark **(figura 19.1.41 y 19.1.42)**.

Enseguida la clona neoplásica penetra en algún punto hacia la dermis papilar, en lo que se conoce como fase de crecimiento vertical, que clínicamente hace relieve y se observa ya como una pápula y más tarde como un nódulo (nivel II de Clark) **(figura 19.1.43)**.

Al continuar progresando la neoplasia, ésta rebasa la dermis papilar y llega a la parte superficial de la dermis reticular

Cuadro 19.1.2 Estadificación del melanoma, Sistema TNM.

Tumor primario (Tp)	
TpX	El tumor primario no puede ser determinado.
Tp0	No hay evidencia de tumor primario.
Tp i.s	El melanoma está *in situ* o intraepidérmico.
Tp1	Melanoma de 0.75 mm o menor, en epidermis y dermis papilar.
Tp2	Melanoma mayor de 0.75 mm y menor de 1.50 mm, llega a la dermis reticular.
Tp3	Melanoma mayor de 0.75 mm y menor de 4 mm, ocupa la dermis reticular.
Tp3a	Melanoma entre 1.5 y 3.0 mm de grosor.
Tp3b	Melanoma entre 3.0 y 4.0 mm de grosor.
Tp4	Melanoma primario mayor de 4.0 mm, nivel de Clark V, y satélites dentro de los 2 cm alrededor del tumor primario.
Tp4a	Melanoma mayor de 4.0 mm que ya invade el tejido adiposo subcutáneo.
Tp4b	Satélites dentro de los 2 cm alrededor del primario.
NX	No hay ganglios linfáticos que puedan detectarse.
N0	No hay metástasis en los ganglios linfáticos.
N1	Metástasis de 3 cm o menores en algún ganglio regional.
N2	Metástasis ganglionares regionales mayores de 3 cm y/o en tránsito (más allá de 2 cm).
N2a	Metástasis mayores de 3 cm en cualquier ganglio linfático.
N2b	Metástasis en tránsito.
N2c	Ambas (N2a y N2b).
Metástasis distantes	
MX	No es posible determinarlas.
M0	No las hay.
M1	Existen metástasis distantes.
M1a	Metástasis en la piel o en el tejido adiposo subcutáneo, o en ganglios, o más allá.
M1b	Metástasis viscerales.

La estadificación se establece con la combinación de los tres factores en estadios del I al IV:

Estadio I: Tp1, N0, M0; o bien Tp2, N0, M0.
Estadio II: Tp3, N0, M0; o bien Tp4, N0, M0.
Estadio III: Cualquier Tp, NI, M0; o bien cualquier Tp, N2, M0.
Estadio IV: Cualquier Tp, cualquier N, M1.

(nivel III de Clark). Cuando se involucra la totalidad de la dermis reticular se denomina nivel IV, y si se dejara el melanoma a su evolución natural (lo que en la actualidad es ya muy raro), podría involucrar la hipodermis (nivel V de Clark) y en consecuencia el aspecto clínico es ya de un nódulo, o bien un tumor, o de una placa, o la combinación de éstos **(figura 19.1.44 y 19.1.45)**.

Aunque ya se usan poco los niveles de Clark como factor pronóstico en el informe que emite el patólogo con su diagnóstico, ciertamente contribuyen al mejor entendimiento de la evolución usual del melanoma; por esta razón es que los revisamos aquí.

Cualquiera que sea ya el nivel de invasión dentro de la dermis, se aprecia que la lesión es asimétrica y mal delimitada; observamos a los melanocitos en unidades aisladas, en hileras, cordones, nidos y mantos de tamaños y formas variables, con diversos grados de atipia, con pleomorfismo, con cantidades también variables de mitosis usualmente anormales, sin maduración y con distribución irregular del pigmento. Los núcleos de los melanocitos exhiben cromatina vesiculosa y un nucléolo frecuentemente ostensible y teñido de rojo con la tinción de rutina. También es posible identificar protrusiones del citoplasma dentro del núcleo como puntos rojos **(figura 19.1.44 y 19.1.45)**.

Con el diagnóstico de melanoma, el patólogo deberá puntualizar el grosor de Breslow (Alexander Breslow, 1970), que se mide con un ocular graduado en una escala de 1 mm en 100 fracciones, desde la célula más superficial del estrato granuloso hasta la célula neoplásica más profundamente situada **(figura 19.1.41)**.

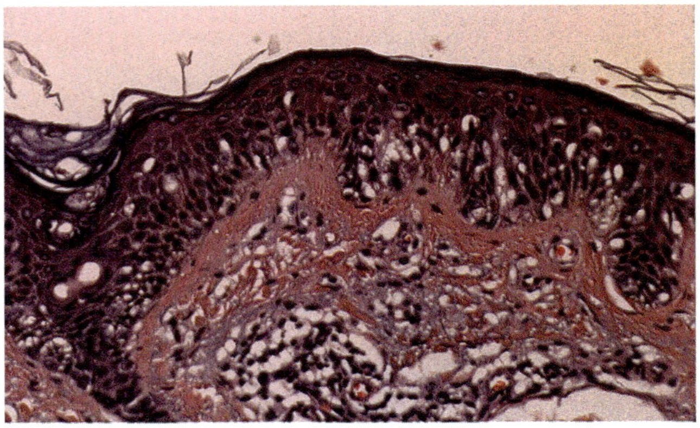

Fig. 19.1.42 Histopatología del melanoma *in situ* o intraepitelial; unidades aisladas en todos los niveles de la epidermis.

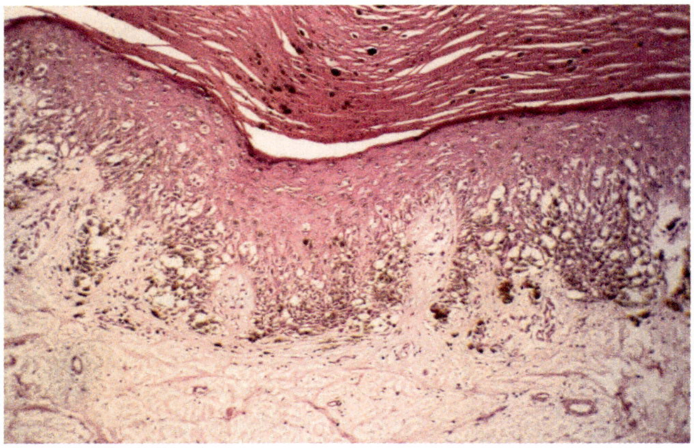

Fig. 19.1.43 Histopatología del melanoma nivel II de Clark en la piel palmar-plantar.

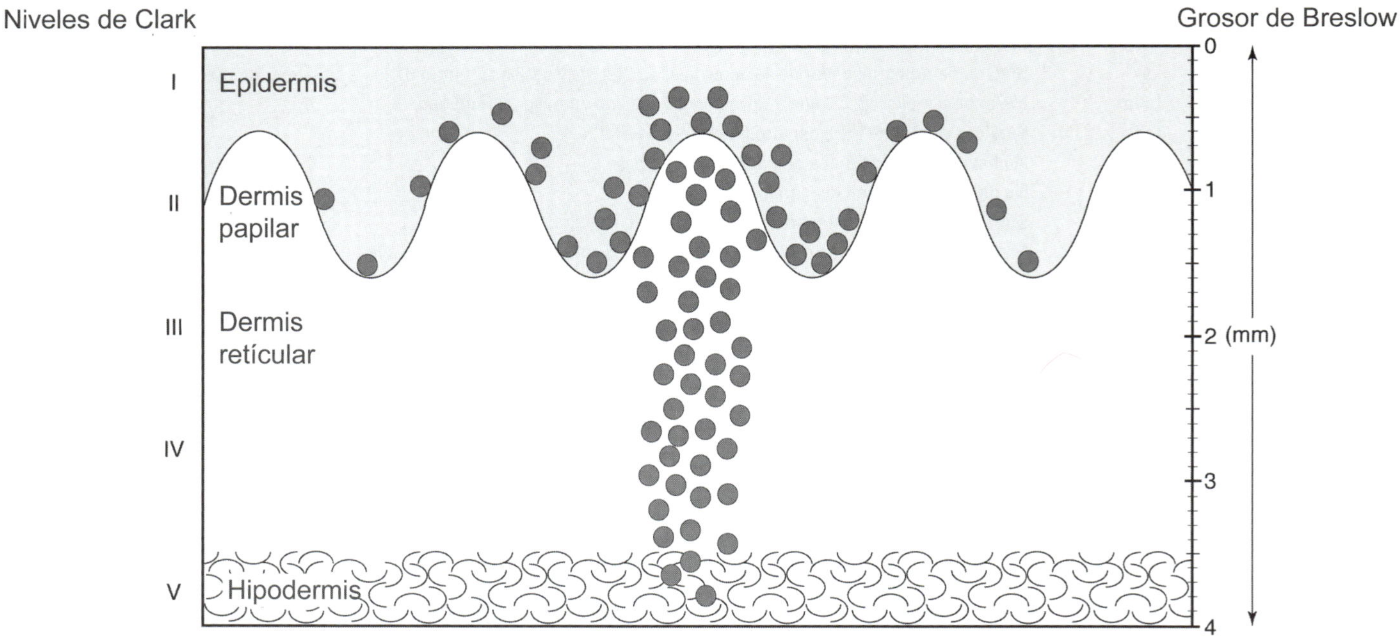

Fig. 19.1.41 Esquema que ilustra la evolución natural del melanoma cutáneo *de novo* (el más común); del lado izquierdo la escala con los niveles de invasión de Clark y del lado derecho la escala aproximada con el grosor de Breslow. La clona neoplásica surge del melanocito situado en la unión dermo-epidérmica.

En el melanoma son de utilidad los siguientes marcadores:

Vimentina y proteína S-100, que son muy sensibles pero poco específicos.

El HBM-45, que es de baja sensibilidad pero de muy alta especificidad.

Melan-A y Mart-1, de sensibilidad y especificidad altas. En los nevos de Spitz y de Clark el HMB-45 es positivo, como lo es en el melanoma.

Por desgracia, también en la histopatología del melanoma existen eufemismos y diagnósticos que no informan ni contribuyen a precisar el diagnóstico clínico, tales como "actividad de unión", "hiperplasia pagetoide", "nevo displásico", "melanoma de desviación mínima", por lo que nosotros no los usamos.

Teóricamente el melanoma nodular es la forma de peor pronóstico debido a su breve fase de crecimiento horizontal (intraepitelial), y a que forma en poco tiempo un nódulo que invade la dermis y metastatiza. En el otro extremo estaría el lentigo maligno melanoma, o melanoma solar, o peca melanótica de Hutchinson, cuya fase de crecimiento intraepitelial o *in situ* es muy prolongada.

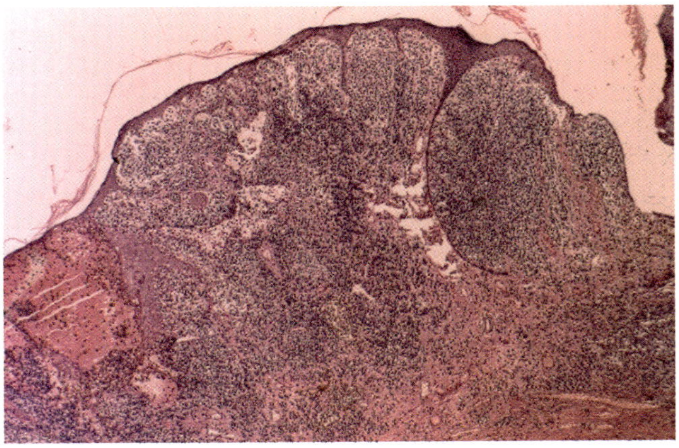

Fig. 19.1.44 Melanoma nodular en vista panorámica bajo el microscopio.

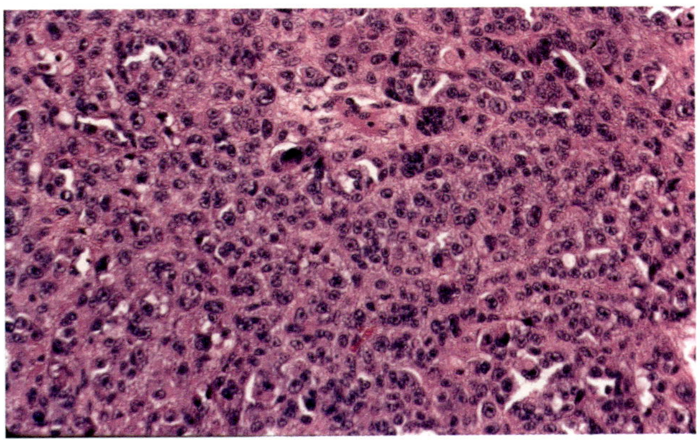

Fig. 19.1.45 Acercamiento de la figura anterior; melanocitos en nidos de formas y tamaños variados, cambios atípicos y pleomorfismo.

Simuladores del melanoma. Una serie de lesiones melanocíticas benignas pueden exhibir en su histopatología cambios que simulen al melanoma y si el patólogo no las conoce puede establecer un diagnóstico incorrecto; entre otras figuran: el nevo de Spitz, el nevo combinado, el nevo de Clark, en ocasiones el nevo de Unna, el nevo recurrente, algunos nevos congénitos y nevos en la vulva.

Pronóstico del melanoma. Por décadas se ha intentado conocer el pronóstico del melanoma que se está diagnosticando, por lo que se han desarrollado una serie de métodos y signos, tanto clínicos como microscópicos, para tal fin. Es indudable que existen múltiples factores que van a influir en la evolución del melanoma de un individuo a otro; sin embargo, no es posible aún poderlos medir para aplicarlos en la clínica, por lo que el mismo Clark dividió en cinco los niveles de progresión del melanoma (I al V, ya descritos arriba) y se trató de dar un valor pronóstico a cada uno; por su subjetividad y variaciones anatómicas en el grosor de la piel, se abandonó hace muchos años.

En el presente empleamos como dato de mayor relevancia el espesor de la masa tumoral del melanoma, que se mide bajo el microscopio, como ya se ha descrito líneas arriba, para expresar en milímetros el grosor de Breslow.

Éste es de la mayor importancia, pues representa el factor pronóstico más objetivo con que contamos en la actualidad. Así, un melanoma con grosor de Breslow menor de 0.76 mm tiene un pronóstico muy favorable, con supervivencia de 93.2% a ocho años; si el grosor es de 0.76 a 1.69 mm, el pronóstico es de 85.6%; si el grosor es de 1.70 a 3.60 mm, el pronóstico es de 59.8%, y cuando el grosor de Breslow es mayor de 3.60 mm, el pronóstico es de 33.3% a ocho años.

El informe de histopatología debe incluir los siguientes datos con el diagnóstico de melanoma: tipo histológico, fases de crecimiento (horizontal y/o vertical) que se identifican, grosor de Breslow, nivel de Clark, índice mitósico, presencia o no de infiltrado linfocitario (peri o intratumoral), invasión vascular, invasión neural, ulceración, signos de regresión, satelitosis microscópica, límites quirúrgicos y márgenes de la neoplasia. Algunos patólogos añaden el tipo citológico.

Tratamiento. El tratamiento efectivo del melanoma es quirúrgico; solamente la extirpación total de la neoplasia permitirá hablar de curación si la lesión está aún *in situ*, y es lo suficientemente pequeña o incipiente y accesible para que con dicha extirpación se logre su erradicación. El melanoma puede ser curable si se detecta y se trata en sus fases tempranas; en otras palabras, si se diagnostica y se extirpa cuando es intraepidérmico, el pronóstico es excelente.

Actualmente se acepta que ya no es necesaria la extirpación de amplias zonas de piel y tejido adiposo alrededor del melanoma; los lineamientos actuales son los siguientes:

Melanoma *in situ*: escisión con márgenes de 0.5 cm.
Si el Breslow es hasta de 1 mm: escisión con márgenes de 1 cm.
Si el Breslow es de 1 a 2 mm: escisión con márgenes de 1 a 2 cm (2 cm si la región anatómica lo permite).

Si el Breslow es de 2 a 4 mm: escisión con márgenes de 2 cm.
Si el Breslow es mayor de 4 mm: escisión con márgenes de 3 cm.

Si el melanoma ya ha invadido los diversos planos de la piel o los tejidos subyacentes y en consecuencia ya existe diseminación de la neoplasia, con la potencial enfermedad metastásica en curso, se tendrá que recurrir a la quimioterapia, que en cualquiera de sus modalidades, en el presente, es puramente paliativa.

La disección de ganglios linfáticos regionales se lleva a cabo cuando éstos son clínicamente detectados; cuando no lo son, se considera su resección; esto es lo que se denomina disección electiva de ganglios linfáticos regionales. Para no llegar a tal cirugía, con la morbilidad que le acompaña, se ha desarrollado la técnica del ganglio centinela; éste se tiñe de azul a partir del sitio del tumor primario (con linazurina a 1%) para ser detectado con menor dificultad, se extirpa y se somete a estudio histopatológico, cuyo resultado ayuda a tomar la decisión de efectuar o no la disección ganglionar.

Generalidades. Existen otras formas clínicas del melanoma cutáneo, como el desmoplásico o neurotrópico, de mayor gravedad y difícil diagnóstico. El melanoma de partes blandas y el ocular son formas extracutáneas de melanoma, también graves. Todas éstas por fortuna son mucho menos frecuentes.

Al ser una lesión en la piel, que está a la vista de la persona, ésta debe consultar y el médico deberá estar bien informado, ya sea para diagnosticarla y tratarla, o bien para referirla al lugar adecuado. Definitivamente, nadie debería morir de melanoma.

19.2 Proliferaciones de queratinocitos

▶ Conceptos clave

- Las proliferaciones de queratinocitos, o de queratocitos, constituyen una amplia variedad de entidades que abarcan desde el lentigo solar y las queratosis seborreica y solar hasta el carcinoma epidermoide invasor, pasando por el amplio espectro del nevo epidérmico.
- El nevo epidérmico verrugoso puede ser únicamente cutáneo o asociarse con alteraciones músculoesqueléticas y neurológicas.
- El carcinoma basocelular es una de las neoplasias malignas más comunes. Es de bajo grado de malignidad y debe ser curable.
- El carcinoma epidermoide de la piel es la neoplasia maligna más común del ser humano.
- Todas estas formas de cáncer cutáneo son curables si el paciente consulta oportunamente a un médico bien preparado.
- El tratamiento de estas formas de cáncer es quirúrgico o bien con quimioterapia tópica.

Etimológicamente el término adecuado es queratocito (del griego, *keratos*), que será usado indistintamente en este capítulo, debido a lo arraigado de la palabra "queratinocito".

▶ Lentigo solar

Definición. Es la neoplasia benigna de queratinocitos más elemental; estas proliferaciones se originan de la epidermis y se extienden hacia la dermis papilar; clínicamente se manifiesta como una o bien múltiples manchas hiperpigmentadas en las zonas de piel expuestas al sol en el individuo adulto. Su frecuencia es absoluta; todo ser humano mayor de treinta años posee al menos una.

> Al etiología del LS no se conoce, pero se acepta que la radiación solar desempeña un papel relevante. También se ha detectado el papel del gen codificador del receptor del factor de crecimiento fibroblástico tipo 3.

Caracteres clínicos. Se presenta por igual en ambos sexos. Son propios del adulto mayor de treinta años y partilarmente visibles en el sujeto de piel blanca **(figura 19.2.1)**.

Como se menciona en la definición, son manchas hiperpigmentadas, de color café claro a oscuro, usualmente de pocos milímetros, pueden llegar a medir 1 cm y excepcionalmente llegan a alcanzar varios cm, de forma oval o circular, más o menos simétricas, de límites precisos y distribución uniforme del color.

Se les observa inicialmente en la piel del dorso de las manos, más tardíamente en la piel de la cara, del tronco, y en el individuo decalvado surgen también en la piel del cráneo. Pueden confluir para dar paso a manchas mayores, o aun muy amplias.

Su evolución natural es hacia el engrosamiento y consecuentemente con el paso de los años se les observa ya como pápulas o placas, un tanto rugosas en su superficie, constituyendo entonces ya la queratosis seborreica. En otras palabras, son precursores de la queratosis seborreica (*vide infra*).

El diagnóstico es relativamente fácil si se observan con cuidado los caracteres clínicos ya descritos; el diagnóstico diferencial deberá hacerse primeramente con el lentigo simple, que es

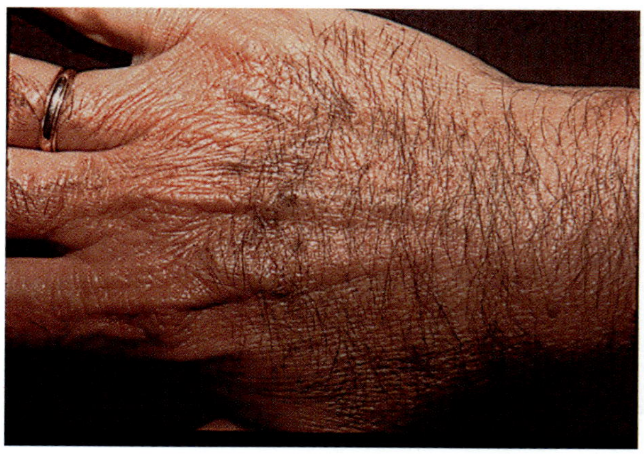

Fig. 19.2.1 Lentigos solares en una de sus presentaciones más comunes.

una proliferación de melanocitos (*vide infra*) clínicamente muy similar y en ocasiones indistinguible, y más importantemente deberá distinguirse del melanoma. Asimismo, se deberá diferenciar de los nevos melanocíticos adquiridos, que en su fase de unión se presentan también como manchas de unos cuantos milímetros. Ante la duda deberá efectuarse biopsia escisional.

El lentigo solar se presenta en la piel expuesta del adulto en la forma de manchas cafés, las cuales pueden medir entre unos milímetros y uno o (excepcionalmente) más centímetros. Se caracteriza por la proliferación hacia la dermis de queratinocitos basales con hiperpigmentación. Es precursor de la queratosis seborreica.

Histopatología. Es precisamente una proliferación de queratinocitos basales con hipermelanosis (sin proliferación en el número de melanocitos), que penetran a la dermis papilar como crecimientos en forma digitada, un tanto irregulares. Al evolucionar hacia la queratosis seborreica, ésta se reconoce por un perfil en red que ha dado justificación precisamente al conocido término histopatológico de queratosis seborreica reticulada. Usualmente se asocia con elastosis solar.

Tratamiento. No es necesario, en cuanto que es una lesión totalmente benigna. En caso de decidir su tratamiento, generalmente por razones estéticas, se podrá eliminar por medio de algún procedimiento como la criocirugía con nitrógeno líquido. El uso de ácido retinoico en forma de crema o solución en concentraciones de 0.05 o de 0.1% es de ayuda; el ácido glicólico en concentraciones de 10 a 15% en forma de lociones o cremas también puede ser de utilidad. Realmente efectivo es el rayo láser de CO_2.

Queratosis seborreica

Definición. Es una neoplasia benigna de queratinocitos que se manifiesta como pápula, nódulo o placa, oval o circular e hiperpigmentada usualmente. También se le ha llamado "verruga senil", "queratosis senil", "verruga seborreica", pero el término "verruga" preferimos usarlo para las lesiones inducidas por el virus del papiloma humano y la etiología de la queratosis seborreica no se conoce. Su frecuencia también es absoluta, en todo adulto mayor de 40 años.

Caracteres clínicos. Se observa por igual en ambos sexos. En cuanto a la edad no la observamos en el niño, es propia de la edad adulta.

Por lo general, la persona consulta cuando ya tiene algunas o múltiples queratosis seborreicas. Se manifiestan como pápulas un tanto aplanadas, excepcionalmente acuminadas, usualmente en forma de domo, de superficie rugosa y escamosa, en la que con el cuentahilos se deberán visualizar los orificios infundibulares para precisar su identificación. Su color varía del café claro al oscuro, pero siempre es uniforme dentro de la misma lesión, aunque el tono varíe de una lesión a otra. En tanto más avanzada es la edad del sujeto, mayor es el número de queratosis seborreicas que van surgiendo, al grado que llegan a ser incontables **(figura 19.2.2)**.

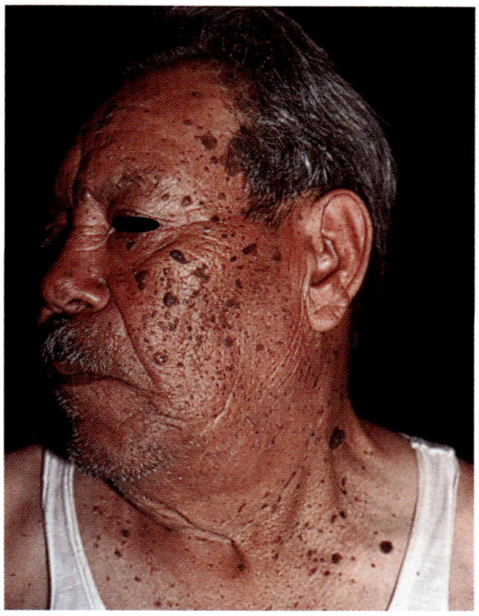

Fig. 19.2.2 Queratosis seborreicas incontables en la cara, cuello y tórax.

Inicialmente se les observa en la piel del tronco, hacia el tórax; más tardíamente también en la zona lumbar, el abdomen y aun en las extremidades. En la persona de la tercera edad van surgiendo en la piel de la cara; en la piel cabelluda llegan a ser numerosas, sin influir la presencia o ausencia de pelo.

Se reconocen variedades clínicas y variedades histopatológicas; dentro de las primeras está el "signo" de Lesser- Trelat (que son los nombres de dos cirujanos franceses del siglo XIX), que consiste en la aparición súbita de gran número de queratosis seborreicas que surgen en el tronco; se ha considerado tradicionalmente como indicativo de neoplasia interna, gástrica, del colon, de la glándula mamaria y aun como manifestación paraneoplásica, situación que no se ha demostrado ser constante y, por lo mismo, no se acepta de forma definitiva **(figura 19.2.3)**.

La etiología de las queratosis seborreicas en sus diversas formas se desconoce, aunque se ha detectado al virus del papiloma humano (HPV), principalmente en las localizaciones genitales y menos en las no genitales, aunque esto no es definitivo. Se acepta que son proliferaciones clonales y se han identificado irregularidades en la expresión de los marcadores de la apoptosis p53 y Bcl-2; también se ha identificado el papel del gen codificador del receptor del factor de crecimiento fibroblástico tipo 3.

La dermatosis papulosa nigra, descrita en personas de raza negra, pero también en la piel oscura del indígena y del mestizo, es frecuente en nuestro medio; se observa usualmente en la cara y cuello, está constituida por numerosas pequeñas pápulas sésiles o pediculadas, menores de 5 mm.

La queratosis de estuco (estuco es una masa de yeso blanco y agua de cola) es una variedad más queratósica y en consecuencia más dura y blanquecina, cónica, menor de 5 mm, que se presenta como lesiones múltiples en las piernas.

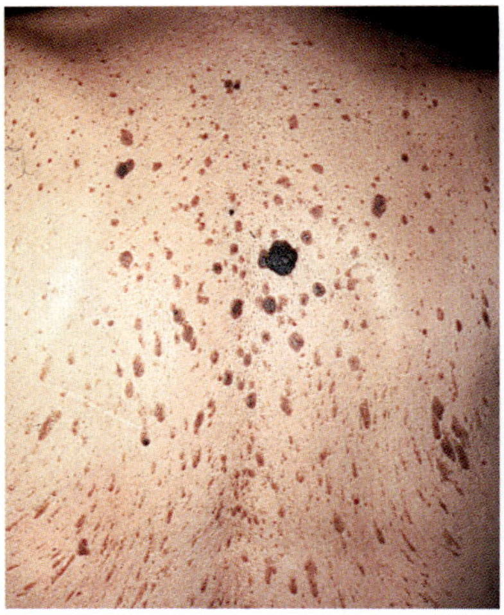

Fig. 19.2.3 Queratosis seborreicas múltiples, de diversas formas y tamaños, que surgieron súbitamente en el tórax de este hombre con carcinoma de próstata: signo de Lesser-Trelat.

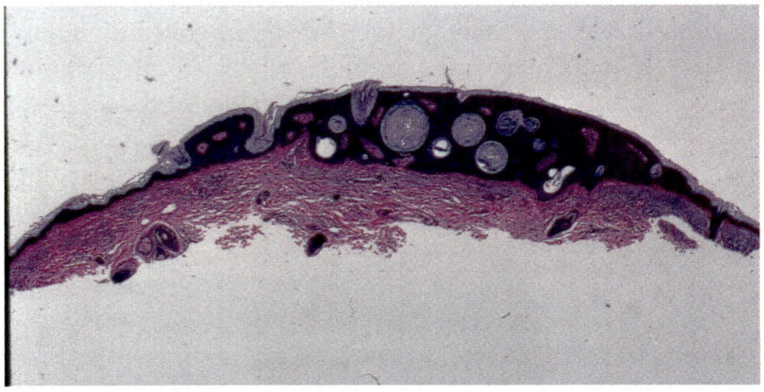

Fig. 19.2.4 Histopatología de la queratosis seborreica: proliferación bien delimitada de queratinocitos basaloides y seudoquistes.

El diagnóstico es relativamente fácil de hacer con los datos ya mencionados; el clínico se podrá auxiliar de una lupa potente, o mejor aún del cuentahilos, para identificar los ya descritos orificios infundibulares, la simetría de la lesión, sus bordes precisos, la superficie rugosa y la topografía descrita. Se deberá hacer el diagnóstico diferencial con los nevos melanocíticos, con el carcinoma basocelular pigmentado y con el melanoma, en particular con la llamada "peca melanótica", que en realidad es un melanoma *in situ*. En caso de duda deberá recurrirse a la biopsia, preferentemente escisional. La biopsia por rasurado quirúrgico encuentra una de sus justificaciones en este tipo de lesiones.

El síndrome del nevo epidérmico es precisamente este nevo, más o menos extenso, en asociación con alteraciones músculo-esqueléticas y neurológicas. Mientras más extenso es el nevo, mayor es la posibilidad de que coexistan las manifestaciones extracutáneas.

Histopatología. Se observa una neoplasia benigna de queratinocitos de forma y tamaño uniforme, de escaso citoplasma, lo que recuerda a los queratinocitos del estrato basal, por lo que se les denomina basaloides, bien delimitada tanto hacia los extremos como en la base; con mayor o menor cantidad de pigmento melánico, dependiendo del tono de la piel del individuo.

Es característico observar seudoquistes córneos en forma de colecciones de queratina laxa ortoqueratósica que corresponden a los infundíbulos; esta misma queratina está presente en la capa córnea **(figura 19.2.4)**.

Se ha descrito una amplia variedad de queratosis seborreicas desde el punto de vista de su estructura microscópica además de la acantósica, que es la más común y cuya descripción está dada en los dos párrafos precedentes.

Así, existe la reticulada o adenoide, que muestra cordones de queratinocitos interconectados a manera de red; es precedida por el lentigo solar, como ya se mencionó en el apartado anterior.

La forma clonal muestra pequeñas islas o nidos de queratinocitos atípicos con citoplasma pálido o eosinófilo, bien distinguible de las células vecinas.

El melanoacantoma es una denominación no muy recomendable porque distrae o confunde y en realidad no tiene potencial maligno alguno; se trata de una queratosis seborreica pigmentada en la que coexisten melanocitos dendríticos repletos de melanina, ocasionalmente en nidos.

El término "queratosis irritada" en realidad se refiere a la asociación de cualquier variedad de queratosis seborreica con infiltrado inflamatorio linfocitario y formación de remolinos con queratinización; nosotros la denominamos tal cual: queratosis seborreica con infiltrado inflamatorio, que obviamente es un término histopatológico.

Tratamiento. Debido a que son lesiones totalmente benignas no se requiere, pero se podrán tratar quirúrgicamente por medio del curetaje, el electrocuretaje, la criocirugía con nitrógeno líquido o bien la extirpación total con bisturí.

Nevos epiteliales

Definición. Son la proliferación epitelial de naturaleza hamartomatosa caracterizada clínicamente por bandas o placas de diversos tamaños y formas, usualmente con disposición lineal, arciforme o en remolinos, que da por resultado un aspecto verrugoso. Excepcionalmente se manifiestan como pápulas o nódulos. En relación con su frecuencia, se calcula un caso por cada mil recién nacidos.

Caracteres clínicos. Se presenta por igual en ambos sexos. La gran mayoría de los pacientes con esta enfermedad consultan durante la edad pediátrica, puesto que es congénita y se hace clínicamente evidente durante el primer año de vida; en un pequeño porcentaje se detecta en años posteriores, pero aún dentro de la primera y segunda décadas. Usualmente los encontramos de manera aislada, pero pueden presentarse en asociación con alteraciones en otros órganos o sistemas.

Existe una variedad de formas de presentación clínica y también histopatológica; se reconocen diversas combinaciones de los elementos que los constituyen.

Revisemos primeramente las formas clínicas:

Nevo epidérmico verrugoso. Es el prototipo y forma más común del nevo epidérmico, también conocido como nevo epidérmico lineal; se presenta como un conjunto de pápulas y nódulos verrugosos, situados estrechamente entre sí y en disposición lineal, de manera tal que forman placas bien delimitadas, generalmente de color más oscuro que la piel normal, desde una sola hasta numerosas, de tamaños también muy variables, al grado de que pueden involucrar todo un segmento anatómico, o un hemicuerpo, y entonces se conoce como *nevus unius lateris* **(figura 19.2.5 a 19.2.9)**.

Rara vez involucra todo el tegumento y entonces se le denomina "nevo epidérmico sistematizado", que es un mal término porque no siempre es sistematizado en el sentido de involucrar varios órganos o sistemas.

El síndrome del nevo epidérmico, o síndrome de Solomon y Esterly, también denominado por algunos autores síndrome de Feuerstein y Mims o síndrome de Schimmelpenning, es precisamente aquella forma de nevo epidérmico asociado con alteraciones en el desarrollo, no sólo de la piel, sino también de los sistemas nervioso, esquelético, cardiovascular, urogenital y de los ojos. Los nevos epidérmicos muy extensos son los que más frecuentemente se asocian con este síndrome, pero no exclusivamente, pues aun los nevos epidérmicos pequeños o segmentarios se pueden acompañar de otras alteraciones. Éstas son:

Cutáneas: a más del nevo epidérmico podemos encontrar hemangiomas, manchas café con leche, dermatomegalia, alteraciones en el pelo y los tumores anexiales que surgen dentro de los nevos epidérmicos.

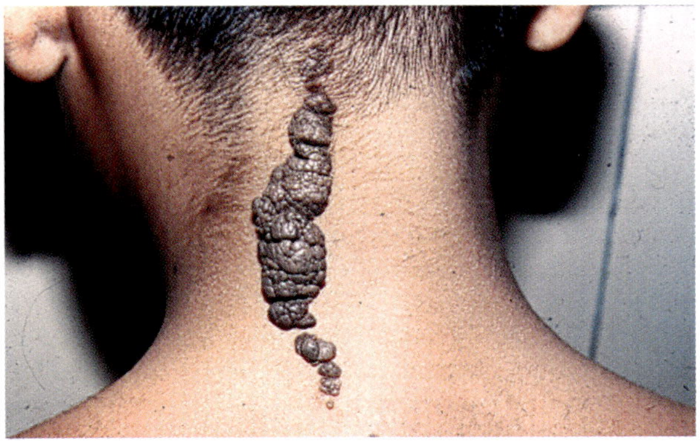

Fig. 19.2.5

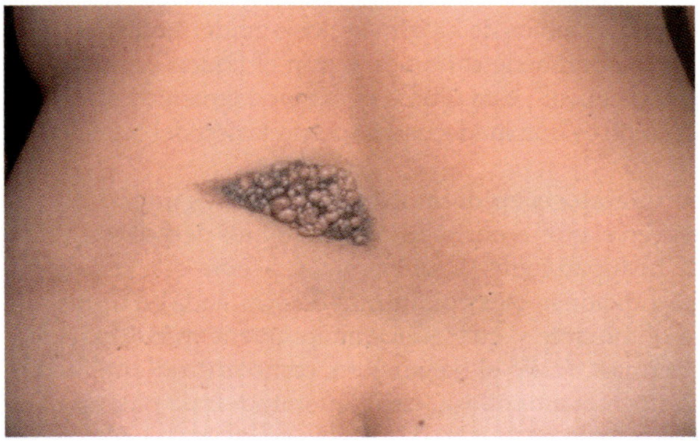

Fig. 19.2.6

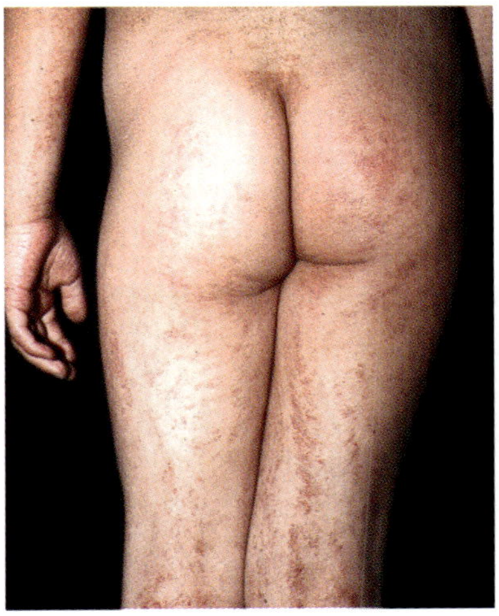

Fig. 19.2.7

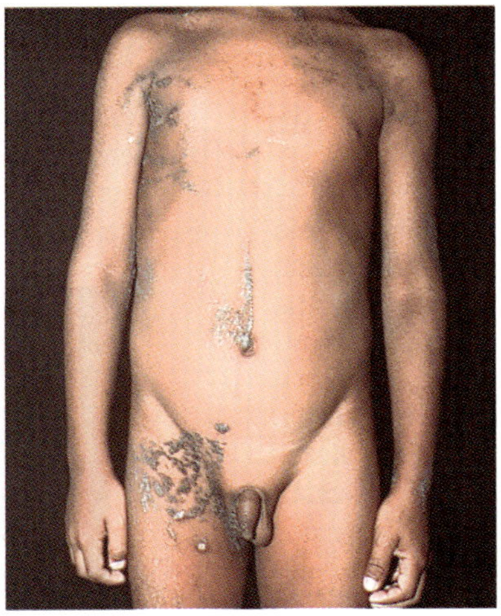

Fig. 19.2.8

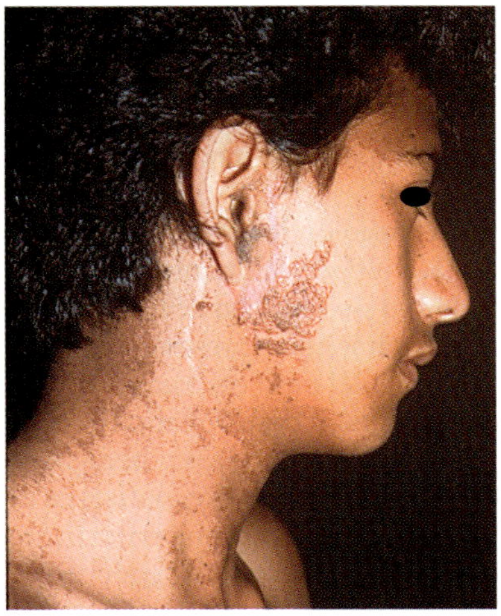

Fig. 19.2.9

Fig. 19.2.5 Nevo epidérmico verrugoso con disposición lineal en un niño.
Fig. 19.2.6 Nevo epidérmico verrugoso en la zona lumbar de una mujer, presente desde el nacimiento, la lesión exhibe cambios que corresponden a su cronicidad.
Fig. 19.2.7Síndrome del nevo epidérmico: a más de las lesiones verrugosas lineales en gran parte del tegumento, existe escoliosis, acortamiento de uno de los miembros inferiores y retardo psicomotriz.
Fig. 19.2.8 Nevo epidérmico verrugoso inflamatorio y lineal (NEVIL).
Fig. 19.2.9 Nevo verrugoso en amplias placas, que involucra la cara y el cuello.

Esqueléticas (20 a 70%): deformidades óseas, quistes, escoliosis, xifosis, espina bífida y raquitismo resistente a la vitamina-D, sindactilia, polidactilia.

Neurológicas (hasta en 50%): convulsiones y retraso psicomotriz, hidrocefalia, atrofia cortical, calcificaciones.

Oculares (hasta en 25%): astigmatismo, estrabismo, nistagmus, cataratas, coloboma, ptosis, opacidad corneal y otras.

Asimismo, es posible observar malformaciones vasculares, aneurismas, coartación de la aorta. Otras son riñón en herradura, criptorquidia y uretéros dobles.

NEVIL. Son las siglas del nevo epidérmico verrugoso lineal inflamatorio, que usualmente se presenta en alguna de las extremidades; es muy pruriginoso y en la histopatología se caracteriza por el engrosamiento epidérmico asociado con un denso infiltrado inflamatorio linfocitario; también puede exhibir microscópicamente cambios de hiperqueratosis epidermolítica (*vide infra*). Clínicamente puede confundirse con el liquen estriado o con la "psoriasis lineal", esta última es extremadamente rara y en nuestra opinión es una inadecuada interpretación del NEVIL.

Hiperqueratosis epidermolítica. Aunque es un patrón microscópico en el que se encuentran los cambios descritos en el párrafo de histopatología, actualmente se acepta que corresponde a una condición névica epidérmica determinada en forma autosómica dominante y que clínicamente puede manifestarse de varias formas: desde el nacimiento, como eritrodermia ictiosiforme congénita ampollosa, como queratodermia palmo-plantar, o bien como placas (ovales, circulares o lineales) en el tronco y las extremidades.

El denominado nevo epidérmico acantolítico con disqueratosis en la actualidad se considera como una forma segmentaria de la enfermedad de Darier, y por lo mismo su histología es diferente, ya que muestra disqueratosis acantolítica.

Nevo sebáceo de Jadassohn. Está presente al nacimiento como una placa alopécica finamente rugosa, un tanto aterciopelada, café clara o un tanto amarilla, usualmente en la piel cabelluda, excepcionalmente se presenta en otras zonas anatómicas (**figura 19.2.10**). Con el paso del tiempo toma un aspecto más rugoso y queratósico para desarrollar otras neoplasias en la edad adulta, principalmente de anexos y benignas, entre ellas el tricoblastoma que, como su nombre lo dice, es de diferenciación folicular, siendo la contraparte benigna del carcinoma basocelular y por lo mismo muy similar, al grado de que durante décadas se le confudió con éste, y de ahí su "justificación" para extirparse. De hecho, menos de 1% de dichos tumores secundarios corresponde al carcinoma basocelular; los más comunes son: siringocistadenoma papilífero 30%, tricoblastoma 28%, triquilemoma 16%, sebaceoma 13%, nevos melanocíticos 5% y otros **(figura 19.2.11)**.

Nevo comedónico. Como su nombre lo indica se manifiesta precisamente en numerosos comedones y quistes foliculares dispuestos en forma de bandas o estrías, usualmente en segmentos del tronco, o en la cara **(figura 19.2.12)**.

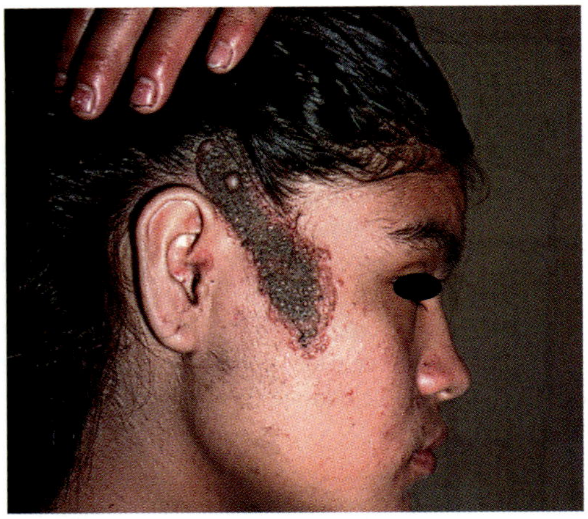

Fig. 19.2.10 Nevo sebáceo de Jadassohn en su topografía habitual.

Nevo apocrino. De no estar asociado con el nevo sebáceo, este tipo de nevo se presenta como pápulas o nódulos, únicos o múltiples, en cualquier localización, particularmente en las zonas axilares o inguinales. Son muy raros.

Nevo ecrino. Es también muy raro; se puede presentar como una pápula, como un poro que drena material mucoide, o bien como una zona de hiperhidrosis.

Histopatología. En el nevo epidérmico verrugoso se observa un incremento en todos los componentes de la epidermis: hiperqueratosis ortoqueratósica, más de tres capas de estrato granuloso y engrosamiento muy notorio del estrato espinoso; la dermis papilar exhibe un cierto engrosamiento y usualmente la presencia de un infiltrado inflamatorio linfocitario perivascular superficial leve.

Aunque no es fácil ver los cambios dérmicos, se sabe que también éstos forman parte del nevo y que coexiste una estrecha interrelación dermo-epidérmica, al grado de que si se decide extirpar la lesión deberá hacerse con un amplio margen, pues las

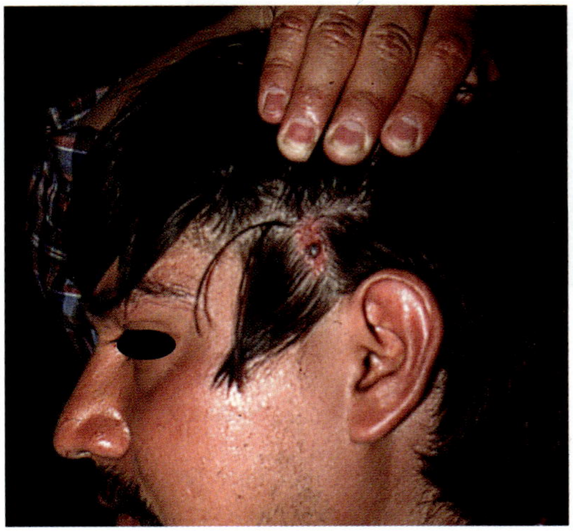

Fig. 19.2.11 Nevo sebáceo de Jadassohn que ha desarrollado un tumor anexial benigno, fenómeno común en la edad adulta.

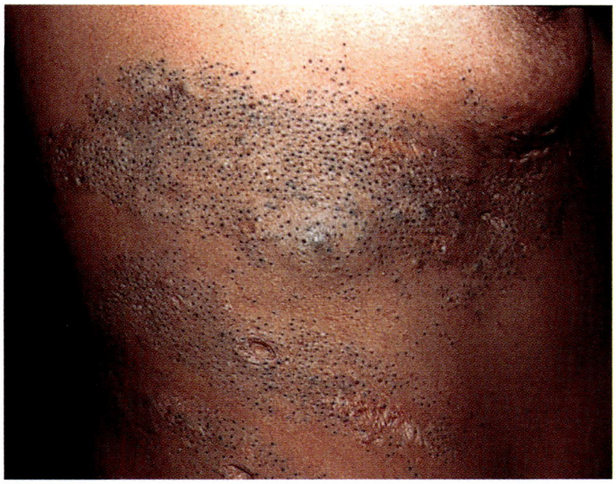

Fig. 19.2.12 Nevo comedónico en el tórax; incontables comedones, quistes foliculares y cicatrices.

recidivas son frecuentes debido a dicha interrelación, en la que el estroma induce los cambios epiteliales.

En otros casos, los cambios microscópicos son de hiperqueratosis con vacuolación en el citoplasma de los queratinocitos de los estratos granuloso y espinoso, en asociación con gránulos de queratohialina muy conspicuos; esto es lo que se conoce como hiperqueratosis epidermolítica.

Asimismo, la estructura histopatológica puede incluir otros componentes epiteliales del órgano piel, como por ejemplo las glándulas sudoríparas, las sebáceas, las apocrinas. En consecuencia, tendremos la posibilidad de hacer diagnósticos más precisos bajo el microscopio: nevo epidérmico tipo sebáceo de Jadassohn; en donde existe una epidermis con hiperqueratosis e incremento del resto de sus estratos, con folículos pilosos abortivos en asociación con las glándulas sebáceas grandes y pequeñas, papilomatosis, glándulas ecrinas, así como glándulas apocrinas, en mayor o menor proporción. Por ello esta lesión en particular califica como un hamartoma.

Las características propias de las neoplasias que surgen secundariamente en el nevo sebáceo pueden ser consultadas en textos de dermatopatología.

En el nevo comedónico se identifican infundíbulos muy grandes y quistes foliculares de tipo infundibular ocupados por queratina ortoqueratósica compacta.

En el nevo ecrino se identifica un número incrementado de estructuras ecrinas secretoras. En el nevo apocrino se observan numerosas estructuras que corresponden a la porción secretora de la glándula ecrina o de la apocrina, respectivamente; son extremadamente raros.

Tratamiento. Es quirúrgico en la medida del tamaño de la lesión y, en consecuencia, de las posibilidades del cirujano. En los nevos epidérmicos extensos no hay posibilidades de tal tratamiento. Quizá por medio de expansores de piel el cirujano plástico pueda brindar alguna mejoría. Es probable que el rayo láser en el futuro sea también de utilidad, pero aún no hay suficiente experiencia al respecto.

Carcinoma epidermoide

El carcinoma epidermoide de la piel se manifiesta de manera muy versátil; puede presentarse como placas queratósicas o eritematoqueratósicas, úlceras, o bien engrosamientos en forma de pápulas y nódulos, así como masas tumorales o la combinación de éstos. El carcinoma epidermoide, con todas sus formas en conjunto, es la neoplasia cutánea más frecuente en el ser humano.

Formas superficiales, intraepiteliales o *in situ*

Definición. Los carcinomas epidermoides superficiales, intraepiteliales, o *in situ*, son la expresión más temprana de la neoplasia epitelial maligna de la piel (y mucosas) reconocible clínica e histopatológicamente. Se manifiestan como manchas o placas queratósicas o pápulas.

El carcinoma epidermoide de la piel es la neoplasia maligna más común en el humano, ya que comprende a las queratosis solares y arsenicales, a la enfermedad de Bowen, a la enfermedad de Queyrat, al queratoacantoma, al carcinoma verrugoso y al carcinoma epidermoide invasor convencional.

El concepto de carcinoma epidermoide *in situ* no es muy preciso, ya que el epitelio neoplásico progresivamente incrementa su grosor y sintetiza la membrana basal, por lo que frecuentemente resulta subjetiva su diferenciación contra el carcinoma invasor.

Es importante insistir en que todas las entidades que a continuación se describen son ya carcinomas, incipientes, intraepiteliales, y que de ninguna manera se debe continuar con el anticuado y erróneo concepto (y denominación) de "dermatosis precancerosas".

Queratosis solar

Es el tipo de carcinoma epidermoide más común en el ser humano. Se observa por igual en los adultos de ambos sexos. No se presenta en la edad pediátrica, es una enfermedad casi exclusiva del adulto, excepto en los raros casos en que existe una alteración genética que predispone a su desarrollo en edades tempranas, como en el xeroderma pigmentoso, o en el albinismo.

La queratosis solar se presenta precisamente en la piel expuesta al sol: la cara principalmente, el dorso de las manos y antebrazos, así como en la piel del cráneo en individuos decalvados, en quienes es característica.

En aquellas personas que se exponen al sol de manera crónica, como algunos deportistas, campesinos, marineros, y otros, es particularmente frecuente y en edades relativamente tempranas.

Es mucho más común en las personas de piel blanca que en las de piel morena y en las personas de piel negra es muy rara.

La queratosis solar se presenta como manchas, pápulas o placas, precisamente queratósicas, es decir, constituidas por cúmulos de capa córnea en grado variable, o bien úlceras superficiales, en número variable, pero lo común es encontrar múltiples **(figura 19.2.13 a 19.2.17)**.

La frecuencia con que invaden la dermis es de aproximadamente 5% dentro de los 10 a 20 años de su inicio.

Enfermedad de Bowen

Lleva el nombre de quien la describió en una serie de pacientes que presentaban placas ovales y circulares, eritematosas y escamosas en diversos sitios: tronco, brazos, piernas, y aunque Bowen y su patólogo probablemente no percibieron la trascendencia de sus hallazgos, evidentemente estaban conscientes de estar describiendo una nueva enfermedad.

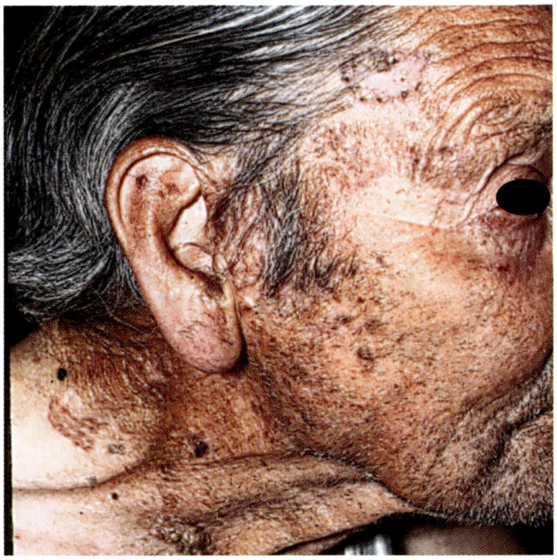

Fig. 19.2.13 Este hombre muestra un carcinoma basocelular plano en la zona temporal e incontables queratosis solares, lentigos solares y lentigos simples.

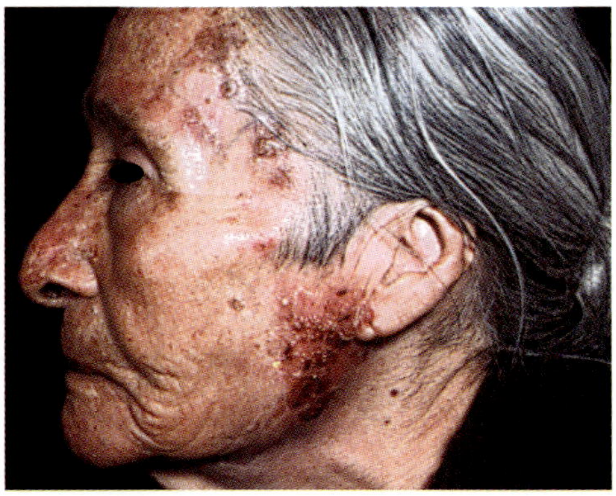

Fig. 19.2.14. Mujer de la tercera edad con numerosas queratosis solares, aspecto habitual.

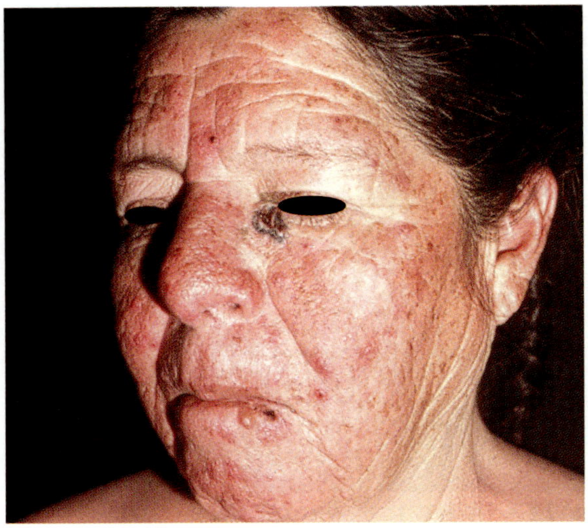

Fig. 19.2.15 Esta mujer campesina exhibe un grave daño solar: la piel aparece engrosada y los pliegues acentuados (elastosis solar); queratosis solares múltiples; un carcinoma basocelular pigmentado en el canto interno del ojo, otro en el labio superior y uno de tipo epidermoide en el labio inferior.

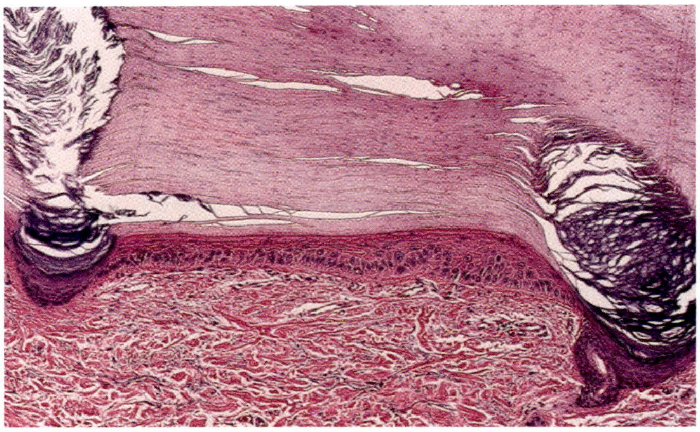

Fig. 19.2.16 Histopatología de la queratosis solar: los cambios atípicos y la pérdida de la maduración se identifican en los estratos basal y espinoso; nótese como el epitelio de los infundíbulos no participa del proceso neoplásico.

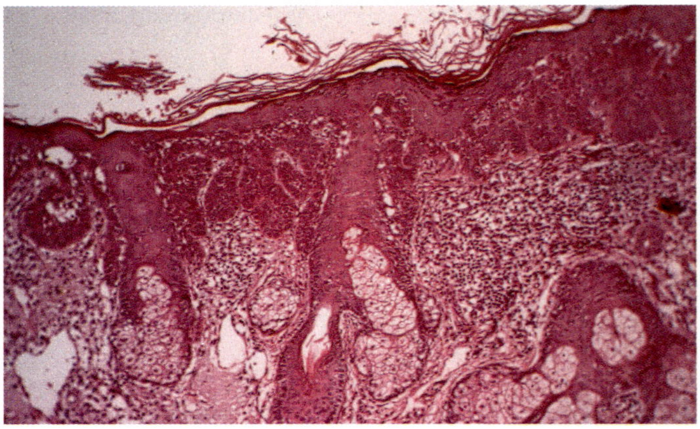

Fig. 19.2.17 Queratosis solar hiperplásica, es decir, el carcinoma epidermoide intraepitelial ya ha penetrado a la dermis papilar para constituir un carcinoma epidermoide invasor.

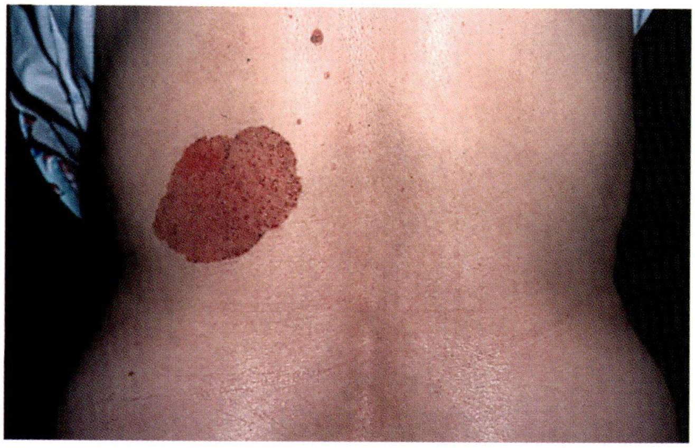

Fig. 19.2.18 Enfermedad de Bowen, que es otro tipo de carcinoma epidermoide intraepitelial; esta placa eritematosa y escamosa en zonas cubiertas por la ropa representa el aspecto clínico habitual.

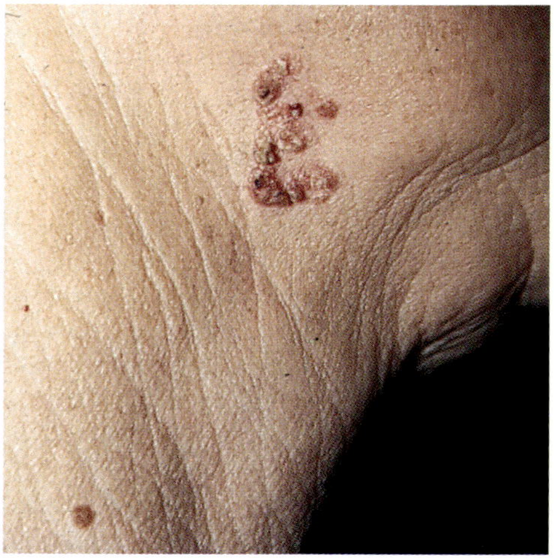

Fig. 19.2.19. Carcinoma epidermoide tipo enfermedad de Bowen, en la mejilla.

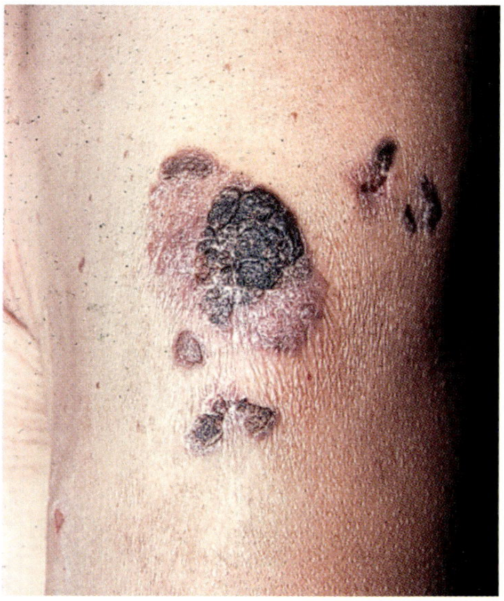

Fig. 19.2.20 Enfermedad de Bowen, con nódulos que representan zonas de carcinoma invasor en la cara externa del brazo.

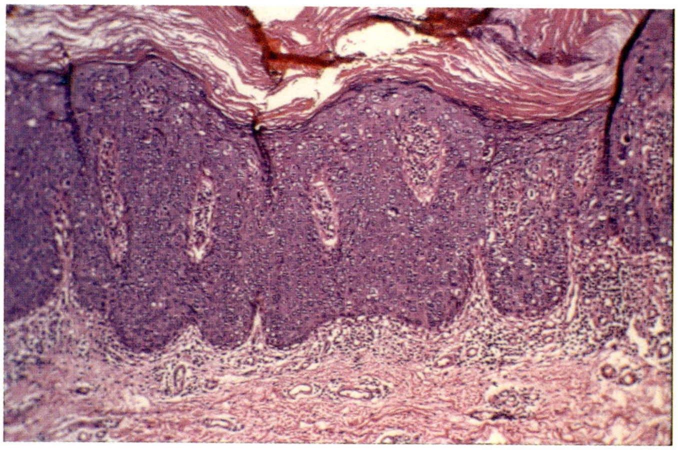

Fig. 19.2.21 Histopatología de la enfermedad de Bowen: todas la capas de la epidermis y del epitelio anexial están involucradas, hay atipias, mitosis y pérdida de la maduración.

Así es el aspecto clínico: placas que obviamente se inician como pápulas, es decir, muy pequeñas, de diversos tamaños, con eritema y escama gruesa, un tanto infiltradas, de crecimiento lento y progresivo. Ya decíamos que es más común en la piel no expuesta **(figura 19.2.18 a 19.2.20)**.

En su etiopatogenia existen diversos factores, como el arsenicismo crónico y la radioterapia, pero principalmente el virus del papiloma humano. De acuerdo con la literatura, el riesgo de involucrar a la dermis es cuando menos el doble que en la queratosis solar. Sin embargo, esto es muy difícil de precisar, ya que al ser una neoplasia que involucra todas las capas epidérmicas y aun el epitelio anexial, su progresión puede no ser detectada por el patólogo, ya que el mismo epitelio simplemente se observa más y más grueso **(figura 19.2.21)**.

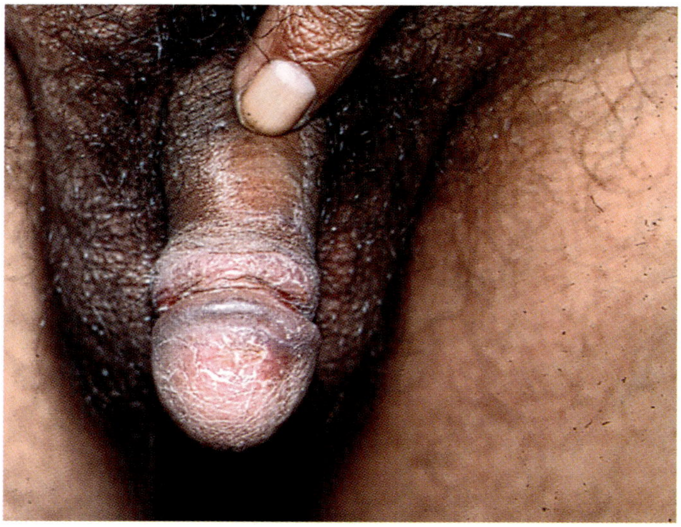

Fig. 19.2.22 Eritroplasia de Queyrat: placas queratósicas en el glande; histopatológicamente esta entidad es idéntica al Bowen (y clínicamente también, excepto por la topografía), por lo que somos de la opinión que es una misma enfermedad con diferentes nombres.

Eritroplasia de Queyrat, o enfermedad de Bowen genital

Descrita inicialmente por Queyrat en la literatura francesa como una enfermedad del hombre, somos partidarios, por experiencia propia y de acuerdo con la literatura, que esta enfermedad es indistinguible clínica e histopatológicamente de la enfermedad de Bowen, sólo que con topografía en los genitales externos masculinos **(figura 19.2.22)**.

Es por lo tanto conveniente señalar que también se presenta en la vulva, principalmente en los labios mayores, por lo que el término de enfermedad de Bowen genital resulta asimismo apropiado.

Se manifiesta clínicamente como placas eritemato-escamosas, en las que dicha escama es gruesa, micácea, que se ha iniciado como una pequeña pápula o zona escamosa que evoluciona y crece inexorablemente, más o menos hiperpigmentada, de acuerdo con el tipo de piel del paciente. También se ha asociado con el virus del papiloma humano, y como en el Bowen extragenital, la identificación de su invasión hacia la dermis puede ser muy subjetiva aun al microscopio, pero se sabe que el riesgo es mayor y tiene capacidad de metastatizar.

Papulosis bowenoide

Es un término acuñado por A.B. Ackerman para este tipo de carcinoma intraepitelial que se presenta en la piel y/o mucosas de los genitales de ambos sexos, pero más en el hombre, precisamente como pápulas que simulan condilomas virales, pero que en la histopatología exhiben los mismos cambios de la enfermedad de Bowen. También se ha asociado al virus del papiloma humano 16, 18 y 33. Esta lesión excepcionalmente progresa a carcinoma invasor.

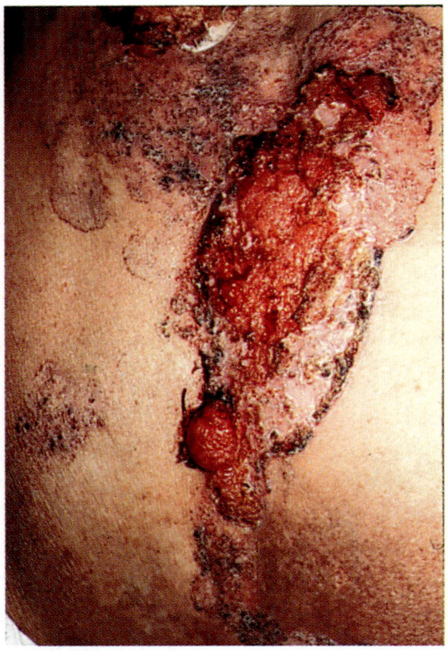

Fig. 19.2.23 Carcinoma epidermoide *in situ*, con zonas de invasión en un enfermo con arsenicismo crónico.

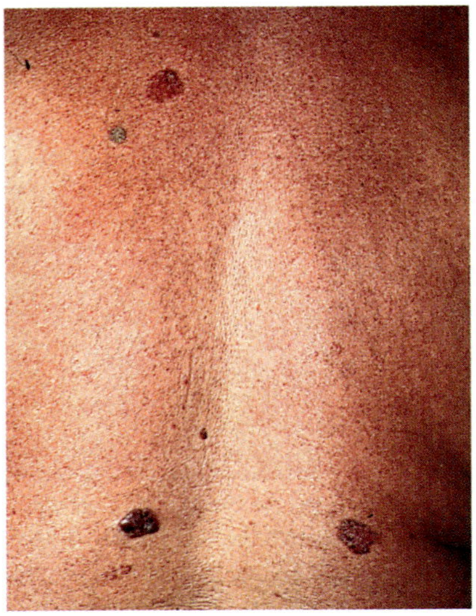

Fig. 19.2.24 "Epiteliomatosis múltiples" es una denominación para describir la presencia de numerosos carcinomas, como en este enfermo, cuya espalda muestra tres.

Queratosis arsenical

Poco observadas en nuestros días, las queratosis por arsénico se presentan en personas que han estado expuestas por tiempos prolongados a este carcinógeno. Clínicamente son de dos tipos: crecimientos pápulo-nodulares queratósicos que semejan verrugas, amarillos, usualmente en las palmas; otras son placas eritemato-queratósicas idénticas al Bowen. Ambas pueden progresar a carcinomas invasores **(figura 19.2.23 y 19.2.24)**.

En nuestro país aún existen grupos de población expuestos crónicamente al arsénico; tal es el caso de algunas áreas de Michoacán y de Coahuila.

El arsénico es incoloro, inodoro y ubicuo; por lo tanto, es casi imposible impedir que contamine el agua e incluso a algunos alimentos.

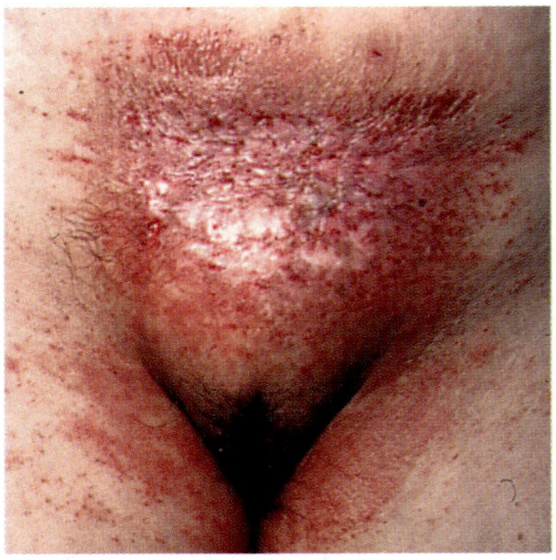

Fig. 19.2.25 Radiodermatitis crónica en una mujer que fue tratada de un carcinoma cervicouterino por medio de este método.

Queratosis por radiación o radioqueratosis

Actualmente los cambios en la piel como consecuencia de la radioterapia de órganos internos son mucho menos observados que en décadas pasadas. No sólo se presentaban en el paciente, sino también en el radioterapeuta. Los cambios cutáneos derivados de la terapia con rayos X pueden ser agudos y crónicos, pero en realidad el desarrollo de carcinomas epidermoides o basocelulares se presenta en la radioqueratosis y en la radiodermatitis crónica de meses a años después de la administración de los rayos X (promedio de 7 a 12 años). El basocelular se presenta usualmente en la cabeza y el cuello, mientras que el epidermoide invasor, que es más común, se presenta en cualquier otro sitio; interesantemente éste es microscópicamente de tipo fusocelular **(figura 19.2.25)**.

"Queilitis solar"

Éste es un mal término, porque el sufijo "itis" señala inflamación y la "queilitis solar" en realidad es una neoplasia intraepitelial que usualmente se presenta en el bermellón del labio oral inferior, excepcionalmente en el labio superior. Se manifiesta de manera muy sutil, ya que durante mucho tiempo (en ocasiones años) el labio oral exhibe descamación, eritema, fisuras y ulceración, en asociación con ardor y/o prurito **(figura 19.2.26)**.

Leucoplaquia

Literalmente significa "placa blanca"; es un término que denota la presencia en una mucosa (oral, genital, anal) de una placa queratósica, la cual se hidrata y en consecuencia aparece blanca; por lo tanto, son múltiples las condiciones que se expresan así: liquen plano, candidosis, psoriasis, liquen escleroso y atrófico, la disqueratosis acantolítica focal, etcétera, y desde luego un carcinoma epidermoide, que puede ser superficial (intraepitelial) o V ya invasor o profundo, como el carcinoma verrugoso de la cavidad oral de L. Ackerman (*vide infra*).

Histopatología. En la queratosis solar, la capa córnea exhibe zonas de paraqueratosis, alternando con otras de ortoqueratosis que corresponden a las porciones de los anexos foliculares y ecrinos, de tal manera que es muy evidente esta alternancia.

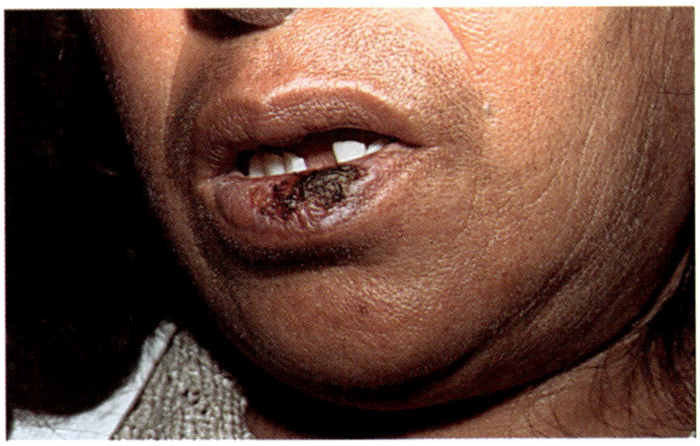

Fig. 19.2.26 Carcinoma epidermoide invasor en el labio inferior; es obvia la ulceración.

En las capas más profundas del estrato espinoso y en el estrato basal se observan queratinocitos con cambios en sus formas y tamaños, con atipias nucleares, mitosis y pérdida de la maduración; sin embargo, las capas superficiales del estrato espinoso y el granuloso no exhiben tales cambios, como tampoco el mencionado epitelio anexial. Todo esto en asociación con elastosis solar, que es la degeneración de las fibras elásticas del estroma dérmico por efecto de la luz ultravioleta del sol **(figura 19.2.16)**.

Variaciones en el tema de esta lesión incluyen la queratosis solar hiperplásica, la cual es de un grosor mucho mayor; también la forma atrófica en la que, por el contrario, la queratosis ha disminuido el grosor de la epidermis. Aquellas con formaciones que invaden la dermis papilar son conocidas como queratosis solar digitada. Otra forma es aquella con infiltrado inflamatorio que se dispone "en banda" y se conoce como queratosis liquenoide **(figura 19.2.17)**.

En la enfermedad de Bowen extragenital o genital y, por lo mismo, en la eritroplasia de Queyrat, así como en las queratosis arsenicales, observamos los cambios propios ya de un carcinoma epidermoide que involucra todo el grosor de la epidermis, incluido el epitelio anexial; por lo tanto, se observa una completa pérdida de la maduración normal de la epidermis, paraqueratosis continua, amplias variaciones en el tamaño y forma de los queratinocitos (poiquilocarinosis), mitosis típicas y atípicas, cambios atípicos y pleomorfismo de los queratinocitos, que ya no son reconocibles como basales o espinosos, o del estrato granuloso **(figura 19.2.21)**.

En la papulosis bowenoide se observan exactamente los mismos cambios citológicos descritos para la enfermedad de Bowen, pero la silueta de la lesión es idéntica a la de las pápulas del condiloma viral.

En la radioqueratosis hay cambios atípicos no sólo en la epidermis, pues las células endoteliales y los fibroblastos también presentan dichos cambios citológicos; además, la colágena se presenta en haces gruesos.

Los factores de riesgo para que el carcinoma epidermoide invasor desarrolle metástasis son los siguientes: un diámetro mayor de 2 cm; una profundidad mayor de 4 mm, o nivel de Clark IV-V; involucro de nervios, músculo o hueso; origen en la oreja (18.7%), en los labios (13.7%) o en las cicatrices (40%); grado histopatológico de atipa alto, y que los pacientes estén inmunocomprometidos.

Con los datos clínicos descritos, no es difícil sospechar o hacer el diagnóstico de estas enfermedades, mismo que se deberá corroborar con la biopsia, porque el carcinoma epidermoide ya invasor, u otra neoplasia como el carcinoma basocelular en sus fases tempranas, podrían presentar un aspecto semejante.

Tratamiento. El tratamiento de todas estas lesiones es su eliminación, pues se trata de neoplasias que dejadas a su evolución natural se extienden hacia planos anatómicos subyacentes y causarían destrucción local, mutilaciones y, con el tiempo, enfermedad metastásica y la muerte del paciente.

Se podrá optar en primer término por la ablación o extirpación quirúrgica para lesiones bien delimitadas y accesibles. No obstante, existen otros recursos terapéuticos, como lo son la criocirugía con nitrógeno líquido, muy útil, sobre todo en lesiones de unos milímetros, como las queratosis solares o la papulosis bowenoide.

También contamos con la quimioterapia tópica a base del 5-fluouracilo diariamente durante un mes, que en nuestra experiencia tiene una excelente respuesta y la consideramos de elección en caso de no ser posible o ser poco práctica la extirpación. El imiquimod representa otro quimioterápico tópico de uso reciente que ha sido de utilidad en algunos casos.

Otras modalidades muy útiles son la cirugía de Mohs (que no es otra cosa que el control de los límites quirúrgicos por medio de transoperatorios), el rayo láser y la terapia con sustancias fotosensibilizantes, como el ácido alfa-amino-levulínico.

Cabe señalar que todas estas lesiones son curables y por lo mismo no se justifica dejarlas evolucionar "en observación" hacia un carcinoma epidermoide profundo o invasor con mayor morbilidad, potenciales complicaciones y cuyo tratamiento ya va a implicar mayores recursos.

El xeroderma pigmentoso es una enfermedad en la que la capacidad de reparación del ADN del queratinocito y/o del melanocito epidérmico dañado por la luz ultravioleta no es óptima, ya que hay falta absoluta o relativa de la enzima reparadora y tal mutación da paso a una clona neoplásica, que se expresa como carcinoma *in situ*; invasores como epidermoide o basocelular; lentigos solares, simples y melanomas, que deforman la piel, principalmente de la cara y otras zonas expuestas y causan la muerte del enfermo en edades tempranas.

Formas profundas o invasoras de carcinoma epidermoide

Son las formas de carcinoma epidermoide cuyas células ya se han extendido en profundidad variable hacia la dermis, hipodermis, tejido adiposo subcutáneo y aun más allá, e inclusive pueden generar metástasis y poner en riesgo la vida del enfermo; microscópicamente se asemeja en mayor o en menor magnitud a la epidermis normal. De ahí su denominación.

No sólo en la piel encontramos carcinomas epidermoides, también se desarrollan en el cérvix uterino, en el esófago, en el epitelio bronquial y en las uniones mucocutáneas, en las que normalmente hay cambio o transición de epitelios, como sucede en el labio oral inferior, en los genitales de ambos sexos y en el ano o canal rectal.

▶ Carcinoma epidermoide invasor (convencional)

Caracteres clínicos. El carcinoma epidermoide invasor (CEI) es propio y casi exclusivo de la edad adulta; es más común en las personas de la tercera edad, de ambos sexos.

La morfología es asimismo como pápulas o placas queratósicas y/o verrugosas, nódulos, masas tumorales y úlceras, o la combinación de éstas. Puede ser lesión única o bien múltiples; esto último es particularmente cierto en las personas seniles y de piel blanca, en quienes es común observar más de una lesión. El tamaño usualmente es de varios milímetros a centímetros cuando el paciente se presenta a consulta, lo cual es lógico, ya que las lesiones más pequeñas son subestimadas o se pasan por alto.

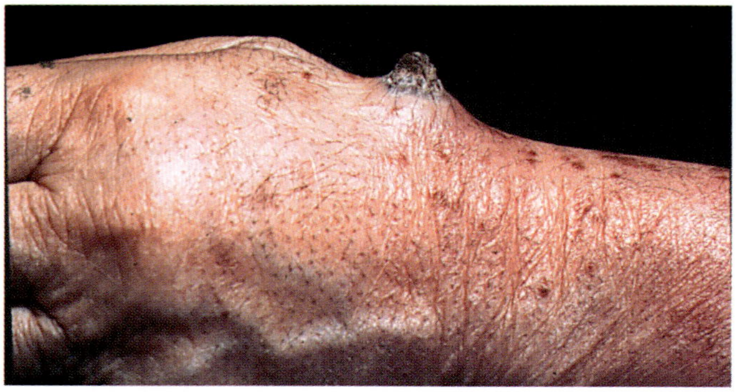

Fig. 19.2.27 El término "cuerno cutáneo" es macroscópico, ya que su estructura microscópica puede ser de carcinoma epidermoide, basocelular, queratosis seborreica o verruga. En este caso se trató de un epidermoide.

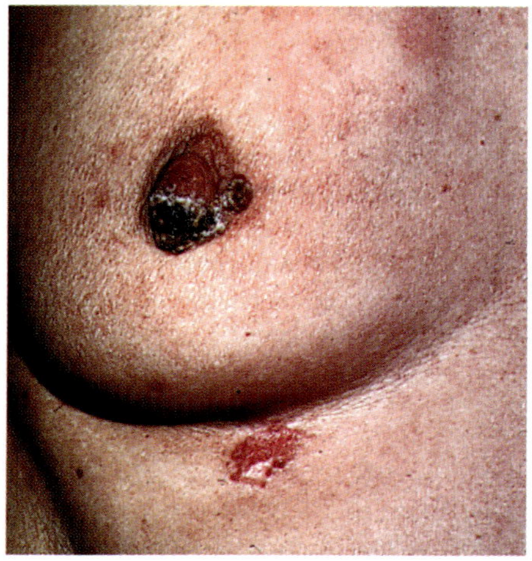

Fig. 19.2.28 Enfermedad de Paget mamaria que involucra pezón y aréola en esta mujer, quien también cursa con un carcinoma epidermoide en el pliegue submamario.

Con cierta frecuencia algunos carcinomas epidermoides crecen más en altura que en extensión, formando así una pápula queratósica en forma de cono, que se ha denominado tradicionalmente "cuerno cutáneo", cuya altura es al menos dos veces mayor que la base. Conviene aquí señalar que el "cuerno cutáneo" no siempre es carcinoma epidermoide, puede ser una verruga, una queratosis seborreica y corresponde al patólogo precisar el diagnóstico; por lo tanto, el término se limita al aspecto clínico **(figura 19.2.27)**.

La topografía por lo general es hacia las áreas expuestas: la cara y la piel del cráneo (en sujetos decalvados) principalmente, en la piel de los pabellones auriculares, en el dorso de las manos y las caras externas de los antebrazos, es decir, en las zonas expuestas al sol, así como en las regiones cutáneo-mucosas ya anteriormente mencionadas: labio oral inferior, genitales externos y ano **(figura 19.2.28 a 19.2.34)**.

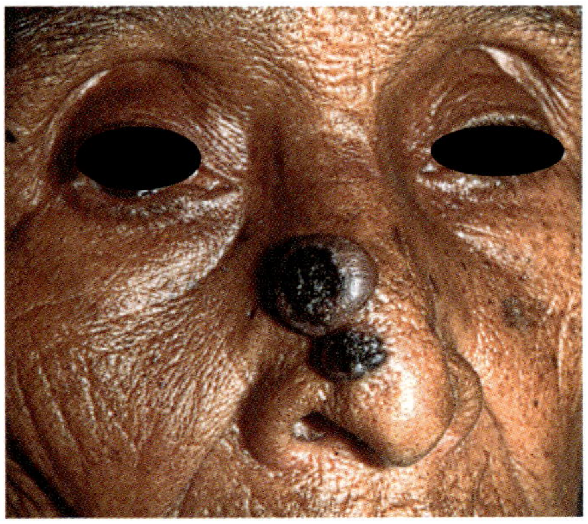

Fig. 19.2.29 Esta mujer presenta un carcinoma epidermoide con un cráter central (que recuerda al queratoacantoma) y un carcinoma basocelular pigmentado al lado.

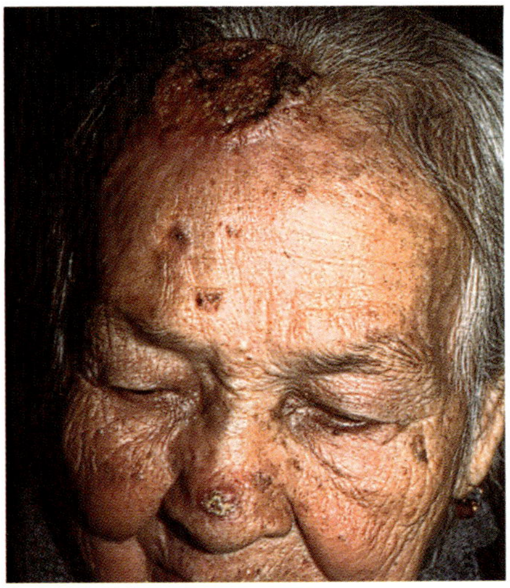

Fig. 19.2.30 Esta mujer, parcialmente decalvada, presenta un carcinoma epidermoide en la piel del cráneo y otro en la nariz, además de varias queratosis solares.

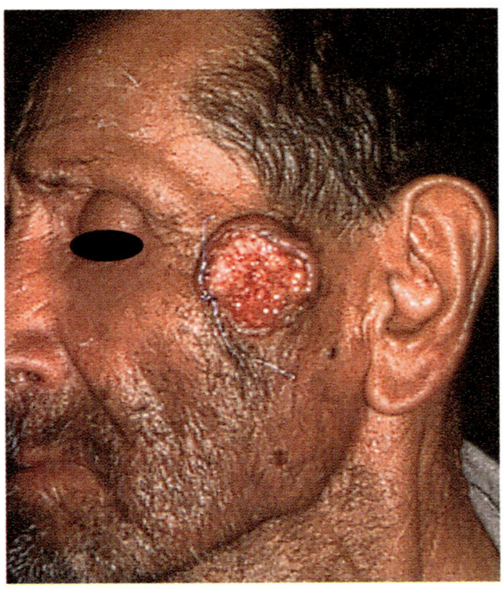

Fig. 19.2.31 Carcinoma epidermoide en la región cigomática de este hombre. Obsérvese, como en la figura anterior, que la lesión es ulcerada, con un borde que representa el crecimiento periférico más que hacia la profundidad.

La tasa de metástasis del CEI oscila de 0.5 a 6%, y lógicamente es mayor cuanto más grande y más profundo es el tumor: 1% en aquellos que son menores de 2 cm; 9.2% si miden entre 2 y 5 cm; 14.3% si miden más de 5 cm; en aquellos CEI que surgen en la piel crónicamente dañada por el sol este riesgo interesantemente es menor: 5.2%.

Histopatología. Existen variaciones en el tema, es decir, desde CEI bien diferenciados, que están constituidos por grupos de células epiteliales poligonales, de citoplasmas eosinófilos grandes, con núcleos grandes y uniformes, que exhiben incluso zonas de cornificación, hasta otros que son poco diferenciados, con citologías irregulares, con cambios atípicos y pleomorfismo. Usualmente vemos que los agregados neoplásicos se originan de la epidermis suprayacente, hay poca o nula maduración de los queratinocitos, las figuras de mitosis son variables y pueden ser atípicas.

En dermatopatología no se usa, como en patología general, la clasificación de queratinizante y no queratinizante, pero lo usual es identificar células disqueratósicas y zonas de cornificación **(figura 19.2.35)**.

Un perfil histopatológico interesante es el "adenoacantoma" denominado por Lever (1947), el cual exhibe un aspecto adenoideo como consecuencia de la separación de las células (acantólisis); usualmente se inicia como una queratosis solar y, por lo mismo, es más común en la cabeza.

Otra variedad histopatológica del CEI es la de células pequeñas con núcleo vesiculoso y nucléolos prominentes; son CEI poco diferenciados que recuerdan al carcinoma de células de Merkel (*vide infra*) y del que deben ser diferenciados. Asimismo, el CEI de células claras o "hidrópico" descrito por Kuo (1980), que recuerda las células claras de los tumores ecrinos y aun de los sebáceos, pero su frecuente unión con la epidermis suprayacente permite su identificación.

Existen otras formas de presentación; por ejemplo, los denominados "fusocelulares", que exhiben poca o nula queratinización, son poco diferenciados y, por lo mismo, es imperativo hacer el diagnóstico diferencial con el melanoma fusocelular y/o con el fibrohistiocitoma maligno, lo que puede ser muy difícil y se tendrá que recurrir a los marcadores con inmunohistoquímica.

Asimismo, existen formas muy bien diferenciadas que conocemos como carcinomas verrugosos (*vide infra*).

Tratamiento. La extirpación quirúrgica es la mejor opción, ya sea con cierre primario o bien con otros recursos como colgajos o injertos según se requiera.

▶ Queratoacantoma (QA)

Definición. Es una forma de carcinoma epidermoide en forma de nódulo con un cráter central, que alcanza hasta 2 cm en 6 meses, se estabiliza y autoinvoluciona.

Parece estar estrechamente relacionado con la exposición solar, ya que usualmente surge en las zonas expuestas; por otro lado, es probable que sea originado por el virus del papiloma

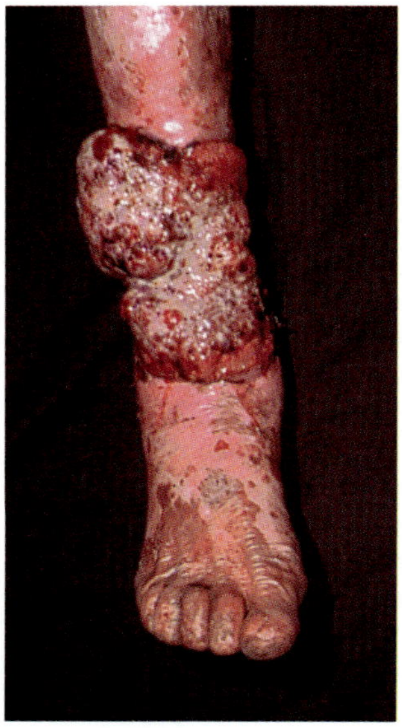

Fig. 19.2.32

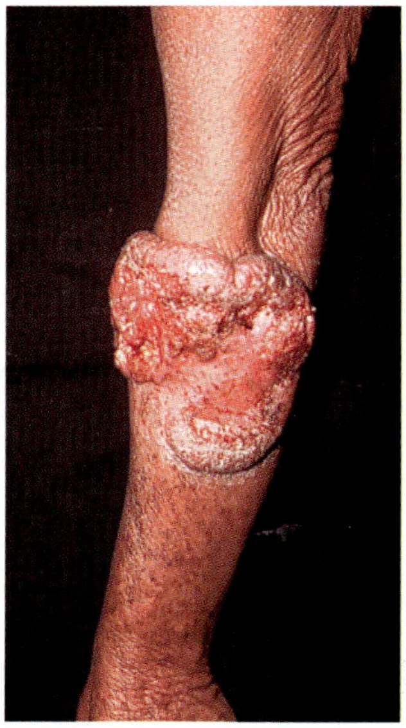

Fig. 19.2.33

Fig. 19.2.32 Carcinoma epidermoide de larga evolución en la pierna de un enfermo, con úlceras crónicas: úlceras de Margolin. **Fig. 19.2.33** Carcinoma epidermoide en el codo.

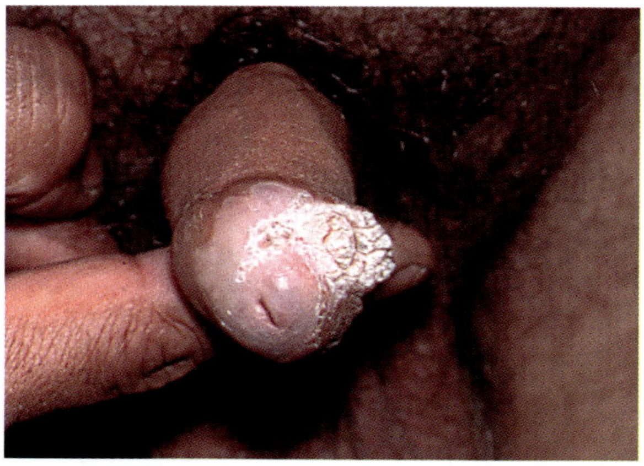

Fig. 19.2.34 Carcinoma epidermoide (invasor) del glande, que fue precedido por eritroplasia de Queyrat.

humano, en particular el tipo 25. Tradicionalmente se ha considerado que se origina en el epitelio del folículo piloso, pero la existencia de QA en mucosas, palmas y plantas ha dado paso a la hipótesis de QA foliculares y QA no foliculares.

Fue descrito por Jonathan Hutchinson en 1889. Por décadas se le consideró una forma de CEI; posteriormente se le interpretó como una entidad clínico-patológica independiente; recientemente, y de manera razonable, se ha vuelto al concepto original de que el queratoacantoma es una forma más de CEI, lo cual es lógico, no sólo por su histopatología, sino porque biológicamente está muy bien documentado el hecho de que puede producir destrucción local y aun enfermedad metastásica. Aunque es innegable el hecho de que puede autoinvolucionar, igualmente otras neoplasias malignas, como el melanoma y el angiosarcoma, pueden autoinvolucionar, por lo tanto este carácter no le es privativo al QA.

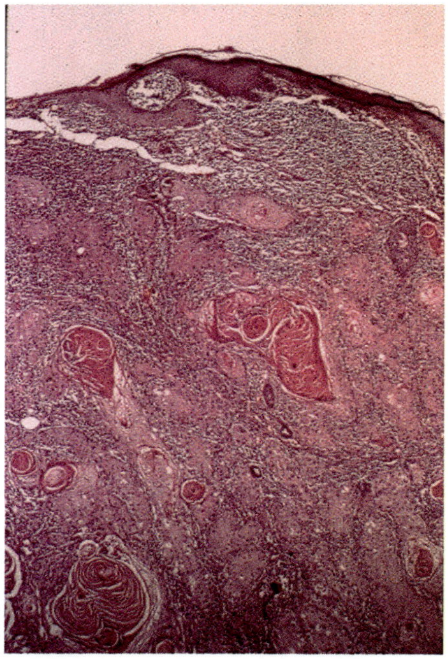

Fig. 19.2.35 Histopatología del carcinoma epidermoide en la piel; se observan grupos de diversas formas y tamaños de células de citoplasmas eosinófilos grandes y múltiples zonas de queratinización.

El queratoacantoma surge en las zonas expuestas al sol y su crecimiento es muy rápido: rebasa un centímetro en menos de seis meses y puede autoinvolucionar, pero también puede metastatizar.

Caracteres clínicos. El queratoacantoma (QA) común se presenta generalmente en adultos de ambos sexos, en la tercera edad, como una o más lesiones papulares o nodulares, de consistencia firme, con un cráter central característico ocupado por queratina. La topografía usual es en las zonas expuestas, como la cara y el dorso de las manos **(figura 19.2.36 a 19.2.39)**.

Su evolución característica va por tres fases: de crecimiento rápido hasta 2 cm y aún más en 2 a 4 semanas, adopta la forma de un nódulo con un cráter central lleno de queratina, e involuciona, dejando una zona de fibrosis, todo en 4 a 6 meses, aunque puede durar hasta un año.

Existen dos formas clínicas de presentación del QA: lesión única y lesiones múltiples.

Formas de lesión única: el QA aglomerado representa precisamente la confluencia de varios nódulos que dan paso a una lesión queratósica. El QA centrífugo, que crece hasta 20 cm de diámetro, usualmente en el tronco. El QA gigante, que llega a los 9 a 10 cm, en opinión de algunos es igual al centrífugo. EL QA de las mucosas puede ser intraoral, intranasal, en los genitales y aun en la conjuntiva bulbar. Se observa también el QA subungueal.

Formas de lesiones múltiples: la mejor conocida es la de Ferguson-Smith, pueden ser desde unas cuantas lesiones a cientos de ellas; aparentemente es una enfermedad que se hereda en forma autosómica dominante, por lo mismo se presenta desde la niñez. Existe otra forma de QA múltiple no familiar, en la que se ven involucrados las palmas y las plantas, el pene y la conjuntiva. La forma generalizada o de Grzybowski se caracteriza por cientos de pequeños queratoacantomas de 2 a 3 mm de diámetro.

Otras formas de aparición del QA: en un nevo sebáceo de Jadassohn. En niños con xeroderma pigmentosum. En el síndrome de Muir-Torre, que está determinado de forma autosómica dominante; las personas que sufren esta enfermedad desarrollan múltiples neoplasias cutáneas, como carcinomas sebáceos y otros, en asociación con neoplasias internas, principalmente del tubo digestivo.

Ackerman, et al. clasifican al QA en relación con su morfología y su topografía en:

Folicular:
- a. QA clásico de Hutchinson o único
- b. QA eruptivo
- c. QA de Ferguson-Smith

No folicular:
- a. QA subungueal o palmo-plantar
- b. QA de membranas mucosas

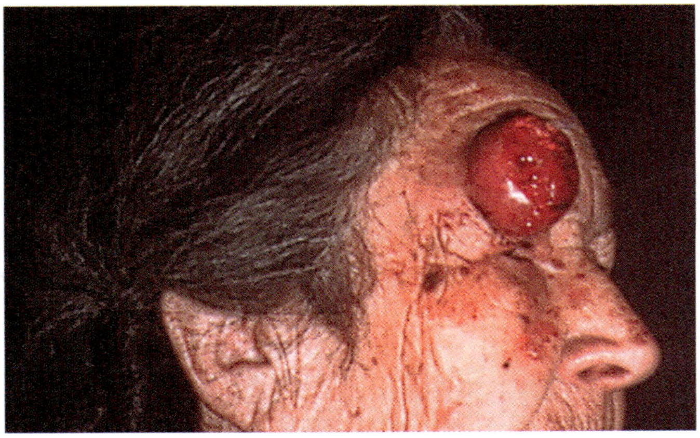

Fig. 19.2.36 Queratoacantoma en su presentación clínica característica: un tumor con cráter central sobre la piel expuesta, que rebasó los 2 cm en seis meses.

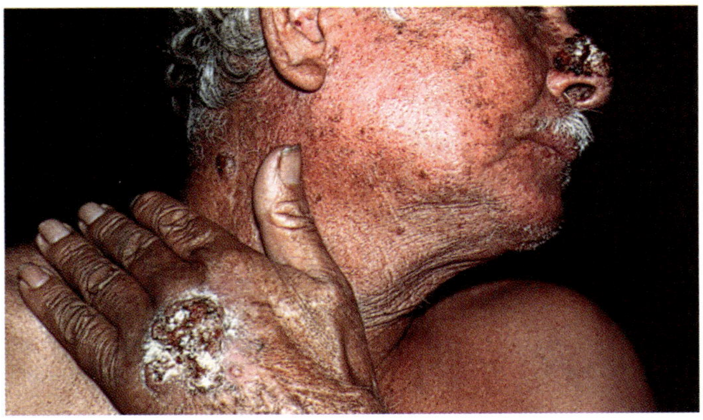

Fig. 19.2.37 Dos queratoacantomas: cuello y dorso de la mano; en la nariz, un epidermoide.

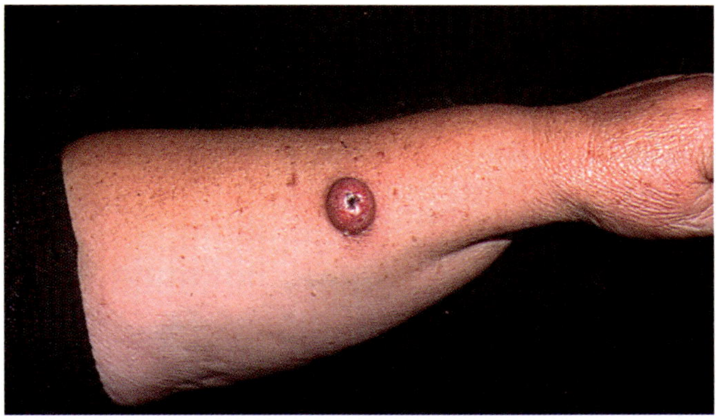

Fig. 19.2.38 Queratoacantoma solitario en el antebrazo: nódulo con cráter central.

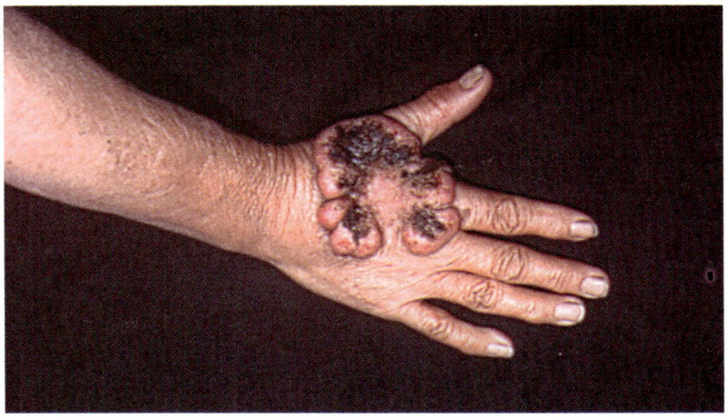

Fig. 19.2.39 Queratoacantoma que ha crecido para dar paso a esta amplia masa tumoral en el dorso de la mano.

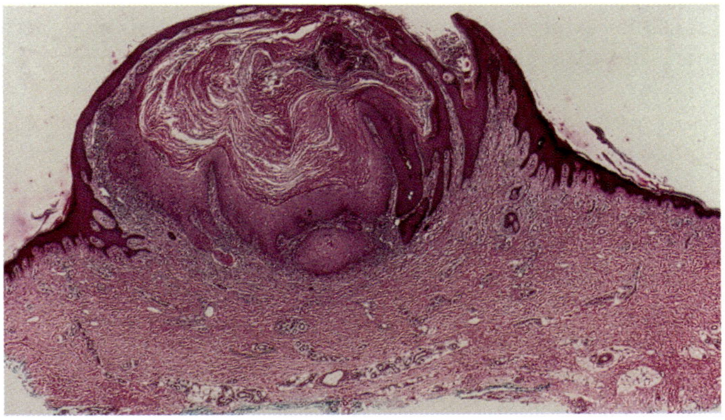

Fig. 19.2.40 Histopatología del queratoacantoma; los labios epiteliales rodean al cráter repleto de queratina, bien delimitado en su base y acompañado siempre por un infiltrado inflamatorio mixto, de linfocitos y eosinófilos.

Histopatología. Se aprecia mejor al observarse la silueta de la lesión en cortes íntegros con el objetivo de baja resolución (2.5 o 4 X), como un nódulo epitelial bien circunscrito, con un cráter central ocupado por queratina, a su vez delimitado por "los labios" que corresponden al epitelio epidérmico, que se continúa hacia el propio cráter con el epitelio neoplásico, constituido por queratinocitos poliédricos, de citoplasma amplio y eosinófilo que ya exhibe cambios atípicos. El estroma que le rodea muestra un infiltrado inflamatorio mixto, linfoplasmocitario con eosinófilos. La lesión por lo general no rebasa las glándulas ecrinas. En la fase de involución se desarrolla una reacción inflamatoria granulomatosa y fibrosis **(figura 19.2.40)**.

Tratamiento. La extirpación quirúrgica es la mejor opción, ya sea con cierre primario o bien con otros recursos como colgajos o injertos según se requiera.

▶ Carcinoma epidermoide quístico triquilémico proliferante (CEQTP)

Definición. Ésta es la nueva denominación para hacer referencia a lo que tradicionalmente conocemos como "tumor pilar" o "quiste triquilemal proliferante", que es una forma de carcinoma epidermoide invasor.

Caracteres clínicos. Es dos veces más común en la mujer que en el hombre, por lo general en edad mayor de 40 años (entre 30 y 80 años), usualmente aparece en la piel cabelluda, pero puede surgir en la cara o en el tronco y con menor frecuencia en otros sitios; la masa tumoral puede llegar a medir hasta 25 cm, es multilobulada y se ulcera o erosiona; casi siempre es lesión única, excepcionalmente hay dos, pero no más. Esta neoplasia puede producir daño local y enfermedad metastásica.

Histopatología. Exhibe una silueta bien circunscrita, con márgenes uniformes en buena parte de la lesión, pero irregulares en áreas; dentro de la masa tumoral asimétrica se aprecian zonas quísticas que consisten en epitelio idéntico al del istmo del folículo piloso normal y al del segmento inferior de un folículo en fase catágena. Los agregados celulares varían en formas y tamaños; las células exhiben mitosis anormales, núcleos con atipia y pleomorfismo, usualmente con zonas de cornificación o disqueratosis.

A pesar de su nombre, esta neoplasia no imita ni se asemeja al tricolema o vaina radicular externa del folículo normal.

Tratamiento. La extirpación quirúrgica es la mejor opción, ya sea con cierre primario o bien con otros recursos como colgajos o injertos según se requiera.

▶ Carcinoma verrugoso

Definición. Es una neoplasia epidermoide, bien diferenciada, de crecimiento lento y de bajo grado de malignidad, con capacidad de destruir localmente, que clínicamente se manifiesta por verrugosidades en la piel y algunas mucosas.

Lauren Ackerman encontró que once de sus pacientes tenían el antecedente de masticar tabaco, dato que ya había sido documentado por otros autores. Sin embargo, el factor más importante en la génesis del carcinoma verrugoso (CV) parece ser el virus del papiloma humano (VPH); varios tipos de éste han sido implicados; los más comúnes: 6, 11, 16, 18. Lubber et al, encontraron la presencia de este virus en material archivado por diez años, el tipo 11 en las lesiones tempranas y el tipo 16 en las tardías.

En personas inmunocomprometidas (por VIH o trasplantados) o no, y que son portadoras de CV de la región anogenital,

> El condiloma gigante de Bushke y Lowenstein, como el carcinoma cuniculatum y el carcinoma bucal de Ackerman, son carcinomas verrugosos, formas bien diferenciadas de carcinoma epidermoide condicionadas por el VPH tipos 6, 11, 16, 18, entre otros.

Caracteres clínicos. Se reconocen tres formas clínicas de presentación: a) el condiloma gigante, descrito por Buschke y Löwenstein en 1925, en tres hombres que presentaban este tipo de proliferación en el pene; b) el carcinoma verrugoso de la cavidad oral, estudiado en 1948 por Lauren Ackerman en 31 pacientes, todos mayores de 60 años; c) el carcinoma cuniculatum plantar, publicado originalmente por Aird, Johnson, Lennox y Stransfeld en 1954. En realidad son la misma enfermedad, con diferente topografía y denominación **(figura 19.2.41 a 19.2.43)**.

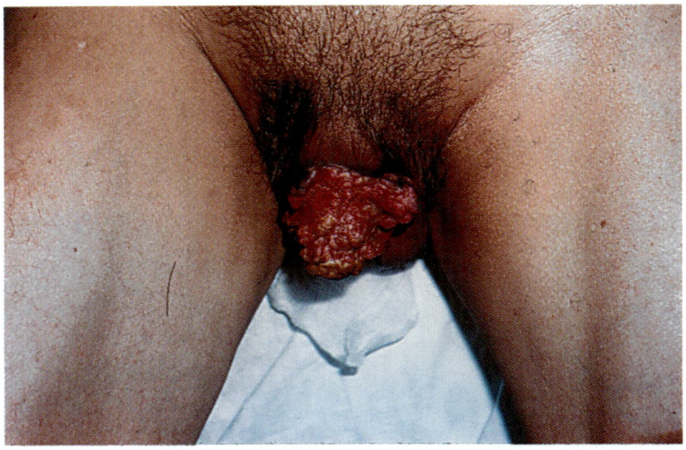

Fig. 19.2.41 Carcinoma verrugoso del pene que lo ha mutilado del glande.

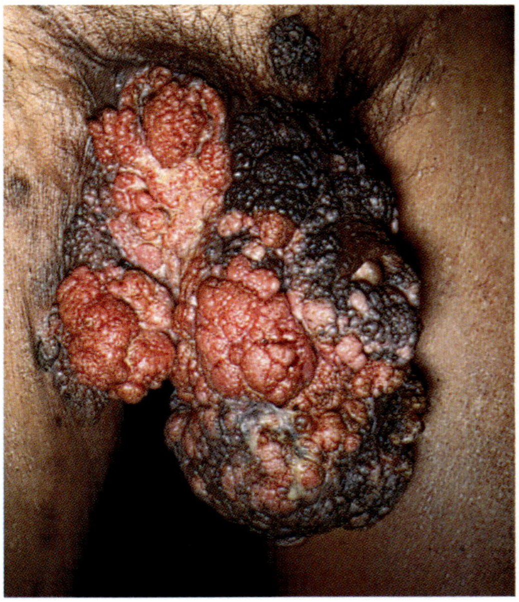

Fig. 19.2.42 Carcinoma verrugoso del tipo de Buschke-Löwenstein, o condiloma gigante, en genitales externos masculinos.

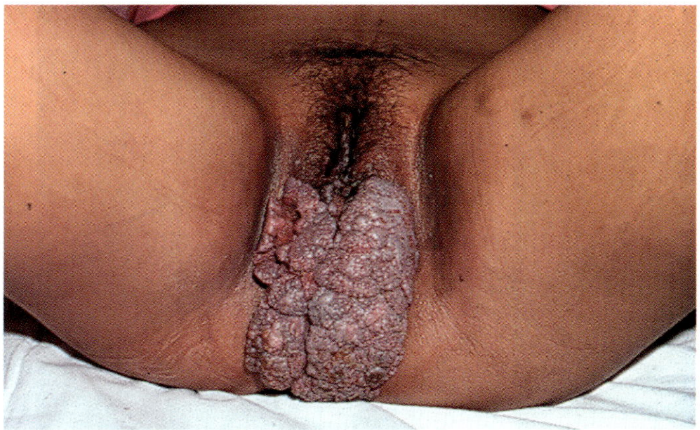

Fig. 19.2.43 Carcinoma verrugoso de los genitales externos femeninos.

El hombre es al menos cinco veces más frecuentemente afectado que la mujer, como en las descripciones originales. La edad de los sujetos al momento del diagnóstico usualmente está por arriba de los 60 años; es raro en personas más jóvenes y no se ha observado en los niños.

Tradicional y comúnmente los sitios involucrados son: el tercio inferior de la cara (mandíbula, cavidad oral, labios y piel); la región anogenital (principalmente el pene y en seguida la vulva) y los pies (intertriginoso y subungueal). No obstante, cualquier parte del cuerpo podría desarrollar un carcinoma verrugoso.

Así, se ha documentado en la espalda, nalgas, piernas, laringe, esófago, oído medio, antro maxilar, septum nasal, etcétera.

La morfología usual con que se presentan los enfermos es de neoformaciones francamente verrugosas (verrugosidades), exofíticas, fungantes, malolientes y asintomáticas, por lo que el paciente se tarda en consultar. Pero desde luego que el carcinoma verrugoso en sus inicios tiene otro aspecto y, en consecuencia, fácilmente se puede malinterpretar como "leucoplaquia" en la cavidad oral; como "condiloma" en la región anogenital; y como "verruga" en las plantas o palmas. No importa cuál sea el tamaño del tumor, lo usual es no encontrar adenopatías.

En la práctica, la localización anogenital o condiloma gigante de Buschke-Löwenstein es la forma de carcinoma verrugoso más frecuentemente observada.

Histopatología. Se aprecia una neoplasia endo-exofítica que consiste en células epiteliales de aspecto epidérmico, con citoplasmas eosinófilos grandes y núcleos monomorfos relativamente pequeños, que se disponen en agregados que semejan lengüetas; en las porciones periféricas de estos grupos celulares es posible identificar células cuyos núcleos son grandes, pleomórficos y muy próximos entre sí. Es posible encontrar mitosis, en ocasiones muy numerosas; la superficie papilada de las verrugosidades exhibe orto y paraqueratosis.

Tratamiento. La mejor opción es la extirpación quirúrgica; otras modalidades de tratamiento, como la quimioterapia, local o general, son paliativas. La radioterapia es contraproducente.

Generalidades. La incidencia del carcinoma verrugoso no es fácil de establecer porque no todos los casos son documentados y registrados. En un estudio se encontró que en 25% de los pacientes con cáncer del pene, éste es del tipo carcinoma verrugoso (obviamente del tipo de Buschke-Löwenstein).

En la cavidad oral el carcinoma verrugoso es mucho menos común que en la región anogenital; se ha calculado que abarca de 2 a 12% de todos los carcinomas orales. La presentación en plantas (y palmas) es aún menos frecuente.

▶ Carcinoma basocelular o carcinoma tricoblástico

Definición. Es una neoplasia epitelial de bajo grado de malignidad, exclusiva de la piel y constituida por células germinativas, es decir, análogas a las que constituyen el complejo folículo-sebáceo-apocrino en el embrión. Por su semejanza con las células del estrato basal normal recibe esta denominación.

En el año 2001, un grupo de expertos ha propuesto el nombre de carcinoma tricoblástico (CT) para sustituir la denominación tradicional de carcinoma basocelular (CABC); aunque los argumentos expuestos son válidos, en este texto usaremos ambos nombres indistintamente, mientras se logra una aceptación más amplia del nuevo término.

> El CABC es una neoplasia de bajo grado de malignidad, derivada de las células basales de la epidermis; dejado a su historia natural, el CABC avanza en extensión y en profundidad, invadiendo los tejidos vecinos y provocando graves daños en lo funcional y en lo estético. Las metástasis causadas por CABC son excepcionales.

Caracteres clínicos. El CABC o CT se puede presentar fundamentalmente en tres formas: tumor (pápula o nódulo), úlcera o placas aplanadas, así como la combinación de éstas. La presencia de pigmento, muy común en nuestra población, puede observarse en cantidad muy variable en cualquiera de las tres formas descritas y, por lo mismo, no representa una variedad clínica particular.

La variedad tumoral inicia como una pequeña pápula, que crece hasta alcanzar tamaños en ocasiones mayores de un centímetro y excepcionalmente varios centímetros, del color de la piel normal, pero puede ser pigmentada, ya decíamos que de manera muy variable y frecuentemente exhibe telangiectasias. Al crecer sus bordes son lobulados, por lo que ha recibido la descripción común de "borde perlado", el que por cierto no es privativo del CABC. Su consistencia es firme, mayor que la de la piel normal.

La variedad de presentación plana es precisamente una zona indurada, que puede tener un color levemente diferente al de la piel sana contigua. La variedad ulcerosa por lo general es precedida de la plana, o la tumoral y lo usual es encontrarla combinada.

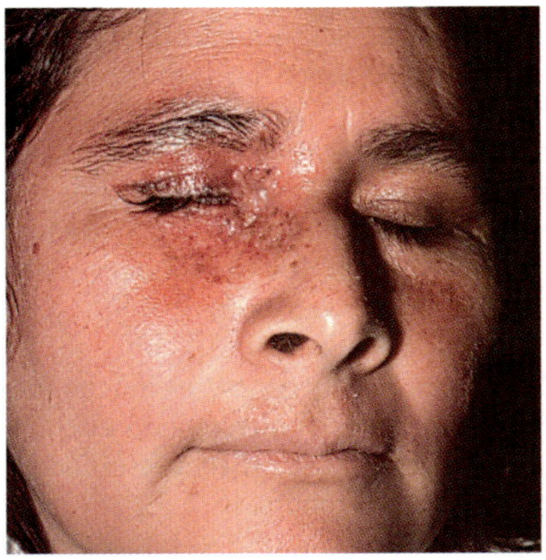

Fig. 19.2.44

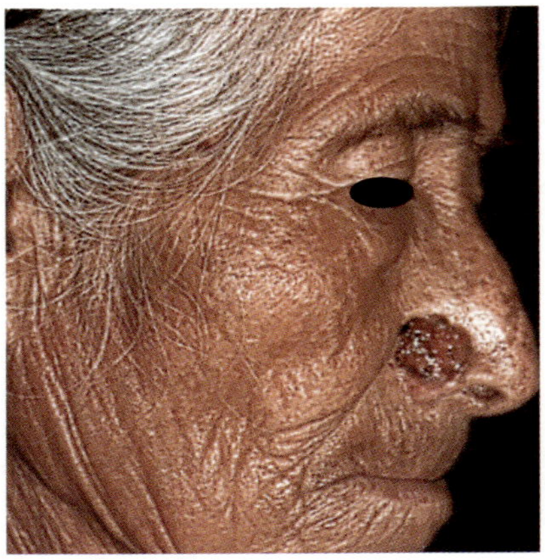

Fig. 19.2.45

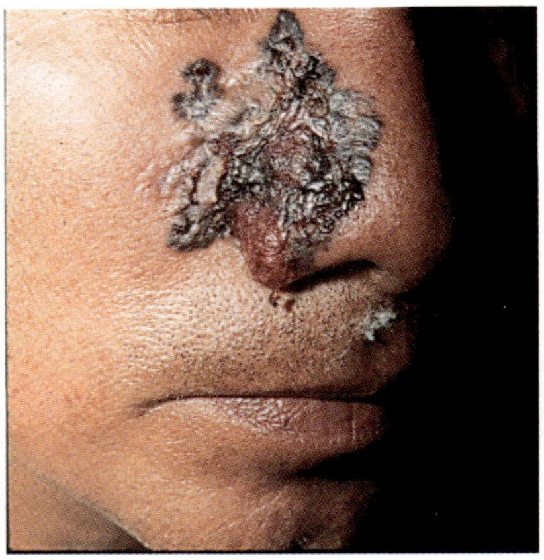

Fig. 19.2.46

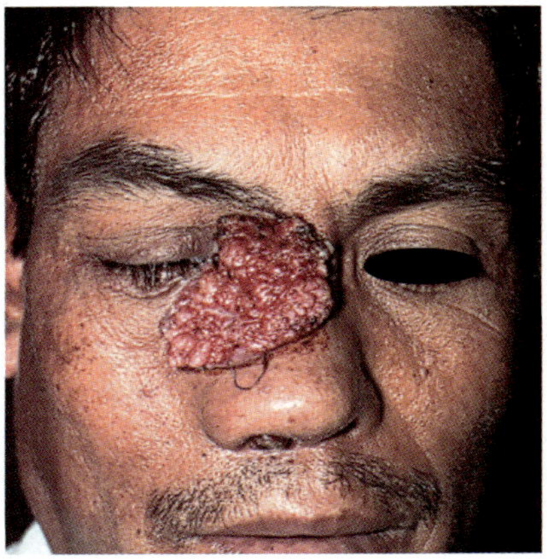

Fig. 19.2.47

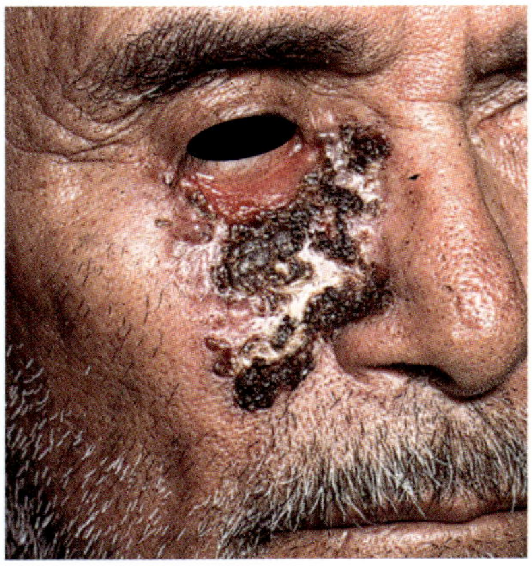

Fig. 19.2.48

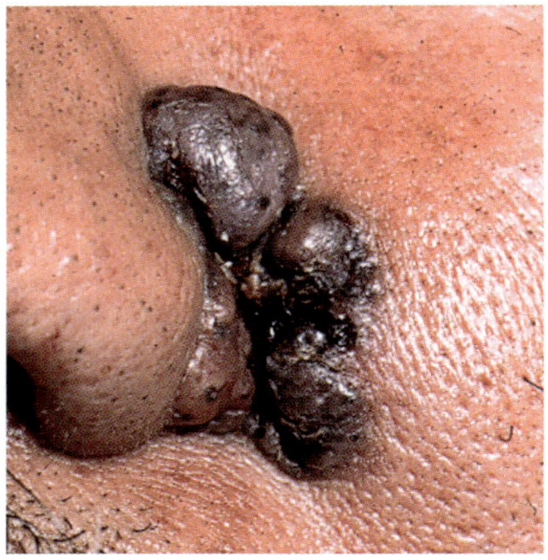

Fig. 19.2.49

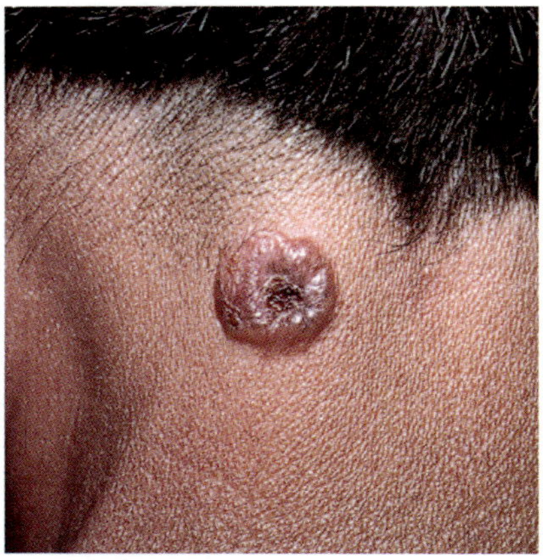

Fig. 19.2.50

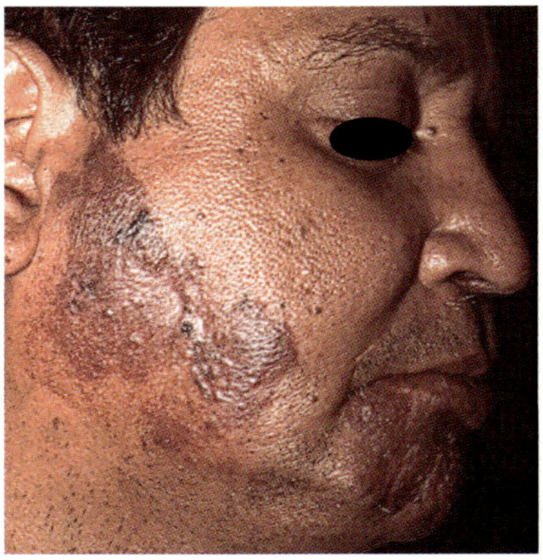

Fig. 19.2.51

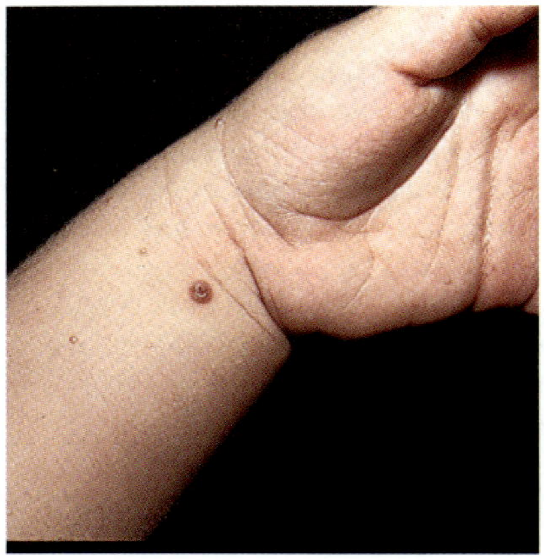

Fig. 19.2.52

Fig. 19.2.44 Carcinoma basocelular plano que ha invadido los párpados y el globo ocular. **Fig. 19.2.45** Carcinoma basocelular ulcerado, en su presentación más común, la zona central de la cara: nasal y perinasal. **Fig. 19.2.46** Carcinoma basocelular pigmentado muy extenso en un hombre relativamente joven. **Fig. 19.2.47** Carcinoma basocelular de aspecto verrugoso. **Fig. 19.2.48** Carcinoma basocelular ulceroso que ha invadido párpados y conjuntiva. **Fig. 19.2.49** Nódulos de carcinoma basocelular pigmentado; la presencia de melanina no tiene influencia biológica, es un carácter común en nuestro medio. **Fig. 19.2.50** Aunque el carcinoma basocelular es más común en la zona central de la cara, puede surgir en cualquier sitio, como en la parte posterior del cuello. **Fig. 19.2.51** Hombre con un hemangioma tipo mancha vinosa, quien desarrolló numerosos carcinomas basocelulares nodulares pigmentados. Evento poco común. **Fig. 19.2.52** Niño con el síndrome de Gorlin, o de los carcinomas basocelulares (mal llamados "nevos basocelulares"); aquí muestra uno en la piel de la muñeca.

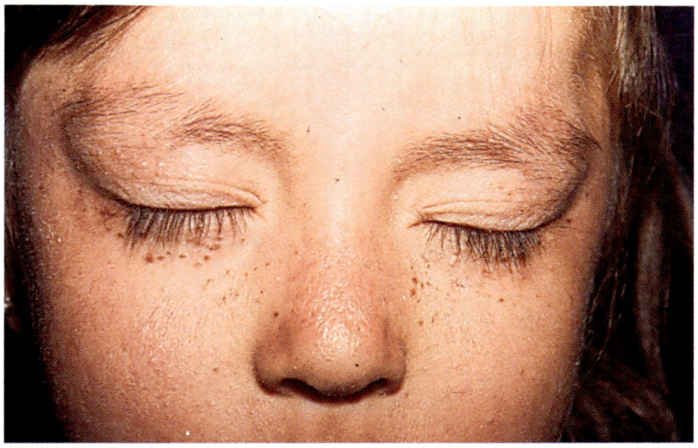

Fig. 19.2.53 Niña con síndrome de Gorlin, exhibe sus lesiones en las zonas orbitarias.

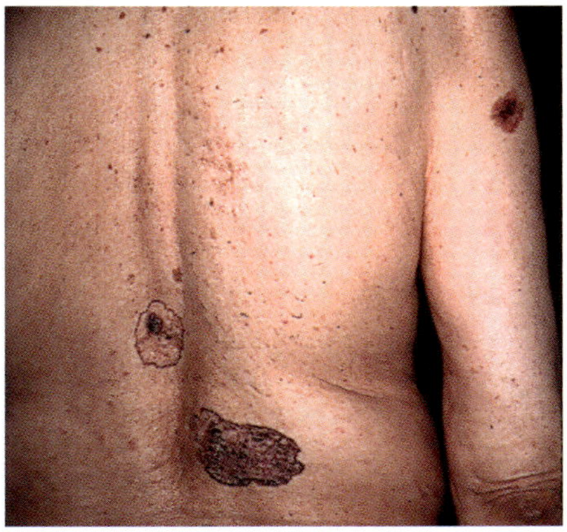

Fig. 19.2.54 Carcinomas basocelulares y un epidermoide tipo Bowen.

La topografía del CT o CABC puede ser cualquiera, pero es mucho más frecuente en la cara y, de ésta, en la zona central, es decir, en el área nasal y perinasal **(figura 19.2.44 a 19.2.54)**.

El CABC rara vez produce metástasis, pero como neoplasia maligna su crecimiento es inexorable y tiende a destruir localmente cualquier tejido, aun el hueso.

Variantes clínico-patológicas. Existen al menos cinco tipos de CABC reconocibles clínica e histopatológicamente, que deben ser precisados.

1. El CABC nodular es por cierto el más común y fácil de diagnosticar; se presenta como una pápula o un nódulo, ya sea del color de la piel sana o con variaciones hipo o hiperpigmentadas; en nuestra población usualmente es hiperpigmentado. En el estudio histopatológico se encuentran nódulos de diversas formas y tamaños, en ocasiones con zonas de aspecto adenoide, con mucina, etcétera.

2. El CABC superficial se presenta clínicamente como placas un tanto eritematosas, es decir, es plano, su trascendencia biológica reside en que es multifocal al estudiarse histopatológicamente; por lo mismo, puede pasarse por alto algún foco periférico si la extirpación no se hace con buenos márgenes.

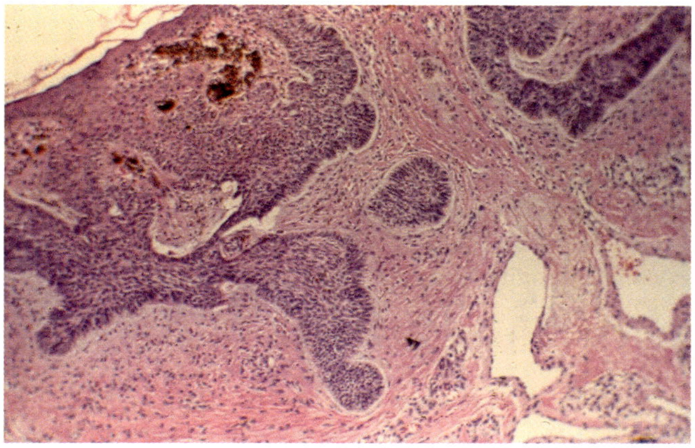

Fig. 19.2.55 Histopatología del mismo paciente de la figura 19.2.51; se identifica el carcinoma con pigmento y los vasos dilatados del hemangioma.

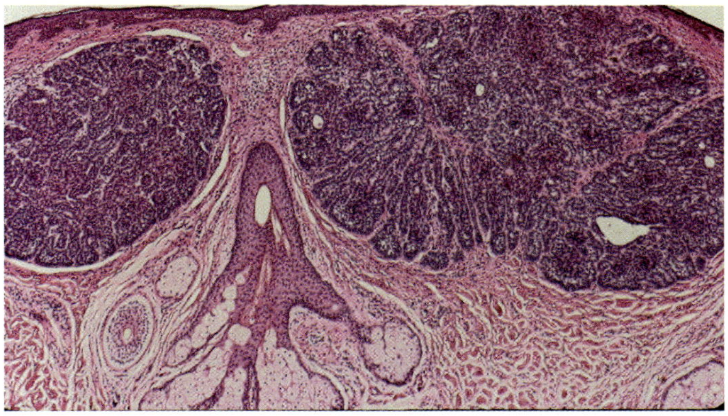

Fig. 19.2.56 Histopatología del carcinoma basocelular nodular: células basaloides y capa periférica en palizada de queratocitos cilíndricos son los criterios mayores.

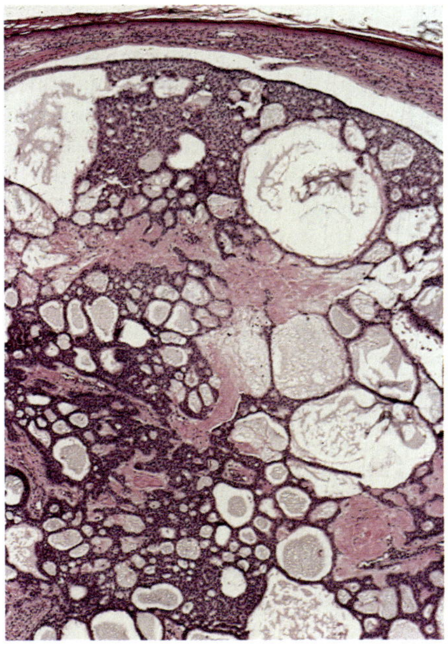

Fig. 19.2.57 El carcinoma basocelular nodular llega a producir mucina, la que da el aspecto adenoideo; también puede sintetizar amiloide; interesante, aunque sin influencia biológica.

3. El nevoide se presenta como pequeñas pápulas del color de la piel, de ahí su denominación, ya que simula un nevo melanocítico. Se observa clínicamente en personas con el llamado "síndrome de Gorlin", que está caracterizado por este tipo de carcinomas, defectos puntiformes o "en picahielo" en la piel de las palmas y plantas (del inglés "pits"), quistes óseos, principalmente mandibulares, etcétera, y se hereda en forma autosómica dominante. Histopatológicamente lo conocemos como infundibuloquístico **(figura 19.2.52 y19.2.53)**.

4. El CABC fibroepitelial o de Pinkus (Hermann Pinkus, 1917-1985). Es un tipo de CABC característico que se presenta en la piel del tronco, usualmente en la espalda, como pápulas o nódulos blandos, que histopatológicamente exhiben una estructura reticulada formada por células basaloides y con formaciones que semejan el bulbo del folículo piloso, por lo que se le considera como un carcinoma con diferenciación folicular. Es poco frecuente.

5. El CABC morfeico o esclerodermiforme. Se presenta como placas induradas o esclerosas, aplanadas o deprimidas, en la cara usualmente; bajo el microscopio se observan pequeños agregados basaloides entre los haces de colágena engrosados.

Conviene señalar nuevamente que el CABC pigmentado no es un tipo particular, porque no representa una variedad específica, ya que depende de la piel del paciente y de su capacidad para generar pigmento y, por lo mismo, es más frecuente en nuestra población que en la población caucásica. Y por otro lado, la presencia del pigmento melánico no le confiere ninguna conducta biológica o curso clínico característico. En otras palabras, un CABC nodular, o superficial, o de Pinkus puede o no ser pigmentado.

Histopatología. Las células basaloides que constituyen el CT o CABC forman estructuras con diversa morfología: masas sólidas o nodulares incipientes que emergen de la cara inferior de la epidermis (superficial), o bien ya de mayor tamaño que pueden extenderse en todo el grosor de la dermis y aun más allá; puede haber formaciones adenoideas; o bien agregados menores entre los haces de colágena gruesos (CABC morfeico o esclerosante); o bien con diferenciación hacia algún anexo, como el folículo, o el sebocito, etcétera **(figura 19.2.55 a 19.2.60)**.

Pero los comunes denominadores que nos son útiles en el diagnóstico son: la presencia de células germinativas (semejantes a las del estrato basal), de escaso citoplasma, con núcleos ovales, de cromatina gruesa, que hacen lucir a las células muy cercanas unas de otras. Las células de la capa periférica son más cilíndricas o columnares y se disponen en empalizada; frecuentemente entre ésta y el estroma hay artificios de separación.

Es posible observar figuras de mitosis y necrosis en masa, o de unidades aisladas. Las células del CABC son capaces de producir amiloide, mucina y membrana basal. Por ultraestructura se sabe que estas células son heterogéneas, en el sentido de que las hay desde aquellas con una dotación óptima de organelos, hasta aquellas con pocos o escasos.

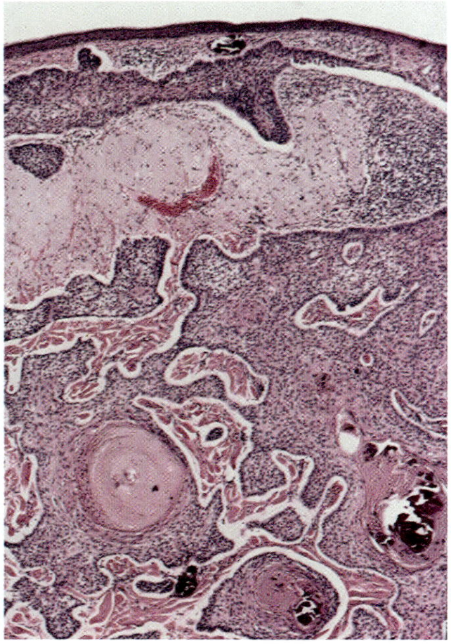

Fig. 19.2.58 Éste es el carcinoma basoescamoso, es más agresivo y los pocos casos que metastatizan son usualmente de esta estirpe.

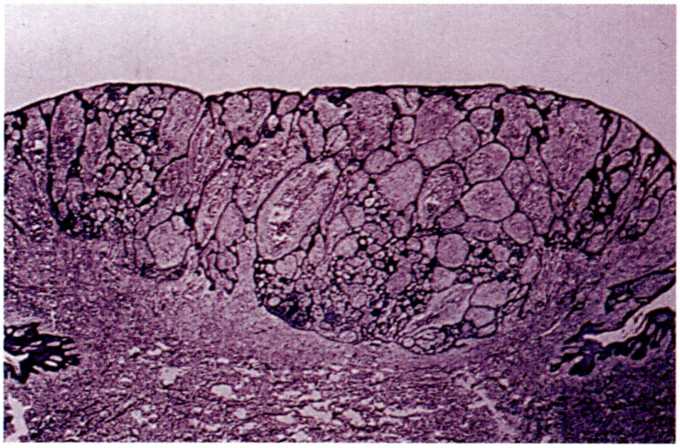

Fig. 19.2.59 Carcinoma fibroepitelial de Pinkus.

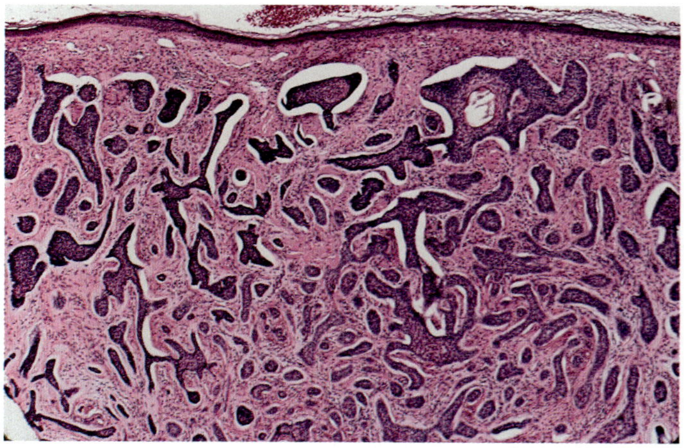

Fig. 19.2.60 Carcinoma basocelular morfeico.

Tratamiento. En todas las lesiones circunscritas revisadas en este capítulo el tratamiento debe estar dirigido a eliminar la lesión; por lo tanto, puede ser quirúrgico, que usualmente es la mejor opción, y con estudio histopatológico para asegurarse de que los límites quirúrgicos estén libres de tumor.

La etiología del CABC se desconoce; en su patogénesis la radiación solar, en particular el espectro de luz ultravioleta de onda media, induce mutaciones en los genes supresores del tumor. La exposición intermitente (vacacional) es más dañina que la exposición continua (laboral).

Otros recursos son: la radioterapia, que se efectúa en personas de edad avanzada en quienes el riesgo anestésico-quirúrgico es alto, o en sitios de difícil acceso quirúrgico, bien por una cirugía previa, incompleta o infructuosa.

La criocirugía (con nitrógeno líquido) también puede ser útil, pero no la recomendamos como primera opción. El procedimiento usualmente produce áreas más o menos extensas de edema y otras molestias, como son la ampolla y la eliminación constante de serosidad por varios días o semanas.

Otra gran desventaja de estos dos procedimientos es que las lesiones, al ser destruidas, no son ya viables para estudio histopatológico y por lo mismo no hay evidencia de que se eliminó el tumor; es necesaria la revisión periódica del paciente para asegurarse de que no quedaron reductos o no hay recidiva.

▶ Carcinoma neuroendocrino de la piel o de células de Merkel

Definición. Es la neoplasia maligna primaria de la piel, muy agresiva, originada en la célula de Merkel. Fue descrita como carcinoma trabecular por Tocker en 1972.

Caracteres clínicos. Generalmente es de personas de la tercera edad. Se presenta como pápulas o nódulos, por lo general arriba de la cintura: la cara, cuello y brazos principalmente, asintomático. El potencial de malignidad no está en relación con el tamaño de la lesión; nosotros hemos podido observar lesiones papulares (es decir menores de 10 mm) que metastatizaron a la médula ósea, causando anemia mieloptísica y la muerte del paciente y, por otro lado, lesiones nodulares que tras la extirpación local, total y conservadora no presentan signos de actividad tumoral varios años después (figura 19.2.61).

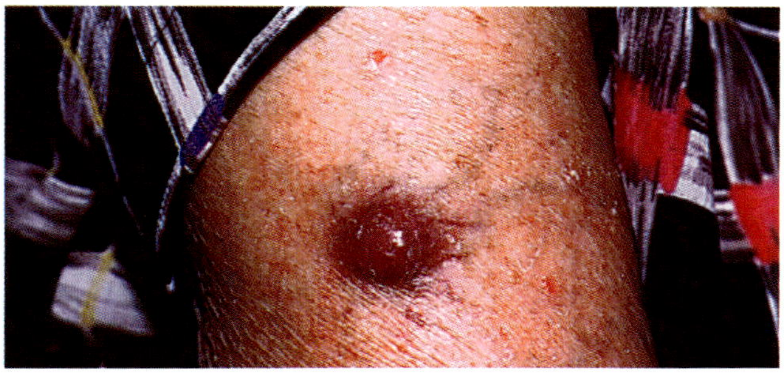

Fig. 19.2.61 Carcinoma de células de Merkel; un gran nódulo en el brazo de una anciana. (Cortesía del Dr. Charles Meurehg.)

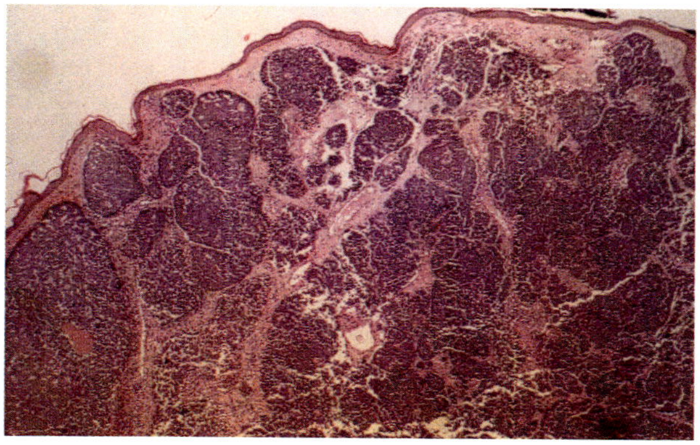

Fig. 19.2.62 Histopatología del carcinoma de células de Merkel; nódulos de células redondas muy uniformes, sin contacto con la epidermis.

Las metástasis son principalmente por vía linfática a ganglios regionales y extrarregionales, piel, hígado, páncreas, pulmón, suprarrenales, hueso, sistema nervioso central.

Histopatología. Se observan agregados, característicamente sin contacto con la epidermis, de células redondas, homogéneas, de citoplasma escaso y poco definido, de tal forma que los límites intercelulares no siempre son distinguibles. Los núcleos son muy aparentes, redondos, de cromatina vesiculosa, nucléolos ostensibles y las figuras de mitosis son frecuentes (figura 19.2.62).

Existen al menos tres patrones de crecimiento, el nodular o sólido, que es el más común; el difuso, en el que las células se disponen en forma de mantos y recuerdan a la infiltración por linfoma, y el trabecular, que es el más raro, las células se disponen en cordones y estructuras seudoglandulares. Estos patrones no se correlacionan con la conducta biológica de la neoplasia.

Es necesario apoyar el diagnóstico con reacciones como la de Grimelius, la cromogranina A/B (que es un antígeno asociado a los gránulos de secreción de las células endocrinas) y sinaptosina, la enolasa-neurono-específica que es muy útil y accesible. Las citoqueratinas (8, 18 y 20) y los neurofilamentos (polipéptidos L y M) se expresan conjuntamente como una propiedad de esta célula neuroendocrina; la citoqueratina se identifica a manera de anillo, o como un punto paranuclear característico. La panqueratina *OSCAR* es tambien muy útil.

Tratamiento. El de elección es la extirpación, que por lo general es satisfactoria si no hay metástasis; si las hubiera se podrá recurrir a la radioterapia y a la quimioterapia combinada. Las series son cortas y por lo mismo aún no existen lineamientos que señalen lo más conveniente.

Generalidades. Ésta es una de las células que forman parte de la población normal de la epidermis; fue identificada por Merkel en 1875 como "células peculiares de la epidermis que son penetradas por fibras nerviosas, cuya vaina de mielina termina en una protuberancia por fuera de la célula". No son células dendríticas, ni participan de la queratinopoyesis. Se localiza en el estrato basal y comparte desmosomas con los queratinocitos, pero carece de tonofilamentos, su núcleo es lobulado, posee un Golgi bien desarrollado de donde derivan sus característicos gránulos electrodensos, los que están delimitados por una membrana, miden de 100 a 400 nm de diámetro y parecen intervenir en el proceso de comunicación y neurotransmisión con las neuronas, ya que su función es de relevancia en el tacto y la transmisión del dolor.

19.3 Proliferaciones vasculares

Las proliferaciones vasculares incluyen componentes arteriales, capilares, venosos, linfáticos y combinaciones de ellos. Los intentos de clasificación, a fin de facilitar su estudio, no han sido fáciles ni exitosos; la clasificación propuesta por Requena y Sangüeza (1997) en ocho apartados parece ser lógica y didáctica (Cuadro 19.3.1). En este texto nos limitaremos a revisar las entidades más comúnmente observadas; la gran mayoría de estas proliferaciones son benignas; no obstante, aquellas de conducta biológica más agresiva han cobrado importancia en décadas recientes.

Cuadro 19.3.1. Clasificación de las anomalías vasculares cutáneas (Requena & Sangüeza, 1997)

1. Hamartomas
2. Malformaciones
3. Dilataciones de vasos preexistentes
4. Hiperplasias
5. Neoplasias benignas
6. Neoplasias malignas
7. Otras neoplasias cutáneas con un componente vascular significativo
8. Trastornos erróneamente considerados como neoplasias vasculares

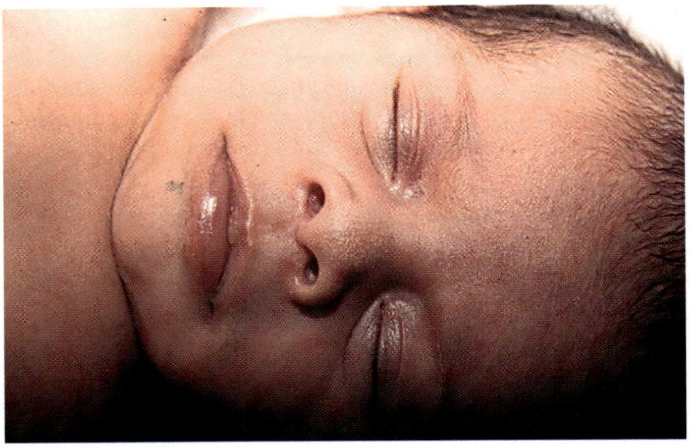

Fig. 19.3.1 Recién nacido con hemangioma plano tipo mancha salmón sobre la parte central de la frente y los párpados; la denominación obedece a su color; en semanas autoinvoluciona.

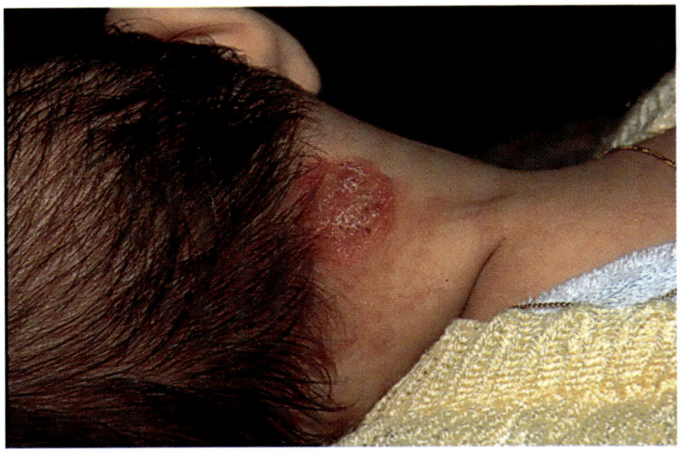

Fig. 19.3.2 Alrededor de 40% de los recién nacidos en México presentan hemangioma plano tipo nucal de Unna, que es una marca cutánea porque no autoinvoluciona. En este niño coexiste con una placa de psoriasis.

ENFERMEDADES BENIGNAS

Hemangiomas planos

Definición. Los hemangiomas planos son malformaciones de vasos capilares o de "bajo flujo", caracterizados microscópicamente por ectasia de vasos capilares y de vénulas en la parte alta de la dermis reticular; tal ectasia vascular parece obedecer a una deficiencia en la inervación simpática y no a un defecto estructural de los vasos. Clínicamente se presentan como manchas de diversos tamaños y formas, de color rosa a rojo vinoso, dependiendo del color normal de la persona.

Caracteres clínicos. Basándose en su topografía y evolución reconocemos tres entidades clínicas; las tres usualmente están presentes al nacimiento o surgen a los pocos días:

Mancha salmón

Se denomina así porque toma un color rosa salmón; comúnmente es una mancha, pero puede haber más; se presenta en el tercio superior de la cara, sobre la región frontal y orbitaria del recién nacido, permanece durante varias semanas e involuciona sin dejar secuelas. Se considera por lo tanto como una lesión transitoria del neonato. En nuestro medio la hemos observado con una frecuencia de 36% de los recién nacidos (figura 19.3.1).

Mancha nucal de Unna

Se presenta precisamente en la nuca, región occipital y cara posterior del cuello desde el nacimiento; no involuciona, por lo tanto se considera una marca cutánea; popularmente se conoce como "pico de cigüeña". No requiere tratamiento ya que no desarrolla cambios y es cubierta por el pelo; excepcionalmente consultan por ella. Se presenta en 34 a 40% de los recién nacidos en nuestra población (figura 19.3.2).

Nevo flámeo o mancha vinosa

También se conoce como mancha en "vino de Oporto"; su tonalidad es precisamente como el vino tinto; por lo tanto, la podríamos denominar simplemente como mancha vinosa. Se le

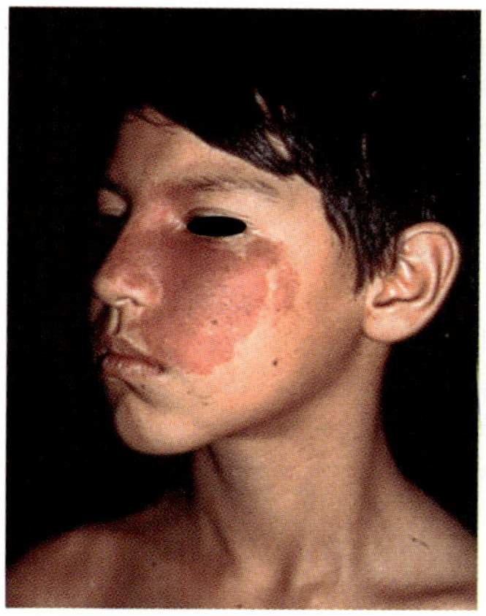

Fig. 19.3.3

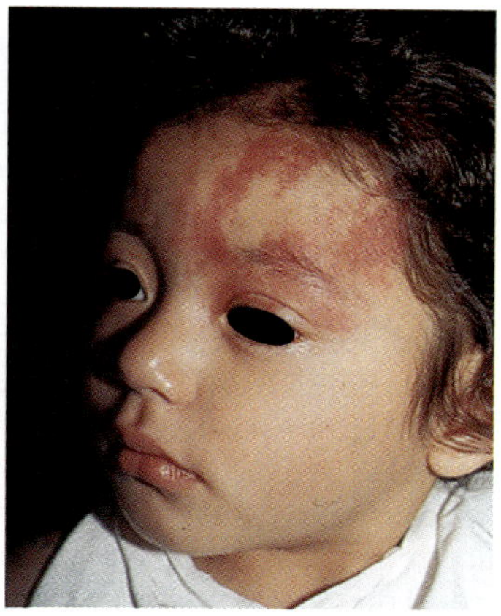

Fig. 19.3.4

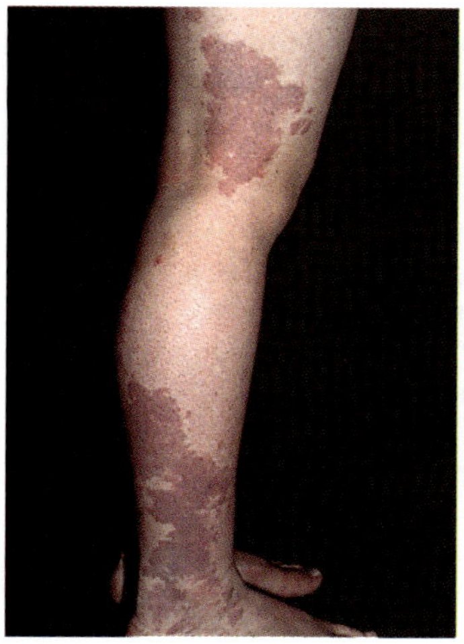

Fig. 19.3.5

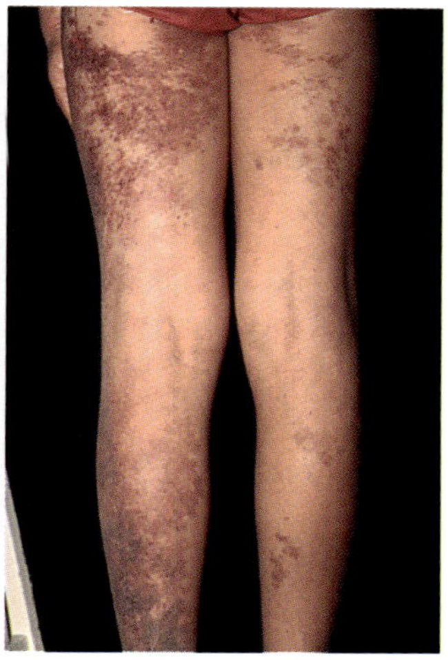

Fig. 19.3.6

Fig. 19.3.3 Hemangioma plano tipo mancha vinosa; no remite espontáneamente, pero al no rebasar el arco cigomático es poco probable la existencia de alteraciones neurológicas.
Fig. 19.3.4 Hemangioma plano tipo mancha vinosa en esta niña con crisis convulsivas y retraso psicomotriz: síndrome de Sturge-Weber o hemangiomatosis encefalotrigeminal.
Fig. 19.3.5 Manchas vinosas en una extremidad inferior no asociada con otras alteraciones, topografía poco común.
Fig. 19.3.6 Hemangiomas planos del tipo mancha vinosa en asociación con hipertrofia de los tejidos blandos de la extremidad derecha: síndrome de Klippel-Trenaunay.

observa con una frecuencia de 0.5% de los recién nacidos. Su topografía usual es en la cara, pero puede presentarse en cualquier región; la hemos observado en el cuello, tronco y extremidades. Como no involuciona, representa un problema de estética más que de salud, excepto en la edad adulta, en que da paso a lesiones papulares o nodulares, que hacen relieve y resultan aún más antiestéticas. Afortunadamente son pocos los casos en que se asocia con otras alteraciones y, en consecuencia, constituye diversos síndromes que debemos tener presentes **(figura 19.3.3 a 19.3.6)**.

En el síndrome de Sturge-Weber o hemangiomatosis encéfalo-trigeminal, la mancha vinosa ocupa la zona lateral de la cara y se extiende por arriba del arco cigomático; se puede asociar con retraso psicomotor, crisis convulsivas y otros transtornos neurológicos **(figura 19.3.4)**.

En el síndrome de Klippel-Tranaunay, la mancha vinosa se asocia con hipertrofia de los tejidos blandos y aun de los óseos de la zona que involucra **(figura 19.3.6)**.

Con carcinomas basocelulares. Es una asociación muy rara, pero está bien documentada **(figura 19.2.54)**.

El nevo anémico (NA) y el cutis marmorata telangiectásica congénito (CMTC) también son malformaciones capilares. El NA se presenta más frecuentemente en el tórax como una mácula pálida que no desarrolla eritema ante la fricción o el calor (a diferencia del vitíligo y del nevo acrómico), pero su estructura microscópica es normal, por lo que se le considera una anomalía más funcional (farmacológica) que histológica. El CMTC exhibe un aspecto de red azul violeta que puede ser segmentaria o generalizada, y aislada o asociada con otras alteraciones que no son exclusivamente cutáneas.

Histopatología. Estos hemangiomas planos están constituidos por un número incrementado de vasos sanguíneos de tipo capilar, dilatados y ocupados por elementos de la sangre, situados en la dermis papilar y la parte superficial de la dermis reticular.

El nevo anémico (NA) y el cutis marmorata telangiectásica congénito (CMTC) también son malformaciones capilares; el NA se presenta más frecuentemente en el tórax como una mácula pálida que no desarrolla eritema ante la fricción o el calor (a diferencia del vitíligo y del nevo acrómico), pero su estructura microscópica es normal, por lo que se le considera una anomalía más funcional (farmacológica) que histológica. El CMTC exhibe un aspecto de red azul-violeta que puede ser segmentario o generalizado y aislado o asociado con otras alteraciones no sólo cutáneas.

Tratamiento. La mancha salmón, por autoinvolucionar en las primeras semanas de la vida, lógicamente no requiere ser tratada. La mancha nucal de Unna tampoco, porque al crecer el pelo ya no se nota. La mancha vinosa en los últimos años ha podido ser tratada de manera más o menos satisfactoria con el rayo láser de CO_2.

Las facomatosis pigmento-vasculares son hamartomas y se reconocen cuatro tipos de ellas: I, nevo flámeo con nevo pigmentoso y verrugoso; II, nevo flámeo y la mancha mongólica aberrante; III, el nevo flámeo con nevo de spilus, y IV, el nevo flámeo con nevo de spilus y con mancha mongólica aberrante. Todos ellos pueden ser sólo cutáneos (a), o bien, asociarse con alteraciones en otros órganos o sistemas (b).

Las facomatosis pigmento-vasculares son hamartomas y se reconocen cuatro tipos:

I nevo flámeo con nevo pigmentoso y verrugoso; II nevo flámeo y mancha mangólica aberrante; III nevo flámeo con nevo de spilus; IV nevo flámeo con nevo de spilus y con mancha mongólica aberrante. Todos ellos pueden ser sólo cutáneos *(a)* o bien asociarse con alteraciones en otros órganos o sistemas *(b)*.

▶ Hemangioma de la infancia o hemangioma infantil o hemangioendotelioma de la infancia (o "en fresa")

▶ Conceptos clave

- Los hemangiomas de la infancia (HI) son la proliferación cutánea más frecuente en la niñez después de los nevos melanocíticos.
- Su historia natural es característica y consiste en una fase de crecimiento, otra de estabilización y otra de autoinvolución.
- Los HI se presentan entre dos y tres semanas después del nacimiento; usualmente lo hacen en la cabeza.
- Los hemangiomas congénitos (HC) no son progresivos; están presentas al nacimiento y pueden ser rápidamente involutivos (RICH), o bien, no involutivos (NICH)
- Los HI poseen una proteína transportadora de glucosa en sus células endoteliales denominada GLUT1; los HC no poseen esta proteína.
- El tratamiento debe individualizarse: para los HI la conducta expectante puede ser la elección si no hay complicaciones; el HC no involutivo podrá extirparse, y el HC rápidamente involutivo no requiere tratamiento.

Definición. Los hemangiomas de la infancia (HI), también denominados hemangiomas infantiles (HI), hemangioendoteliomas de la infancia (HEI) o angiomas involutivos (antiguamente denominados "en fresa"), son neoplasias benignas originadas en las células endoteliales de los vasos sanguíneos que suelen debutar en las dos primeras semanas de vida; tienen una fase de crecimiento inicial en los primeros meses, tras la cual se estabilizan, para autoinvolucionar a partir del año de edad **(figura 19.3.7 a 19.3.11)**.

Tradicionalmente se ha empleado el diagnóstico de *hemangioma* de manera muy amplia, lo que en sentido etimológico puede ser correcto; sin embargo, es obligado usar los adjetivos precisos para especificar cada entidad; a la luz de los conocimientos actuales es posible y necesario distinguir un hemangioma de la infancia (HI) como neoplasia benigna de una malformación vascular (y de otras proliferaciones).

El amplio e injustificado uso de términos microscópicos, como: hemangioma "capilar", "cavernoso" y "mixto", sobre bases puramente clínicas, también contribuye a la confusión.

En 1982 Mulliken y Glowacki hicieron importantes aportaciones para esclarecer conceptos; pudieron distinguir y clasificar las marcas cutáneas vasculares en dos grupos principales: hemangiomas y malformaciones. Los hemangiomas son más comunes en las niñas, mientras que las malformaciones se presentan con igual frecuencia en ambos sexos. Los hemangiomas crecen rápidamente en los primeros meses de la vida e involucionan, y las malformaciones crecen en proporción con el niño y no involucionan (**figura 19.3.12**).

Histopatológicamente los hemangiomas en la fase proliferativa captan timidina-H3 y contienen numerosos mastocitos, y en la fase regresiva exhiben fibrosis y tejido adiposo; las malformaciones vasculares no incorporan timidina-H3, ni tienen numerosos mastocitos, ni involucionan y se componen de elementos vasculares maduros, usualmente combinados: arterial, venoso, capilar y linfático. Las células endoteliales de los HI crecen en cultivo de tejidos y aquellas de las malformaciones no lo hacen.

Algunos marcadores de proliferación celular como el Ki67, la colagenasa tipo IV, el factor de crecimiento vascular endotelial, el factor básico de crecimiento fibroblástico están elevados en los HI, pero no en las malformaciones vasculares. Otros como la proteína transportadora de glucosa (GLUT1), la merosina y el antígeno Y de Lewis (Le Y), están presentes en los hemangiomas y ausentes en las malformaciones.

Es conveniente señalar que la clasificación de Mulliken y Glowacki ha sido bien aceptada y fue adoptada por la *Internacional Society for the Study of Vascular Anomalies* (ISSVA), misma que divide a las marcas cutáneas vasculares en *tumores vasculares* y *malformaciones vasculares*.

Son *tumores vasculares*: precisamente el HI y el hemangioma congénito, el angioma en penacho, el hemangioendotelioma kaposiforme, el hemangiopericitoma, el granuloma piógeno o hemangioma lobular capilar y el hemangioendotelioma de células fusiformes. En este texto revisaremos sólo los más comunes.

Son *malformaciones vasculares*: la fístula arterio-venosa, las malformaciones arterio-venosas, las malformaciones arterio-venosas capilares, las malformaciones arterio-venosas linfático-capilares, las malformaciones venosas linfático-capilares, las malformaciones venosas capilares y las malformaciones linfático-venosas, que sólo mencionamos, no revisamos aquí. También se les clasifica de: flujo lento y flujo rápido **(figura 19.3.7 a 19.3.11)**.

Etiopatogenia. No se conoce; sin embrago existen datos muy interesantes como la presencia de la *proteína transportadora de glucosa del eritrocito* o GLUT1 en las células endoteliales del HI en todas sus fases de evolución, misma que está ausente en las malformaciones y en otras proliferaciones vasculares, pero presente normalmente en la placenta y otras barreras hemato-tisulares como el cerebro y la retina. Estos hechos han llevado a la hipótesis de que los HI podrían originarse a partir de angioblastos con diferenciación hacia células placentarias o bien células placentarias aberrantes, ya sea por microémbolos u otros mecanismos.

Caracteres clínicos. El HI es la enfermedad tumoral o proliferativa de la piel observada con mayor frecuencia (después de los nevos melanocíticos) en la niñez y uno de los principales motivos de consulta dermatológica pediátrica en el Hospital General de México, al grado de que ocupa el noveno lugar en frecuencia, con 2.3% del total de los pacientes de primera vez atendidos en un lapso de cinco años. Su incidencia en nacidos vivos se calcula en 1 por cada 200 niños y aumenta con la prematurez. Se han documentado casos con patrón de herencia autosómica dominante con genes mapeados en 5q.

En nuestra experiencia es dos a tres veces más común en el sexo femenino que en el masculino y dos terceras partes consul-

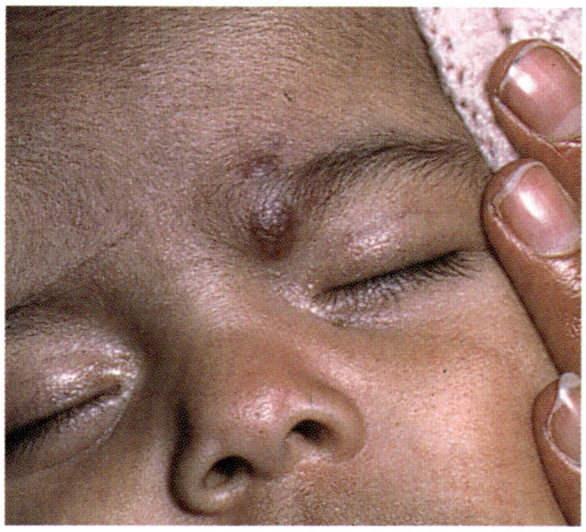

Fig. 19.3.7

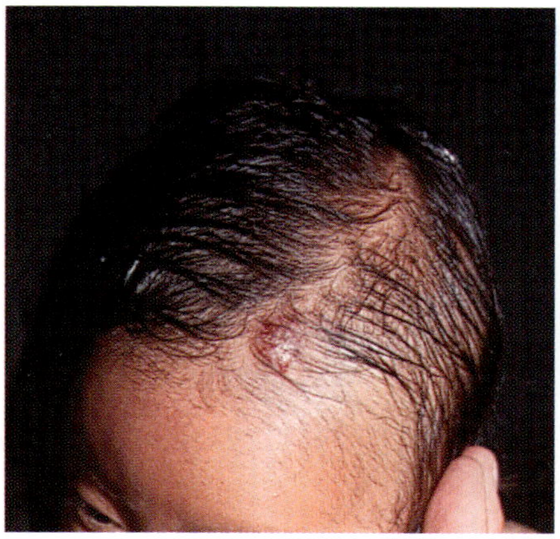

Fig. 19.3.8

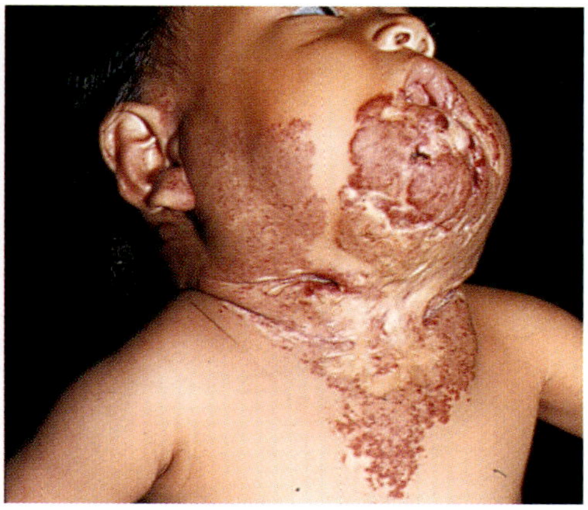

Fig. 19.3.9 a

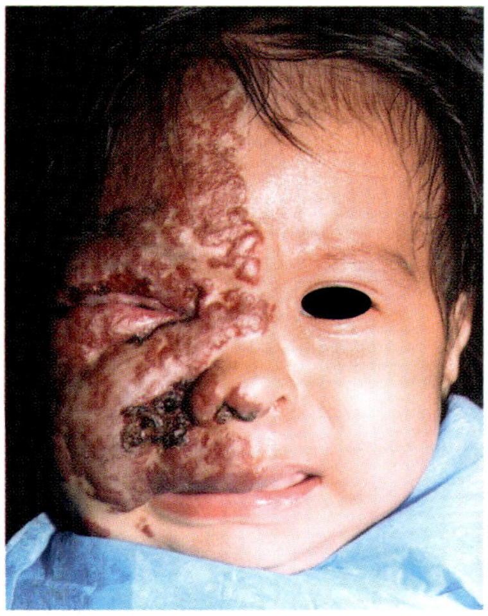

Fig. 19.3.9 b

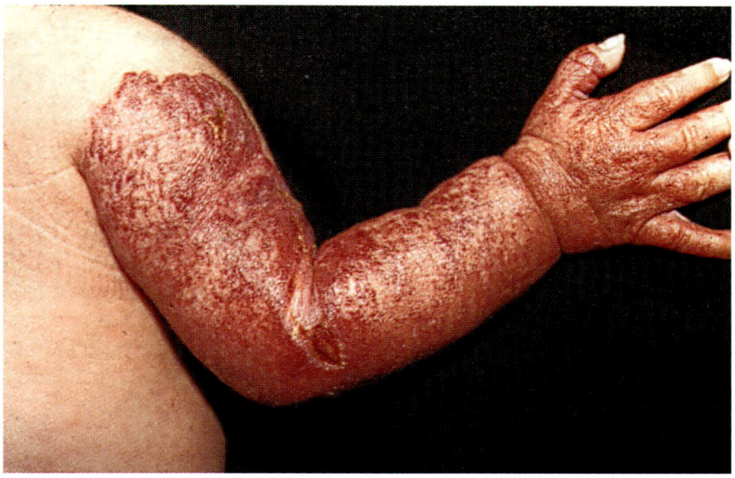

Fig. 19.3.10

Fig. 19.3.7 Hemangioma de la infancia, lesión focal, única, en la zona ciliar., el pronóstico es excelente sin necesidad de tratamiento. **Fig. 19.3.8** Hemangioma de la infancia, lesión focal, característica. **Fig. 19.3.9 a** Hemangioma de la infancia en placa que involucra los segmentos maxilar y mandibular con extensión al cuello y zona esternal, síndrome *PHACES*. **Fig. 19.3.9 b** Hemangioma de la infancia en placa que involucra los segmentos maxilar y oftálmico de manera unilateral. **Fig. 19.3.10** Hemangioma infantil segmentario, involucra la extremidad superior derecha y secuestra plaquetas: síndrome de Kasabach-Merritt.

tan durante el primer año de vida; todos nuestros pacientes han sido menores de 18 meses de edad al momento del diagnóstico.

La topografía es predominantemente en la extremidad cefálica (80% de los casos), y de ésta lo habitual es que se presente en la cara; de ahí su alto impacto estético, además del funcional cuando involucran las regiones orbitarias, o la vía respiratoria o la boca e impiden la alimentación. Es menos frecuente en el tronco y menos aún en las extremidades.

La predilección por la cabeza, no sólo del HI sino de otras proliferaciones vasculares, puede ser debida a que durante la vida embrionaria los cúmulos angiógenos y los islotes sanguíneos migran hacia el polo cefálico. Dicha predilección por la cabeza no es al azar: un interesante estudio en 232 HIs demostró que la distribución se da en dos patrones, la mayor proporción (76.3%) es focal y se presenta en sitios de fusión mesenquimo-ectodérmicos, y una menor proporción (23.7%) es en forma de placas difusas de distribución segmentaria: fronto-nasal, maxilar y mandibular **(Figura 19.3.13 y 14)**.

Los HI usualmente se manifiestan pocas semanas después del nacimiento, aunque en una proporción de neonatos existen indicios de su presencia en forma de telangiectasias, zonas de eritema o de palidez, o bien, como úlceras, particularmente en los sitios húmedos o de roce. Existe otro tipo de hemangiomas que ya están formados y presentes al nacimiento; son GLUT1 negativos y pueden ser rápidamente involutivos (RICH) o no involutivos (NICH).

En su morfología se reconocen tres fases o etapas en el HI:

1) La fase de crecimiento o proliferativa. Al nacer, el niño no muestra alteración alguna (aunque en una proporción de neonatos existen indicios en forma de telangiectasias, zonas de eritema o de palidez, o bien como úlceras, particularmente en si-

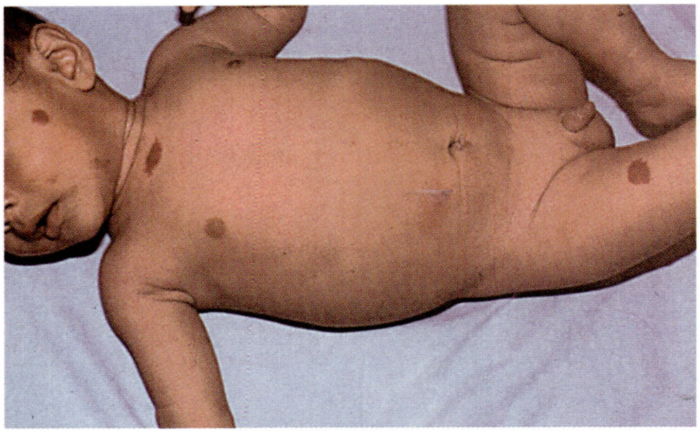

Fig. 19.3.11 Hemangiomatosis benigna cuyas tumoraciones han respondido al tratamiento con interferón-2a.

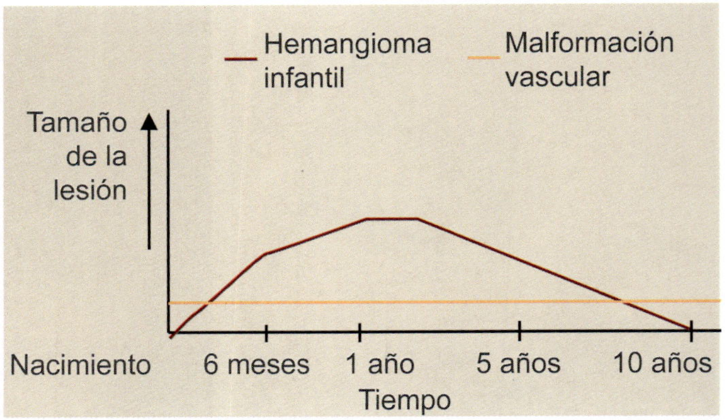

Fig. 19.3.12 Gráfica que ilustra la diferencia en cuanto a la historia natural del HI respecto de la malformación vascular.

tios húmedos o de roce), en la segunda o tercera semana de edad aparece una mancha rosada o roja que se levanta y progresa para formar una pápula, que continúa creciendo a nódulo y a tumoración roja (de ahí el aspecto "en fresa"); esta fase dura alrededor de un año pero puede ser mayor, siendo los primeros seis meses de crecimiento más rápido.

2) Fase de estabilización: es muy variable, uno o varios años. En esta fase es posible advertir si el HI es *superficial*: en domo, rojo brillante, o *profundo*: con tonalidades azules, de límites menos definidos, o bien *mixtos*. Sus tamaños son muy variables, desde 1x1 cm a varios centímetros, como aquellos de tipo segmentario **(Figura 19.3.9 y 19.3.10)**

3) La fase de autoinvolución, que es difícil de predecir, se identifica porque el color disminuye de intensidad. Termina alrededor de los 7 años de edad en la mayoría de los pacientes y se acepta, en general, que el 20% ha involucionado a los 2 años de edad, el 30% a los 3 años de edad, el 40% a los 4 años de edad, de tal manera que a los 9 años de edad el 90% ha remitido. Aunque esta remisión no deja la piel normal, siempre hay cambios de color, cicatrices, anetodermia, telangiectasias, reductos fibroadiposos.

La mayoría de nuestros pacientes (75%) tiene una sola lesión y es en la cabeza, aproximadamente una quinta parte cursa con dos lesiones y un 5-10% tiene tres o más tumores. Cuando las tumoraciones del HI son numerosas e involucran sólo la piel se le denomina *hemangiomatosis neonatal benigna* **(figura 19.3.11)**; y *hemangiomatosis neonatal difusa*, cuando también existen hemangiomas en órganos internos: hígado, pulmones, intestinos y cerebro.

Formas peculiares de HI. Existen localizaciones y asociaciones que salen un tanto de lo descrito y son más problemáticas; éstas pueden ser *cefálicas* y *no-cefálicas*. Las formas peculiares cefálicas son: orbitaria, puede obstruir la visión, comprimir el globo ocular, obstruir el conducto lagrimal. De la punta nasal, por su mayor impacto estético. Del oído, además del factor estético puede haber obstrucción y pérdida de la función. Del labio o labios, por su mayor propensión a ulcerar y sangrar, con el consecuente dolor, probable infección agregada y dificultad para la alimentación.

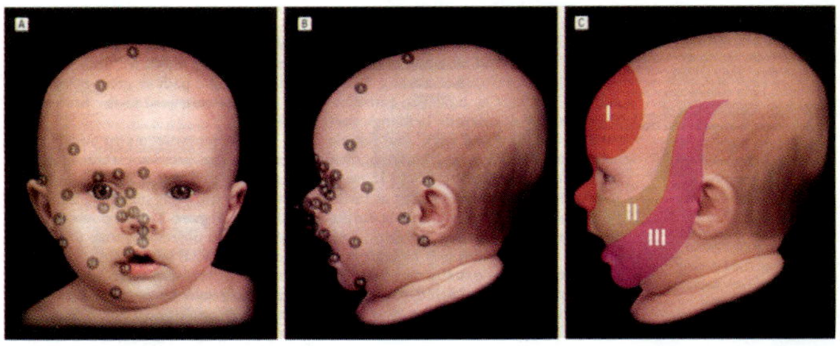

Fig. 19.3.13 Sitios de presentación focal de los HIs (A y B) y los segmentos en que se distribuyen los HIs difusos: I fronto nasal, II maxilar, III mandibular (tomado con licencia de *Archives of Dermatology*).

Existe una forma de HI que posee mayor riesgo para complicarse con secuestro de plaquetas, desarrollar coagulopatía por consumo, anemia hemolítica microangiopática y aumento del volumen de la región que se conoce como síndrome o fenómeno de Kasabach-Merritt. Aunque no es privativo de los HIs, otras entidades menos comunes como el hemangioma kasopisforme y el hemangioma en penacho pueden desarrollarlo. El HI que involucra un segmento anatómico, usualmente unilateral y claramente delimitado, sin rebasar la línea media, posee mayor riesgo para desarrollar el fenómeno de Kasabach-Merritt.

HI del tipo placa que involucran los segmentos maxilar y mandibular, con extensión al cuello puede ser una manifestación del denominado síndrome *PHACES*, acrónimo que se refiere a la asociación de las siguientes anomalías: 1) Malformaciones de la fosa *p*osterior, 2) *h*emangiomas de la región cérvico-facial 3) anomalías *a*rteriales sobre todo de cabeza y cuello, 4) anomalías *c*ardíacas, 5) oculares [*eye*] y 6) dehiscencia esternal [*sternal*] o del rafé abdominal supraumbilical o ectopia cordis **(fig. 19.3.9a)**.

Histopatología. Las lesiones tempranas son muy celulares y se sitúan en la dermis pero pueden llegar a la hipodermis, existe una marcada configuración lobular; las luces vasculares son muy pequeñas, como hendiduras, difíciles de reconocer; las células endoteliales son prominentes y exhiben figuras de mitosis, sobresalen los mastocitos en el estroma. Al evolucionar las luces vasculares crecen y son más obvias y las células endoteliales se adelgazan; en la fase de regresión las vasos disminuyen, la fibrosis intersti-

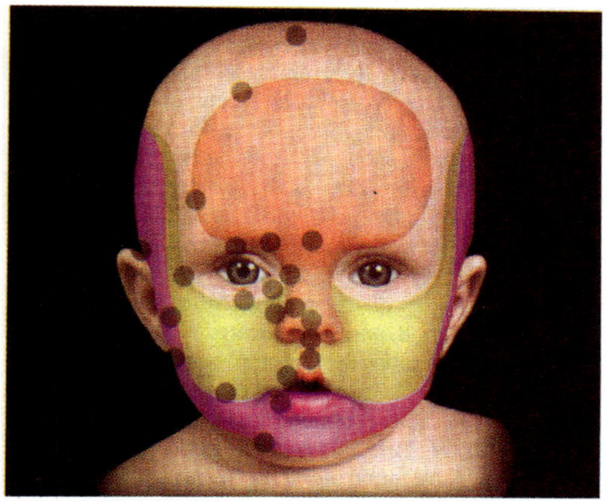

Fig. 19.3.14 Sitios de presentación focal de las tumoraciones de HIs focalmente en los sitios embriológicos de unión. (tomado con licencia de *Archives of Dermatology*).

cial aumenta y se deposita tejido adiposo. La inmunohistoquímica muestra CD31 +, SMA+ (pericitos); ICAM-1 (CD54) en la fase temprana de involución. La proteína GLUT1, el antígeno LeY y la merosina son positivos. Por ultraestructura se ha observado que los vasos del HI pueden tener caracteres de arteriolas, de vénulas y de capilares.

Tratamiento. Sigue siendo muy variable, pues depende de diversos factores, como el tamaño de la lesión, su localización y, en consecuencia, la posible obstrucción de alguna función: la visión, la respiración, la alimentación.

En general y por fortuna la gran mayoría de los HI no requieren ser tratados por su historia natural ya descrita, así es que la conducta expectante resulta la mejor opción porque es de muy buen pronóstico, mínimo costo y sólo se requiere una buena comunicación con los padres del paciente.

En aquellos casos en que hubiera otras manifestaciones asociadas o exista compromiso de alguna función, se requiere una participación más activa; la primera opción son los glucocorticoides vía oral, como la prednisona a las dosis de 1 a 5 mg/kg/día y en ocasiones a dosis mayores, con esquema de reducción. Otras opciones son el interferón-alfa-2 de administración subcutánea. Podrá requerirse la participación de otras especialidades, como el oncólogo, el cirujano y el angiólogo, para la embolización de HI grandes.

Hemangiomas congénitos

Los hemangiomas congénitos (HC), también conocidos como *hemangiomas congénitos no progresivos*, son un tipo particular de hemangiomas capilares que se distinguen de los HI en que ya están presentes y desarrollados al nacimiento y no tienen la fase proliferativa postnatal de los HI; su topografía es similar a los HI aunque involucran las extremidades más frecuentemente y en la inmunohistoquímica son GLUT1 negativos.

Se reconocen dos formas: los *RICH* (del inglés *rapidly involuting congenital hemangioma*) que autoinvolucionan rápidamente, en 12 a 16 meses; y aquellos que no involucionan o *NICH* (*non-involuting congenital hemangioma*).

Se presentan como masas tumorales violáceas o rojo-violáceas, con telangiectasias y zonas más pálidas. Se acepta que si un hemangioma congénito no ha involucionado en los primeros seis meses de vida, es poco probable que lo haga (*NICH*).

El tratamiento puede ser expectante en un principio y depende de las mismas condiciones señaladas para los HI; desde luego que una vez que el hemangioma congénito ha sido clasificado como *NICH* se deberá tratar.

Generalidades. Las proliferaciones vasculares en la edad pediátrica, ya sean hemangiomas (tanto HI como HC), o bien malformaciones vasculares, particularmente durante los primeros meses de vida, pueden ser el signo clínico clave para el diagnóstico o identificación de síndromes más complejos; como los ya mencionados: fenómeno de Kasabach-Merritt o el *PHACES*.

Conviene mencionar algunos otros de interés: síndrome de Cobb (*vide supra*), síndrome de Maffucci (*vide supra*); el síndrome de Riley-Smith es la asociación de macrocefalia (sin hidrocefalia) con pseudopapiledema y múltiples malformaciones vasculares cutáneas principalmente en el abdomen, pies y manos, presentes al nacimiento o más tarde, de herencia autósomica dominante.

El síndrome de Cobb, o angiomatosis cutáneomeníngeo espinal, es la asociación de una malformación vascular cutánea con otra en la misma metámera de la médula espinal; las alteraciones cutáneas y medulares usualmente corresponden dentro de uno o dos segmentos del dermatoma involucrado. La malformación es capilar, con o sin otros componentes profundos, angliolipoma o angioqueratoma. Hay síntomas neurológicos propios de la compresión y la anoxia: dolor, debilidad y atrofia, pérdida de la sensibilidad, monoplejia o paraplejia flácida distal, xifoescoliosis y erosiones óseas.

El síndrome de los nevos azules ahulados se caracteriza por malformaciones venosas en la piel y en los intestinos delgado y grueso, aunque puede haber en otros órganos; en la piel se pueden comprimir, vaciar y quedan flácidas para rellenarse, pueden ser una o incontables, miden de milímetros a 4 cm; en el tracto digestivo pueden sangrar, generar hematemesis y melena, y llevar a la anemia crónica. Usualmente son casos esporádicos.

El síndrome de Mafucci, o discondroplasia con malformaciones vasculares, mismas que se presentan en cualquier parte del cuerpo, pero son más comunes en las extremidades y más ostensible en un lado que en el otro; las malformaciones vasculares pueden involucrar más allá de la piel: tractos respiratorio, digestivo y huesos. El mayor riesgo para estos pacientes es la posibilidad de desarrollar condrosarcoma.

El síndrome de Gorham es muy raro y se caracteriza por la destrucción progresiva de los huesos con proliferación intramedular de vasos, probablemente de tipo linfático, con fracturas patológicas y dolores óseos; frecuentemente coexiste con malformaciones vasculares en la piel.

Hemangioma cereza o punto rubí

Definición. Son neoplasias benignas de vasos sanguíneos que se presentan como pápulas de color cereza o rubí. Es la proliferación vascular más frecuente en el humano. Se conocen también como manchas de Campbell y Morgan.

Existen formas eruptivas de hemangiomas cereza que involucran uno o más segmentos anatómicos sin causa aparente. Entre los posibles estímulos desencadenantes de esta forma eruptiva figuran las temperaturas elevadas y los factores hormonales; no se han identificado agentes infecciosos. La ultraestructura muestra que además de los vasos capilares hay vénulas poscapilares de pared gruesa en su estructura.

Caracteres clínicos. Todo o casi todo ser humano mayor de 40 años de edad tiene al menos un hemangioma cereza; por lo tanto no es de la edad pediátrica. Hombres y mujeres se ven igualmente afectados, principalmente en el tronco, cuello, raíces de las extremidades y ocasionalmente la cara. Son asintomáticos y no autoinvolucionan **(figura 19.3.15)**.

Existen formas eruptivas de hemangiomas cereza que involucran uno o más segmentos anatómicos sin causa aparente; entre los posibles estímulos desencadenantes de esta forma eruptiva están: las temperaturas elevadas y factores hormonales; no se han identificado agentes infecciosos. La ultraestructura demuestra que además de los vasos capilares hay vénulas postcapilares de pared gruesa en su estructura.

Histopatología. Dentro de la dermis papilar ampliamente engrosada, se observan múltiples luces vasculares de formas y tamaños variables repletas de sangre, separadas entre sí por delgadas bandas de tejido colágeno; las paredes de estos vasos capilares exhiben una capa de endotelio plano; es común identificar un collarete epidérmico en la base.

Tratamiento. Ya que son lesiones totalmente benignas, no se requiere; con fines estéticos se podrán eliminar con el bisturí eléctrico, o con extirpación y cierre primario.

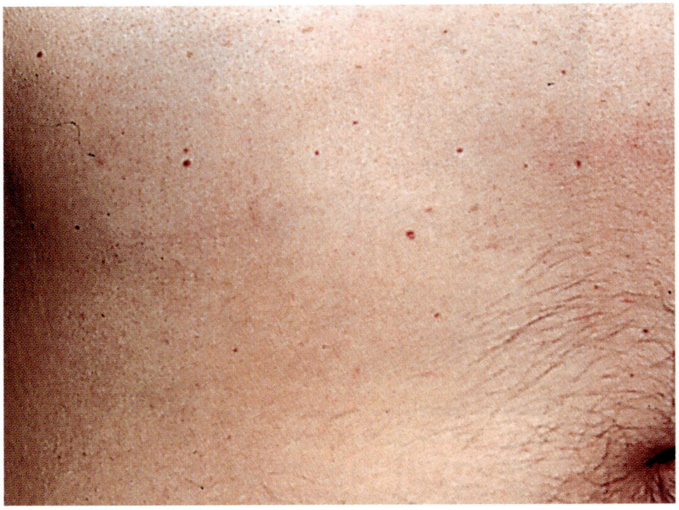

Fig. 19.3.15 a

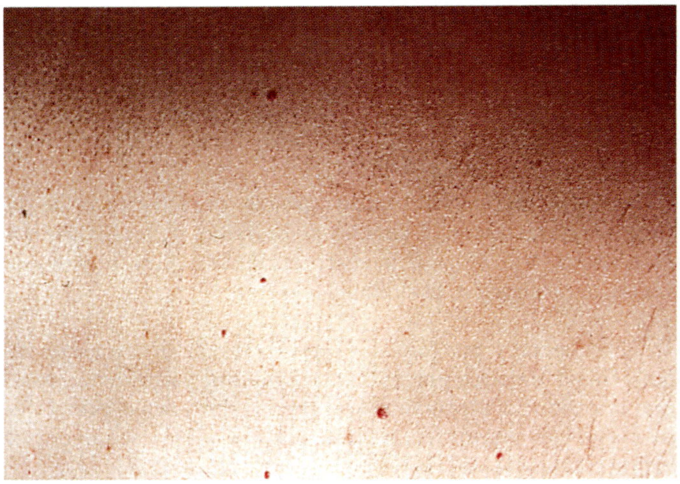

Fig. 19.3.15 b

Fig. 19.3.15 a y b Hemangiomas "cereza" o "puntos rubi" son una forma de hemangioma capilar superficial totalmente benignos muy comunes en el adulto mayor de 40 años.

Nevo arácneo

Definición. Es una arteriola dilatada cuyas ramas en conjunto, de distribución radial y simétrica, simulan respectivamente "el cuerpo y las extremidades de una araña". El nevo arácneo está clasificado como precisamente dilatación de vasos preexistente. Fue descrito por Bateman en 1824.

Etiopatogenia. Se cree que una mayor influencia estrogénica, como en la mujer embarazada, contribuye a la dilatación vascular y en pacientes con enfermedad hepática, usualmente cirrosis.

Caracteres clínicos. Se presenta más frecuentemente en el sexo femenino, desde la edad pediátrica (primera década) hasta el adulto; se dice que una de cada 10 personas tiene al menos un nevo arácneo. Generalmente está en la piel de la cara, el cuello, el tórax, brazos, antebrazos y en el dorso de las manos **(figura 19.3.16)**.

Su denominación describe bien su morfología: la arteriola que proviene de la dermis profunda, o más allá, se dilata en la dermis superficial y deja ver sus ramificaciones, a lo que se añade de una zona de eritema alrededor del punto central o "cuerpo de la araña", que pulsa y que se puede palpar y aun presionar, condicionando blanqueamiento de breve duración. Es particularmente común en la mujer embarazada y en el sujeto con cirrosis hepática.

Histopatología. Se identifica el "cuerpo de la araña" por una arteriola dilatada situada en la dermis reticular o hipodermis, que se hace más delgada y exhibe sus ramificaciones en la dermis superficial.

Tratamiento. Su extirpación quirúrgica, o con bisturí eléctrico, brinda buen resultado.

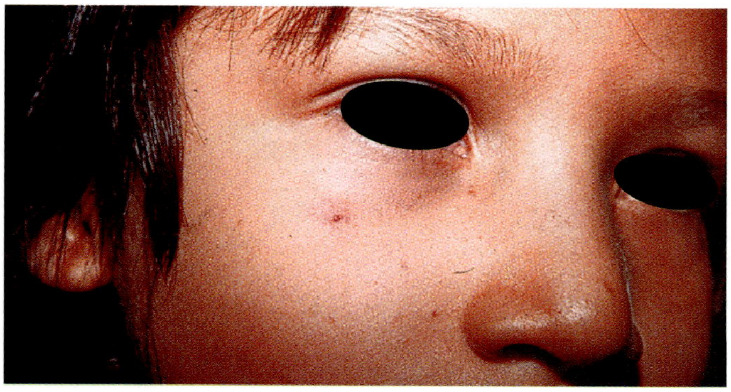

Fig. 19.3.16 Aspecto característico del nevo arácneo, una pápula rodeada de telangiectasias, usualmente en la cara.

Lago venoso

Defincíón. Es una vénula dilatada que protruye y se muestra como una pápula o nódulo morado oscuro (que recuerda a un melanoma), de consistencia renitente, en áreas expuestas al sol, usualmente el labio inferior. Se clasifica como dilatación de vasos preexistentes.

Las telangiectasias son vénulas, pero ocasionalmente también son capilares y arteriolas permanentemente dilatadas en la dermis superficial, por debajo de las papilas y pueden verse en diversas condiciones: rosácea, daño solar, insuficiencia hepática, daño solar crónico y enfermedades del tejido conjuntivo, o bien, pueden responder al proceso patológico principal de otras enfermedades, tales como la telangiectasia nevoide unilateral, la telangiectasia hemorragípara hereditaria o de Osler-Weber-Rendu, la ataxia telangiectasia, o la telangiectasia esencial generalizada.

Etiopatogenia. El mismo año de su publicación por Bean y Walsh (1956), Epstein et al. describen el aneurisma capilar, con caracteres clínicos similares. Esta última denominación parece no ser muy adecuada porque su estructura histopatológica es de vénula; según Requena y Sangüeza estas son dos etapas del mismo proceso: el aneurisma capilar es la fase temprana en que la dilatación venular obedece a la trombosis, y al ocurrir la lisis del trombo antes de la escisión se identifica la vénula dilatada. Otra hipótesis, no excluyente, es la del daño solar crónico sobre los vasos superficiales.

Caracteres clínicos. Generalmente es de personas en la tercera edad, más frecuentemente del sexo masculino. Es más común en la piel de la cara, especialmente en los labios y pabellones auriculares. Se presenta como una pápula o placa de consistencia blanda, de color azul a rojo, o morado en nuestra población; es asintomática.

Histopatología. En la dermis media y superficial se observa un vaso de tipo venoso ampliamente dilatado, uni o multiloculado, delimitado por un endotelio plano y conteniendo eritrocitos en su luz.

Tratamiento. Al ser una lesión benigna no se requiere; si se desea, la extirpación quirúrgica brinda buenos resultados.

Granuloma piógeno (Hemangioma lobular)

Definición. Proliferación vascular benigna (hiperplasia) de los vasos sanguíneos dérmicos, de crecimiento rápido y con frecuencia de superficie ulcerada; es una neoformación papular o nodular que casi nunca mide más de 10 a 15 mm y con frecuencia surge en el sitio de un traumatismo penetrante en la piel.

Se le han dado otros nombres, como "granuloma telangiectásico" y "botriomicoma".

La denominación *hemangioma lobular,* aunque frecuentemente usada como sinónimo de granuloma piógeno (GP), no es del todo correcta, porque si bien éste exhibe una disposición lobular de su proliferación de vasos capilares, también existen otras entidades con la misma disposición lobular y por lo mismo agrupados así, ellos son: el hemangioma en penacho adquirido y el hemangioma glomeruloide **(figura 19.3.17 a 19.3.19)**.

Caracteres clínicos. En la niñez ocupa el lugar 25 de frecuencia (0.59%) en la Clínica de Dermatología Pediátrica del Hospital General de México, predominando en los niños del sexo masculino (75%) mayores de 5 años de edad. También se le observa en el adulto, principalmente en la mujer embarazada (*granuloma gravidarum*), en la que es más común que en la no embarazada.

Excepcionalmente hay más de una lesión; por lo regular, no es mayor de 1 cm de diámetro, de forma oval o esférica, de color rojo, de consistencia blanda y frecuentemente de superficie ulcerada. Es fácilmente sangrante.

Se presenta en cualquier región del cuerpo. En los niños y en la embarazada es más frecuente en las zonas expuestas, como las manos, palmas y pliegues cercanos a las uñas; asimismo se observa en los antebrazos y la cara, también en la cavidad bucal y en las plantas. Se han observado casos de múltiples granulomas piógenos.

El granuloma piógeno dejado a su evolución natural tiende a autoinvolucionar y sabemos que también puede haber recidivas aun 20 semanas después de su extirpación. En un principio el GP semeja al tejido de granulación; ya bien formado, toma el aspecto de un angioma, del tipo del "hemangioma cereza" o "punto rubí", y en una tercera fase desarrolla fibrosis y disminuye su tamaño.

Histopatología. Tiene una estrecha correlación con el aspecto clínico descrito en tres fases: al inicio semeja tejido de granulación con vasos dilatados con células endoteliales prominentes, edema e infiltrado inflamatorio; la fase de maduración simula un auténtico hemangioma capilar y tardíamente desarrolla tabiques de fibrosis que lo separan en lóbulos. Se identifica un collarete epitelial en toda la evolución de la lesión. Los vasos son positivos para marcadores como el factor VIII y el *Ulex europaeus*.

Diagnóstico. Es relativamente fácil cuando su aspecto es el usual y se debe tener en cuenta el breve tiempo de evolución, aunado a su color, consistencia y tamaño. Es importante men-

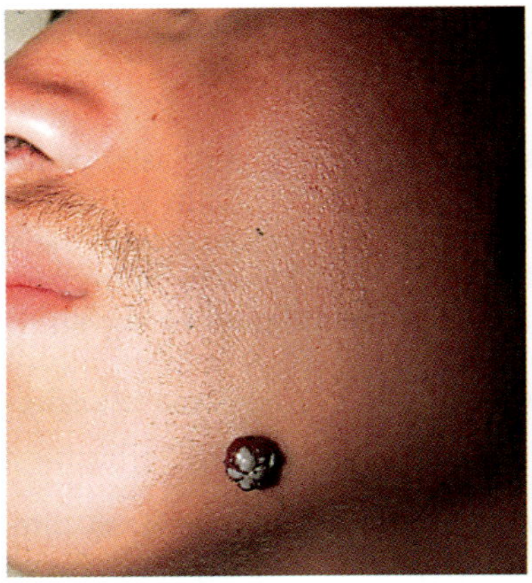

Fig. 19.3.17

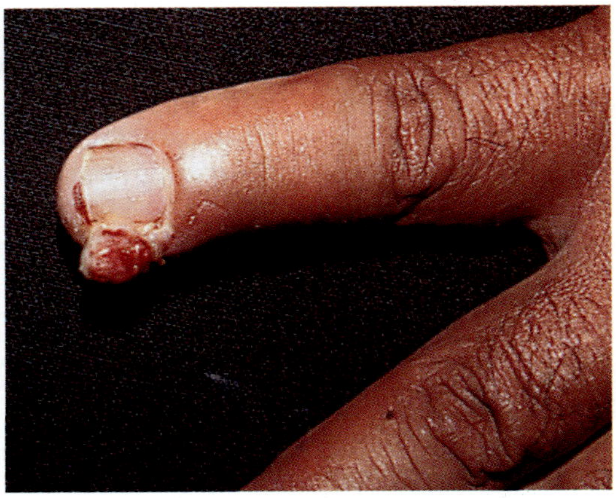

Fig. 19.3.18

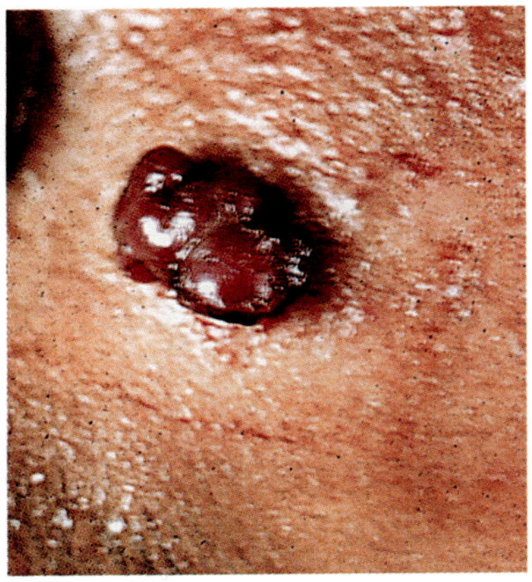

Fig. 19.3.19

Fig. 19.3.17 Granuloma piógeno lesión nodular facilmente sangrante de pocos días de evolución. **Fig. 19.3.18** Granuloma piógeno en la falange distal, aspecto común, deberá diferenciarse de un melanoma amelánico. **Fig. 19.3.19** Acercamiento de un granuloma piógeno en la piel de la mejilla, es posible observar su carácter lobulado.

cionar que algunas neoplasias, como el melanoma maligno, pueden simular GP. Es de la mayor importancia tener en mente esta posibilidad cuando se trata de un adulto. En el diagnóstico diferencial se debe considerar también al auténtico hemangioma y la angiomatosis bacilar, una proliferación condicionada principalmente por *Bartonella henselae* y *B. quintana* en los pacientes con síndrome de inmunodeficiencia adquirida (SIDA) y el sarcoma de Kaposi.

Los angioqueratomas son la combinación de vasos telangiectásicos de la dermis papilar con hiperqueratosis de la epidermis suprayacente. El término se usa en diversas condiciones no relacionadas. Los angioqueratomas son cuatro: angioqueratoma solitario, que es una pápula negra purpúrica y verrugosa, se presenta usualmente en las piernas y probablemente es secundaria a trauma; angioqueratoma de Fordyce, que se caracteriza por numerosas pápulas vasculares en el escroto o en la vulva de las personas mayores y ocasionalmente de los jóvenes. Angioqueratoma de Mibelli, en el que las pápulas surgen en el dorso o entre los dedos de pies y manos, de inicio en la niñez y es autosómico dominante; angioqueratoma *corporis diffusum*, es el más raro y constituye una manifestación cutánea de trastornos enzimáticos, como sucede en la enfermedad de Fabry.

Tratamiento. La lesión debe extirparse y enviarse a estudio histológico de manera obligada, no sólo por lo mencionado en el párrafo anterior, sino porque también hay neoplasias malignas, como el melanoma, que pueden manifestarse de manera similar al GP.

La extirpación puede hacerse con bisturí y suturar con cierre primario en forma tradicional, o bien electrocoagular la base; también podrá usarse el bisturí eléctrico. La crioterapia tiene el inconveniente de que al destruir por congelamiento, no hay posibilidad futura de análisis al microscopio.

Generalidades. La primera mención de esta proliferación vascular se debe a Poncet y Dor en 1897. El término granuloma piógeno se deriva de la falsa idea de que esta lesión era un proceso infeccioso caracterizado por inflamación granulomatosa. Aunque a la fecha no se conoce la etiología del GP, se acepta universalmente que no es por gérmenes piógenos ni existen granulomas. La proliferación vascular se desarrolla al haber daño en la dermis.

Enfermedades malignas

Conceptos clave

- El grupo de proliferaciones vasculares malignas en la piel varía entre los diferentes autores, algunos las clasifican como de alto y de bajo grados de malignidad, otros usan calificativos como de conducta biológica incierta.
- Existen al menos diez entidades que pueden considerarse dentro de esta categoría; en este apartado expondremos brevemente las más comunes.
- El sarcoma de Kaposi no se acepta ampliamente como tal, ya que su historia natural corresponde más a la de una hiperplasia multicéntrica que a la de un sarcoma; no obstante, puede acabar con la vida del paciente.
- El angiosarcoma de Wilson-Jones, que afecta la piel del cráneo y/o de la cara de las personas mayores, es maligno en alto grado y es más frecuente de lo que parece.
- El angiosarcoma de Stewart-Trevers aparece, en promedio, 12.5 años después de la mastectomía y la radioterapia aplicada con motivo de carcinoma mamario.
- El angiosarcoma posradiación, el de Wilson-Jones y el de Stewart-Trevers exhiben bajo el microscopio cambios similares, a saber: espacios vasculares revestidos por células endoteliales atípicas.
- El nuevo marcador D2-40 para las células del endotelio linfático es promisorio para contribuir a dilucidar la histogénesis de algunos angiosacromas.

Sarcoma de Kaposi

Definición. Descrito originalmente como sarcoma pigmentado, múltiple, idiopático por Moritz Kaposi en 1872, es una proliferación de grado intermedio de malignidad, constituida histopatológicamente por vasos y células fusiformes que clínicamente evolucionan de mácula a placa y a nódulo, de crecimiento multicéntrico y condicionado por el virus del herpes tipo VIII **(figura 19.3.20 a 19.3.26)**.

Su frecuencia aumentó considerablemente a partir del año 1981, en asociación con la epidemia inducida por el virus de la inmunodeficiencia humana (VIH), que lo hizo cobrar un amplio interés en cuanto a su etiopatogenia, histopatología y manifestaciones clínicas.

Las cuatro presentaciones clínicas del sarcoma de Kaposi están condicionadas por el herpesvirus 8, e histopatológicamente exhiben los mismos cambios.

Caracteres clínicos. Se reconocen cuatro formas de presentación, cuya morfología clínica es similar, pero cada una tiene diferente presentación clínica dentro del contexto de cada enfermo en particular; el común denominador es la presencia de lesiones rojas, o rojo-café, claramente de carácter vascular, que se inician como máculas, para evolucionar a la fase de placa y ulteriormente a la fase de nódulo o tumor **(figura 19.3.20 a 19.3.26)**.

Las cuatro presentaciones clínicas del sarcoma de Kaposi están condicionadas por el herpesvirus 8 e histopatológicamente exhiben los mismos cambios.

Clásica. Originalmente se decía que era de predominio en hombres en la quinta o sexta décadas de edad, pero en realidad afecta también a mujeres; es común en personas de origen mediterráneo y pertenecientes a la comunidad judía asquenazi de Europa. En esta forma, la enfermedad usualmente se limita por años a las extremidades inferiores: pies y piernas, unilateral y luego bilateral, avanza en forma ascendente, se disemina y se generaliza; involucra los ganglios linfáticos y otros órganos,

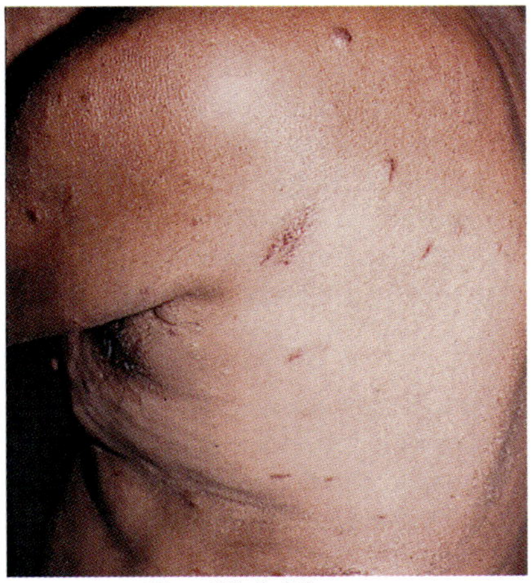

Fig. 19.3.20

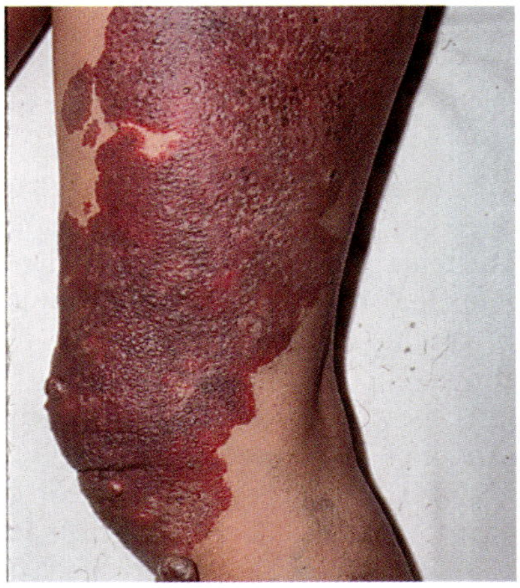

Fig. 19.3.21

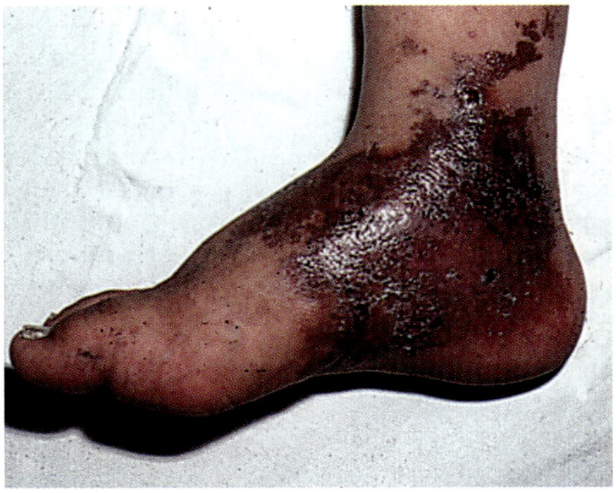

Fig. 19.3.22

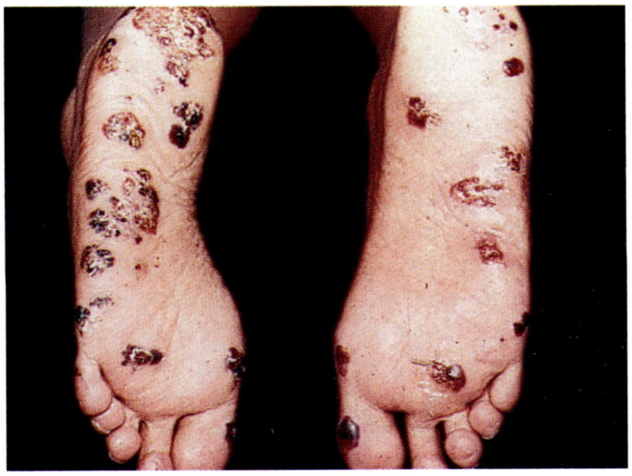

Fig. 19.3.23

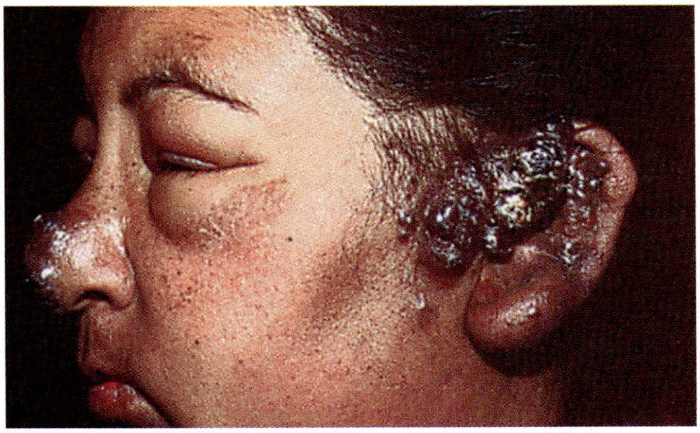

Fig. 19.3.24

Fig. 19.3.20 Lesiones nodulares y en placas en el tronco de un hombre con sarcoma de Kaposi clásico. **Fig. 19.3.21** Sarcoma de Kaposi clásico, una amplia placa que ha desarrollado múltiples lesiones tumorales. **Fig. 19.3.22** Sarcoma de Kaposi clásico, ésta es una de las zonas anatómicas comúnmente afectadas. **Fig. 19.3.23** Sarcoma de Kaposi clásico en ambos pies. **Fig. 19.3.24** Sarcoma de Kaposi en una mujer con terapia inmunosupresora.

como el tubo digestivo, el ganglio linfático, el pulmón, el bazo, el corazón, pero excepcionalmente dan sintomatología.

Por lo general existe edema en las extremidades, sobre las que surgen manchas color rojo-café, de formas irregulares, que con el tiempo progresan a formar placas y luego nódulos que toman aspecto queratósico y verrugoso (**figura 19.3.17 a 19.3.20**). El curso es lento y crónico, el paciente fallece por otras causas, probablemente no relacionadas, y se sabe que tiene mayor incidencia para desarrollar otras neoplasias, principalmente de tipo linfoproliferativo.

Africana. Representa la forma endémica en algunas zonas de aquel continente, como el Congo, Zaire y Uganda; esta forma es mucho más común en el hombre, hasta 10 por un caso en mujeres; se le reconoció como tal en la década de 1951 a 1960. La edad promedio para el hombre al momento del diagnóstico es de 48 a 50 años y en la mujer a los 38 a 40 años. Afecta también a niños, en quienes el curso es rápido, casi fulminante.

Se identifican tres subtipos: el nodular, similar al clásico clínica y biológicamente, pues tiene un curso benigno. El subtipo linfadenopático, que se ve en niños, afecta a ganglios linfáticos y es de mal pronóstico. El subtipo infiltrativo, que es mucho más agresivo, se extiende a tejidos subyacentes y aun a huesos.

Asociada a terapéutica inmunosupresora. Se presenta como una complicación rara en individuos que reciben inmunosupresores, ya sea por trasplante de órganos o por otra enfermedad, durante períodos muy largos, principalmente prednisona, azatioprina, ciclofosfamida; pero es más grave y de curso más rápido con la ciclosporina. También en esta forma el SK es más común en el hombre que en la mujer hasta de 7 a 1; el curso clínico es en general lento, similar a la forma clásica, y puede autoinvolucionar al suspender o retirar el fármaco inmunosupresor **(figura 19.3.24)**.

Asociada a infección por el VIH o al síndrome de inmunodeficiencia adquirida (SIDA). Por lo tanto, también es conocido como SK epidémico; se observó su creciente aparición predominantemente en homosexuales y bisexuales inmunodeprimidos, VIH-positivos, pero no así en personas infectadas con el mismo VIH por otros medios (transfundidos, hijos de madres infectadas, por uso de drogas intravenosas).

Por lo tanto, predomina en el hombre homosexual, es muy poco común en la mujer y ésta lo recibe a través de relaciones heterosexuales con hombres bisexuales; es aún más raro en los niños, pero se le ha observado en sus variedades mucocutánea y linfadenopática, esta última identificada por lo general ya en el estudio *post mortem* **(fig.19.3.25 y 19.3.26)**.

Esta forma de SK difiere de las otras formas en que las lesiones se inician en la cara (en la cavidad oral), en el cuello y en el tronco; en éste se disponen conforme a las líneas de tensión y las extremidades se ven muy poco afectadas; aunque las lesiones en particular también evolucionan por las fases de mancha-placa-nódulo. No obstante, con cierta frecuencia surgen lesiones ya papulares. Puede ser la manifestación inicial del SIDA, o bien de la infección por VIH; de hecho es común observarlo en el

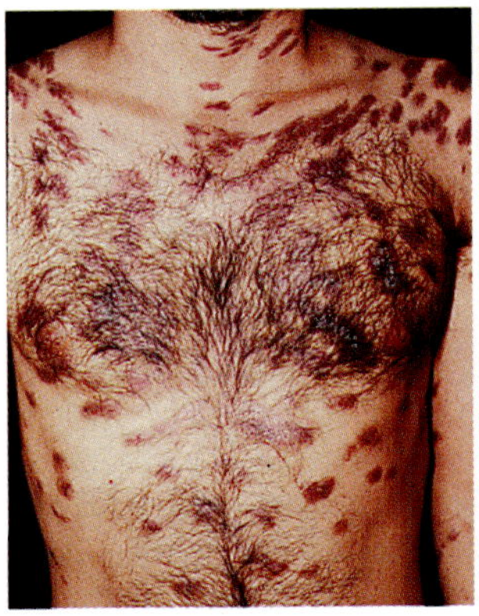

Fig. 19.3.25

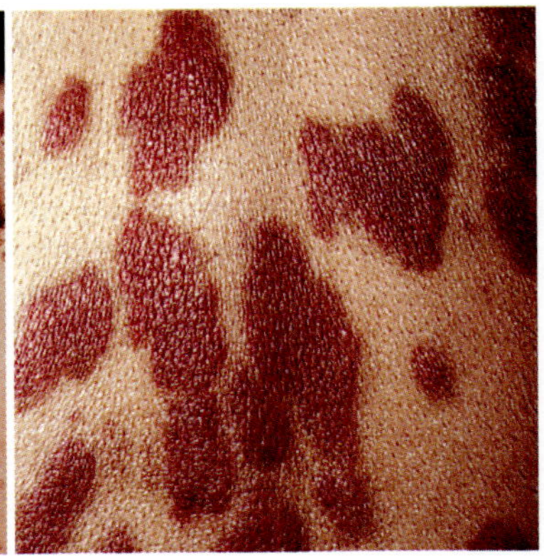

Fig. 19.3.26

Fig. 19.3.25 Sarcoma de Kaposi en un sujeto con el síndrome de inmunodeficiencia adquirida, incontables lesiones en forma de placa involucran principalmente el tronco. **Fig. 19.3.26** Acercamiento de la espalda del mismo enfermo de la figura previa, que permite observar con mayor detalle las lesiones.

individuo VIH-positivo pero aún sin deterioro evidente de su capacidad inmunológica.

Otras localizaciones del SK en el enfermo con SIDA son la faringe, la tráquea, el pulmón, el tubo digestivo (estómago y duodeno) y los ganglios linfáticos, lo que lógicamente llega a provocar sintomatología respiratoria (tos, dolor, insuficiencia respiratoria, etc.), digestiva (obstrucción, ulceración, hemorragia, perforación, intususcepción) y adenomegalias, principalmente.

Histopatología. En cualquiera de sus formas de presentación clínica, el SK bajo el microscopio exhibe los mismos cambios. Éstos van de acuerdo con el estadio clínico de la lesión en particular; en la fase de mácula se observan espacios fusiformes entre los haces de colágena de la dermis papilar y reticular superficial; éstos son apenas perceptibles y pueden pasar inadvertidos; más adelante estos espacios aumentan en número y tamaño y exhiben un aspecto "desgarrado"; se forman alrededor de los vasos ya preexistentes constituyendo el signo del promontorio; conviene señalar que las células endoteliales no muestran cambios atípicos ni son prominentes **(figura 19.3.27)**.

Al progresar la lesión hacia la fase de placa, microscópicamente se observa un perfil bifásico, es decir, aún se reconocen los espacios vasculares ya descritos y además se identifican haces de células fusiformes con núcleos alargados. En la fase tumoral predominan los fascículos y haces de células fusiformes que se entrelazan dentro de la dermis (o estroma en otros órganos), se acompañan de eritrocitos extravasados y glóbulos eosinófilos. En todas la fases del SK se observa un infiltrado inflamatorio constituido por linfocitos y plasmocitos principalmente; pueden coexistir los polimorfonucleares **(figura 19.3.28)**.

Tratamiento. No existe uno que sea uniformemente útil y/o efectivo; no obstante, el descubrimiento del interferón alfa como un fármaco capaz de inducir remisión de las múltiples lesiones de SK no sólo en la piel, ha venido a ser de gran ayuda en el

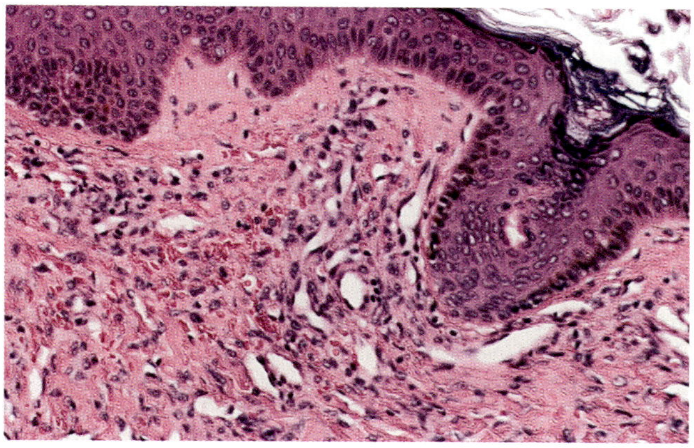

Fig. 19.3.27 Histopatología del sarcoma de Kaposi en la piel en etapa temprana o de mancha; es posible advertir hendiduras vasculares muy sutiles con endotelio plano y extravasación de eritrocitos.

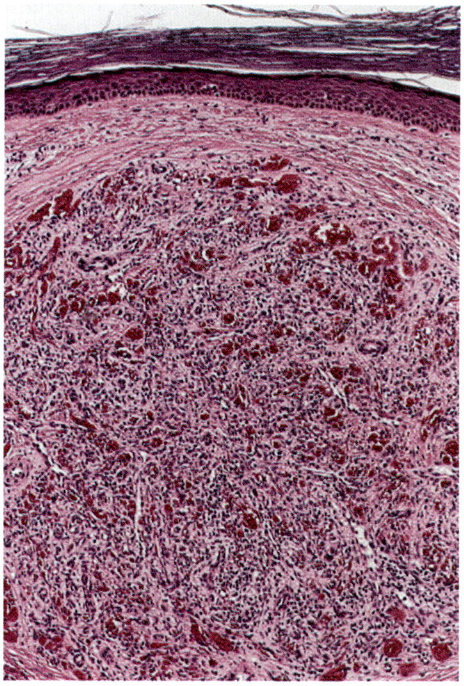

Fig. 19.3.28 Histopatología del sarcoma de Kaposi en fase tumoral o nodular, los vasos son muy numerosos, muy cercanos entre sí y congestivos.

tratamiento del SK, que en el enfermo con SIDA se asocia con otros antivirales.

Podrían llevarse a cabo otras modalidades de tratamiento, como la extirpación de lesiones aisladas o solitarias. Asimismo, la poliquimioterapia con medicamentos citotóxicos como la adriamicina, la bleomicina y otros, ha sido de gran utilidad, desde luego en SK no relacionado con el SIDA. En este último se han usado otros medicamentos, como la doxorrubicina y la daunorrubicina en SK asociado y no asociado al SIDA.

Generalidades. En cuanto a la etiología del SK, diversos estudios epidemiológicos y de biología molecular orientaron hacia la posibilidad de que se tratara de un agente transmisible, posiblemente de origen viral, hipótesis que se confirmó en 1994, cuando se identificó al "herpesvirus humano de tipo 8", que adecuadamente se denominó herpesvirus del sarcoma de Kaposi o HVSK (del inglés: KSHV), el cual se ha encontrado en todas las formas de SK, incluso en sujetos VIH-negativos. Se calcula que 50% de los linfocitos B circulantes de pacientes con SK contienen el HVSK.

En cuanto a la histogénesis del SK, se acepta que las células que proliferan comparten estrecha semejanza con la célula endotelial.

Se aceptan ampliamente ambos conceptos en cuanto al SK: la innegable asociación con el herpesvirus humano de tipo 8 y que las células son del tipo endotelial, pero no se conoce con precisión cuál es el mecanismo molecular por medio del cual se dispara esta proliferación. Aunque se sabe que una variedad de citocinas y factores del crecimiento derivados de las células tumorales mismas, de los linfocitos-T infectados por el VIH y de los linfocitos-B infectados por HVSK, dirigen tal proliferación.

Aproximadamente 60% de todos los angiosarcomas surgen en la piel y en los tejidos blandos; 50% de los casos cutáneos afectan a la cabeza y al cuello. En algunos estudios este tipo de angiosarcoma abarca más de 90% de los casos.

▶ Angiosarcoma de la piel cabelluda

Definición. Proliferación endotelial maligna que característicamente surge en la piel cabelluda del hombre en la tercera edad. Fue descrito por Edward Wilson-Jones en 1964 como "angioendotelioma maligno" (**figura 19.3.26**).

Etiopatogenia. Hasta el presente no se conoce su causa. Está a discusión aún si la histogénesis es la célula endotelial del vaso linfático o del vaso sanguíneo; pero cualquiera que ésta sea no tiene influencia en la biología de la neoplasia.

Caracteres clínicos. Es usual en el hombre mayor de 60 años de edad, en la mujer es raro. También es lo usual observarlo en la piel de la cabeza, ya sea el cráneo (principalmente la piel cabelluda) o la cara, en el cuello con menor frecuencia **(figura 19.3.29)**.

La morfología varía, ya que puede ser sólo una mancha rojo vinosa, que por lo general se confunde con un hematoma y usualmente el paciente lo asocia con un traumatismo o con un procedimiento previo en esa zona, de tal manera que distrae al clínico y puede dejarse evolucionar. Otras veces este angiosarcoma se presenta como una placa, también de aspecto vascular, pero ya no es sólo el cambio de coloración, sino que se aprecia la piel anfractuosa; otras veces es nodular, o costrosa, o bien toma el aspecto de piel de naranja. Puede haber erosión del cráneo.

Su curso es rápido, ya que continúa extendiéndose, produce metástasis por vía hematógena y linfática hacia los ganglios

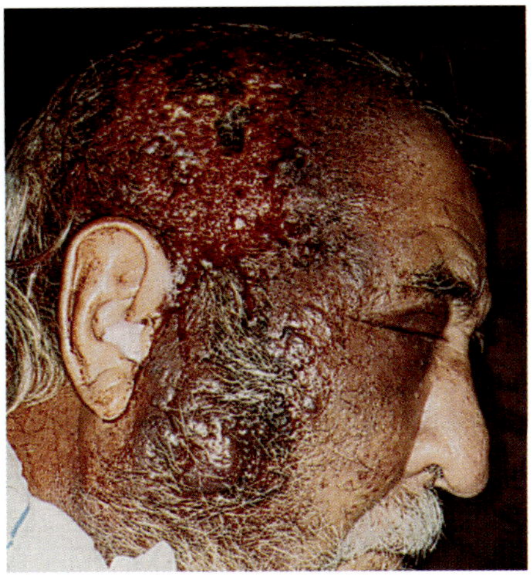

Fig. 19.3.29 Angiosarcoma de la piel cabelluda (o de Wilson-Jones), aspecto usual: hombre de la tercera edad, manchas violáceas y placas que se ulceran y avanzan rápidamente. (Cortesía de la Dra. Rebeca Flores Villa.)

linfáticos cervicales, con una tasa de 20 a 30% (superior a la mayoría de los sarcomas), al pulmón y al hígado principalmente, con mal pronóstico.

Tal pronóstico depende principalmente del tamaño de la lesión al momento del diagnóstico; los angiosarcomas menores de 5 cm tienen mejor supervivencia; un denso infiltrado linfocitario en la histopatología también favorece la evolución.

Histopatología. Todo el grosor de la dermis y, con el tiempo, planos más profundos, están involucrados por espacios vasculares de diversas formas y tamaños, usualmente de aspecto capilar, cuyas células endoteliales son grandes, prominentes (epitelioides), francamente atípicas, con mitosis y pleomorfismo; parecen disecar los haces de colágena. Es fácil identificar células con estos cambios y que además exhiben vacuolas citoplásmicas, lo que representa diferenciación vascular.

Tratamiento. No hay esquema determinado; la cirugía con transoperatorios para delimitar mejor el área es de elección, pero improcedente en lesiones amplias. La radioterapia brinda resultados inciertos, ya que la sobrevida a 5 años es de alrededor de 25%; interesantemente se han informado casos excepcionales que autoinvolucionan. Se podrá usar también el inteferón-alfa-2 en forma paliativa.

▶ Angiosarcoma de Stewart-Treves

Definición. Proliferación endotelial maligna que característicamente surge en regiones anatómicas crónicamente linfedematosas.

Etiopatogenia. No se conoce, pero aparentemente es la radioterapia el factor precipitante, condicionado por linfadenectomía regional previa.

Caracteres clínicos. El aspecto clínico característico es en la extremidad superior de una mujer que tuvo carcinoma de la glándula mamaria y se sometió a mastectomía radical (o radical modificada) con linfadenectomía axilar y radioterapia; la neoplasia surge en o cerca del sitio de radiación muchos años después, pero ya establecido el angiosarcoma tiene un curso rápidamente evolutivo, casi fulminante. También puede surgir en casos de linfedema congénito.

Histopatología. Es igual a la descrita para el angiosarcoma de la piel cabelluda.

Tratamiento. Como en el de Wilson-Jones, lo ideal sería hacer el diagnóstico en las fases tempranas para poder extirpar el tumor primario. La radioterapia con el haz de electrones parece ser de gran ayuda.

19.4 Proliferaciones neurales

Las proliferaciones con diferenciación neural que se desarrollan en la piel están relacionadas con los nervios periféricos; existe una amplia gama de ellas, benignas y malignas; en este texto revisaremos las más frecuentemente observadas en la práctica cotidiana, que son el neurofibroma y el neurilemoma, ambas benignas.

▶ Neurofibroma

Definición. Neoplasia benigna del nervio periférico, blanda, constituida por células de Schwann, neuritas y fibroblastos, que puede presentarse como lesión única, o como parte de la neurofibromatosis de Von Recklinghausen (NF1).

Caracteres clínicos. Como lesión única se manifiesta como una pápula o nódulo, excepcionalmente mayor de 3 cm de diámetro, blanda, compresible, renitente, asintomática, del mismo color de la piel normal, en cualquier topografía. Se presentan en ambos sexos y es más común encontrarlos en personas de los 10 a los 30 años de edad.

Como parte de la NF1 (que se transmite en forma autosómica dominante y cuyo gen está en el cromosma 17), usualmente se encuentran múltiples neurofibromas con los mismos caracteres morfológicos descritos para la lesión única.

El neurofibroma plexiforme, que es de mayor tamaño y tradicionalmente su consistencia se ha comparado a la de una "bolsa de gusanos", es patognomónico de la NF, aun siendo lesión única; surge usualmente en las extremidades como protrusiones irregulares. Éste es simplemente un NF que involucra a todo un plexo nervioso **(figura 19.4.1 y 19.4.2)**.

La elefantiasis neurofibromatosa es un neurofibroma plexiforme, péndulo, de tamaño muy grande que deforma la región anatómica. Conviene tener presente que el tumor maligno del nervio periférico se presenta hasta en 1 a 3% de los pacientes con NF.

Histopatología. El neurofibroma (único o múltiple) se observa dentro de la dermis y tejido subcutáneo, como una masa bien delimitada aunque no encapsulada, constituida por células fusiformes, con núcleos ondulados (en forma de "S") y citoplasmas poco definidos. En el estroma las células cebadas son un hallazgo

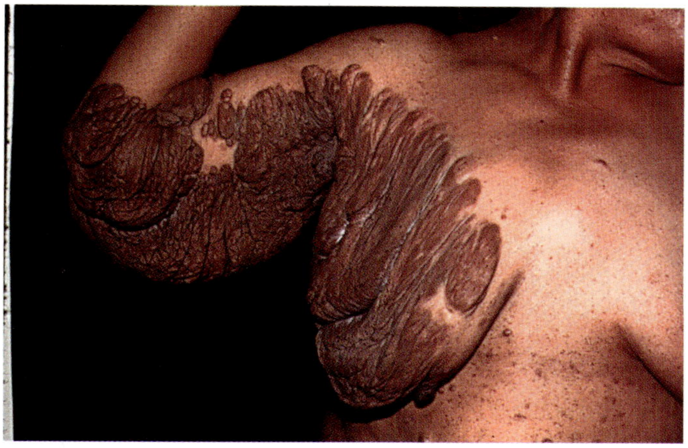

Fig. 19.4.1 Neurofibroma plexiforme, obsérvese también la presencia de múltiples neurofibromas en el tórax.

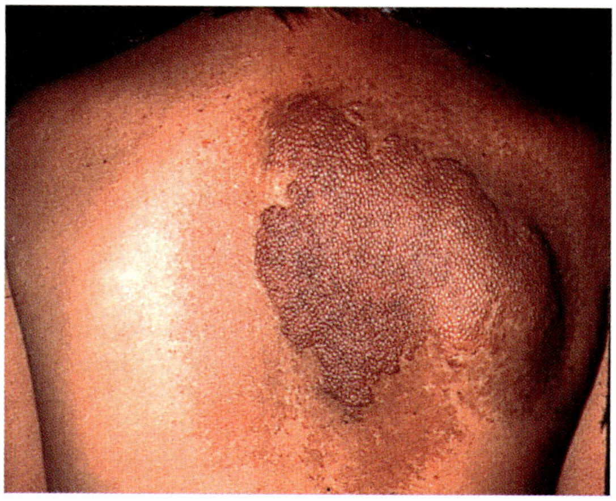

Fig. 19.4.2 Neurofibroma en asociación con una gran mancha melanótica, o café con leche, parte de la neurofibromatosis.

constante, a más de los vasos y mucina. En la inmunohistoquímica hay positividad para la proteína S-100, proteína glial y leu-7.

Existen nevos melanocíticos, en particular los de tipo Unna, que desarrollan diferenciación neuroide y pueden ser indistinguibles del neurofibroma. También existen variantes del neurofibroma, como el difuso, el pacciniano, el epitelioide y el celular.

En el neurofibroma plexiforme se visualizan claramente los troncos neurales, separados entre sí por un estroma mixofibroso y adiposo.

Tratamiento. La lesión única podrá extirparse quirúrgicamente si se desea, pero no es necesario. El neurofibroma plexiforme podrá también ser extirpado por razones estéticas.

En el caso de la NF, siendo una enfermedad con otros componentes más importantes que atender, sería un tanto ocioso dedicarse a extirpar los neurofibromas; quizá sólo aquellas lesiones más grandes o más aparentes.

▶ Neurilemoma o schwannoma

Definición. Es una neoplasia benigna del nervio periférico constituida exclusivamente por células de Schwann, que puede presentarse como lesión única, o como parte de la neurofibromatosis de tipo 2 (NF2).

Caracteres clínicos. En la piel se presenta como pápulas o nódulos asintomáticos, en la cabeza, el cuello o las extremidades, en personas de ambos sexos y en edades entre los 20 y los 50 años. Más frecuentemente surge en los nervios craneales, principalmente en el VIII par (rama vestibular): neuromas del acústico. Pero también surge en las raíces que emergen de la médula espinal y en nervios periféricos.

Cuando se presentan como parte de la NF2, cuyo gen está en el brazo largo del cromosoma 22 (22q12), involucran bilateralmente el nervio vestibular.

Histopatología. Son nódulos bien circunscritos y delimitados por una cápsula de perineuro. Es posible observar dos áreas: Antoni A y B. Las primeras son de mayor celularidad, las células son fusiformes, con núcleos ondulados, citoplasma tenuemente granular y de límites imprecisos; focalmente estos núcleos se disponen de manera característica en palizada, lo que se conoce como cuerpos de Verocay. Las áreas Antoni B son menos celulares, las células de Schwann se sitúan en un estroma un tanto mixoide y los vasos son de paredes gruesas.

Con marcadores se demuestra positividad para la proteína S-100, colágena de tipo IV y leu-7. No hay neuritas.

Tratamiento. Su extirpación, que es de la competencia del cirujano o neurocirujano.

19.5 Proliferaciones fibrocíticas

▶ Conceptos clave

- Los linfomas primarios de piel constituyen el grupo de linfomas extraganglionares más común después de los del tubo digestivo.
- Para considerar a un linfoma como primario de la piel se requiere que no exista participación de otros órganos durante seis meses por lo menos.
- Los linfomas primarios de piel pueden ser de células-T o de células-B.
- La micosis fungoide es el linfoma (de células-T) primario de piel más común.
- El linfoma cutáneo de células-T angiocéntrico de la niñez o seudohidroa es uno de los más comunes en nuestro medio.
- El linfoma de células-B centro foliculares es uno de los más frecuentes de nuestro medio.
- El diagnóstico y clasificación de los linfomas cutáneos es de alto grado de dificultad y se requiere no sólo de los caracteres clínicos, sino de la histopatología, del inmunofenotipo y eventualmente de estudios de monoclonalidad.
- El tratamiento de los linfomas de piel es muy variado y debe individualizarse; el pronóstico también cambia de acuerdo con el tipo de linfoma y el estadio clínico.

El fibroblasto es la célula responsable de este grupo de lesiones, que en su gran mayoría son benignas; otras en realidad no son neoplasias, sino proliferaciones de dicha célula con fines reparativos.

Nos ocuparemos de los fibromas laxos o pólipos fibroepiteliales y de los fibromas duros o dermatofibromas.

▶ Fibroma laxo

Definición. También denominado pólipo fibroepitelial o acrocordón, es una proliferación benigna de fibroblastos y tejido conjuntivo delimitado por epidermis **(figura 19.5.1 y 19.5.2)**.

Etiopatogenia. No se sabe la causa, pero debido a su localización en los pliegues de flexión y a que son más frecuentes en personas obesas, su desarrollo podría obedecer a la fricción continua entre dos superficies cutáneas. En alguna época se le trató de asociar con diabetes mellitus y otras enfermedades, pero tal asociación es puramente circunstancial y no hay evidencia bien documentada de que así sea.

Caracteres clínicos. Son lesiones propias del adulto, por igual en ambos sexos. Sus tamaños van de 1 a 3 mm hasta 1 a 2 cm, excepcionalmente son mayores. Característicamente son de base pediculada, surgen principalmente en los pliegues: párpados, cuello, axilas e ingles, del color de la piel normal o hiperpigmentadas; por lo general, la persona que consulta ya tiene numerosas lesiones **(figura 19.5.1 y 19.5.2)**.

En la dermatosis papulosa nigra una proporción de las lesiones tienen la misma morfología macro y microscópica que los fibromas laxos.

Histopatología. Su parte central está constituida por tejido conjuntivo laxo, poco vascularizado, poco inervado, en ocasiones ya con infiltración adipocítica y rodeado por epidermis. Es usual no identificar anexos.

Tratamiento. La extirpación con bisturí, mecánico o eléctrico, o la electrofulguración son suficientes para resolver el problema, que es puramente estético.

▶ Dermatofibroma

Definición. Es un proceso reparativo que se manifiesta como pápulas (raramente nódulos) engastadas en la piel ("pastilla de Civatte"), constituido por fibroblastos, histiocitos y depósito de colágena de neoformación. También se conoce como hemangioma esclerosante, o fibrosis nodular subepidérmica (denominaciones muy descriptivas), o histiocitofibroma (**figura 19.5.3**).

Algunos autores lo consideran como una lesión neoplásica, o al menos tumoral, con lo que nosotros no estamos de acuerdo.

Etiopatogenia. Se cree que es el estadio final de un proceso inflamatorio a consecuencia de una agresión por artrópodos o de otro origen, que es seguida por cambios reparativos, i.e., vasos de neoformación y producción de colágena.

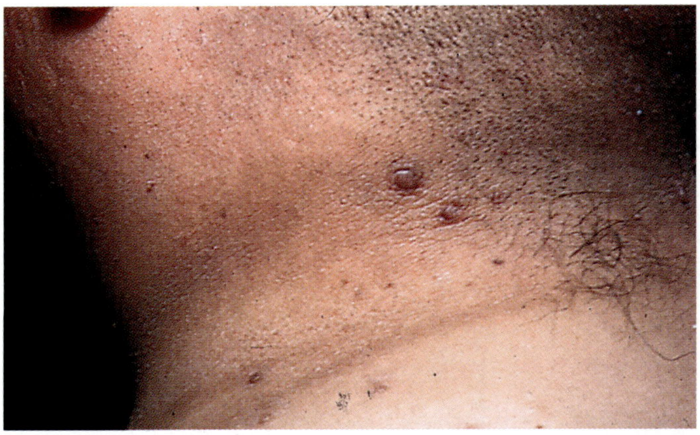

Fig. 19.5.1 Fibromas blandos o laxos sobre la piel del cuello, su topografía usual.

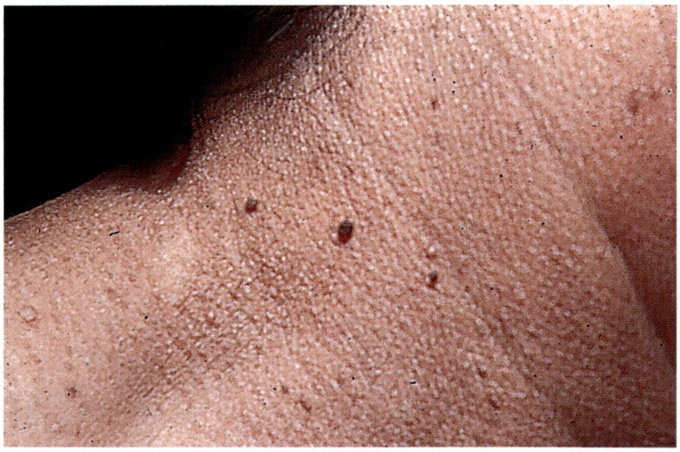

Fig. 19.5.2 Acrocordón es otra denominación para el fibroma laxo; usualmente son múltiples, miden de 2 mm en adelante, del color de la piel normal o más oscuros.

Caracteres clínicos. Es propio del adulto, por igual en ambos sexos; usualmente se localiza en las extremidades inferiores: pierna, muslo, tobillo y pie, en este orden decreciente de preferencia. Es una pápula firme, dura, engastada en la piel, que por lo general se muestra hiperpigmentada. Es asintomática. Puede haber múltiples y en cualquier otra localización (**figura 19.5.3**).

Histopatología. La epidermis usualmente muestra hiperplasia psoriasiforme con hiperpigmentación; con cierta frecuencia vemos inducción folicular, i.e., el desarrollo de estructuras del folículo pilosebáceo, por lo general abortivas o en miniatura. La lesión en sí está dentro de la dermis reticular y se puede extender hacia la hipodermis, pero bien delimitada, está formada por haces de fibroblastos y de colágena dispuestos en rehilete, con mayor o menor cantidad de vasos, de hemosiderina y de infiltrado inflamatorio mixto. Se ha descrito una amplia gama de variedades microscópicas, pero no influyen en su evolución.

Tratamiento. La extirpación quirúrgica con cierre primario es suficiente si se desea eliminar el dermatofibroma; también puede dejarse, pues no representa riesgo alguno.

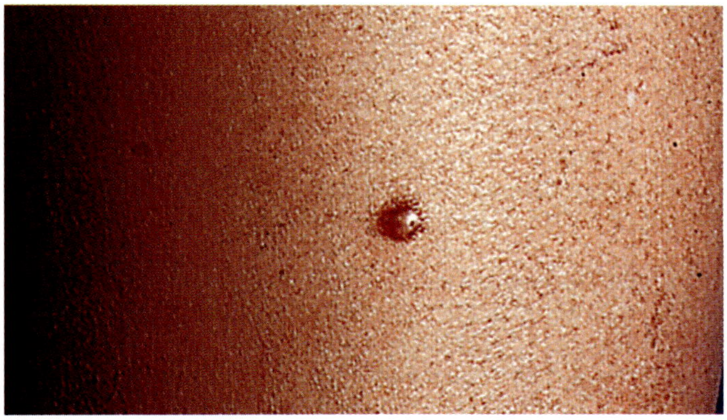

Fig. 19.5.3 Dermatofibroma en la pierna, su localización usual; es una pápula engastada en la piel, generalmente hiperpigmentada.

19.6 Proliferaciones linfocitarias

Definición. Los linfomas cutáneos son neoplasias malignas del sistema inmune cuya histogénesis reside en alguna de las poblaciones o subpoblaciones de linfocitos propios de la piel, ya sea T o B; es decir, del tejido linfoide asociado a ésta (del inglés: *skin associated lymphoid tissue o SALT*), y que se manifiestan por pápulas, ámpulas, nódulos, tumoraciones, placas, zonas de infarto, úlceras o eritrodermia, por lo menos durante seis meses sin evidencia de participación en otros tejidos u órganos.

Este grupo de enfermedades tiene una gran relevancia, ya que su mejor conocimiento ha permitido reconocerlas y diagnosticarlas cada vez con mayor precisión, lo que ha demostrado que son mucho más comunes de lo que se creía, al grado de que después de los del tubo digestivo, son el grupo de linfomas extraganglionares más frecuentes de la patología humana. Por lo tanto, es de la mayor importancia conocerlos y detectarlos oportunamente.

En el estudio del enfermo con linfoma, o en quien se sospecha linfoma, es necesario conjuntar los caracteres clínicos, histopatológicos, de inmunofenotipo y, de ser posible, de biología molecular (el receptor de células-T y la inmunoglobulina para las células-B).

Entre los primeros están una historia clínica precisa y detallada, exámenes básicos de laboratorio, telerradiografía de tórax, ultrasonido de ganglios linfáticos y órganos internos, tomografía y biopsias de piel y de médula ósea.

Para el estudio histopatológico se deben obtener biopsias con bisturí (nunca por curetaje o rasurado quirúrgico), no pinzar el espécimen, fijarlo enseguida y por no más de 24 horas en formol a 10% amortiguado con fosfatos. Los cortes obtenidos deben ser de 4 micras de grosor. La mayor parte de las técnicas de inmunohistoquímica se pueden realizar en tejidos inmersos en bloques de parafina, lo mismo que algunos procedimientos de biología molecular; otros requerirán de tejido fresco.

Etiopatogenia. Como en la gran mayoría de las enfermedades proliferativas, su causa no se conoce; sin embargo, en algunas entidades se ha encontrado estrecha relación con ciertos factores que pueden ser causantes, o al menos desencadenantes de la enfermedad, como virus (p. ej.: Epstein-Barr), radiaciones y bacterias (p. ej.: Borrelia burgdorferi).

Caracteres clínicos e histopatológicos. Son muy variados, como se ha mencionado en el primer párrafo del presente tema (pápulas, nódulos, placas, etcétera), pero por fortuna se ha logrado integrar un buen número de ellos en entidades nosológicas precisas, gracias a la correlación de sus caracteres clínicos, histopatológicos, de inmunofenotipo y aun de genotipo.

Por lo tanto, en este texto revisaremos aquellas entidades ya bien caracterizadas que son más frecuentes de acuerdo con la clasificación ampliamente aceptada, de la Organización Mundial de la Salud con la Organización Europea para la Investigación y Tratamiento del Cáncer (*WHO-EORTC*).

La clasificación conjunta WHO-EORTC ha contribuido en gran medida al conocimiento de los linfomas cutáneos debido a que ha tratado de definir las diversas enfermedades sobre bases clínicas, histopatológicas, de inmunofenotipo y de genotipo. Desde luego que la MF es el linfoma primario de la piel más común, y obviamente también figura dentro del grupo de linfomas T. Dentro del grupo de linfomas-B, el de células centrofoliculares es el más frecuente.

▶ Micosis fungoide

Fue descrita por Jean Louis Alibert y más tarde por Ernest Bazin (ambos dermatólogos del Hospital San Luis de París) desde el siglo XIX y actualmente sólo se acepta esta forma (de Alibert-Bazin) como la auténtica micosis fungoide. Otras expresiones clínicas, como la eritrodérmica (de Hallopeau y Besnier), o la de tumoraciones de aparición súbita (de Vidal y Brocq), en realidad corresponden a otros linfomas postímicos, también primarios de la piel.

En su forma clásica, la micosis fungoide (MF) tiene un curso evolutivo muy crónico y lentamente progresivo, que va por las fases o etapas de:

a) Manchas ovales o circulares, eritematosas, hipo o hipercrómicas con fina escama, que miden de 2 a 3 mm (pequeñas placas de aspecto "digitado") a varios centímetros (placas grandes), usualmente en la piel de las nalgas; el tronco y otras áreas no expuestas al sol, como las raíces de los miembros son muy pruriginosas. Se ha demostrado ya monoclonalidad en el infiltrado de estas manchas **(figura 19.6.1 a y b)**.

b) Estas manchas con fina escama, en meses o años, pasan a constituir placas ya más intensamente infiltradas **(figura 19.6.2)**, también hipo o hipercrómicas, pero usualmente rojo-café, que finalmente dan paso o coinciden con;

c) Nódulos y/o tumoraciones que ya son muy impresionantes a la vista y llegan a involucrar todos los segmentos, por lo general exhiben ya una coloración rojo intenso o café, son induradas y con frecuencia se ulceran **(figura 19.6.3 y 19.6.4)**. La MF puede afectar a niños, pero es mucho más común en el adulto de ambos sexos; en general es de buen pronóstico debido a que su curso tan lento permite llegar al diagnóstico en algún momento y ofrecer tratamiento.

El mencionado curso clínico durante muchas décadas ha sido (y sigue siendo, por algunos) malinterpretado como "dermatitis crónicas resistentes a los tratamientos que se transforman en linfomas". Asimismo, dichas lesiones en el pasado dieron origen a eufemismos confusos, tales como "parapsoriasis en placas grandes o en placas pequeñas"; en el presente está bien documentado que no son otra cosa que formas tempranas de la MF.

Todo esto es muy importante de conocer, porque el diagnóstico adecuado de la MF permitirá un tratamiento oportuno con muy buenas supervivencias y bajas tasas de morbimortalidad.

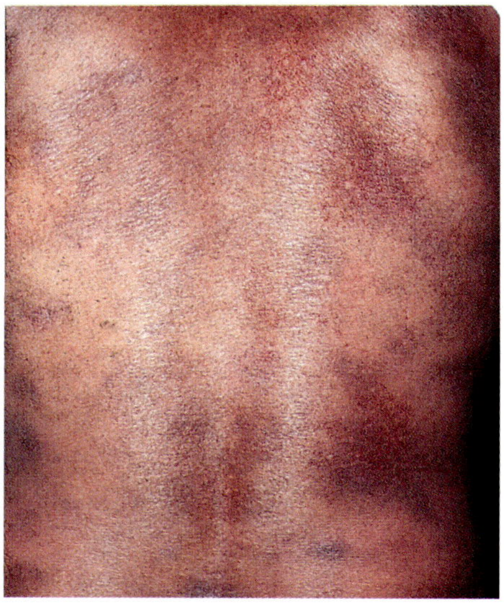

Fig. 19.6.1 a Micosis fungoide en estadio de mancha; son incontables las manchas hiperpigmentadas y en ocasiones con fina escama, en este hombre que cursaba ya el cuarto año de evolución de su enfermedad, que había sido diagnosticada de otras formas diversas.

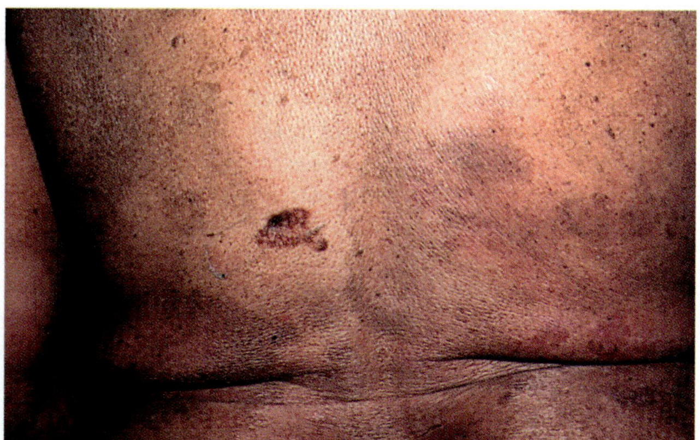

Fig. 19.6.1 b Otro enfermo con micosis fungoide en estadio de mancha, con una placa que inicia su crecimiento.

Conforme avanza la enfermedad, la infiltración por los linfocitos neoplásicos hacia otros órganos y sistemas va dando sintomatología general; hay adenomegalias en una o más regiones, hepato y esplenomegalia, infiltración a la médula ósea y posteriormente a órganos no hematopoyéticos, como pulmón, riñón, suprarrenales y otros. En estas etapas ya es menos difícil establecer el diagnóstico, pero la morbimortalidad es muy alta.

Histopatológicamente los cambios también varían de acuerdo con la etapa clínica de la enfermedad; las manchas al microscopio exhiben un infiltrado linfocitario superficial con disposición liquenoide, es decir, que tiende a formar "una banda" en la dermis papilar y reticular alta, numerosos linfocitos exhiben atipia, son células pequeñas y medianas; exhiben su núcleo con escotaduras de aspecto "cerebriforme", lo que se conoce como células de Sézary (*vide infra*), o de Lutzner **(figura 19.6.5)**.

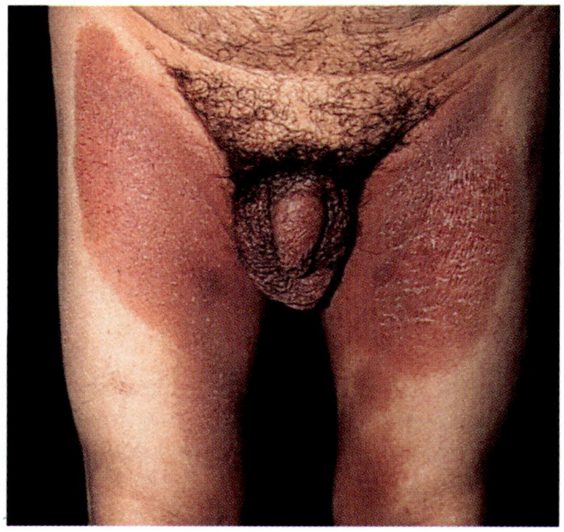

Fig. 19.6.2 Placas mayormente infiltradas de micosis fungoide en los muslos de este paciente de 80 años de edad.

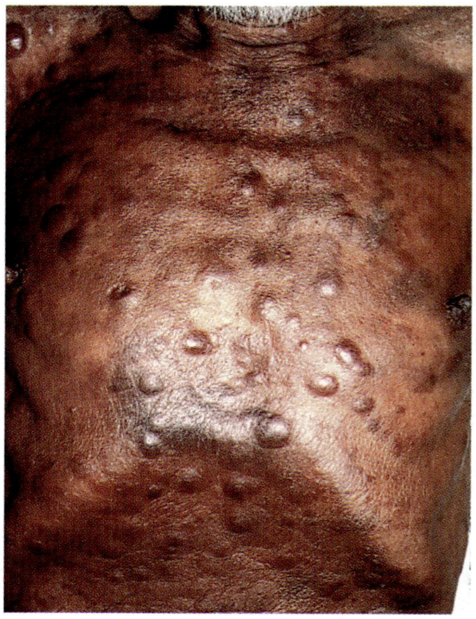

Fig. 19.6.3 Micosis fungoide en fase tumoral, tras muchos años de evolución como manchas y como placas.

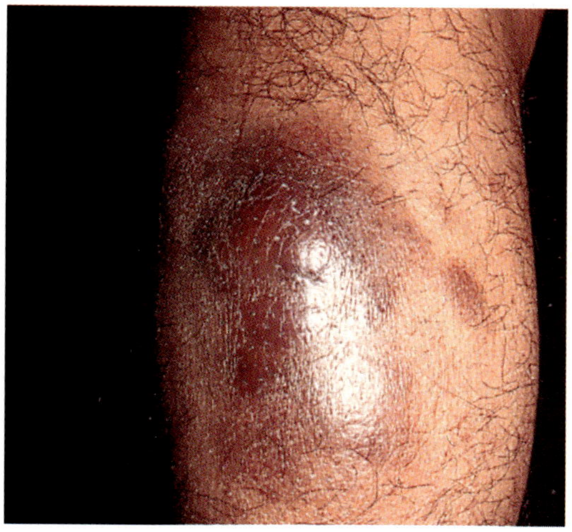

Fig. 19.6.4 Tumor con una placa vecina, en la micosis fungoide.

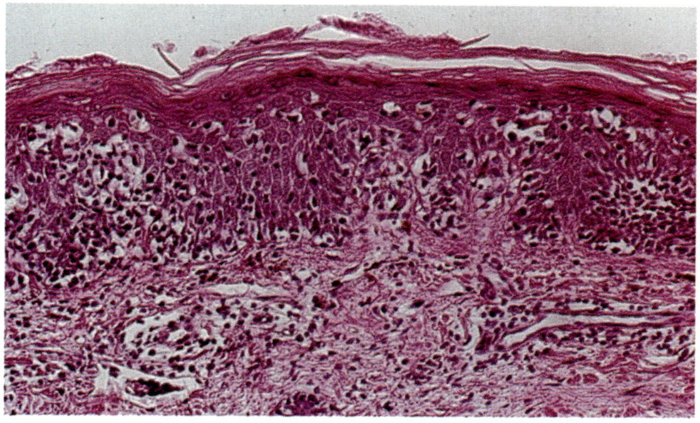

Fig. 19.6.5 Histopatología de la micosis fungoide en fase temprana, de mancha o placa; hay hiperplasia epidérmica psoriasiforme y un infiltrado linfocitario en disposición liquenoide; con mayor resolución es posible identificar múltiples células grandes de núcleo cerebriforme.

Al continuar el curso de la enfermedad, el infiltrado se hace más denso e involucra aún más la dermis; los linfocitos se disponen en unidades aisladas en la unión dermoepidérmica e invaden la epidermis, en ocasiones formando colecciones denominadas de Pautrier; la epidermis desarrolla hiperplasia psoriasiforme y el infiltrado involucra también los anexos; no es raro que coexistan los eosinófilos.

En la etapa de nódulos, el infiltrado es mucho más denso, involucra todo el grosor de la piel, el tipo celular cambia dando paso a una mayor proporción de células grandes y en consecuencia el diagnóstico es relativamente fácil, pero, como ya se ha mencionado, esto representa mayor agresividad, la progresión de la enfermedad aumenta y, por lo tanto, las posibilidades de involucrar otros órganos son mayores, con una consecuente mayor morbimortaliad (figura 19.6.6).

La clona neoplásica es de linfocitos-T cooperadores, que exhiben el fenotipo CD45+, CD3+, CD45RO+, CD4+, CD8 y CD30-; este último marcador con el tiempo puede cambiar y hacerse positivo, pero *per se* no implica mejor pronóstico. Por medio de biología molecular se puede demostrar monoclonalidad.

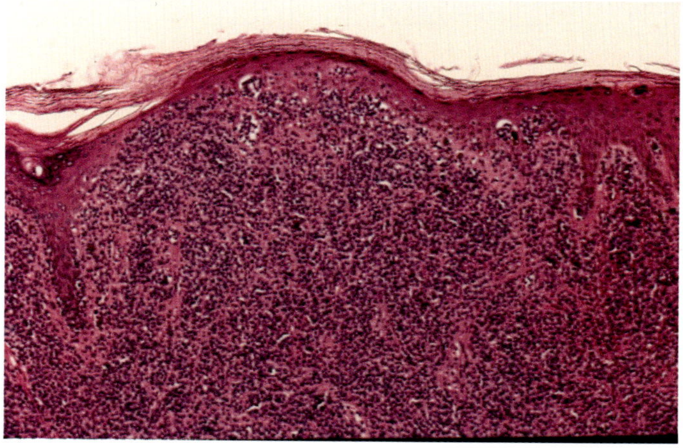

Fig. 19.6.6 Histopatología de la micosis fungoide en fase tumoral; el infiltrado es denso, involucra todo el grosor de la piel y más allá, cambia, pues es posible identificar linfocitos pequeños y grandes; hay exocitosis hacia la epidermis en forma de dos colecciones de Pautrier.

Aunque durante algún tiempo se consideró a la MF relacionada causalmente con el HTLV-1, en la actualidad se ha descartado influencia alguna de este virus en la etiopatogenia de la MF.

Para su estadificación existe el sistema de TNM: tumor = lesiones cutáneas, N = ganglios linfáticos, M = afección visceral, y además B = para señalar la presencia de células en la sangre circulante (cuadro 19.6.1). Sin embargo, muchos centros especializados en MF emplean simplemente la clasificación del tipo de lesión (mancha, placa, tumor), con o sin afección extracutánea.

Cuadro 19.6.1. Estadificación de los linfomas cutáneos de células-T (Sistema TNM)*

T: Piel

To Lesiones clínica o histopatológicamente sugestivas de linfoma cutáneo T.
T1 Pápulas o placas que no llegan a 10% de la superficie corporal.
T2 Pápulas o placas que involucran 10% o más de la superficie corporal.
T3 Tumores (uno o más)
T4 Eritrodermia generalizada.

N: Ganglios linfáticos

No No palpables y negativos en la histopatología.
N1 Palpables pero negativos en la histopatología.
N2 No palpables pero positivos en la histopatología.
N3 Palpables y positivos en la histopatología.

B: Sangre periférica

Bo Sin células atípicas circulantes o menores de 5%.
B1 Células atípicas circulantes por arriba de 5%, con cuenta de leucocitos total, de linfocitos total y número de células atípicas por cada 100 linfocitos.

M: Afección de visceras.

Mo No la hay
M1 Sí la hay, confirmada por histopatología.

El tratamiento de la MF en las etapas tempranas es con mostaza nitrogenada tópica; también se ha logrado su remisión con PUVA-terapia (psoralenos y luz ultravioleta de onda larga), o terapia con UVB; en nuestra experiencia la radioterapia con haz de electrones da buenos resultados en las etapas de mancha y de placa; en la fase de nódulos y tumoraciones se requiere ya de la poliquimioterapia antineoplásica. La supervivencia a 5 años se estima ser de 87%.

Existen variantes clínicas e histopatológicas de la MF que tienen un curso similar a la MF clásica (ver enlistado); también existen entidades con caracteres clínico-patológicos bien delineados que se consideran entidades individuales; ellas son la reticulosis pagetoide y la mucinosis folicular asociada a MF.

Variantes clínico-histopatológicas de la MF

- MF en piel péndula granulomatosa (*granulomatous slak skin*)
- MF folicular
- MF granulomatosa
- MF verrugosa hiperqueratósica
- MF pustulosa
- MF ampollosa
- MF tipo púrpura pigmentada

▶ Reticulosis pagetoide

También conocida como enfermedad de Woringer-Kolopp, esta denominación se emplea para hacer referencia a una variante de la MF caracterizada por ser de una sola placa, que usualmente se presenta en las piernas o antebrazos, con el mismo perfil clínico (etapas de: mancha-placa-nódulo/tumor), histopatológico y de inmunofenotipo que la MF, pero no progresa para infiltrar otros tejidos u órganos y por lo mismo no se desarrolla como un linfoma generalizado; se le considera una forma *in situ* de la MF. Se ha descrito una forma diseminada o de Ketron-Goodman, pero en realidad se conduce como la MF clásica arriba descrita.

El **tratamiento** debe ser con radioterapia local y el pronóstico es excelente, ya que no se han informado casos de fallecimiento por esta enfermedad.

▶ Mucinosis folicular

Ésta es una variante de la MF que se caracteriza porque el infiltrado neoplásico involucra el epitelio de los folículos pilosebáceos, pero no la epidermis; el epitelio del citado folículo pilosebáceo característicamente exhibe depósitos de mucina. Clínicamente presenta pápulas y placas induradas en la cabeza y en el cuello, con pérdida del pelo (p. ej.: las cejas) e intenso prurito.

Histopatológicamente y por inmunofenotipo es del mismo tipo celular de la MF, pero se puede malinterpretar por la falta de infiltración epidérmica ya descrita. El tratamiento de preferencia es con el haz de electrones. El pronóstico está por arriba de 70% a 5 años.

▶ Linfoma cutáneo de células-T angiocéntrico de la niñez (ACTLC)

(del inglés: *angiocentric cutaneous T-cell lymphoma of childhood*)

o linfoma seudohidroa

Fue descrito por autores latinoamericanos (Magaña et al.) en 1998; no obstante, hubo una serie de informes previos por autores asiáticos y mexicanos sobre esta enfermedad, quienes consideraban su "posible asociación con malignidad"; la caracterización precisa, tanto clínica como histopatológicamente, así como el fenotipo de la célula neoplásica y su relación con el virus de Epstein-Barr en la mayor parte de los casos, son precisados en el citado trabajo con el reconocimiento general.

> Destaca el hecho de que la clasificación WHO-EORTC ya considera al ACTLC, o linfoma *seudohidroa* (descrito en México), como una entidad con caracteres propios de todo tipo y sin duda es uno de los linfomas más frecuentes en nuestro medio (en los niños, desde luego). Este tipo de linfoma es también relevante por estar condicionado por el virus de Epstein-Barr, al igual que el linfoma nasal T/NK.

Como su nombre lo dice, afecta a niños, asiáticos y latinoamericanos principalmente; es excepcional en otros grupos humanos. En un principio la cara, las manos, antebrazos y piernas son las regiones que exhiben edema, ámpulas o vesículas, zonas de infarto que cicatrizan dejando depresiones de algunos milímetros (que explican su confusión por algunos, con otra enfermedad denominada hidroa vacuniforme); conforme la enfermedad evoluciona, las lesiones involucran otros segmentos y asimismo se extiende la afección a otros tejidos y órganos; por lo tanto es posible detectar adenomegalia, hepatoy esplenomegalia, infiltración a la médula ósea y a territorios no hematopoyéticos, como el sistema nervioso central (muy importantemente), pulmón, riñón y otros.

Este aspecto clínico es característico (**figura 19.6.7 a 19.6.10**) y los criterios mencionados son constantes y se repiten igualmente en cada paciente, de manera tal que su diagnóstico es relativamente fácil ya que se tiene esta información.

Histopatológicamente observamos densos infiltrados en todo el grosor de la piel y aun en la hipodermis, por linfocitos grandes, pleomórficos, que exhiben afinidad por los vasos sanguíneos, de tal manera que se disponen en forma masiva alrededor de éstos e infiltran sus paredes, ocasionando así su destrucción y oclusión, con el consecuente infarto de las zonas de piel irrigadas por ellos, lo que clínicamente se traduce en las ya citadas vesículas o ampollas y zonas de infarto, con las consecuentes úlceras y cicatrices vacuniformes que distrajeron o confundieron a otros. La clona neoplásica es de linfocitos-T, CD45+, CD45RO+, CD3+, CD30+ y CD56- (**figura 19.6.11**).

Su **tratamiento** debe ser con quimioterapia de administración general; la supervivencia aún no se conoce, ya que por la misma razón de no haberse precisado su naturaleza neoplásica, la mayoría de los enfermos fallecían o se perdían del seguimiento (y seguramente también fallecieron). Aunque aún no contamos con

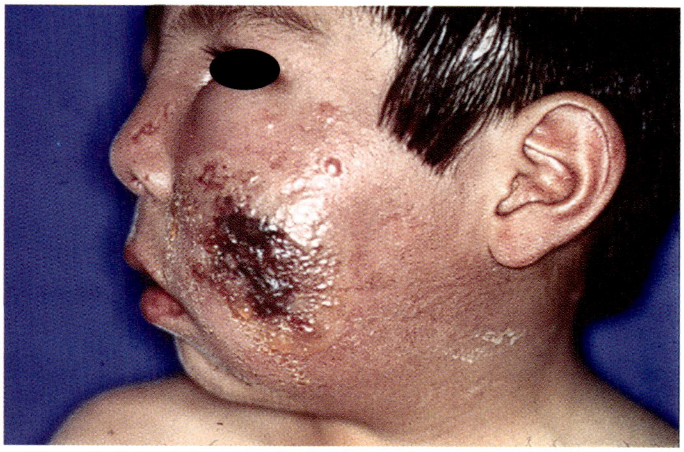

Fig. 19.6.7 Linfoma angiocéntrico cutáneo de células-T de la niñez, es el nombre de esta enfermedad: edema que deforma la cara, vesículas y úlceras, en este niño de 5 años de edad.

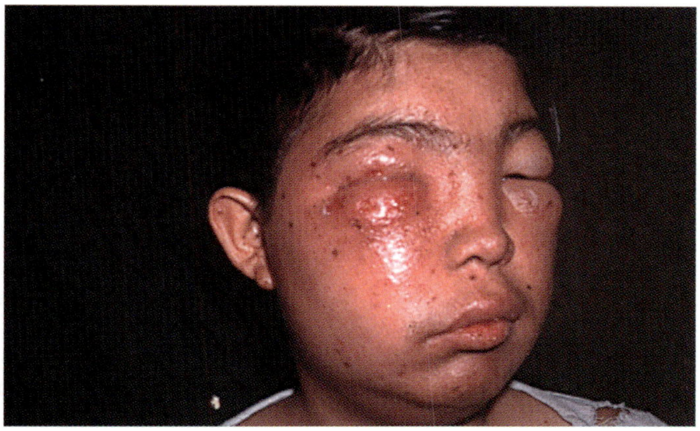

Fig. 19.6.8 Linfoma angiocéntrico cutáneo de células-T de la niñez, característico aspecto clínico; el edema ocluye los párpados.

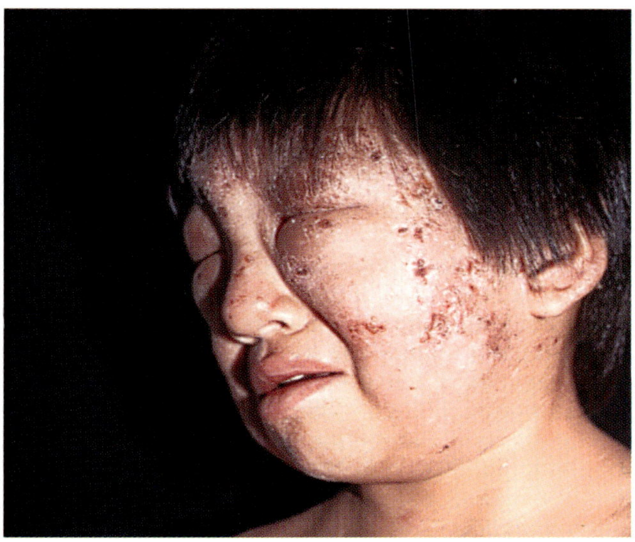

Fig. 19.6.9 Otro ejemplo del linfoma angiocéntrico cutáneo de células-T de la niñez; obsérvese cómo se repiten los criterios clínicos. Esta enfermedad, descrita en México, es relativamente común en América Latina y en Asia.

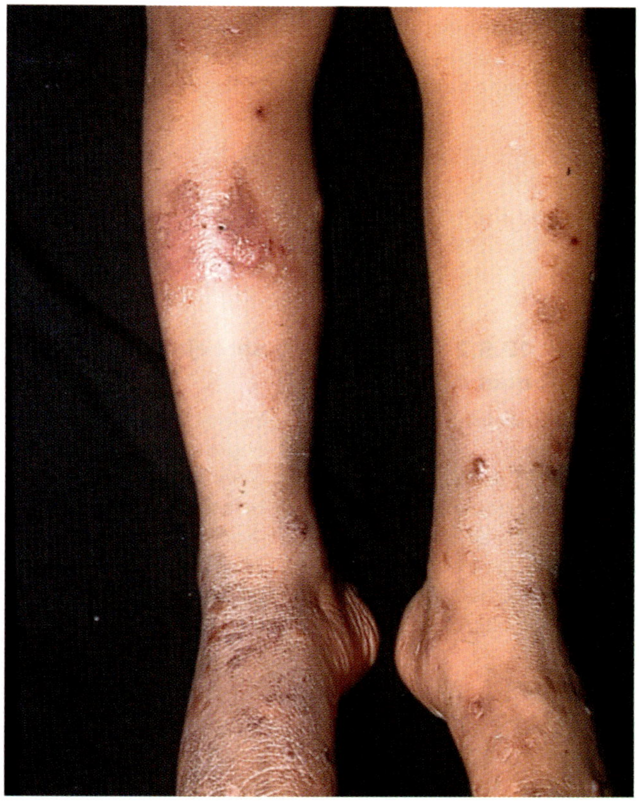

Fig. 19.6.10 El linfoma angiocéntrico cutáneo de células-T de la niñez se inicia con lesiones en la cara, manos y antebrazos, pero en el curso de la enfermedad encontramos lesiones como éstas, en otras regiones.

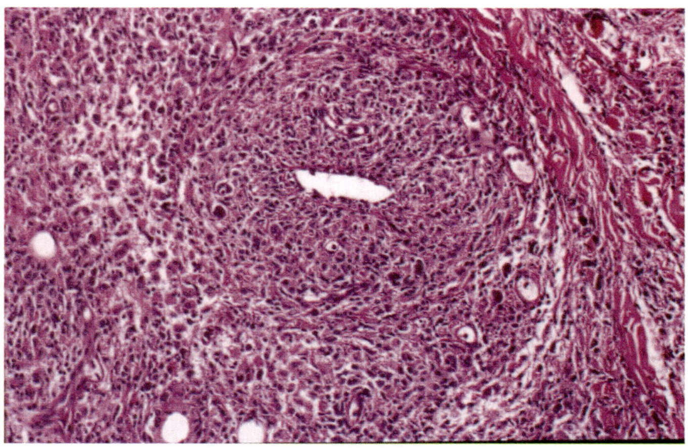

Fig. 19.6.11 Histopatología característica del linfoma angiocéntrico cutáneo de células-T de la niñez; un vaso de la dermis profunda muestra su pared totalmente infiltrada por linfocitos grandes y pleomórficos; aún se identifica la luz vascular.

estadísticas, el pronóstico de esta enfermedad es bueno, ya que la célula neoplásica es CD30+ y las observaciones indican que la enfermedad toma varios años en generalizarse.

La clasificación WHO-EORTC propone al ACTCLC como una variedad del linfoma nasal de células T/NK, lo que en nuestra opinión no se justifica porque son dos entidades diferentes. Su relación en común con el virus de Epstein-Barr no parece ser criterio suficiente para afirmar que uno es la variante del otro (Cuadro 19.6.2).

Cuadro 19.6.2 Diferencias y semejanzas entre los linfomas ACTCLC y N/K.

Linfoma seudo-hidroa (ACTCLC)	Linfoma nasal T N/K
Angiocéntrico	Angiocéntrico
Virus Epstein-Barr +	Virus Epstein-Barr +
Linfocitos grandes pleomórficos	Linfocitos grandes pleomórficos
Niños, latinos y asiáticos	Adultos, latinos y asiáticos
En áreas expuestas, inicialmente	En nariz y zona perinasal
Edema y ampollas	No las hay
Necrosis y cicatrices por isquemia	No las hay
CD 3+	CD 3 –
CD 56 -	CD 56+

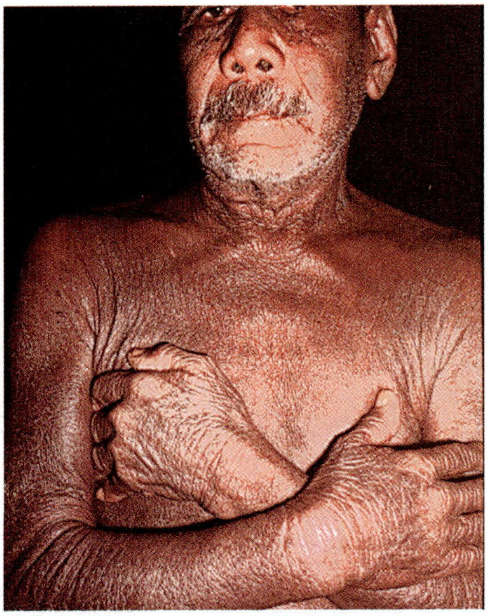

Fig. 19.6.12 Enfermo con síndrome de Sézary: cursa con eritrodermia, adenopatía generalizada y células-T grandes de núcleo cerebriforme en la sangre, piel y otros órganos.

Síndrome de Sézary

Fue descrito por este autor (Sézary et al.) en la literatura francesa en 1938; posteriormente en 1942 y 1949 el mismo Sézary y diversos coautores precisaron sus características: eritrodermia con "células monstruosas" en la piel y en la sangre periférica, con médula ósea normal. La eritrodermia empezó en las piernas y se extendió a todo el cuerpo con infiltración, edema y prurito intenso; su primer paciente cursó con esplenomegalia y el segundo con adenopatía.

No obstante, en 1937 y también en 1938, Montgomery y Watkins habían comunicado en la literatura norteamericana la asociación de leucemia monocítica con manifestaciones cutáneas y la dermatitis exfoliativa o eritrodermia con leucemia monocítica. Interesantemente la mayor proporción y los primeros pacientes estudiados en los citados trabajos fueron mujeres.

El SS es propio del adulto y más frecuente en el hombre que en la mujer (3 a 2). El cuadro clínico del síndrome de Sézary (SS) característicamente es la asociación de eritrodermia con linfadenopatía generalizada y la presencia de células-T neoplásicas (las células de Sézary) en la piel, ganglios linfáticos y sangre periférica; este último es criterio *sine qua non* para el diagnóstico, y debe ser, al menos, de 1 000 células por mm^3. Otros cambios son la queratodermia palmar-plantar, la distrofia ungueal y la alopecia. La eritrodermia se caracteriza por intenso prurito y descamación; con cierta frecuencia se añade hiperpigmentación (melanoeritrodermia), particularmente en nuestra población. Los grandes pliegues, como axilares e inguinales, exhiben menos afección y aun pueden tener un aspecto normal (**figura 19.6.12**).

Los **cambios histopatológicos** del SS son idénticos a los descritos arriba para la MF y en el inmunofenotipo se detecta predominio de linfocitos-T cooperadores, CD2, 3, 4 y 5 positivos, CD8 negativos.

Los estudios de biología molecular demuestran monoclonalidad por medio del rearreglo del gen del RCT (receptor de células-T).

El pronóstico del SS es malo y el tratamiento es insatisfactorio. Se recomienda la quimioterapia general; otras modalidades, como la radioterapia, la PUVA-terapia sola o asociada con etretinato y/o con interferón-alfa-2, han sido empleadas sin lograr ventajas significativas.

Linfoma de células centro foliculares

Anteriormente conocido como linfoma de Crosti, se presenta no sólo en el dorso, como tradicionalmente se describió, sino también en el cráneo, la cara, extremidades y otras regiones, como pápulas o nódulos o masas tumorales, rojas, únicas o en grupos y rodeadas por eritema.

Al microscopio se observan infiltrados nodulares o difusos que ocupan la dermis e hipodermis; la imagen del patrón folicular claramente definido rara vez se identifica. Estos infiltrados están constituidos por centroblastos y centrocitos, que pueden dar la impresión de linfocitos medianos a grandes y se acompañan de macrófagos y linfocitos pequeños. En la inmunohistoquímica las células son positivas para CD20 y CD79a; son negativas para CD5, CD10 y CD43, el Bcl-2 es negativo también; este último marcador establece una diferencia fundamental con el linfoma folicular ganglionar.

El **tratamiento** es con escisión de la lesión cuando sea factible y la radioterapia; el pronóstico es bueno debido a que la diseminación a otros órganos es muy rara.

▶ Inmunocitoma cutáneo primario (linfoma de células-B de la zona marginal)

Esta es una neoplasia de linfocitos del centro germinal confinada a la piel. Se presenta en el adulto, usualmente en la piel de la cabeza, especialmente la piel cabelluda y frente, así como en la espalda (que anteriormente se denominaba "linfoma de Crosti" o "reticulohistiocitoma del dorso"). Una o varias pápulas o nódulos confluyen y forman placas eritematosas, excepcionalmente se ulceran; seguramente este tipo de linfoma de células-B corresponde a muchos casos interpretados en el pasado como "seudolinfomas", "linfocitoma cutis", y otros (**figura 19.6.13**).

En la **histopatología** se observan infiltrados difusos o nodulares que involucran todo el grosor de la dermis (sin afección de la epidermis) y hasta el tejido adiposo de la hipodermis; el perfil folicular con su centro germinal bien dibujado se llega a encontrar raramente. Citológicamente predominan los centroblastos y centrocitos, que son células medianas a grandes, la asociación de linfocitos pequeños y de histiocitos es común.

En el estudio de inmunofenotipo son positivos CD20 y CD79; se deberán marcar las cadenas ligeras. El CD5, CD10 y CD43 son negativos.

Su tratamiento más recomendable es la radioterapia; la quimioterapia general se emplea cuando ya hay diseminación de la enfermedad.

19.7 Quistes

Definición. Quiste es una cavidad delimitada por una pared que está revestida por epitelio. De acuerdo con el tipo de epitelio que lo reviste se denomina a cada tipo de quiste.

Caracteres clínicos e histopatología. Los quistes se manifiestan como pápulas, nódulos o masas tumorales; por lo tanto, sus tamaños van desde 1 a 2 mm y crecen hasta varios centímetros. Pueden ser superficiales y situarse sólo en la epidermis, o bien pueden involucrar la dermis e hipodermis.

Su topografía más frecuente es en la extremidad cefálica, el cuello y en menor proporción en el tronco; excepcionalmente surgen en las extremidades superiores o inferiores. Son lesiones asintomáticas, pero con cierta frecuencia son traumatizadas, voluntaria o involuntariamente; su pared se rompe y genera una intensa reacción inflamatoria, con todos sus datos cardinales (tumor, rubor, calor, dolor y pérdida de la función), que motiva la consulta.

Milium. Mide 1 a 3 mm y no tiende a crecer más; es de color claro, casi blanco; generalmente está en la cara, zonas orbitarias, más en personas jóvenes cuando es primario. Es secundario cuando surge tras un daño a la piel, por ejemplo quemaduras, traumatismos, enfermedades ampollosas, etcétera. Se origina del acrosiríngeo o del infundíbulo pilosebáceo apocrino. En la

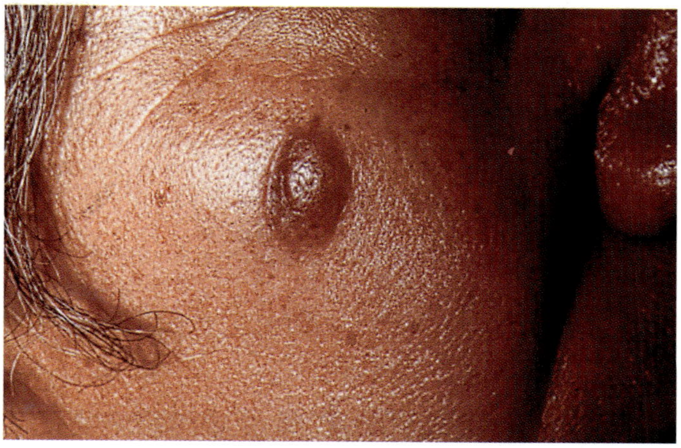

Fig. 19.6.13 Linfoma de células-B cutáneo primario, corresponde a los linfocitos de la zona marginal; uno de los linfomas más comunes en dermatología; ésta es su presentación clínica habitual, que por décadas se ha malinterpretado de muchas otras formas.

histopatología se identifica que su pared es idéntica a la epidermis o al infundíbulo precisamente.

Quiste folicular de tipo infundibular. Anteriormente denominado "quiste epidermoide" o "quiste de inclusión epidérmico"; es también muy común, usualmente en la cara y en el cuello; es una pápula o nódulo del color de la piel, que tiende a crecer y alcanza dimensiones hasta de varios centímetros; es el que usualmente se traumatiza. Su estructura es idéntica a la del infundíbulo pilosebáceo apocrino; con alguna frecuencia se logra visualizar su conexión con la superficie, justo como un infundíbulo (**figura 19.7.1 y 19.7.2**).

Quiste folicular de tipo ístmico. Antiguamente mal llamado "quiste pilar" (porque no tiene pelos, ni deriva del pelo), es indistinguible clínicamente del anterior, excepto por algunas localizaciones preferentes, como la piel cabelluda, o como en el escroto, que con su larga evolución se calcifica y se conoce como calcinosis idiopática del escroto. Su histopatología muestra que la queratinización es súbita, idéntica a la del istmo del folículo piloso, es decir, no se forma capa granulosa (**figura 19.7.3**).

Quiste dermoide. Tiene un aspecto similar a los dos precedentes; al microscopio su pared exhibe un epitelio como el de la piel normal, pero además se reconocen estructuras anexiales, como complejos pilosebáceos.

Hidrocistoma. Asienta en la piel de la cara, tradicionalmente se ha dicho que puede ser de tipo ecrino o de tipo apocrino, según su estructura histopatológica; no obstante, lo más probable es que todos sean de tipo apocrino. Clínicamente es muy difícil distinguirlos, excepto cuando la persona suda; los de tipo ecrino crecen y secretan sudor.

Esteatocistoma. Se presenta como lesión única (esporádica) en la cara, o como múltiples pápulas y nódulos (forma autosómica dominante) en la parte anterior del tronco, por lo general del adolescente o adulto joven del sexo masculino. Su histopatología es idéntica a la del conducto sebáceo.

Quistes vellosos eruptivos. Son múltiples pápulas de 2 a 3 mm que surgen en la cara anterior del tronco, usualmente en niños. Su estructura es igual a la del esteatocistoma y con alguna frecuencia se identifican pelos en el interior del quiste.

Tratamiento. La extirpación es quirúrgica, excepto en los esteatocistomas múltiples y en los quistes vellosos eruptivos, que por ser numerosas lesiones no resulta práctica su extirpación.

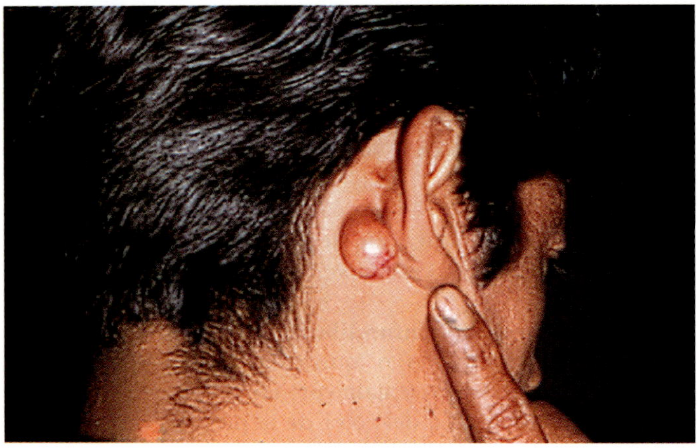

Fig. 19.7.1 Quiste folicular o epidermoide, antes conocido como "lobanillo", en la zona retroauricular, sitio común.

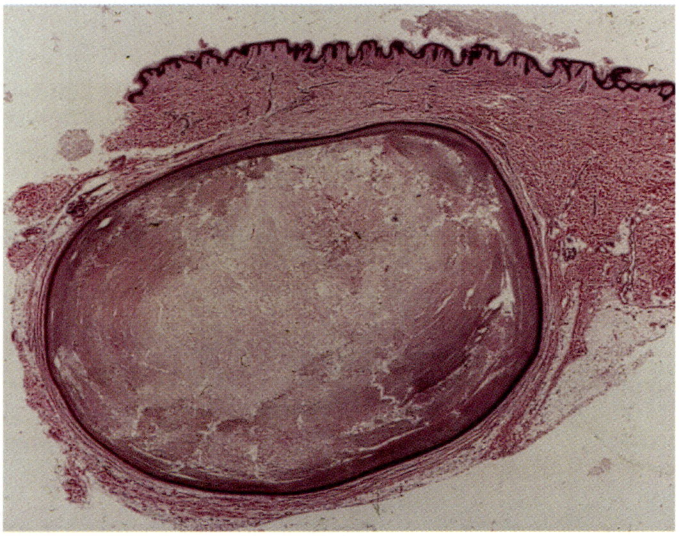

Fig. 19.7.2 Histopatología del quiste folicular de tipo infundibular, el más común del grupo; la pared es idéntica a la del infundíbulo y en su interior contiene queratina ortoqueratósica.

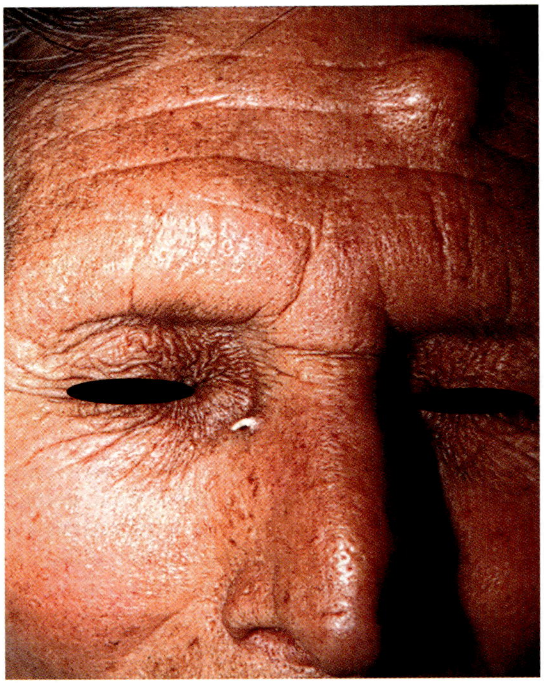

Fig. 19.7.3 Quiste folicular de tipo ístmico o catágeno, también conocido como triquilémico. En el lado derecho de la nariz se observa también un cuerno cutáneo.

Lecturas recomendadas

1. Ackerman AB (ed.). Pathology of malignant melanoma. New York: Masson; 1981.
2. Ackerman AB, Cerroni L, Kerl H. Pitfalls in histopathologic diagnosis of malignant melanoma. Philadelphia: Lea & Febiger; 1994.
3. Ackerman AB, Magaña GM. Naming acquired melanocytic nevi: Unna's, Spitz's, Miescher's, Clark's. Am J Dermatopathol 1990;12:193-209.
4. Ackerman AB, Reddy VB, Soyer HP. Neoplasms with follicular differentiation. 2nd ed. New York: Ardor Scribendi; 2001.
5. Ackerman AB. Subtle clues to diagnosis by conventional microscopy: the patch stage of Kaposi's sarcoma. Am J Dermatopathol 1979;1:165.
6. Ackerman L. Verrucous carcinoma of the oral cavity. Surgery 1948;23:670-678.
7. Aird I, Daintree H, Lennox B, Stansfeld AG. Epithelioma cuniculatum. A variety of squamous carcinoma peculiar to the foot. Br J Surg 1954;42:245-250.
8. Buschke A, Loewenstein L. Über carcinomahlinche Condylomata acuminata des Penis. Klin Wochenschr 1925;4:1726-1728.
9. Breslow A. Thickness, cross-sectional areas and depth of invasion in the prognosis for cutaneous melanoma. Ann Surg 1970;172:902-907.
10. Cerroni L, Gatter K, Kerl H. Skin lymphoma: the illustrated guide. 2nd ed. UK: Blackwell Publishing; 2007.
11. Cervantes M. Alteraciones del ciclo celular en el melanoma. Actas Dermatol & Dermatopatol (Mex) 2001;1:6-14.
12. Clark WH. The histogenesis and biologic behavior of primary malignant melanomas of the skin. Cancer Res 1969;29:705-718.
13. Clark WH, Reimer RR, Greene M, et al. Origin of familiar malignant melanomas from heritable melanocytic lesions: the B-K syndrome. Arch Dermatol 1978;114:732-738.

14. Centers for Disease Control. Special report: epidemiologic aspects of the current outbreak of Kaposi's sarcoma and opportunistic infections. N Engl J Med 1982;306:258.
15. Chang Y, et al. Identification of herpesvirus-like DNA sequences in AIDS-associated Kaposi sarcoma. Science 1994;266:1865.
16. Curtin JA, Fridlyand J, Kageshita T, et al. Distinct sets of genetic alterations in melanoma. N Engl J Med 2005;353:2135-2147.
17. Ezekowitz RAB, Mulliken JB, Folkman J. Interferon alfa-2A- therapy for life-threatening hemangiomas in infancy. N Engl J Med 1992;326:1456-1463.
18. Farmer E, Hood A. Pathology of the skin. Norwalk: Appleton & Lange; 1990.
19. Fernández-Díez J. Neoplasias vasculares. Dermatol Rev Mex 1991;35:301-312.
20. Garzón MC, Huang JT, Enjolras O, Frieden I. Vascular malformations, part I. J Am Acad Dermatol 2007;56:353-370.
21. Garzón M, Huang JT, Enjolras O, Frieden I. Vascular malformations, part II. J Am Acad Dermatol 2007;56:541-564.
22. Holdaway DR, Winkelmann RK. Histopathology of Sézary syndrome. Mayo Clin Proc 1974;49:541-547.
23. Kerl H, Cerroni L, Burg G. The morphologic spectrum of T-cell lymphomas in the skin: a proposal for a new classification. Sem Diagn Pathol 1991;8:55-61.
24. Kerl H, Hofmann-Wellenhof R. Merkel cell carcinoma. En: Freedberg IM, Eisen AZ, Wolff K, et al. (eds.). Fitzpatrick's Dermatology in general medicine. 5th ed. NewYork: McGraw-Hill; 1999. p. 914-918.
25. Magaña GM. La célula de Merkel normal y neoplásica. Dermatol Rev Mex 1991;35:323-327.
26. Magaña GM, Ackerman AB. What are nevus cells? Am J Dermatopathol 1990;12:93-102.
27. Magaña GM. Nevo melanocítico congénito. Un enfoque clínico-patológico. Dermatol Rev Mex 1991;35:292-300.
28. Magaña GM. Melanoma maligno en la población mexicana. Dermatol Rev Mex 1991;35:313-316.
29. Magaña GM. Clasificación y denominación de los nevos melanocíticos. Dermatol Rev Mex 1991;35:11-18.
30. Magaña GM, Vázquez R, Cazarín J. Hemangioendotelioma de la infancia. Estudio de 45 casos. Bol Med Hosp Infant Mex 1994;51:776-781.
31. Magaña GM. El nevo de Clark ('displásico') en México. Gac Med Mex 1994;130:361-367.
32. Magaña M, Sangüeza P, Gil-Beristáin J, et al. Angiocentric cutaneous T-cell lymphoma of childhood (hydroa like-lymphoma): A distinctive type of cutaneous T-cell lymphoma. J Am Acad Dermatol 1998;38:574-579.
33. Magaña M, Cazarín BJ, Magaña LM. Características del melanoma en la población mexicana. Actas Dermatol & Dermatopatol (Mex) 2001;1:59-62.
34. Maize J, Ackerman AB. Pigmented lesions of the skin. Philadelphia: Lea & Fabiger; 1987.
35. Maize J. Cutaneous pathology. Philadelphia: Churchill Livingstone; 1998.
36. Morrison WH, Byers RM, Garden AS, et al. Cutaneous angiosarcoma of the head and neck. Cancer 1995;76:319-327.
37. Mulliken JB, Glowacki J. Hemangiomas and vascular malformations in infants and children: a classification based on endothelial characteristics. Plast Reconstr Surg 1982;69:412-22.
38. NHI Consensus Conference. Precursors to malignant melanoma. JAMA 1984;251:1864-1866.
39. North PE, Waner M, Mizeracki A, Mihm MC. GLUT1: a newly discovered immunohistochemical marker for juvenile hemangiomas. Hum Pathol 2000;31:11-22.
40. Pérez-Tamayo R. Mechanisms of disease. An introduction to pathology. 2nd ed. Chicago: Year Book Medical Publishers; 1985. p. 523-622.
41. Requena L, Sangüeza OP. Benign neoplasms with neural differentiation. Am J Dermatopathol 1995;17:75-96.
42. Requena L, Sangüeza OP. Cutaneous vascular proliferations. Part II. Hyperplasias and benign neoplasms. J Am Acad Dermatol 1997;37:887-920.
43. Requena L, Sangüeza OP. Cutaneous vascular abnormalities. Part I. Hamartomas, malformations, and dilatation of preexisting vessels. J Am Acad Dermatol 1997;37:523-549.
44. Requena L, Sangüeza OP. Cutaneous vascular proliferations. Part III. Malignant neoplasms, other cutaneous neoplasms with significant vascular component, and disorders erroneusly considered as vascular neoplasms. J Am Acad Dermatol 1998;38:143-175.
45. Schwartz RA. Keratoacanthoma. J Am Acad Dermatol 1994;30:1-19.
46. Sánchez JL, Ackerman AB. Vascular proliferations of the skin and subcutaneous fat. En: Fitzpatrick TB, Eisen AZ, Wolff K, et al. (eds.). Dermatology in general medicine, 4th ed. Nueva York: McGraw-Hill; 1993. pp. 2009-2043.
47. Sezary A, Bouvrain Y. Érythrodermie avec presence de cellules monstrueuses dans le derme et le sang circulant. Bull Soc Fr Dermatol Syphiligr 1938;45:254-260.
48. Tsao H, Atkins MB, Sober AJ. Management of cutaneous melanoma. N Engl J Med 2004;351:998-1012.
49. Vásquez-Moctezuma I, Meraz RMA, Magaña M, Villanueva-López CG, Sánchez-González DJ, Herrera-González NE. Quimiorresistencia en el melanoma. Informe preliminar. Actas Dermatol & Dermatopatol [Mex] 2006;6:8-10.
50. Waner M, North PE, Scherer KA, Frieden IJ, Waner A, Mihm MC. The non-random distribution of facial hemangiomas. Arch Dermatol 2003;139:869-875.
51. Willemze R, Jaffe E, Burg G, et al. WHO-EORTC classification for cutaneous lymphomas. Blood 2005;105:3768-85.
52. Wilson-Jones E. Malignant angioendotelioma of the skin. Br J Dermatol 1964;76:21-26.

Capítulo

20 Trastornos del pelo

Sección III

Contenido

Los trastornos del pelo constituyen un amplio capítulo de la dermatología, en donde esta estructura puede verse alterada; los caracteres clínicos y morfológicos de estas alteraciones permiten su estudio macro- y/o microscópico, logrando en la mayor parte de los casos identificar su origen, que es muy variado. Un gran número de afecciones del pelo es reflejo de enfermedades generales. En el presente capítulo revisaremos aquellas más frecuentemente observadas en la práctica; otras, como las infecciosas o por trastornos emocionales, se estudian en sus respectivos capítulos.

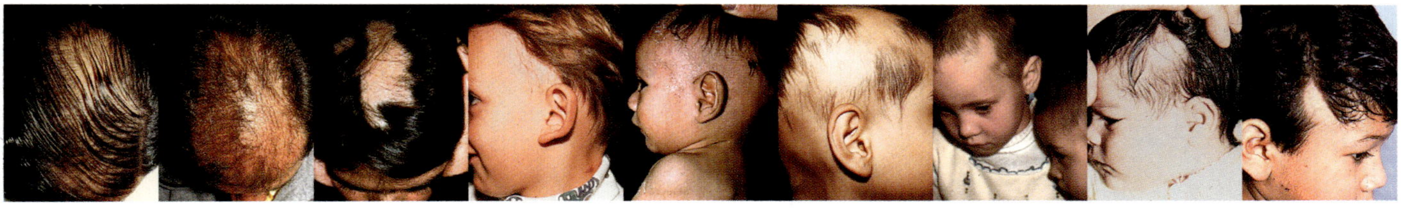

20.1 Alopecia androgenética

Conceptos clave

- La alopecia androgenética, o fisiológica, es la forma de alopecia más común.
- Obedece a factores genéticos y hormonales: la hormona forma con su receptor un complejo que ingresa a la célula y se une al elemento de respuesta del ADN.
- Existen al menos dos tipos de la enzima 5-alfa-reductasa, el 1 y el 2, los cuales son codificados por los genes que se encuentran en los cromosomas 5 y 2, respectivamente.
- En el hombre la pérdida del pelo se inicia en la zona frontoparietal y luego en el vértex.
- En la mujer la pérdida del pelo es difusa y no modifica la línea de implantación del pelo.
- Los antiandrógenos de uso tópico, o bien oral, pueden ser buena ayuda terapéutica.

Definición. También conocida como alopecia fisiológica del varón y como "calvicie común", es la pérdida del pelo de la piel cabelluda que obedece a factores genéticos y hormonales. La palabra alopecia deriva del latín y éste a su vez del griego *alopex*, que hace referencia a un zorro que pierde el pelo.

Etiopatogenia. Se debe al estímulo androgénico sobre los folículos pilosos genéticamente susceptibles; el mecanismo es el mismo en el hombre y en la mujer, pero el fenotipo o expresividad clínica difiere. El crecimiento y la pérdida del pelo dependen de la influencia androgénica (diferentes andrógenos sintetizados en las gónadas y suprarrenales, así como diversos umbrales de respuesta a ellos en diferentes sitios) y de la predisposición genética. La hormona forma un complejo con su receptor en la superficie celular, dicho complejo entra a la célula y se une al elemento de respuesta del ADN.

Andrógenos potentes (testosterona, androstenediol, en particular dehidrotestosterona) y otros llevan a cabo interconversiones y estímulos en el órgano blanco, es decir, el folículo piloso. Los folículos de la barba y la piel cabelluda son dependientes de la dehidrotestosterona, que surge de la testosterona por efecto de la 5-alfa-reductasa.

Se reconocen dos tipos de esta enzima, el 1 y el 2, condicionadas por dos genes que se localizan en los cromosomas 5 y 2 respectivamente. La enzima 5-alfa-reductasa tipo 2 se encuentra en las células de la vaina externa del epitelio folicular y de la papila folicular; genéticamente incrementada en las zonas alopécicas y ausente en los sujetos que no desarrollan alopecia androgenética (AAG).

No obstante que se han hecho modificaciones, el esquema original de Hamilton reproduce de manera fiel la historial natural de la alopecia androgenética.

Caracteres clínicos. Es la forma de alopecia más frecuente; es característica del hombre, pero también se presenta en la mujer; en aquél usualmente se inicia en la tercera o cuarta décadas de la vida, en ésta comúnmente se presenta mucho más tarde. El pelo, en efecto, se pierde, pero también una proporción de los folículos pilosos desarrolla una progresiva miniaturización, de manera tal que clínicamente se observan como vellos (delgados y pequeños) y así permanecen por tiempos prolongados. El porcentaje de folículos pilosos en fase anágena disminuye y aumenta la proporción de folículos en fase telógena.

Decíamos arriba que el fenotipo difiere en cuanto al sexo, ya que en el hombre se inicia por la zona fronto-parietal y en seguida por la zona del vértex, de manera tal que las dos zonas llegan a formar una sola, que progresivamente se amplía. En cambio en la mujer, principalmente en la posmenopáusica, también es posible observar pérdida del pelo, pero no desarrolla los dos polos, fronto-parietal y del vértice, como el hombre, sino que es de carácter más difuso y la línea de implantación del pelo, notoriamente la fronto-temporal, no se pierde.

El esquema de Hamilton **(figura 20.1.1)**, clásico y ampliamente aceptado, representa e ilustra de manera fiel el curso clínico de la AAG. En el hombre de 20 a 30 años de edad ya puede notarse la pérdida del pelo en la línea fronto-temporal (tipo I); hacia el final de esa década ya hay pérdida relativa de pelo en el vértice (tipo II); con el paso del tiempo ambas zonas, fronto-biparietal y del vértice crecen y confluyen (tipos III a V).

Se calcula que al menos 80% de los hombres en su séptima década de vida ya exhiben al menos el tipo I de alopecia, pero esto desde luego tiene implicaciones raciales y las genéticas ya mencionadas que determinan el que un sujeto desarrolle los siguientes grados de alopecia **(figura 20.1.2 y 20.1.3).**

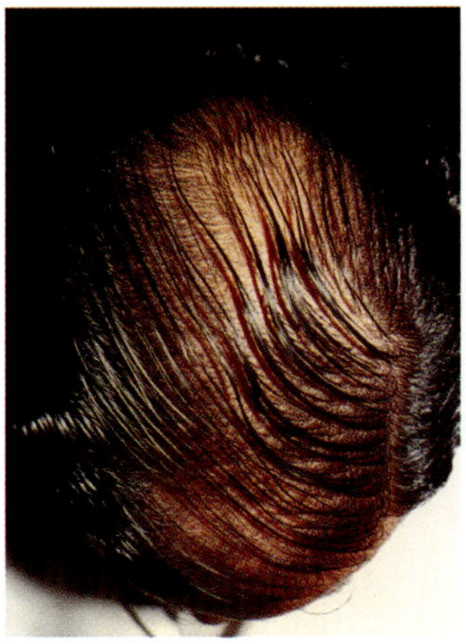

Fig. 20.1.2

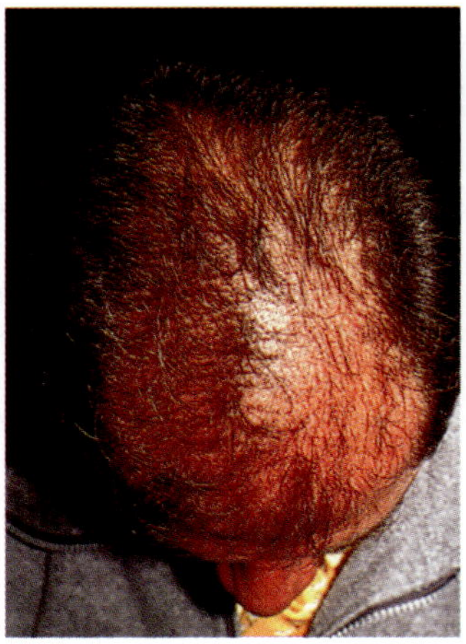

Fig. 20.1.3

Fig. 20.1.2 Aspecto clínico característico de la alopecia androgenética tipo III de Hamilton, en un hombre de 49 años; inició a los 30 años por la zona frontal y biparietal. **Fig. 20.1.3** Alopecia androgenética tipo IV de Hamilton; hombre de 40 años de edad, inició en la zona frontal y biparietal, sin pérdida en el vértex.

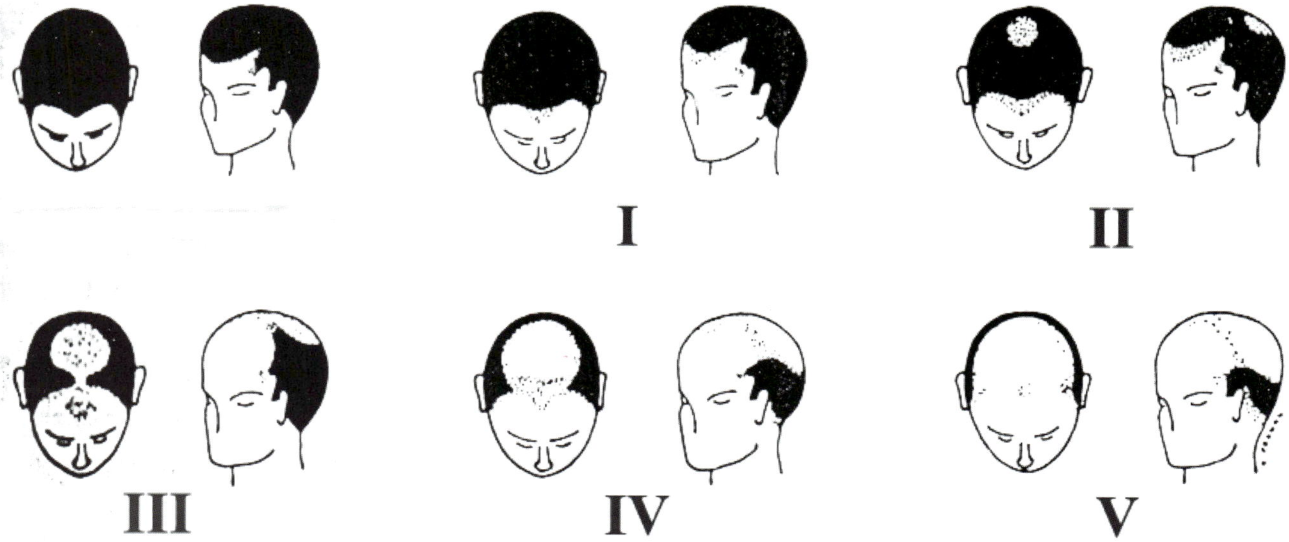

Fig. 20.1.1 Esquema que ilustra las etapas de pérdida fisiológica del pelo en el hombre, de acuerdo con Hamilton. Se inicia con el cambio en la línea frontal de implantación del pelo, su progresión y pérdida también en el vértice del cráneo, la continuidad entre ambas hasta la pérdida casi total, quedando sólo la franja que genéticamente no se pierde. En el tratamiento quirúrgico, de esta zona se obtienen folículos para efectuar el autotrasplante hacia las zonas de alopecia. (Con autorización de Annals New York Academy of Sciences.)

Histopatología. En las biopsias de sujetos con AAG se observa un número de folículos terminales, es decir maduros, disminuido por unidad de área y la presencia de folículos miniatura que los sustituyen.

Tratamiento. No existe uno realmente efectivo, pero contamos con algunos recursos de utilidad relativa. El minoxidil tópico a 2% (y a 5% en algunos países) para aplicarse cada 12 horas ha sido de cierta utilidad, pues en algunas personas ha contribuido a detener la caída del pelo tras al menos 6 meses de uso continuo. Más recientemente el alfatradiol y la finasterida, antiandrógenos de administración tópica y por vía oral respectivamente, son buenas opciones y su administración combinada es aún mejor.

El tratamiento quirúrgico se ha perfeccionado en los últimos años; inicialmente se hacía la escisión de la zona alopécica y su cierre directo, lo cual se usó hace algunos años con poco auge. Más adelante se ideó el autotrasplante con cilindros (de 4 mm) de piel cabelluda tomados de la región occipital e implantados en orificios preparados para recibirlos en las áreas alopécicas; estos implantes se fueron haciendo más pequeños (1.5 a 2.5 mm o mini-injertos) y aún más pequeños (micro-injertos de 1 o 2 folículos), los cuales se implantan directamente en las zonas alopécicas. El éxito de estos procedimientos depende fundamentalmente de la experiencia del cirujano.

20.2 Alopecia areata o pelada

Conceptos clave

- La alopecia areata es más común en los niños y en los jóvenes.
- No sólo se presenta en la piel cabelluda: las cejas, las pestañas, la barba, el bigote, el pubis y otras zonas también pueden participar aislada o simultáneamente.
- Su etiología se desconoce y su patogenia es autoinmune.
- El tratamiento es con glucocorticoides tópicos y eventualmente con inmunosupresores por vía oral.

Definición. Padecimiento de etiología desconocida y caracterizado por la pérdida asintomática y súbita del pelo en áreas circulares u ovales, en la piel cabelluda o en cualquier zona pilosa, como las cejas o pestañas. En el adulto: barba, axilas, pubis u otras zonas del tegumento.

Los términos *areata totalis* y *areata universalis* señalan expresiones clínicas más graves en la extensión de la misma enfermedad.

Etiopatogenia. La causa no se conoce, pero los recientes estudios señalan hacia un mecanismo autoinmune aún no determinado con precisión, pero definitivamente no es psicosomático. Se sabe que las células epiteliales de los folículos pilosos en la alopecia areata (AA), exhiben EXPRESIVIDAD ABERRANTE de las moléculas del sistema principal de histocompatibilidad (MHC o HLA) de los tipos I y II, las que desarrollan moléculas de adhesión celular capaces de atraer células inflamatorias Th1 y linfocitos-T citotóxicos. Esto generaría daño al folículo piloso, consistente en un cambio súbito de la fase anágena a la fase telógena; en consecuencia el pelo se debilita y se desprende.

Recientemente se ha demostrado la existencia de uno o varios autoantígenos del melanocito, que son el blanco principal de esta respuesta inmune.

La AA se ha encontrado en asociación con otras enfermedades autoinmunes, como la de Graves-Basedow, la tiroiditis de Hashimoto, la enfermedad de Addison, la anemia perniciosa; asimismo, otras como el vitíligo y la dermatitis atópica se han asociado con la AA hasta en 4 y 10%, respectivamente.

Caracteres clínicos. Ocupa el decimoquinto lugar (1.27%) de frecuencia en la consulta de dermatología pediátrica, por igual en ambos sexos, sobre todo entre los 5 y los 14 años de edad (47%). Es más frecuente en los niños y las personas jóvenes; las dos terceras partes de los individuos afectados son menores de 30 años de edad. Su prevalencia en los E.U.A. se ha calculado en 17.2 casos por cada 100 000 habitantes.

Como su nombre lo indica, se presenta en forma de áreas sin pelo. Éstas son circulares u ovales, bien delimitadas, pueden medir desde unos milímetros (para ser detectadas visualmente) hasta varios centímetros y aun más, pues pueden afectar la totalidad de la piel cabelluda (alopecia total en 5 a 10% de los afectados por la forma parcial) y en ocasiones todo el tegumento (*alopecia universalis*).

La superficie de las zonas sin pelo, de manera característica, es lisa y turgente; no exhibe eritema, escamas, ni pelos cortos y deformados, como lo hace precisamente la tiña. La AA es asintomática. También peculiarmente observamos pelos en signo de admiración (!) o en bate de béisbol, en los que el extremo distal es más grueso que el proximal, lo que representa el cambio súbito del pelo anágeno a telógeno. Asimismo es posible observar pelos delgados y blancos, o más claros que los normales en los casos en que se inicia la recuperación **(figura 20.2.1 y 20.2.2)**.

Una forma de AA, conocida como "ofiácea", es aquella en la que una franja de 2, 4 o 5 cm de ancho se extiende de las zonas temporales hacia la región occipital, la cual, de manera característica, es de mal pronóstico por su pobre respuesta al tratamiento (**figura 20.2.3 y 20.2.4**). Existe el antecedente de casos en la familia en 10 a 20 % de las personas afectadas. Además de esta forma ofiácea, las formas *totalis* y *universalis* de instalación previa a los 5 años de edad son característicamente resistentes al tratamiento **(figura 20.2.5)**.

Otra forma de AA es la denominada de patrón difuso, en la que en realidad no se delimitan las áreas sin pelo, sino que toda o casi toda la piel cabelluda exhibe poco pelo y en consecuencia se visualiza fácilmente la piel cabelluda. Debe diferenciarse de la pérdida de pelo por ingestión de talio.

Con cierta frecuencia (10 a 20%), las uñas están afectadas de manera concomitante. Lo más común es en forma de puntilleo, regularmente distribuido en bandas verticales u horizontales; otras formas de afección son: estrías longitudinales, opacificación, bordes en sierra y desprendimiento (onicomadesis).

Los cambios distróficos en las 20 uñas constituyen una condición clínica peculiar, que puede presentarse en la alopecia areata y en otras enfermedades, como el liquen plano. En general la gravedad de la afección ungueal está en relación directa con la gravedad de la alopecia, y su asociación es de 10 a 20%.

Histopatología. Se observa un reducido número de folículos pilosos por unidad de área; aquellos presentes están por lo regular en fase anágena si la lesión es reciente, o en fase telógena si la lesión ya está avanzada y otros en "miniatura", en asociación con un infiltrado linfocitario peri e intrafolicular moderadamente denso, sobre todo a nivel del bulbo. En lesiones ya tardías se observan cambios residuales: no existen folículos pilosos ni infiltrado inflamatorio; hay tractos fibrosos que representan lo que fueron las papilas foliculares.

> Los datos clínicos, histopatológicos e inmunológicos apuntan en la dirección de un mecanismo autoinmune en la patogenia de la alopecia areata, y su tratamiento es en este sentido también. La idea arcaica de que se trata de una enfermedad psicosomática debe ser abandonada.

Diagnóstico. Ante un niño que es llevado a consulta porque se le ha detectado una o más zonas con ausencia de pelo de la cabeza, se debe pensar en alopecia areata. Personas de mayor edad consultan verdaderamente angustiados, o al menos alarmados, pues ven perder súbitamente "mechones de pelo" de la cabeza, o pierden una parte del bigote o una ceja. Esta angustia del paciente es lo que seguramente ha hecho pensar a algunos médicos que la AA es "psicosomática"; nosotros no compartimos tal creencia, en todo caso sería más bien una condición "somatopsíquica".

Se debe explorar, preferentemente con cuentahilos, la zona involucrada en búsqueda de los criterios ya mencionados, es decir, la superficie es lisa y turgente y eventualmente se podrán identificar en la periferia pelos pequeños, más gruesos en el extremo distal (lo que los ha comparado con el bate de béisbol o con el signo gramatical de admiración "!", cuyo punto sería el bulbo, por lo tanto, sólo se identifica al desprender el pelo) y de color más claro de lo normal cuando ya hay recuperación. Son los "pelos peládicos".

Conviene explorar las zonas pilosas ya que usualmente las áreas alopécicas son varias. En casos dudosos se podrá hacer toma de biopsia, que con sacabocados de 4 mm brinda un espécimen suficiente para el estudio.

El diagnóstico diferencial se debe hacer con la tiña de la piel cabelluda, en la que se identifican las zonas de seudoalope-

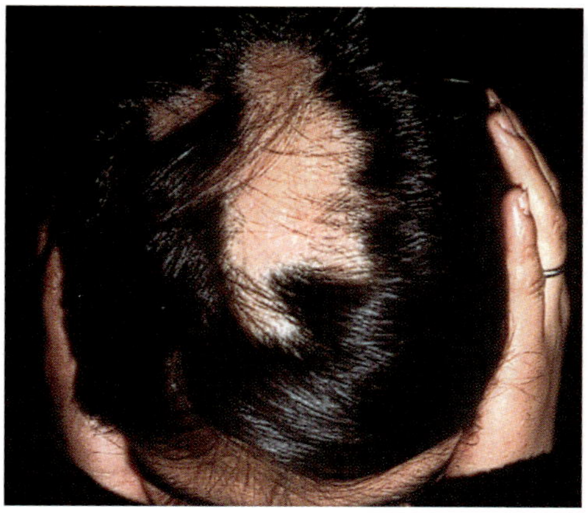

Fig. 20.2.1

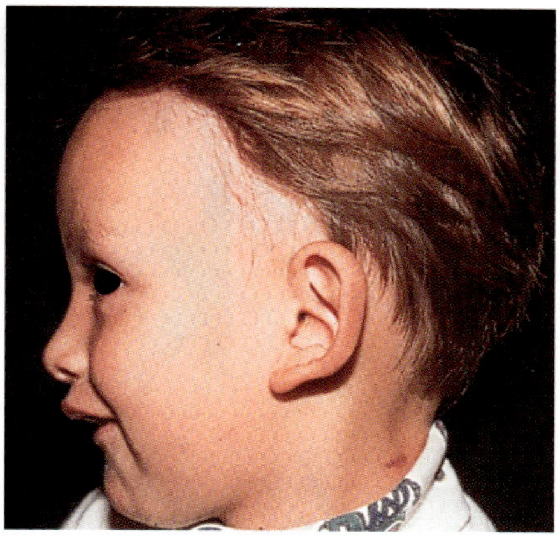

Fig. 20.2.2

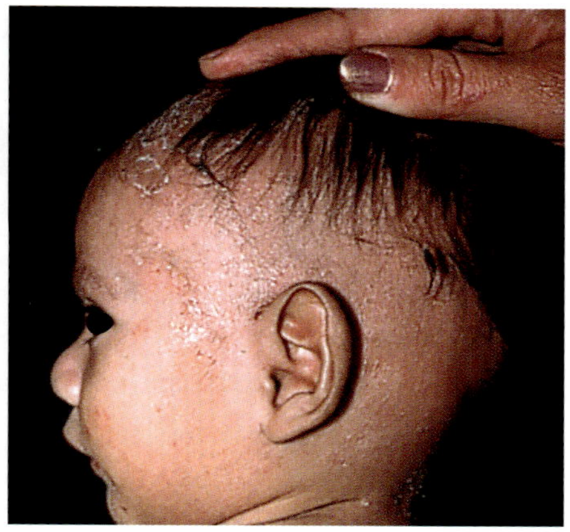

Fig. 20.2.3

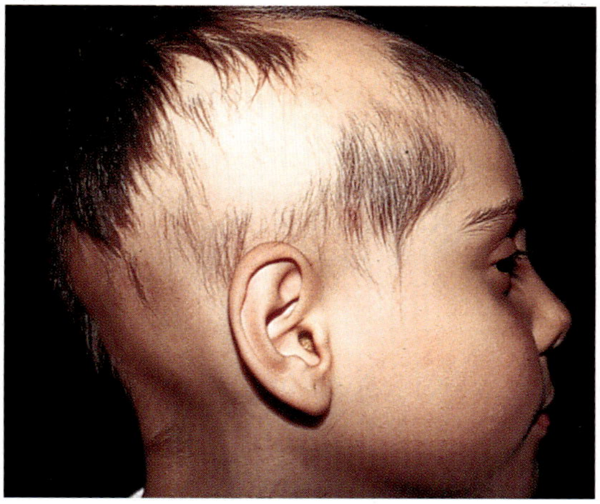

Fig. 20.2.4

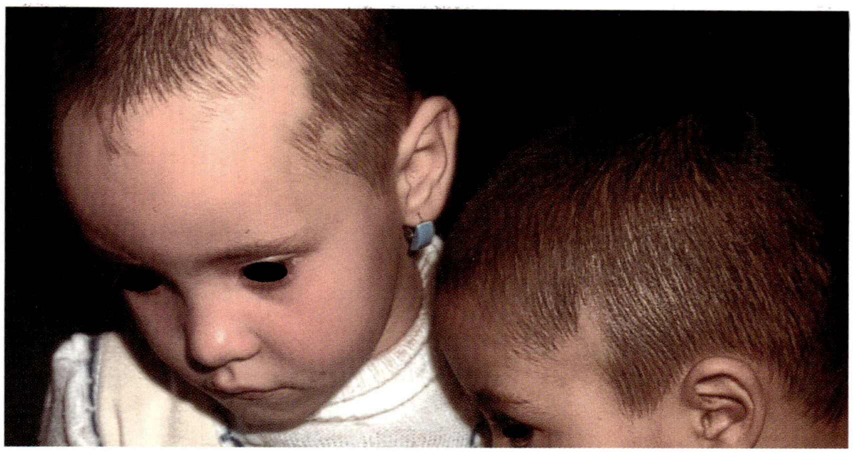

Fig. 20.2.5

Fig. 20.2.1 Alopecia areata, aspecto característico, piel turgente y clara delimitación con lo normal. **Fig. 20.2.2** Alopecia areata de la variedad ofiácea, caracterizada por una amplia banda en la línea de implantación del pelo: zonas occipital y ambas temporales, muy resistente al tratamiento. **Fig. 20.2.3** Alopecia areata ofiácea en asociación con dermatitis seborreica. **Fig. 20.2.4** Alopecia areata extensa, esta niña además ha perdido las pestañas. **Fig. 20.2.5** Alopecia areata en dos hermanas.

cia: pelos rotos y deformados, escama y eritema o finas pápulas. Ante la duda se debe efectuar un examen directo (con KOH) y al microscopio, de algunos pelos afectados que desprendamos.

Asimismo, con la tricotilomanía, la cual no se presenta como áreas circulares u ovales, sino lineales o triangulares, en las que los pelos están rotos a diversas longitudes y frecuentemente se asocia con onicofagia, por lo que deben revisarse las uñas. También se deberá hacer el diagnóstico diferencial con el lupus eritematoso discoide, que presenta pelos rotos, "tapones" en los infundíbulos y escama, pero hay atrofia epidérmica. La morfea o esclerodermia, principalmente aquella "en golpe de sable" (*coup de sabre*), que involucre la piel cabelluda, también puede prestarse a diagnóstico diferencial: hay esclerosis y atrofia, con la consecuente ausencia del pelo.

Tratamiento. En ocasiones el pelo se recupera espontáneamente. Si no fuera así se deberá usar un glucocorticoide tópico de mediana o alta potencia dos veces al día por un tiempo razonable: de 4 a 8 semanas. También podrá usarse el minoxidil en aplicación tópica al 2%, en dosis de 1 mL cada 12 horas, aunque su utilidad es dudosa; también el sistema PUVA puede ser de alguna utilidad. En casos muy extensos y de difícil respuesta a lo ya señalado se podrá añadir algún inmunosupresor, como la azatioprina o el metotrexato.

Los esteroides por vía oral podrán usarse en casos extremos, en esquemas cortos de 4 a 8 semanas, con esquema de reducción; pueden ser útiles.

Generalidades. La AA ha sido por muchos años motivo de elucubración sobre su causa; numerosos colegas en nuestro medio aún la consideran como una "enfermedad psicosomática", ya que usualmente el individuo afectado muestra angustia o ansiedad obvias desde la primera consulta. Como hemos mencionado líneas arriba, tal angustia y preocupación son precisamente producto del hecho de estar perdiendo el pelo sin causa aparente.

Si bien la AA no es una enfermedad grave, sí compromete de manera importante la imagen de la persona, su autoestima y más aún, puede deteriorar su calidad de vida.

20. 3 Alopecia triangular de la región temporal

▶ Conceptos clave

- Es una forma de alopecia propia de la niñez, más frecuente de lo que se cree.
- Su carácter *sine qua non* es que aparece en la región temporal y es triangular.
- Los folículos pilosos terminales no se desarrollan.
- El tratamiento puede ser quirúrgico.

Definición. Es una forma de alopecia propia de la niñez, caracterizada por zonas de forma triangular sin pelo en las regiones temporales **(figura 20.3.1 y 20.3.2).**

Otras denominaciones son alopecia congénita temporal y alopecia triangular temporal congénita. Fue descrita en 1905 por Sabouraud, como *alopecia triangulare congenitale*.

Etiopatogenia. No se sabe la causa, se cree que los folículos pilosebáceos maduros o terminales no se desarrollan, probablemente se trata de una condición hamartomatosa. Asimismo, se le ha encontrado asociada con otras alteraciones, como síndrome de Down, nevo del iris, retraso mental, leuconiquia, fístula traqueoesofágica.

Caracteres clínicos. Aunque descrita originalmente como congénita, la alopecia triangular temporal (ATT) surge también durante los primeros seis meses de la vida, e incluso para algunos autores puede ser más común su inicio tardío, entre los dos y los cuatro años de edad. Se ha documentado en todas las razas y por igual en ambos sexos.

La morfología es de un área en ausencia del pelo de la piel cabelluda, usualmente en la región temporal o frontotemporal, con un diámetro mayor de 3.0 cm, de forma triangular u oval, o bien en "forma de punta de lanza" para algunos autores (**figura 20.3.1 y 20.3.2**). Esta zona alopécica no exhibe cambios en la superficie de la piel (eritema, escama, etcétera), sólo la ausencia del pelo, o bien su presencia en forma de finos vellos, y aun de algunos pelos maduros o terminales; es asintomática.

De acuerdo con las asociaciones mencionadas líneas arriba, es posible que la ATT represente un marcador cutáneo de otras alteraciones internas o generales.

Histopatología. Se aprecia ausencia de folículos pilosos maduros o terminales y en su lugar hay algunos folículos en miniatura, tipo vello, semejantes a los observados en la alopecia androgenética.

Tratamiento. No siempre se requiere, pero por razones estéticas se puede optar por la extirpación o la corrección quirúrgicas de la zona alopécica, ya sea con cierre directo o bien con un colgajo; aunque en el caso del varón podría ser de poco beneficio, ya que en la vida adulta se perdería el pelo y la cicatriz pudiera ser más notoria.

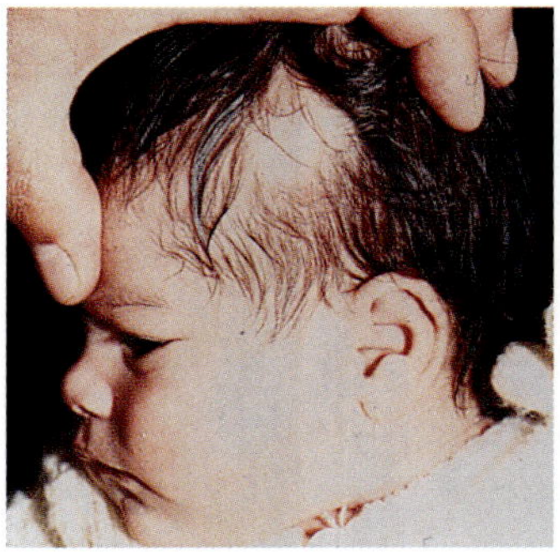

Fig. 20.3.1

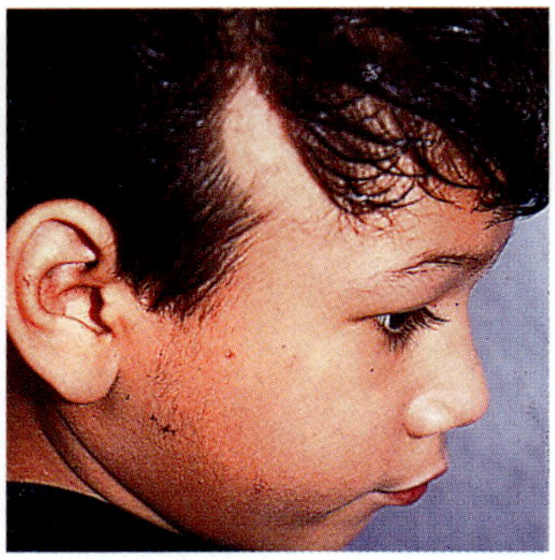

Fig. 20.3.2

Fig. 20.3.1 Alopecia triangular de la zona temporal congénita, ambos lados afectados. **Fig. 20.3.2** Alopecia triangular de la zona temporal de inicio tardío, unilateral.

20.4 Alteraciones en el ciclo del pelo

En el Capítulo 1 se describe el ciclo normal del pelo, que evoluciona por sus tres fases: anágena-catágena-telógena; en algunas circunstancias es posible demostrar una caída abrupta de una gran proporción del pelo de la piel cabelluda, i.e.: *efluvio* (del latín *effluvium*: emisión de partículas sutilísimas). Se reconocen dos formas: el efluvio telógeno y el efluvio anágeno.

El ***efluvio telógeno*** es el más común y representa el cambio súbito de los folículos en fase anágena a fase telógena y en consecuencia su desprendimiento en gran número (más del número normal, usual, de 100 por día), lo que llama la atención del paciente. Puede presentarse en cualquier edad, pero es más común en el adulto y siempre es reversible, no es causa de calvicie, ya que la pérdida del pelo no rebasa 50% del número total de los folículos pilosos.

Las causas son múltiples, van desde las hormonales, particularmente en el posparto, por hiper- o hipotiroidismo; uso de anticonceptivos; deficiencias nutricionales (hierro, zinc, proteínas, ácidos grasos esenciales); por medicamentos (antimitóticos, anticoagulantes, beta-bloqueadores, litio, retinoides y sobredosis de vitamina A), hasta factores emotivos, así como enfermedades generales y cirugías mayores.

El ***efluvio anágeno*** es muy raro y siempre es anormal; señala un proceso patológico, como en la radioterapia y la quimioterapia, así como el efecto de otros tóxicos que pueden ser ingeridos accidentalmente, o con fines de intoxicación o de suicidio (talio, mercurio, ácido bórico). En el efluvio anágeno el pelo se desprende realmente por el efecto de los agentes mencionados, ya que se detiene su ciclo en la fase anágena.

En este punto conviene señalar el raro ***síndrome de desprendimiento anágeno del pelo***, que se observa más en la niñez que en la edad adulta, puede tener presentación (autosómica dominante) y se caracteriza precisamente por un desprendimiento fácil del pelo, que por lo mismo no alcanza longitudes mayores; no hay tratamiento, pero puede mejorar con la edad.

20.5 Otras formas de alopecia

En la práctica de la dermatología con cierta frecuencia se observan otras formas de pérdida del pelo en las que existe un proceso patológico, inflamatorio, que involucra los folículos pilosos de la piel cabelluda.

En estas enfermedades: lupus eritematoso discoide, morfea, foliculitis decalvante y liquen plano pilar (o seudopelada de Brocq), tal proceso inflamatorio daña al epitelio folicular y usualmente termina en fibrosis, por lo que se les conoce como alopecias cicatrizales y, si bien pueden ser reconocibles clínicamente, es necesario el estudio histopatológico para hacer el diagnóstico preciso.

▶ Lecturas recomendadas

1. Alkhalifah A, Alsantali A, Wang E, et al. Alopecia areata update. J Am Acad Dermatol 2010;62:177-188.
2. Camacho F, Montagna W. Tricología. Madrid: Grupo Aula Médica; 1996.
3. Cazarín BJ, Valerio J, Román D, Magaña M. Alopecia triangular bilateral congénita. Informe de un caso y revisión de la literatura. Actas Dermatol & Dermatopatol 2001;1:35-38.
4. Caputo R, Ackerman AB, Sison-Torre E. Pediatric dermatology and dermatopathology. Philadelphia: Lea & Febiger; 1990.
5. Hamilton JB. Patterned loss of hair in man: -types and incidence. Ann N.Y. Acad Sci 1951;53:708-728.
6. Olasen EA. Hair disorders. En: Freedberg IM, Eisen AZ, Wolff K, et al. (eds.). Fitzpatrick's Dermatology in internal medicine, 5th ed. Nueva York: McGraw-Hill; 1999. p. 729-751.
7. Tosti A. Congenital triangular alopecia. J Am Acad Dermatol 1987;16:991-993.
8. Trakimas C, Sperling L, Skelton H, Smith K, Buker J. Clinical and histological findings in temporal triangular alopecia. J Am Acad Dermatol 1994;31:205-209.

Capítulo

21

Trastornos de las uñas

Sección III

Contenido

- 21.1 Signos clínicos
- 21.2 Onicomicosis
- 21.3 Psoriasis ungueal
- 21.4 Distrofia de las veinte uñas
- 21.5 Alopecia areata "ungueal"
- 21.6 Onicocriptosis
- 21.7 Eccema
- 21.8 Cambios postraumáticos
- 21.9 Otras condiciones

Las uñas son anexos de la piel constituidos por láminas de queratina en las que se desarrollan trastornos y cambios característicos, que, al ser identificados, nos permiten sospechar o establecer los diagnósticos con precisión. En este apartado se revisan los signos clínicos y las afecciones ungueales más frecuentes, en ocasiones indicativas de una enfermedad general.

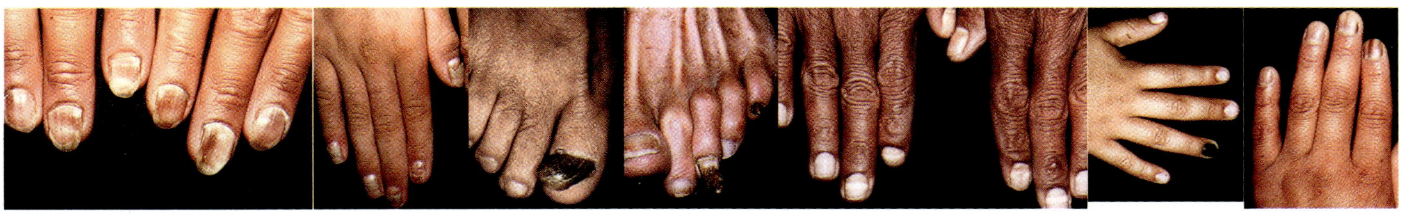

21.1 Signos clínicos

Conceptos clave

- Los trastornos de las uñas constituyen un problema frecuente en la práctica clínica
- Aunque las distrofias ungueales por hongos son muy comunes, debe tenerse en mente que sólo abarcan una proporción de estos trastornos.
- Las uñas también sufren cambios de coloración, las hay blancas, negras, rojas, amarillas, azules y verdes.
- En las onicomicosis el agente más frecuente es *Tricophyton rubrum* y en seguida *Candida albicans.*
- La psoriasis ungueal es frecuente en el sujeto con esta enfermedad; primariamente se presenta en las manos y en seguida en los pies.
- La *distrofia de las uñas* es una condición sindromática que obedece a diversos orígenes: liquen plano, alopecia areata, psoriasis y dermatitis espongióticas.

Coiloniquia. Es la deformidad cóncava o "en cuchara" de las uñas, con la presencia de estrías longitudinales, adelgazamiento y fragilidad; se asocia con tirotoxicosis, anemia ferropriva, liquen plano, alopecia areata, psoriasis, en la displasia ectodérmica, en el síndrome uña-rótula; es común en el primer dedo del pie de los recién nacidos, o como un defecto congénito; con frecuencia es secundaria al traumatismo **(figura 21.1.1).**

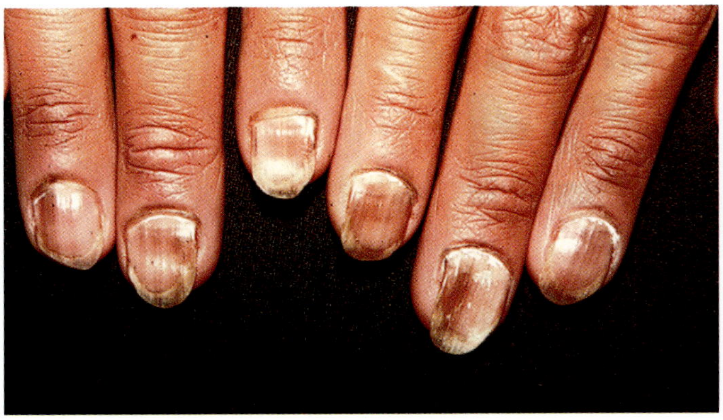

Fig. 21.1.1

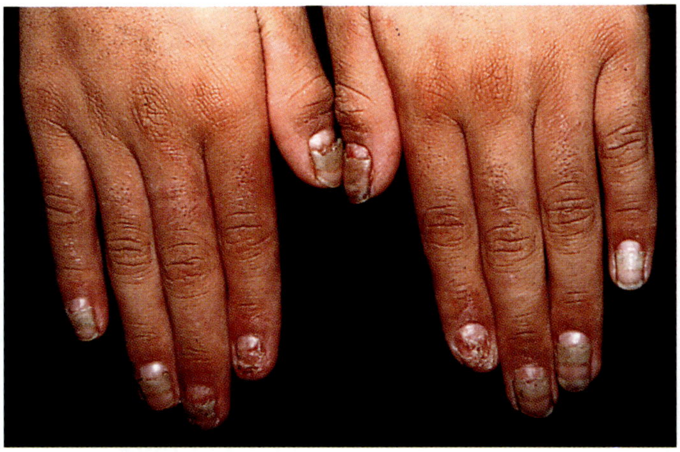

Fig. 21.1.2 Onicólisis.

Hipocratismo digital. Es una deformidad de la última falange de los dedos, que les da la apariencia de "palillos de tambor"; se debe a la proliferación de los tejidos blandos de dicha falange y en consecuencia la uña se hace convexa. Se presenta en las cardiopatías cianógenas, en el cor pulmonale crónico, en la endocarditis bacteriana avanzada, en el mixoma auricular, en la enfermedad pulmonar obstructiva crónica, la tuberculosis, bronquiectasias, enfermedad de Crohn, colitis ulcerativa crónica, cirrosis hepática y otras.

Líneas de Beau. Son depresiones transversales en forma de canal, que se inician en la base o porción proximal de todas las uñas algunas semanas después de una enfermedad grave; al crecer las uñas, estas líneas avanzan hacia el extremo distal y en unos seis meses se eliminan.

Mitad y mitad. La mitad proximal de la uña es blanca y se pierde la lúnula; la mitad distal es de color normal o un tanto café; este cambio se observa en la tercera edad, durante la quimioterapia, o como manifestación del SIDA.

Onicólisis. Es la separación del plato o lámina ungueal de su lecho distal. Pueden estar afectadas una o varias uñas; también pueden estar las veinte uñas afectadas. La causa no se sabe, pero se considera que es secundaria al trauma, inmersión prolongada en el agua, o en asociación con otras enfermedades, como hiperhidrosis, la psoriasis y la onicomicosis. La fotoonicólisis es la consecuencia de la ingestión de medicamentos que causan reacciones de fotosensibilidad, generalmente de tipo fototóxico, como lo psoralenos durante los esquemas terapeúticos de tipo PUVA o UVB, la dimetil-clor-tetraciclina, algunos antiinflamatorios no esteroideos, como los oxicanes, y otros. Es muy dolorosa y puede ocasionar la pérdida de la uña. El tratamiento es el de la enfermedad asociada, evitar el traumatismo, usar las uñas cortas **(figura 21.1.2).**

Onicomadesis. Es la pérdida completa de la uña, o su mayor parte, por desprendimiento de su lecho en el extremo proximal; puede deberse a paroniquia (inflamación de la piel circundante), enfermedades ampollosas, como pénfigos o penfigoides, Stevens-Johnson, enfermedad de Kawasaki, por terapia con citotóxicos, con retinoides, o por trauma local.

Onicocriptosis. Es el encajamiento de la uña en la piel lateral vecina. Por su frecuencia y caracteres clínicos se considera una entidad nosológica, por lo cual se hace una descripción más adelante en este capítulo.

Onicogrifosis. Es la deformación de la uña, curvada, retorcida y engrosada **(figura 21.1.3 y 21.1.4).** Tiene forma de un "gancho o garfio".

Paquioniquia. Es el engrosamiento anormal de la uña, es decir, mayor de 0.5 mm para la mano y de 1.0 mm para el pie, lo que puede ser debido a hiperqueratosis del lecho ungueal (engrosamiento aparente), como en la onicomicosis, en las dermatitis crónicas, en el liquen plano, en la psoriasis; o bien por cambios en la matriz ungueal (engrosamiento real), como en la psoriasis y el Reiter, onicomicosis, trauma, liquen plano, dermatitis por contacto. Ambas formas pueden coexistir. En la *paquioniquia congénita*, enfermedad autosómica dominante de la que existen dos tipos (I y II, dependiendo de la queratina involucrada, K6 y K16 o K17, respectivamente), estos cambios ungueales se asocian con queratodermia palmoplantar y otras anormalidades.

Pterigión o *pterygium unguium*. Es la sinequia que se forma entre la cutícula con el lecho ungueal y la matriz, en ausencia de la uña; se ve como un proceso cicatrizal, por ejemplo en el liquen plano ungueal.

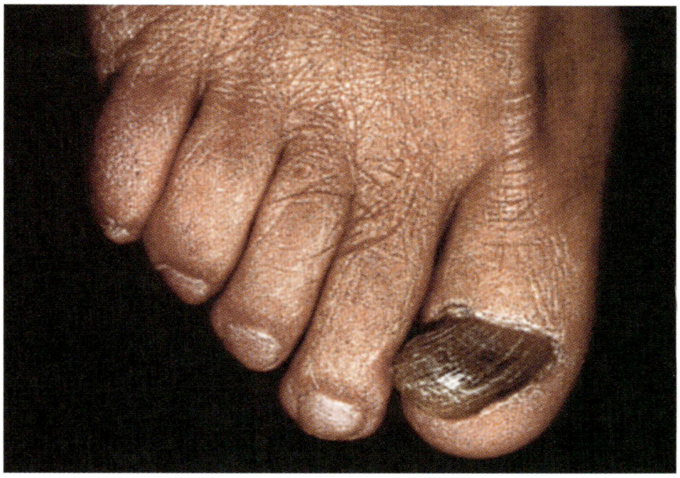

Fig. 21.1.3 Onicogrifosis.

Cambios en la coloración

Leuconiquia o uñas blancas. Es muy común en las decoloraciones ungueales; puede ser congénita (autosómica dominante), o bien adquirida postraumática; puede presentarse en forma de bandas transversales, como en la cirrosis hepática, o como respuesta a los esquemas de quimioterapia; también en forma de mácula, o en su totalidad **(figura 21.1.5).**

Uñas negras. Esta condición es la más frecuentemente observada en nuestro medio; la coloración puede ser difusa, o bien en forma de bandas (melanoniquia) **(figura 21.1.6),** o de manchas; puede ser la manifestación de un nevo melanocítico de la matriz ungueal **(figura 21.1.7)**, o bien de un melanoma; asimismo, debido a traumatismos y hematomas, radioterapia y algunos quimioterápicos, como la bleomicina o la adriamicina; también puede ser secundaria a la infección por *Pseudomonas sp.* (aunque esta bacteria da un tono verde, ver abajo).

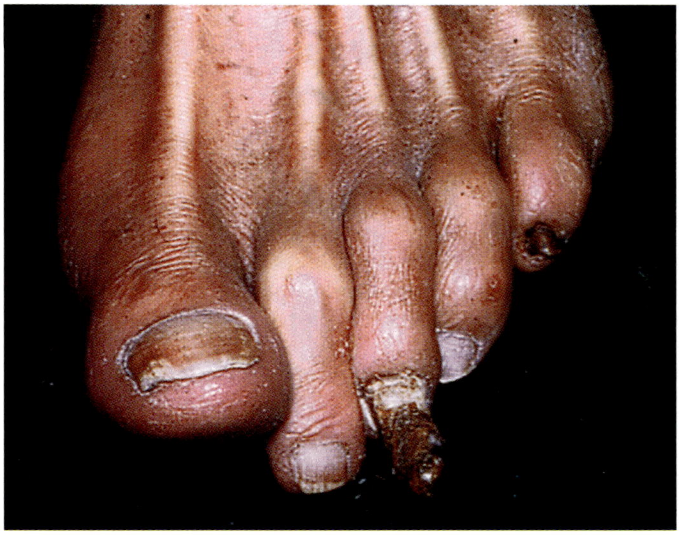

Fig. 21.1.4 Onicogrifosis.

Uñas rojas. En éstas se pierde la lúnula, ya que el tercio proximal de la uña adopta esta coloración; se asocia con lupus eritematoso generalizado y con algunas reacciones a medicamentos.

Uñas amarillas. Se tornan cóncavas y gruesas; como signo asociado no hay cutícula; sucede en los pies y las manos. Se presenta en asociación con el síndrome de las uñas amarillas, con infecciones pulmonares, como tuberculosis o neumonía; también con onicomicosis, ictericia. El tratamiento de éstas mejora los cambios ungueales; de otra manera, su tratamiento es infructuoso.

Uñas azules. La zona de la lúnula exhibe una banda transversal azul y se presenta como una manifestación de argiria y de ocronosis.

Uñas verdes. La causa principal es la presencia de *Pseudomona aeruginosa*; otras causas son las enfermedades ampollosas y hematomas.

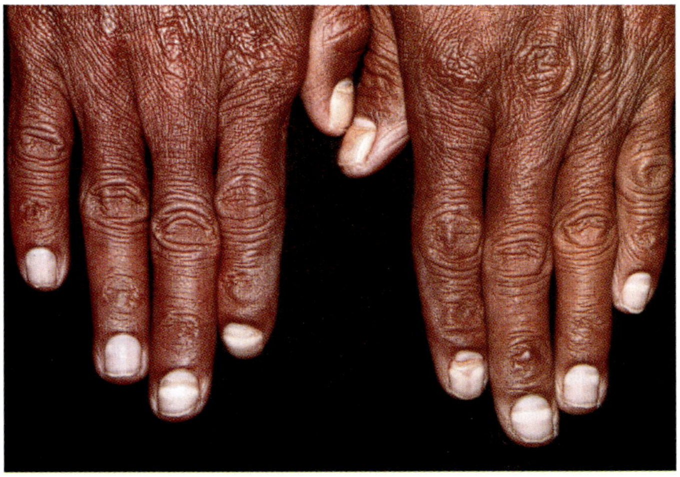

Fig. 21.1.5 Leuconiquia; todas las uñas exhiben color blanco.

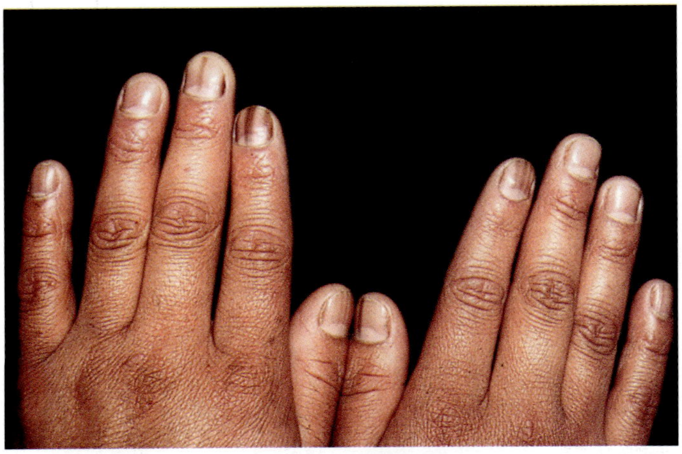

Fig. 21.1.6 Melanoniquia; se observan bandas o estrías (melanoniquia estriada) longitudinales que representan el pigmento melánico producido en la matriz ungueal; es relativamente común en nuestro medio.

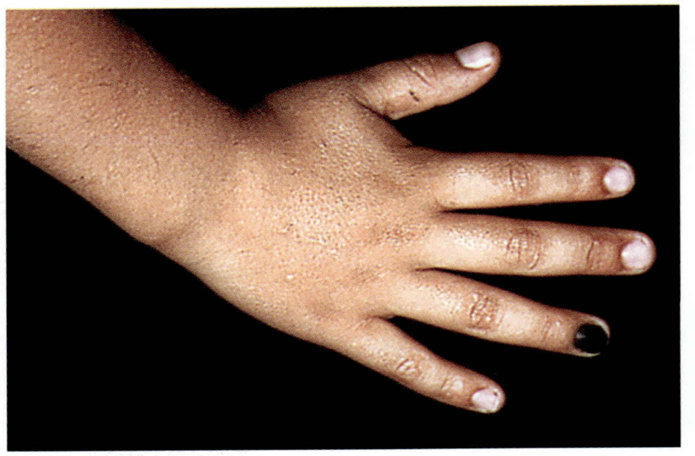

Fig. 21.1.7 Nevo melanocítico localizado en la matriz ungueal, que ha dado paso a la pigmentación de la uña en su totalidad (uña negra).

21.2 Onicomicosis

Definición. Es la parasitación de una o varias uñas por algún hongo. Ésta es la afección ungueal más común (50% de los casos), principalmente en los pies y secundariamente en las manos.

El dermatófito *Tricophyton rubrum* es el más frecuentemente involucrado, principalmente en las uñas de los pies, y *Candida albicans* usualmente afecta las uñas de las manos.

> La onicomicosis es la parasitación de una o varias uñas por algún hongo. Ésta es la afección más común (50%) se presenta principalmente en los pies y secundariamente en las manos.

Caracteres clínicos. La uña con dermatofitosis inicia daño en su borde distal en la mayoría de los casos, pero puede ser en el proximal o lateral. La candidosis por lo general inicia en el borde proximal y usualmente se asocia con edema y eritema de la piel vecina, i.e., perionixis.

La uña se muestra engrosada, amarilla, con estriaciones, quebradiza, fácilmente desprendible de su lecho, ocasionalmente puede exhibir coloración blanca o aun oscura. Su complicación con Pseudomonas no es rara y le confiere coloración verde.

No por ser los hongos la causa más frecuente de daño ungueal vamos a hacer este diagnóstico de entrada; hay que revisar cuidadosamente al paciente en busca de otras lesiones; por ejemplo, la psoriasis produce cambios ungueales similares a la onicomicosis.

El diagnóstico deberá hacerse con el estudio micológico (examen directo y cultivos), pero debe tenerse en mente que aunque sea positivo no podemos excluir otras causas subyacentes del daño ungueal; puede ser una complicación; no obstante, deberá darse el tratamiento antimicótico y observar la evolución. Asimismo, en aquellos casos en que después de un adecuado esquema antimicótico y cultivos negativos persiste la uña alterada, se deberá considerar la asociación con otra enfermedad o una distrofia ungueal residual.

Histopatología. La biopsia es muy útil, aunque no es de primera elección; no obstante, ésta ha demostrado la presencia de hongos, aun cuando los exámenes directos y los cultivos sean negativos utilizando las técnicas habituales. Se observan amplias zonas de paraqueratosis, y con la tinción de PAS o de Grocott es posible identificar claramente las estructuras fúngicas.

Tratamiento. Aunque ya se ha descrito en el capítulo sobre enfermedades por hongos, debemos recalcar que los antimicóticos tópicos no trabajan bien en las uñas; la combinación de bifonazol con urea ha sido de alguna utilidad. La amorolfina y la ciclopiroxolamina también pueden ser de beneficio en aquellos pacientes con afección o daño del borde distal, aisladamente o como terapia combinada. El tratamiento por vía oral es más efectivo, aunque más costoso: la terbinafina, 250 mg/día en el adulto y 125 mg/día en menores de 40 kg de peso, por 12 semanas, es hasta ahora de lo más útil; el itraconazol, 100 mg/día, o en bolos de 400 mg/día por una semana con tres de descanso, por el mismo lapso de tiempo. El fluconazol no está indicado primeramente, pero podrá usarse en dosis de 150 mg cada 7 días, por 6 o más meses en pacientes con otras terapéuticas; asimismo, la griseofulvina, aunque menos efectiva y por tiempos más largos, es aún útil y segura en los niños, pero es eficaz sólo contra dermatófitos (particularmente en la tiña de la piel cabelluda).

21.3 Psoriasis ungueal

Definición. Son aquellas alteraciones ungueales que acompañan a la psoriasis, principalmente de las manos y secundariamente de los pies.

Caracteres clínicos. Pueden ser una o varias las uñas afectadas; en nuestra experiencia lo más frecuente es observar el puntilleo, o "pozos" u hoyuelos, que son depresiones precisamente puntiformes, así como el engrosamiento debido a hiperqueratosis del lecho ungueal, que está desarrollando los mismos cambios que la piel. Se puede observar onicomadesis. Los abscesos subungueales son raros, pero característicos de la enfermedad.

La psoriasis ungueal es parte de las alteraciones que acompañan a la psoriasis, principalmente de las manos y secundariamente de los pies; pueden ser una o varias. Es el puntilleo o "pozos" u *hoyuelos psoriásicos*.

El cambio más característico es la onicólisis con decoloración hacia el amarillo-café, que se ha comparado con la jalea manzana, también conocida como "mancha de aceite", que puede ser cercana a los bordes y se confunde con la onicomicosis; también las hemorragias en astilla y la paroniquia, que se puede complicar fácilmente con infección bacteriana **(figura 14.1.12 a 14.1.14).**

Todas estas lesiones pueden surgir una vez establecida la psoriasis, o bien preceder a las manifestaciones de la piel, incluso por años o décadas. Las lesiones ungueales se han relacionado con una mayor incidencia de compromiso articular.

Histopatología. Se observa hiperplasia del lecho ungueal, con una gran hiperqueratosis paraqueratósica que corresponde a la uña, disminución del estrato granuloso, vasos dilatados y tortuosos, con un infiltrado linfocitario perivascular superficial; puede haber pústulas subcorneales.

Tratamiento. La psoriasis ungueal puede beneficiarse del tratamiento general de la enfermedad, pero también podemos usar esteroides locales, ya sea aplicados o inyectados; los derivados sintéticos de la vitamina D han demostrado su utilidad.

Las uñas deben mantenerse cortas y evitar el trauma.

21.4 Distrofia de las veinte uñas

Definición. Es la alteración en la anatomía o aun la deformación de todas (o casi todas) las uñas.

Caracteres clínicos. Es más común en niños y adolescentes; la lámina o plato ungueal exhibe rugosidades, plegamientos, surcos, adelgazamiento, coiloniquia (borde distal cóncavo) y la lúnula se pierde.

La causa no se conoce, pero se observa en pacientes que cursan con liquen plano, alopecia areata, psoriasis o dermatitis de las manos.

Histopatología. Es posible observar la imagen del liquen plano: hiperqueratosis ortoqueratósica, hiperplasia epitelial con el característico perfil en "sierra" de su borde inferior, borramiento de la unión con la dermis, en la que se encuentra un denso infiltrado linfocitario "en banda"; puede haber cuerpos de Civatte, que son queratinocitos apoptóticos, así como depósitos de melanina fuera y dentro de los melanófagos. En otros casos se observan cambios espongióticos con un infiltrado linfocitario superficial.

La distrofia de las veinte uñas es la alteración en la anatomía o aun la deformidad de todas (o casi todas) las veinte uñas y se observa en pacientes con: psoraisis, liquen plano, alopecia areata, dermatitis por contacto de las manos, candidosis, tiñas y otras.

Tratamiento. Va dirigido a la enfermedad asociada, aunque en los casos idiopáticos será necesaria una explicación clara y sencilla al paciente, con el fin de evitar manejos inadecuados y tratamientos innecesarios, como los antimicóticos.

21.5 Alopecia areata "ungueal"

Definición. Son los cambios ungueales en asociación con la alopecia areata (AA) y señalan la estrecha relación entre estos dos anexos cutáneos.

Caracteres clínicos. Pueden preceder a la alopecia y característicamente vemos un fino puntilleo (o "en pozos" como el descrito para la psoriasis), en ocasiones dispuesto en forma lineal, que puede involucrar aun la zona de la lúnula; cuando ésta pierde su color blanco y se torna roja, representa un signo muy claro de AA, aunque poco común. Otra forma de presentación es la distrofia de las veinte uñas antes descrita.

Tratamiento. Si el tratamiento de la alopecia es exitoso, las uñas pueden responder favorablemente. Sin embargo, se han asociado los cambios ungueales con una mayor refractariedad de las zonas de alopecia a los tratamientos.

21.6 Onicocriptosis

Definición. Es el encajamiento de la uña en la piel, ya sea de los bordes laterales o, excepcionalmente, del borde distal.

Caracteres clínicos. Se presenta en adolescentes y adultos de ambos sexos, pero es más común en el hombre. Casi siempre el afectado es el primer dedo de algún pie; por lo general se debe al inadecuado recorte de las uñas y/o al calzado antianatómico; la uña penetra la piel en el pliegue lateral; en consecuencia, hay traumatismo, inflamación e infección bacteriana. Al hacerse crónico el problema, los tejidos blandos de la falange distal desarrollan hipertrofia, lo que resulta en una desproporcionada relación de éstos con la uña.

Tratamiento. Se debe evitar el factor que la precipita; aseo local, los antiinflamatorios no esteroideos en asociación con antibióticos tópicos o por vía oral, del tipo de los beta-lactámicos, o los macrólidos, son muy útiles.

En casos crónicos será necesario retirar quirúrgicamente el tejido redundante, en otros será útil extirpar el cuarto lateral externo de la uña y destruir la matriz de ese cuarto con electrocirugía o fenol, o bien la matricectomía parcial lateral. No se recomienda la extracción de la uña, porque es traumática y no resuelve el problema.

La onicocriptosis es el encajamiento de la uña en la piel, ya sea de los bordes laterales o, excepcionalmente, del borde distal. Casi siempre el afectado es el primer dedo de uno de los pies. Por lo general se debe al inadecuado recorte de las uñas y/o al calzado antianatómico.

21.7 Eccema

Definición. El término eccema proviene del griego y literalmente significa "hervir". Es ampliamente usado en dermatología para hacer referencia a las fases aguda y subaguda de diversas entidades inflamatorias, que se manifiestan por placas de eritema con vesiculación y pequeñas gotitas de serosidad; su sustrato histopatológico es la espongiosis.

Por lo tanto, el uso del término eccema para denominar una afección ungueal es inadecuado; pero se usa así en la literatura dermatológica internacional en aquellos casos en que las uñas se ven afectadas en asociación con una enfermedad espongiótica o eccematosa, principalmente las dermatitis por contacto de las manos.

Caracteres clínicos. Las uñas característicamente se muestran "arrugadas", es decir, con plegamientos transversales a su eje mayor; coexisten la hiperqueratosis subungueal y la coloración amarillenta o marrón. Puede haber perionixis. Esta condición puede ser una forma de la distrofia de las veinte uñas, pero si sólo las uñas de las manos están afectadas, se refuerza la sospecha de una afección por contacto o de dermatitis dishidrótica de las manos (*pompholyx*).

Histopatología. Característicamente se observa espongiosis en el epitelio del lecho ungueal en asociación con un infiltrado linfocitario perivascular superficial de la dermis.

Tratamiento. Responde en la medida en que la enfermedad asociada es tratada.

21.8 Cambios postraumáticos

Son múltiples; los más comúnmente observados son secundarios a la onicofagia (ver Capítulo 10, Psicodermatosis) y la onicólisis. A continuación revisamos otras condiciones también frecuentemente observadas.

Hemorragia subungueal. Se presenta como puntos o líneas que simulan astillas; estas últimas se forman también por el crecimiento de la uña a partir de una zona hemorrágica y pueden asociarse no sólo con traumatismos triviales o graves, sino aun con otras enfermedades, como psoriasis, dermatitis crónica de las manos, lupus eritematoso, etcétera. Los hematomas subungueales pueden simular un melanoma.

Onicotilomanía. Es el hábito de manipular y jalar la uña, o fragmentos de ella, usualmente de los dedos de las manos, con lo cual fácilmente se generan deformidades en la lámina ungueal, como lo es la distrofia media canaliforme, cuyos caracteres morfológicos están claramente indicados por su nombre y que también pueden ser por otras causas idiopáticas.

Los cambios postraumáticos son múltiples, los más comunes son: la onicofagia, la onicólisis, la onicotilomanía y la distrofia ungueal media canaliforme.

21.9 Otras condiciones

Existen asimismo una serie de enfermedades proliferativas que pueden presentarse en la zona ungueal, ya sea en los pliegues laterales, o por debajo de la uña: las verrugas, las exostosis subungueales, los fibromas y tumores de Könen, el seudoquiste mucoide, el melanoma, el carcinoma epidermoide, el queratoacantoma, algunos carcinomas metastásicos, linfomas.

▶ Lecturas recomendadas

1. Baran R, Beker DD, Dawber R. Nail, appearance and therapy. London: Martin Dunitz; 1993.
2. Thomsen K. Nails, a manual and atlas. Copenhagen: FADL Publishers; 1992.

Capítulo

22 Formulario

Sección III

En nuestros días la terapéutica dermatológica es muy diferente a la de hace apenas tres décadas. Ahora contamos con una amplia variedad de fármacos para administración local y general, como por ejemplo los glucocorticoides, los antibióticos, los antiinflamatorios no esteroideos, los quimioterápicos y los modernos productos biológicos.

No obstante, muchos colegas que han favorecido a nuestro libro nos han pedido que se incluya en él un formulario tradicional. Es por eso que en este apartado se muestran algunas fórmulas magistrales que pueden ser de utilidad en la práctica cotidiana.

1.- Nitrato de plata en solución acuosa al 10%, para fisuras.

2.- Ungüento de Whithfield, un reductor muy útil en algunos estados hiperqueratósicos:

Vaselina	50g
Ácido benzoico	4g
Ácido salicílico	2g

Inertes, con algún efecto secante y eventualmente lubricante; útil en los procesos "eccematosos".

3.-

Glicerolato neutro de almidón	30 g
Cold Cream	20 g
Oxido de zinc	8 g

Signese: pomada

4.-

Aceite de almendras dulces	30 cc
Óxido de zinc	30 g
Calamina	5 g

Signese: pomada

5.-

Lanolina	10 g
Vaselina	30 g
Agua	10 cc
Óxido de zinc	10 g

Signese: pomada

6.-

Vaselina	30 g
Lanolina	30 g
Óxido de zinc	15 g
Talco	15 g

(con clioquinol al 1-3% tiene excelente efecto antiséptico)
Signese: pasta, uso externo

7.-

Cold Cream	20 g
Vaselina	10 g
Óxido de zinc	5 g

Signese: pomada

8.-

Talco	50 g
Óxido de zinc	50 g

Signese: polvo. Uso externo

9.-

Linimento oleocalcáreo	100 cc

(Agua segunda de cal y aceite de almendras dulces a partes iguales. Este remedio es antiquísimo y actualmente existen al menos 3 productos comerciales.)

Los tradicionalmente denominados "queratoplásticos y queratolíticos":

10.-

Cold Cream	97 g
Ácido salicílico	3 g (o bien, desde el 1 al 5%)

Signese: crema

11.-

Vaselina	50 g
Ácido salicílico	1 g (o bien, al 3 o al 5%, y en algunas oca- siones más).

Signese: pomada

12.-

Vaselina	50 g
Ácido salicílico	3 g

Signese: pomada

Se considera al alquitrán de hulla como uno de los reductores de la capa córnea engrosada, pero su pobre aceptación por parte del paciente (debido a su desagradable olor, a que echa a perder la ropa y a que ofrece un pésimo aspecto), lo ha hecho obsoleto. Nosotros no lo usamos.
Algunas de las fórmulas tradicionales son las siguientes:

13.-

Vaselina	30 g
Alquitrán de hulla	1 g

Signese: pomada

14.-

Vaselina	30 g
Ácido salicílico	2 g
Alquitrán de hulla	1 g

Signese: pomada

Los llamados antiseborreicos también son poco aceptados debido a su mal olor y a su adverso efecto cosmético:

15.-

Licor de Hoffman (éter + alcohol)	100 g
Ácido salicílico	1 g

Sígnese: loción

16.-

Licor de Hoffman	100 cc
Ácido salicílico	1 g
Azufre precipitado	1 g

Sígnese: loción

17.-

Agua de rosas	100 cc
Alcohol de 96°	50 cc
Ácido salicílico	1 g
Resorcina	1 g

Sígnese: loción

18.-
Vaselina 30 g
Ácido salicílico 1 g
Azufre 1 g
Sígnese: pomada

Estos "antisépticos y fungicidas", anteriormente útiles en algunos procesos infecciosos y en micosis superficiales, son los siguientes:

19.-
Sulfato de cobre 1 g
Agua
1000 cc
Sígnese: fomentos

20.-
Permanganato de potasio 0.1 g
Agua 1000 cc
Sígnese: fomentos

21.-
Vaselina 30 g
Clioquinol 1 g
Sígnese: pomada

22.-
Alcohol de 96° 90 cc
Tintura de iodo (al 10 %) 10 cc
Sígnese: toques

23.-
Violeta de genciana 1 g
Alcohol o agua 100 cc
Sígnese: toques

Los despigmentantes a base de agua oxigenada, antiguamente usados en el melasma, son los siguientes:

24.-
Agua oxigenada de 20 vol. 15 cc
Óxido de zinc 1 g
Vaselina 5 g
Lanolina 10 g
Sígnese: pomada

Para las enfermedades con influencia solar se usaba esta pomada, que es pobre farmacológica y cosméticamente:

25.-
Vaselina 30 g
Óxido de zinc 5 g
Calamina 2 g
Antipirina 1 g
Sígnese: pomada

Como antiparasitarios, en la escabiasis, la pediculosis y la trombidiasis se usaban las siguientes sustancias:

26.-
Para adultos:
Manteca bonzoada 120 g
Azufre 10 g
Bálsamo de Perú 20 g
(benzoato de bencilo)
Sígnese: pomada
(Se aplica una vez.)

27.-
Para niños:
Aceite de almendras 120 g
Bálsamo de liquidámbar 20 g
Bálsamo de Perú 10 g
Sígnese: untura
(Se aplica durante siete días.)

28.-
Para pediculosis:
Vaselina 30 g
Xilol 30 gotas
Sígnese: uso externo
(Se aplica dos noches seguidas.)

Para administración por vía oral se han usado ampliamente los placebos, o bien, productos con efectos de sugestión, por ejemplo:

29.-
Magnesia calcinada 200 a 500 g
(Para un papel. Hacer XXX iguales y tomar uno diario a la misma hora.)

Cáusticos y con efectos antimicóticos, útiles en condilomas acuminados, verrugas plantares, molusco contagioso:

30.-
Podofilina 4 g
Alcohol 10 g
Sígnese: toques

31.-
Podofilina 4 g
Ácido salicílico 4 g
Aceite de linaza 10 cc
Sígnese: uso externo

32.-
Ácido tricloroacético a saturación 10 cc
(Uso externo. Es peligroso.)

Otras fórmulas muy útiles son las siguientes:

33.-
Para la esporotricosis, aún hoy es de primera elección el siguiente compuesto:

Ioduro de potasio q.p.	20 g
Agua	300 g

Signese: cucharadas de 15 cc = 1 g de yoduro
(Tomar tantas cucharadas como gramos se requieran al día.)

Para acidificar en la candidosis, la dermatitis de las manos y la del pañal, así como para desprender las liendres en la pediculosis, y también muy útil en la exploración del hombre con condilomas poco visibles, recomendamos lo siguiente:

34.-

Ácido acético	20 cc
Agua	100 cc

35.-
Antisudorante, útil en la hiperhidrosis de las manos, de los pies o de las axilas:
Cloruro de aluminio al 20%. Uso externo: 50 cc
(Aplicar durante dos o tres días. No usar jabón.)

36.-
Bota de Unna (complejo de pierna ulcerada):

Óxido de zinc	30 g
Grenetina	30 g
Glicerina	50 cc
Agua	90 cc

La grenetina se disuelve en "baño María" en el agua. Se mezcla la glicerina con el óxido de zinc y dicha mezcla se revuelve con la grenetina para formar una pasta bien ligada. En esta mezcla caliente se sumergen vendas elásticas que se aplicarán tibias en la pierna afectada hasta dejarlas secar. Esta bota no debe permanecer más de 15 días en la pierna.

Índice analítico

B

D

E

F

G

I

M

O

P

Q

R

S

T

U

V